PLASTISCHE ANATOMIE

PLASTISCHE ANATOMIE

DES

MENSCHLICHEN KÖRPERS

FÜR KÜNSTLER UND FREUNDE DER KUNST

VON

DR. JULIUS KOLLMANN

O. Ö. PROFESSOR DER ANATOMIE ZU BASEL

MIT MEHREREN HUNDERT, ZUM TEIL FARBIGEN ABBILDUNGEN IM TEXT
UND FÜNFZEHN VOLLBILDERN

ZWEITE, VERMEHRTE UND UMGEARBEITETE AUFLAGE

LEIPZIG
VERLAG VON VEIT & COMP.
1901

Druck von Metzger & Wittig in Leipzig.

DER

AKADEMIE DER BILDENDEN KÜNSTE

IN MÜNCHEN

GEWIDMET

Vorwort zur ersten Auflage.

Wenn der Künstler den Bau des menschlichen Körpers kennen lernen will, um die mechanische Grundlage der äußeren Erscheinung zu begreifen, so muß er, wie ich glaube, denselben Weg wandeln, wie der angehende Mediziner, nämlich mit dem Anfang anfangen. In der Knochenlehre und in der Muskellehre liegt der Schatz von Kenntnissen, der gehoben werden muß. Daß dies der richtige Weg sei, zeigen jene Werke über plastische Anatomie, welche von Künstlern für Künstler hergestellt wurden. Solche Werke enthalten vorzugsweise die ebenerwähnten beiden Abschnitte der Anatomie. Deshalb befaßt sich auch das vorliegende Buch vorwiegend mit der Knochen- und Muskellehre.

Der Text ist nach dem Muster unserer Lehrbücher der systematischen Anatomie so abgegliedert, wie dies eine schon alte Lehrmethode als zweckmäßig erwiesen hat, eine Methode, die ich überdies mehrere Jahre hindurch bei meinen Vorträgen über plastische Anatomie an der Akademie der bildenden Künste zu München erprobt habe.

Die Knochenlehre nimmt naturgemäß einen verhältnismäßig großen Teil des vorliegenden Werkes ein, denn sie enthält auch die Beschreibung der Gelenke und ihrer Mechanik; das Knochengerüste ist eben der Kern der menschlichen Gestalt. Die Muskellehre ist dagegen etwas mehr zusammengedrängt; sollte sie manchem noch zu gedehnt erscheinen, so ist zu erwägen, daß es für das Verständnis der Formen nicht ausreicht, nur den Verlauf des Muskels anzugeben, sondern es muß auch seine Form und die Form seiner Sehne beschrieben werden, weil beide für das Auge des Künstlers gleichzeitig, in der Ruhe wie in der Bewegung, auf zwei bewegliche Systeme, nämlich auf das Skelet und auf die Haut, wirken.

Die Erfahrungen über den großen Einfluß der Sehne auf die Formen sind hier zum erstenmal im ganzen Umfang gewürdigt worden. Jede Abbildung zeigt dies durch die verschiedene Behandlung von Fleisch und

Sehne deutlich an. Figuren wie auf Seite 188 und 362 erklären sich von selbst, auch ohne Text, und würden für sich allein genügen, wenn es sich in der Kunst nur um die Wiedergabe der einen ruhigen Stellung handelte. Die unendlich wechselvollen Formen werden aber nur verständlich, wenn der Zusammenhang der gestaltenden Kräfte erkannt ist und sich das Äußere als notwendiges Ergebnis der ineinandergreifenden Teile darstellt.

Abschnitte über Eingeweide und Nerven wird man vollständig vermissen und selbst von dem Gefäßsystem sind nur einige oberflächliche Venengebiete berücksichtigt. Nicht alle dem Anatomen bedeutungsvollen Teile des Körpers sind eben auch dem Künstler wichtig.

Die Beschreibung der Formen muß in der Anatomie an der geraden, aufrechten Haltung des Körpers beginnen. Sie ist die Ausgangsstellung für jede Bewegung wie für jede Orientierung. Um aber die Erklärung der Mechanik und einiger Phasen der Bewegung abwechslungsreich zu gestalten, sind in den Text auch bewegte Figuren aufgenommen worden. Besonders geeignet sind nach dieser Richtung der borghesische Fechter und die Skizzen MICHELANGELO's. MICHELANGELO und LEONARDO DA VINCI sind am tiefsten in das Wesen der Formen eingedrungen, und ihre Zeichnungen sind für die Verwertung in der plastischen Anatomie wie gemacht.

Um das unvermeidliche Einerlei der anatomischen Beschreibungen dem Leser etwas angenehm zu machen, bin ich dem Beispiel eines ausgezeichneten anatomischen Schriftstellers gefolgt, und habe, zwar nur in kleiner Dosis, physiologische, historische und sprachliche Zugaben in den Text gemischt. Die ersteren gehören streng genommen zur Sache, die letzteren sind vielleicht Hilfsmittel, um manche der abenteuerlichen Namen im Gedächtnis zu behalten. Ich wenigstens, und mit mir viele, haben diese Zuthaten in HYRTL's Werken stets mit wahrem Behagen gelesen.

Jeder Versuchung, die Idee eines Kunstwerkes prüfend zu beurteilen, habe ich widerstanden, weil das strenggenommen nicht in das Gebiet der Anatomie hineingehört. Diese Zurückhaltung mag wohl manchen überraschen, der unter plastischer Anatomie, statt einer Beschreibung der Muskeln und des Skeletes, eine kritische Prüfung von Kunstwerken versteht, allein ich bin der Meinung, daß Betrachtungen über das innere Wesen eines Kunstwerkes in das Gebiet der Archäologie und der Kunstgeschichte gehören.

Basel, im Dezember 1885.

Der Verfasser.

Vorwort zur zweiten Auflage.

Der leitende Gesichtspunkt ist für die zweite Auflage unverändert derselbe geblieben, der für die erste maßgebend war, nämlich die elementaren Teile des menschlichen Körpers: die Muskeln, Knochen und Gelenke, naturgetreu darzustellen und genau zu erläutern. Herren in Frack, Damen in Balltoilette und noch viel Anderes läßt sich, auch ohne anatomische Kenntnisse, genügend und oft sogar recht gut wiedergeben, aber der Kernpunkt der Kunstübung, das Verständnis des Nackten, kann nur mit Hilfe der Anatomie erreicht werden. Aus diesem Grunde sind die Abbildungen vermehrt worden, denn in allen Werken erklären sie nicht nur den Text, sondern sie sind selbst ein Teil desselben und erleichtern das Lernen. Alle Abschnitte haben von der Vermehrung der Abbildungen ihren Anteil erhalten, die Anatomie des Halses so gut, wie die von Brust, Rücken und den Gliedmaßen. Der frühere Umfang des Werkes ist nur wenig überschritten, weil in dem Kleindruck oft auch Wichtiges eine Stelle fand.

Durch das verständnisvolle Entgegenkommen des Herrn Verlegers konnten mehrere Vollbilder beigefügt werden, welche nach Photographien reproduziert sind. Sie stellen die Leiber gut gebauter Menschen dar. Wir sind nicht mehr, wie einst die Griechen, in der glücklichen Lage, durch tägliche Betrachtung des Nackten unseren Formensinn zu veredeln. In der Photographie besitzen wir aber ein Hilfsmittel, diesem schweren Mangel teilweise abzuhelfen. Durch genaue Wiedergabe der Photographien ist, abgesehen von dem naturgetreuen Ausdruck der Formen, auch noch die bildliche Vergleichung von Mann und Frau gegenüber der ersten Auflage möglich gemacht worden. Der beträchtliche Unterschied der beiden Geschlechter tritt deutlich hervor.

Auf manche wertvolle Schriften, die seit der Veröffentlichung der ersten Auflage erschienen sind, wurde, als auf eine reiche Quelle der Belehrung, im Texte hingewiesen; der leichteren Übersicht wegen ist ein ausführliches Namensregister beigefügt. Die Namen der Knochen und Muskeln sind deutsch, doch sind daneben die lateinischen Namen aufgeführt. Völlig umgearbeitet wurde, wegen des jetzt herrschenden Metersystemes, die Proportionslehre des menschlichen Körpers.

Von manchen Seiten bin ich wohlwollend unterstützt worden, so von den Herren Professoren BUMM (Basel), CORNING (Basel), GRIESBACH (Mülhausen), HUEPPE (Prag) und CHIEVITZ (Kopenhagen). Herrn DR. C. HÜBSCHER (Basel) verdanke ich ferner die Photogramme des Kindes, das wiederholt abgebildet ist. Wieviel Dank der Autor eines Werkes über plastische Anatomie dem Künstler schuldet, der die Abbildungen herstellt, ist schwer zu sagen. Ich betrachte es als ein besonderes Glück, daß Herr WERNER BÜCHLY mir seine unermüdliche Kraft und seine geschickte Hand geliehen hat. Dem Künstler den wärmsten Dank für viele harte Wochen, die er mit mir, voll Aufopferung, zugebracht hat an der Leiche und am Zeichenpult.

Basel, im Dezember 1900.

Der Verfasser.

Inhalt.

Seite

Dritter Abschnitt. Spezielle Knochenlehre.

A. Der knöcherne Kopf (Schädel).

B. Die Schädelknochen.

Die Gesichtsknochen.

Vierter Abschnitt. Knochen des Stammes.

Fünfter Abschnitt. Skelet der Gliedmaßen.

Achter Abschnitt. Muskeln des Rumpfes.

Neunter Abschnitt. Muskeln der Gliedmaßen.

Zweiter Teil.

Einleitung.

Aufgabe der plastischen Anatomie.

Die plastische Anatomie schildert die Formen des menschlichen Körpers, soweit sie für die ästhetischen Bedürfnisse von Interesse sind. Sie ist ein Zweig der systematischen Anatomie, deren wissenschaftliche Aufgabe, unbekümmert um irgend eine spezielle Richtung, darin liegt, den Bau des menschlichen Körpers zu erforschen. Aus diesem weiten Forschungsgebiet nimmt die plastische Anatomie dasjenige heraus, was für Künstler, Archäologen und Kunsthistoriker von besonderem Werte ist. Zu dem Verständnis dieses Zweiges der Anatomie führt derselbe Weg, der in jeder Disziplin am schnellsten zum Ziele hinleitet. Man schreitet von der Betrachtung der einzelnen Teile zu derjenigen des Ganzen. Dieser Weg ist in der anatomischen Wissenschaft längst geebnet und festgestellt; sie beginnt zunächst mit der Betrachtung des Knochengerüstes, der festen Grundlage des menschlichen Körpers.

Der erste Abschnitt dieses Lehrbuches „Das Skelet" umfaßt aber nicht allein die Schilderung der Knochen, sondern auch diejenige der Gelenke. Mit der Bewegung ändert sich bekanntlich die gegenseitige Lage der Teile, und damit die Form. Naturgemäß wird also in demselben Abschnitt gleichzeitig auch der Mechanismus der Gelenke berücksichtigt werden. Das Skelet, aus dem Zusammenhang mit dem Organismus losgelöst, ist trotz der verschiebbaren Gelenke unbewegt. Erst die Muskeln geben ihm Bewegung, jene roten Massen, die unter dem Einfluß des Willens oder anderer Erregungen sich verkürzen. Die Muskeln sind nach ganz bestimmten Regeln um die einzelnen Teile des Knochengerüstes angebracht und bilden eine zweite Reihe von Apparaten und Organen, welche die äußere Erscheinung der menschlichen Gestalt bedingen. Ihre Beschreibung sowohl während der Ruhe als während der Bewegung, bildet eine weitere Aufgabe, welche der Abschnitt „Muskellehre" umfassen wird.

Diese beiden Hauptabschnitte bilden den umfangreichsten Teil der plastischen Anatomie. Dabei ist es unerläßlich, die toten Teile mit den lebendigen zu vergleichen. Modellstudien am Lebenden sind für die Erklärung der äußeren Gestalt ebenso wichtig, wie die prüfende Forschung an der Leiche. Denn es handelt sich in der Lehre von dem Bewegungsapparat des Organismus nicht bloß darum, das Einzelne in seiner Erscheinung zu erfassen, sondern die lebendige Form in ihrem reichen Wechsel zu verstehen. Mit der Kenntnis des Bewegungsapparates jedoch ist an sich das Gebiet der plastischen Anatomie nicht abgeschlossen. Im Innern des Rumpfes, in den beiden großen Höhlen, der Brust- und Bauchhöhle, befinden sich große und umfangreiche Organe, welche den Zwecken des Lebens dienen. Eine Erörterung ihrer Formen und ihrer Bedeutung ist notwendig, um den Einfluß auf die äußere Erscheinung des Körpers zu verstehen. Weder die Brust, noch der Unterleib haben stets dieselbe Gestalt. Ruhe und Bewegung prägen dem Rumpfe ebenso deutliche Zeichen auf, wie den Gliedern. Die Anatomie des Thorax: sein Aussehen während der verschiedenen Phasen der Atmung, bei bedeutenden Anstrengungen, bei den die Seele tief erregenden Affekten, oder endlich bei dem leblosen Körper wird erst verständlich, wenn die Thätigkeit der Lungen bekannt ist.

Ein besonderes Kapitel soll ferner der Haut gewidmet sein, welche wie ein durchsichtiger Schleier den menschlichen Körper bedeckt. Der Muskelzug erzeugt auf ihr Spannungen und Falten, sie läßt bald Gefäße, Muskelzüge und Knochenkanten durchscheinen, oder verhüllt, je nach Geschlecht und Alter, von den tieferliegenden Organen, was in anderen Fällen klar zum Ausdruck kommt. Für alle diese Erörterungen bildet der Körper des Mannes den Ausgangspunkt.

Vertraut mit dessen Formen soll dann in weiterer Folge der Körper des Weibes geschildert werden. Daran schließt sich naturgemäß eine kurze Betrachtung der körperlichen Eigenschaften des Kindes und die Lehre von den Proportionen.

Die plastische Anatomie soll auch gegen die Verwilderung in der Darstellung der menschlichen Gestalt ankämpfen. Der jetzt herrschende Realismus wird von Vielen so verstanden, dass sie glauben, um so dankenswerteres zu leisten, je getreuer sie ein Modell kopieren, alles, Schönes und Häßliches, wird nachgemacht, damit man nur nicht „konventionell“ werde. Es ist der Zweck der Abbildungen dieses Buches, das Auge an anatomisch richtige Formen zu gewöhnen, die schon darum auch höheren Ansprüchen genügen.

---

1. Studium der plastischen Anatomie (Methode).

In der darstellenden Kunst geht, wie in den beschreibenden Naturwissenschaften, alles Lernen und Begreifen mit der Beobachtung Hand in Hand. Trotz aller Bücher muß man die Dinge leibhaftig vor sich sehen, sonst bleibt der Worte Sinn unverstanden, und das Buch wie der Vortrag trotz erklärender Figuren von geringem Einfluß. Die Formen des menschlichen Körpers aus Büchern allein lernen zu wollen, wäre ebenso verkehrt, als wenn man die Tiere und Pflanzen nur nach Beschreibungen und Photographien darstellen wollte. Die Kunstakademien sollten deshalb im Besitz einer kleinen Sammlung sein, welche ganze Skelete, dann die größeren Abteilungen desselben, wie Brustkorb, Schädel und Becken, ferner die Knochen der Extremitäten in verschiedenen Arten der Zusammenstellung und in genügender Zahl enthält. Eine solche Sammlung sollte in liberalster Weise jedem Schüler offen stehen. Die Technik in der Anfertigung von Unterrichtsmaterial ist in hohem Grade entwickelt worden, und hält mit den Anforderungen der vervollständigten Methoden gleichen Schritt. Es fehlt auch nicht an guten Modellen für die Muskulatur des menschlichen Körpers und diese sind selbst durch die besten Zeichnungen nicht zu ersetzen. In anderen Gebieten des akademischen Unterrichts ist der Wert derselben Methode längst anerkannt. Überall bestehen an den Kunstschulen Antikensäle, in welchen nach Abgüssen Auge und Hand geübt werden. Die „Vorlagen" sind mit Recht verlassen, und haben dem Abguß und dem Modell Platz gemacht.

Für den Unterricht in der plastischen Anatomie ist dasselbe Verfahren unerläßlich, soll die Kenntnis der Formen sich vertiefen. Vorlesungen allein genügen nicht. Die besten Vorträge haben nur den Wert von Ferngläsern, welche uns den fremden Gegenstand in die Nähe rücken und deutlicher erkennen lassen, aber sie machen das eigene Sehen nicht überflüssig. Es sollte also nach dem Skelet gezeichnet werden und auch nach anatomischen Modellen, welche naturgetreue Reproduktionen von Muskelpartien des menschlichen Körpers darstellen. Die letzteren sollten in doppelter Zahl aufgestellt sein, und zwar einmal in der weißen Farbe des Abgusses, damit keine falsche Lichtwirkung irre führe, dann noch koloriert, um dasjenige, was als Muskel sich wesentlich verschieden von der Sehne während der Ruhe und während der Bewegung verhält, deutlich vor Augen zu führen. Weiße Abgüsse von Muskelpräparaten sind schwieriger zu deuten als gefärbte. Denn an den ersteren ist nicht immer gleich zu erkennen, wo der Muskel aufhört und die Sehne beginnt. Dagegen ist an den kolorierten stets wahrnehmbar, wo Fleischmassen beginnen oder aufhören.[1] Ohne solche Hilfsmittel werden z. B. die Formen des Rückens und des Unterleibes niemals klar werden, es sei denn, daß der Schüler an der Leiche selbst Studien mache, was nicht an allen Orten ausführbar ist. Der Schüler muß ferner diese anatomischen Zeichnungen

[1] Die Kgl. bayer. Akademie der Künste in München hat eine solche doppelte Reihe von Abgüssen aufstellen lassen. Sie fanden dort s. Z. eine doppelte Verwendung, als Unterrichtsmaterial bei den Vorlesungen und gleichzeitig als Vorlagen für das anatomische Zeichnen.

direkt mit dem lebendigen Körper vergleichen, wenn sein guter Wille Erfolg haben soll. Modellstudien am Lebenden müssen stets das anatomische Studium begleiten, und zwar sowohl den Vortrag des Lehrers, als die Arbeit des Schülers.[1]

Bei der Wahl der Modelle für den anatomischen Unterricht ist wohl zu berücksichtigen, daß man zu den Demonstrationen für die Knochenlehre magere Individuen wähle; für die Erläuterungen zur Muskellehre dagegen kräftige Männer aussuche, solche mit dünner fettloser Haut, gleichzeitig intelligent genug, um jene forcierten Bewegungen auszuführen, welche die Konturen der Muskeln am schärfsten hervortreten lassen. Der Fettwanst ist für Muskelstudien gänzlich unbrauchbar. Es ist ferner zu bedenken, dass nur höchst selten der ganze Körper gleichmäßig entwickelt ist; bald ist es nur der Oberkörper, während der Unterkörper mangelhaft ist und umgekehrt. Hier ist für plastisch-anatomische Zwecke geeignete Auswahl unerläßlich.

Der Künstler findet übrigens, abgesehen von der Gelegenheit im Aktsaal, ein ganzes Museum für seine Studien — an dem eigenen Körper. Er hat dabei den Vorteil, durch seinen Willen gerade jene Muskeln in Spannung versetzen zu können, deren Verlauf seine Aufmerksamkeit in Anspruch nimmt, was bei dem Modell erst nach langer Übung zu erreichen ist. Ein Maler oder Bildhauer ist ferner kaum zu denken, der nicht längere Zeit einen skeletierten Schädel sein Eigen genannt hätte, und eine kleine Knochensammlung, in welcher wenigstens die Hand und der Fuß vertreten sind. Diese Skeletteile sind leicht zu beschaffen.[2]

Diese für die menschliche Anatomie vorgeschlagene Methode des Studiums muß derjenige noch in mancher Hinsicht erweitern und vertiefen, welcher die volle Freiheit in der Darstellung der menschlichen Körper erreichen will. Er muß an der Leiche mit dem Messer dem Zusammenhang der Teile folgen, also sezieren. Wem die Möglichkeit gegeben ist, auf einem Seziersaal Hand anzulegen, der wird sich dadurch erst den ganzen Erfolg seiner anatomischen Studien sichern.

Von verschiedenen Seiten her muß man sich also die Kenntnis des

---

[1] Bei meinen Vorträgen an der Akademie der bildenden Künste in München habe ich stets dieses Verfahren festgehalten und befolge es auch in dem vorliegenden Buche. Dasselbe Verfahren sollte ausgedehnte Anwendung finden sowohl bei den Vorträgen über Knochen-, als bei denen über Muskellehre, dann ist zu hoffen, daß die Erinnerung der vorausgeschickten anatomischen Details noch frisch in dem Gedächtnis sitzt und durch die Nutzanwendung, welche auf dem Fuß folgt, vertieft werde.

[2] Am Schluß dieses Abschnittes finden sich Firmen für osteologische Präparate aufgeführt. Da man sich selbst aus den wortreichsten Beschreibungen der Knochen kaum eine richtige Vorstellung von ihrer Gestalt bilden kann, so wird es zur unerläßlichen Bedingung, die einzelnen Knochen in natura vor Augen zu haben. Abbildungen geben nur unvollkommenen Ersatz. Das Besehen der Knochen lehrt sie besser kennen als das Lesen ihrer Beschreibungen.

menschlichen Körpers zusammentragen. Für das Studium der Tiere existieren heute dieselben günstigen Bedingungen, wie einst für den Menschen bei den Griechen. Die griechischen Schulen für Künstler befanden sich in den Gymnasien; da wurde unter der Aufsicht des Staates die körperliche Erziehung der männlichen Jugend geleitet. Nackt erschien auf dem Spielplatz der junge Grieche zu den Leibesübungen, nackt fanden sie sich zu den Wettspielen unter freiem Himmel ein. Die reife Jugend, die an den olympischen Spielen teilnahm, war verpflichtet, sich einer mehrmonatlichen Vorbereitung zu unterwerfen. Die körperlich vollendetsten Menschen waren also unausgesetzt vor den Augen der Künstler. Dort in den Gymnasien studierte man die Wendungen und Stellungen an den blühend frischen Gestalten und an dem Abdrucke, den die Ringer im Sande zurückgelassen hatten. Unter solchen Umständen gelang es in Griechenland, die ganze Schönheit der menschlichen Gestalt aufzufassen, und sie in höchster Vollendung den kommenden Jahrhunderten zu staunender Bewunderung zu überliefern.

Die römischen und griechischen Künstler haben indes auch wohl anatomische Studien an der Leiche angestellt. Bei dem Anblick der vollendeten Figuren eines borghesischen Fechters, oder eines Laokoon und der pergamensischen Kunstwerke kann man kaum daran zweifeln, obwohl, soviel ich weiß, keine direkten Angaben darüber aufgefunden sind. Der schlagendste Beweis, daß sie das Skelet in all seinen Teilen kannten, liegt darin, daß sie es dargestellt. Eine Zusammenstellung derjenigen Werke, auf welchen Skelete vorkommen, enthält die Abhandlung von Lessing: Wie die Alten den Tod abgebildet. Dort ist gleichzeitig mitgeteilt, daß sie nicht den Tod damit meinten, sondern abgeschiedene Seelen böser Menschen, die sie als *Larvae* bezeichneten. *Nemo tam puer est,* sagt Seneca, *ut Cerberum timeat, et tenebras, et Larvarum habitum, nudis ossibus cohaerentium.* Es ist niemand so kindisch, daß er den Cerberus fürchtet, und die toten Gespenster, „da nichts dann die leidigen Bein aneinander hangen“. *Larva* hieß auch dasjenige Gerippe, welches bei feierlichen Gastmälern mit auf der Tafel erschien, um zu einem desto eilfertigeren Genuß des Lebens zu ermuntern. Die Darstellung von Gerippen zeigt unumstößlich, daß die Alten Knochengerüste, *nudis ossibus cohaerens,* sehr genau kannten, und der Schluß, daß sie es zum Studium des menschlichen Körpers benutzten, ist also wohl kaum zurückzuweisen.

Hippokrates hat schon vor mehr als 2000 Jahren seinem Sohne Thessalus die Lehre gegeben, sich eifrigst mit dem Studium der Knochenlehre zu beschäftigen, und hat dem Apollo zu Delphi ein bronzenes Skelet zum Geschenk gemacht. Demokrit, der zur Zeit des Phidias lebte, hat man oft in Gräbern angetroffen.

Hyrtl erwähnt die Abbildung einer alten Gemme, in welcher ein griechischer Priester die Hand eines vor ihm stehenden Skeletes in jene der Hygiea legt, während ein fliegender Genius über beide seine Fackel schwingt. Wahrlich ein schönes und tiefes Symbol der innigsten Verbindung der Heilkunde mit der Osteologie.

Wer mit Hilfe eines Handbuches sich die Kenntnisse eines Skeletes und der Muskeln erwerben will, soweit dies mit solchem Hilfsmittel überhaupt möglich, der wird am schnellsten zum Ziel gelangen, wenn er die Abbildungen nicht bloß betrachtet, sondern sie sofort nachzeichnet und zu den wichtigsten Punkten die entsprechenden Namen hinzusetzt.

Dieses Kopieren soll solange fortgesetzt werden, bis man im stande ist, auswendig die einzelnen Teile nachzuzeichnen. Ein solches Verfahren kann man „Auswendiglernen mit dem Stift“ nennen. Wir verhalten uns dabei gerade so, wie bei dem Auswendiglernen eines Gedichtes. Man überschaut zuerst die Hauptpartien und prägt sich Hauptsatz für Hauptsatz ein. Man versucht dann bekanntlich bei weggelegtem Buche sie wieder herzusagen, und wenn man nicht fortkommen kann, sieht man in dem Texte wieder nach. So prägt man auch mit dem Bleistift die anatomischen und die lebendigen Formen dem Gedächtnis ein. Vortreffliche Ratschläge gab in dieser Hinsicht schon Leonardo da Vinci, wie z. B. für das Studium der Knochenlehre: zeichne das Skelet des Fußes von rechts und links, dann jeden einzelnen Knochen für sich, aber so, daß dessen Gelenkfläche nach jener Seite hingerichtet ist, wo sie sich in der Natur mit dem benachbarten Knochen verbindet. Und: Mache die Figur eines kleinen Knochens zweimal größer und sie wird viel verständlicher sein. — Ehe du die Muskeln auf die Knochen zeichnest, ziehe Linien, die den Verlauf anzeigen und an jener Stelle beginnen und endigen, wo sich die Muskeln am Knochen befestigen; das wird dir eine viel sicherere Kenntnis geben, als wenn du sogleich alle darstellen willst, einen über den andern.

Es wurde schon oben des Studiums an der Leiche gedacht. Was ein Muskel ist, sein Ursprung und Verlauf, das Verhalten der Sehnen, der Bau der Gelenke; diese Grundvorstellungen sind für den Künstler die allerwichtigsten; sie müssen an der Leiche gewonnen werden. Und ist die Zergliederung des Menschen unmöglich, so zergliedere man Tiere. Selbst das Bein eines Grasfrosches wird nach dieser Richtung hin lehrreicher sein, als eine lange Beschreibung über das Wesen eines Muskels, und die anatomische Zerlegung irgend eines Vierfüßlers auf der Veterinärschule hilft mehr zu dem Verständnisse des lebendigen Körpers, auch des Menschen, als ein dickes Buch. Übrigens bietet sich überall in den Universitätsstädten Gelegenheit zu Studien an der Leiche. Hoffentlich werden sie wieder ebenso eifrig betrieben werden, wie einst zur Zeit der großen italienischen Kunstepoche.

Michelangelo soll zwölf Jahre lang Anatomie studiert haben. Er hat viele Leichname seziert, und nicht nur von Menschen, sondern auch von Tieren, vornehmlich von Pferden. „Da ist kein Tier, daß er nicht seziert hätte, und von der menschlichen Anatomie hatte er eine so gute Kenntnis, wie kaum einer, der sein ganzes Leben nichts anderes studiert hat.“ Er soll die Absicht gehabt haben, ein Werk über die Bewegungen und die Formen des menschlichen Körpers, sowie eine Osteologie herauszugeben, in welcher er eine von ihm durch lange Praxis gewonnene Proportionslehre aufzustellen gedachte; die des Albrecht Dürer habe ihm nicht gefallen, weil dieselbe nur von den Maßen und Varietäten des Menschenkörpers handle, worüber sich keine bestimmten Regeln aufstellen ließen und alle Figuren kerzengerade stünden. (Vasari, G., Leben der ausgezeichnetsten Maler etc., übersetzt von E. Forster. Stuttgart und Tübingen 1847. Bd. V. S. 417 u. ff.)

2. Geschichte der plastischen Anatomie.
Das Modell und Bemerkungen über die Figuren dieses Buches.

Es giebt eine große Reihe von Werken, welche sich ausschließlich mit plastischer Anatomie beschäftigen und in der Absicht hergestellt sind, die Künstler bei dem Studium des menschlichen Körpers zu unterstützen. Faßt man nur diesen letzteren Gesichtspunkt ins Auge, dann kommen mit Recht auch noch die Handzeichnungen in Betracht, welche die anatomischen Studien hervorragender Künstler bezeugen. Wenn von MICHELANGELO, RAFAEL, LEONARDO DA VINCI u. a. hiervon viele und belehrende Beweise auf die Nachwelt übergingen, so bilden auch diese Fragmente offenbar einen Beitrag zur Geschichte der plastischen Anatomie. Für den Kenner sind sie kleine, aber wertvolle Abhandlungen, mit dem Griffel von einem Künstler für Künstler geschrieben. Man könnte sie Essays nennen, über einen oder den anderen Teil des Menschenkörpers, oft wohl flüchtig, aber mit erstaunlicher Tüchtigkeit hingeworfen, und höchst lehrreich. Da existiert z. B. ein Blatt von MICHELANGELO, gestochen von GIOVANNI FABRI (einem Kupferstecher zu Bologna): ein stehender Mann in $^3/_4$ Ansicht, den Kopf im Profil. Die Haut ist nicht abgenommen, die Muskeln treten aber sehr deutlich hervor, das linke Hüftgelenk ist durch einen Stern angedeutet. Rechts ein eingeteilter Maßstab für die ganze Figur. Das Blatt ist wertvoll für die Geschichte der plastischen Anatomie, weil man neben dem Studium und der Auffassung der Muskeln zugleich genauen Aufschluß darüber erhält, wie sich BUONARROTI die Proportionen des Körpers dachte. Diese wichtige Zeichnung ist in das vorliegende Buch aufgenommen worden.

Von LEONARDO DA VINCI ist jüngst ein Band mit 244 lehrreichen Handzeichnungen veröffentlicht worden, welche jetzt aller Welt die eingehenden Studien dieses großen Meisters auch auf dem Gebiete der Anatomie vorführen; die Originale waren bisher im Schloß Windsor aufbewahrt worden. Die Königin von England hat vor einigen Jahren die Erlaubnis zur Veröffentlichung gegeben, die in vollkommener Weise in Facsimile ausgeführt worden ist durch TEOD. SABACHINKOFF: I manoscritti di LEONARDO DA VINCI della reale Biblioteca di Windsor. Fogli A — Dell' Anatomia. Paris 1898. 4⁰. Hier wird zum ersten Male klar, mit welcher Genauigkeit und welcher Tiefe in der Renaissance-Periode anatomische Studien getrieben wurden. LEONARDO's Wahlspruch war: „Studiate prima la scienza“, und er hat ihn auf alle Gebiete des menschlichen Wissens angewendet, auf den Gang des Menschen und der Tiere, auf den Flug der Vögel, auf die Perspektive, auf Physik und Mechanik, er war eben universell.

Sehr bedeutend ist ferner die Zahl der bildlichen Darstellungen anatomischer Teile des Menschenkörpers, welche von Künstlern lediglich für die systematische Anatomie, d. h. für die von Anatomen veröffentlichten Atlanten hergestellt worden sind, welche aber von bleibendem Werte für beide Gebiete sind. Ich erinnere nur an des BERNH. SIEGFR. ALBINUS' († 1770) berühmten Atlas, mit welchem die anatomische Darstellung in die Epoche ihrer Vollendung tritt. Denn man begnügt sich nicht mehr mit dem bloßen Abzeichnen des Gesehenen, sondern ermittelt erst durch vielfache Vergleichung die wahre Form, um sie dann künstlerisch nachzubilden. Der Zeichner und Stecher der ALBIN'schen Figuren, JAN WANDELAER († Leiden 1759), Schüler von FOLKEMA, G. v. D. GOUWEN und G. D. LARAISE, schuf so in dem Zusammenwirken mit ALBIN ein Werk, das namentlich für die Skelete und die einzelnen Knochen von unübertroffener Schönheit ist. Es vermag ein ganzes osteologisches Museum zu ersetzen. Mit feinem Gefühl hat der Künstler auf den ersten 12 Tafeln, den *Tabulae sceleti et musculorum,* architektonisches und landschaftliches Beiwerk angebracht, um die Härte des weißen Hintergrundes abzustufen. Daher scheinen auch in einer Entfernung von 1—$1^1/_2$ m, durch die hohle Hand gesehen, die Skelete aus dem Bild herauszutreten. So entstand ursprünglich das Werk eines Anatomen für die Anatomie. Der Gelehrte der die strengsten Anforderungen an die wissenschaftliche Wahrheit der Abbildungen stellte, besaß aber genug Einsicht, um dem hervorragenden Künstler innerhalb der technischen Darstellung volle Freiheit zu lassen. Daher kommt es, daß ALBINUS' Tafeln unter Künstlern wie Anatomen stets zu den hervorragendsten Leistungen werden gezählt werden, und für beide Gebiete von bleibendem Werte sind. Es sollen weiter unten einige plastisch-anatomische Werke aufgeführt werden, darunter auch solche, die als ideale Nachbildung der anatomischen Mittelform des Menschen angesehen werden können. Diese Aufzählung soll nicht erschöpfend sein; es wird ein kurzer Überblick genügen, um den Vergleich älterer plastisch-anatomischer Arbeiten zu erleichtern. — Bei der Beurteilung der körperlichen Erscheinung des Menschen, also auch der Modelle muß daran erinnert werden, daß die Menschen nicht alle gleich sind, wie eine kühne Behauptung lautet. Man strebt mit Recht danach, Gleichheit vor dem Gesetz für Alle innerhalb der civilisierten Staaten zu erreichen, aber die einzelnen Individuen, weder die Frauen noch die Männer, sind gleich geformt, noch gleich stark, noch gleich gesund, noch gleich geistig begabt. Es giebt unzählige Abstufungen. Reichlich ein Viertel aller Menschen ist schlecht gebaut, unproportioniert, mit schlechtem Brustkorb versehen, skrophulös, bucklig u. dergl. m. Wer bestimmte Zahlen wissen will, braucht nur die Register über die Rekruten-Aushebungen nachzulesen. Die Modelle sind, trotz der Auswahl gut geformter Körper, durchaus nicht alle gut gebaut; da sind Männer mit schlechter Haltung, eingesunkener flacher Brust, mit dicken, skruphulös entarteten Gelenken, krummen Beinen, mit verkümmerten Muskeln u. s. w.[1]

---

[1] Einen guten Einblick in die zahlreichen Fehler der menschlichen Gestalt gewährt: L. PFEIFFER, Handbuch der angewandten Anatomie. Leipzig 1899. 8°. Mit zahlreichen Tafeln und Abbildungen.

Ich habe mir deshalb Mühe gegeben, nur wohlgeformte und kräftige Männergestalten in diesem Buche darzustellen.

Es ist ein niederer Vergleich, aber er ist zutreffend: Der Künstler soll die Fehler in der menschlichen Gestalt kennen, wie der Pferdekenner die Fehler in der Gestalt des Pferdes kennt. Er braucht deshalb nicht einförmig zu werden, nicht seine Gestalten einem konventionellen Schema nachzubilden, er kann die Schönheit in ihren verschiedenen Erscheinungsweisen aufsuchen. Man hat bekanntlich noch keinen Mann oder keine Frau gefunden, deren Körper von Allen als tadellos schön bezeichnet wird, aber schön vom Standpunkt der gebildeten Welt kann diejenige Gestalt heißen, welche sich in allen Stellungen und in allen Ansichten, soweit sie in der idealen Kunst überhaupt zur Anwendung kommen, vorteilhaft verwenden läßt. An solchen Gestalten möge man das Auge üben. Es sind noch immer genug gut gebaute Männer und Frauen und Kinder auf der Welt zu finden.

Was eben von den Menschen im allgemeinen bezüglich der Verschiedenheit der Körperform gesagt wurde, gilt auch von der Proportion. Der menschlichen Gestalt liegt eine bestimmte Proportion zu Grunde. Alle Menschen erscheinen nach diesem allgemeinen Grundplan organisiert. Die verschiedenen Menschenrassen weichen nur in geringem Grade von der Hauptregel ab. Wenn nun wir Europäer an den normal entwickelten Kulturmenschen denken, so stellen wir uns Leute von einem bestimmten Ebenmaß im Gesicht wie in dem ganzen übrigen Körper vor. Dieser Normalmensch ist jedoch, das dürfen wir nicht vergessen, eine Abstraktion. Von all den menschlichen Gestalten, von den lebenden oder plastisch dargestellten, haben wir die nach unserer Meinung besten körperlichen Eigenschaften in einem Gesamtbild vereinigt und alles häßliche oder unvollkommene daraus entfernt. Solche Normalmenschen kommen in der Wirklichkeit nicht vor, dennoch hat sie die Kunst stets dargestellt, die Antike wie die Renaissance. Dabei hat jeder dieser Normalmenschen aus diesen großen Kunstperioden etwas eigenartiges.[1]

Es entsteht nun die Frage, welchen dieser Normalmenschen soll man als Vorbild für die plastische Anatomie wählen, jenen des MICHELANGELO, der Antike oder neuerer Meister? Die Antwort wird stets verschieden

---

[1] Von den großen Meistern hat jeder seinen eigenen Normalmenschen. Wie jeder seine eigenen Ideale und seine besonderen Vorstellungen vom Schönen besitzt, so auch die schöpferischen Köpfe der klassischen Kunstperioden. Die Normalmenschen des MICHELANGELO sind andere als die des LEONARDO DA VINCI oder des RAFAEL. Alle männlichen Gestalten des ersteren haben etwas Hünenhaftes, das an Titanen erinnert. Selbst seine Frauengestalten haben etwas Gewaltiges. Würde irgend eine von dem Grab der Mediceer herabsteigen und auf uns zuschreiten, wir träten erschrocken beiseite. Sie scheinen nicht der Liebe fähig; sie sind auch, wie man schon wiederholt gesagt hat, nicht zum Verlieben.

ausfallen, je nach Neigung und Geschmack. Ich habe zumeist individuelle Erscheinungen, aber auch Vorbilder der Antike und der Renaissance berücksichtigt. Von antiken Statuen berufe ich mich am häufigsten auf die bekannte Figur des borghesischen Fechters, und aus der Blütezeit der Renaissance wurde mit Vorliebe MICHELANGELO ins Auge gefaßt. Seine nackten Figuren zeigen die am besten verstandenen Formen. Die Führung der Linien ist von einer Naturwahrheit, wie sie kaum einer nach ihm wieder in diesem Maße erreicht hat. Die Konturen des lebenden Muskels bei allen nur denkbaren Verschiebungen in der richtigen Form zu erkennen und darzustellen, das erforderte neben der Macht des Könnens zugleich die ganze Tiefe anatomischen Verständnisses. Wenn auch nichts darüber bekannt geworden wäre, daß er zwölf Jahre teils in Florenz und teils in Rom neben seiner künstlerischen Ausbildung den anatomischen Studien obgelegen habe, und daß er mit dem berühmten Anatomen REALDO COLOMBO bekannt gewesen sei, seine nackten Figuren würden deutlich genug davon erzählen. Die Überzeugung, daß für das Studium der Muskulatur kräftig entwickelte Körper unerläßlich sind, bei denen alles stark und deutlich gezeichnet und leicht durch die Haut hindurch bemerkbar ist, hat mich veranlaßt, die Muskeln überall kräftig darzustellen. Wer einmal die vollen Muskeln und Muskelgruppen sich klar machen konnte, der wird sie auch in dem abgeschwächten Grade wieder erkennen. So wie man dem Anfänger im Lesen nicht Miniaturbuchstaben vorlegt, sondern Riesenlettern, so darf man auch dem Künstler nicht abgemagerte Schwächlinge zeigen, wenn er die Muskulatur des Körpers verstehen soll. Lieber einen Grobschmied zum Modell als einen Schneider.

Die letzten Zweifel über die Wahl der Vorbilder für die Muskellehre schwinden gegenüber der Thatsache, daß die meisten Künstler, welche plastisch-anatomische Zeichnungen veröffentlichten, mit kecker Hand die Fülle der Natur zum Ausdruck brachten. Bei den Abbildungen dieses Buches wurden überdies die einzelnen Muskeln so dargestellt, wie sie sich im Leben und während der Bewegung verhalten, nicht wie sie an dem anatomischen Präparat schlaff herunterhängen. Um solche Abbildungen herzustellen, muß zu der Zergliederung der Leiche noch das Studium am Lebenden hinzukommen. Als Ausgangspunkt ist die volle kräftige Muskulatur des Mannes gewählt. Von hier bis zum abgezehrten Greis oder bis zu den weichen Formen des Weibes wird der Künstler seinen Weg dann selbst finden können. Wer ein Meister ist, kann das Fortissimo und das Pianissimo in jeder Tonart spielen. Wer den menschlichen Körper kennt, wird auch Schwächlinge malen können, obwohl er nur die Anatomie an Athleten studiert hat.

Die für das vorliegende Buch ausgewählten Abbildungen stellen entweder die Körper- und Skeletteile ruhender oder bewegter Menschen dar. Sie nur ruhenden zu entnehmen, wäre ebenso fehlerhaft gewesen, als das

Gegenteil. Die gerade, aufrechte Stellung des menschlichen Körpers bildet für jede Art der anatomischen Beschreibung den Ausgangspunkt. Der Verlauf der Muskeln, Sehnen und Knochen, die Richtung, die sie besitzen, und das was man ihre natürliche Lage nennt, erhält Namen und Verständnis nur dadurch, daß in allen Lehrbüchern von dieser Haltung aus die Erklärung der Teile beginnt. „Oben und unten,“ „vorn und hinten“ erlangen nur dadurch den rechten Sinn, gerade so wie im gewöhnlichen Leben.

Von dieser ruhigen Haltung des Körpers aus beurteilen wir dann auch in der Wissenschaft wie in der Kunst den Übergang zu der Bewegung und der damit verbundenen Änderungen der Form. So war es denn geboten, in den vorliegenden Figuren ein gewisses Gleichgewicht eintreten zu lassen zwischen der Zahl der ruhigen und der in Bewegung dargestellten Abbildungen des Menschen. Für die bewegten Körper war es wünschenswert, eine allgemein bekannte Statue zu benützen, deren anatomisch richtiger Aufbau gleichzeitig von allen anerkannt ist, und hierfür war keine mehr geeignet als der borghesische Fechter. Überall, an allen Akademien, Kunst- und Zeichnungsschulen wird dieses schöne Kunstwerk kopiert, als ein mit Recht bewundertes Bild eines in lebensvoller Bewegung unaufhaltsam weiterstürmenden Jünglings. Dieses Werk des Agasias zeigt die Muskeln mit erstaunlicher Naturwahrheit, man könnte dasselbe auch eine mit dem Meisel geschriebene plastische Anatomie nennen. Diesem Umstand verdankt der borghesische Fechter schon wiederholte anatomische Bearbeitungen, unter denen ich nur diejenige von Salvage, Le gladiateur combattant, applicable aux beaux arts (22 Tafeln in folio max.), welche 1812 in Paris erschienen ist, erwähnen will. Die Teile des Skeletes sind in die Konturen der Figur mit großem Verständnis eingezeichnet; sie waren mir wertvolle Hilfsmittel für einzelne Darstellungen. Für einzelne wichtige Partien des Körpers konnten Stiche nach großen Meistern verwendet werden; die sicheren markigen Linien z. B. Michelangelo's sprechen laut genug für sich selbst.

Andere Abbildungen sind nach anatomischen Präparaten direkt von den Herren Kunstmalern Dr. Schider und W. Büchly in Basel gezeichnet, oder nach denjenigen anatomischen Modellen entstanden, die Herr Professor Chr. Roth unter meiner Leitung in München von den Jahren 1864—68 modelliert hat. Unter diesen sind besonders die drei Figuren über die Muskulatur des Rumpfes zu nennen. — Seit der ersten Auflage dieses Buches haben sich manche Reproduktionsmethoden bedeutend vervollkommnet. Es wurde davon weitgehender Gebrauch gemacht und zwar in der Weise, daß neben die Figuren (Galvanos) erklärende Konturzeichnungen (Zinkos) gesetzt wurden. Sie geben in sicheren Linien die Form der unter der Haut liegenden Muskeln und Knochen. Die einfachen Konturen sind erst nach genauerem Studium der Photographie, nach der die Galvanos hergestellt wurden, nach dem Modell und nach dem anatomischen Präparate, entstanden. Diese Nebeneinanderstellung zweier Figuren eines und desselben Muskelgebietes bietet, abgesehen von der erklärenden Wirkung, noch den weiteren Vorteil, daß sich direkt durch Vergleichung entscheiden läßt, wie weit die richtige Führung der Linien gelungen ist. Einige andere Figuren sind dann von mir selbst mit Hilfe des Orthoskopes entworfen worden. Bekanntlich stellt das geometrische Bild eine durch parallele Ordinaten auf einer Ebene gebildete Projektion dar, giebt daher ein dem Gegenstand vollständig entsprechendes Bild, soweit ein Körper überhaupt auf einer Fläche eine wahrheitsgetreue Darstellung finden kann. Diese geometrischen Zeichnungen können also auf volle Wahrheit Anspruch machen. Sie sind durch die Methode ihrer Herstellung so genau, daß sie Messungen über Höhe und Breite gestatten, sobald die Größe der Reduktion bekannt ist. Sie können ferner als Grundlage für Verkleinerung und Vergrößerung eines Teiles oder des Ganzen verwendet werden, bieten also manche Vorteile, sobald es sich um absolute Genauigkeit, und um proportionale Verhältnisse der ganzen Gestalt oder einzelner Teile handelt. Mehrere Zeichnungen von Skeleten, welche diesen weitgehenden Ansprüchen genügen können, stammen von Professor J. Ch. G. Lucae in Frankfurt a/M. Ihm verdankt die Wissenschaft und die Kunst die Auffindung einer durchschlagenden, einfachen Methode zur Herstellung exakt geometrischer Zeichnungen. Das Skelet des Mannes Figur 1 ist wohlproportioniert; eine Abbildung desselben von vorn eignet sich durch den beigefügten Maßstab in Centimeter und Pariserzoll auch zu Studien über die Proportion. Dadurch, daß es eine bestimmte Individualität repräsentiert, die mit geometrischer Treue entworfen ist, sind direkte Messungen mit Zirkel und Maßstab ausführbar. Jede beliebige Vergrößerung auf seiner Grundlage hergestellt besitzt dieselbe geometrische Treue der Proportionen wie das verkleinerte Bild selbst. Nachdem die Abbildung des weiblichen Torso auf dieselbe Weise entworfen ist, lassen sich beide direkt miteinander vergleichen und gestatten so die Kontrolle mancher Unterschiede des Geschlechtes mit dem Auge und mit dem Maßstab. Das Mädchen Figur 2 besaß ein mäßiges Fettpolster, und deshalb etwas markierte Formen, die aber doch fein waren. Es hatte eine Größe von 156 cm und war ausgezeichnet durch ein besonders breites, also echt weibliches Becken, an welchem die charakteristischen Unterschiede zwischen dem männlichen Becken aufs schärfste hervortreten. Um die orthogonalen Projektionen der Umrisse des Körpers und des dazu gehörigen Skeletes zu machen, wurden die Abgüsse des Körpers und dann das Skelet in der nämlichen Stellung nacheinander unter eine horizontal gestellte Glastafel gelegt, und die Konturen vermittelst des Orthoskopes gezogen. So entstand auch von diesem weiblichen Torso eine streng geometrische Abbildung, eine getreue Kopie der Körperumrisse und des Skeletes.

Lehrbücher für plastische Anatomie sind schon in großer Zahl veröffentlicht worden, so z. B. mit Benutzung des von dem berühmten Anatomen Andreas Vesalius († 1564) veröffentlichten Werkes. Vesal ist der Begründer der neueren Anatomie, und wie in dieser, wirkte er auch für die bildliche anatomische Darstellung reformatorisch. Er überwachte mit der größten Sorgfalt die Künstler, welche nach seinen Präparaten arbeiteten. Die Abbildungen sind mit großer Wahrheit, mit Geschick und Geschmack, meistens nach kräftigen, jugendlichen Körpern in freier, kühner Zeichnung ausgeführt und werden einem Schüler Tizians, Joh. Stephan von Calcar († 1546), zugeschrieben, dessen Gemälde oft von denen seines Meisters schwer zu unterscheiden waren.

Dieses für Künstler berechnete Werk erschien in Deutschland erst 1706. Der Titel der deutschen Ausgabe lautet:

Andreas Vesalius Bruxellensis. — Zergliederung des Menschlichen Cörpers. Auf Mahlerey und Bildhauerkunst gericht. Augspurg, gedruckt und verlegt durch Andreas Maschenbauer, 1706, Fol., 16 Bll. — Eine zweite Auflage von demselben Verleger. 1723, Fol., 14 Bll.

(Rogers de Piles et) François Tortebat, Abrégé d'anatomie accommodé aux arts de peinture et de sculpture. Paris (1667) 1668. Fol. Es ist die früheste für Künstler bestimmte Anatomie und enthält zwölf von Tortebat radierte Tafeln. Das Werk wurde später noch einmal aufgelegt, ferner giebt es verkleinerte Nachstiche.

Am Schlusse des 17. Jahrhunderts erschien ein anderes hervorragendes Werk unter dem Titel:

Anatomia per uso et intelligenza del disegno ricercata etc. Opera utilissima à pittori e scultori et ad ogni altro studioso delle nobili arti del disegno. Roma 1691. Fol. maj. 56 Kupferblätter. — Auf dieses Werk haben vier hervorragende Männer ihre Kräfte verwendet. Der Zeichner war Charles Errard, der Direktor der französischen Akademie in Rom, der Stecher wahrscheinlich François Andriot (Handeriot). Bernardino Genga, der Professor der Anatomie zu Rom, stellte die Präparate her, und der päpstliche Leibarzt, Giov. Maria Lancisi, schrieb den Text. Die Tafeln sind sämtlich sowohl in anatomischer als künstlerischer Hinsicht von vorzüglicher Ausführung, das Werk noch jetzt brauchbar für den bildenden Künstler.

Sömmering, S. Th., Tabula sceleti feminini juncta descriptione. Frankfurt a/M. 1797. Fol. maj. 1 Kupfertafel und 1 Blattf. Text. Enthält die künstlerische Darstellung eines weiblichen Skeletes. — Gerdy, P.-N., Anatomie des Formes extérieures du corps humain. Paris 1829. 8°.

Ich habe die Angaben der Litteratur, soweit sie für die plastische Anatomie eine engere Beziehung haben, hier aufgenommen, denn die Bücher sind Messer. Wer mit Büchern bekannt ist, hält das Heft dieses Messers in der Faust.

Über die Ausdehnung und den Fleiß der anatomischen Studien giebt eine Reihe von Kupferstichen einen lehrreichen Überblick, welche von Bonasone herstammen. Es sind 14 Tafeln in 8°. Männer in verschiedenen Stellungen des Stehens und Schreitens, deren Haut halb oder ganz entfernt ist, um die darunterliegende Muskelschichte zu zeigen. An einzelnen Tafeln trägt der in lebendiger Bewegung fortschreitende Mensch seine abgezogene Haut in den Händen. Herrlich ist die Stellung von Nr. 334.

Chrisostomo Martinez wurde von seiner Vaterstadt Valencia mit Geld unterstützt, um eine anatomische Anweisung für Künstler zu schreiben, von der 20 Kupferplatten fertig geworden sein sollen. Dieser Fall ist an und für sich schon wert der Mitteilung, denn man sieht daraus, wie vor 200 Jahren eine ganze Stadt dafür eintritt, den Unterricht der Künstler durch litterarische Hilfsmittel zu unterstützen.

Unter neueren Lehrbüchern und Atlanten sind zu nennen:

Harless, E., Lehrbuch der plastischen Anatomie. 2. Auflage, herausgegeben von R. Hartmann. Mit Holzschnitten und lithogr. Tafeln. Stuttgart. — Berger, F., Handbuch zum Gebrauch für das anatomische Studium des menschlichen Körpers u. s. w. 4. Aufl. Berlin 1878. — Elfinger, A., Anatomie des Menschen. 27 lithographische Tafeln mit Text. gr. 4. 2. Aufl. Wien. — Froriep, A., Anatomie für Künstler. Mit 39 Abbildungen in Holzschnitt, teilweise in Doppeldruck. Lex. 8°. 3. Auflage. Leipzig 1899. — Duval, M., Précis d'anatomie à l'usage des artistes. Mit 77 Fig. Paris 1882. 8°. — Pau, J., Anatomie artistique élémentaire du corps humaine. 7. Aufl. Paris 1882. Mit 17 Tafeln. 8°. — Langer, C., Anatomie der äußeren Formen des menschlichen Körpers. Mit 120 Holzschnitten. 8°. Wien 1884. — Marshall, John, Anatomy for artists. London 1888. 3. Auflage. — Hasse, C., Die Formen des menschlichen Körpers und die Formveränderungen bei der Athmung. Jena 1888—1890. Groß Folio, — Richer, Paul, Anatomie artistique. Description des Formes exterieurs du corps humain au repos et dans le principaux mouvements. Mit mehr als 300 Figuren auf 110 Tafeln. In 4°. Paris 1890. — Brücke, E., Schönheit und Fehler der menschlichen Gestalt. Wien 1891. 8°. Mit 29 Holzschnitten von H. Paar. — Thomson, A., A Handbook for Art-students. Oxford 1896. 8°. Mit vielen Abbildungen. — Fritsch, Gustav, Die Gestalt des Menschen. Mit Benutzung der Werke von Harless und C. Schmidt, für Künstler und Anthropologen dargestellt. Stuttgart 1899. Gr. Oktav.

Atlanten:

Roth, Chr., Plastisch-anat. Atlas zum Studium des Modells und der Antike. Mit 24 Tafeln in Holzschnitt u. 10 Erklärungstafeln. Stuttgart. 2. Aufl. — Schider, Fritz, Plastisch-anatomische Studien für Akademien und Kunstgewerbeschulen. Leipzig, Seemann. 56 Tafeln in Folio, in unveränderlichem Lichtdruck. — Schider, Fritz, Plastisch-anatomischer Handatlas, für Akademien, Kunstschulen und zum Selbstunterricht. Leipzig 1898, Seemann & Cie. Mit 100 Tafeln in 4°.

Für das Studium des Skeletes sind von besonderem Wert die beiden folgenden Werke:

Lucae, J. Chr. Gustav, Zur Anatomie des weiblichen Torso. 12 Tafeln in geometrischen Aufrissen. Folio. Frankfurt a/M. 1868. — Lucae, J. Chr. Gustav und Hermann Junker (Maler), Das Skelet eines Mannes in statischen und mechanischen Verhältnissen. In halber Größe. Frankfurt a/M. 1876. Sie enthalten die schon erwähnten geometrischen Abbildungen von den Skeleten eines gut geformten Mannes und eines wohlproportionierten Weibes. Das letztere Werk giebt den weiblichen Torso in natürlicher Größe. In die Konturen des Rumpfes ist von drei verschiedenen Seiten das Skelet hineingezeichnet. Außerdem folgen noch eine Menge wertvoller Figuren über einzelne Skeletteile des menschlichen Körpers. Das erste Werk stellt das Skelet eines wohlproportionierten Mannes in halber Größe dar, von drei verschiedenen Seiten.[1]

---

[1] Über geometrische Aufnahmen siehe:

Landzert: Welche Art bildlicher Darstellung braucht der Naturforscher. Archiv für Anthropologie. Bd. II. 1867.

Kinkelin, Friedrich: Zur Geschichte des geometrischen Zeichnens. Festschrift, der Deutschen anthropologischen Gesellschaft gewidmet. Frankfurt a/M. 1882.

Geschichte der plastischen Anatomie:

Duval, M. und Ed. Cuyer, Histoire de l'anatomie plastique. Les maitres, les livres et les écorchés. Paris 1898. Klein Oktav. Mit vielen Abbildungen im Text.

---

3. Plastisch-anatomische Präparate

stellen neben den Büchern und Atlanten ein anderes wichtiges Hilfsmittel dar zum Studium der plastischen Anatomie. Abgesehen von Naturabgüssen und dem Roth'schen Athleten existiert eine Reihe von anatomischen Modellen über einzelne Partien des menschlichen Körpers, die unter meiner Leitung früher in München hergestellt wurden. Sie sind in mehreren Akademien im Gebrauch, wie München, St. Petersburg, an der Kunstschule in Nürnberg und Budapest, an der polytechnischen Schule in Aachen etc.

Schütz, Karl, Bildhauer in Berlin, hat den Muskeltorso eines Mannes unter der Mitwirkung der Professoren Waldeyer und H. Virchow hergestellt. Der Torso ist in Lebensgröße ausgeführt und zeigt die Muskeln meist in ruhendem Zustand. Verlag von Gebr. Micheli, Berlin N.W., Unter den Linden 76 a.

Die unter meiner Leitung hergestellten plastisch-anatomischen Präparate: Muskeltorso eines Mannes, Bein und Arm sind in dem vorliegenden Werke mehrfach abgebildet. Verlag von F. Straub, Akademische Buchdruckerci München, Ottostraße Nr. 11.

Aktstudien.

Für das Studium der plastischen Anatomie sind die photographischen Aufnahmen nackter Körper wertvoll, sie unterstützen das Aktstudium. Von vielen Kunsthandlungen werden Kollektionen von „Aktstudien“ in Handel gebracht, darunter Akrobaten, römische Ringer und professionelle Artisten von ebenmäßigem Körperbau. Man findet in den illustrierten englischen, französischen und deutschen Zeitungen bezügliche Annoncen. Ich nenne hier die Firma S. Recknagel Nachfolger (Ad. Estinger), München. Dann: Malerische Aktstudien: Photographische Aufnahmen nach der Natur und zwar einzelner Körperteile und ganzer Figuren; zwei Serien, jede von 30 Tafeln. Berlin, Max Spielmeyer, Buchhandlung für Architektur und Kunstgewerbe. — Calavas, A., Album de Poses. Editeur, 68 Rue de Lafayette, Paris. Enthält Photographien von Pariserinnen.

Aktstudien hervorragender Art hat Herr Professor Dr. Chievitz in Kopenhagen gesammelt. Eine Serie von männlichen Akten nach jungen Männern Kopenhagens mit so klar ausgeprägten Muskeln, wie jene des borghesischen Fechters, verdanke ich seiner besonderen Freundlichkeit.

---

4. Firmen, welche Knochen- und Muskelpräparate, ferner Photographien zum Studium der plastischen Anatomie des Menschen in den Handel bringen.

Dr. Benninghoven und Sommer, Berlin. Man fordere Preisverzeichnis.

Schneider's, Dr. Oskar, Lehrmittelanstalt in Leipzig:

Skelet gefaßt mit Stativ	80—120 *M*.[1]	*Obere* Extremität	7—10 *M*.
„ vom Kind mit Stativ	20 *M*.	*Untere* „	9—15 *M*.

---

[1] Die Knochen der Skelete sind mit Messingfedern verbunden.

Becken in Bändern 10 ℳ.
Skelet in losem Zustande 40 ℳ.[1]
Obere Extremität in losem Zustande 5 ℳ.[1]
Untere Extremität in losem Zustande 6 ℳ.
Becken u. Kreuzbein in losem Zustande 6 ℳ.

Schädel ohne Schnitt 10—15 ℳ.
„ mit Horizontalschnitt 11—15 ℳ.
„ mit Horizontal- und Vertikalschnitt 15 ℳ.
„ gesprengt 17.50 ℳ.
„ vom Kind 6 ℳ.

TRAMOND, Naturaliste, Rue de l'école-de-médecine, Nr. 9 Paris hat ähnliche Preise:

Squelettes *articulés* (mâle) 75—160 Fr.
„ „ (female) 75—160 „
Têtes entières *articulés* avec une coupe horizontale 20—25 Fr.
Têtes entières *articulés* avec leur dents 20—25 Fr.

Mains ou pieds *articulés* à mouvements 7 Fr.
Membres supérieurs *articulés*, l'epaule comprise 15—20 Fr.
Membres inférieurs *articulés*, la hanche comprise 15—20 Fr.

---

[1] Die Knochen sind nicht mit Messingfedern verbunden; für Künstler eignen sich besser die oberen und unteren Extremitäten mit Charnieren versehen, an denen die meisten Bewegungen ausführbar sind. Werden auf Verlangen hergestellt.

Plastische Anatomie.

Erster Teil.

Erster Abschnitt.

Das Skelet.

Allgemeine Bemerkungen.

Das Skelet ist die feste Grundlage, um welche sich die Gestalt des Menschen aufbaut. Die zahlreichen Stücke bilden ein Gerüste von Balken und Sparren, dessen Grundform diejenige des Körpers ist. Und das gilt für den Menschen, wie für die ganze Schar der Wirbeltiere. Das Skelet liegt bei dem Menschen in den Wandungen des Leibes allseitig von Weichteilen bedeckt, wenn auch nicht gleichmäßig umhüllt. Dabei sind einzelne Teile vollständiger in ihren Umrissen erkennbar, andere weniger. Der Schädel giebt z. B. in sicheren Linien die Gestalt des Hauptes wieder. Durch die Rippen, das Brustbein und die zunächst liegenden Abschnitte des Armskeletes, ist auch die Form des Brustkorbes deutlich erkennbar. Der Hals enthält dagegen nur eine dünne Knochensäule aus sieben Wirbeln, die Lenden sogar nur eine Reihe von fünf Wirbeln. Dieser Stützapparat bestimmt gleichzeitig die Länge der menschlichen Gestalt. Der hohe Grad von Festigkeit rührt zwar ausschließlich von den Knochen her, doch finden sich noch manche andere Bestandteile an ihnen. Wegen der unerläßlichen Beweglichkeit sind sie untereinander durch weiche Bindemittel verbunden. Für das Verständnis der wechselnden Formen, welche dieses an sich starre Gerüste darbieten kann, bedarf es einer besonderen Beachtung auch dieser Einzelheiten. So kommt es denn, daß in dem Kapitel über das Skelet nicht ausschließlich nur die Knochen abgehandelt werden, sondern gleichzeitig der Mechanismus der Gelenke, durch welche es die verschiedenen Grade der Beweglichkeit erhält. Während also das Feste, das am meisten

Widerstandsfähige des menschlichen Körpers, die Knochen an sich, erläutert werden, muß gleichzeitig das Augenmerk doch auch den Gelenken und der durch sie vermittelten Beweglichkeit des Skeletes zugewendet sein. Wie es die Natur vermochte an der menschlichen Gestalt Festigkeit und doch gleichzeitig einen außerordentlichen Grad von Beweglichkeit zu erzielen, so muß auch die Erläuterung dahin zielen, den Einblick in diese doppelte Leistung des ganzen Apparates zu vermitteln.

Es umfaßt also der folgende Abschnitt nicht allein die Knochenlehre, Osteologie, sondern auch die Lehre von den Gelenken, Arthrologie. Die letztere enthält die Beschreibung, in welcher Weise sich die Knochenenden verschieben, sich bewegen. Die Mechanik der Gelenke wird den Schlüssel bieten, die Formveränderungen des lebenden Körpers auf bestimmte Regeln zurückzuführen. Aber auch dort, wo zur Sicherung tiefliegender Organe die Beweglichkeit auf ein sehr geringes Maß zurückgeführt ist, oder wie an dem Schädel nahezu vollständig fehlt, hilft die Kenntnis der zusammensetzenden Teile die Gestalten und ihre Mannigfaltigkeit begreifen.

Für die Zwecke des Künstlers wird das Skelet am besten in vier Hauptabteilungen zerlegt, welche den bekannten Gliederungen des Körpers entsprechen, nämlich in

1. das Skelet des Kopfes *(Caput)*,
2. „ „ des Stammes *(Truncus)*,
3. „ „ der oberen Gliedmaßen } Extremitäten.
4. „ „ der unteren Gliedmaßen }

Der Beschreibung dieser Teile liegt das natürliche Skelet *(Skeleton naturale)* zu Grunde, wohl zu unterscheiden von dem künstlichen *(Sceleton artificiale)*, dessen Knochen nicht durch natürliche Bänder, sondern durch beliebig gewählte Ersatzmittel, wie Draht, Leder oder Kautschukstreifen miteinander verbunden sind. Die getrockneten Knochen lassen nichts mehr erkennen von den überraschenden Einrichtungen für den schnellen und sichern Gang der Gelenke. Der glatte Knorpel ist bis zur Unkenntlichkeit verschrumpft oder durch die Fäulnis, welche die Weichteile bis auf die letzten Spuren entfernte, völlig beseitigt. Dieser bläulichweiße Überzug, der durch die sog. Gelenkschmiere so schlüpfrig erhalten wird, daß ohne den mindesten Kraftverlust und lautlos sich die Lage der Teile ändern kann, läßt sich ebenso, wie die Gestalt und die Anordnung der Bänder nur an der Leiche beobachten oder an den in Weingeist aufbewahrten Präparaten anatomischer Museen. Dasselbe gilt von jenen Knochenverbindungen, welche, wie die einzelnen Wirbel, durch breite Bandmassen zusammenhängen, und die man im gewöhnlichen Leben nicht als Gelenke zu bezeichnen pflegt, obwohl sie nichts weniger als unbeweglich sind.

Das Knochenmaterial, das dem Künstler in der Regel zur Verfügung steht, giebt also keine ganz richtige Vorstellung von der natürlichen Beschaffenheit der einzelnen Teile. Denn die Bänder und Knorpel sind vertrocknet und bis zur Unkenntlichkeit verschrumpft. Seit alters her scheint man nach solchen Skeleten gezeichnet zu haben, und so sehen wir denn die Knochenmänner teilweise mit all' den Eigentümlichkeiten des künstlichen Skeletes ausgerüstet. Alle Bänder mit Ausnahme jener zwischen den einzelnen Wirbelkörpern fehlen, und selbst diese sind so geschrumpft, daß die Stelle, an der sonst das elastische Zwischenwirbelband wie ein Polster aufsitzt, nicht mehr völlig ausgefüllt ist, sondern die Ränder klaffend auseinanderstehen (Fig. 1). An solchen Skeletbildern sitzen dann die Gelenkkugeln frei in der Pfanne, und es fehlt jede Verbindung durch Kapsel und Gelenkbänder (Fig. 1).

Es unterliegt keinem Zweifel, daß eine solche Darstellung in hohem Grade charakteristisch ist. Nur die Bewegung erinnert an das Leben, aber an ein eigenartiges, uns fremdes — gefürchtetes Leben, das jeder weichen, irdischen Hilfsmittel entbehren kann. Nur was der Fäulnis Widerstand leistet, was ihr Jahrtausende trotzt, erscheint belebt. Die Beschauer sind überdies daran gewöhnt, und niemand vermißt die verbindenden für das Leben unerläßlichen Zuthaten, auf die wir hier erklärend eingehen müssen, um den Zusammenhang der Teile zu begreifen. Ja die Anatomen selbst machen von den macerierten und gänzlich von den Weichteilen befreiten Knochen, sowie den künstlichen Skeleten ausgedehnten Gebrauch, weil die charakteristischen Knochenformen am schärfsten dann hervortreten, wenn alle Weichteile und auch die Beinhaut entfernt sind. Auch in diesem Handbuch sind sämtliche Skelete ohne Bänder dargestellt, nur die mehr widerstandsfähigen Rippenknorpel, wie sie an vorsichtig angefertigten, natürlichen Präparaten stets erhalten

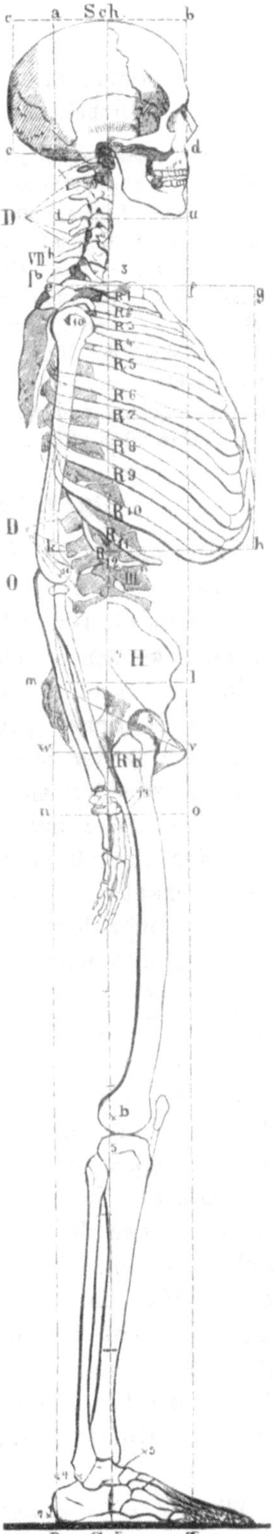

Fig. 1. Skelet eines Mannes. $1/8$ natürl. Größe. Geometrische Zeichnung.

sind, fehlen nirgends, weil sie den Brustkorb aufbauen helfen, und als Träger des Brustbeines einen festen Halt besitzen.

Es ist bemerkenswert, daß der Tod bei deutschen Malern erst um die Mitte des sechzehnten Jahrhunderts als völlig maceriertes Skelet (Fig. 1) in der bildenden Kunst erscheint. Das hängt offenbar mit dem Erwachen anatomischer Studien an der Leiche zusammen. In Italien ist dies in Übereinstimmung mit dem früheren Beginn dieser Studien auch früher der Fall. Vor dieser Zeit, bei dem Fehlen künstlich zusammengesetzter Skelete, hat auch der Tod ein anderes Aussehen. Er ist mumienhaft. Haut und Muskeln sind noch etwas vorhanden, aber eingetrocknet und braun geworden,[1] so wie vielleicht der Verbrecher am Galgen oder auf dem Rad unter dem Einfluß der Sommerhitze schließlich aussah. Bei den Griechen und Römern hat dagegen das Skelet die scharfen und bestimmten Umrisse unserer Darstellungen aus dem neunzehnten Jahrhundert (Fig. 1).

Allgemeine Eigenschaften der Knochen.

Die Knochen sind mit Ausnahme der Gelenkenden von einer derben Haut überzogen, welche unter dem Namen der Beinhaut bekannt ist. Sie vermittelt die Blutzufuhr, und wird so zur Ernährerin der unmittelbar unter ihr liegenden Knochenschichten, sie liefert das Material zum Wachstum in die Dicke. Unter ihrem Einfluß können also noch beim erwachsenen Menschen neue Schichten entstehen. Sie vermittelt endlich die Verbindung der Sehnen mit den Knochen. Die Beinhaut wird durch die Fäulnis zerstört; sie fehlt also an den Skeleten und Knochen unserer Sammlungen. Wer nur trocken aufbewahrte Knochen kennt, vermag sich schwer eine Vorstellung zu machen, wie sich die Sehne mit der Beinhaut so innig verwebt, daß bei gewaltsamen Zerrungen eher der Muskel entzwei reißt, oder Knochensubstanz losgesprengt wird, ehe sich die Verbindung mit der Sehne löst. Man ist imstande, am macerierten Knochen die Stellen zu erkennen, wo starke Muskeln mit ihren Sehnen sich an die Knochenflächen befestigen: der Knochen ist rauh, höckerig. Kleine Vorsprünge und dazwischen liegende Furchen oder Gruben vergrößern die Oberfläche, um der Anheftung mehr Raum und damit eine größere Festigkeit zu bieten. Solche Stellen haben sogar Namen erhalten. Die *Tuberositas humeri* bezeichnet am Oberarmknochen ein ovales, rauhes Feld, den Ansatz des Deltamuskels. Aus ähnlichen Gründen kann eine Linie auf den Knochen durch den Ansatz oder den Ursprung eines Muskels geschrieben werden. Die sogenannte Schläfenlinie am Schädel, die selbst durch die Haut hindurch bemerkbar ist, und die in ihrem vorderen Abschnitt die Breite der Stirn abgrenzt, hängt mit dem Ursprung und der Stärke eines Kaumuskels zusammen. Aus dem letzteren Grunde sind die Schläfenlinien bei Männern in der Regel deutlicher ausgeprägt als bei Frauen und Kindern. Auf die äußere Fläche des Hüftknochens zeichnen

---

[1] Wie z. B. auf Holbein's Totentanz.

die Gefäßmuskeln ihre Ursprungslinien, die hintere Fläche des Oberschenkelknochens weist einen breiten höckerigen Streifen auf, der nach oben und unten sich gabelig teilt. Er verdankt seine Entstehung lediglich den starken Schenkelmuskeln, die sich an ihm festsetzen oder von ihm entspringen. Die Anatomie nennt ihn gegen allen Sprachgebrauch: die rauhe „Linie" des Oberschenkelknochens, *Linea aspera femoris*, obwohl sie gleichzeitig hinzusetzt, daß man an ihr einen äußeren und inneren Rand unterscheiden müsse.

Von der sog. Knochenlinie bis zum Knochenkamm *(Crista)*, der stark über die Fläche hervorragt, existieren Übergänge mancherlei Art. *Cristae* heißen scharfe oder stumpfe, gerade oder gekrümmte Knochenleisten. Wer kennt nicht die vordere scharfe Kante an dem Schienbein aus eigener schmerzlicher Erfahrung? Bei einem Stoß gerät die Haut zwischen den harten Gegenstand und die „*Crista tibiae*", welche in ihrem S-förmigen Verlauf an jedem männlichen Beine bis in die Nähe des Fußrückens zu sehen und zu fühlen ist. — Ruht der Ansatz der Muskeln auf niedrigem mit breiter Basis aufsitzendem Knochenhügel, so wird der letztere als Höcker, *Tuber* oder *Protuberantia*, oder wenn er klein ist, auch wohl als Höckerchen, *Tuberculum*, bezeichnet. Sitzen zwei solche Höcker nebeneinander, so kommt es zwischen ihnen selbstverständlich zu einer Furche, so wie zwischen zwei Bergen zu einem Thal. Von der Höhe der Hügel hängt die Tiefe des Thales ab, welches bald als Furche *(Sulcus)*, bald als Bucht *(Sinus)* u. s. w. bezeichnet wird. Die gelehrte Sprache tauft dann eine solche Vertiefung wohl auch *Sulcus intertubercularis* oder auch Einschnitt, *Incisura*, ein Wort, das durch Wegfall der Endigung a als „Incisur" germanisiert erscheint. Stachel, *Spina*, heißt dem strengen Wortlaut nach ein langer spitzer Fortsatz, aber man hat dieselbe Bezeichnung auch für den lang gezogenen Knochenriff gewählt, welcher auf der hinteren Fläche des Schulterblattes (siehe Fig. 2 Nr. 18a, b) vorkommt. Die deutsche Sprache bezeichnet ihn als Schultergräte, (besser wäre Schultergrat, da man auch Rückgrat sagt, von Grat d. i. Kante). Es wird sich später zeigen, daß die Schultergräte eine Sammelstelle für Muskelansätze und Muskelursprünge ist, und mit der Stärke der Muskeln ebenfalls an Stärke zunimmt, wie denn überhaupt alle ähnlichen Knochenstellen bei muskelstarken Männern kräftiger entwickelt sind, als bei Schwachen oder bei Frauen.

Es gilt als allgemeine Regel, für das Studium der Knochen vorzugsweise ein männliches Skelet mit derben Knochen zu wählen. Die starken Muskeln modellieren einzelne Teile des Skeletes im Laufe der Entwicklung, und man darf von großen Fortsätzen auf starke Muskeln und umgekehrt schließen. Das zeigen die Wirbel und zwar namentlich dann, wenn man das Skelet der Tiere in dieser Hinsicht vergleicht. Solche vergleichende Studien sind dem Künstler wie dem Anatomen ja

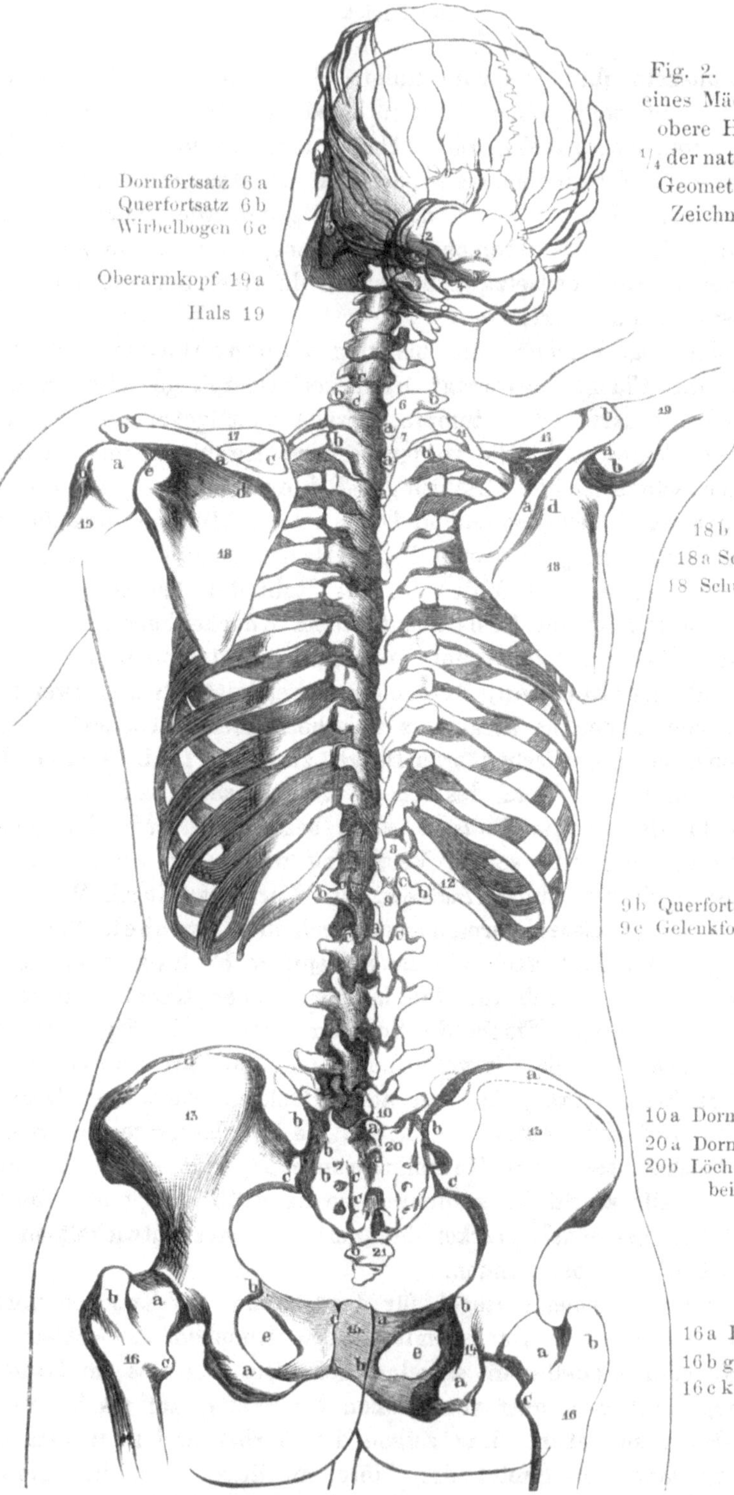

Fig. 2. Skelet eines Mädchens, obere Hälfte. 1/4 der nat. Größe. Geometrische Zeichnung.

an und für sich nahegelegt. Die Anatomie hat durch diese vergleichende Prüfung schon längst die Überzeugung gewonnen, daß den Wirbeltieren ein gemeinsamer Bauplan zu Grunde liegt. Ist er auch bei den Fischen noch nicht so deutlich ausgeprägt, so tritt er doch bei den Amphibien durch die vollständige Trennung von Kopf, Rumpf und Gliedmaßen schon unverkennbar hervor, und besonders dann, wenn das Skelet berücksichtigt wird. Da zieht die Wirbelsäule als eine gegliederte Knochenreihe dem Rücken entlang, und am Vorderbein unterscheidet jeder Unbefangene den Ober- und den Vorderarm mit der daran befestigten fünffingerigen Hand.

Dieses vergleichende Studium hat u. a. gelehrt, daß die Fortsätze an den Wirbeln mit der Zunahme der Muskulatur sich vermehren oder vergrößern, und mit deren Abnahme sich zurückbilden. Einer dieser Fortsätze, der Künstler besonders interessiert, ist der Dornfortsatz *(Processus spinosus)*.

Die Dornfortsätze bilden mit den benachbarten (ober- und unterhalb) eine Reihe in der hinteren Mittellinie des Körpers. Während der aufrechten Stellung sind allerdings nur einige als rundliche Höcker bemerkbar, namentlich in der Gegend des siebenten Hals- und ersten Brustwirbels (Fig. 2 Nr. 6a, 7a, ebenso die darunter liegenden Fig. 2 Nr. 10a, 20a); aber sobald der Rücken sich krümmt, erscheint eine sehr beträchtliche Zahl. Diese Dornfortsätze sind nun ebenso wie die an den Wirbeln vorkommenden Querfortsätze (Fig. 2 Nr. 6b, 7b, 9b) ausschließlich Angriffspunkte für die Streck- und Drehmuskeln des Rückens. Sie leisten den Dienst von Hebelarmen, an denen die Muskeln sowohl mit Ersparung von Kraft als von Zeit wirksam thätig werden. Solche Fortsätze *(Processus)* giebt es an den Knochen in großer Zahl, und alle jene, welche als Muskelfortsätze in obigem Sinne von Bedeutung sind, wie die sog. Rollhügel am Oberschenkelbein (Fig. 2 Nr. 16b) oder der Ellbogen sind für die äußeren Formen wichtig. Sie liegen oberflächlich und sind durch die Haut hindurch zu erkennen, namentlich bei mageren Menschen, während sie bei Muskelstarken oder Fetten mehr verborgen sind, ja zum Teil sogar den Mittelpunkt von vertieften Flächen darstellen können (z. B. der große Rollhügel bei Frauen). Es empfiehlt sich also, für das Studium der Osteologie am Lebenden magere Modelle zu verwenden.

An dem künstlichen Skelet, an welchem auch die Beinhaut durch die Fäulnis zerstört ist, zeigt sich bei genauerer Betrachtung, daß die Oberfläche des Knochens nicht überall die gleiche Dichtigkeit und das gleiche Aussehen hat. Die Mittelstücke der Röhrenknochen, das Schädeldach und Teile des Skeletes, welche Höhlen zur Aufnahme der Organe bilden, erscheinen dem freien Auge von einem dichten Gefüge kompakter Substanz *(Substantia compacta)* geformt, polierbar und ohne größere Lücken. Die Enden der Röhrenknochen und die Wirbel sind dagegen von kleinen und großen Gefäßlöchern durchbohrt, welche in ein, aus sich kreuzenden Blättchen bestehendes Labyrinth von markhaltigen Räumen führen, welches man schwammige Substanz *(Substantia spongiosa)* nennt. Jeder kennt sie von den Knochen her, die auf den Tisch kommen, ebenso wie die Markhöhlen, welche auch bei dem Menschen zu finden sind. Fließen nämlich die kleinen Räume der spongiösen Substanz in dem Mittelstück eines Röhrenknochens zu einer größeren Höhle zusammen, so heißt diese die Markhöhle, da auch bei dem Menschen eine fettige Substanz in ihr abgelagert wird.

Knochen mit einer Markhöhle im Innern heißen Röhrenknochen. Ihre Enden sind stets umfänglicher als das Mittelstück, um für die Gelenkflächen Raum zu gewinnen.

Das Knochenende kann einen Gelenkkopf *(Caput articulare)* darstellen (Fig. 2 Nr. 19a links, Gelenkkopf des Oberarmknochens), d. i. einen mehr oder weniger kugligen Fortsatz, welcher gewöhnlich auf einem engeren Hals *(Collum)* (Fig. 2 Nr. 16a u. 19) aufsitzt. Wird die Kugelform mehr in die Breite gezogen, so spricht man von einem (Gelenk-) Knorren, von einer Schraube oder einem liegenden Cylinder u. s. w. Vertiefungen für die Gelenkköpfe heißen Gelenkgruben, die entsprechenden Gelenkebenen, und wenn sie sehr tief sind, wie am Hüftknochen zur Aufnahme des Oberschenkelkopfes: Gelenkpfannen *(Foveae articulares)*.

Verbindungen der Knochen.

Sie bieten alle möglichen Zwischengrade von der festen Verwachsung bis zur freiesten Beweglichkeit. Die Natur hat um diese Abstufungen zu erzielen, sehr verschiedene aber höchst eigenartige Wege eingeschlagen, die in vielen Fällen an manche Werkzeuge und Maschinen der Industrie erinnern.

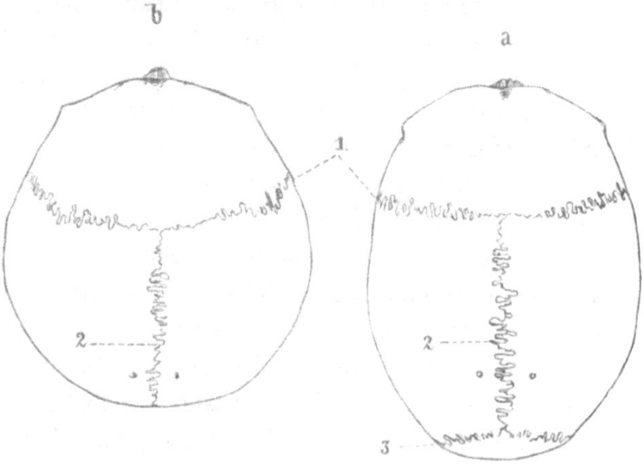

Fig. 3. Zwei europäische Schädel von oben.
a Langschädel, b Kurzschädel.
1. Kreuznaht. 2. Scheitelnaht. 3. Lambdanaht.

Die festesten Knochenverbindungen sind die sog. Nähte, *Suturae.* Zwei Knochen greifen mit ihren zackigen Rändern ineinander. Am bekanntesten sind die zackigen Nähte am Schädeldach (Fig. 3), deren Verlauf bei Kahlköpfen durch die Haut hindurch bemerkbar ist. Ein weiches aber doch sehr zähes Bindemittel dient als Kitt, um die sich berührenden Knochenränder aneinander zu heften. Diese Nähte sowohl in der eben beschriebenen klassischen Form, welche an die Verzahnungen bei der Holztechnik unserer Möbel erinnert, wie als sog. Schuppennaht, *Sutura squamosa*, bei der sich die Ränder etwas übereinanderschieben, kommen bei den Menschen nur zwischen den einzelnen Schädelknochen vor.

In der Tierwelt finden sich Nähte auch zwischen anderen Knochen als den Kopfknochen, so z. B. zwischen den Platten des Rückenschildes der Schildkröten. Man hat deshalb ein Fragment einer solchen Platte von einer riesigen vorweltlichen Schildkröte eine Zeitlang für den Schädelknochen eines präadamitischen Riesen gehalten.

Große Festigkeit, aber gleichzeitig schon einen bestimmten Grad von Beweglichkeit zeigen die Knorpel-Fugen (*Synchondroses*). Größere Knochenflächen werden durch knorpelige Scheiben und straffe Bänder zusammengehalten. Die Knorpelscheiben besitzen hinreichende Elastizität, um ein Minimum von Beweglichkeit zu gestatten. Diese Art der Verbindung gehört ausschließlich der Wirbelsäule und dem Becken an. Da die in der Mittelebene des Leibes gelegenen unparen Knochen das feste Stativ des gesamten Skeletes zu bilden haben, so wird es verständlich, warum zwischen ihnen keine leicht beweglichen Gelenke, sondern feste Symphysen vorkommen müssen, warum elastische Knorpelscheiben (Fig. 4 Nr. 2), die sich zusammdrücken lassen und, sobald der Druck nachläßt, wieder in ihre frühere Form zurückkehren, für diesen Zweck verwendet wurden. Die Reihe der Wirbel wird auf diese Weise zu einer federnden Säule, welche ohne Anwendung von Muskelkraft wieder in ihre frühere Stellung zurückkehrt.

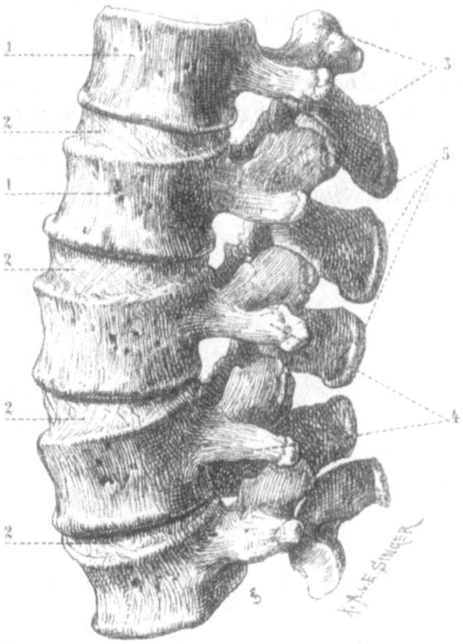

Fig. 4. Fünf Lendenwirbel durch die Zwischenwirbelscheiben verbunden im Profil.

1. Körper.
2. Die Zwischenwirbelbänder (Knorpelscheiben).
3. Gelenkfortsätze.
4. Querfortsätze.
5. Dornfortsätze.

Von allen Knochenverbindungen ist das eigentliche Gelenk (*Articulatio*) die häufigste Form. Es besteht in der Verbindung zweier oder mehrerer Knochen, welche durch überknorpelte Gelenkflächen aneinanderstoßen und durch Bänder zwar zusammengehalten werden, aber derart, daß sie sich nach einer bestimmten Regel bewegen können.

Allgemeine Beschaffenheit eines Gelenkes.

Die Gelenkenden der Knochen sind mit Knorpel überzogen, der die Verschiebungen durch seine glatte Beschaffenheit erleichtert und durch seine Elastizität jeden Stoß abschwächt. Der bläulich-weiße Knorpelüberzug ist nur an frischen Knochen zu sehen, er verschwindet durch die Fäulnis, und deshalb ist die Ausdehnung der Gelenkflächen an den getrockneten Knochen viel schwerer zu erkennen.

Der Knorpel, in der Vulgärsprache „Kruspel", findet in dem menschlichen und tierischen Körper eine sehr vielseitige Verwendung. Er verbindet mit einem ziemlichen Grad von Festigkeit eine hohe Elastizität. Um sich von dieser hervorragenden Eigenschaft zu überzeugen, braucht man nur an das aus demselben Stoff gebaute Ohr zu erinnern. Welche Anforderungen werden nicht in bezug auf Festigkeit an das schallleitende Ansatzstück dieses Sinnesorgans gestellt, und dank seiner elastichen Eigenschaften widersteht es selbst heftigem Zug, und kehrt sofort wieder in seine ursprüngliche Form zurück. Abgesehen von der Beteiligung des Knorpels an der Bildung des Ohres und der Nase und der Gelenke findet er noch Verwendung bei der Konstruktion des Brustkorbes, und ist gerade dort von nicht geringem Einfluß auf die Leichtigkeit der Atembewegungen.

Die Kapsel *(Capsula articularis)* ist ein aus derben Fasern gewebter, schlaffer Sack. Sie erstreckt sich vom Umfang eines Gelenkkopfes zu

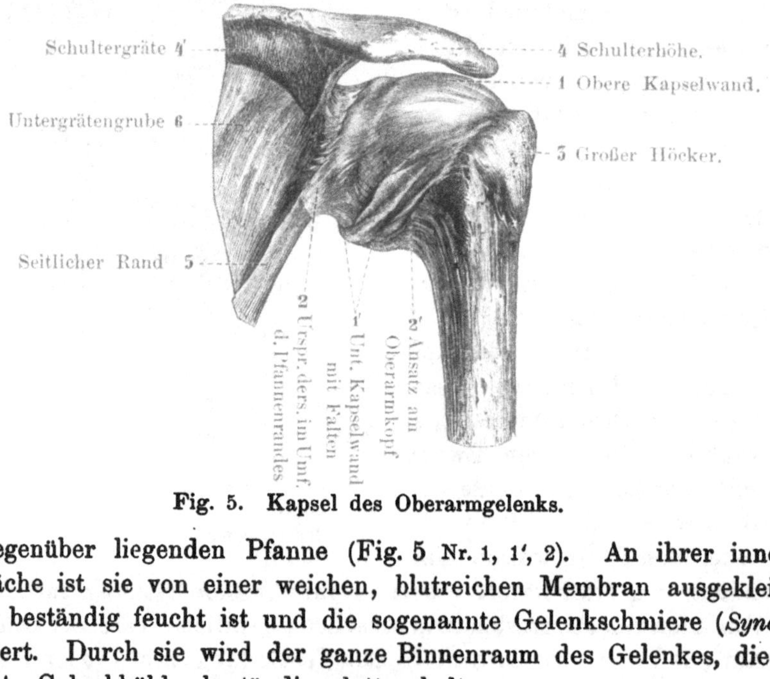

Fig. 5. Kapsel des Oberarmgelenks.

der gegenüber liegenden Pfanne (Fig. 5 Nr. 1, 1', 2). An ihrer inneren Oberfläche ist sie von einer weichen, blutreichen Membran ausgekleidet, welche beständig feucht ist und die sogenannte Gelenkschmiere (*Synovia*) absondert. Durch sie wird der ganze Binnenraum des Gelenkes, die sogenannte Gelenkhöhle, beständig glatt erhalten.

Die Kapsel ist also nicht gespannt, allein der Grad der Schlaffheit überschreitet im normalen Zustande niemals eine bestimmte Grenze. Übermaß wäre hier ebenso gefährlich geworden wie Mangel. Die Sicherheit der Bewegungen hängt sogar zum Teil davon ab, daß in einer bestimmten Stellung des Gelenkes die Kapsel sich spannt und hemmend eingreift. Aus diesem Grunde sind oft in die Kapseln noch starke Bandmassen eingewebt, um die Beweglichkeit am rechten Punkte einzuschränken. Ihre Aufgabe besteht also auch darin, in den extremen Stellungen die Trennung der Gelenkflächen zu verhindern, oder, wie die Mechaniker sich ausdrücken, das „Abhebeln" zu vermeiden. Eine solche Wirkung der Kapsel und ihrer Bänder wird dann als „Bandhemmung" bezeichnet. (Fig. 5 Nr. 1 ist der obere Teil der Kapsel gespannt, während der untere Nr. 1' in Falten gelegt ist.) So erfährt also die Bewegungsfähigkeit bei einer bestimmten Stellung der sich berührenden Knochen eine Beschränkung durch die Spannung der Kapsel.

Knochenvorsprünge in der Umgebung des Gelenkes können ebenfalls an einem bestimmten Punkte hemmend eingreifen. Solche Vorrichtung wird als Knochenhemmung bezeichnet. Für die Bewegung im Oberarmgelenk bilden die Schulterhöhe (Fig. 3 Nr. 4) und der Knochenvorsprung bei Nr. 3 (*Tuberculum majus*) zusammen eine Knochenhemmung. Denn sobald die beiden Punkte (Fig. 3 Nr. 3, 4 aneinandergerückt sind, beginnt die Hemmung. Jede weitere Bewegung in dem Gelenk ist in der Richtung nach oben unmöglich.

Eine Hemmung kann endlich noch durch die Wirkung der Muskeln erzielt werden, wenn sie wie Zügel der Bewegung ein Ziel setzen.

Hilfsbänder *(Ligamenta auxiliaria)* sind derbe Stränge, welche zwischen den sich berührenden Knochen ausgespannt sind, um die Verbindung zu kräftigen oder die Beweglichkeit einzuschränken.

Eine besondere Eigentümlichkeit gewisser Gelenke sind die sogenannten Zwischenknorpel *(Cartilagines interarticulares)*. Sie kommen nur in Gelenken mit sehr flachen Gelenkpfannen vor, um die Formverschiedenheiten auszugleichen. Das ist besonders in dem Kniegelenk der Fall.

Wer mit dem Auge des Mechanikers die Konstruktion der Gelenke betrachtet, mag wohl oft eine neidische Regung verspüren, wenn er die außerordentliche Leichtigkeit der Bewegungen und ihre Mannigfaltigkeit erwägt, da die Gelenke doch aus verhältnismäßig leicht zerstörbaren Stoffen hergestellt sind. Er sieht glatt polierte Flächen geräuschlos sich verschieben; mit weisem Maß werden alle Stellen durch kleine Mengen eines durchsichtigen Saftes, der Gelenkschmiere, befeuchtet, um jeden durch Reibung bedingten Kraftverlust so viel als möglich herabzusetzen. In der That, der Reibungswiderstand ist gleich Null. Diese Gelenkschmiere fließt ungeheißen zu, ist von der denkbar vortrefflichsten Zusammensetzung. Das Öl, womit die Gelenke der Maschinen glatt erhalten werden, wird schon nach kurzer Zeit zäh und verharzt. — Überdies gebietet die Natur über Kräfte, deren Anwendung der Mechanik wohl niemals gelingen wird, nämlich über die Adhäsion und den Luftdruck. Sollen die Gelenkflächen unserer Maschinen beständig in gegenseitiger Berührung bleiben, so müssen sie, wie z. B. bei dem Winkelgelenk, durch eine sogenannte Gelenkachse miteinander verbunden werden. Bei den Gelenken unseres Körpers spricht man zwar von einer solchen, aber sie wird theoretisch angenommen, um durch ihre Richtung den Gang zu veranschaulichen. In Wirklichkeit existiert sie nicht, und dennoch entfernen sich unter normalen Verhältnissen die berührenden Flächen niemals voneinander. Die Natur erreicht den Kontakt der Gelenkflächen:

1. durch den Luftdruck. Die Gelenkhöhlen sind luftleer, wie neben anderen Belegen namentlich ihre Entstehung beweist. Arme und Beine wachsen an der Seite des Rumpfes allmählich hervor gleich Knospen. Dann beginnt unter der allseitig geschlossenen Haut der Glieder zuerst die Bildung der Gelenke an bestimmten Punkten. Später hilft der Muskelzug die Gelenkenden zu cylindrischen und kugelförmigen Flächen zuzuschleifen. Ziehen die Muskeln z. B. ausschließlich an zwei sich gegenüberliegenden Punkten des Gelenkes, so wird ein Winkelgelenk entstehen müssen, bewegen sie aber den einen Knochen nach allen Seiten, so ist die Bildung eines kugligen Gelenkkopfes unausbleiblich. Weder vor, noch nach der Geburt dringt atmosphärische Luft in die Gelenke; alle Teile berühren sich, aneinander gedrängt durch den Druck der äußern Luft. Nachdem dieser Druck auf einen Quadratcentimeter Fläche ungefähr mit dem Gewicht von 1 Kilogramm preßt, so erleidet eine Gelenkfläche von 20 Quadratcentimetern schon einen Druck von 20 Kilogrammen. Die Gebrüder Weber haben an dem Hüftgelenk der Leiche bewiesen, daß der Schenkelkopf in seiner Pfanne auch ohne Bänder und ohne Muskeln an seinem Platze bleibe, und daß der Luftdruck vollkommen ausreiche, die Kugelflächen der Pfanne und des Schenkelkopfes in gegenseitiger Berührung zu erhalten. Zu dieser überraschenden Leistung des Luftdruckes kommt

2. die Adhäsion, das ist die Erscheinung, daß glatte Flächen aneinander haften, sobald sich eine dünne Schicht Flüssigkeit zwischen denselben befindet. Sie lassen sich zwar verschieben, doch nicht abheben. Ganz dieselbe physikalische Wirkung, wie hier das Wasser, hat zwischen den glatten Gelenkflächen die Synovia. Luftdruck und Adhäsion werden also in dem Organismus mit eminentem Vorteil verwendet, weil sie wirksam sind, ohne auch nur den geringsten Kraftaufwand zu erfordern. Sie äquilibrieren so vollständig das Gewicht der Glieder, daß wir von ihm nicht das geringste verspüren, daß die Beine in ihren Pfannen schwingen nach den Gesetzen eines freihängenden Pendels, und daß die ganze Kraft der Muskeln für die Bewegungen verwendbar bleibt. Zu diesen beiden unausgesetzt wirksamen Naturkräften kommt überdies der Zug der über das Gelenk hinwegziehenden Muskeln.

Gelenkformen.

In einem aus Kapsel, Hilfsbändern und glatten Knochen bestehenden Gelenk hängt die Art der Bewegung von der Form der sich berührenden Flächen ab. Man hat nun haupsächlich die Form als Einteilungsgrund benützt, und unterscheidet Gelenke mit kugelförmigen Flächen: Kugel- und Nußgelenke, dann Gelenke mit schraubenförmigen Flächen: Winkelgelenke (Werk-Scharniere oder Kniegelenke); zusammengesetzte Gelenke, in denen sich drei oder mehrere Gelenkenden mit verschiedenen Rotationsflächen begegnen, und endlich ebene oder straffe Gelenke. Diese beiden ersten Formen sind so allgemein bekannt, daß wir bei ihrer Beschreibung auf mechanische Hilfsmittel des täglichen Lebens zum Vergleich hinweisen können.

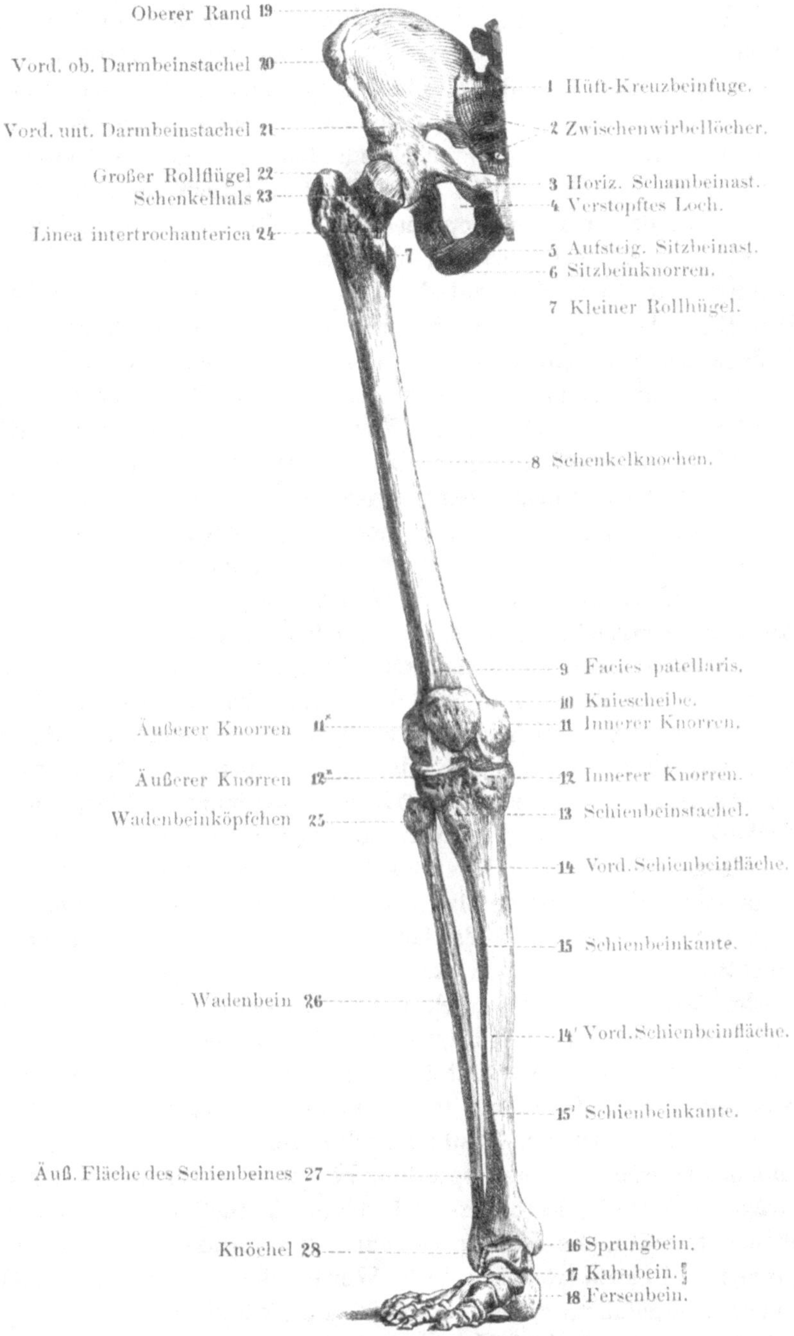

Fig. 6. Knochen der unteren Gliedmaßen.

1. **Das Kugelgelenk** hat seinen Namen von dem kugelförmigen Gelenkkopf, der in der Mechanik der Maschinen auf einer schmalen Stange sitzt, wobei der größte Teil der Kugeloberfläche für die Bewegung verwendbar bleibt. Der Gelenkkopf eines menschlichen Gelenkes sitzt auf einer breiten Unterlage, denn die Knochen nehmen gegen die Gelenkenden stets an Umfang zu. Unter Umständen wird nur die Hälfte oder das Drittel einer Kugel verwendet. Der Kugel entspricht dann die Pfanne *(Acetabulum)*, in der sich der Kopf nach jeder Richtung verschieben läßt. Er ist, wie dies in mehr präziser Fassung ausgedrückt wird, in jeder Stellung um eine senkrechte, auf die Pfanne gedachte Achse drehbar.

Das Hüftgelenk ist das größte, und seiner Form nach das reinste Kugelgelenk des menschlichen Organismus. Der Gelenkkopf erscheint auf den ersten Augenblick, namentlich im frischen Zustand nahezu kugelrund. Zwei Drittel der Kugel sind in der That frei, das letzte Drittel ist auf dem sog. Hals des Oberschenkelknochens festgewachsen (Fig 6 Nr. 23), der an das obere Ende in einem Winkel angesetzt ist. Die knöcherne Pfanne, deren Rand durch einen aufgewachsenen Ring knorpelähnlichen Gewebes *(Labrum glenoidale)* noch mehr vertieft wird, nimmt den Kopf so vollständig auf, daß an dem natürlichen Skelet wenig von ihm zu sehen ist. Nur an dem künstlichen Skelet, an welchem der innere Überzug der Pfanne und eben dieser aufgewachsene Ring durch die Fäulnis zerstört sind, ragt ein Teil des Kopfes aus der Pfanne hervor (Fig. 6). Da der knöcherne Pfannenrand nicht, wie dies bei dem Nußgelenk der Mechanik der Fall sein muß, den Äquator der Kugel überschreitet, so hat das menschliche Nußgelenk eine weit größere Beweglichkeit als irgend eines der Technik. Durch Übung kann die Beweglichkeit auffallend gesteigert werden. Am deutlichsten zeigen das Versuche am 1—2jährigem Kind, und stets überraschend bei den fahrenden Gymnasten unserer Jahrmärkte, wenn sie ihr Bein wie der Soldat Gewehr im Arm präsentieren, oder auf ihre rechtwinklig vom Stamm ausgespreizten Beine hinstürzen. Wenn nicht jeder Mensch sich diesen Grad von Kautschuk-Elastizität bewahrt, so rührt dies daher, daß die Kapsel wie die umgebenden Muskeln einen Teil ihrer jugendlichen Elastizität später verlieren und bei einem bestimmten Grad von Spannung schon Schmerz verursachen. Analysiert man unter völlig normalen Zuständen des Gelenkes seine Beweglichkeit und nimmt die größte Freiheit desselben bei einem Akrobaten zum Muster, so beträgt die Hebung nach vor- und rückwärts 140°, beim gewöhnlichen Sterblichen nur 86°, die Hebung seitwärts (Beinspreizen) 90°, das Drehen nach innen und außen (Rotation) 51°. Werden diese Stellungen allmählich ineinander übergeführt, dann beschreibt die Fußspitze einen Kreis, das untrüglichste Merkmal eines Kugelgelenkes.

Eine im Prinzip ähnliche Konstruktion weist das Oberarmgelenk *(Articulatio humeri)* auf. Bei ihm ist zum Unterschied auch der die Pfanne tragende Knochen, das Schulterblatt, beweglich. Hört aus mechanischen Gründen die Bewegung im Oberarmgelenk auf, so kann die Bewegung noch durch die Verschiebungen des ganzen Schulterblattes weitergeführt

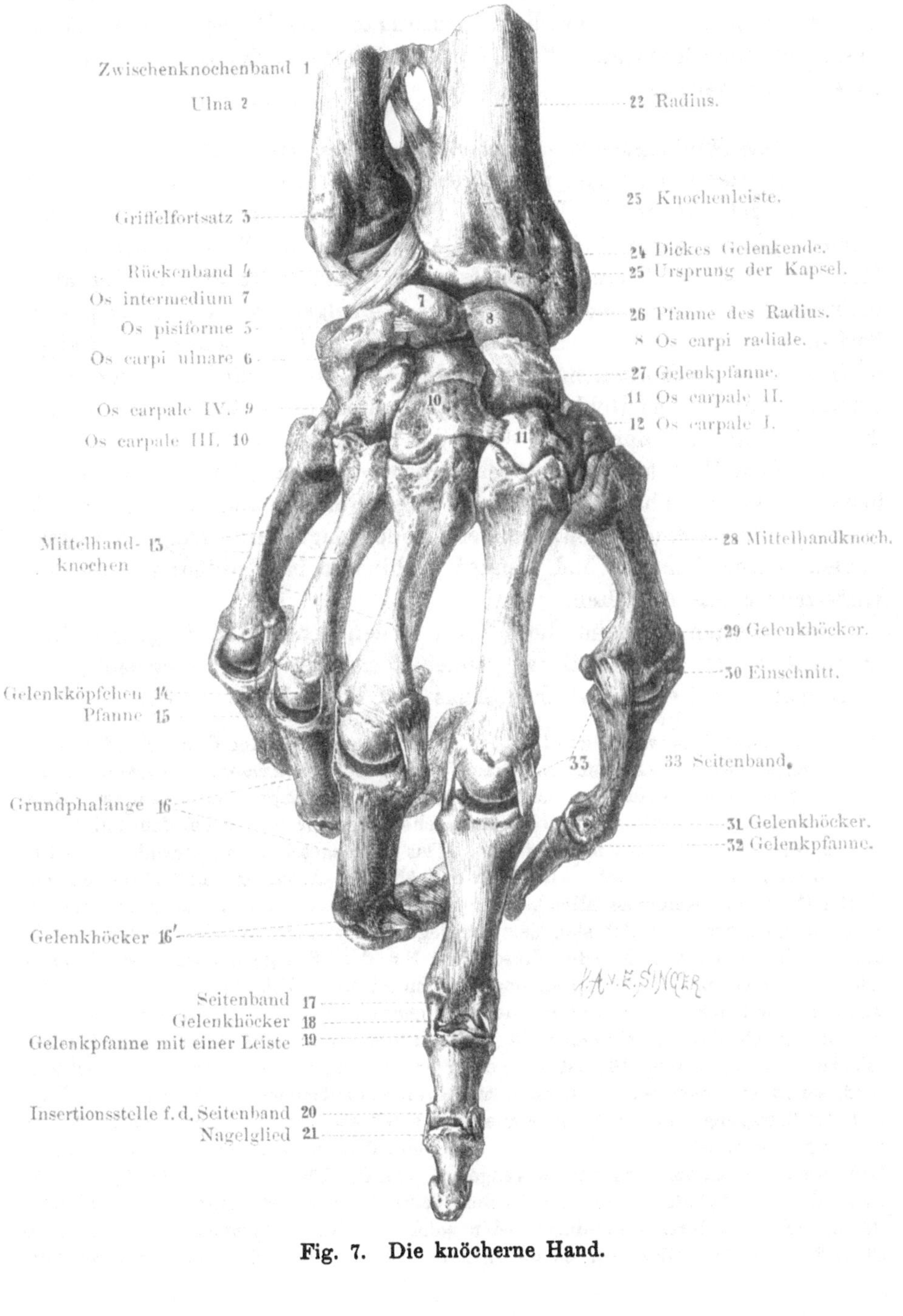

Fig. 7. Die knöcherne Hand.

werden. Dadurch wird ein viel größerer Betrag von Beweglichkeit erreicht als an dem Hüftgelenk, bei dem ja der pfannentragende Knochen feststeht. Daß damit die Zahl der Formveränderungen am Oberkörper größer wird, als am unteren Ende des Stammes, ist klar. Wir werden bei der Anatomie des Armes diese Vielseitigkeit der Bewegungen erörtern, welche es möglich macht, daß die Hand jeden Punkt der Körperoberfläche zu erreichen vermag.

2. **Das Winkelgelenk.** *Ginglymus*, von *ginglymós* (griechisch) Thürangel, gestattet nur Beugen und Strecken oder Öffnen und Schließen, wie die in Angeln hängenden Thüren. Bei den letzteren steckt ein Stahlcylinder „Dorn“ genannt, in einer „Büchse“. In den Winkelgelenken des Menschen und der Tiere ist ebenfalls der Cylinder verwendet, der aber nicht senkrecht steht, sondern wie an den Winkelgelenken der Koffer u. s. w. horizontal liegt. Die Pfanne besteht aus der Hälfte einer der Länge nach entzwei geschnittenen Büchse oder eines Hohlcylinders. Der Vollcylinder ruht in dem Hohlcylinder, festgehalten durch den Luftdruck und die Adhäsion und durch den Zug der Muskeln. Um dem Gang des menschlichen Gelenkes eine größere „Sicherung“ zu geben, ist der querliegende Cylinder überdies mit einer tiefen Furche, und die Pfanne mit einer hierfür passenden Leiste versehen oder umgekehrt. Das Ineinandergreifen dieser Furchen und Leisten verhindert in Verbindung mit den Hilfsbändern das Abgleiten.

Am reinsten erscheint diese Form in den Zehen- und Fingergelenken (Fig. 7 Nr. 18, 19, 20—21). Daran schließen sich an: das Kniegelenk, das Fußgelenk, das Gelenk zwischen Atlas und Hinterhaupt u. a. m.

Der Einfachheit wegen wurde nur von einem querliegenden Cylinder oder einer Walze gesprochen, welche den Gelenkkopf darstellt. Das Aussehen entspricht nicht gerade immer der Vorstellung, die mit solchen Bezeichnungen verbunden ist. Dies rührt davon her, daß die gewölbte Gelenkfläche, ungefähr so wie bei dem Ellbogengelenk, einen tiefen Einschnitt aufweist. Das so eingeschnittene Gelenkende wird deshalb auch Rolle genannt. Alle diese und ähnliche Ausdrücke sind eben von der Mechanik in die Anatomie allmählich herübergenommen worden. Ähnlich wie an dem Ellbogengelenk verhält sich der querliegende Cylinder an den Fingern. Auch hier existiert ein ziemlich tiefer Einschnitt. Bei dem Kniegelenk ist er so umfangreich geworden, daß die Walze an der hinteren Fläche vollständig in zwei Teile getrennt ist, und nur an der vorderen der Bezeichnung „Rolle“ noch einigermaßen entspricht. Auch die Gelenkpfanne ist weit entfernt, dem alltäglichen Begriff einer solchen zu entsprechen. Sie ist oft gering an Umfang und so flach, daß es schwer wird, sie zu erkennen, wie z. B. an dem oberen Schienbeinende. Für die Ausgiebigkeit der Bewegung war damit ein eminenter Vorteil erreicht. Größere Sicherheit der Führungsbahn wurde durch die Einschnitte erzielt, denn in diese greifen vorspringende Leisten ein, wie an dem Arm-Ellenbogengelenk oder den Fingergelenken Fig 7, Nr. 18, 19. Das seitliche Abgleiten wird einmal schon dadurch erschwert, dann aber noch vollständig gehemmt durch die, einem jeden solchen Gelenk zukommenden Hilfsbänder Figur 7, Nr. 18, 33. Dieselben entspringen seitlich an der Rolle, und zwar an den

Enden ihrer Drehaxe, und setzen sich an dem gegenüberliegenden Rande der Gelenkpfanne an. Sie sind so beschaffen, daß sie einerseits die beiden Gelenkflächen fest und dennoch beweglich aneinander heften, und andererseits ein seitliches Ausweichen unmöglich machen. Seitenbänder an Fig. 7 Nr. 14, 33.

Modifikationen des Winkelgelenkes sind: 1. Gelenke mit sattelförmiger Gestaltung. Der Einschnitt in die „Rolle“ ist breit und flach, und die Seitenbänder sind nicht so straff gespannt, wie bei den reinen Winkelgelenken. Dadurch werden auch seitliche Bewegungen möglich. Das schönste Beispiel für ein solches Gelenk ist dasjenige zwischen Daumen und Handwurzel (Fig. 7 zwischen Nr. 12 u. 28).

2. Gelenke mit schraubenförmiger Gestaltung der Gelenkflächen. Der Unterschied von dem Winkelgelenk beruht nur darin, daß die Führungslinien die Richtung wie bei einer Schraube haben. Die Ebene, in der die Bewegung stattfindet, durchschneidet bei solchen Gelenken die Gelenkaxe nicht senkrecht wie bei dem Winkelgelenk, sondern in schiefer Richtung. Sowohl bei Mensch als Tier ist diese Gelenkform in großer Verbreitung zu finden, z. B. an dem Ellbogen und dem Knie. Der Einfachheit halber werden jedoch hier alle diese Gelenke als einfache Winkelgelenke aufgefaßt. Wo immer wichtige Abänderungen vorkommen, da soll an dem betreffenden Ort darauf hingewiesen werden.

Für eine eingehende Schilderung empfehlen sich wegen ihrer oberflächlichen Lage die Winkelgelenke der Finger. Ein großer Teil ihrer Eigenschaften läßt sich schon durch die Haut hindurch erkennen, namentlich an mageren Händen. Die genaue Kenntnis des Mechanismus ist gleichzeitig ein wertvolles Hilfsmittel für das Verständnis des Kniegelenkes, das zwar nicht unwesentliche Abänderungen aufweist, aber in der Hauptsache nach demselben Plane geformt ist. Der Anatom versteht unter den Winkelgelenken der Finger nur jene am Nagelglied und in der Mitte der Fingerlänge. Das Fingerhandgelenk (*Articulatio metacarpo-phalangea*) zwischen Mittelhand und Fingerwurzel gehört zu der Reihe der Kugelgelenke. Denn wir können solche nicht nur beugen und strecken, sondern auch spreizen, ja wir können durch Überführen dieser Bewegungen ineinander, mit der Spitze eines Fingers, am deutlichsten des Zeigefingers sogar einen Kreis beschreiben. Bei den zwei letzten Fingergelenken, von der Fingerwurzel aus gezählt, ist dagegen lediglich Beugung und Streckung ermöglicht. Ein querliegender mit Knorpeln überzogener Cylinder rollt auf einer entsprechend gehöhlten cylindrischen Pfanne. Die Fig. 7 Nr. 18, 19, 20—21, 31, 32 zeigt das Winkelgelenk nach Entfernung der Kapsel in verschiedenen Stellungen. Die querliegende in der Mitte durch eine sattelförmige Vertiefung eingeschnittene Rolle Fig. 7 Nr. 18 sitzt auf einer schwach gehöhlten Pfanne Fig. 7 Nr. 19. Aus ihrer Mitte erhebt sich eine stumpfe Leiste, welche ihre Führung in dem Einschnitt an der Rolle findet (vgl. Fig. 7 Nr. 31, 32). Durch das Ineinandergreifen von Leiste und Einschnitt wird die Gangart des Gelenkes wesentlich gesichert. Denn diese beiden Flächen können sich nur in einer und derselben Ebene verschieben wie die Flügelthüren, Kofferdeckel, wie die Branchen des Zirkels u. s. w. Eine Gelenkkapsel, welche wie ein schlaffer Sack die aneinanderstoßenden Knochen verbindet, gestattet volle Beweglichkeit, welche bei manchem Menschen sogar zu einer Überstreckung führen kann, wobei der Fingerrücken sich höhlt, konkav wird. Hilfsbänder (Fig. 7 Nr. 17), welche zu beiden Seiten des Gelenkes angebracht sind, und deren Anheftungspunkte deutlich am centralen Knochenende als kleine Grübchen bemerkbar sind, erhöhen die Festigkeit. Ohne solche Hilfsbänder würden bei jedem stärkeren Zug oder Druck die glatten Flächen voneinander abgleiten trotz der Adhäsion und des Luftdruckes.

Den vollen Einblick in die Gestaltung eines solchen Gelenkes gewährt ein Längsschnitt durch die Mitte des Fingers, der Längsachse folgend.

Der Gelenkkopf Fig. 8 Nr. 2″ erscheint wie ein Halbkreis, die Pfanne Fig. 8 Nr. 3′ wie ein leicht gehöhltes Schüsselchen. Der Knorpelüberzug

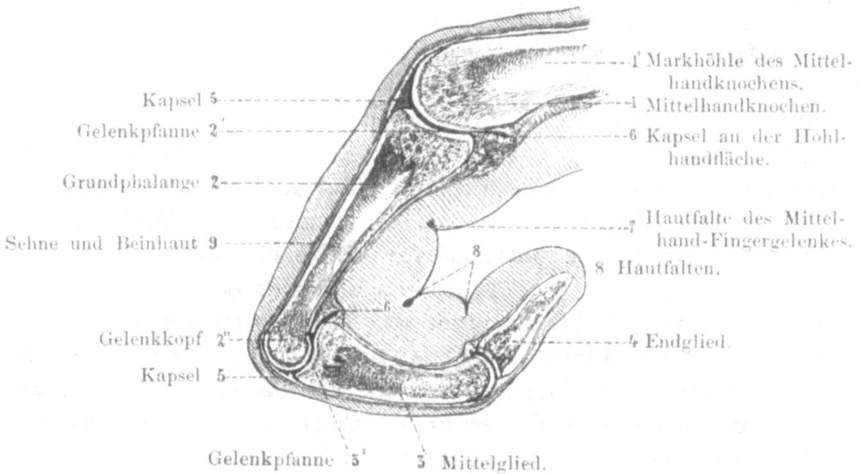

Fig. 8. Sagittalschnitt des dritten Mittelhandknochens und Fingers, gebeugt.

wie ein Millimeter breiter Saum, der am stärksten auf der Mitte der Pfanne und der Rolle ist und nach dem Ende derselben allmählich abnimmt. Die obere und untere Kapselwand sind innen nicht völlig glatt, sondern mit einem Wulst versehen (Fig. 8 Nr. 5), der in den Gelenkraum vorspringt, und dem zum großen Teil die wichtige Aufgabe zukommt, bei schneller Streckung die Kapsel vor der Einklemmung zu schützen. Der Luftdruck preßt nicht allein die Gelenkflächen aneinander, sondern auch die Gelenkkapsel und die äußere Haut fest an den Knochen. Wo immer bei der Bewegung die Knochenenden einen klaffenden Spalt freiwerden lassen, legt sich, getrieben von dem Gewicht der auf uns lastenden Luftsäule die Gelenkkapsel und damit die Haut hinein. Am leichtesten kann man sich von dieser überraschenden Erscheinung an dem Fingerhandgelenk überzeugen. Zieht man den Finger stark an, so entfernen sich mit einem hörbaren Knall, ähnlich dem Geräusch eines abgelassenen

Gewehrschlosses, die Gelenkflächen voneinander. Der kleine Knall entsteht durch das Losreißen der mittels der Gelenkschmiere adhärierenden Knochen. Gleichzeitig sinkt die Haut in den klaffenden Spalt und bleibt solange, bis der Zug nachläßt, und die Gelenkenden wieder in ihre frühere Stellung zurückkehren. Dieser kleine mit der Kapsel verwachsene Höcker (Fig. 8 Nr. 5) hat nun die Aufgabe, bei den Bewegungen die Haut vor sich herzutreiben, und so ihre Einklemmung zu verhindern. Für den Künstler ist dabei die Thatsache wichtig, daß die Haut sich der Oberfläche des

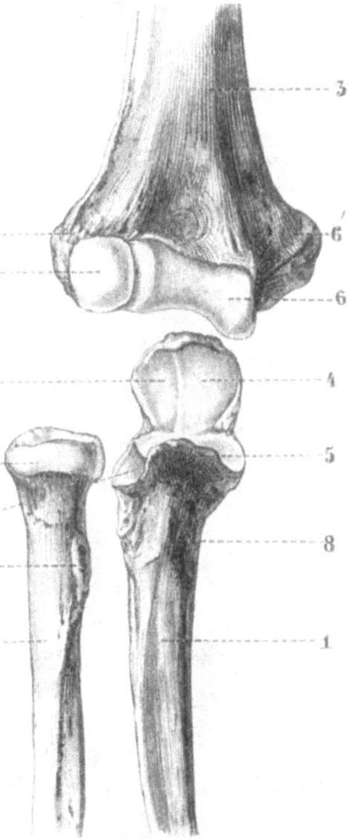

Fig. 9. Die Gelenkkörper des Ellbogengelenkes.

Gelenkes, soweit dies die Kapsel gestattet, genau anschmiegt, und deshalb die tiefliegenden Gelenkformen für den Kenner leicht bemerkbar werden. — Die großen rotierenden Gelenkkörper im Kniegelenk gewähren bei der Beugung einen ganz anderen Anblick als in der gestreckten Lage, weil durch die Rotation eine andere Stellung eintritt, und die Haut sich in den klaffenden Gelenkspalt unter dem Einfluß der obenerwähnten Naturkraft hineinlegt. Auch an dem Kniegelenk existiert jene Einrichtung an der inneren Fläche der Gelenkkapsel, um sie vor der Einklemmung zu schützen. Der Größe des Gelenkes entspricht die Größe der mit Fettlappen gefüllten Höcker. In der Streckung ist für sie der Binnenraum des Gelenkes viel zu klein, sie werden also gegen die Haut getrieben und bedingen jene zwei leicht beweglichen Hügel, welche bald getrennt, bald als ein querliegender Wulst sich bemerkbar machen.

3. Zusammengesetzte Gelenke. In den zusammengesetzten Gelenken treffen sich drei oder mehrere Gelenkenden mit verschiedenen Rotationsflächen. Der für den Künstler wichtigste Fall dieser Art ist das Ellbogengelenk, in welchem auf den Oberarmknochen zwei Vorderarmknochen treffen (Figg. 9 u. 10). Jeder der letzteren besitzt eine andere Bewegungsart. Die Elle stellt in ihrer Verbindung mit dem Arm ein

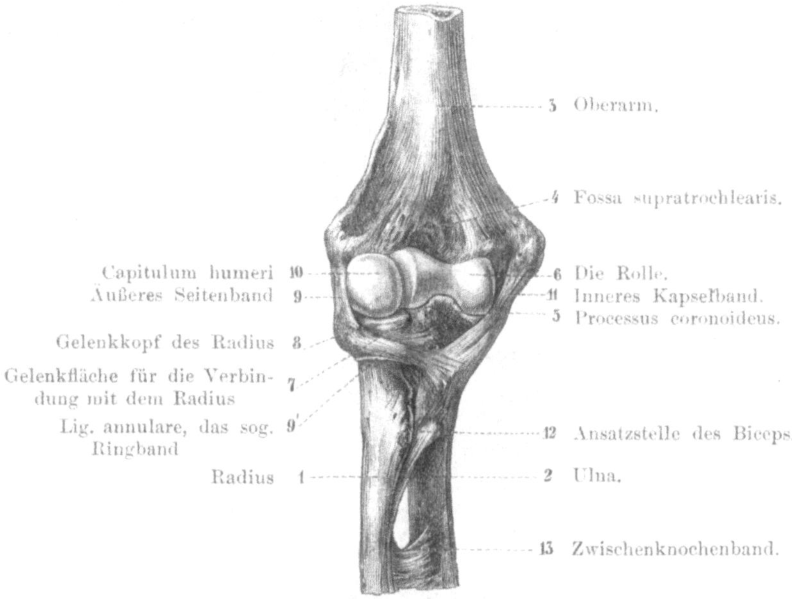

Fig. 10. Ellbogengelenk mit Bändern in natürlichem Zusammenhang.

Winkelgelenk dar, die Speiche dagegen ein Kugelgelenk, das aber wegen der Befestigung durch Bänder hauptsächlich Drehbewegungen ausführt. Die drei Knochenenden sind von einer gemeinschaftlichen Kapsel umschlossen (Fig. 10), was jedoch nicht bei allen Gelenken dieser Art unbedingt erforderlich ist. In der Verbindung zwischen Atlas und dem zweiten Halswirbel ist z. B. die Stellung der Gelenkfläche an dem Zahnfortsatze zu den übrigen so verschieden, daß drei getrennte Kapseln existieren.

Streng genommen ist die obige Aufstellung zusammengesetzter Gelenke veraltet, aber sie hat den großen Vorzug der Verständlichkeit. Für den, der sich eingehend mit der Mechanik befaßt, wird die Vorstellung freilich keine Schwierigkeit bieten, daß Dreh- und Winkelgelenke getrennt und dennoch von einer Kapsel umschlossen sein können, und man mag dann die Kategorien der ersten Art von denjenigen der zweiten trennen. Allein dann steht man vor einer neuen Schwierigkeit, die alle anatomischen Einteilungen übrig lassen, daß sich etwas der Einteilung nicht fügen will, und das sind eben diese gemischten oder Doppelgelenke.

4. Straffe Gelenke. Die straffen Gelenke sind charakterisiert durch nur mäßig gekrümmte oder sogar ganz ebene Gelenkflächen, deren Hilfsbänder so fest gespannt sind, daß nur eine sehr geringe Verschiebung stattfindet. Sie gehören ausschließlich einigen Hand- und Fußwurzelknochen an. An der Fig. 7 existieren zwischen den Handwurzelknochen Nr. 9—11, dann zwischen diesen und den Mittelhandknochen Nr. 13 sogenannte straffe Gelenke, von deren geringer Beweglichkeit jede lebende Hand Zeugnis ablegt.

Zweiter Abschnitt.

Die Haut.

Die Haut des menschlichen Körpers ist eine Hülle, welche den Blick in die Tiefe dringen läßt, und dem Wissenden viel von den darunter liegenden Organen und ihrem Leben erzählt. Jugend, Alter und Geschlecht, die Fülle der Gesundheit wie die Schwäche der Krankheit und die Entbehrung drücken ihr einen unverkennbaren Stempel auf. Während sie dann im Leben von jenem Kolorit durchdrungen ist, das gewöhnlich mit dem Ausdruck „Inkarnat“ bezeichnet wird, mit jener Fleischfarbe, die an verschiedenen Stellen von verschiedener Stärke ist, prägt ihr der Tod jene „kalte“ Blässe auf, sobald die Zirkulation des Blutes sich abschwächt.

Die Haut zeigt zwei Schichten, eine obere, gefäßlose und eine untere, gefäßreiche. Die gefäßreiche Schicht enthält zahlreiche Netze von Blutgefäßen, welche feiner als das feinste Frauenhaar in einem sehr elastischen und dehnbaren Fasergewebe eingebettet sind. Zwischen den Fasern sind kleine Spalträume, welche untereinander zusammenhängen und im normalen Zustande mit einer mäßigen Menge von Ernährungsflüssigkeit erfüllt sind. Ferner ziehen die Nerven der Haut durch diese Schicht, und kleine Drüsen, die Schweiß- und die Talgdrüsen, ebenso die Haarwurzeln sind in sie eingesenkt. Diese untere Schicht heißt die Lederhaut *(Cutis)*. Auf dieser gefäßreichen Lederhaut liegt die gefäßlose Oberhaut *(Epidermis)*. Sie besteht aus mikroskopisch kleinen Bläschen, Zellen, welche durch eine Kittsubstanz miteinander verkittet sind. Die obersten der Atmosphäre zugekehrten Lagen lösen sich allmählich los und fallen als weißliche Schüppchen ab. Diese Oberhaut ist schon bei dem Neugeborenen an verschiedenen Stellen verschieden dick. An der Hand- und Fußsohle besteht sie aus mehreren Lagen. Daß ihre Dicke an denselben Stellen beim Erwachsenen beträchtlich ist, und bei rauher Arbeit z. B. an der Hand zu dicken Schwielen sich anhäuft, ist bekannt. Einem für die oberen und unteren Gliedmaßen geltenden Gesetze zufolge ist die Haut an der Streckseite sämtlicher Gelenke derber und dicker[1], an den Beuge-

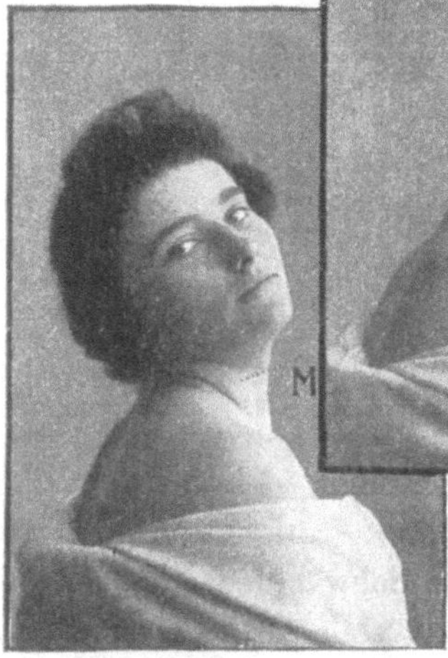

Fig. 11.

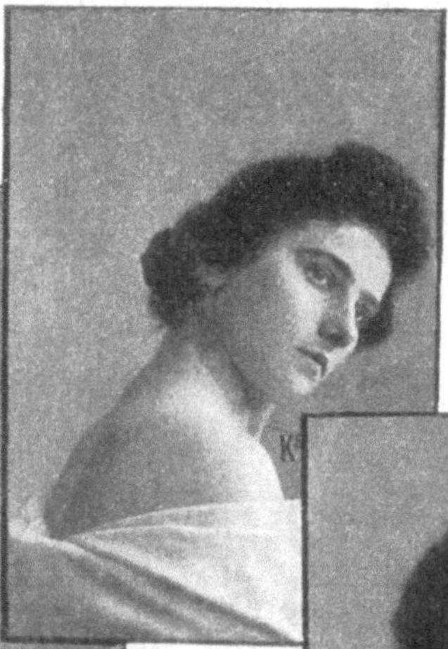

Fig. 12.

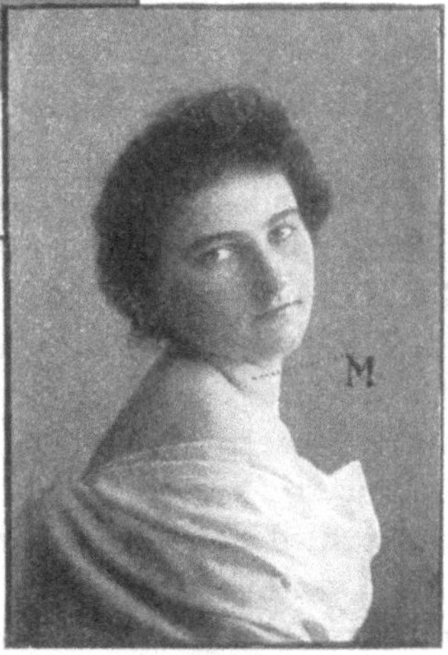

Fig. 13.

Fig. 11. Frauen-Hals bei Rechtsdrehung des Kopfes mit gleichzeitigem Rückwärtsbeugen *M* = Kopfnicker; nach abwärts von ihm eine Hautfalte, welche durch die Rechtsdrehung entsteht. Eine zweite Hautfalte, etwas tiefer, hängt mit dem Rückwärtsbeugen des Kopfes zusammen.

Fig. 12. Frauenhals bei Rechtsdrehung und Senken des Kopfes nach vorwärts. Die Grenze zwischen Unterkiefer und Hals ist tief, die Falte nach abwärts vom Kopfnicker seicht, die Falte an der Nackengrenze, wie in Fig. 11, fehlt. *Ks* = linker Kopfnicker.

Fig. 13. Frauenhals bei Rechtsdrehung und bei gerader Haltung; *M* = Kopfnicker, ober- und unterhalb von einer Hautfalte begrenzt. An der vordern und untern Grenze des Halses springt das Brustbeinende des Schlüsselbeins vor; (Figg. 11—13 von Traut).

seiten um so feiner und zarter, je tiefer gehöhlt diese sind. Sie wird somit im Achselbug feiner als in der Ellbeuge, und in dieser wieder dünner, als an der Beugeseite der Handwurzel sein. Die weiche Haut, die sich an vielen Körperstellen in Falten emporheben läßt, namentlich auch am Hals, ist mit der Unterlage, der Fascie, den Muskeln und

[1]) In der Lederfabrik von Meudon wurde zur Zeit der ersten französischen Revolution die Haut von Guillotinierten verarbeitet, um wohlfeiles Leder zu erzeugen. Das männliche Leder wurde in „consistance" besser befunden als Gemsenleder.

Knochen durch feine Fasern verbunden, welche bald festere Verbindungen herstellen, bald dehnbar sind und beträchtliche Verschiebungen und dabei Faltenbildungen gestatten. Falten sind also nicht nur von der Haut, sondern auch von der Unterlage abhängig. Die Abbildungen des jugendlichen Frauenhalses, Figg. 11—13, bieten dafür Beispiele, wie Falten von der Haut allein und von der Unterlage abhängen. Die Hautfalte am Nacken in Fig. 11 entsteht durch das Zurückbeugen des Kopfes, wobei die Nackenhaut in der Gegend des 6. Halswirbels sich staut und dadurch eine Falte entsteht. Alle drei Figuren zeigen überdies verschiedene Abstufungen jener Falten, welche mit dem Verlaufe des Kopfnickers zusammenhängen. Bei Fig. 12 sind diese Falten sehr schwach, bei Fig. 11 ist namentlich jene nach abwärts vom Kopfnicker bemerkbar, während in Fig. 13 zwei Falten auftreten, welche durch den Kopfnicker *M* getrennt sind. Ihre Tiefe und Ausdehnung ist aus den Abbildungen ersichtlich. Bei der Figur 12 ist die Drehung des Halses ohne Senken des Kopfes ausgeführt und dabei der Kopf nach vorn von der Rumpfachse gestellt. Dadurch tritt der linke Kopfnicker stark in Thätigkeit und bildet eine vorspringende Erhebung, die in der Muskellehre näher gedeutet werden soll.

Die Oberhaut, ob dünn oder dick, löst sich nach Eintauchen in kochend heißes Wasser am Lebenden wie an der Leiche in großen Fetzen ab. Beim Lebenden erhebt sie sich durch Ansammlung einer Flüssigkeit nach leichten Verbrennungen in Form einer Blase und zeigt dadurch, daß man mit Recht auch von der Oberhaut, trotz der Zusammensetzung der Zellen, dennoch als von einer zusammenhängenden Schicht spricht.

Farbe der Haut. Die beiden Schichten, die Oberhaut und die Lederhaut, besitzen eine hervorragende Eigenschaft: sie sind durchsichtig. Die Durchsichtigkeit zeigt sich vor allem darin, daß die in der Lederhaut vorkommenden feinen Blutgefäße je nach der Dicke der Epidermis als verschiedene Grade von Rot kenntlich werden. Die sog. Fleischfarbe, jener leichte Rosaton der Haut, das Inkarnat, rührt davon her. Die Röte der Wangen bis zu dem intensiven Rot der Lippen sind weitere Abstufungen, welche teils von der dünnen Beschaffenheit der Oberhaut, wie an der Wange, teils von der größeren Menge der Gefäße auf einer gegebenen Fläche abhängen (Lippen). Man muß sich für das volle Verständnis dieser Thatsachen an das optische Verhalten der Lichtstrahlen erinnern. Von denjenigen, welche die Oberfläche der menschlichen Haut treffen, wird ein Teil unverändert zurückgeworfen, ein anderer dringt aber in die Tiefe, trifft die mit Blut gefüllte rote Gefäßschicht der Cutis; es kehren nun auch rote Strahlen zurück und gelangen gemischt mit den von der Oberfläche reflektierten in unser Auge. Dieser letztere Fall tritt in seiner Einfachheit nur bei den blonden Individuen mit heller, weißer Haut ein. Bei Brünetten sowie bei den farbigen Rassen erhalten die aus der Tiefe der Haut zurückkehrenden Lichtstrahlen noch andere Farbenstrahlen beigemengt, je nach der Art des Pigmentes. Die tiefsten Lagen der Oberhaut, welche unmittelbar der Cutis aufsitzen, enthalten nämlich bei den brünetten Europäern etwas braunes oder braunrötliches Pigment. Die durch diese Schicht gedrungenen und wieder zurückkehrenden Strahlen sind farbig nach der Farbe des Pigmentes und geben dem Teint einen gleichmäßigen Ton, welcher bei gesunden Individuen europäischer brünetter Rassen, von denen hier zunächst die Rede, gelbrötlich ist. Die Haut erhält jene leuchtende Kraft, jenen Goldton, welchen Tizian und mit ihm die venezianische Schule ganz besonders hervorgehoben hat.

Jeder Beobachter kennt die beträchtlichen Verschiedenheiten des Kolorits bei verschiedenen Brünetten und Blonden. Bald hat der Grundton eine ganz schwache Zumischung von Blau, bald von Grün. Und diese Farbennüancen können sich über die ganze Haut erstrecken oder nur einzelne Bezirke betreffen. In der oben gegebenen Erklärung von dem Inkarnat wurde der Gang der Lichtstrahlen so dargestellt, als ob sie durch die Zellschichten der Oberhaut und die Faserlagen der Cutis, wie durch verschieden gefärbte aber klare Flüssigkeiten hindurchgingen. Die beiden Abteilungen der Haut sind aber in Wirklichkeit durch die darin vorkommende Ernährungsflüssigkeit und ihre spezifische, chemische Beschaffenheit leicht getrübt. Diese Trübung ist der Grund, warum die zurückkehrenden Lichtstrahlen bald einen mehr bläulichen oder einen mehr grünlichen Ton als Beimischung erhalten.

Alle diese Farben und Farbentöne sind abhängig von der Natur der Unterlage und der Richtung, welche die durch die Oberhaut zurückkehrenden Strahlen erhalten. Die Haut des Toten reflektiert weniger Licht als die des Lebenden, weil sie undurchsichtiger geworden ist. Die in den tiefen Schichten der Leder- und Oberhaut befindliche Ernährungsflüssigkeit trübt sich mit dem Erkalten des Körpers. Wenn dann die Fäulnis ihre roten und blauen Flecken auf die Körper der Entseelten malt, dann sind dies Vorgänge, welche auch nur durch einen gewissen Grad von Durchsichtigkeit der Haut erkennbar werden können. Sie deuten auf die zerstörende Arbeit der Zersetzung, die in der Lederhaut beginnt und durch die Oberhaut hindurch für unser Auge bemerkbar wird.

Als die plastische Kunst nach dem Stein griff, um ihren Werken eine größere Dauer zu geben, da fand sie in dem Marmor ein Material, das die Eigenschaft der Haut, die Durchsichtigkeit, bis zu einem gewissen Grade besitzt. In die Oberfläche des Marmors, und in noch höherem Grade in die des Alabasters dringen Lichtstrahlen ein und durchleuchten ihn ähnlich wie die menschliche Haut. Man spricht wohl deshalb von einer „Wärme" des Marmors. Könnte man ihn mit der Farbe des Inkarnats versehen, ohne die Durchsichtigkeit zu zerstören, so würde die Lebenswahrheit der Marmorstatuen vollkommen sein. Der Gips, von dessen Oberfläche alle Strahlen reflektiert werden, erscheint im Vergleich zu Wachs und Marmor „kalt."

Leichte Trübung der Medien verändert in höchst auffallender Weise die Farbe des Lichtes. So ist die untergehende Sonne rot, weil ihr sonst weißes Licht durch die mit Wasserdampf gesättigten Luftschichten hindurchgeht.

Die Epidermis der Hohlhand zeichnet sich, wie die an allen Beugeseiten der Gliedmaßen, in der Regel durch ihre Weichheit aus. Sie kann aber, wie die hornigen Fäuste gewisser Handwerker beweisen, sich bis auf mehrere Millimeter verdicken. Dann bildet sie eine dicke Schichte von hornartiger Beschaffenheit und das Licht kann nur in äußerst geringer Menge bis in die Lage der blutgefäßführenden Lederhaut dringen. Solche Stellen sind daher grauweiß — wie z. B. die Ferse. Selbst bei dem Neger besitzt das Innere der Hand keine dunkle Färbung mehr.

Unterschiede der Haut bedingt durch das Geschlecht. Der auffallende Unterschied in der Haut der Geschlechter ist durch mancherlei Ursachen bedingt. Bei dem Manne kommt die größere Dicke, die stärkere Behaarung, ferner die intensivere Färbung durch die Sonne in Betracht, endlich der Mangel an Fett, dessen Reichtum den Formen des weiblichen Körpers die charakteristische Rundung verleiht. Von diesen Unterschieden verlangt nur der zuletzt erwähnte eine genauere Erörterung.

Das Fett liegt in kleine mikroskopische Bläschen, in Fettzellen eingeschlossen, in dem sog. Unterhautgewebe. Die Haut sitzt nicht wie ein Rock auf dem Körper, sondern ist durch eine Anzahl von Fasern, die sog. Bindegewebfasern, mit dem übrigen Körper verwachsen. Diese bilden eine über den ganzen Körper fortlaufende Schicht, das Unterhautbindegewebe oder subkutane Bindegewebe. Es ist gleichzeitig die breite Heerstraße, auf der die zahllosen Blutgefäße aus dem Körper in die Haut dringen, auf der sie und die sog. Lymphgefäße wieder in den Körper zurückkehren, auf welcher ferner die Hautnerven, welche das Tastgefühl und die Empfindung von Wärme, Kälte, Druck u. s. w. vermitteln, zu der Cutis gelangen. Dieses subkutane Bindegewebe ist mit Fettzellen durchsetzt, die in größere, schon für das bloße Auge sichtbare Häufchen angesammelt, in den Maschen des Bindegewebes aufgeschichtet liegen. Mehrere Fettklümpchen bilden ein Fettläppchen, welches von einer Bindegewebshaut umhüllt wird. Diese Umhüllung gleicht mehr einem dichten Netz von verschlungenen Fasern als einer Kapsel, ist also durchgängig für Blut- und Lymphgefäße; ebenso gehen zwischen den Fasern genug andere Kommunikationswege zu den benachbarten Fettklümpchen und den umgebenden Gebilden. Die Fettläppchen bilden in gesunden Tagen eine fast ununterbrochene Lage. Dort wo sie in mäßiger Schicht aufgelagert ist, läßt die äußere Betrachtung kaum ahnen, daß dennoch Millionen von Zellen ausgebreitet sind, welche nur bei auszehrenden Krankheiten und beim Hungertod völlig verschwinden. Bei reichlicher Nahrung entwickeln sich die Fettläppchen in solcher Masse, daß unter der Haut dicke Lager angehäuft werden, welche Fettpolster (*Panniculus adiposus*) heißen. So spricht man denn auch schon im gewöhnlichen Leben von Fett und weiß, daß es die Geschmeidigkeit, Fülle und Rundung der Formen bedingt, wie sie streng genommen nur die Frau oder Jungfrau schmücken dürfen und die Kinder. Der Mann muß im Vergleich mit ihnen fettarm sein; die starken Muskel- und Knochenlinien, welche bei der Frau durch das Fett meist verhüllt oder doch bedeutend abgeschwächt werden, müssen bei ihm klar und scharf hervortreten, soll sein Körper den Ausdruck männlicher Kraft erkennen lassen.

In der Menge des Fettpolsters liegt einer der charakteristischen Unterschiede zwischen dem Weib und dem Mann. Unter sonst gleichen Umständen lagert der weibliche Organismus mehr Fett ab als der männliche und nähert sich dadurch mehr dem des Kindes, dessen Fettpolster ebenfalls sehr beträchtlich ist. Der Stoffverbrauch ist eben bei dem Manne größer. Von der gleichmäßigen Ausbreitung der Fettschicht kommen Abweichungen bei beiden Geschlechtern vor. An der Hand und Fußsohle ist die Fettlage sehr beträchtlich, ferner finden sich in der Augenhöhle, in der Umgebung der Kaumuskeln und in der Umgebung des Gesäßes Lager von oft ansehnlicher Mächtigkeit, während selbst bei wohlgenährten Individuen in den Lidern, Ohrmuscheln und in der Schädelhöhle kein Fett gefunden wird. Das Fettpolster im Gesicht hat an der Innenfläche des Kaumuskels (*Masseter*) u. a. die Aufgabe, dem unteren Teile auch des männlichen Gesichtes jene Rundung zu geben, die weit entfernt von Fülle, gerade das Ebenmaß mit bedingt. — In der Umgebung des Schläfemuskels ober- und unterhalb des Jochbogens ist eine Fettanhäufung, welche selbst schmaler Kost verhältnismäßig lange widersteht. Schwindet sie, dann treten die Wangenknochen unangenehm hervor, weil die Backe eingesunken ist. Der Jochbogen zieht dann wie ein Grat gegen das Ohr hin zwischen zwei flachen Gruben (Fig. 14), von denen die obere, die eigentliche Schläfengrube, tiefer ist als die untere, welche dem Unterkiefer folgt und die Kinnbackengegend und besonders die Kinnbackenwinkel nur allzu deutlich hervortreten läßt.

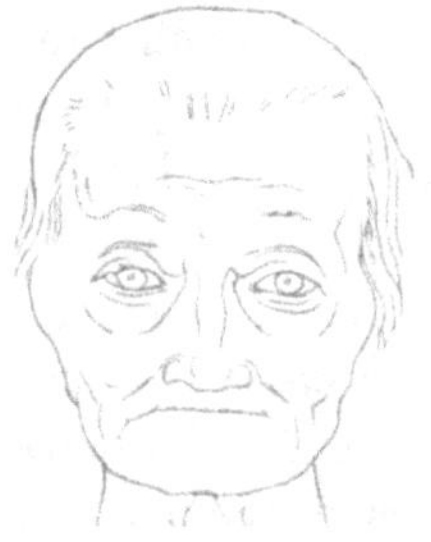

Fig. 14. Alte Frau. Jochbogen durch die Haut hindurch deutlich sichtbar, darüber die durch Fettmangel eingesunkene Schläfengrube.

Am Halse zieht sich bei gutgenährten Individuen das Fett auch zwischen die Muskeln hinein und macht ihn cylinderisch, aber er zeigt dennoch zwei seichte Gruben, die Carotisgrube, dreiseitig, zwischen dem Unterkieferwinkel, dem vorderen Rand des Kopfnickers und dem seitlichen Rand des Kehlkopfes (Fig 17). In ihr pulsiert die Halsschagader *Carotis*, daher der Name *Fossa carotica;* sie ist bei rückwärts gebeugtem Kopf besonders deutlich. Die andere Grube heißt die obere Schlüsselbeingrube (*Fossa supraclavicularis* Fig. 18, *O*); sie füllt sich bei dem forcierten Ausatmen, und sinkt ein bei tiefem Einatmen; während der ruhigen Respiration bewahrt sie einen mittleren Stand. Wenn nun die Abmagerung kommt, die stete Begleiterin der Entbehrung und des Greisenalters, dann wird diese Schlüsselbeingrube tief, sobald das zwischen den Muskeln, den Gefäßen und Nerven befindliche Fett schwindet.

Bei dem schönen Frauenhals ist die Schlüsselbeingrube nur schwach bemerkbar, und die Abgrenzung gegen die Brust durch das Schlüsselbein in dem Fettpolster verborgen. Schwindet seine Fülle, dann hilft der vorspringende Knochen jene scharfe Grenze des Halses herstellen, die nur dem männlichen Körper zur Zierde gereicht.

Das Rumpfende ist durch einige Anhäufungen des Fettpolsters ausgezeichnet, welche nach zwei Gesichtspunkten zu trennen sind, in solche, welche beiden Geschlechtern gemeinsam, und in solche, welche vorzugsweise den weiblichen Körper charakterisieren. Bei jedem gesunden Menschen

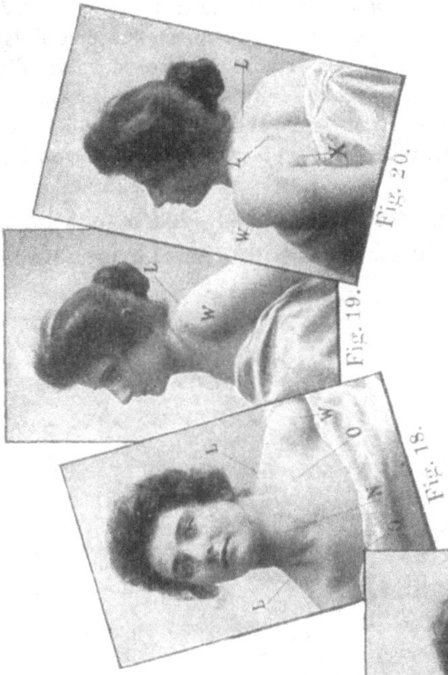

Fig. 15. Unterkieferrinne und Hautfalte nach hinten vom Kopfnicker bei Linksdrehung des Kopfes; *W* Wölbung des Deltamuskels.
Fig. 16. *Z* Carotisgrube; *W* Deltamuskel.
Fig. 17. Carotisgrube, ihre vordere Grenze bei *Z*.
Fig. 18. *L* seitliche Nackenlinie; *N* Kehlkopf zwischen den Kopfnickern im vordern Halsdreieck. *O* Schlüsselbein, darüber die Schlüsselbeingrube.
Fig. 19. Nackenfalte, durch Hinaufziehen der Schultern entstanden; *W* Schulter.
Fig. 20. Tiefe Nackenfalte, durch Hinaufziehen der Schultern entstanden; *L* Trapezmuskel; *W* Deltamuskel; *X* Runder Armmuskel (Figg. 15—20 von TRAUT).

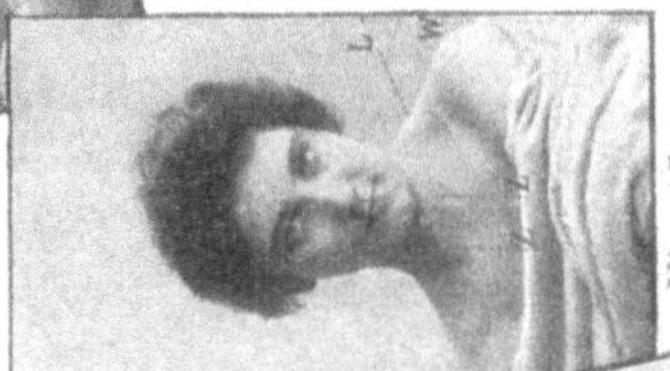

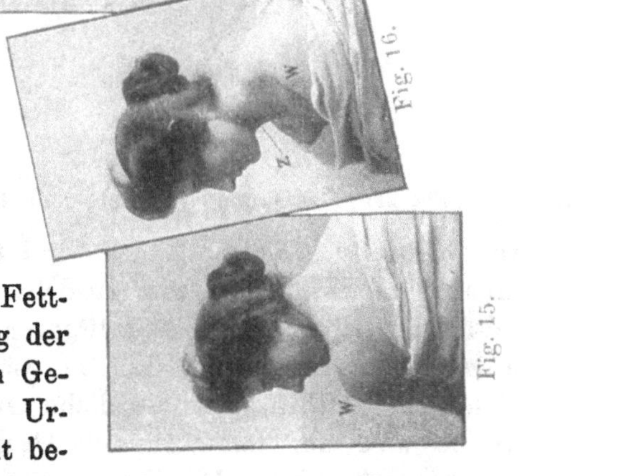

befindet sich in der Gesäßspalte und an dem unteren Rande des großen Gesäßmuskels eine so bedeutende Ansammlung von Fett, daß sich die beiden gerundeten Hinterbacken in der Mittellinie berühren und nach unten durch eine quere Hautfurche von der hinteren Schenkelfläche sich absetzen. Wie ansehnlich dieses Fettpolster ist, geht aus der Betrachtung der Form und des Verlaufes der großen Gesäßmuskeln hervor. Obwohl ihre Ursprungsstelle am Steißbein sich nicht berührt und ferner die Richtung des unteren Randes sich von dem Steißbein gegen den zunächst liegenden Teil des Oberschenkelknochens herabsenkt, ist dennoch beim Lebenden die Gesäßspalte während des Stehens und Gehens völlig geschlossen (Fig. 2).

Nur während des Sitzens öffnet sie sich, weil der Gesäßmuskel sich verschiebt, und mit der Haut auch die ganze darunterliegende Fettmasse in eine andere Lage bringt; sie bedeckt dann den Sitzknorren, auf dem während des Sitzens die Last des Körpers ruht. Nachdem die Empfindlichkeit des Fettes gleich Null ist, bildet der Fettklumpen auf dem Sitzknorren ein weiches Polster, das diese Ruhelage selbst auf hartem Brett erträglich macht. Je mächtiger diese Polsterung, um so länger läßt sich das Sitzen ohne Beschwerde aushalten. Von welcher Bedeutung dieser wichtige und wenig gewürdigte Nutzen des Fettes ist, geht am deutlichsten aus den Folgen des Fettmangels an dieser Stelle hervor. Nach langer Krankheit werden selbst diese Massen auf ein Minimum reduziert und den Kranken dadurch das Sitzen mit angelehntem Rücken unerträglich gemacht; die Haut wird eben zwischen den harten Knochen und die Unterlage schmerzhaft gepreßt, während sonst Millionen von Fettzellen den Druck übernehmen und verteilen.

Die seitliche Hüftgegend ist bei dem weiblichen Geschlecht durch besonders große Fettmengen ausgezeichnet, welche die am übrigen Körper

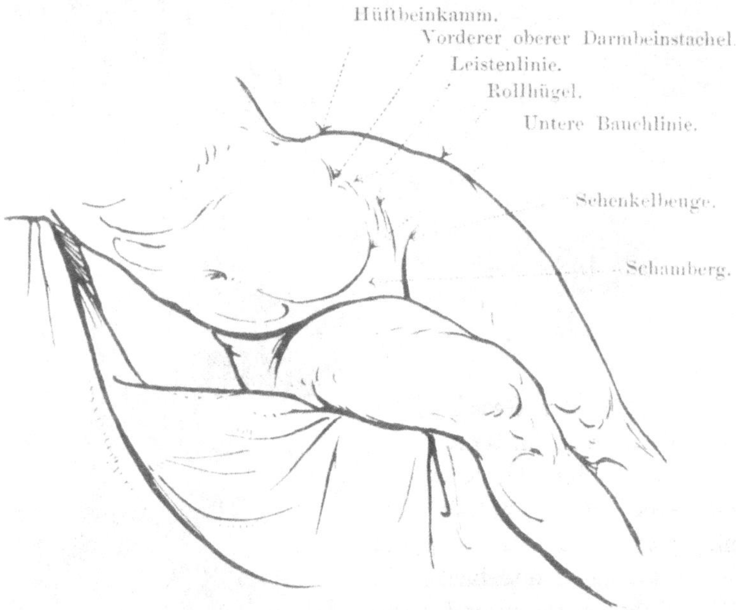

Fig. 21. Das Rumpfende eines halb liegenden Mädchens. Siehe Fig. 22.

vorkommende Schicht an Dicke und Umfang weit übertreffen und dem Manne in dieser Form und Ausdehnung fehlen. Der Übergang von der seitlichen Lenden- in die Hüftgegend geschieht bei dem Weibe durch allmähliche Schwellung (Fig. 21), während bei dem Manne der obere Rand des Hüftbeins eine deutliche Grenzlinie bildet (Fig. 23). Bei dem Weibe wird nur mit Mühe die Grenze zwischen Bauchwand und Hüftknochen erkennbar. Die Stelle, an der bei dem Manne der große Rollhügel bemerkbar ist, wird bei der Frau unkenntlich und erscheint nur als breite und flache Erhöhung (Fig. 21). Die Vorderfläche des Rumpfendes zeigt bei dem Weibe (Fig. 21) drei Linien: 1. die untere Bauchlinie, 2. die Leistenlinie, von der vorderen Schenkelfläche abgesetzt, 3. die Schenkelbeuge, die alle drei auch bei dem Manne vorkommen. Die

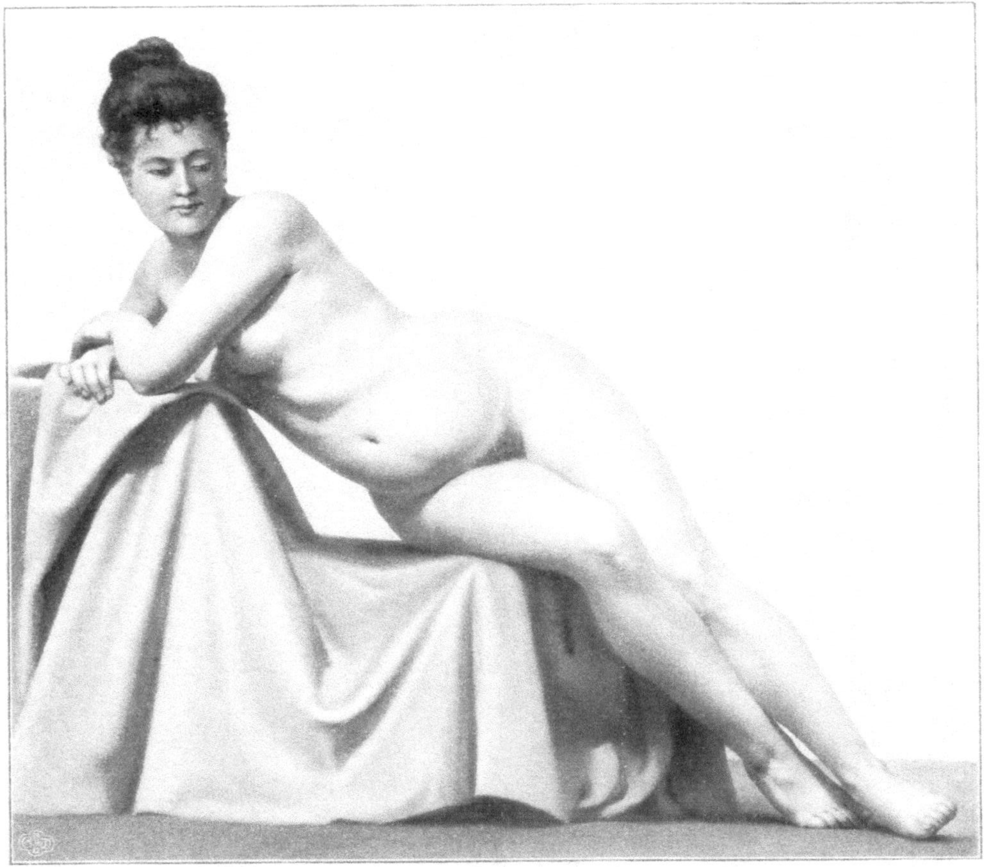

Fig. 22. Halbliegendes Mädchen. Vergleiche Fig. 21. Nach einer Photogr. von Anschütz.

Fettschichte nimmt bei dem weiblichen Körper gegen die Schamgegend hin beträchtlich an Mächtigkeit zu, um in dem Schamberg (*Mons Veneris*) zunächst einen Abschluß zu finden; so heißt die durch reichlichen Fetteinschluß gepolsterte Erhöhung, deren Form bei gesunder Fülle dreieckig ist mit oberer Basis, während die Spitze sich zwischen den Schenkeln verliert (Figg. 21—22). Die Figuren 23 u. 24 zeigen die Bauchlinie, die Leistenlinie und die Schenkelbeuge von einem jungen Manne.

Die Hautfalten, ihre Tiefe, ihr Schwung und ihre Häufigkeit hängen, wie bei einer Draperie, von der Richtung des Zuges und der Schwere des Stoffes ab. In der Jugend verhält sich die Haut wie ein weicher, elastischer Stoff, an welchem die Wirkungen eines Zuges oder Druckes, welcher Falten erzeugt hatte, fast spurlos vorübergehen. Das kindliche Gesicht und das der Jugend ist glatt. Erscheinen auch bei den Äußerungen der Freude und des Schmerzes Falten: sobald der Gleichmut wiedergekehrt ist, sind auch sie wieder geschwunden. Mit dem fortschreitenden Alter verliert sich diese überraschende Eigenschaft der Haut mehr und mehr; die Elastizität nimmt allmählich ab und die häufige Wiederkehr derselben Furchen führt endlich dahin, daß ihre Spuren beständig sichtbar bleiben. So ist also der Vergleich mit einer Draperie nur in einer Hinsicht zutreffend, paßt jedoch nicht mehr, sobald die hervorragende Eigenschaft der Elastizität in Betracht kommt.

Um die Entstehung und Anordnung der Falten zu verstehen, ist es notwendig, die Verbindung der Haut mit der Unterlage zu besprechen. Mit den darunterliegenden Weichteilen und Knochen besitzt sie durch Faserzüge zahlreiche Verbindungen. Abgesehen von den Gefäßen und Nerven sind es bald feinere, bald dickere Fasern, welche dem Bindegewebe angehören. Allein trotz dieser zahlreichen Verbindungen ist sie dennoch in hohem Grade verschiebbar, staut sich bei Verkürzungen des Rumpfes vorn auf, während sie sich am Rücken spannt und umgekehrt. Die bei Verkürzung des Leibes und der Glieder entstehenden Wülste der Haut, die man kurzweg Falten nennt, folgen dabei gewissen Regeln, welche einige Beispiele am besten zeigen.

Beim Rückwärtsbeugen des Kopfes legt sich die Nackenhaut in Querfalten (Fig. 11). Ist die Rückwärtsbeugung sehr stark, dann rücken sie zwischen dem Hinterhaupt und dem letzten Halswirbel dicht aneinander und verlieren sich, allmählich auslaufend, an der Seite des Halses. — Bei dem starken Rückwärtsbeugen des Rumpfes entstehen dicke Hautfalten am hinteren Ende des Brustkorbes, denn die Haut des Rückens ist besonders dick und verschiebbar.

Beim Seitwärtsbiegen, wenn sich die Schulter dem Becken nähert, schiebt sich die Haut ebenfalls in zwei dicken, ausgedehnten Falten aneinander, wie die folgende Figur 25 S. 47 zeigt. Die eine Falte ist bedingt durch die Verkürzung des Brustkorbes (Fig. 25 Nr. 1), dessen unterste Rippen aneinander und nach der Bauchhöhle zu gedrängt werden, während die andere Falte (Fig. 25 Nr. 2) über den Hüftbeinkamm herabhängt. Der gewölbte breite Strang zwischen den beiden Furchen enthält die Masse der stark verkürzten Bauchmuskeln. Alle diese Falten müssen plastisch oder malerisch als Falten der Haut behandelt werden, ihre tiefste Stelle und ihr sanft auslaufendes Ende müssen erkennbar sein. Die Zahl, die Höhe und die Tiefe der Falten hängt von der Dicke der Haut, des darunter befindlichen Fettpolsters und der Stärke der Beugung an der betreffenden Stelle ab, Verhältnisse, die als selbstverständlich eine genauere Beschreibung überflüssig machen. Nur einer Thatsache ist da-

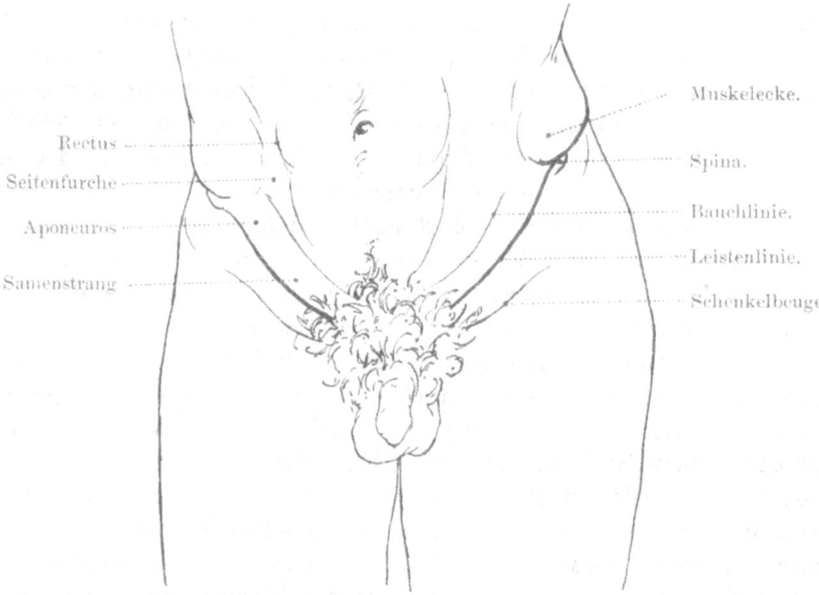

Fig. 23. Das Rumpfende eines stehenden Mannes von vorn, mit Bauchlinie, Leistenlinie und Schenkelbeuge. Vergl. Fig. 24.

bei zu gedenken, daß selbst sehr beträchtliche, querverlaufende Falten niemals von den darunter liegenden Muskeln herrühren. Niemals bildet der breite Rückenmuskel oder der gemeinschaftliche Rückenstrecker, selbst bei der forciertesten Rumpfbeuge nach hinten, eine Falte. Niemals kommt irgend etwas dieser Art an den Bauchmuskeln vor, obwohl bei dem Sitzen mit gesenktem Oberkörper die günstigsten Bedingungen hierfür existieren. Die Querfalten, welche bei einer schon mäßigen Rumpfbeuge nach vorn, am Unterleib, zuerst am Nabel, auftreten und dann sich gegen die Scham hin mehr und mehr aufstauen, endlich auch oberhalb des Nabels auftauchen, sind ausschließlich Hautfalten, welche je nach der Größe des Unterleibes und der Stärke des Fettpolsters und der Bewegung unzählige

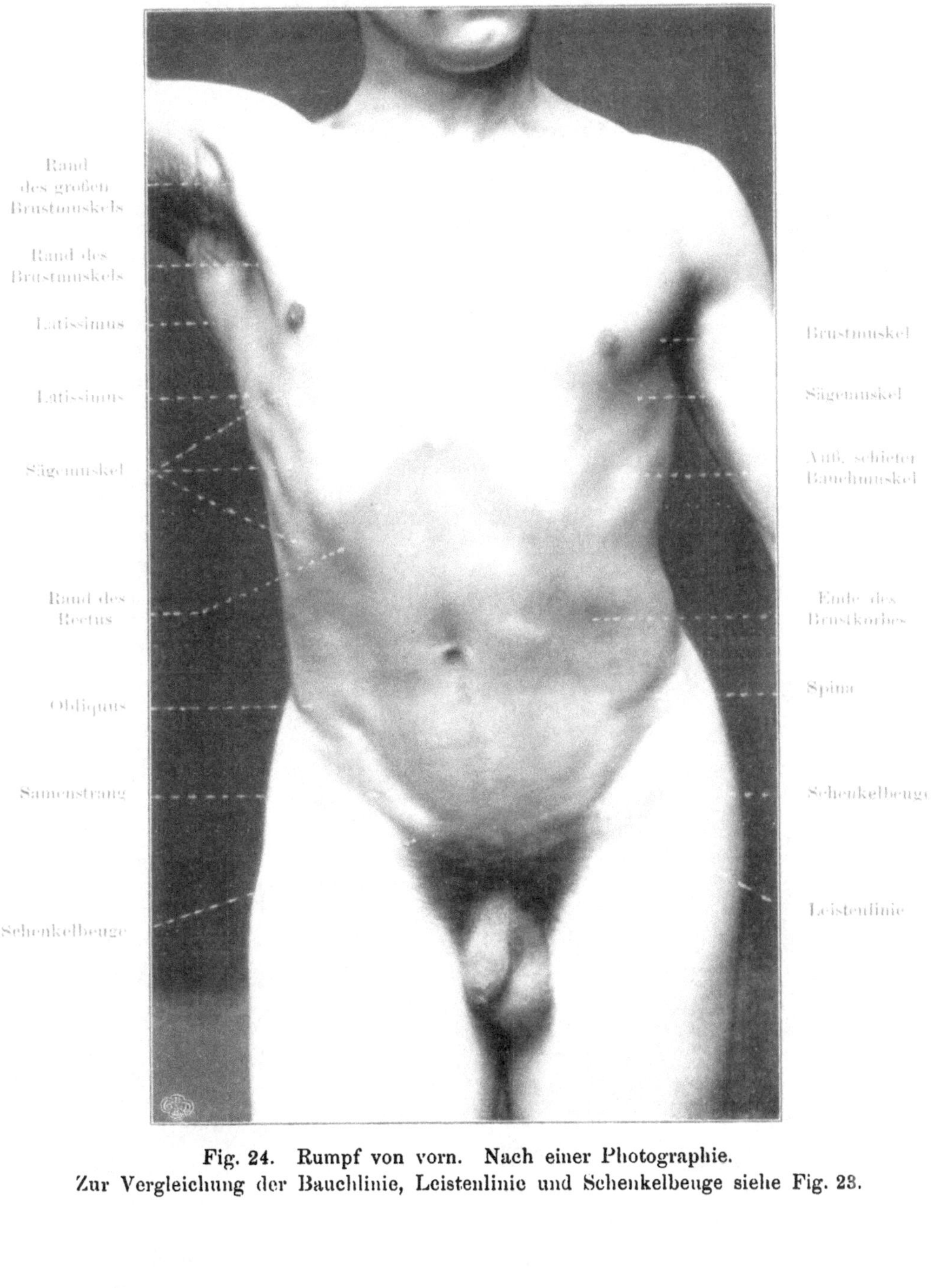

Fig. 24. Rumpf von vorn. Nach einer Photographie.
Zur Vergleichung der Bauchlinie, Leistenlinie und Schenkelbeuge siehe Fig. 23.

Abstufungen darbieten. Aber in einer Hinsicht ist ihr Auftreten geregelt: es sind immer Querfalten zur Achse des Rumpfes, und ihr Beginn, ihre tiefste Stelle ist in der Mittellinie des Körpers, um sich nach außen allmählich zu verlieren.

Es giebt treffliche Beispiele in der Kunst, welche lehrreich sind für die Behandlung solcher Hautfalten am Rumpf. Von dem berühmten Carton, den Michelangelo zu einem Gemälde für den Saal der Signorie zu Florenz zeichnete, das aber nie ausgeführt wurde, ist noch eine einzige Gruppe durch einen Stich von

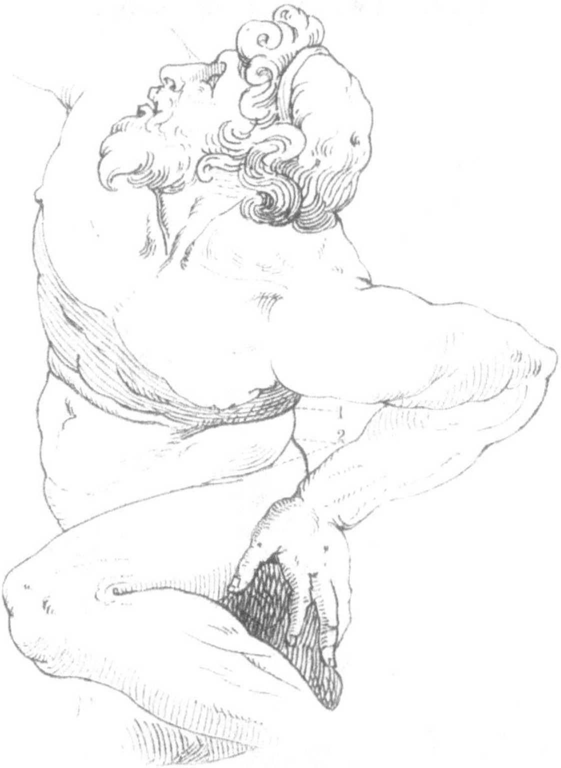

Fig. 25. Hautfalten an der Seitenfläche des Rumpfes bei dem Seitwärtsbiegen. Skizze nach A. Andriani's Stich: Der Raub der Sabinerinnen.
1. Hautfalte in der Gegend des Brustkorbendes.
2. Hautfalte an dem Hüftbeinkamm.

Marc Anton erhalten. An der Mittelfigur der badenden Soldaten sind die Falten am Unterleib meisterhaft. Ferner am Barberinschen Faun (in der Glyptothek zu München), an dem Torso des ruhenden Herkules (Vatikan in Rom). Sowohl die Skizze Fig. 26 als die eben angeführten Beispiele betreffen jugendliche Körper. Wie sehr das Alter die Falten häuft, ist an der Kreuzigung Petri von Rubens gut illustriert.

Von dieser allgemeinen Regel kommen mehrfache Ausnahmen vor. Die Haut ist nicht durchweg ein gleich elastischer Sack, welcher an allen Stellen verschiebbar seiner Unterlage aufliegt, sie hat mehrfach relativ feste Punkte. Sie finden sich dort, wo das Skelet unmittelbar an die

Unterfläche der Haut anstößt. Es entstehen dadurch Linien, Furchen, Rinnen, Grübchen, die wesentlichen Einfluß auf bestimmte Formen erhalten. Solche Stellen eines festeren Zusammenhanges mit der Unterlage sind das Brustbein und der Hüftbeinkamm. Mögen die Brustmuskeln sich noch so mächtig entwickeln, oder die weiblichen Brüste noch so sehr an Umfang zunehmen, immer bleibt die Fläche des Brustbeins zu erkennen: bei dem Manne als eine verhältnismäßig breite Straße zwischen Hals- und Herzgrube (Figg. 25 und 26), bei der Frau als eine tiefe Furche, — Busen *(Sinus)* — der die Brüste voneinander trennt.

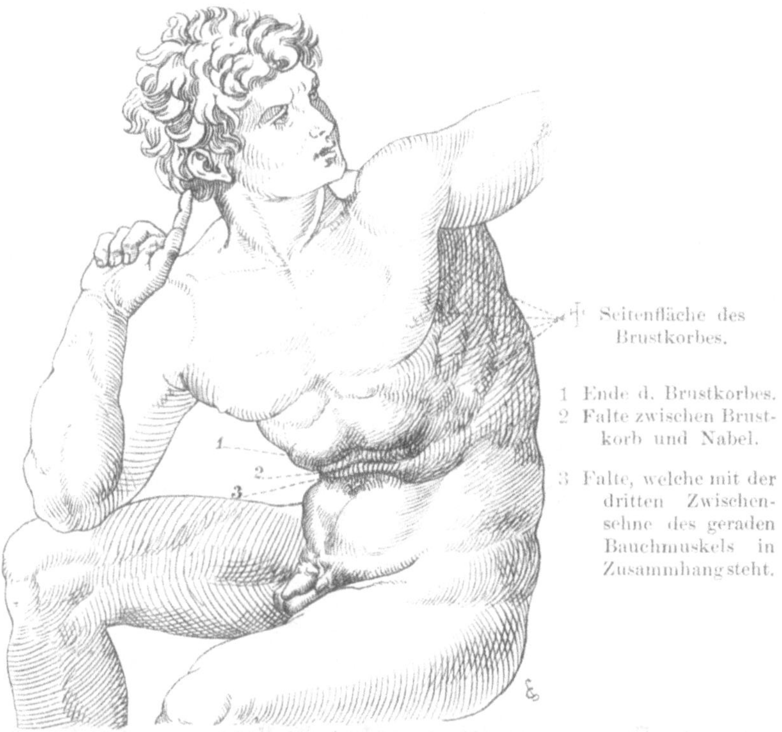

Fig. 26. Hautfalten am Bauch beim Sitzen mit vorgebeugtem Körper. Skizze nach einem Kupferstich von Marc Anton.

Ebenso bekannt ist die scharfe Grenze zwischen der Bauchwand und der vorderen Schenkelfläche, bedingt durch die innige Verwachsung der Haut mit dem Leistenband *(Ligamentum inguinale)*, wobei freilich viele individuelle und sexuelle Verschiedenheiten vorkommen; vergleiche Fig. 21 und Fig. 22 Mädchen und Fig. 23 Mann. Charakteristisch ist ferner bei dem Manne die festere Verbindung der Haut im Verlauf des oberen Hüftbeinrandes (Fig. 6 Nr. 19, 20). Zu diesen Stellen gesellt sich noch die sog. weiße Bauchlinie, die von der Magengrube an, der Mittellinie des Körpers folgend, bis gegen das Schambein herabreicht (Fig. 24) und eine schmale Rinne von wechselnder Tiefe darstellt. Am Nabel (Fig. 24 Nr. 17) ist die Verbindung der Haut mit der tiefen Schicht sehr innig, ebenso an dem Schamberg. Aus demselben Grunde bleibt selbst bei der schwellenden Rundung kindlicher oder weiblicher Formen das Schlüsselbein stets als Grenze zwischen Hals und Brust erkennbar, ebenso wie die Gegend hinter dem Ohr.

Für die Rückenfläche kommt eine Linie am Hinterhaupt in Betracht, welche von der Hinterohrgegend der einen Seite zu derjenigen der anderen Seiten im aufwärts konvexen Bogen zieht. Gegen sie staut sich die Haut des Nackens empor, wenn der Kopf nach rückwärts sinkt; ferner kommt der Dornfortsatz des siebenten Halswirbels in Betracht, der deutlich bei gerader Haltung zu bemerken ist und als ein wichtiger Orientierungspunkt wiederholt Erwähnung finden wird; von da ab ist die Haut der Mittellinie des Rückens entlang, bis zur Steißbeinspitze inniger mit den tiefen Teilen verbunden, ebenso an den hinteren Rändern der Hüftbeinkämme, an der Schulterhöhe und endlich an einer Linie, welche von dort zum siebenten Halswirbel herüberzieht.

Die obere Fläche des Schlüsselbeines hängt wegen der großen Beweglichkeit nicht so fest mit der Haut zusammen als die anderen ebenerwähnten Knochenpunkte. Doch ist immerhin die Verbindung zäh und unnachgiebig und verdient Beachtung. Auch die Kante der Schulterblattgräte ist zu erwähnen, obwohl auch sie bei der großen Verschiebbarkeit des Schulterblattes nicht in erster Linie in Betracht kommt.

Hält man das oben Gesagte fest, so läßt sich das Auftreten von Falten vorausbestimmen. So sind sie z. B. am Unterleib bestimmt durch den Druck, der auf die Haut von oben herab ausgeübt wird, während dieselbe in dem Bereich der Schamgegend festgewachsen ist. Der Vorgang ist dabei folgender: das untere Ende des Brustkorbes schiebt sich beim Sitzen mit gekrümmten Rücken nach abwärts gegen den Hüftbeinkamm und gleichzeitig nach rückwärts gegen die Wirbelsäule. Dadurch wird die Haut gegen den Schambogen gedrängt und schiebt sich, nachdem ein Ausweichen auf die vordere Seite des Schenkels nicht stattfindet, in dem mittleren Abstand zwischen Nabel und Schoßbogen zusammen (Fig. 25 und 26 links unten).

Die Falten des Gesichtes werden gemeinschaftlich mit den Muskeln des Antlitzes erörtert werden. Nur soviel sei hier hervorgehoben, daß sie denselben Bedingungen folgen, wie jene der übrigen Körperhaut. In der Jugend gleicht die nahezu unbegrenzte Elastizität jede vertiefte Linie, welche der Zug oder der Druck hervorgebracht, wieder aus. Mit der Reife beginnen einzelne Furchen bleibend zu werden, um mehr und mehr an Tiefe und an Zahl zuzunehmen.

Die Grübchen in der Haut und ihre Entstehung. An verschiedenen Stellen des Körpers finden sich in der Haut seichte Grübchen. Unter diesen sind am bekanntesten diejenigen der Wange und des Kinns. Andere finden sich an der äußeren Seite des Ellbogengelenkes und zwar regelmäßig bei Frauen und Männern. Man spricht zwar nur von dem der Frauen, gleichwohl sind es dieselben Ursachen, welche auch die nach unten auslaufende Grube bei dem Manne hervorrufen. Bei den von Fett gepolsterten Frauenhänden kommen ferner Grübchen an dem Übergang des Mittelhandrückens zu den Fingern, an den sog. Knöcheln vor. Dasselbe ist bei Kinderhänden ungefähr bis zum zweiten Jahre der Fall; dann beginnt das Fett der ersten Kindheit allmählich zu schwinden. Zwei andere Grübchen finden sich bei Frauen am Rücken, und zwar je eins auf dem Schulterblatt und an dem Rumpfende zwischen Kreuzbein und hinterem Hüftbeinstachel, sie heißen: Hüftbeingrübchen,[1] sie kommen

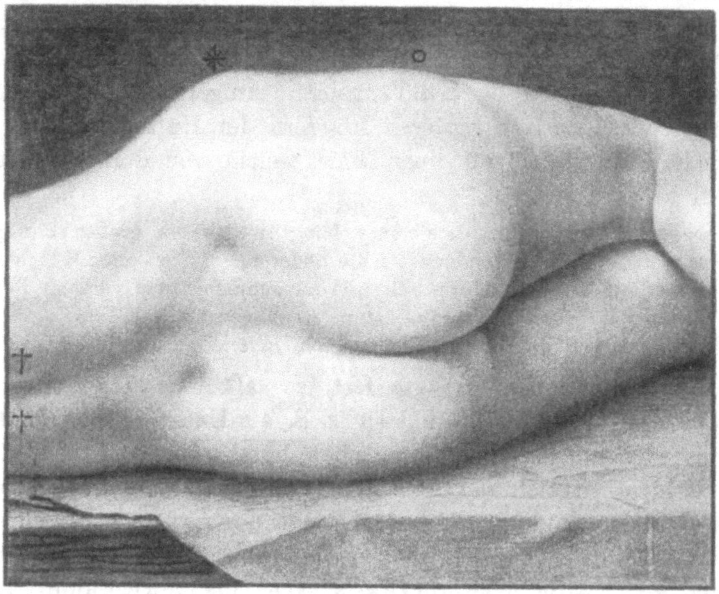

Fig. 27. Das Sacral oder Kreuzbeindreieck und die Hüftbeingrübchen bei einem Mädchen (nach Calavas).
† = Rückenstrecker. ✳ = Hüftbeinkamm. ○ = Trochanter.

auch bei dem Manne vor. Das Grübchen auf dem Schulterblatt hängt mit dem Sehnendreieck des Trapezmuskels zusammen und kommt auch bei dem Manne vor, sobald die Arme bewegt werden (siehe eine Figur in dem Abschnitt Schulterblatt). Das Grübchen sitzt am innern Rand des Schulterblattes, an der Ursprungstelle der Schultergräte. — Die beiden Hüftbeingrübchen[2] (Fig. 27) sind von der Größe eines Markstückes und fallen auf die obere Kante des dicht in der Nähe befindlichen Darmbeinstachels *(Spina post sup.)*. In Fig. 2 S. 22 bei *b* ist

[1] *Fossae lumbales laterales* (Waldeyer).

[2] *Fossae lumbales laterales inferiores* (Waldeyer), *Fossette lombaire laterale inférieur* (Richer).

das Hüftbeingrübchen auf das Skelet einer Frau eingezeichnet und zwar findet sich das Grübchen etwas nach außen vom Querfortsatz des 5. Lendenwirbels. Die Grübchen fehlen bei 40%, soweit die Untersuchung an Photographien lehrte. Die Behauptung, daß die Grübchen nur bei Frauen vorkommen, ist falsch, sie finden sich auch bei Männern und wie es scheint ebenso häufig. Fehlen die Hüftbeingrübchen, so können zwei andere hervortreten, die etwas höher und mehr nach auswärts liegen und von dem sehnigen lateralen Ursprung des Rückenstreckers herrühren, sie sollen deshalb die Streckergrübchen[1] heißen. Die Ursachen der Gruben, Grübchen, Kanten sowie der Vertiefungen verwandter Art sind folgende: Die Haut ist mit der Unterlage durch zahlreiche Fasern verbunden. An manchen Stellen ist die Geschlossenheit der Faserzüge so bedeutend, daß sie selbst bei starker Fettzunahme doch von der Fettüberschwemmung verschont bleiben, während sich dieselbe ungehindert in der Umgebung ausbreitet. Das ist regelmäßig der Fall bei den Grübchen an der äußeren Seite des Ellbogengelenkes. Bei jedem Alter und Geschlecht trifft der zufühlende Finger sogleich auf die zwei Knochenenden des Oberarmes und der Speiche. Dieselbe Ursache wiederholt sich an den Grübchen der Hand und damit auch dieselbe Erscheinung. Wo die Haut über die Verbindung der Mittelhand mit den Fingern hinwegzieht, sind Faserstränge, welche nur eine mäßige Anhäufung von Fett gestatten. Sobald die Ablagerung größere Dimensionen annimmt, kann dies nur in der Umgebung geschehen; an den betreffenden Stellen halten die derben Faserbündel die Haut an der Unterlage fest, und erzeugen dadurch die Vertiefungen. Dieselbe Erklärung gilt für die Grübchen am Rücken und am Kinn. Es läßt sich leicht denken, daß die feste Verbindung der Haut nicht immer nur auf rundliche Punkte beschränkt bleibt, sondern auch andere Formen annimmt. Einige der schönsten und für die Gliederung des Körpers bedeutungsvollsten Linien verdanken demselben Zusammenhang zwischen Haut und Unterlage ihre Entstehung, nämlich die vordere und hintere Mittellinie des Körpers, welche die symmetrischen Körperhälften, eine rechte und linke, andeutet.

Die Symmetrie ist eine tiefgreifende Erscheinung innerhalb des ganzen Wirbeltierreiches. Eine Ebene, welche man senkrecht durch die Scheitellinie legt, trennt den menschlichen Körper in zwei Hälften, von denen die eine der anderen gleicht wie ein Spiegelbild. Jede Hälfte besitzt Auge und Ohr, symmetrisch sind die Extremitäten nicht allein beim Menschen, auch durch die ganze Reihe der Wirbeltiere, ja selbst bis in das Innere greift die Regelmäßigkeit des Baues durch; die Lungen sind paarig wie die Nieren. Andere Organe, welche dem Gesetz der Symmetrie zu trotzen scheinen, waren ihm wenigstens in den frühesten Perioden der Entwickelung unterworfen, wie die Nase, der Mund, und entfernten sich von diesem Typus erst durch spätere Umwandlung. Die vordere Mittellinie ist die letzte Spur der einstigen Verwachsung der beiden Körperhälften, welche vom Rücken vorn aufeinander trafen.

---

[1] *Fossae lumbales laterales superiores* (Waldeyer).

Diese Verwachsung schreitet langsam von oben nach abwärts fort, bisweilen gelingt sie nicht in der ganzen Ausdehnung. Irgend eine Störung vermag den sonst regelmäßigen Gang zu unterbrechen, und die Längsspalte bleibt in größerer oder geringerer Ausdehnung offen. Auch der Schädel entwickelt sich aus zwei symmetrischen Hälften. Von der Mitte der Stirn bis zum Hinterhaupt zieht beim Neugeborenen eine noch unverknöcherte Linie dem Schädeldach entlang. Löst man sie, so lassen sich die beiden Hälften öffnen wie die Schalen einer Muschel. Niemals verschwindet diese Spur der symmetrischen Entwickelung vollkommen, eine Strecke weit bleibt sie selbst während des späteren Lebens noch erkennbar. So wird die Kenntnis der Symmetrie und ihrer Entstehung ebenso wichtig für das volle Verständnis der Form, wie die paarige Anwesenheit vieler Organe wertvoll für die Erhaltung des Lebens. Bei manchen Lungenkrankheiten übernimmt die gesunde Lunge auch das Geschäft der erkrankten. Sie erfüllt diese doppelte Aufgabe nicht selten mit solcher Vollendung, daß der Betroffene keine Ahnung hat von der großen Lebensgefahr, in der er sich dadurch befand, daß die eine Hälfte des Atmungsapparates ihren Dienst einstellte. Diese Symmetrie ist jedoch keine unbedingte; die beiden Körperhälften zeigen auch bei vollkommen normalen Menschen Verschiedenheiten Die beiden Gesichtshälften sind bei den vollendetsten griechischen Statuen etwas ungleich. Bei der Venus von Milo beträgt:

die seitliche Abweichung der Nase nach links etwa	5 mm
der linke Augenbrauenrand steht höher um	2 mm
der innerste Teil des linken inneren Augenwinkels steht der Mittellinie näher um	3,5 mm.

Der größte Unterschied zwischen rechts und links auf mittlere, menschliche Körpergröße berechnet, beträgt an der Statue $^1/_2$ Cm. Weitere Untersuchungen an einem wohlgebildeten, regelmäßigen Schädel und am lebenden Menschen ergaben, daß alles, was unter der Nase liegt, streng symmetrisch ist, während die übrigen Kopfteile asymmetrisch sind, Diese Asymmetrien stehen in einer bestimmten Beziehung zu der Asymmetrie der Wirbelsäule. Sie ist in der Regel links übergeneigt. Auch an dem Becken sind die beiden Hälften ungleich. Diese Ungleichheiten sind von großen Künstlern wie A. Dürer klar und deutlich gezeichnet worden und lassen sich überhaupt an allen genauen bildlichen Darstellungen des menschlichen Körpers und seines Skeletes nachweisen. Bekannt ist die größere Länge des rechten Armes bei Rechtshändern und des linken bei Linkshändern. Das rechte Bein kann länger sein als das linke und umgekehrt. Siehe hierüber Hasse l. s. c. S. 14, ferner Hasse: Archiv für Anatomie und Physiologie (Anatomische Abteilung) 1887, ebenda 1891 und 1893 mit Litteraturhinweisen auf verwandte Arbeiten von Henke, Gaupp, H. v. Meyer und die alten Autoren: Humphry, Schadow; Guldberg, G. A., Études sur la Dyssymétrie chez l'Homme et les Vertébrés supérieurs. Christiania 1897.

Die vordere Mittel- oder Längslinie des Körpers tritt nicht in der ganzen Ausdehnung mit gleicher Deutlichkeit hervor, obwohl sich die Spuren von der Nasenwurzel bis an das Rumpfende verfolgen lassen. Im Gesicht ist sie zwischen der Nase und der Mundspalte angedeutet. Dann folgt ein weiter Abstand und erst an der Brust läßt sich wieder ihre Spur erkennen. Zwischen den Brustmuskeln läuft bei dem Manne eine nach unten etwas breiter werdende Furche gerade herab, um in der sog. Herzgrube zu endigen. Dann verstreicht sie etwas, um über dem Nabel wieder deutlich zu werden und dann von dieser einstigen Ver-

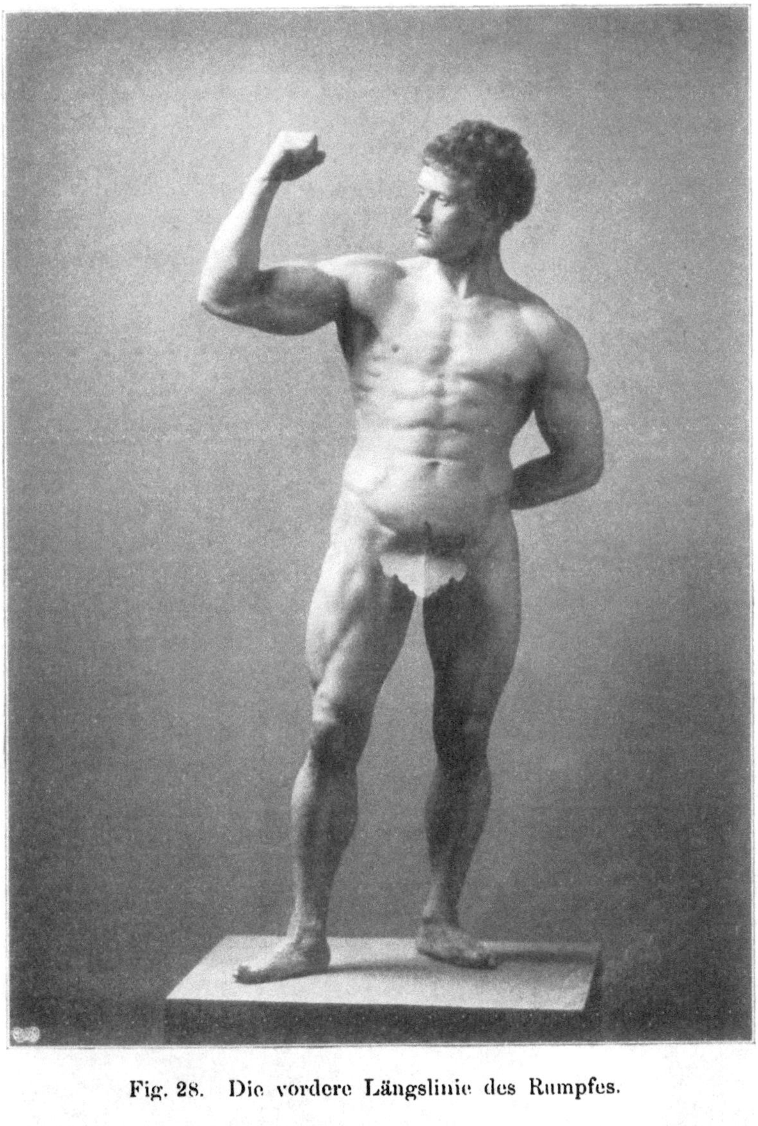

Fig. 28. Die vordere Längslinie des Rumpfes.

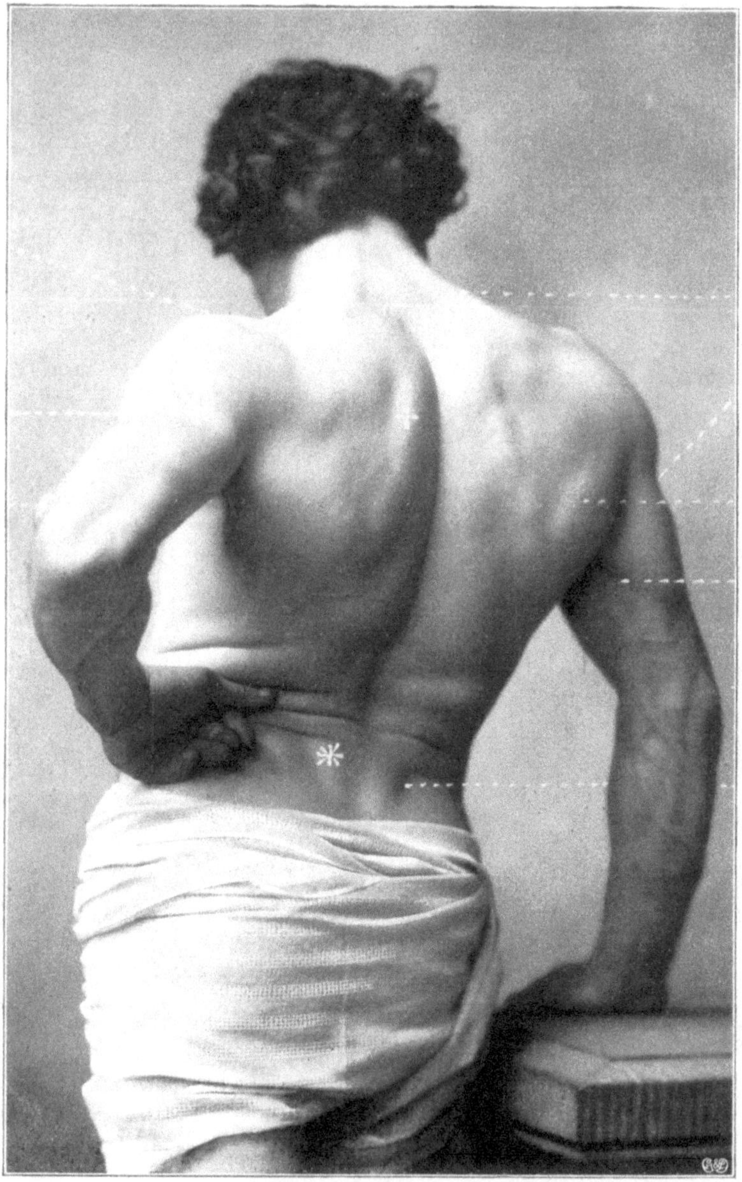

Fig. 29. Die Rückenlinie, die hintere Längslinie des Rumpfes und die Hautfalten in der Lendengegend.

* Rückenstrecker. † Trapezmuskel mit dem länglichen Schulterblattgrübchen.

bindungsstelle zwischen Mutter und Kind bis gegen den Schamhügel erkennbar zu sein (Fig. 28). In der Umgebung des Nabels ist sie oft sehr tief, um dann allmählich nach oben und unten auszulaufen. Ich betrachte es nicht als die Aufgabe dieses Lehrbuches, die zahllosen Varianten bei dem Kinde und dem Erwachsenen, bei dem Mädchen und dem Knaben zu schildern, nachdem die Antike und die Werke der Renaissance hunderte der trefflichsten Beispiele liefern, welche jedem zur Hand sind. Ob der Körper des Laokoon dabei in Betracht kommt oder derjenige irgend einer der Venusgestalten, nirgends wird sich diese Linie vermissen lassen, welche bei Drehungen oder Biegungen des Körpers gleichzeitig folgt (z. B. bei dem Borghesi'schen Fechter). Von der Halsgrube bis zu ihrem Ende über der Scham wird bei kräftigen Männern ihre Deutlichkeit noch vergrößert durch starke Muskeln, welche entweder in derselben Richtung verlaufen, wie die geraden Bauchmuskeln (Fig. 28), oder eine seitliche Richtung einschlagen, wie die großen Brustmuskeln (Fig. 28). Es wäre jedoch falsch zu glauben, daß die Muskeln an sich diese Längslinie oder Medianfurche hervorbrächten, sie tragen nur dazu bei, ihre Deutlichkeit zu steigern. — Die Mittellinie des Rückens zieht vom Hinterkopf bis auf das Kreuzbein herab. In ihrem Verlauf liegen die Dornfortsätze der Wirbel, deren Seitenflächen zum Ansatz von Muskeln dienen, welche den Rumpf strecken und drehen; diese laufen zu beiden Seiten der Mittelfurche in die Höhe und tragen viel dazu bei, daß die Rückenlinie sehr tief ist (vergl. die Figur 29). Am Hinterhaupt ist sie breit, um sich gegen den vierten Halswirbel hin zugespitzt zu verlieren; am Rückenteil, zwischen den Schulterblättern und ihren Muskelmassen während der Ruhe wenig bemerkbar, vertieft sie sich im Lendenteil beträchtlich. An einigen Stellen ihres Verlaufes treten kleine rundliche Höcker hervor: die äußersten Enden der oben erwähnten Dornfortsätze. Sie haben verschiedene Größe und Richtung, und deshalb sind einige breit und stärker hervortretend, wie der siebente Halswirbel und seine nächsten Nachbarn nach oben und unten. Mit der Rumpfbeuge nach vorn ändert sich das Verhalten der hinteren Längsfurche; sie verstreicht und die Stacheln der Wirbel bohren sich gegen die darüber hinwegziehende Haut. Bis zu welchem Grade dieser Ausdruck wörtlich zutrifft, zeigt die Betrachtung eines mageren Menschen während der Rumpfbeuge nach vorn. In allen diesen verschiedenen Stellungen gelingt der Nachweis, daß die Haut im Verlaufe der Rückenlinie viel inniger mit der Unterlage verwachsen ist, als seitlich mit ihr. — Während der Körper sich zurückbiegt, entstehen mehrere Querfalten; ihre Mitte liegt etwas höher, weil die Haut mit den Wirbelspitzen fester verwachsen ist. Die seitlichen Ausläufer der Falten sind leicht nach abwärts im Bogen gekrümmt, denn dort ist die Haut verschiebbarer. Die unterste Falte der Fig. 29 zieht von einem Darmbeinkamm zum andern, durch das Kreuzbeindreieck, sie heißt deshalb am besten Kreuzbeinfalte oder Sacralfalte; sie wird bei fetten Frauen stark überhängend.[1]

Neben diesen beiden Fixierungslinien der Haut in der Mittellinie, an der vorderen und hinteren Rumpffläche ist noch eine dritte zu besprechen, welche die Begrenzung des Rumpfendes mit sicherer Kontur zeichnet. Sie zieht von dem vorderen oberen Darmbeinstachel in einer sanften Bogenlinie herab zur oberen Grenze der Schamfuge (Fig. 23). Die Haut ist hier mit dem unteren Rande der Bauchmuskeln, dem sogenannten

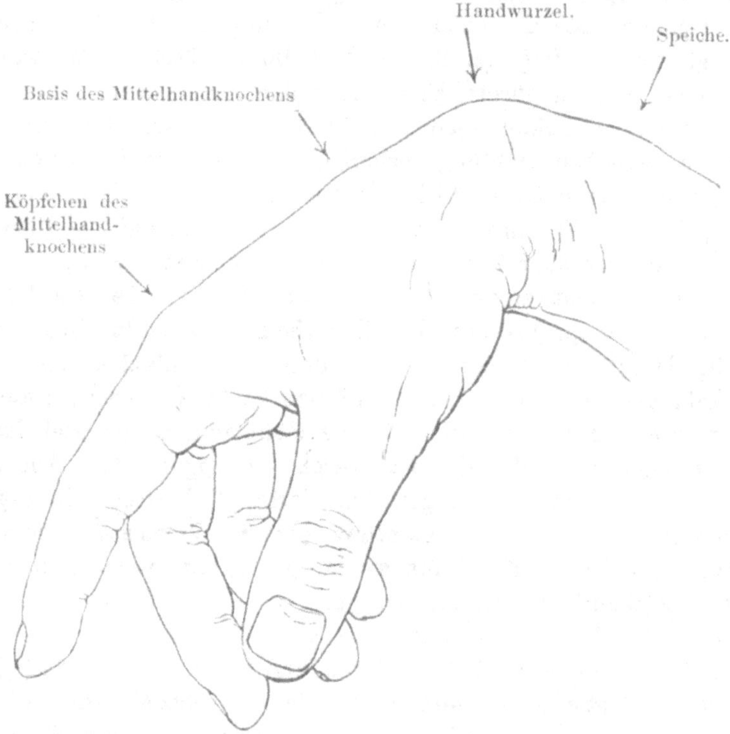

Fig. 30. Männliche Hand in starker Beugung von der Daumenseite gesehen, die Hautfalten an den Fingergelenken und an dem Handgelenk sichtbar.

Leistenband, verwachsen (Fig. 23 Leistenlinie). Hier ist auch die Grenze des Leibes für Kind, für Mann und Weib und selbst für den Fettwanst, der in der Haut des Unterleibes entsteht und auf 2—10 cm Dicke anwachsen kann. Dehnt er sich auch sehr beträchtlich aus, die zähen Fasern halten Widerstand, der allergarstigste Bauch kann zwar darüber hängen, aber niemals wird er die Leistenlinie zum Verschwinden bringen.

---

[1] Die Kreuzbeinfalte heißt auch Weichenwulst (Waldeyer); *Bourrelet graisseux du flanc* (Richer).

Wie bei fetten Kindern, so kann auch bei dem überhängenden Bauch in dieser Furche eine leichte Entzündung entstehen, deren Heilung besondere Reinlichkeit erfordert. Die Zunahme des Fettbauches ist nicht ausschließlich dem Fette in der Haut zuzuschreiben, sondern gleichzeitig auch dem in der Bauchhöhle.

Hautfalten an den Gelenken, a) an den Winkelgelenken. Die Falten und die damit verbundenen Furchen in der Nähe der Gelenke machen die Beziehungen der äußeren Formen zu den in der Tiefe liegenden Organen verständlich. An jedem Fingerglied erzeugt die Beugung an der Innenfläche der Gelenke die bekannten Einschnitte, während auf dem Rücken, an den Fingerknöcheln die Haut gespannt ist. Die Furchen an der Beugeseite verschwinden bei keiner Stellung, sie sind schon bei dem Neugeborenen vorhanden; es rührt dies von der innigeren Ver-

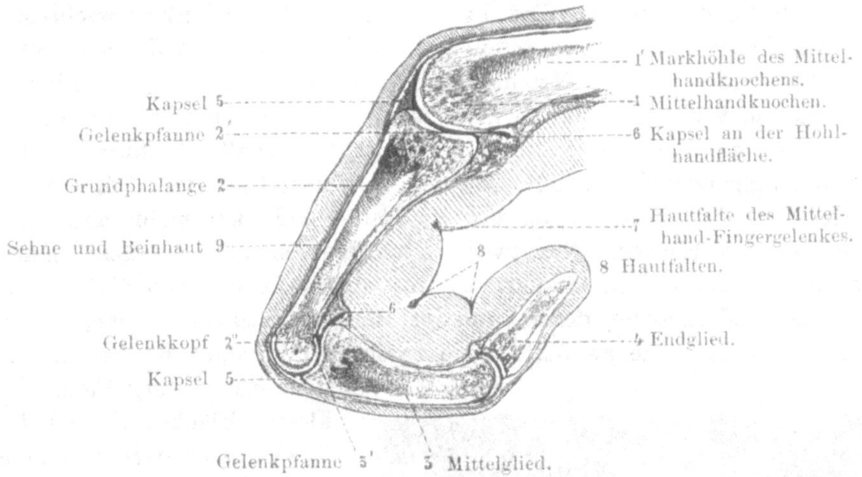

Fig. 31. Sagittalschnitt des dritten Mittelhandknochens und Fingers, gebeugt.

wachsung der Haut mit den darunterliegenden Teilen her. Aus demselben Grunde lagert sich auch an diesen Stellen weniger Fett ab, als in den dazwischen liegenden Strecken, welche an zarten aber vollen Händen polsterartig sich erheben. Die Kerbe zwischen dem Grundgliede (Fig. 31 Nr. 2) und dem mittleren (Fig. 31 Nr. 3). entspricht in jeder Stellung genau der Trennungslinie der Gelenkfläche, und würde über die Seiten fortgesetzt, geradezu auf den höchsten Punkt des Knöchels treffen. Bei der vordersten Gelenkfalte trifft dies nicht zu, und die Spitze des gebogenen Zeigefingers erscheint von der Seite betrachtet länger, weil die Enden der Falte etwas nach hinten gerichtet auslaufen. Dieselbe Erscheinung kehrt an der Verbindung der Finger und der Mittelhand (Fig. 31 Nr. 5 und 7) wieder.

Die Haut der Hohlhand von dickem Fett gepolstert, schiebt sich an den Fingern weit vor, so daß bei der Streckung ein Wulst von dem Zeigefinger in einer vielfach gebrochenen Linie bis zum kleinen Finger hinüberzieht. Dieser Wulst ist die Veranlassung, daß die Länge der Finger von der Hohlhand aus betrachtet geringer erscheint, als vom Rücken her (Fig. 30 und 31 Nr. 7). Man braucht die Lage dieser Kerbe nur mit dem an der Rückenseite bei halber Beugung stark vorragenden Kopfe des entsprechenden Mittelhandbeins (Fig. 30 und 31 Nr. 7) zu vergleichen, um einzusehen, daß sie nicht dem Gelenke zwischen Finger und Hohlhand entspricht.

Der Daumen besitzt, obwohl er nur zwei Glieder hat, dennoch drei Kerben wie die Finger; die vordere führt in das erste Gelenk, die hintere sehr tief und breit in das zweite Gelenk, die mittlere, dicht an der ebengenannten, ist bedingt durch eine Hautfalte, sie steht in keinem Zusammenhang mit einem Gelenk.

Eine wesentlich andere Form bieten die Falten und Kerben an der Rückenfläche der Finger. Die Haut ist beweglicher, leichter verschiebbar und gleichsam länger, denn schon bei Kindern von sechs Jahren ziehen quer über jedes mittlere Gelenk (Fig. 31 zwischen Nr. 2 u. 5) mindestens drei Falten, von denen die vordere nagelwärts gekrümmt ist, die hintere armwärts, während die mittlere gerade läuft, (auffallend stark an dem ersten Daumengelenk Fig. 30). Mit dem zunehmenden Alter, d. h. mit dem Verlust der Elastizität, häufen sich die Falten mehr und mehr, und bilden eine Menge Varianten. Nur zwei sollen hier erwähnt werden. Durch die Stellung der Falten entsteht oft eine querovale, leicht vertiefte Ebene über der Gelenkspalte, deren wulstige Ränder seitlich vorspringen. Es wechselt dadurch die gewölbte Linie zwischen den Gelenkfurchen an dem dem Rücken der Finger mit kleinen Flächen ab. Die Gelenkkerbe an dem Nagelglied, ob einfach oder mehrfach, ist zumeist armwärts gekrümmt, weil nach dem Nagel hin die Haut fester mit dem Untergrund verwachsen ist, so daß bei dem kräftigen Mann nagelwärts keine Verschiebung stattfindet. Hohes Alter ist auch hier mit vielen Falten geschmückt. — An den Gelenken zwischen den Fingern und der Mittelhand springen selbst bei der leichtesten Krümmung die Gelenkenden (*Capitula*, Fig. 31 bei Nr. 1) stark hervor und bedingen jene Erhebungen, welche durch Thäler getrennt sind.

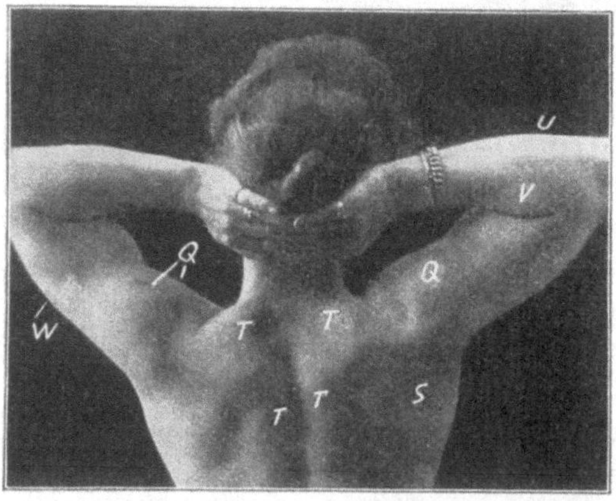

Fig. 32. Weiblicher Oberkörper (nach Traut).
V Gelenkfalte zwischen Ober- u. Vorderarm bei starker Beugung. Zwischen *T* u. *Q* Gelenkfalte zwischen Deltamuskel u. *T* Trapezius bei erhobenem Arm. *S* Schulterblatt.

Die Beschreibung der Fingerhaut- und Gelenkfalten, bietet gleichzeitig die Grundlage für das Verständnis anderer Gelenkfalten. An der **Ellbeuge** entsteht eine Furche bei der Beugung, die immer tiefer und tiefer wird, je mehr sich Vorder- und Oberarm nähern (Fig. 32). In der Streckung zeigt die Haut selbst jugendlicher Individuen deutliche Querstreifen, welche bei starker Beugung alle in einer einzigen tiefen Falte verborgen werden (Fig. 32). Im Maximum der Beugung berühren

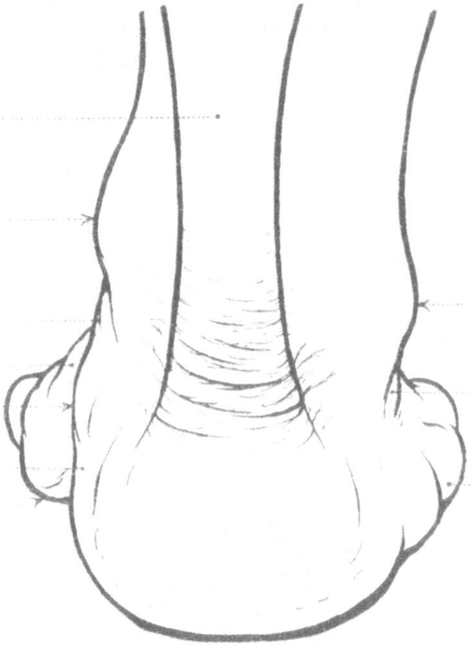

Fig. 33. Ferse eines Mannes mit den Gelenkfalten.
Das Bein wurde bald nach dem Tod mit Formol fixiert, dann eine kleine photographische Aufnahme hergestellt, um Verzerrungen durch den photographischen Apparat zu vermeiden, dieselbe mit Hilfe eines photographischen Apparates vergrößert und danach die Abbildung hergestellt. Die Einzelheiten sind also genau nach der Natur, wie: Lage der Achillessehne, des äußeren und inneren Knöchels u. dergl. m.

sich die über die Ellbeuge weglaufenden Ober- und Vorderarmmuskeln und drängen zu beiden Seiten die Haut hervor, wodurch sowohl an der inneren als äußeren Armseite ein beträchtlicher Vorsprung entsteht. Bei Frauen und Kindern wird dabei der hohe Grad der Verschiebbarkeit des Fettes besonders bemerkbar, denn die Zunahme der Breite rührt neben der Abplattung des Muskeln des Vorderarmes auch teilweise von der Verdrängung des Fettpolsters aus den auseinander gepreßten Hautflächen her. Auf der inneren Seite des Armes teilt sich die Furche bisweilen gabelig, immer aber erscheint sie selbst bei mässiger Beugung wie ein tiefer Einschnitt, der die beiden Teile trennt.

An der **Kniekehle** sind die Verhältnisse ähnlich, weil das Kniegelenk dieselbe Winkelbewegung besitzt, wie das Ellbogengelenk. Die Unterschiede beruhen in dem viel größeren Umfang der sich berührenden Gelenkflächen und der bedeutenden Stärke der Muskulatur. Demgemäß ist die Furche tiefer und der Wulst der bei starker Beugung verschobenen Muskeln ansehnlicher (Fig. 34 bei *). Das Sprunggelenk zeigt als Winkelgelenk ebenfalls Falten, welche durch das Zusammenschieben der Haut bei der Streckung des Fußes (bei der Plantarflexion) oberhalb der Ferse in großer Zahl, verschiedener Länge und Tiefe entstehen (Fig. 33). Sie laufen geschwungen über die Achillessehne hinweg. Mit dem Alter nehmen auch diese Falten zu, weil die Elastizität der Haut abnimmt.

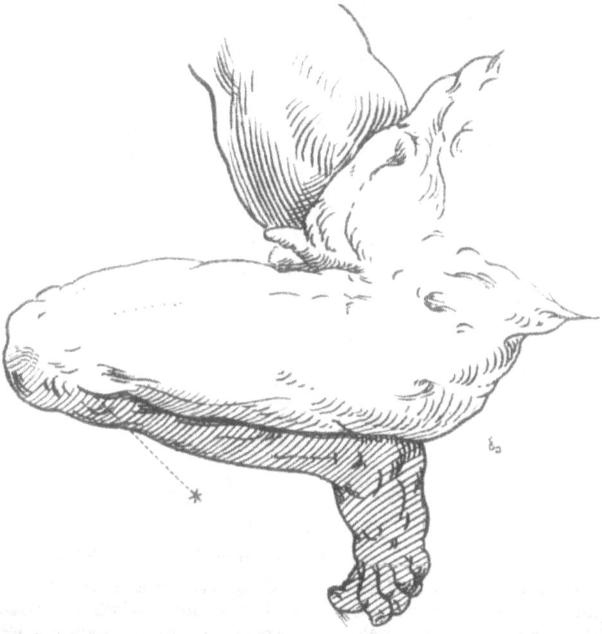

Fig. 34. Gelenkfurche von der Kniekehle ausgehend, bei stark gebeugtem Bein. Skizze eines Titanen nach GUIDO RENI (Stich nach B. CORIOLAN).

Dieselbe Einfachheit der Entstehung bieten noch jene Falten, welche bei dem Oeffnen des Unterkiefers und bei dem Senken des Kopfes entstehen. Bei dem Oeffnen des Unterkiefers entsteht eine Kerbe dicht an dem Kehlkopf gegen das Ohrläppchen hin, um sich auf halbem Wege zu verlieren. Sie liegt genau in derselben Richtung, welche bei gerader Haltung die Grenzmarke zwischen Kopf und Hals bildet. Sinkt der Kiefer stark herab, so kommt es nur zu einer Vertiefung der schon vorhandenen Furche. — Bei dem Beugen des Kopfes treten mehrere Falten auf, wenn bei geschlossenem Mund sich die Kinnspitze fast bis zur Berührung des Brustbeinendes herabsenkt. Die dünne Haut des Halses wird zu niederen Falten zusammengeschoben, welche, vom Kehlkopf aus divergierend, im Bogen nach rückwärts laufen und einerseits dem Hinterhaupt, andererseits dem Dornfortsatz des siebenten Halswirbels zustreben.

Alle diese ebenerwähnten Veränderungen in den Formen lassen sich als Gelenkfalten betrachten, entstanden unter dem Einfluß einer Beugung. Unter denselben Gesichtspunkt fallen mit gutem Grunde selbst die Falten am Hals, obwohl das Kiefergelenk nicht ausschließlich den Mechanismus eines Winkelgelenkes zeigt. Aber wir können für jetzt von den übrigen Bewegungsformen absehen.

b) Hautfalten an den Kugelgelenken und zwar an dem Hüftgelenk, dem Schultergelenk und an dem Drehgelenk des Kopfes.

Bei dem von dicken Muskeln umhüllten Hüftgelenk ist die Bewegung und damit auch die Faltenbildung in der Haut verhältnißmäßig einfach. Zur Bezeichnung der Bewegungsarten sollen jene Ausdrücke verwendet werden, welche in der Turnsprache eingeführt sind. Bei dem Beinheben kann der Oberschenkel in einem rechten Winkel mit dem Rumpf gebracht oder bis zur Berührung mit dem Unterleib heraufgezogen werden. Dabei sehen wir völlig davon ab, ob der Unterschenkel gebeugt oder gestreckt ist. In der Regel ist er aus mechanischen Gründen gebeugt, ja bei sehr starken Graden des Aufhebens müssen die gewöhnlichen Sterblichen den Unterschenkel stets beugen. Nur die Akrobaten machen hiervon eine Ausnahme. Die häufigste Stellung, bei welcher sich der Oberschenkel im rechten Winkel zum Rumpf befindet, ist diejenige des Sitzens. Die Haut des Oberschenkels spannt sich an der Hinter- und faltet sich an der Vorderfläche, und zwar entsteht unmittelbar unter der Leistenlinie eine Furche, die Schenkelbeuge (Fig. 21). Ist der Schenkel nur wenig gebeugt (im Winkel von 20 Grad), dann ist die Furche noch seicht. Ihr Beginn wird von der Scham verdeckt; an ihrem Seitenrand steigt sie dann herauf und folgt in einer Entfernung von 3 cm der Leistenlinie, um in der Mitte der vorderen Schenkelfläche sich in sanftem Bogen nach abwärts zu wenden (Fig. 23). Sie endigt jedoch bald und erreicht in dieser Stellung niemals die äußere Schenkelfläche. Wird der Schenkel stärker gebeugt, so daß er einen Winkel von 40—50 Grad mit dem Rumpf bildet, wie beim Sitzen mit gestrecktem Unterschenkel, dann entsteht an der Stelle der vorerwähnten Furche ein tiefer Einschnitt, weil die Haut des Oberschenkels sich gegen jene des Rumpfes hinaufschiebt. Der Verlauf dieser Furche ist jetzt wesentlich anders. Sie steigt von der Scham steil in die Höhe, nähert sich der Leistenlinie bis auf 1 cm und biegt dann nach außen und unten ab, um schon nach kurzem Verlauf flach zu werden und sich zu verlieren (Fig. 21 links). Sitzt der Körper endlich mit gebeugtem Unterschenkel, dann nähert sich die Schenkelbeuge in der Mitte der Leistenlinie so, daß beide zusammenfließen (Fig. 21 rechts). Durch die inneren Hälften dieser beiden Linien wird der *Mons Veneris* nach unten und nach der Seite begrenzt.

Stärkere Grade der Beugung und die damit verbundenen Falten

und Einschnitte erklären sich nach den Vorausgegangenen von selbst. Dagegen ist bemerkenswert, daß bei stärkeren Graden der Beugung der Oberschenkel verkürzt erscheint. Die Entfernung von der Leistenlinie bis zu dem Ende des Oberschenkelknochens ist in der That kürzer als beim Liegen oder Stehen, obwohl der Gelenkkopf in allen Stellungen in seiner Pfanne ruht. Allein die Muskeln des Oberschenkels sind verkürzt durch das Aufheben, und die Haut ist in Falten gelegt. So kommt es denn, daß der Oberschenkel in die Tiefe des Rumpfes wie hineingesteckt ist und auf der anderen Körperfläche mit scharfer Kontur absetzt.

An dem Schultergelenk ist bei frei herabhängendem Arm ein tiefer Einschnitt an der vorderen und hinteren Fläche der Achselbeuge zu bemerken. Er wendet sich an der vorderen Seite etwas gegen das Brustbein zu, um nach einen Verlauf von 2 cm zu endigen. Diese Furche liegt höher als der untere Rand des großen Brustmuskels, und so scheint auch die Furche hier, wie beim Knie und Vorderarm, in das Gelenk gleichsam einzuschneiden. An der hinteren Seite steigt sie dagegen nicht so hoch hinauf. Dieses einfache Verhalten kompliziert sich, wenn der Arm sich mehr der Brust nähert, zum Beispiel auf die entgegengesetzte Körperhälfte hinübergreift. Da entstehen erst zwei, dann drei kurze Furchen, welche nach aufwärts auseinanderweichen, nach abwärts sich in der ursprünglichen Gelenkfurche vereinigen, so daß die ↓ Figur entsteht.

Auf der hinteren Seite wird beim Rückwärtsschwingen des Armes die Furche zwischen dem Oberkörper lediglich tiefer, die begrenzenden Hautfalten werden höher.

Die Drehungen des Kopfes veranlassen schon bei leichter Wendung auf der seitlichen Halsfläche die Ohrkieferfurche (Figg. 11—13 S. 38). Sie ist an dem Kieferwinkel am tiefsten, um gegen die Mitte der vorderen Halsfläche aufzuhören. Gleichzeitig wird eine zweite Furche bemerkbar, welche in einer Entfernung von $2^1/_2$—3 cm dem Verlaufe der vorhergehenden folgt, zwar weniger hoch oben beginnt, dafür aber weiter herabreicht. Beide begrenzen den vorderen und hinteren Rand des Kopfnickers (Fig. 13). Wird die Wendung weiter getrieben, so vertiefen sich zunächst diese beiden Furchen und rücken sich näher, es sinkt aber namentlich jene ein, welche dem hinteren Rande des Kopfnickers entspricht. Beteiligt sich bei einer solchen Bewegung auch die Halswirbelsäure durch eine leichte Drehung, dann entstehen noch mehrere parallele Falten, namentlich, wenn der Arm dabei noch vorwärts greift.

Die **Haare** sind ein Schmuck für jedes Alter und jedes Geschlecht; wir bewundern die Schönheit ihrer Farbe und ihrer Fülle. Beide Eigenschaften haben schon seit der ältesten Zeit die Aufmerksamkeit auf sich gezogen, und es ist kaum zu viel gesagt, wenn man behauptet, daß die Kultur der Haare so alt sei wie die Menschheit. Nahezu alle Naturvölker treiben einen gewissen Grad von Kultus mit ihrem Haar, salben und färben und zieren das Haupthaar mit Perlen und Geschmeide, und die „Wilden" sind doch das Spiegelbild, in welchem wir unsere ersten Schritte auf dem schwierigen Weg zu edleren Sitten wiedererkennen. Die klassische Kunst aller Zeiten hat vorzugsweise jenen Teil des Haarschmuckes in den Bereich ihrer Darstellung gezogen, der auf dem Kopf vorkommt oder als Bart das Gesicht des Mannes ziert. Selbstverständlich gehören hierzu auch die Augenbrauen und die Haare der Lider, die Augenwimpern. Was sonst noch als „Haarkleid" den menschlichen Körper bedeckt, sei es als kleine Wollhaare oder als stärkere Haarfelder, wird meist mit gutem Grunde weggelassen, weil es entweder zu derb sinnlich auf den Beschauer wirkt oder geradezu, wie die Haare der Achselhöhle, unangenehme Vorstellungen hervorruft.

Die Haare *(Pili)* entspriessen der Haut als geschmeidige Hornfäden, deren Erzeugung und Wachstum wie bei der Oberhaut und den Nägeln von der beständigen Zufuhr des ernährenden Säftestromes abhängt. Vermindert dieser sich, wie in schweren Krankheiten, dann fallen die Haare aus, kehren jedoch wieder mit der vollen Wiederkehr der Gesundheit. Hört die Zirkulation in den die Haare produzierenden Hautstellen durch Verödung der Gefäße auf, so verschwinden die Haare nach und nach; der Schädel wird aus diesem Grunde oft haarlos und die Haut umspannt glatt das gewölbte Dach. Jedes Haar steckt mit der sogenannten Wurzel *(Radix)* in einer kleinen Tasche, der *Cutis*, während der Schaft *(Scapus)* als freier Teil über die Oberfläche hervorragt. Die kleine Haartasche besitzt eine sehr zierliche Organisation, die sich besonders durch zwei Eigenschaften auszeichnet: In nächster Nähe derselben liegen Talgdrüsen, welche ihr fettiges Sekret in die Haartasche entleeren, wodurch das hervorwachsende Haar beölt wird. Der Glanz der Haare beruht auf dieser Beölung durch Hauttalg. Wo die Haare klein sind, wie am Körper, kommt der Überfluß dieses Fettes der Haut zu gute, welche dadurch fettigen Glanz erhält. Das Wasser läuft von ihr ab wie von einem Wachstuch, und bleibt nur in großen Tropfen hängen.

Die zweite Eigenschaft besteht in einem Zuzug von Muskelfasern, welche sich in dem Grunde der Haartasche und nach der gefäßlosen Oberhaut hin, in dem dichten Gewebe der Cutis, fortsetzen. Sie sind im stande, die Haartasche samt ihrer Umgebung gegen die Hautoberfläche emporzuheben. Dann erscheint das Haar auf der Mitte eines kleinen Hügels, der mit dem Aufhören der Verkürzung dieses Muskels wieder verschwindet. Diese kleinen Muskeln, die Haarbalgmuskeln *(Arrectores pili)*, kommen überall vor, wo Haare zu finden sind, und diese fehlen bekanntlich nur an der Handfläche und Fußsohle. Ziehen sich diese kleinen Muskeln zusammen, so wird die ganze Haut mit kleinen Erhebungen übersät (Gänsehaut). Eine bekannte Empfindung von Kälte überläuft dabei die Oberfläche des Körpers; sie wird blaß, denn die sich verkürzenden Muskeln heben nicht allein die Haartasche in die Höhe, sondern verhindern durch Zusammenziehen des in ihrem Bereich befindlichen Gewebes teilweise den Zutritt des Blutes in die oberen Schichten der Lederhaut.

Die Farbe der Haare durchläuft alle Nüancen vom Schneeweiß bis Pechschwarz. Sie rührt im ersteren Fall von dem Fehlen des Farbstoffes her, in letzterem Fall von einer diffusen Färbung, welche die kleinen Zellen und Zellenkerne erfüllt oder in mikroskopisch kleinen Körnern durch den ganzen Haarschaft zerstreut ist. Daher rührt der Grundton der Haare. Dazu kommt aber, daß dieser Grundton durch mannigfache Einflüsse geändert werden kann. Um den auffallenden Wechsel der Färbung zu verstehen, muß man sich daran erinnern, daß die Haare ebenso wie die Oberhaut und die Nägel bis zu einem gewissen Grade durchsichtig sind, und zwar um so mehr, je heller sie sind, ferner, daß sie im stande sind, Wasser, Öle und andere Substanzen in sich aufzunehmen und längere oder kürzere Zeit zurückzuhalten. Die beträchtliche Umänderung der Farbe nach der Durchfeuchtung ist allgemein bekannt, und dies gilt von den Haaren des Menschen wie der Tiere. Daß das Haar, so wenig wie Oberhaut und Nagel, nicht als ein abgestorbener Ejektionsstoff der Haut angesehen werden könne, beweisen die mit der Lebensthätigkeit der Haut übereinstimmenden und durch sie bedingten Lebenszustände desselben. Aus dem Verhalten der Haare ziehen Ärzte, Haarkünstler und Laien ihre Urteile. Sie sind weich und glänzend bei kräftiger, gesunder Beschaffenheit des Individuums, trocken und spröde beim Verfall der Kräfte. Selbst kurz vorübergehende Störungen des Wohlbefindens können sich in ihrem veränderten Zustand abspiegeln. Das plötzliche, nach wenigen Stunden erfolgte Ergrauen der Haare durch Verzweiflung oder durch die Schrecken ängstigender Phantasmen im — Säuferwahnsinn — zeugt deutlich von der lebendigen Thätigkeit im Haar.

Die Enden langer Haare sind in der Regel heller als ihr Anfang. Sie verlieren, weiter vom Körper entfernt, ihr natürliches Fett, ebenso die von der Haarwurzel aus in sie übertretende Ernährungsflüssigkeit. Es entstehen dann kleine Risse, in welche Luft eindringt, wodurch die lichtreflektierende Kraft vermehrt wird.

Die Form des Haarschaftes ist wie seine Stärke den verschiedensten Schwankungen unterworfen. Bei dem Europäer ist die Form in der Regel etwas abgeplattet, so daß der Querschnitt des Haares oval wird; in manchen Fällen ist freilich der Schaft vollkommen rund. Dabei kann er gerade sein und steif wie die Mähne eines Pferdes nach abwärts fallen, zuweilen jedoch sind die Haare leicht gelockt, ja selbst gekräuselt. Wollhaare, wie sie den Haarschmuck des Negers oder des Papua auszeichnen, sind bei uns als seltene Ausnahmen zu verzeichnen. Sie haben bei den farbigen Naturvölkern, wie die Untersuchung gezeigt hat, einen nahezu platten, zu beiden Seiten zusammengedrückten Schaft, der offenbar durch ungleiches Wachstum sich häufig dreht und biegt. Seltsame eckige und kantige Formen des Haarschaftes produziert der Bart der Männer; die Haare erreichen hier oft die Stärke der Spürhaare. Auch der Mensch fühlt die Bewegungen eines feinen Körpers, welcher, ohne die Hautfläche zu berühren, bloß über die Spitzen der Haare hinwegstreift.

Die Augenbrauen *(Supercilia)* bilden als buschig behaarte, nach oben konvexe Bogen eine schöne Grenze zwischen Stirn- und Augengegend. Sie erstrecken sich längs dem oberen Augenhöhlenrand und beschatten bei starker Entwickelung das Auge. Die an der inneren Hälfte befindlichen Partien wachsen bisweilen stärker und überragen bürstenartig das Auge. Das ist namentlich in älteren Jahren der Fall. Dabei erhalten sie ihre Farbe außerordentlich zähe, sie ergrauen zuletzt. Die Augenbrauen haben wie die Wimperhaare die Form kurzer, gekrümmter Nadeln, an denen sich am leichtesten durch die Beobachtung der Beweis erbringen läßt, daß auch das Haarkleid des Menschen einem ähnlichen, wenn auch nicht so regelmäßig erfolgenden Wechsel unterliegt, der bei den Tieren als „Hären" bekannt ist.

Die Wimperhaare *(Cilia)* sind kurze steife, im oberen Augenlide nach oben, im unteren nach unten gekrümmte Haare von 6—8 mm Länge. Im oberen Augenlid sind sie länger als im unteren, und an beiden in der Mitte der Ränder länger als gegen die Enden zu. An der Bucht des inneren Augenlides fehlen sie.

Es wurde schon hervorgehoben, daß das Haarkleid des Menschen nur an einzelnen Partien eine stärkere Entwickelung erlange. Bei dem Mann entwickelt sich auf dem mittleren Abschnitt des Brustbeins ein zottiger Haarwuchs, der sich oft seitlich ausbreitet, um eine wahre Bärenbrust zu bilden. — Bekanntlich erfährt bisweilen das Haarkleid an dem Unterleib, den Schultern und den Beinen ebenfalls eine beträchtliche Entwickelung und selbst die klassische Kunst hat es nicht verschmäht, diesen auffallenden Exzeß darzustellen, vorzugsweise dann, wenn es sich darum handelte, den tierischen Ursprung des Satyrgeschlechtes anzudeuten. Der Bauch ist namentlich in der Mittellinie mit zottigen Massen besetzt, und selbst die Schenkel sind damit geschmückt. Die Neuzeit, welche so oft Veranlassung genommen hat, der alten Sage von geschwänzten Menschen nachzuspüren, konnte wiederholt Individuen nachweisen, bei denen das Haarkleid am Kreuzbein besonders stark in Form eines dreieckigen Feldes entwickelt war. Es ist aber in den meisten Fällen das Zeichen einer Erkrankung der Wirbelsäule an dieser Stelle (R. Virchow). Nachdem die ersten Fälle dieser Art aus Griechenland bekannt geworden sind, hängt vielleicht die Idee, zu äusserer Bezeichnung des Satyrs ein Schwänzchen im Rücken anzubringen, mit alten Beobachtungen dieser Art zusammen.

Wie sich bisweilen das Haarkleid in monströser Art entwickeln kann, zeigt die Rundreise der russischen Bärenmenschen Adrian Jeflichjew und seines Sohnes Feodor. Ihr ganzes Gesicht war von feinen 10—12 cm langen Seidenhaaren bedeckt, wodurch eine täuschende Ähnlichkeit mit einem Seidenpinscher entstand, wie schon der Name andeutete, mit welchem der unternehmende Impresario diese Naturwunder der staunenden Welt vorführte. — Nicht allein das starke Geschlecht darf sich solcher Ausschreitungen seiner Natur rühmen, auch das zarte Geschlecht besitzt bisweilen Repräsentantinnen, welche Schnurr- und Backenbart, oft sogar noch behaarte Brust aufweisen. Ich erinnere an die hervorragendste Persönlichkeit dieser Art, an Miß Julia Pastrana, bei der die stark vorspringenden Kiefer in Verbindung mit der enormen

Entwickelung des Haarkleides sogar zu der Vermutung führten, in ihren Adern ströme neben Menschenblut auch noch dasjenige eines Anthropoiden. Allein es ist zu bedenken, daß ein Haarkleid feinster Art bei dem Embryo den ganzen Körper bedeckt, und daß eine Hypertrichosis leicht entstehen könne durch exzessives Wachstum der schon vorhandenen Anlagen. Auf solche Art erklärt sich ferner ungezwungen der Haarbüschel am Eingang in den Gehörgang. Diese Haare erhielten wohl wegen ihrer Steifheit den Namen Bockshaare *(Hirci)*.[1]

Die in den Nasenöffnungen sichtbaren Haare *(Vibrissae)* ragen zumeist nach abwärts gegen die Oberlippe und werden im Alter und überhaupt bei Männern länger gefunden als bei Weibern. — Schnurrbart und Vollbart sind in der Regel nur Attribute des starken Geschlechtes. Die Haare stehen in Linien, welche nie gerade, sondern gebogen und zwar auf beiden Körperseiten symmetrisch verlaufen und zusammen jene Figuren bilden, welche als Haarströme oder Haarwirbel bezeichnet werden. Diese sind um so leichter zu verfolgen, als die Richtung der Haare nie senkrecht auf der Hautoberfläche steht, sondern schief, weil die Haarwurzeln schief in der Cutis stecken.

Über Haare am Kreuzbein (Sacraltrichose) siehe Ornstein, Chefarzt in der griechischen Armee, in der Zeitschrift für Ethnologie, Bd. IX 1877, XII 1880. R. Virchow, Archiv für pathologische Anatomie. Bd. 72 u. 79. J. Ranke, Der Mensch. 2. Aufl. Leipzig u. Wien 1894. S. 175 u. ff., mit Abbildungen der Kreuzbeinbehaarung nach Ornstein und nach R. Virchow. Dort auch die Köpfe verschiedener Haarmenschen.

Dritter Abschnitt.

Spezielle Knochenlehre.

A. Der knöcherne Kopf (Schädel).

Allgemeine Eigenschaften des Schädels. Der Kopf ohne Fleisch, Haut und Haar heißt Schädel *(Cranium)*; er ist der Träger des Gehirns und der wichtigsten Sinnesorgane, das Eingangsthor für Luft und Nahrung; er übertrifft alle anderen Teile des Skelets an Vollständigkeit und dadurch auch an Mannigfaltigkeit des Baues: vollständig, nahezu das ganze Haupt ist durch seine Linien vorgezeichnet; mannigfaltig: mit

[1] *Hirci* heißen auch die Achselhaare. Die Römer nannten letztere *pili alarum* und den Sklaven, welcher sie auszurupfen hatte, *alipilus;* sie waren Feinde des unangenehmen Geruches, der sich nicht in dem Grade entwickeln kann, wenn die Haare entfernt sind, welche wie ein Schwamm das Produkt der Achseldrüsen aufspeichern. Die bekannte, nicht wohlriechende Atmosphäre des Bockes ließ auch den penetranten Geruch des Achselschweißes als *hircus* bekannt werden. Ein schmutziger, unreiner Kerl erscheint im Plautus als *hircus*. *Hircosus* heißt ein Mensch, welcher einen stark riechenden Achselschweiß absondert. Eine ähnliche Bezeichnung fehlt im Deutschen, obwohl die Erscheinung häufig genug vorkommt, trotz des übermangansauren Kali oder der Salicylsäure, die so vortreffliche Gegenmittel sind.

wenigen Hilfsmitteln ist ein unendlicher Wechsel in der Form erreicht. Ist doch jedes Individuum durch kleine Änderungen der Teile desselben charakterisiert. Das Geschlecht prägt ihm seinen Typus auf, das Alter und die Rasse. Es lässt sich nur ein im allgemeinen zutreffendes Bild des Schädels entwerfen, namentlich auch seines Gesichtsteiles, denn die Verschiedenheiten sind zahlreich, wie die Gesichter der Lebenden. Der Knochen ist dabei das Fundament für jede Kopf- und für jede Gesichtsbildung; hat der Lebende eine Stumpfnase, sind auch die Nasenknochen von übereinstimmender Form; ist der Nasenrücken gerade und in einer Flucht mit der Stirne, wie in dem einfachen Profil der Antike, dann ist auch die Bildung am Schädel die gleiche; ist aber die Nase des Lebenden tief eingesetzt, und im Winkel gegen die Stirne abgesetzt, dann ist das auch am Knochen ebenso geprägt. Dasselbe gilt von allen anderen Teilen; die Backenknochen können anliegen oder hervorragen, der Unter- und Oberkiefer kann gerade herabsteigen oder vor- oder zurückspringen, proportioniert sein zu dem Obergesicht oder das Maß überschreiten. Von all diesen Eigenschaften hängt schöne oder häßliche Gesichtsbildung ab, wobei schöne und häßliche Knochenformen an einem und demselben Antlitz aneinanderstoßen. Der Künstler sollte sich mehrere Schädel auf die Verschiedenheit hin ansehen, denn in dem folgenden kann, um nicht zu viel Raum in Anspruch zu nehmen, nur die Mittelform beschrieben werden.

Der Schädel ist aus 21 verschieden gestalteten Stücken zusammengesetzt. Mit Ausnahme eines einzigen, des Unterkiefers, sind sie bei dem Erwachsenen fest und unbeweglich zusammengefaßt und so innig verbunden, daß unter günstigen Umständen selbst Jahrtausende den Zusammenhang nicht lösen. Die zumeist breiten und flachen Knochen bilden die Wandungen von Höhlen für die Aufnahme des Gehirns und der Sinnesorgane.

a. Hirnschädel.

Die Form der Hirnkapsel ist, von oben her betrachtet, in der Draufsicht, ein unverkennbares Oval, das aber bei den verschiedenen Arten des Menschengeschlechtes, auch denen Europas, entweder mehr kurz und gebaucht oder mehr lang und schmal ist. Schädel der ersteren Art nennt man Rund- oder Kurzköpfe *(Brachycephalen)*, letztere Langschädel *(Dolichocephalen)*. Der obere Teil heißt Schädeldach *(Calvaria)* im Gegensatz zu der Grundfläche *(Basis)*. Die einzelnen Regionen der Hirnkapsel werden ebenso wie an dem Kopf des Lebenden als Stirn, als Scheitel, als Hinterhaupt und als Schläfen unterschieden. Das umfangreiche Gehirn liegt in einem großen Raum, den man schlechtweg Schädelhöhle nennt *(Cavum cranii)*. Die weite ovale Kapsel, welche sich bis zur Stirn und bis zum Hinterhaupt erstreckt, wird von dem Gehirn samt den Gefäßen und Hirnhäuten ausgefüllt.

Das Stirnbein *(Os frontis)*, leicht gewölbt, geht durch eine ziemlich scharfe Krümmung in den Scheitel über. Durch die Kranznaht (Fig. 35 Nr. 1) schließt es sich an die Seitenwandbeine *(Ossa parietalia* Fig. 35 Nr. 2) an, welche das Hinterhauptsbein *(Os occipitis)* zwischen sich fassen (ebenda Nr. 3).

Die oberen Augenhöhlenränder und der Nasenfortsatz bilden die untere Stirngrenze. Während die weitgeöffneten Augenhöhlen die Knochenfläche der Stirn in ihrem Übergang zu dem Oberkiefer vollständig unterbrechen, bleibt in der Mitte eine Verbindungsstraße, um den Anschluß an die Nasenbeine und an den Oberkiefer zu vermitteln. Das Stirnbein

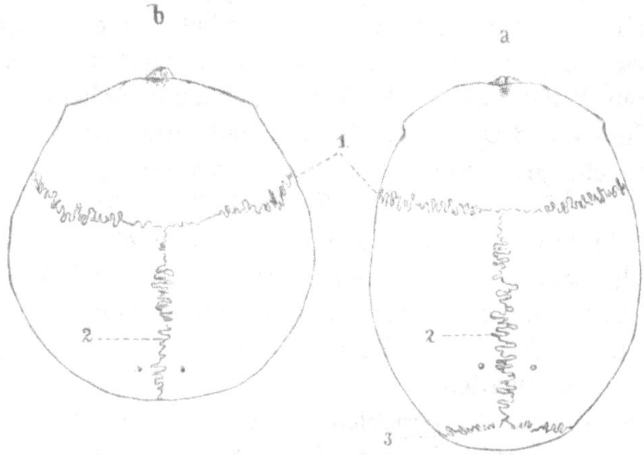

Fig. 35. Zwei europäische Schädel von oben.
a Langschädel, b Kurzschädel.
1. Kreuznaht. 2. Scheitelnaht, 3. Lambdanaht.

hilft also den Nasenrücken bilden, wenn auch nur eine kurze Strecke, die man als Nasenwurzel bezeichnet. Die Form, in welcher dies geschieht, unterliegt vielem Wechsel, nach Alter, Geschlecht und Rasse. Nach den herrschenden Anschauungen unserer Zeit muß die Nasenwurzel bei dem kräftig entwickelten Schädel des Mannes vertieft liegen, (siehe Figg. 36 und 37 S. 70), weil das Stirnbein im Bereich der Augenbrauen, der Augenhöhlenränder, und namentlich an der Übergangsstelle zu dem Nasenrücken balkonartig vorspringt. Diese Auftreibung heißt Nasenwulst, sie liegt in gleicher Höhe mit den Augenhöhlenrändern, um dann sich rasch zu verlieren und gegen die Nasenwurzel zurückzutreten, wo erst die Verbindung mit den Nasenbeinen und den Nasenfortsätzen des Oberkieferknochens stattfindet. Die gezackte Naht, welche an dieser Stelle vorkommt, heißt Stirnnasennaht *(Sutura naso-frontalis)*. An den Figuren 36, 37 und ff. ist dieses Verhalten mit vollkommener Deutlichkeit zu sehen. Der tiefere Grund dieses Wulstes über der Nasenwurzel bei dem Mann liegt in der Existenz von lufthaltigen Räumen. Die beiden Knochenplatten des Stirnbeines weichen nämlich auseinander und bilden gerade im Bereich der Stirnglatze und der Augenbrauenbogen die Stirnhöhlen *(Sinus frontales)*. Sie erstrecken sich oft bis zu den Stirnhöckern hinauf und bis in die Wangenbeinfortsätze hinein. Stark vorragende Arcus superciliares und ein vorspringender Nasenwulst lassen auf große Geräumigkeit der Stirnhöhlen schließen.

Man hat die Stirnhöhlen die ganze Größe der Stirnschuppe einnehmen gesehen, was bei einigen Pachydermen (Schwein, Elefant) Regel ist. Die monströse Größe des Kopfes bei letzterem Tiere beruht auf der enormen Größe der Stirnhöhlen. — Die Kommunikation der Stirnhöhlen mit der Nasenhöhle, deren Schleimhaut sich in die Stirnhöhle hinauf fortsetzt, erklärt den dumpfen Stirnschmerz bei höheren Graden von Schnupfen. Da die *Sinus frontales* durch Auseinanderweichen des Knochens entstehen, so kann die vordere Wand des Knochens brechen oder eingeschlagen werden ohne Eröffnung der Schädelhöhle. Wird dabei gleichzeitig die Haut verletzt, so kann die Luft beim Schneuzen aus der Wunde entweichen. Hyrtl sah eine solche Verletzung an einem Stallknecht durch den Hufschlag eines Pferdes. Die Wunde blieb lange Zeit offen. Wenn der Verletzte sich die Nase zuhielt, konnte er mit der Stirnfistel ein Wachslicht ausblasen. Ich habe einen jungen Mann gesehen, dem die Kugel, in selbstmörderischer Absicht gegen den Kopf getrieben, nur die vordere Wand der Stirnhöhlen durchschlug, ohne irgend welche Störung des Gehirns zu verursachen. Sie wurde durch den harten Knochen plattgeschlagen und später ohne Nachteil entfernt.

Die Stirnhöhlen und damit die Vertiefung der Nasenwurzel entwickeln sich erst mit der Reife des Organismus. Sie treten zwar schon im zweiten Lebensjahre als flache Buchten auf, wachsen aber langsam und erreichen ihre volle Ausbildung erst mit der Mannheit. Deshalb wird mit Zunahme des Alters die ganze Erscheinung des Profils markiger. Die charakteristischen Verschiedenheiten der Stirnbildung eines und desselben Individuums in verschiedenen Lebensepochen lassen sich an Statuen und Büsten und an chronologisch geordneten Münzen von Regenten studieren, die ein hohes Alter erreichten, so z. B. an den Medaillen Ludwigs des Vierzehnten. Bei den Griechen und auch bei den Römern, die sich ja von dem griechischen Genius der Kunst leiten ließen, fehlt bei Idealstatuen die Einsenkung an der Nasenwurzel. Den Übergang von der Nase zur Stirn bildet eine gerade Linie. Man hat damit ein seltenes Vorkommen zur Regel erhoben. Die sogenannte „griechische Nase“ ist eine konventionelle Form; nur während der Entwickelung des Menschen ist der Übergang von der Stirn zur Nase flach. Das Festhalten dieser Bildung für die unsterblichen Götter sollte den Statuen offenbar den Stempel der ewigen Jugend aufdrücken helfen. Exzessive Entwickelung des Nasenwulstes und der Arcus superciliares beschattet die Nasenwurzel und die Augen. Diese treten tief zurück, und der Ausdruck nicht allein des Lebenden, selbst des Schädels erhält etwas Geschlossenes und Sicheres.

Für die Gesamtheit der Gesichtsform ist die Richtung des Stirnbeines zu der Horizontallinie durchaus nicht gleichgültig; sie hat für den Künstler entschieden physiognomischen Wert, wenn auch dieser Gesichtswinkel für die Bestimmung der geistigen Begabung seine Bedeutung verloren hat, seitdem sich herausstellte, daß er bei verschiedenen Rassen gleich groß sein kann. Eine hohe und senkrechte Stirn veredelt das Gesichtsprofil und wird von den Physiognomikern als ein Ausdruck vorwaltender intellektueller Fähigkeiten genommen, während der Sprachgebrauch den Inbegriff des Gegenteils durch die Bezeichnung „Flachkopf" ausdrückt. Am Apollo und Antinous ist der Gesichtswinkel selbst gröser als 90°; die anatomische Richtigkeit wurde wahrscheinlich auch hierin der künstlerischen Idee der Übermenschlichkeit aufgeopfert. Eine flache Stirn *(le front fuyant)* galt Lavater als ein übles Omen; Robespierre hatte sie, aber auch der königliche Philosoph von Sanssouci besaß sie in noch auffallenderem Grade. Man kann sie auch künstlich erzeugen und damit

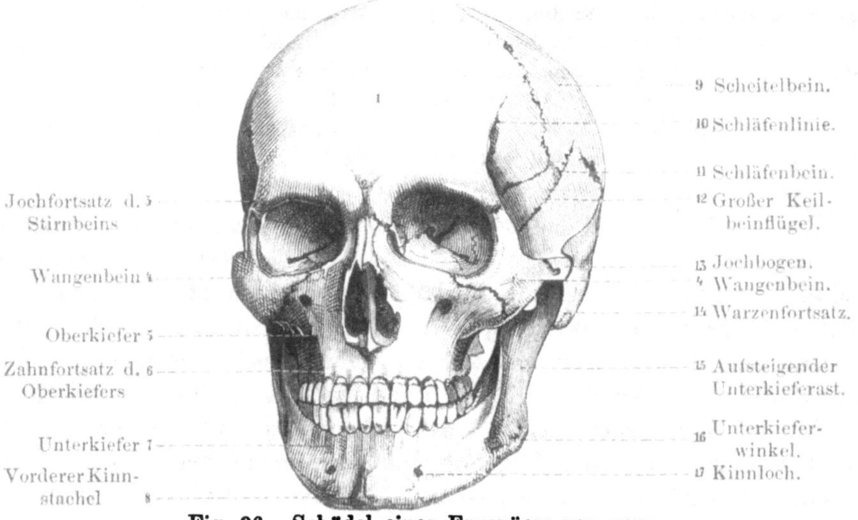

Fig. 36. Schädel eines Europäers von vorn.
1. Stirnbein. 2. Stirnglatze.

alle üblen Vorbedeutungen als eitlen Wahn *ad absurdum* führen. Weder Mordlust noch Menschenverachtung entstehen nach dieser kosmetischen Operation; die schon unsere Altvorderen geübt haben.

Bei Frauen ist, wie bei dem Kinde, der Übergang von der Stirn zur Nase gemildert und bisweilen fehlt jede Einsenkung (griechisches Profil). Ein starker Nasenwulst und eine tief eingesetzte Nase geben dem weiblichen Kopf männliche Kraft, die wir von ihm nicht verlangen.

Von der mittleren Schädelzone, dem Scheitel, grenzt sich zu beiden Seiten die Schläfengegend *(Planum temporale)* ab, welcher das Schläfenbein *(Os temporum,* Fig. 36 Nr. 11), der große Keilbeinflügel (Fig. 36 Nr. 12) und die von einer Bogenlinie umgrenzten Abschnitte des Stirn- und Seitenwandbeines (Fig. 36 Nr. 10) angehören. Die Größe und der Grad der Flachheit der Schläfe ist sehr großem Wechsel unterworfen. Dies gilt selbstverständlich auch von jener charakteristischen Linie, der Schläfenlinie *(Linea temporalis)*. Sie beginnt an der Stirn, grenzt dort durch einen beträchtlichen Vorsprung, der gegen das Wangenbein hin gerichtet ist, die Stirnfläche seitlich ab und wendet sich dann nach aufwärts, um einen Halbkreis zu beschreiben (Fig. 37 Nr. 1). Ihre Stärke und Ausdehnung steht im Verhältnis zu dem Schläfenmuskel, der von ihr entspringt. Ist er groß und stark, so ist dasselbe mit der Schläfenlinie der Fall, umgekehrt ist sie, sobald sie das Stirnbein verläßt, nur schwer in dem weiteren Verlauf zu verfolgen.

Trotz dieses Wechsels in dem hinteren Abschnitt ihres Verlaufes ist sie gerade am Stirnbein stets deutlich und hat auf die Gestalt der Stirn wesentlichen Einfluß. Bei der Betrachtung eines Schädels von vorn sieht man beide Linien, die der rechten und linken Seite, und bemerkt, daß sie ungefähr $1^1/_2$ cm über den Augenhöhlen sich nähern, um dann im Ansteigen sich wieder allmählich voneinander zu entfernen. Sie beschreiben also zwei nach außen konkave Bogen, die an charakteristischen Köpfen durch die Haut hindurch deutlich zu sehen sind. Bei guter Beleuchtung wird eine helle Bogenlinie die Stirnfläche abtrennen. Bei starkem Haarwuchs wird sich ihr oberer Teil bald dem Auge entziehen, der untere Abschnitt bleibt jedoch, namentlich bei mageren Köpfen, deutlich erkennbar. Am kahlen, haarlosen Scheitel läßt sie sich auf große Strecken verfolgen und markiert auf diese Weise die Schläfenfläche deutlich gegenüber dem gewölbten Scheitel.

Als Grenze des gewölbten Schädeldaches, abwärts gegen die Wange und die Ohrgegend hin, tritt eine horizontal verlaufende Knochenbrücke auf, welche von dem Wangenbein freischwebend zu dem hinteren Ende der Schläfenschuppe zieht, um dort mit breitem Ansatz sich zu befestigen. Es ist dies der Jochbogen *(Arcus zygomaticus*, Fig. 36 Nr. 13). Die beiden Jochbogen überbrücken also die Schläfengruben, und stehen am Schädel wie horizontale Henkel an einem Topfe. Unter ihnen ziehen die Schläfenmuskeln zu ihrem Ansatz am Unterkiefer. Da nur der untere Rand des Jochbogens von dem Ursprung eines Kaumuskels verdeckt wird, liegt die vordere Fläche am Lebenden unmittelbar unter der Haut und läßt sich leicht auf dem ganzen Weg durch den zufühlenden Finger verfolgen, bis zu der Stelle, wo der Bogen vor der Ohröffnung in die Fläche des Schläfenbeines übergeht. Bei mageren Gesichtern ist der Verlauf vom Wangenbein an direkt zu sehen, und die Grenze zwischen Schädel und Gesicht wird durch die darüber- und darunterliegende Vertiefung sofort bemerkbar. Das hintere Ende des Jochbogens liegt dicht an dem ovalen Gehörloch, das in das Innere des Schläfenbeines, zu der Trommelhöhle und dem Labyrinth, führt. Daran schließt sich der Warzenfortsatz *(Processus mastoideus*, Fig. 37 Nr. 6) nach seiner Form so genannt. Er ist stark gewölbt; sein oberer Teil ist am Lebenden hinter der Ohrmuschel leicht fühlbar, während das untere Ende in dem Ansatz eines kräftigen Halsmuskels, des Kopfnickers, verborgen ist.

Der Hinterhauptstachel (*Protuberantia occipitalis externa*, Fig. 37 Nr. 5) grenzt den oberen, nur von der Kopfhaut bedeckten Teil des Schädels von dem durch den Ansatz der Nackenmuskulatur verborgenen Teil ab. Die Grundfläche des Schädels (*Basis*) umfaßt die Strecke von dem Hinterhauptstachel und der mit ihm zusammenhängenden mittleren Hinterhauptlinie an (*Linea nuchae media*, Fig. 38 zwischen Nr. 9 u. 10) bis zu den Schneidezähnen, mit oder ohne Unterkiefer. In der Fig. 38 wurde der Unterkiefer weggelassen, um die Erhöhungen und Vertiefungen besser sehen zu können.

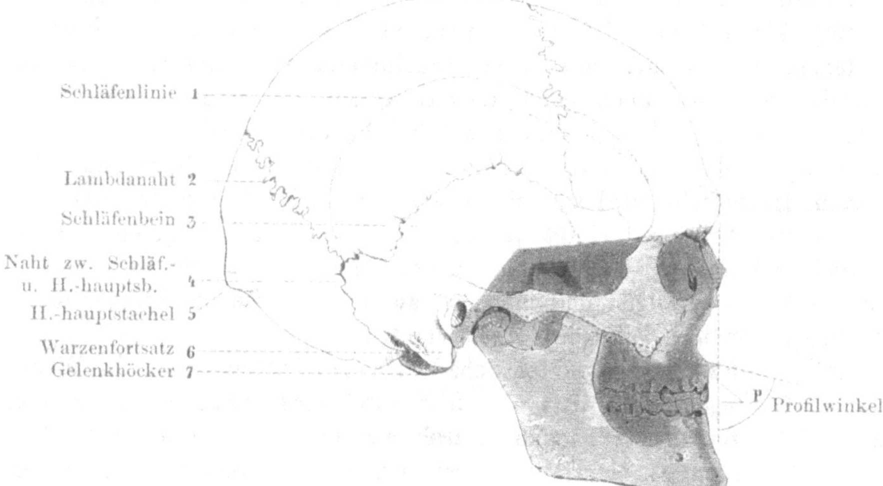

Fig. 37. Starker und langgestreckter Schädel eines Esthen. Die Schädelkapsel hell, der Gesichtsteil schraffiert.

Die großen und kleinen Löcher der Basis, durch welche das Gehirn seine zwölf Nervenpaare zu verschiedenen Organen aussendet, oder die für seine Ernährung erforderlichen Blutgefäße empfängt, sind zunächst erwähnenswert. Die eine dieser Öffnungen in dem hinteren Drittel der Schädelbasis, das große Hinterhauptsloch (Fig. 38 Nr. 11), läßt die Verbindung des Rückenmarkes mit dem Gehirn, das sogenannte verlängerte Mark, hindurchtreten. Zu beiden Seiten sind konvexe 1 cm breite, im frischen Zustand mit Knorpel überzogene Gelenkhöcker Fig. 38 Nr. 13), welche auf entsprechend vertieften Pfannen des ersten Halswirbels aufsitzen. In diesem Gelenk, dessen Konstruktion später noch besonders besprochen werden soll, beugt und hebt sich der Schädel.

Von der gebogenen Zahnreihe wird ein vertieftes Feld begrenzt, der harte Gaumen (*Palatum durum*, Fig. 38 Nr. 1). Eine senkrechte Naht trennt ihn in zwei Hälften. Zwischen den Schneidezähnen ist er schmal, um sich nach hinten zu erweitern. Dort schließt er die Gaumenlöcher

(Choanen) ab (Fig. 38 zwischen Nr. 5 u. 6), welche die Verbindung zwischen Nasenhöhle und Rachenraum herstellen. Sie sind paarig und in der Mitte getrennt durch das Pflugscharbein *(Vomer* Nr. 5). Ihre ganze Umgebung dient zum Ursprung von Gaumen- und Rachenmuskeln, welche beim Schlingen, Sprechen, Niesen u. s. w. eine hervorragende Rolle spielen. Dasselbe ist der Fall mit einem 2 cm langen Fortsatz, Griffelfortsatz *(Processus styloideus*, Fig. 38 Nr. 7), der ursprünglich beweglich mit der Schädelbasis verbunden ist, in späteren Jahren jedoch fest mit ihr verwächst. Auch er dient als Ursprungspunkt von Muskeln. Hinter den Choanen liegt das Grundbein, der basale Teil des Hinterhauptsbeines offen da (Fig. 38 Nr. 12). An seine Seitenränder stößt das Felsenbein, ein Teil des Schläfenbeines. Weiter nach außen liegen die Gruben für den

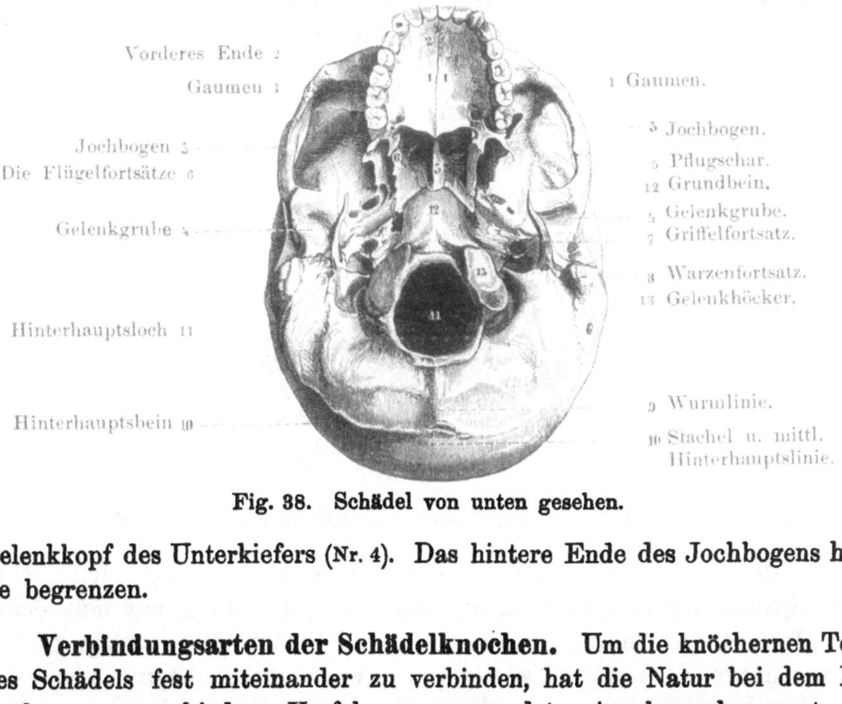

Fig. 38. Schädel von unten gesehen.

Gelenkkopf des Unterkiefers (Nr. 4). Das hintere Ende des Jochbogens hilft sie begrenzen.

Verbindungsarten der Schädelknochen. Um die knöchernen Teile des Schädels fest miteinander zu verbinden, hat die Natur bei dem Erwachsenen verschiedene Verfahren angewendet. Am bemerkenswertesten für den Künstler sind die wahren Nähte *(Suturae verae)*, auch Suturen genannt, tiefgezahnte Knochenränder, welche an folgenden Stellen vorkommen.

1. zwischen dem Stirnbein und den beiden Scheitelbeinen als Kranz- oder Kronennaht *(sutura coronalis)*, Fig 35;

2. zwischen den beiden Scheitelbeinen als Scheitelnaht *(Sutura sagittalis)*;

3. zwischen der Hinterhauptschuppe und den hinteren Rändern der beiden Scheitelbeine als Lambdanaht *(Sutura lambdoidea)*, wegen der Ähnlichkeit mit einem griechischen Λ so genannt;

4. zwischen dem Warzenteil des Schläfenbeines und der unteren Seitenwand der Hinterhauptschuppe als Warzennaht (*Sutura occipito-mastoidea,* Fig. 37 Nr. 4). Bei Kahlköpfen, deren Scheitel zuweilen so glatt ist wie eine Billardkugel, kann man die ersterwähnten drei Nähte häufig durch die Schädeldecke hindurch erkennen.

Falsche Nähte sind jene Verbindungen, wobei die Knochen sich dachziegelförmig übereinander schieben. Das ist z. B. zwischen Schläfenschuppe und Scheitelbein der Fall (Fig. 37 zwischen Nr. 1 u. 3). An der Schädelbasis bestehen feste Verbindungen anderer Art: die einzelnen Knochen berühren sich in größeren Flächen. Während der Jugend stellt hier, wie in anderen Fällen, eine dünne Knorpelschicht den Zusammenhang her, später, mit der vollen Reife des Individuums, verschwindet diese Kittsubstanz, indem Knochen an die Stelle tritt.

Bei dem neugeborenen Kinde (Fig. 39) fehlen die Nähte noch voll-

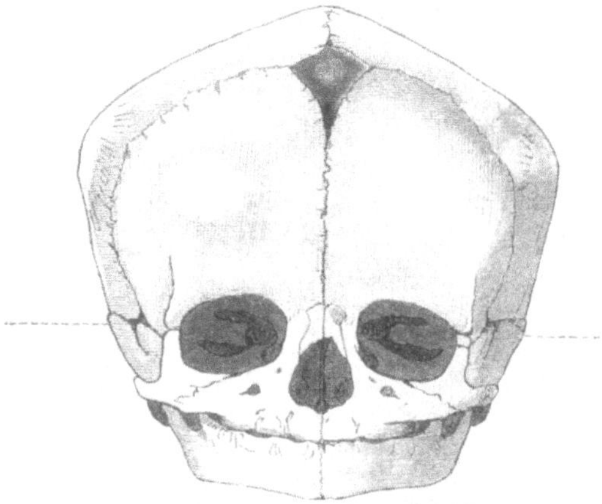

Fig. 39. Schädel eines zweimonatlichen Kindes von vorn gesehen.

ständig; die Stellen, wo später eine so innige Vereinigung erfolgt, sind durch Spalten getrennt, welche, abgesehen von der Haut, nur eine dehnbare Membran überbrückt. Dieser Zustand währt an manchen Stellen mehrere Jahre. Wenn der Schädel nicht mehr wächst, beginnen einzelne Nähte zu verstreichen, einige, die bei dem Säugling vorhanden waren, verschwinden vollständig. Zu letzterem gehört z. B. die Stirnnaht, welche das Stirnbein vom Scheitel herab in zwei gleiche Hälften teilte und es möglich machte, daß die Stirn sich in die Breite entwickeln konnte. Bisweilen jedoch bleibt diese Naht während des ganzen Lebens erhalten, also auch dann, wenn die Entwickelung des Gehirns ihren Abschluß erreicht hat; manchmal läßt sich die Stirnnaht auch durch die Haut hindurch erkennen. Schädel mit persistenter *Sutura frontalis* nennt man im gewöhnlichen Leben „Kreuzköpfe". Umgekehrt können Nähte auch frühzeitig verschmelzen. Geschieht dies, bevor noch das Gehirn seine vollkommene Ausbildung erlangte, so bleibt der Schädel abnorm klein, „mikrocephal“. Der Gefährte einer solchen Mikrocephalie[1] ist der Blödsinn.

Einseitige Verwachsung der Nähte bedingt Schiefheit des Kopfes mit und ohne Hemmung geistiger Entwickelung. Da entstehen Turmköpfe oder kielförmig in die Länge gestreckte Scheitel, ja sogar Sattelköpfe, die in der Gegend der Kranznaht vertieft sind. DANTE's Schädel soll ein exquisiter Schiefschädel gewesen sein. Höchst überraschend ist die Biegsamkeit der Schädelknochen im ersten Lebensjahre, an der sich selbst die Mode vergreift. Nicht allein die Füße und die Leiber, auch die Köpfe werden künstlich in eine andere Form gedrückt. Auf beiden Halbkugeln der Erde tauchte der verrückte Einfall auf, dem Schädel eine künstliche Form zu geben; diese Umformung wurde im Altertum geübt und ist noch heute im Schwung; HIPPOKRATES und HERODOT erzählen von ihr, und jüngst noch hat VIRCHOW in Tiflis das Vorhandensein dieser Unsitte bestätigt gefunden. In alten Gräbern der Krim, des Kaukasus, Ungarns, Schlesiens, am Rhein und in Frankreich sind künstlich verbildete Schädel gefunden worden, als Beweise, daß um die Zeit der Völkerwanderung dieser Brauch in Europa weit verbreitet war. Bald wurde der Turmkopf beliebt: der Schädel wurde künstlich durch einen Druckverband in die Höhe getrieben, bald suchte man die Stirn so niederzudrücken, daß sie von den Augenbrauen an nicht mehr senkrecht in die Höhe stieg, sondern in schiefer Ebene nach rückwärts strebte. Das klassische Land für die Schädelverbildung ist unstreitig Amerika in alter und neuer Zeit gewesen, nicht allein wegen der Häufigkeit, sondern auch wegen der Verschiedenartigkeit der Prozedur und der Größe der erzielten Erfolge. Keiner anderen Bevölkerung sind solche Kompressionen der kindlichen Schädel gelungen. Der Turmkopf und der Breitschädel finden sich dort in wahrhaft erschreckender Vollendung und geben einen unwiderleglichen Beweis von dem hohen Grad auch der physischen Insulte, die das Menschenhirn zu ertragen im stande ist.[2]

b. Gesichtsteil des Schädels.

Die Schönheit oder die Häßlichkeit des Gesichtes ist in erster Linie durch die Form des Skeletes bedingt, die wahre Schönheit liegt nicht nur in den Weichteilen, sondern ebenso sehr im Knochen. Ein wirklich schöner Kopf bleibt trotz der Verheerungen des Alters dennoch schön. Das Gesicht und damit das Gesichtsskelet ist bald lang bald kurz, zwischen beiden Formen liegen zahlreiche Übergänge. Die Gesichtshöhe gemessen von der Nasenwurzel bis zum Kinn schwankt zwischen 111 und 130 mm. Selten sind extreme Längen von 90 und solche von 140. Die Breite zwischen den Jochbogen ist ebenfalls bedeutenden Schwankungen von 102—155 mm unterworfen. — Der Gesichtsteil des Schädels zeigt eckige Linien, scharfe Vorsprünge und Vertiefungen. Mehrere Höhlen dienen den Sinnesorganen

---

[1] *mikrós* klein; *kephalé* Kopf.

[2] Ausführliches hierüber in folgenden, mit vortrefflichen Abbildungen versehenen Werken: MEYER, A. B., Über künstlich deformierte Schädel und über die Verbreitung der Sitte der künstlichen Schädeldeformierung. Mit 1 Tafel. Leipzig u. Dresden 1881. VIRCHOW, R., Crania ethnica americana. Mit 26 Tafeln und Abbildungen im Text. Berlin 1892.

zur Aufnahme und bilden die Vorhallen für die in die Leibeshöhlen eindringenden Atmungs- und Verdauungsorgane. Unter diesen ziehen die Augenhöhlen stets zunächst die Aufmerksamkeit auf sich. Die tiefen Hohlpyramiden, welche bei jeder Beleuchtung durch einen Schlagschatten dunkel hervortreten, bedingen den unheimlichen Ausdruck des „knöchernen" Antlitzes. Sie sind außen begrenzt von einem Teil des Stirn- und Wangenbeines (Fig. 36 Nr. 3 u. 4), welche zusammen nicht allein einen starken schützenden Vorsprung bilden, sondern gleichzeitig auch eine scharfe Grenze zwischen Gesicht und den Schläfen; in der Mitte sind die Augenhöhlen getrennt durch den Nasenrücken, der am Schädel kurz ist; denn die Fäulnis zerstört die häutige Nase und ihre knorpligen Teile und legt dadurch den Einblick in die Nasenhöhle frei, oder besser in die Nasenhöhlen. Der birnförmige Eingang *(Apertura pyriformis)* führt in zwei durch die Nasenscheidewand *(Septum narium)* getrennte Räume, welche auch nach hinten sich, getrennt durch ovale Löcher *(Choanen)*, öffnen.

Der breite Teil des Nasenhöhleneinganges ruht auf dem Boden der Nasenhöhle, der schmale Teil sieht nach oben, die Ränder sind scharf geschnitten, namentlich nach unten. Ein kurzer Knochenstachel, der vordere Nasenstachel *(Spina nasalis anterior*, Fig. 36), vereinigt die unteren Ränder in der Mittellinie an derselben Stelle, an der die Nasenscheidewand in der Gesichtshaut festsitzt.

Unterhalb des senkrecht gestellten, birnförmigen Loches, das in die labyrinthisch verschlungenen Luftwege der Nasenhöhle führt, liegt die querliegende Mundspalte, welche am Schädel weit an der Seite zurückreicht und dort vom aufsteigenden Unterkieferast (Fig. 36 Nr. 15) begrenzt wird. Sind noch alle 32 Zähne erhalten, dann verkünden nur die schmalen Spalten zwischen den Kronen und der Raum zwischen dem letzten Mahlzahn und dem Rand des Unterkieferastes die Ausdehnung der dahinter liegenden Mundhöhle. Nach unten ist sie offen und durch den weiten Bogen des Unterkiefers dringt der Blick ungehindert in das Innere des Raumes, dessen Dach vom harten Gaumen, dessen Seitenwände von den zahntragenden Leisten des Oberkiefers *(Processus alveolaris maxillae superioris)*, von den Zähnen und von dem Unterkiefer gebildet werden.

Die knöcherne Umrahmung für die vier Höhlen des Gesichtes hat von vorn betrachtet die Gestalt eines Viereckes mit ungleichen Seiten. Die obere Begrenzungslinie liegt über den Augenhöhlen. Durch diese Linie wird der eigentliche Gesichtsschädel gegen den Hirnschädel oder die Hirnkapsel abgegrenzt. Man hat viele Gründe, eine solche Trennung festzuhalten, welche auf den ersten Augenblick von der Vorstellung abweicht, die man sich in der Kunst wie in dem gewöhnlichen Leben von dem „Gesicht und also auch von dem Gesichtsschädel" macht, denn man rechnet ja im täglichen Leben die Stirn zum Gesicht. Ihr haarfreier Teil bestimmt wesentlich das Aussehen des letzteren; die bewegliche

Haut glättet sich überdies oder legt sich durch das Spiel der Muskeln in Falten und steht durch ihren verschiedenen Spannungsgrad im Dienste der Mimik. Wie viel man von einem Kopfe hält, den eine hohe und breite Stirn schmückt, weiß jeder. Die Wissenschaft trotzt aber den geläufigen Vorstellungen des täglichen Lebens, wenn es sich um fest erkannte Prinzipien handelt, und so verfährt sie auch in diesem Falle. Gesichtsschädel ist ihr nur jener aus 14 Knochen bestehende Keil, der seine Basis von der Nasenwurzel bis zum Kinn erstreckt, und dessen stumpfe Spitze in der Gegend des großen Hinterhauptsloches liegt. Die Stellen, wo Hirnkapsel und Gesichtsschädel zusammenhängen, liegen innerhalb zweier Ebenen, welche von der Nasenwurzel (Fig. 37) gegen den vorderen Rand des Hinterhauptsloches hinabreichen. Die Ausdehnung des Gesichtsschädels ist in der Fig. 37 schattiert.

Der wissenschaftliche Boden, auf welchen wir uns hier stellen, verlangt, daß von der Betrachtung des Gesichtsschädels die Stirn, zunächst wenigstens, ausgeschlossen bleibe. Hirnschädel und Gesichtsschädel haben in ihrer ersten Anlage und in ihrem weiteren Wachstum einen gewissen Grad von Selbständigkeit. Der erstere ist schon viel früher in seinen Hauptformen erkennbar als der letztere. Sodann schreitet jeder dieser Teile unabhängig von dem anderen in seinem Ausbau weiter. Eigenartige Gestaltungen können auf dem Gebiete des einen sich entwickeln, ohne notwendig die Formen des anderen zu beeinflussen. Der Hirnschädel kann sehr groß sein — eine mächtige Stirn deutet auf reiche Entfaltung des Inhaltes — während das Gesicht unverhältnismäßig klein ist. Aber das Umgekehrte kommt häufig genug vor, ein großes Gesicht, die Backenknochen und die zahntragenden Teile von einem über das Maß hinausgehenden Umfang — und darüber ein kleiner Hirnschädel mit niedriger oder flach zurückweichender Stirn. In beiden Fällen wird der Eindruck auf den Beschauer ein sehr verschiedener sein. Dort kann er den Eindruck geistiger Kraft, hier den roher, ungezügelter Genußsucht hervorrufen.

Selbst bei krankhaften Mißbildungen zeigt sich noch die Unabhängigkeit der beiden Abschnitte. Im Bereich des Gesichtsschädels können Hasenscharte und Wolfsrachen die ganze Gestalt des häutigen und knöchernen Antlitzes verkümmern, während der naheliegende Hirnschädel, namentlich die an der Basis befindlichen Teile, nicht im geringsten von diesen Störungen ergriffen werden. Man hat umgekehrt schon das Schädeldach samt dem Gehirn bei neugeborenen Kindern fehlen sehen, und dennoch war das Gesicht regelmäßig entwickelt.

Die Kenntnis der Massenverteilung des Gesichts- und Hirnschädels giebt für Wissenschaft wie Kunst wertvolle Aufschlüsse über das architektonische Prinzip in der Gestaltung des Kopfes. Deckt man an einem Schädel jenen Teil, der das Gehirn umschließt, so bleibt von dem knöchernen Gerüst ein verhältnismäßig, kleiner Abschnitt übrig, der die Knochen des Gesichtes umfaßt. In dem Übergewicht der menschlichen Hirnkapsel gegenüber dem Gesichtsschädel (Fig. 37) liegt der Vorzug des menschlichen Kopfes. An ihm treten alle jene Teile, welche oben als knöcherner Rahmen für die Höhlen der Sinnesorgane bezeichnet wurden, nahezu ganz unter die Hirnkapsel zurück. Da der Hauptteil dieser Knochen, wie Ober- und Unterkiefer, gleichzeitig für das Geschäft des Kauens verwendet wird, so wird das Massenverhältnis zwischen Hirn- und Gesichtsschädel auch noch prägnanter dadurch ersichtlich, daß man den letzteren als Kauapparat bezeichnet. Bei dem Menschen nimmt der Kauapparat einen kleinen Raum ein, während er bei den Menschenaffen den Gehirnschädel weit an Größe und Umfang übertrifft. Der Mensch hat im Verhältnis zur Hirnkapsel das kleinste Gesicht. — Die Zähne mit ihren Wurzeln bedürfen aber doch fester Knochenleisten (der Zahnfortsätze), und der Oberkiefer muß feste Stützpunkte am Schädel gewinnen, damit er durch den Druck des Kauens nicht von seiner Stelle geschoben werde. In diesem Sinne gewinnt das Wangenbein ebenfalls seine mechanische Bedeutung, es hindert das Ausweichen des Oberkiefers; gleichzeitig dient es aber auch zum Ursprungspunkt eines starken Muskels, der von seinem unteren Rand zum Winkel des Unterkiefers zieht und durch seine Zusammenziehung die Kiefer aneinander preßt. Der Jochbogen (Fig. 36 Nr. 13) endlich wird zu einem Strebepfeiler, der die Gewalt der Kaumuskeln auf die hintere Hälfte des Hirnschädels übertragen hilft, damit ihr Druck nicht ausschließlich gegen die vordere Schädelhälfte wirke. Die Gewalt des Kauapparates kann einem Gewicht von 200 Kilo gleichkommen.

Diese Stellung des Gesichtsschädels läßt sich durch Zahlen ausdrücken. Der erste Versuch dieser Art wurde von dem Anatomen Camper gemacht. Er zog eine Linie von der äußeren Öffnung des Gehörganges bis zu der unteren Grenze der Nase und auf deren Endpunkt eine zweite, die Gesichtslinie, welche von der Mittellinie der Stirn aus die vorige, die Nasenohrlinie, schneidet (Fig. 37). Der Winkel *P*, der Profilwinkel, den diese beiden Linien einschließen, ist genau bestimmbar und seine Größe giebt einen zahlenmäßigen Ausdruck über die Stellung des Gesichts- zum Hirnschädel. Ist die Stirn gerade aufsteigend und das Gesichtsskelet regelmäßig entwickelt, sodaß der Kauapparat nur eine mittlere Größe und Ausdehnung in voller Harmonie erreicht, wie bei dem Gesicht eines schön geformten Europäers, dann schwankt der Camper'sche Gesichtswinkel zwischen 80 und 85°. Schieben sich aber durch eine kräftigere Entwickelung die Kiefer mehr nach vorn, rücken sie gleichsam unter der Hirnkapsel hervor, wie bei manchen farbigen Menschenrassen, vor allem bei den Bewohnern Central- und Südafrikas, die durch die Bezeichnung „Nigritier“ von den nordafrikanischen Berbervölkern unterschieden werden müssen, dann wird der Profilwinkel kleiner. Bei Tieren endlich, deren Kauapparat schnauzenartig vorspringt, müssen die Linien immer näher aneinanderrücken und damit die Winkel an Größe abnehmen.

Um den Wert der folgenden Reihe von CAMPER'schen Gesichtswinkeln in das rechte Licht zu stellen, sind auch Profilwinkel der menschenähnlichen Affen aufgeführt, darunter auch derjenige des Gorilla, eines Affen, welcher in der neuesten Zeit die Aufmerksamkeit in besonders hohem Grade in Anspruch genommen hat.

Die gewaltige Stärke dieses Anthropoiden ist hinlänglich bekannt. Sie zeigt sich auch an dem Schädel, der sehr umfangreich ist. Aber dennoch ist im Vergleich mit ihm bei dem Menschen der Schädelraum groß, bei dem Gorilla klein, wie zusammengedrückt von den riesigen Kaumuskeln, welche zu beiden Seiten des Scheitelkammes entspringen. Der Schädel des Gorilla ist an sich größer, als der des Menschen, aber was ihn groß macht, ist das Kaugerüste, ist die gewaltige Entwickelung der Kiefer und der Zähne. Die Kiefer liegen vorgestreckt und weit unter der Hirnkapsel hervorgewachsen; sie sind von enormer Ausdehnung, bestial — nicht menschlich. Dazu kommt noch die mächtige Entfaltung der Stirnhöhlen und der Stirnwülste. Auch die Augenhöhlen sind klein im Vergleich zu denen des Menschen. Dieses Thor des Geistes ist bei dem Gorilla unbedeutend gegenüber der umfangreichen Nasenhöhle und der noch größeren Mundhöhle mit ihrer geradezu empörend brutalen Bewaffnung.

An dem Haupt des Menschen bleibt stets die harmonische Entwickelung aller Teile des Gesichtsschädels erkennbar. Sie stehen zu einander in einem richtigen Größenverhältniß. Jedem Teil ist ein edles Maß von Ausdehnung angewiesen, und man hat seit lange diese Regel dadurch ausgedrückt, daß die Stirn-, Nasen- und Kieferhöhe als drei gleiche Höhen bezeichnet wurden. Bekanntlich bindet sich die Natur nicht sklavisch an diese Regel, von der es zahlreiche Ausnahmen giebt, worunter auch der Prognathismus, wobei sich der Gesichtsschädel, wie bei dem Neger, beträchtlich nach vorne schiebt.

Der CAMPER'sche Gesichtswinkel giebt einen Maßstab für die Entwickelung des Kauapparates, nicht für die Größe der Intelligenz, und die folgende Reihe von CAMPER'schen Gesichtswinkeln läßt nur erkennen, daß bei Individuen der Kultur- wie der Naturvölker die Schwankungen sehr bedeutend sind und innerhalb hoher Zahlen sich bewegen, sowie, daß im Gegensatz hiezu die menschenähnlichen Affen wegen des beträchtlichen Umfanges ihres Kauapparates kleine Winkel besitzen.

1.	Alter Römer (Schädel aus der BLUMENBACH'schen Sammlung in Göttingen)	76°
2.	Schädel aus einem alten Grabe	77°
3.	Desgleichen	87°
4.	Schädel aus dem Bieler Pfahlbau	89°
5.	Australneger	79.5°
6.	Desgleichen	82°
7.	Ein männlicher Gorilla	50°
8.	Ein anderer Gorilla	44.5°
9.	Ein männlicher Orang-Utang	42°
10.	„ „ Schimpanse	67°

Die Kluft zwischen den Anthropoiden und den Menschen tritt durch den Camper'schen Gesichtswinkel ebenso scharf hervor, als durch irgend einen der anderen Gesichts- oder Profilwinkel, welche in der neuesten Zeit Anwendung finden. Man darf nur nicht vergessen, daß der Schimpanse noch immer um 10° tiefer unter den Gesichtswinkel des römischen Ritters oder des alten Europäers herabrückt, die prognather waren, als der Australneger, und daß der Gorilla um 26° unter dem Sprößling Roms steht, der vielleicht Führer einer Legion am Niederrhein, als Träger alter Kultur und Macht jedenfalls im Vollbesitz seiner geistigen Kraft stand.

Man hat früher aus dem Ergebnis des Camper'schen Gesichtswinkels bei den Menschen auch einen Schluß auf die Intelligenz gezogen und gemeint, der kleinere Winkel bei anderen, namentlich den farbigen Rassen, sei gleichzeitig ein sehr guter Wertmesser für den Grad der geistigen Begabung. Aber diese Ansicht ist irrig, seitdem wir wissen, daß auch unter der weißen Rasse Prognathie und zwar zuweilen in extremen Graden vorkommt (ähnlich wie in den Nummern 1 u. 2 der obigen Tabelle), ohne einen schwächenden Einfluß auf die geistige Kraft auszuüben. Ferner ist zu erwägen, daß bei neugeborenen Kindern der Camper'sche Gesichtswinkel 90° und darüber beträgt, also bei dem hilflosen und geistig völlig unentwickelten Kinde mehr, als bei dem erwachsenen, selbständigen Wesen. Man käme auf diese Weise in die bedenkliche Lage, den Säugling über den Mann stellen zu müssen. Der Grund, warum sich der Schädel des Kindes durch einen günstigen Gesichtswinkel auszeichnet, liegt aber lediglich in der außerordentlichen Kleinheit des Kaugerüstes im Vergleich mit dem in seinem Wachstum schon weit vorgeschrittenen Hirnschädel. Das Gesicht ist bei dem neugeborenen Kinde noch verkümmert. Es fehlen die Zähne, also auch die langen Zahnwurzeln, damit aber auch die Zahnfortsätze am Ober- und Unterkiefer, welche ganz besonders zur Verlängerung des Gesichtsschädels beitragen.

Schädel mit geradem Profil, bei denen von der senkrecht stehenden Stirn die Gesichtsteile in wenig veränderter Richtung anschließen, nennt man orthognath[1]. Die Orthognathie verleiht dem Gesicht edle Gestaltung. Die hohe Stirn und ihr senkrechtes Abfallen gegen das Gesicht sind charakteristische Merkmale edler und geistig entwickelter Individuen. An den Meisterwerken hellenischer Kunst findet man in der Regel einen Gesichtswinkel von 90°, also höher als die Natur ihn zumeist herstellt.[2] Bei Göttern und Halbgöttern steigt derselbe noch höher, wahrscheinlich um das Übermenschliche damit anzudeuten. Man begreift das Bestreben, dem Hirnschädel das Übergewicht über die der Sinnlichkeit fröhnenden Werkzeuge des Kauens und Riechens zu geben, denn er umschließt das Organ des Geistes, und der Geist, als Summe der Intelligenz gedacht, ist gleichbedeutend mit Macht. Bei solcher Betrachtung des Gesichts- und des Hirnschädels läßt sich der Gegensatz zwischen menschlicher und tierischer Gestaltung des Hauptes wohl am besten verstehen. Aber selbst innerhalb des Menschengeschlechtes hilft eine solche Unterscheidung, die edlere Form des Antlitzes von der weniger edlen zu trennen. Denn auch hier kommt in erster Linie das Gleichgewicht der beiden Teile in Betracht und selbst der unbefangene Beobachter fühlt

---

[1] Von *orthós* gerade, und *gnathós* Kinnbacken.

[2] Beim Apollo von Belvedere soll der Camper'sche Gesichtswinkel 95° betragen.

sehr bald die Störung, welche in einem Mißverhältnis dieser Teile liegt. Vorspringen der Kiefer prägt den Stempel tierischer Verwandtschaft hart ins Gesicht. Um die Unterschiede in der Skeletbildung des Gesichtes zu zeigen, sind zwei Schädel verschiedener Varietäten Europas nebeneinander gestellt, welche schon seit der ältesten Besiedelung unseres Kontinentes nebeneinander wohnen. Man findet solche Formen in den Gräbern längst verrauschter Jahrhunderte und unter den Lebenden von heute. Sie sind in ihren Hauptmerkmalen immer dieselben geblieben und bilden, vom Standpunkt der plastisch-anatomischen Knochenlehre aus, streng genommen Gegensätze, wenn auch im Leben beide Formen mit hellen Augen, hellen Haaren und heller Haut und ebenso mit dunkeln Augen, dunkeln Haaren und dunkler Haut vorkommen. In allen Epochen der Kunst sind beide Formen dargestellt worden, hinauf bis zu den Griechen und Römern, freilich wurde zumeist diejenige Form gewählt, welche als europäisches Langgesicht, als leptoprosopes Gesicht, bezeichnet wird.

Die Fig. 40 stellt die Vorderansicht eines Europäerschädels dar in halber Größe. Als Stellung ist die Horizontalebene gewählt, welche in diesem Falle den unteren Rand der Augenhöhle und den oberen Rand der Ohröffnung streift. So kommt es bei dieser Orientierung, daß der Schädel seinen „Blick" ebenso in die Ferne richtet wie ein Lebender, der in ruhiger Haltung den Kopf nach der Ebene des Horizontes wendet. Die Zeichnung giebt alle Einzelheiten wieder, sie ist also „Porträt" und ist mit dem Orthographen hergestellt. Der Schädel stammt von einem Mann mit hoher Nase, runden Augenhöhleneingängen, welche wegen des schmalen Nasenrückens dicht nebeneinander liegen, enganliegenden Wangenbeinen und Jochbogen, die Stirn hoch, ebenso das Obergesicht. Alle diese Teile sind tadellos geformt. Schläfenlinie, Stirnglatze, Augenbrauenbogen sind scharf und doch maßvoll. Dagegen ist das Untergesicht, d. h. der unterhalb des Naseneinganges liegende Abschnitt des Oberkiefers und der Unterkiefer, etwas zu stark, denn die Zahnbogen sind zu weit gebaucht, wodurch das Ebenmaß der oberen Teile abgeschwächt wird. Dennoch ist die Verwandtschaft dieser Gesichtsform mit jener, durch das in Fig. 43 vertretene Porträt, unverkennbar.

In einem auffallenden Gegensatz hierzu steht das Gesichtskelet einer andern europäischen Varietät, deren Gesamtentwickelung nicht in die Höhe, sondern in die Breite gerichtet ist. Bei dem chamaeprosopen Gesicht ist die Stirn breit, die Augenhöhlen sind von oben nach unten zusammengedrückt und daher länglich viereckig; der Nasenrücken ist kurz, breit und eingebogen, woraus am Lebenden die Platt- oder Stumpfnase hervorgeht, welche mannigfache Abstufungen aufweisen kann. Ober- und Unterkiefer sind kurz, auch die Zähne folgen dieser Regel; die Wangenbeine sind abstehend und die Jochbogen ausgelegt, so daß sie bei der Betrachtung des Schädels von oben über den Kontur des Umfanges vorspringen. Man begegnet lebenden Vertretern dieser Varietät überall bei beiden Geschlechtern, vom Norden bis zum Süden, mit zahlreichen Varianten: das Gesicht kann nämlich offen und freundlich sein oder fest und geschlossen; die Nase kann klein mit breiter, nur wenig erhobener Nasenspitze und dabei plump und keck aufgestülpt, oder zierlich (Stumpfnäschen) sein. Sobald alle Eigenschaften gleichmäßig ent-

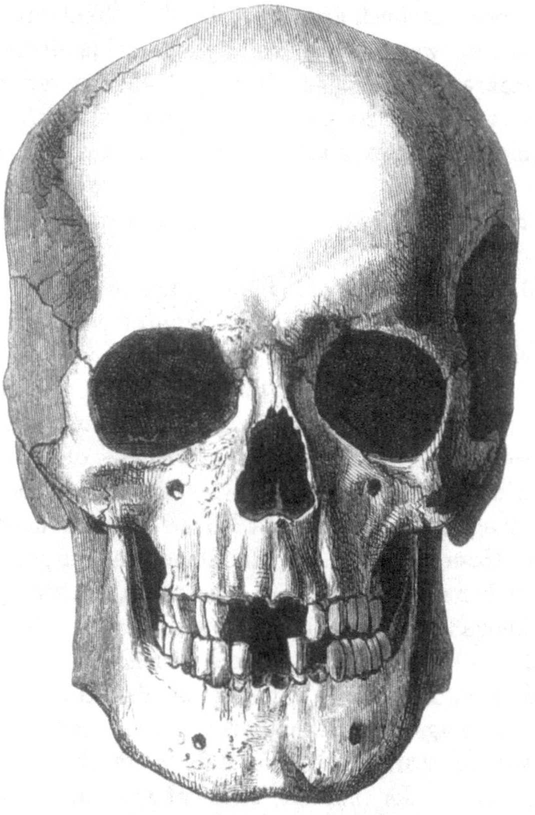

Fig. 40. Europäisches Langgesicht (Europäische *Leptoprosopie)* in $^1/_2$ nat. Größe. (Geometrisches Bild.)

wickelt sind, wie in Fig. 41, verleihen die Weichteile, wie Nase, Mund, Wangen, endlich der Mittelpunkt, die Augen auch diesem Gesicht gewinnende Formen. Es ist dem kindlichen Antlitz am nächsten verwandt.

Wie für den Hirnschädel, so hat man auch für den Gesichtsschädel einen Index berechnet nach der Formel: Index = $\frac{\text{Breite} \times 100}{\text{Länge}}$, und Gesichter mit einem Index bis 90,0 *Chamaeprosope*, solche mit einem Index über 90,0 *Leptoprosope* genannt. (Kollmann, J., Archiv für Anthropologie. Braunschweig, Bd. XIII 1881, Bd. XIV 1882. 4°.

B. Die Schädelknochen.

Das Stirnbein *(Os frontis).* Höhe und Breite der Stirn hängen von der Ausdehnung des Stirnbeins ab. Seine einzelnen Wülste, Hügel und Vertiefungen helfen je nach dem Grade der Entwickelung das Stirnbein und damit die Stirn modellieren. Das Stirnbein gleicht wie alle Deckknochen des Schädels einer flachen Schale, deren ausgehöhlter Teil dem Gehirn zugewendet, während die Wölbung nach außen

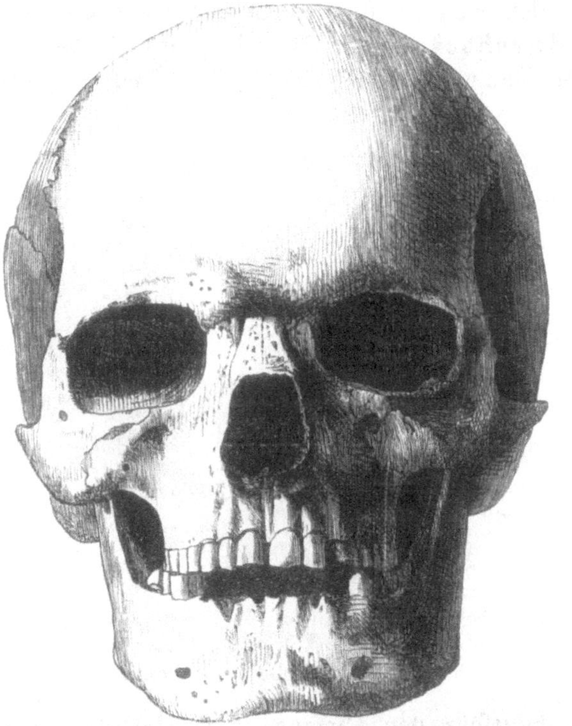

Fig. 41. Europäisches Kurzgesicht (Europäische *Chamaeprosopie)* in $^1/_2$ nat. Größe. (Geometrisches Bild.)

gekehrt ist. An dem Augenhöhlenrand wendet sich ein Teil des Knochens nach innen, um das Dach der Augenhöhle zu bilden (Fig. 42 Nr. 10). Der Rand, welcher dadurch entsteht, ist der obere Augenhöhlenrand *(Margo supraorbitalis,* Fig. 42 Nr. 6). Nach außen geht jeder Rand in einen starken Fortsatz aus, in den Jochfortsatz des Stirnbeines *(Processus zygomaticus,* Fig. 42 Nr. 7), der sich mit dem Wangenbein verbindet. In der Mitte zwischen den beiden Augenhöhlenrändern senkt sich die ganze Masse des Stirnbeines dick gewulstet, 2—3 cm breit herab und endigt mit vielen Zacken: mit dem Nasenfortsatz des Stirnbeines *(Processus nasalis,* Fig. 42 Nr. 8 u. 9), der zur Verbindung mit den Nasenbeinen und dem Oberkiefer dient. Durch seine Bildung und die Art, wie sich die Nasenknochen mit ihm verbinden, wird der Übergang zwischen Stirn und Nase mehr oder weniger scharf eingebogen, schmal oder breit.

Nach aufwärts wird der Stirnknochen abgeschlossen durch die Kranznaht *(Sutura coronalis)*. Bei Kahlköpfen sieht man oft sehr deutlich eine dieser Vereinigung entsprechende Furche quer über die vordere Scheitelhälfte ziehen. Die vordere Fläche des Stirnbeins zeigt überdies die Stirnhöcker *(Tubera frontalia,* Fig. 42 Nr. 1), die Stirnglatze *(Glabella,* Fig. 42 Nr. 5), die Augenbrauenbogen *(Arcus superciliares,* Fig. 42 Nr. 4), den Beginn der Schläfenlinie *(Linea temporalis,* Fig. 42 Nr. 5). — Die Stirnhöcker oder Stirnhügel sind stark gewölbte Stellen, die wie flache Beulen zwischen Haargrenze und Augenhöhlenrand sich

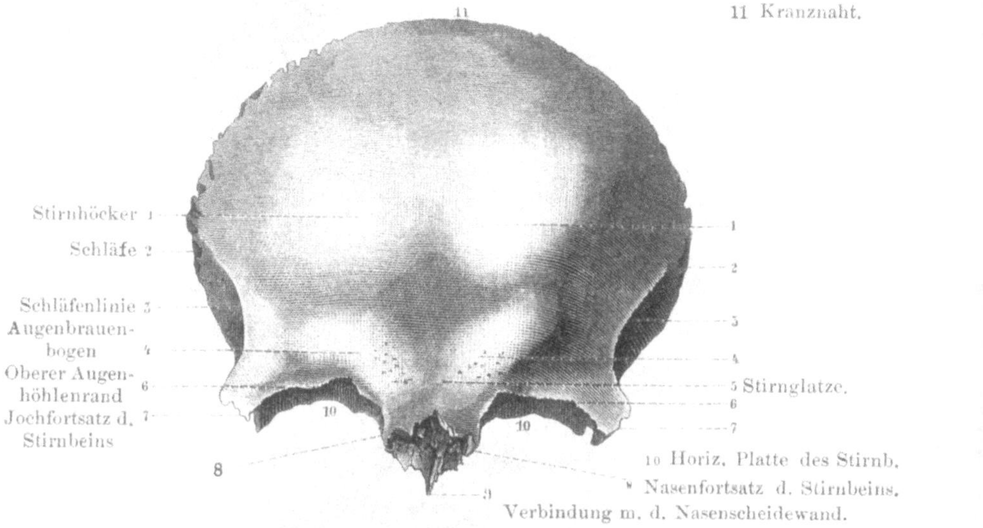

Fig. 42. Stirnbein von vorne.

befinden und ungefähr den Umfang eines Markstückes erreichen. Bei breiter Stirn sind sie weiter auseinander gerückt als bei schmaler. Sie entsprechen den Punkten der stärksten Krümmung jeder Stirnbeinhälfte bei dem Neugeborenen. Der Grad ihrer Entwickelung ist sehr verschieden. Bei manchen Köpfen sind sie sehr deutlich und auf den ersten Blick durch die Haut erkennbar, bei anderen nur bei Betrachtung von der Seite zu entdecken. Ist das erstere der Fall, so muß selbstverständlich das dazwischen befindliche Gebiet des Stirnbeines mehr abgeflacht erscheinen. Diese Fläche geht nach oben breit gegen die Haargrenze fort, nach unten verschmälert sie sich und läuft zwischen den Augenbrauenwülsten aus (Fig. 42 Nr. 5).

Die Augenbrauenbogen *(Arcus superciliares)* sind zwei kommaförmige Erhabenheiten oder Wülste, welche über den Augenhöhlenrändern liegen (Fig. 42 Nr. 4), aber von dem Nasenfortsatz (Nr. 8) in die Höhe steigend sich allmählich verlieren. Sie sind bisweilen von stärkeren Gefäßlöchern durchzogen und fließen bei manchen Köpfen in der Mitte ineinander, bei anderen sind sie mehr oder weniger getrennt. Der letztere Fall wurde in Fig. 42 dargestellt. Sie entsprechen in ihrem Verlauf durchaus nicht der Richtung der Augenbrauen, wie ihr Name vermuten läßt. Die letzteren decken sich vielmehr mit dem Augenhöhlenrand, wie man sich leicht an seinem eigenen Kopfe durch Zufühlen überzeugen kann. Die kleine Fläche zwischen den Augenbrauenbogen, dicht über der Nasenwurzel, heißt Stirnglatze *(Glabella)*. Dieser Name stammt von *glaber*, unbehaart, und bedeutet die haarlose Stelle zwischen den Augenbrauen. Sie kommt nur dann vor, wenn die Brauen nicht miteinander verwachsen sind. Von diesem Verhalten wurde dann die Bezeichnung auch auf den Raum zwischen den Augenbrauenbogen an dem knöchernen Stirnbein übertragen.

Die Schläfenlinie *(Linea temporalis*, Fig. 42 Nr. 3), in der Abbildung der Deutlichkeit wegen stark markiert, verweist durch ihren Verlauf beiderseits einen Teil des Stirnbeines in die Schläfenfläche. Für den Künstler kommt vorzugsweise die vordere Hälfte dieser einen charakteristischen Linie in Betracht. In der neuesten Zeit ist man gewahr geworden, daß bisweilen zwei verschiedene Linien aus der einen sich in dem weiteren Verlaufe entwickeln können, allein dieser Umstand ist hier nicht von Bedeutung, wohl aber der, daß je nach der Stärke des Schläfenmuskels die Hauptlinie (Figg. 40 und 41) nicht allein stärker entwickelt ist, sondern auch höher hinaufsteigt gegen den Scheitel.

An der vorderen Fläche des Stirnbeins muß man zwei Abschnitte scharf voneinander trennen: den Gesichtsteil, der senkrecht steht oder nur wenig nach rückwärts geneigt, bei dem Lebenden dem haarfreien Teil entspricht, und den Scheitelteil, der, von den Haaren bedeckt, zum Scheitel gehört. Die Grenze zwischen beiden ist bei charakteristischem Knochenbau leicht zu finden, der Scheitelteil biegt aus dem Kontur der Kreisfläche in deutlich erkennbarem Winkel in die mehr senkrechte Stirnfläche über (Fig. 37). Vom Profil aus wird man dies um so leichter bemerken, wenn man den Schädel so stellt, wie er beim gerade aussehenden Menschen auf der Wirbelsäule sitzt, wobei der obere Rand des Jochbogens horizontal verläuft (Fig. 37).

Die obige Angabe bezüglich der Haargrenze trifft durchaus nicht immer zu. Oft bleiben die Haare von ihr entfernt, in anderen Fällen überschreiten sie dieselbe, und rufen so den Anschein einer niederen Stirn hervor.

Die Mittellinie des vertikalen Stirnteiles ist oft durch eine Furche auf der Glabella und weiter hinauf durch eine Kante bezeichnet, welche zwischen den Stirnhöckern am stärksten ist. Die Furche unten und die Kante oben sind die Überbleibsel der *Sutura frontalis* (Fig. 39), welche sich beim Erwachsenen zuweilen vollständig erhält. Jeder Knochen der Hirnschale besteht aus zwei kompakten, durch Einlagerung schwammiger

Knochenmasse getrennten Platten, deren äußere, dickere die gewöhnlichen Merkmale glatter Knochen an sich trägt. An gewissen Gegenden des Schädels stehen die beiden Platten oft weit voneinander ab. Nicht immer ist der Zwischenraum von schwammiger Knochenmasse ausgefüllt, an mehreren Stellen entwickeln sich Räume, die mit Luft gefüllt sind. Die lufthaltigen Stirnhöhlen bilden sich erst nach der Geburt; es mangelt deshalb der Kinderstirn die Erhöhung über der Nase.

Alle die obenerwähnten Einzelheiten können auf ein äußerst geringes Maß zurückgeführt sein oder so stark hervortreten, wie in der gegebenen Abbildung Fig. 42, die übrigens die Entwickelung der Stirnhöcker etwas zu sehr hervorhebt. Die Individualität bedingt eben in der Modellierung des Stirnbeines unendlichen Wechsel, ebenso wie in der ganzen übrigen Gestalt. Dieses Fehlen der einen Merkmale und das Überwiegen der anderen kann bedingt sein durch Geschlecht und Alter, durch die Stärke der Knochen oder die Verschiedenheit der Varietäten des Menschengeschlechtes. Eine Besprechung dieser Abänderungen ist überflüssig, weil die Betrachtung der nächsten Umgebung zahlreiche Beispiele und Abstufungen jeglicher Art liefert. Man prüfe also Form, Höhe, Breite, die Entwickelung der Knochenhöcker, der Schläfenlinie, den Zwischenraum zwischen den Augen, den Übergang der Stirn zur Nase, und den Nasenwulst (siehe Seite 67).

Die Scheitelbeine *(Ossa parietalia*, Figg. 35 u. 37) bilden vorzugsweise das Dach des Schädels. Ihre Vereinigung oben in der Mittellinie des Schädels geschieht, ebenso wie vorn mit dem Stirnbein und hinten mit dem Hinterhauptsbein, durch eine Zackennaht. Über die äußere Fläche zieht im Bogen, der bei verschiedenen Menschen verschieden groß ist, die Schläfenlinie, wodurch ein kleinerer Teil der Scheitelbeine von dem oberen größeren scharf abgegrenzt wird; dieser beugt sich rasch gegen die Schläfengegend herab und hilft die abgeflachte Schläfengegend bilden (Fig. 37). Scheitelhöcker *(Tuber parietale)* nennt man die Stelle der stärksten Krümmung. Auch sie stammen aus der kindlichen Periode. Sind diese Höcker bedeutend entwickelt, wodurch der Schädel sehr breit wird, so entsteht der viereckige Schädel *(Tête carrée)*.

Das Hinterhauptsbein *(Os occipitis*, Fig. 37 von Nr. 2—7) schließt nach hinten das Schädeldach, bildet aber zugleich noch einen großen Teil des Schädelgrundes (Fig. 38 Nr. 9—13). Bei knochenstarken Männern jeder Rasse zieht quer über die äußere Fläche eine Leiste und teilt den Knochen in eine obere Partie mit glatter Fläche und in eine untere, die mit Wülsten und Furchen besät und überdies von einer großen ovalen Öffnung durchbohrt ist, dem sogenannten großen Loche (Fig. 38 Nr. 11). Diese querlaufende Leiste, die Grenze der Hinterhaupts- und Nackengegend, beschreibt eine nach aufwärts gerichtete Bogenlinie und führt den Namen Nackenlinie *(Linea nuchae)*. Ungefähr 2 cm über und unter ihr läuft eine ähnliche Bogenlinie, aber kleiner, über den Knochen; sie rührt unten vom Ansatz der Nackenmuskeln her. Die Nackenlinie besitzt in der Mitte einen oft sehr entwickelten stumpfen und etwas nach abwärts gekrümmten Höcker, den sogenannten Hinterhauptsstachel *(Protuberantia occipitalis externa)*. An ihm sowie an der schwachen Leiste *(Linea vermiana*, Fig. 38 Nr. 9), welche sich von ihm bis zum Hinterhauptsloch erstreckt, setzt sich ein Band fest, das sogenannte Nackenband *(Ligamentum nuchae)*, um das Balancieren des Schädels auf der Wirbelsäule zu erleichtern. Bei allen geweihtragenden Tieren wird dieses Band besonders stark, weil es die Muskeln beim Festhalten des schweren Kopfes zu unterstützen hat. Im gewöhnlichen Leben ist dieses Band, das bei den Tieren schon an den Brustwirbeln beginnt und beim Stier handbreit wird, unter dem Namen Haarwachs bekannt. Die beiden Gelenkhöcker *(Processus condyloidei)*, links und rechts vom großen Hinterhauptsloche (Fig. 38 Nr. 13), wurden samt ihrer Bedeutung schon erwähnt.

Der Hinterschädel fällt bald steil ab, bald ist er nestartig ausgezogen. Beide Formen kommen in Europa vor und hängen mit Rasseneigenschaften zusammen. Die Phrenologie ist freilich der Meinung, in einem großen Hinterkopf sitze vorzugsweise das Organ der Kinderliebe, weil der Affen- und Weiberkopf dort am stärksten vorspringen soll. Dieser doppelte Irrtum wurde nicht geringer dadurch, daß dort in nächster Nähe noch das Organ des Geschlechtstriebes einlogiert wurde. — Das Wespenbein *(Os respiforme)* trägt diesen Namen wegen seiner eigentümlichen Gestalt; es sieht nämlich, aus seiner vielseitigen Verbindung am Schädelgrunde vorsichtig herausgeschält, mit seinen breiten, nach beiden Seiten symmetrisch vom mittleren Teil auslaufenden Fortsätzen einer fliegenden Wespe gleich. Der mittlere Teil, der Körper des Knochens, ist mit dem Grundbein verbunden (Fig. 38 Nr. 12); vorn hängt das Wespenbein mit dem Stirnbein und mit den meisten Gesichtsknochen zusammen; seine Fortsätze helfen die Schläfengrube (Fig. 36 Nr. 12) und den Hintergrund der Augenhöhle bilden, sie tragen zur Bildung der hinteren Nasenöffnungen — Choanen — bei (Fig. 38 zwischen Nr. 5 u. 6) oder sind für die Befestigung von Kau- und Schlingmuskeln von Wichtigkeit.

Von den Verbindungen des Wespenbeins sei nur noch jene mit dem, aus dünnen Knochenplättchen gebildeten Siebbein *(Os ethmoideum)* erwähnt, das hoch oben in der Nasenhöhle der Träger jener feinen Schleimhaut ist, welche von den Geruchsnerven durchzogen wird. Die von zahlreichen Öffnungen durchbrochene dünne Knochenplatte, die man unmittelbar über dem Ursprung der Nasenknochen von der Schädelhöhle aus bemerkt, ist die Grenze jenes verborgenen Knochens nach oben. Die Löcher dieser Platte — Siebplatte — dienen den feinen Fäden des Geruchsnerven, zu der Schleimhaut in den labyrinthischen Gängen des Siebbeins zu gelangen.

Das Schläfenbein *(Os temporale,* Fig. 37 Nr. 3) besteht aus zwei Abteilungen, nämlich jener, welche die Seitenfläche des Schädels verschließen hilft und deshalb schuppenartig dünn geformt ist, dem Schuppenteil des Schläfenbeines *(Pars squamosa,* Fig. 37), und einem starken nahezu dreiseitigen Knochenstück, das am Schädelgrund zwischen Hinterhaupts- und Wespenbein liegt, dem Felsenteil *(Pars petrosa)*. Der Felsenteil hat eine am Schädel leicht sichtbare, schief nach hinten gestellte Öffnung, die Öffnung des knöchernen Gehörganges (Fig. 37). An die knöcherne Umgebung dieser Ohröffnung heftet sich der Ohrknorpel, durch dessen schaufelförmige Gestalt die Schallwellen in die Tiefe jenes Kanales geleitet werden, der sowohl durch seinen merkwürdigen Inhalt (die Gehörknöchelchen: Hammer, Ambos und Steigbügel, dann die Schnecke und das Labyrinth), als durch seine physiologische Rolle unsere Bewunderung erweckt. Die plastische Anatomie hat sich jedoch nur mit der äußeren Fläche des Schläfenbeines zu beschäftigen, das für die Bildung des Gesichtes wie für jene des Schädels von der größten Wichtigkeit ist. An der Grenze zwischen Schuppen- und Felsenteil erhebt sich mit breitem, durch die Gelenkgrube für den Unterkiefer (Fig. 37 Nr. 4) geteilten Ursprung ein zwar dünner, aber doch sehr fester Fortsatz, der Jochfortsatz des Schläfenbeines *(Processus zygomaticus)*, der mit dem Wangenbein den Jochbogen, diese feste unverrückbare Grenze zwischen Gesicht

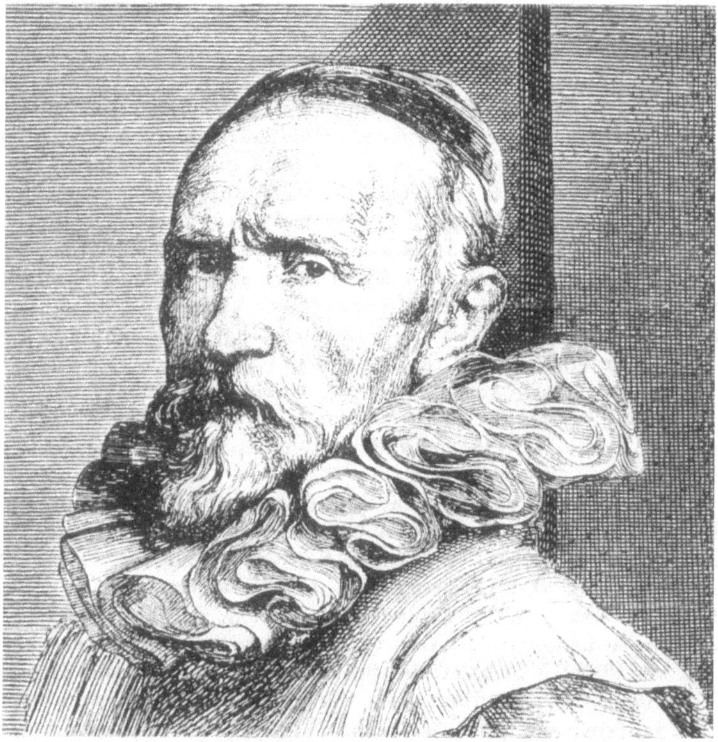

Fig. 43. van Dyck: Porträt eines Malers. Zinkätzung nach einer Radierung. Aus dem Münchener Kupferstichkabinett.

und Schädel, bildet (Fig. 36). Die Bedeutung des Jochbogens für die Orientierung an dem Lebenden wurde schon oben Seite 42 und 69 besprochen. — Hinter der Ohröffnung ist ein stumpfer zapfenartiger Fortsatz, der Warzenfortsatz des Schläfenbeines *(Processus mastoideus,* Fig. 45 Nr. 14). Seine gewölbte äußere Fläche ist leicht hinter dem Ohr zu fühlen und bei großer Magerkeit ebenso wie sein stumpfes Ende auch zu sehen. Der vom Brust- und Schlüsselbein aufsteigende Kopfnicker setzt sich an diesen Warzenfortsatz an.

Durch die tiefe Rinne an dem hinteren Umfang des Warzenfortsatzes geschützt, steigt eine Schlagader zum Hinterkopf empor. Von dem spitzen, nahezu 3 cm langen

Griffelfortsatz *(Processus styloideus*, Fig. 38 Nr. 7) entspringen dünne Muskeln für das Zungenbein und die Zunge.

Die Gesichtsknochen.

Das Oberkieferbein *(Maxilla*, Fig. 45 Nr. 5) ist der Hauptknochen des ganzen Gesichtes. Auf jeder Seite des letzteren — also paarig — nimmt es durch seine Gestalt an der Bildung der Nasen-, Augen- und Mundhöhle teil; sein mittlerer Teil, der sogenannte Körper, umschließt beim Erwachsenen eine Höhle, die Oberkieferhöhle, *(Sinus maxillaris)*, sie hängt mit der Nasenhöhle zusammen. Der Knochen ist an seiner Vorderfläche von dem Augenhöhlenrand abwärts durch eine Grube vertieft, die

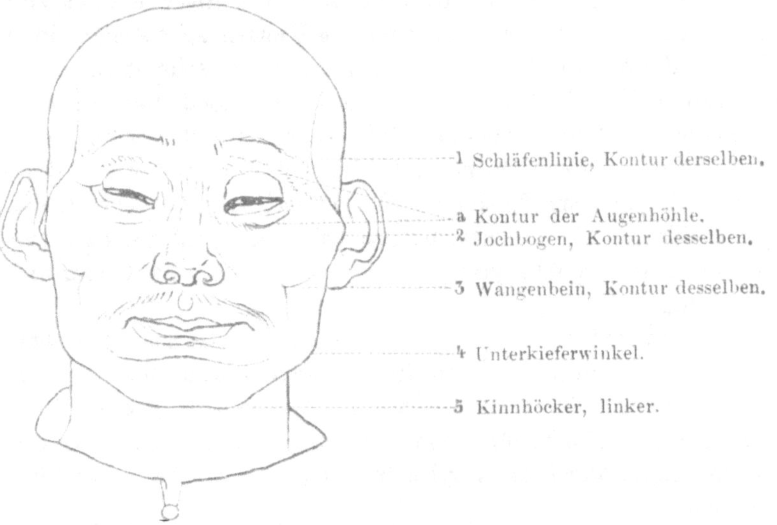

Fig. 44. Porträt eines Mongolen, von SCHADOW gezeichnet.

Wangengrube *(Fossa malaris)*. Sie ist bald tief, bald seicht, und dadurch ist die Modellierung sowohl des knöchernen als des lebendigen Antlitzes äußerst verschieden. Bei den Langgesichtern ist diese Grube stets vorhanden und läßt sich bei mageren Menschen leicht sehen. Dagegen ist sie bei den Breitgesichtern flach, ja oft fehlt sie sogar, ihre Einwirkung auf das Gesicht des Lebenden ist sehr auffallend, wie folgende Beispiele zeigen werden. In Fig. 43, der Reproduktion eines von VAN DYCK gezeichneten Porträtes, ist durch Licht- und Schattenwirkung der Einfluß bemerkbar: der zweite Schatten rechts vom Nasenflügel deutet auf die Wangengrube, die sich gegen den Rand der Augenhöhle hin erstreckt. Ganz anders zeigt sich dies bei dem von SCHADOW gezeichneten Kopf eines Chinesen mit seinen schiefgeschlitzten Augen und dem breiten Gesicht; die Andeutung einer Wangengrube fehlt, wie an allen Schädeln von Mongolen, welche derselben Varietät angehören (Fig. 44).

Die vordere Fläche des Oberkiefers geht allmählich in die konvexe Seitenwand über, welche nach hinten stumpf endigt. Der größte Teil seiner konkaven Innenwand trägt zur Bildung der Nasenhöhle bei. Von all diesen Seiten seines sog. Körpers gehen Fortsätze aus; so einer nach oben als: Stirnfortsatz *(Processus frontalis)* zum Stirnbein. Er bildet die Seitenwand der Nase und erstreckt sich soweit nach außen, daß durch ihn ein Teil des inneren Augenhöhlenrandes gebildet wird (Fig. 45). Der zweite Fortsatz, der Jochfortsatz *(Processus zygomaticus maxillae)*, erhebt sich von der Seitenwand und wendet sich nach auswärts, um das Wangenbein (Fig. 45 Nr 4) zu erreichen, mit dem er durch eine Zackennaht zusammenhängt. Ein dritter Fortsatz, der Zahnfortsatz *(Processus dentalis)*, Fig. 45 Nr. 6) ist gerade nach abwärts gerichtet und trägt an seinem unteren freien Rande bei normal gebauten Kiefern acht Zellen, in welchen die Wurzeln der Zähne stecken. Sind die Wurzeln sehr stark, so bauchen sie die vordere Wand etwas aus, wodurch eine fortlaufende Reihe senkrecht stehender Wülste[1] entsteht. Der Gaumenfortsatz *(Processus palatinus*, Fig. 38 Nr. 1*)* der vierte Fortsatz, besteht in einer horizontalen Platte, welche von der inneren Fläche des Oberkieferbeines ausgehend, das Dach der Mundhöhle bildet. So entsteht der harte Gaumen, der nach rückwärts noch durch zwei ebenfalls paarige dünne Knochen, die Gaumenbeine, vergrößert wird.

Nach vorn drängt sich, am unteren Ende des Naseneinganges die Knochenmasse in einer scharfen Zacke stachelförmig hervor und giebt als Nasenstachel *(Spina nasalis)* sowohl am Schädel wie am lebendigen Kopf einen festen Punkt für Messungen ab. Der Nasenstachel dient der knorpligen Scheidewand mit zur Befestigung. Er ist beim Zufühlen leicht zu bemerken.

Ein Blick auf die Figur 45 zeigt, daß der Naseneingang am Schädel birnförmig ist, weil die vorderen Ränder der Stirnfortsätze des Oberkiefers stark ausgeschweift sind. Die glatten leichtgewölbten Nasenbeine *(Ossa nasalia)*, welche den knöchernen Nasenrücken bilden, schließen den Naseneingang nach dem Stirnbein zu ab. Jedes Nasenbein ist eine vierseitige Platte, deren äußere Fläche von oben nach unten erst konkav, dann konvex wird. Der untere Rand ist dünn und schief nach außen verlängert, der obere ist breit und gezackt, für den Ansatz am Stirnbein, der unter einem stumpfen Winkel geschehen, aber ebenso, wie die ganze Form, sehr großen individuellen Schwankungen unterliegen kann. Von der Größe der Nasenbeine, von dem Grad der Krümmung, von der Richtung der Flächen und von den Stirnfortsätzen des Oberkiefers hängt die Gestalt der Nase ab. Bei vorstehenden, hohen Nasen werden dem-

---

[1] Über die Entwickelung des Zahnfortsatzes — über sein Fehlen beim Kinde und sein Verschwinden im Alter, siehe spätere Bemerkungen.

gemäß diese Knochen bedeutend entwickelt sein, während sie bei Stumpfnasen verkümmert sind. Ja bei Völkern mit starken Plattnasen, Negern oder Australiern, sind die Nasenbeine oft zu winzigen Knochenstückchen zusammengeschrumpft, oder können fehlen.

Die Öffnung an dem oberen Umfang der Kiefergrube (Fig. 45 oberhalb Nr. 5) ist die Mündung eines Kanales, der am Boden der Augenhöhle wieder zu sehen ist. Ein Nerv aus dem Gehirn passiert diese Bahn, um empfindende Fasern zur Haut der Oberlippe zu bringen. — Der Augenhöhlenrand des Stirnfortsatzes besitzt eine Hohlkehle, die Thränenfurche. Mit Hilfe des Thränenbeinchens entsteht nämlich ein Kanal, der Thränennasenkanal. Durch feine Röhren, deren Anfang am Lidrande des inneren Augenwinkels leicht zu sehen ist, wird die das Auge befeuchtende Flüssigkeit nach der Nasenhöhle abgeleitet.

Das Jochbein (Wangenbein *Os zygomaticum)* Fig. 45 Nr. 4 erscheint von vorn gesehen als eine vierseitige Platte. Ihre äußere Fläche vervollständigt das Gesicht, die innere erstreckt sich in die Augenhöhle hinein. Der Übergang von der Wangenfläche zu der Augenhöhlenfläche bildet den größten Teil des äußeren Augenhöhlenrandes. Dadurch, daß das Wangenbein die Verbindung zwischen Oberkiefer, Stirn- und Schläfenbein darstellt, schließt es die mittlere Gesichtsregion nach der Seite ab, und indem es sich mit dem Jochfortsatz des Schläfenbeines verbindet, bildet es jene feste Knochenbrücke, unter der, wohlgeschützt die Schläfengrube liegt.

Der nach dem Unterkiefer gerichtete Rand des Wangenbeines ist rauh. An diesem rauhen Rande entspringt ein Kaumuskel, der *Masseter.* Verfolgt man diesen Rand, wie er allmählich gegen die Schläfengegend in die Höhe steigt, so gelangt man zum Jochfortsatz und bemerkt die freilich schmale, aber zackige Verbindungsnaht (Fig. 45 bei Nr. 13) zwischen den Knochenfortsätzen des Wangen- und Schläfenbeines. Das Wangenbein ist in verschiedenem Grade gewölbt. Ragt ein großer Teil nach vorn, so wird das Gesicht dadurch breit — im umgekehrten Falle schmal. Die höchste Wölbung, die man an der eigenen Wange deutlich sehen und fühlen kann, heißt Wangenhöcker. Die ganze Knochenplatte besitzt zahlreiche Varianten innerhalb des Menschengeschlechtes, wobei sowohl die Form des Oberkiefers als die Krümmung des Jochbogens gleichzeitig abgeändert wird. Als die edelste Form gilt allgemein ein schmales Gesicht, bei dem die Wangenbeine und der Jochbogen eng an den Schädel angedrückt sind. In einem vorzüglichen Grade besitzt diese Eigenschaft der in Fig. 48 genau von vorn abgebildete Schädel mit schmalem Gesicht. Die Verschiedenheiten des Wangenbeines, des Oberkiefers und des Jochbogens sind deutlich ausgeprägt in den Figuren 40 und 41; bei Figur 40 treten die eng angedrückten Jochbogen und Wangenbeine wenig hervor, bei Figur 41 sind die nämlichen Teile stark gebaucht.

Das Pflugscharbein oder kurz die Pflugschar *(Vomer)* ist ein Knochen, der mit der senkrechten Platte des Siebbeines die knöcherne Scheidewand der Nase bildet und bei der Betrachtung des Schädels von vorn in der Nasenöffnung zum Vorschein kommt. Er ist ein Träger der Nasenschleimhaut, wie jene eingerollten Knochenplättchen, die man Nasenmuscheln *(Conchae)* nennt.

Unterkiefer *(Mandibula,* Fig. 46). Alle die bisher besprochenen Knochen des Schädels sind fest miteinander verbunden, der Unterkiefer allein ist beweglich und zwar durch ein echtes Gelenk an der unteren Fläche des Felsenbeines. Schon durch seine Beweglichkeit wird er zu einem der bedeutungsvollsten Knochen des Gesichtes. Bei dem Sprechen, Kauen und bei der Mimik spielt er eine Hauptrolle. Er ist halbelliptisch gebogen, der untere Rand stellt eine feste, überall durch die Haut hindurch sichtbare Grenze des Gesichtes dar. Der obere Rand trägt 16 Zähne. Hinter dem letzten Mahlzahn steigt auf jeder Seite ein Fortsatz in die Höhe: die Äste des Unterkiefers (Fig. 45 Nr. 2). Der mittlere

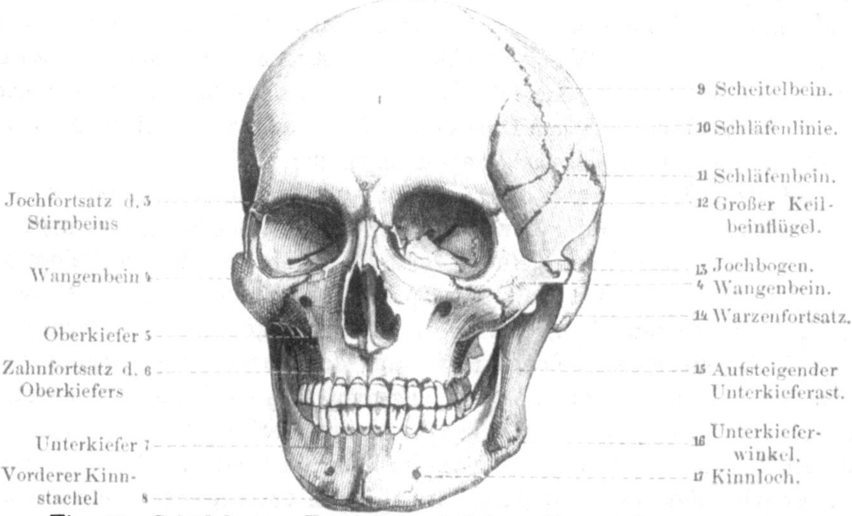

Fig. 45. Schädel eines Europäers mit hohem Nasenrücken von vorn.
1. Stirnbein. 2. Stirnglatze.

bogenförmige Teil des Unterkiefers heißt im Gegensatz zu den Ästen der Körper (Fig. 46 Nr 1). Man kann sagen, der Körper endige am Unterkieferwinkel (Fig. 46 Nr. 11); dort geht der untere Rand in den hinteren Rand über. Jeder Ast zerfällt oben durch einen halbmondförmigen Ausschnitt, die Incisur, in zwei Fortsätze; der hintere stumpfe trägt einen überknorpelten Gelenkhöcker — es ist der Gelenkfortsatz des Unterkiefers *(Processus condyloideus,* Fig. 46 Nr. 4) —, der vordere läuft dreieckig in eine stumpfe Spitze aus, stellt eine zur Insertion des Schläfenmuskels dienenden Knochenhacken dar und wird Kronenfortsatz *(Processus coronvideus,* Fig. 46 Nr. 6) genannt; er ist bei dem Neugeborenen kaum bemerkbar. Die Sehne des Schläfenmuskels umfaßt den Kronenfortsatz, um den Unterkiefer mittels dieser Hebelstange gegen die oberen Zahnreihen hinaufzuziehen.

Die Mitte des Unterkiefers, das Kinn *(Mentum)*, fällt bald senkrecht, bald schief nach vorne herab (Fig. 46 Nr. 9). Entwickelt sich letztere Eigenschaft besonders stark, so entsteht das stark vorspringende Kinn, das den Hang zum Geiz und die Schlauheit ausdrücken soll, besonders dann, wenn der Bogen des Unterkiefers gleichzeitig sehr eng ist und dadurch hervortritt. Mephisto erscheint nach alter Regel mit spitzem Kinn dargestellt. Den Gegensatz bildet das zurückweichende Kinn, bei dem die Richtung nach hinten (gegen die Nr. 10 der Fig. 46) abfällt. Bei solcher Form des Unterkiefers und des Kinns im besonderen, weicht die ganze Profillinie zurück, statt senkrecht von der Oberlippe herabzusteigen; häufig kommt dabei gleichzeitig eine Verkürzung des ganzen Unterkiefers vor. Die unteren Schneidezähne stehen bei normal geschlossenem Mund hinter den oberen, andererseits kommt bei dem vorstehenden Kinn oft das umgekehrte vor, nämlich das Übergreifen der

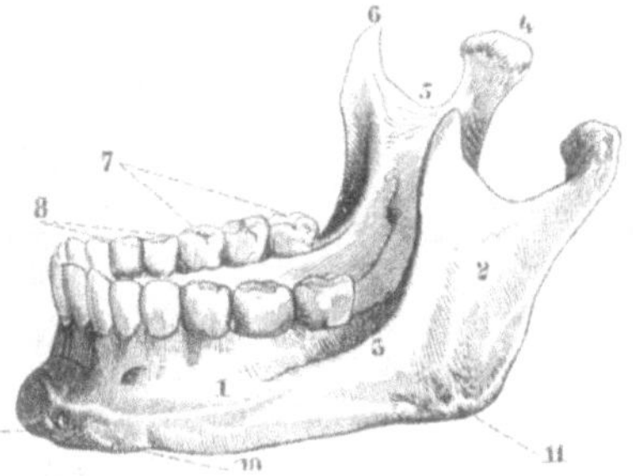

Fig. 46. Unterkiefer von der Seite und etwas von oben.

unteren Schneidezähne. — Bei der breiten Gesichtsform Europas und Asiens ist auch das Kinn breit. Statt eines rundlichen Höckers in der Mitte *(Tuberculum mentale)* treten dann (oft 2—$2^1/_2$ cm voneinander getrennt) zwei Kleine auf. Durch das zwischen den beiden Kinnhöckern und den Wurzeln der Schneidezähne entstehende vierseitige Feld erscheint das Kinn breit. Vom Rande dieses Feldes angefangen laufen die Seitenteile sanft ansteigend nach rückwärts, werden etwas niedriger, doch dafür um so dicker. In der Gegend des ersten Mahlzahnes erhebt sich eine schief aufsteigende Leiste *(Linea obliqua*, Fig. 46 Nr. 3), welche zum vorderen Rand des Unterkieferastes wird und auf der Spitze des Kronenfortsatzes endigt.

Unter dem zweiten Backzahn findet sich regelmäßig ein ovales Loch, Kinnloch *(Foramen mentale*, Fig. 46 in der Richtung zwischen Nr. 1 u. 9). Es ist der Ausgang des Unterkieferkanales, der an der inneren Fläche der Äste beginnt. In ihm verlaufen Nerven, welche teils zu den Zahnwurzeln gehen, teils durch diese Öffnung an die Unterlippe heraustreten. Die Zahnwurzeln, welche in den Zahnzellen stecken, treiben wie am Oberkiefer, so auch am Unterkiefer die vordere Knochenwand etwas wulstig hervor. — Dort, wo sich die schiefe Leiste (Fig. 46 Nr. 3) entwickelt, wird eine Rinne bemerkbar, weil der ganze zahntragende Rand nach innen rückt und von dort aus gesehen balkonartig vorspringt.

An dem Unterkiefer ist auf den Winkel zu achten, den die Äste bei dem Erwachsenen mit dem Körper bilden; dieser Winkel ist nur etwas größer als ein rechter und daher scharf und bestimmt. Die Umgebung des Winkels ist mit starken Leisten und Eindrücken versehen; außen sind es die Bündel von einem Kaumuskel *(Masseter)*, innen jene von dem inneren Flügelmuskel, welche sich an dem Winkel festsetzen. Der sichelförmig gebogene Schläfenfortsatz (Fig. 46 Nr. 6) ist meist von gleicher Höhe wie der Gelenkfortsatz (Fig. 46 Nr. 4).

Der Gelenkfortsatz (Fig. 46 Nr. 4) trägt einen elliptischen, flach gewölbten Gelenkkopf, dessen längster Durchmesser quer gestellt ist. An der inneren Seite ist das Köpfchen etwas ausgehöhlt, zuweilen auch rauh. Der äußere Flügelmuskel, der wie der vorige vom Wespenbein kommt, heftet sich in diesem Grübchen fest.

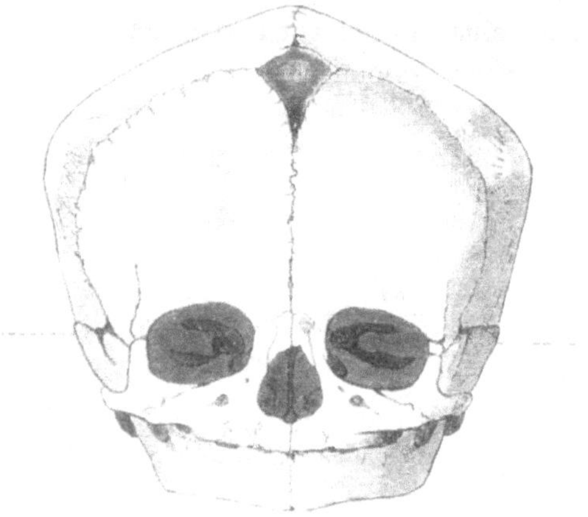

Fig. 47. Schädel eines zweimonatlichen Kindes von vorn gesehen und wie Fig. 48 u. 49 so orientiert, daß die Horizontale durch das Sehloch zieht.

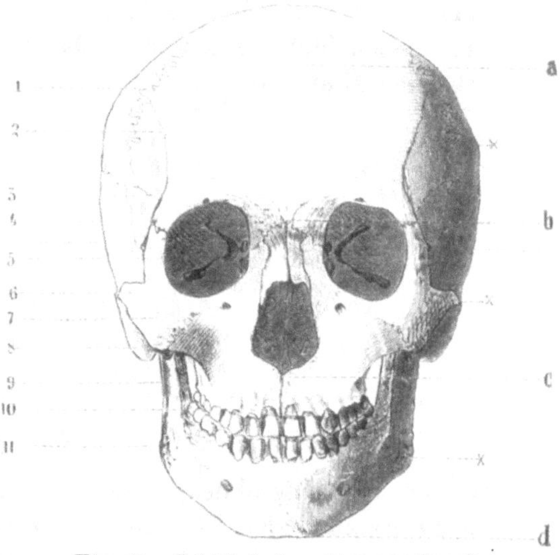

Fig. 48. Schädel eines Esthen. Die Orientierungslinie geht durch die punktierte Horizontale wie bei den Figuren 47 u. 49.

Alle diese Eigenschaften gelten nur von dem Unterkiefer des Erwachsenen. In der frühen Jugend und in dem hohen Alter sind viele Merkmale wesentlich anders, wovon in dem folgenden Abschnitt die Rede sein wird.

Die Bewegungen des Unterkiefers sind von dreierlei Art:

1. Öffnen und Schließen (Scharnierbewegung).
2. Gleiten nach rechts und links.
3. Gleiten nach vor- und rückwärts.

Der Gelenkkopf (Fig. 46 Nr. 4) ruht in einer entsprechend ausgehöhlten Pfanne, die an dem Schädelgrund und zwar an dem Felsenteil des Schläfenbeines angebracht ist. Bezüglich der übrigen Konstruktion gelten die allgemeinen Regeln, welche in dem Abschnitt über die Gelenke mitgeteilt worden sind (Seite 33 u. ff.). Die Kapsel ist weit und schließt einen vor der Gelenkpfanne liegenden Höcker *(Tuberculum articulare)* mit in den Gelenkraum ein. Bei dem Öffnen des Mundes wird der Gelenkkopf vorgeschoben, wobei er natürlich seine „Pfanne“ verläßt. Dieses Vor- und Zurückrutschen kann man deutlich sehen und mit aufgelegtem Finger fühlen.

Die Zähne.

Die Zähne des Menschen sind wie diejenigen der Tiere, Werkzeuge zur Zertrümmerung der Nahrung. Sie gleichen Meißeln, wie die Schneidezähne, Keilen, wie die Eckzähne, oder Stampfen, wie die Backzähne. Jeder Zahn ragt nur mit seiner Krone in die Mundhöhle hinein, der Hals ist von dem Zahnfleisch umschlossen, die Wurzel steckt in einem Loch des Kiefers, der sog. Alveole, fest eingekeilt, wie ein Nagel in der Wand. Die Wurzel ist umgeben von einer dünnen Beinhaut, welche die Verbindung der Wurzeloberfläche mit derjenigen der Alveole noch um

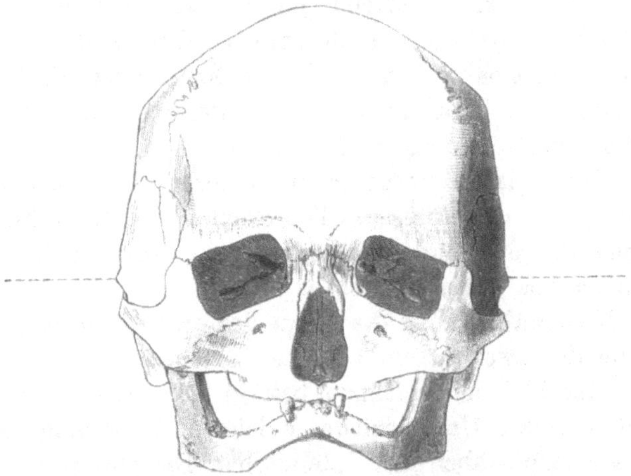

Fig. 49. Schädel eines alten Mannes.

so inniger macht. Die Zahnkrone ist von dem Schmelz, auch Glasur oder Email genannt (*Substantia adamantina*), überzogen, der entweder eine mehr gelbliche oder eine mehr bläuliche Farbe aufweist. Der Schmelz ist die härteste Substanz, welche in dem tierischen Haushalt erzeugt wird.

Die Dicke der Schmelzschichte beträgt an den Kauflächen 1 mm Dicke, nimmt jedoch gegen den Zahnhals beständig ab, um endlich ganz aufzuhören und einer dünnen Schichte von Knochensubstanz Platz zu machen, welche als Wurzelrinde (*Crusta ostoides*) oder als Cement die Wurzel überzieht. Die eigentliche Masse des Zahnes wird von dem Zahnbein oder Dentin (*Ebur*) gebildet, welches eine Höhle umschließt, die Zahnhöhle. Von der Spitze der Wurzel her führt ein kleiner Kanal in das Innere, um Blutgefäßen und Nerven den Zutritt zu jenem zähen und empfindlichen Gewebe zu geben, das Pulpa genannt wird.

Die Zähne zerfallen ihrer Gestalt nach in drei Hauptgruppen:

1) in die Schneidezähne (*Dentes incisivi*) mit meißelartig zugeschärften Kronen;

2) in die Eckzähne (*Dentes angulares*), auch Hundszähne, mit kegelförmig zugespitzten Kronen. Die Wurzeln sind besonders an den Eck-

zähnen des Oberkiefers stark und lang und reichen bis gegen die untere Wand der Augenhöhle hinauf, daher auch ihr Name „Augenzähne“;

3) in die Stockzähne *(Dentes molares)*, ausgezeichnet durch ihre behöckerten Kauflächen. Man unterscheidet die kleineren oder vorderen Backzähne *(Dentes praemolares*, Fig. 46 Nr. 8), zwei auf jeder Seite, mit nur zwei stumpfen Höckern, einem inneren und äußeren, und die eigentlichen Mahlzähne *(Dentes molares*, Fig. 46 Nr. 7), welche in dem Oberkiefer vier, in dem Unterkiefer fünf Höcker besitzen.

Ein gemeinschaftlicher Charakter aller Zahnkronen ist die Abnahme gegen den Zahnhals hin. Deshalb berühren sich die breiten Ränder gegen die Kaufläche zu, während gegen das Zahnfleisch hin kleine Spalten freibleiben. Die oberen Schneidezähne sind nicht alle unter sich gleich; ausnahmslos sind die inneren breiter als die äußeren. Sie sind häufig doppelt so breit als die vier unteren Schneidezähne, welche unter sich gleich groß sind (Fig. 45).

Von den Eckzähnen wurde schon bemerkt, daß die oberen stärker und länger sind, als die unteren. Die Kronen der Eckzähne überragen im allgemeinen die der anderen Zähne nicht nur an Länge, sondern treten auch noch aus der Reihe etwas hervor.

Von den Mahlzähnen ist die Krone des ersten *(Molar 1)* am größten, kleiner ist jene des zweiten, am kleinsten die dritte.

Die Zahl der bleibenden Zähne beträgt 32. Jeder Kiefer trägt 16. Berücksichtigt man die Unterschiede, welche eben erwähnt wurden, und setzt die Anfangsbuchstaben der lateinischen Benennungen vor die Zahl der betreffenden Zahnart, so läßt sich für den Menschen eine Zahnformel aufstellen, welche für die bleibenden Zähne des Menschen aller Rassen folgendermaßen lautet:

$$m\frac{3}{3}\cdot pm\frac{2}{2}\cdot c\frac{1}{1}\cdot i\frac{2}{2}+i\frac{2}{2}\cdot c\frac{1}{1}\cdot pm\frac{2}{2}\cdot m\frac{3}{3}=32.$$

Die unter dem Strich stehenden Zahlen bedeuten die Zähne des Unter-, die über dem Strich jene des Oberkiefers. Diese bleibenden Zähne brechen vom 6. bis zum 25. Lebensjahr in ziemlich bestimmter Reihenfolge hervor. In dem kindlichen Alter wird ihre Stelle von 20 Milchzähnen *(Dentes lactei)* eingenommen, welche sich von den bleibenden durch geringere Größe unterscheiden. Unter diesen Milchzähnen sind die 8 Schneide- und 4 Eckzähne den bleibenden Zähnen der Erwachsenen hinsichtlich der Gestalt ihrer Kronen ganz ähnlich. Die 8 Milchbackenzähne folgen auf die Eckzähne und nehmen die Stellen der bleibenden vorderen Stockzähne ein, von welchen sie später verdrängt werden. Ihre Kronen gleichen denen der großen Mahlzähne des Erwachsenen.

Die Entwickelung des Gebisses ist auf die Form des Gesichtsschädels von großem Einfluß. Schon das vollendete Milchgebiß hat das ganze Antlitz des vierjährigen Kindes im Vergleich mit jenem des einjährigen wesentlich geändert. Es ist nicht allein um die Zahnkronen länger geworden, sondern auch um die in den Zahnfortsätzen des Ober- und Unterkiefers steckenden Zahnwurzeln, wie sich denn überhaupt die Zahnfortsätze erst mit der Entwickelung der Zahnwurzeln ausbilden. Obwohl die Natur schon innerhalb des Mutterleibes mit der Anlage der Zähne beginnt, so wird sie doch damit so spät fertig, daß erst im sechsten Monate nach der Geburt die inneren Schneidezähne des Unterkiefers durchbrechen, welchen bald jene des Oberkiefers folgen. Bei Neugeborenen sind also die Zähne noch in den Zahnsäckchen des Kiefers verborgen (Fig. 47); der Unterkiefer gleicht einem gebogenen Stäbchen, dessen kurze Fortsätze dicht an der Grundfläche des Schädels sitzen und von dem Wangen- und Jochbein nahezu verdeckt werden (Fig. 47). An dem Oberkiefer ist die geringe Höhe nicht minder auffallend. Der Oberkiefer springt nur wenig über die Fläche des harten Gaumens hervor, und das Gesicht ist klein im Vergleich zu der mächtigen Entwickelung der Stirn in Höhe und Breite (Fig. 47); es ist von oben nach unten wie zusammengedrückt. Der Kauapparat nimmt im Vergleich zu dem Gesicht des Erwachsenen noch einen sehr kleinen Teil ein.

Der bedeutende Einfluß der Zahnbewaffnung auf den ganzen Gesichtsschädel tritt am besten durch die obige Nebeneinanderstellung der Fig. 47, 48 und 49 hervor. Die drei Schädel sind in der Horizontalebene, welche von der Mitte der Ohröffnung zu dem unteren Rand der Augenhöhle (bei der Betrachtung von der Seite) läuft, gezeichnet und so eingereiht, daß eine ideale, quere Achse durch die Mitte der Sehlöcher *(Foramina optica)* gezogen wurde. Die Schädel sind auf die gleiche Größe reduziert. Man nimmt sofort wahr, daß, abgesehen von der Höhe der Augenhöhlen und der Nase, die Zunahme des Gesichtes wesentlich auf die Entwickelung der Zähne zu setzen ist. Die Zahnwurzeln bedürfen zu ihrer Befestigung eines beträchtlichen Raumes, der, von dem Boden der Nasenhöhle (Fig. 48 c) aus gerechnet, die Anlage des Zahnfortsatzes an dem Oberkiefer bedingt, ebenso wie an dem Unterkiefer ein ganzes Stockwerk auf den schon in Fig. 47 vorhandenen Knochen gesetzt wird, um genügenden Platz für die Fächer zu schaffen, welche die Zahnwurzeln umfassen sollen. Durch dieses Stockwerk wird die Ecke des Unterkiefers (Fig. 48) mehr und mehr von der Schädelbasis weggedrängt, und so entstehen allmählich die Unterkieferfortsätze, welche bei dem Erwachsenen lang und steil in die Höhe steigen. Je mehr die Zähne und damit die Muskeln thätig sind, desto massiger wird der ganze Unterkiefer, und desto vorspringender werden die Winkel. Alles dies schwindet in dem Greisenalter. Mit dem Verlust der Zähne verlieren sich an dem Ober- und Unterkiefer die Alveolarfortsätze, der Gaumen wird flach wie bei dem Kind und der Unterkiefer zu einer nur fingerdicken Spange zurückgebildet (Fig. 49); der Kieferwinkel verliert seine scharf geprägte Form, und wird durch den Muskeldruck stumpf gemacht. Der mittlere Teil des Bogens rückt dadurch soweit nach vorn, daß der Unterkiefer sich verlängert und den Oberkiefer weit überragt.

Bei dem Schluß des Mundes ist dies besonders auffallend; die Kinnspitze wird nach vorn geschoben (Fig. 51), die Lippen geraten zwischen die zahnlosen Kiefer und der Mund wird zu einer Spalte, der jede Umsäumung durch rote Ränder fehlt (Fig. 50). Die beiden Abbildungen zeigen übrigens noch nicht den höchsten Grad dieser Verkürzung des unteren Gesichtsdrittels, denn die Form der Unterlippe zeigt deutlich, namentlich bei Fig. 51, daß noch ein Paar Schneidezähne erhalten waren, welche ihr erfolgreich zur Stütze dienten. Das Gesicht wird also durch das Verschwinden der Zahnkronen und der Zahnwurzeln wieder klein, d. h. wieder ähnlich demjenigen des kindlichen Alters, und zwar

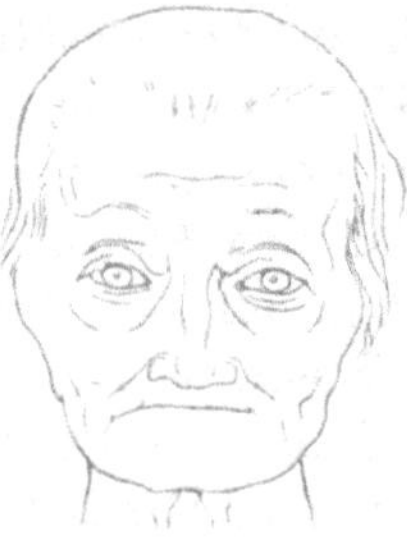

Fig. 50. Gesicht einer 90jähr. Frau von vorn.

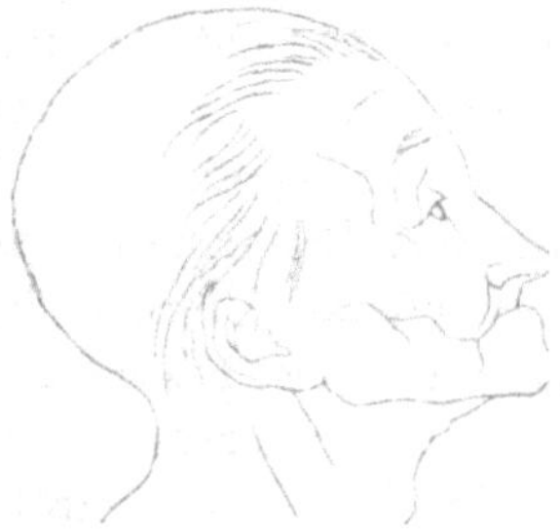

Fig. 51. Dasselbe Gesicht von der Seite.

ebenso wie in Fig. 49 vorzugsweise in dem unteren Drittel, während Stirn und Schädel ihre frühere Größe behalten.

Die Stellung und Richtung der Zähne, welche in den vorhergehenden Bemerkungen als die, europäischem Schönheitssinn entsprechende Ausbildung des Kauapparates dargestellt wurde, erfährt durch Natur und Kunst sehr bedeutende Abweichungen. Bei Europäern sowohl, wie bei den Einwohnern anderer Kontinente stehen die oberen Schneidezähne oft schief, so daß sie von den Lippen nicht mehr bedeckt werden. Im höchsten Grade ist dies der Fall bei den schiefzähnigen Melanesiern. Statt vier Schneidezähnen stecken bei ihnen in dem Oberkiefer oft nur die zwei inneren, und diese sind dann durch Lücken von den anderen getrennt. Bei den Bewohnern der Admiralitätsinseln finden sich neben der extrem schiefen Stellung gleichzeitig enorm vergrößerte Vorderzähne; sowohl die des Ober- als die des Unterkiefers bilden eine Art von Kauplatten. Die Zahnkrone einzelner Schneidezähne mißt über 2 cm Länge und 1,5 bis 1,9 mm Breite und über 1 cm Dicke und stellen so wahre Zahnungeheuer dar, wenn man menschlichen Maßstab anlegt. (Miclucho-Maclay, Über die großzähnigen Melanesier. Verhandlungen der Berliner anthropologischen Gesellschaft in Zeitschrift f. Ethnologie. 1877. Sitz. v. 16. Dez. 1876. Mit Tafel XXVI, auf welcher einige Porträts zu sehen sind.) — Bisweilen ist ein Teil der Zahnreihe doppelt, Melanchthon und Ludwig XIII. hatten z. B. 8 Schneidezähne im Oberkiefer. Bei Herkules soll der Sage nach, die ganze Zahnreihe doppelt gewesen sein. Das Lehrbuch der Anatomie des Menschen von J. Hyrtl, 15. Auflage, Wien 1881. führt die wichtigsten Varietäten der Zähne auf. — BAUME, R., Odontologische Forschungen. Teil I. 1882. — TOMES, CH. S., A manual of dental anatomy human and comparative. 3. ed. 1889. — ZUCKERKANDL, Makroskopische Anatomie. Handbuch d. Zahnheilkunde von J. SCHEFF. Bd. I. 1891. — ROSENBERG, E., Morphologisches Jahrbuch. Bd. XXII. 1895. — Der Verlust der Schneidezähne fällt unangenehm in die Augen, und sie werden deshalb am häufigsten durch künstliche Zähne ersetzt. Schon MARTIAL geißelt den Betrug der Römerinnen mit künstlichen Zähnen. Noch älter ist die Kunst, Zähne durch eine Plombe vor dem gänzlichen Ruin zu schützen. Die ägyptischen Mumien sind Belege, daß diese Seite der Zahnheilkunde schon im Altertum mit Erfolg geübt wurde. Über den Unterschied der Gesichtsformen skeletierter Schädel siehe ENGEL, Das Knochengerüste des menschlichen Antlitzes. Wien 1894. — ZUCKERKANDL, Zur Morphologie des Gesichtsschädels. Stuttgart. 1877. — LANGER, a. a. O. S. 17. — KOLLMANN, J., Korrespondenzblatt der deutschen anthropologischen Gesellschaft. 1883. Nr. 11, ferner: Die Formen des Ober- und Unterkiefers bei den Europäern. Schweizerische Vierteljahrschrift für Zahnheilkunde. Vol. II. 1892. — HOLL, M., Über Gesichtsbildung. Mitteilungen der anthropologischen Gesellschaft in Wien. Bd. XXVIII. 1898. 4°. Mit zahlreichen Figuren. Schon ALBRECHT DÜRER hat übrigens die Verschiedenheit der einzelnen knöchernen Gesichtsabschnitte ins Auge gefaßt und dargestellt.

Vierter Abschnitt.

Knochen des Stammes.

Die Knochen des Stammes ordnen sich zu vier Gruppen. In dem Hals und der Lende bilden sie eine kurze, aber bewegliche Säule, in der Brust und Hüfte entstehen durch verschieden geformte Spangen und Platten der Brustkorb *(Thorax)*[1] und das Becken *(Pelvis)*.[2] Alle diese Abschnitte haben eine Form von Knochen gemeinsam, nämlich die Wirbel *(Vertebrae)*. Sie sind zu einer Reihe aneinandergefügt, welche sich von dem Kopf bis zu dem Kreuzbein ununterbrochen erstreckt und als Wirbelsäule *(Columna vertebralis)* bezeichnet wird. Sie ist die Hauptstütze des Stammes, auf der oben der Schädel balanciert. Sieben Wirbel gehören bei dem Menschen dem Halsteil des Stammes, zwölf dem Brustteil und fünf dem Lendenteil an.

---

[1] *Thorax* ist bei HOMER eine Rüstung, welche die Brust und den Bauch bedeckt. Bei PLATO wird dieses Wort auf die Brust beschränkt.

[2] Nur in der plastischen Anatomie darf das Becken zu dem Stamm gerechnet werden. In Wirklichkeit gehört es weit mehr zu der unteren Gliedmasse, ebenso wie das Schulterblatt zu der oberen. Das zeigt sich in augenscheinlicher Weise bei der Verkrümmung oder dem gänzlichen Mangel der Beine. So wird es bei den Walfischen durch zwei von der Wirbelsäule getrennte Knochen dargestellt, welche überdies nur rudimentäre Scham-Sitzbeine vorstellen.

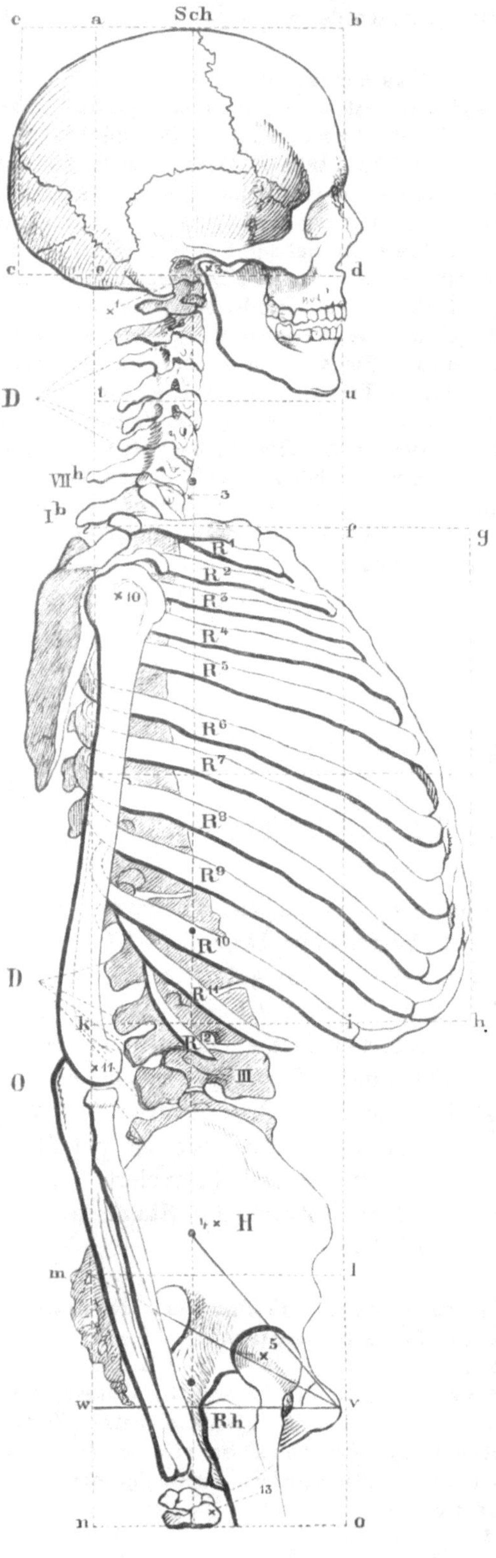

Fig. 52.

Obere Skelethälfte eines Mannes, von der Seite gesehen. $^1/_4$ der nat. Größe.

cb Scheitellinie.

cd Ohr-Nasenstachel-Linie.

ef Oberes Ende des Brustkorbes.

efik Zwei Quadrate, welche mit den Rechtecken
fgih den Brustkorb begrenzen.

lm Linie zwischen Kreuzbein und den beiden Darmbeinstacheln.

vw Linie zwischen Steißbeinspitze und oberem Rand der Schamfuge — Horizontallinie.

D Dornfortsätze der Wirbel.

H Hüftbein.

O Ellbogen.

R—R^{12} Die zwölf Rippen.

Rh Großer Rollhügel.

Sch Schwerpunktlinie.

×1 Drehungspunkt des Kopfes.

×3 Unteres Ende der Halswirbelsäule.

×4 v Linie zu der Schambeinfuge, sie zeigt mit der Horizontalen vw den Neigungswinkel des Beckens an.

×5 Drehungspunkt des Hüftgelenkes.

×10 Drehungspunkt des Oberarmgelenkes.

×11 Drehungspunkt des Ellbogengelenkes.

I^b Erster Brustwirbel.

III Dritter Lendenwirbel.

VII^h Siebenter Lendenwirbel.

Bei Skeleten von jugendlichen Individuen lassen sich sämtliche Wirbel, 33 bis 35 an der Zahl, voneinander trennen, sobald der Knorpel, der sie vereinigt, durch Fäulnis zerstört ist. Beim Mann dagegen sind 9—10 durch festen Knochenkitt untereinander verwachsen: fünf sind zum Kreuzbein geworden, das mit den Hüftknochen das Becken bildet, vier stellen das Steißbein dar, das spitze Ende der Wirbelsäule. Man hat diese Wirbel deshalb auch falsche Wirbel genannt. Die übrigen 24 Wirbel lassen sich an der Leiche durch das Messer vollständig trennen und man nennt sie deshalb auch die wahren Wirbel. Wie *Vertebra* mit *vertere*, so hängen die Wirbelbeine mit wirbeln (im Kreise drehen) zusammen, und wir sprechen daher von Wasserwirbeln, Rauchwirbeln, Haarwirbeln, wo die Haare im Kreise stehen.

1. Wirbel. Jeder Wirbel stellt einen Ring dar und umgrenzt eine Öffnung, das Wirbelloch (*Foramen vertebrale*, Figg. 53 und 54 Nr. 3). Der

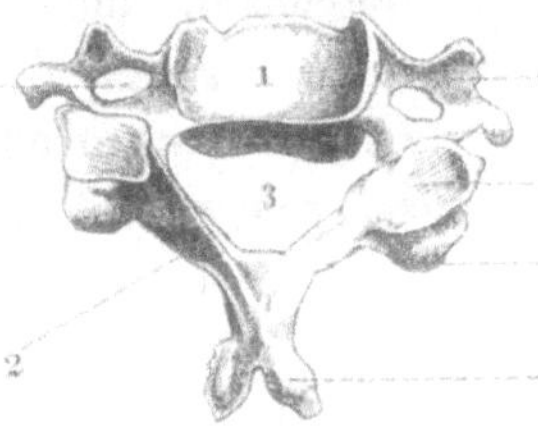

Fig. 53. Fünfter Halswirbel von oben und hinten.

nach seiner Lage vordere Teil des Wirbels ist dick, und zu einer kurzen Säule, dem Körper (*Corpus vertebrae*, Figg. 53 und 54 Nr. 1), entwickelt. Jeder Wirbelkörper besitzt vier Flächen — eine hintere konkave, die nach dem Wirbelloch hinsieht, eine vordere, nach der Leibeshöhle zugekehrte — sie ist von einer Seite zur anderen konvex, von oben nach

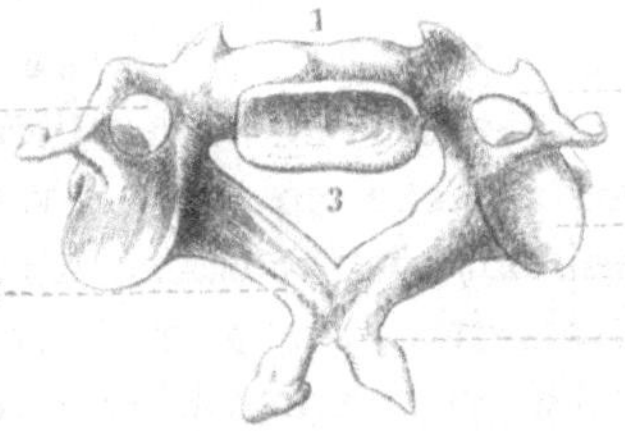

Fig. 54. Fünfter Halswirbel von unten.

unten konkav. Die letztere Form ist besonders ausgesprochen in dem Brust- und Lendenabschnitt; dadurch sehen die entsprechenden Ränder des Körpers aus wie von einem wulstigen, schwach vorspringenden Rand umsäumt (Sanduhrform). Die obere und untere Fläche endlich ist central etwas ausgehöhlt, damit die Verbindungsmasse, der Zwischenknorpel (*Cartilago intervertebralis*), um so fester haften könne. Der übrige Teil des Wirbels heißt Bogen (*Arcus*, Figg. 53—55 Nr. 2). Der Bogen entspringt niedrig vom oberen Rande des Körpers und schickt sieben

Fortsätze aus, welche entweder zur Verbindung der Wirbel untereinander, Gelenkfortsätze (Figg. 53—55 Nr. 4), oder zum Ansatz von Muskeln dienen, Muskelfortsätze (Fig. 55 Nr. 5 u. 6). Die Wirbelsäule besitzt einen bedeutenden Grad von Beweglichkeit. Jeder Wirbel kann sich nämlich mittels der Gelenke und der elastischen Bänder auf seinen Nachbarn verschieben, sobald die Muskeln. welche an ihnen befestigt sind, sich verkürzen. Drei Fortsätze sind für Muskelinsertionen bestimmt. Der eine ist unpaar und wächst von der Mitte des Bogens nach hinten; es ist der für den Künstler wichtigste: der Dornfortsatz *(Processus spinosus)*, weil er in der Mittellinie des Rückens sehr häufig gesehen und stets gefühlt werden kann (Figg. 53—55 Nr. 6); die beiden anderen, die Querfortsätze *(Processus transversi,* Figg. 53—55 Nr. 5*)*, sind paarig, entspringen teils vom Bogen, teils vom Körper, und erstrecken sich kürzer oder länger seitwärts. Sie sind an den Brustwirbeln zugleich die Stützen der Rippen.

Die Gelenkfortsätze der Wirbel vermitteln die Beweglichkeit zwischen den Bogen. Es giebt zwei obere und zwei untere *(Processus*

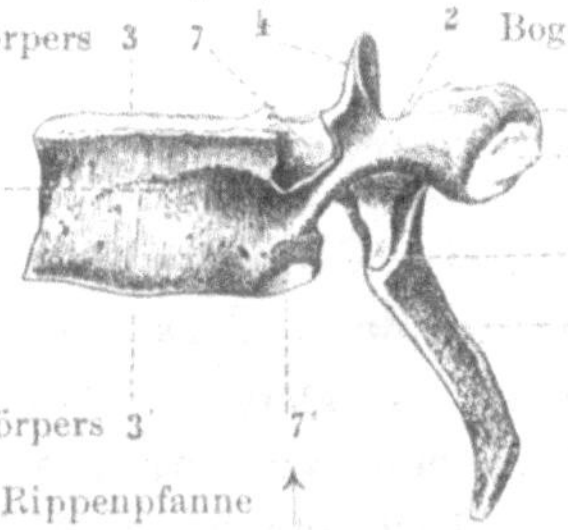

Fig. 55. Brustwirbel im Profil.

articulares superiores et inferiores, Figg. 53 u. 54 Nr. 4 u. 4'*)*, welche die Gelenkverbindung mit dem nächst höheren und nächst tieferen Wirbel vermitteln.

Die erwähnten Eigentümlichkeiten eines Wirbels erleiden jedoch nach der Stelle, die er einnimmt, beträchtliche Abänderungen. So nimmt der Körper vom dritten Halswirbel bis zum letzten Lendenwirbel nach Höhe und Breite beständig zu, entsprechend der Last, welche die untersten Wirbel zu tragen haben. Auch die Form der Körper ist nicht immer dieselbe. An den Halswirbeln ist sie würfelförmig und die vordere Fläche mehr glatt; aber schon bei den oberen Brustwirbeln tritt eine stärkere Wölbung auf, die bis zu den unteren Brust- und Bauchwirbeln immer mehr zunimmt. (Vergleiche Figg. 53—55 Nr. 1 und gleichzeitig die Fig. 52.)

a. Die Halswirbel und die Bewegung des Kopfes.

Die Halswirbel *(Vertebrae colli)*, sieben an der Zahl, bilden eine kurze Säule, auf deren oberem Ende der Schädel sitzt; sie ist nicht vollkommen gerade, sondern nach vorn etwas konvex, jedoch nicht so stark, als die Konkavität des Nackens vermuten läßt, denn diese wird zu einem großen Teil hervorgerufen durch die Kleinheit der oberen Dornfortsätze und das vorspringende Hinterhaupt (Fig. 52). Diese an und für sich schon vorhandene Konkavität wird stärker, wenn sich der Kopf rückwärts krümmt, wodurch die Konvexität der Halswirbelsäule vorne naturgemäß gesteigert wird.

Die Halswirbel sind leicht an ihren durchbohrten Querfortsätzen (Figg. 53 und 54 Nr. 5) zu unterscheiden; dieses Loch *(Foramen transversarium)* bildet an den übereinandergetürmten Halswirbeln links und rechts einen Kanal, durch den, vom sechsten Halswirbel angefangen, eine starke Schlagader zum Gehirn passiert, vor jedem Druck geschützt durch die knöchernen Abteilungen ihrer Bahn.

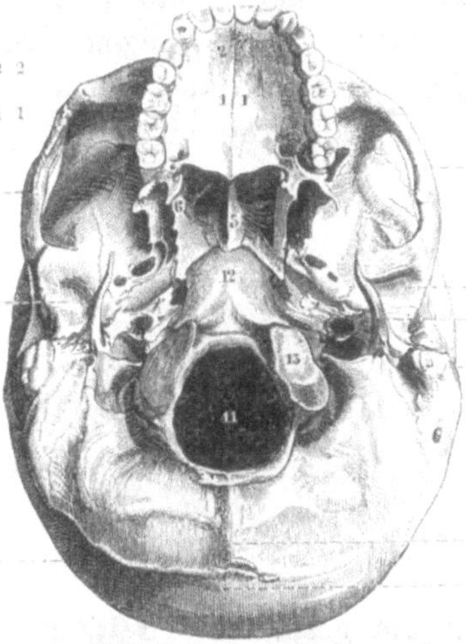

Fig. 56. Schädel von unten gesehen.

Die **Dornfortsätze** sind mit Ausnahme des ersten gabelförmig in zwei Zacken gespalten (Fig. 53 Nr. 6), die am dritten und vierten Halswirbel ungemein auseinanderweichen, weiter abwärts jedoch sich wieder nähern, so daß der siebente Halswirbel einen rundlichen Knopf trägt. Der Dornfortsatz des **siebenten Halbwirbels** ist überdies weit länger als der der übrigen und ist deutlich als der höchste Punkt des Nackens sichtbar. Zieht man von dieser Stelle eine gerade Linie nach vorn, so trifft sie bei gerader Haltung 5 cm über dem Brustbeinausschnitt die Haut. (Vergleiche die Fig. 52 VIIh.)

Der Kopf ist durch überraschend geformte Gelenke mit der Wirbelsäule beweglich verbunden. Er selbst hat zu beiden Seiten des großen Hinterhauptloches zwei Gelenkhöcker *(Processus condyloidei,* Fig. 57 Nr. 13), die mit Knorpel überzogen sind, und durch eine Gelenkkapsel auf entsprechend gehöhlten Pfannen des ersten Halswirbels aufsitzen. Dieser erste Halswirbel *(Atlas)* hat wie der zweite, der **Zahnwirbel** *(Epistropheus)*, eine von der oben beschriebenen gemeinsamen Form abweichende Gestalt.

Der **erste Halswirbel** oder **Atlas**[1] (Fig. 57) ist ein unregelmäßiger Ring, dem der Körper fast fehlt (Fig. 57 Nr. 1), und der nur einen verkümmerten Dornfortsatz besitzt (Fig. 57 Nr 2); an der Stelle, wo die Querfortsätze entspringen, trägt er an seiner oberen Seite zwei länglich schüsselförmige, mit Knorpel überzogene Vertiefungen (Fig. 57 Nr. 4), welche die Gelenkhöcker des Hinterhauptbeines aufnehmen und daher Hinterhauptpfannen heißen. An der unteren Seite finden sich ein paar ähnliche Gelenkpfannen, aber viel flacher und nahezu kreisrund. Sie nehmen die entsprechend konvex gekrümmten Gelenkflächen des **zweiten Halswirbels**, des Zahnwirbels (Fig. 58 Nr. 4), auf. Dieser Wirbel besitzt einen deutlich geformten, wenn auch noch kleinen Körper, der aber auf seiner oberen Fläche durch einen zapfenförmigen Fortsatz, den sog. **Zahn** *(Processus odontoideus*, Fig. 58 Nr. 1), ausgezeichnet ist. Der Dornfortsatz (Fig. 58 Nr. 6), des zweiten Halswirbels ist vollständig entwickelt und wie

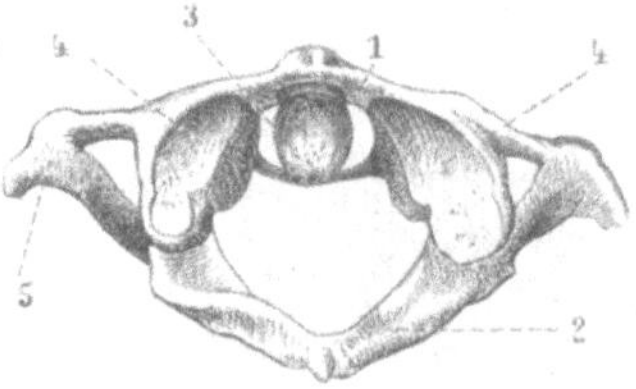

Fig. 57. Atlas von oben.

an den meisten Halswirbeln gespalten. Seitlich befindet sich der durchbohrte Querfortsatz (Fig. 58 Nr. 5). Die Verbindung dieser beiden Halswirbel untereinander und mit dem Hinterhaupte geschieht durch Kapseln und Bänder, wie bei jedem anderen freien Gelenke, also nicht durch zähe Knorpelscheiben, welche die übrigen Wirbel aneinanderheften. Die **Bewegungen des Kopfes** geschehen auf zweierlei Weise: durch Beugen und Strecken (Nicken) und Drehen nach rechts und links; die Nickbewegung erfolgt zwischen Hinterhauptsbein und dem ersten, die Drehung zwischen Atlas und dem zweiten Halswirbel. Der mechanische Vorgang ist dabei folgender geworden: **Beugung** und **Streckung** werden in dem Gelenk zwischen Hinterhaupt und Atlas und bis zu einem Winkel von 45° ausgeführt. Stärkere Beugebewegungen, wobei der Kopf vorn bis auf die Brust oder rückwärts bis in den Nacken hinabsinkt, können nur durch die Mitbewegung der ganzen Halswirbelsäule geschehen.

---

[1] Den ersten Halswirbel Atlas zu nennen, war ein poetischer Einfall; der erste Anatom, welcher den Himmelsträger in die Anatomie einführte, war Vesal.

Die **Drehung** des Kopfes nach rechts und links geschieht zwischen Atlas und Zahnwirbel. Nimmt man die Stellung, bei welcher das Gesicht gerade nach vorwärts gerichtet ist, als die Ausgangsstellung an, so vermag der Kopf zwischen den beiden ersten Wirbeln (Fig. 59 A u. E) nach jeder Seite 25—30°, also zusammen 50—60° Drehung auszuführen.

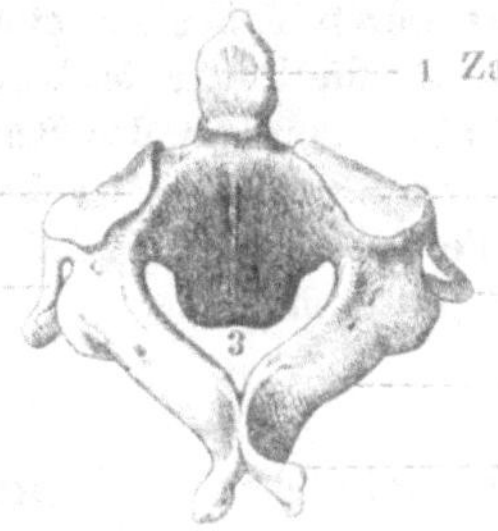

Fig. 58. Epistropheus von oben und hinten gesehen.

Um den Gang dieser Bewegung zu sichern, ist zwischen Atlas und Zahnwirbel[1] eine besondere Art der Führung hergestellt, welche jede Unsicherheit und jede damit verbundene Gefahr für das Rückenmark unmöglich macht. Der Zahn (Fig. 58 Nr. 1) ruht in einer geglätteten Aushöhlung des vorderen Atlasbogens (Fig. 57 Nr. 3), und ein starkes quergespanntes Band hält ihn in dieser Lage fest. Andere Bänder gehen von seiner

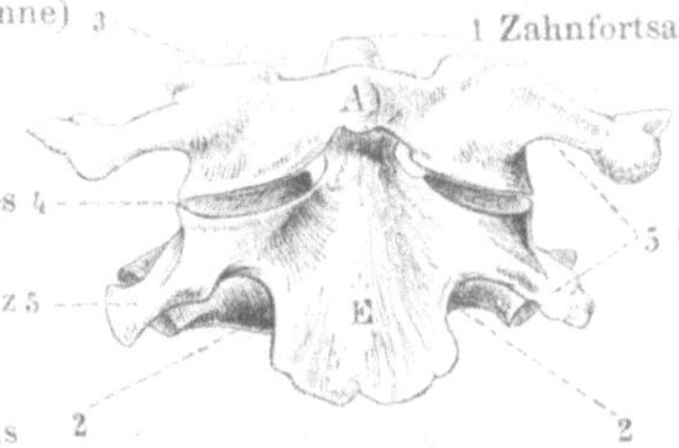

Fig. 59. Atlas und Drehwinkel.
A Atlas. E Epistropheus.

Spitze nach aufwärts zur Mitte des vorderen Randes und an die Seitenränder des großen Hinterhauptsloches und sichern den Gang so vollständig, daß die Bewegung des Schädels nach allen Richtungen rasch und sogar sehr energisch ohne Gefahr ausgeführt werden kann. Der Zahnfortsatz ist die sichernde Achse, um die sich der Atlas mitsamt dem Schädel dreht.

---

[1] Der Name *Epistropheus* von *strĕphō*, ich drehe, für den zweiten Halswirbel ist gänzlich falsch, weil nicht er sich dreht, sondern der erste; dennoch darf der alt hergebrachte und in allen Handbüchern vorkommende Ausdruck nicht ohne weiteres beseitigt werden.

Von welcher Bedeutung der sichere Gang sei, ersieht man sehr bald an den Folgen, welche das Losreißen der Wirbel voneinander, die Luxation des Zahnfortsatzes durch starkes und plötzliches Niederdrücken des Kopfes gegen die Brust, oder durch einen Sturz nach sich zieht. Hoch oben an dem Rückenmark entspringen die wichtigsten Nerven für das Herz und die Lungen. Reißt nun der Zahnfortsatz des Atlas von seinen Bändern los, so treibt ihn die Gewalt in den Rückenmarkstrang hinein, dessen Zerstörung den sicheren, meist augenblicklichen Tod nach sich zieht. J. L. Petit hat behauptet, daß beim Tode durch Erhenken eine Verrenkung des Zahnes nach hinten jedesmal eintrete, wenn, um die Dauer des Todeskampfes zu verkürzen, gleichzeitig an den Füßen gezogen, also zur Last des Körpers noch ein bedeutendes Gewicht hinzugefügt wird, oder wenn sich der Henker, wie in Frankreich vor Einführung der Guillotine, auf die Schultern des Delinquenten schwinge und dessen Kopf mit beiden Händen nach unten drücke.

b. Die Brustwirbel.

Die zwölf Brustwirbel sind die Träger der Rippen, jener elastischen Spangen, welche in Verbindung mit dem Brustbein den Brustkorb zusammensetzen. Jeder Brustwirbel besitzt deshalb an seinem Körper zur Verbindung mit den Rippenköpfen eine überknorpelte Gelenkfläche, die

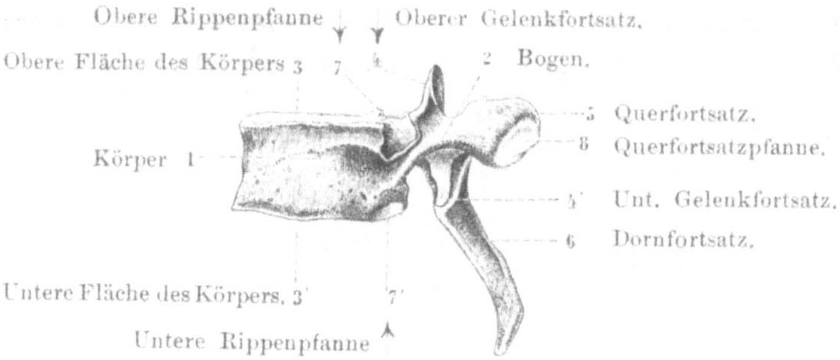

Fig. 60. Brustwirbel im Profil.

Rippenpfanne *(Fovea costalis)* (Fig. 60 Nr. 7 und 7'). Je nach dem Stand der Rippe beteiligt sich an der Bildung der Pfanne auch noch der untere Rand des darüberliegenden Wirbels und die zwischen beiden befindliche Knorpelscheibe.

Die Querfortsätze (Fig. 60 Nr. 5) sind nur an den oberen acht Brustwirbeln lang und stark, bis zum zwölften werden sie immer kleiner. Ihre Richtung geht etwas nach rückwärts. Auf den Spitzen der Querfortsätze, und zwar an der Vorderseite, sitzt eine schwach vertiefte, überknorpelte Gelenkfläche, die Querfortsatzpfanne *(Fovea costalis transversalis* Fig. 60 Nr. 8). Die hintere Fläche der Querfortsätze zeigt eine Rauhigkeit, den Angriffspunkt für einzelne Rückenmuskeln. Die Dornfortsätze stehen nur am Anfang und Ende der Brustwirbelsäule gerade nach rückwärts, in der Mitte sind sie nach abwärts geneigt (Fig. 60 Nr. 6), so daß sie sich sogar dachziegelförmig decken.

c. Die Lendenwirbel.

Die Lendenwirbel haben einen mächtigen Körper und einen starken Bogen, von welchem dicke Gelenkfortsätze nach oben und unten

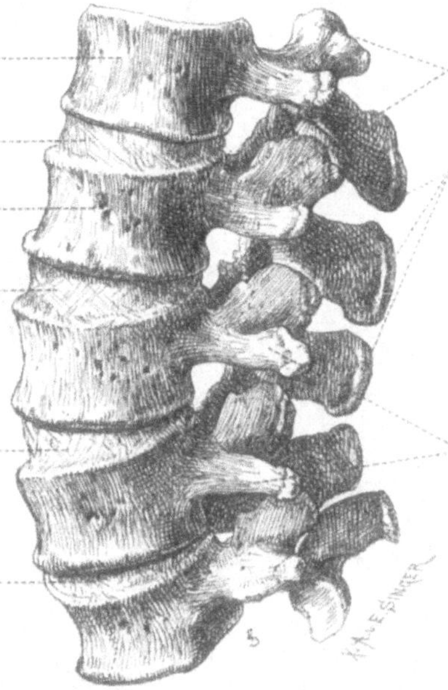

Fig. 61. **Fünf Lendenwirbel, durch die Zwischenwirbelscheiben verbunden, im Profil.**

abgehen (Fig. 61 Nr. 3). Nicht minder stark sind die hohen und langen Dornfortsätze (Fig. 61 Nr. 5), welche wie jene der Halswirbel gerade nach rückwärts stehen und deshalb bei mageren Personen schon bei aufrechter Stellung zu sehen sind; bei gekrümmtem Rücken wird ihre ganze Reihe sichtbar. Im Gegensatz zu diesem kräftigen Bau, wozu auch an der Grenze zwischen dem oberen Gelenkfortsatz und dem Querfortsatz ein paar stumpfe Höcker zum Ansatz der Rückenmuskeln kommen, sind die Querfortsätze schwach und machen mehr den Eindruck verkümmerter Rippen.

d. Das Kreuzbein *(Os sacrum)*.

Diesen Namen tragen fünf, im reifen Körper untereinander verwachsene Wirbel. Das obere breite Ende dieses Knochens schließt sich an den letzten Lendenwirbel an, das untere verbindet sich mit dem schmalen Steißbein. Mit seinen Seitenrändern sitzt das Kreuzbein wie eingekeilt zwischen den beiden Hüftbeinen. Es ist dabei schaufelförmig gekrümmt; die hohle Fläche sieht nach dem Becken, wodurch dort mehr Raum entsteht und die gekrümmte kehrt sich nach hinten. Am Lebenden verschwindet das Ende der hinteren Fläche mit dem Steißbein in der Tiefe der Gesäßspalte. Über die Mitte der hinteren Fläche läuft

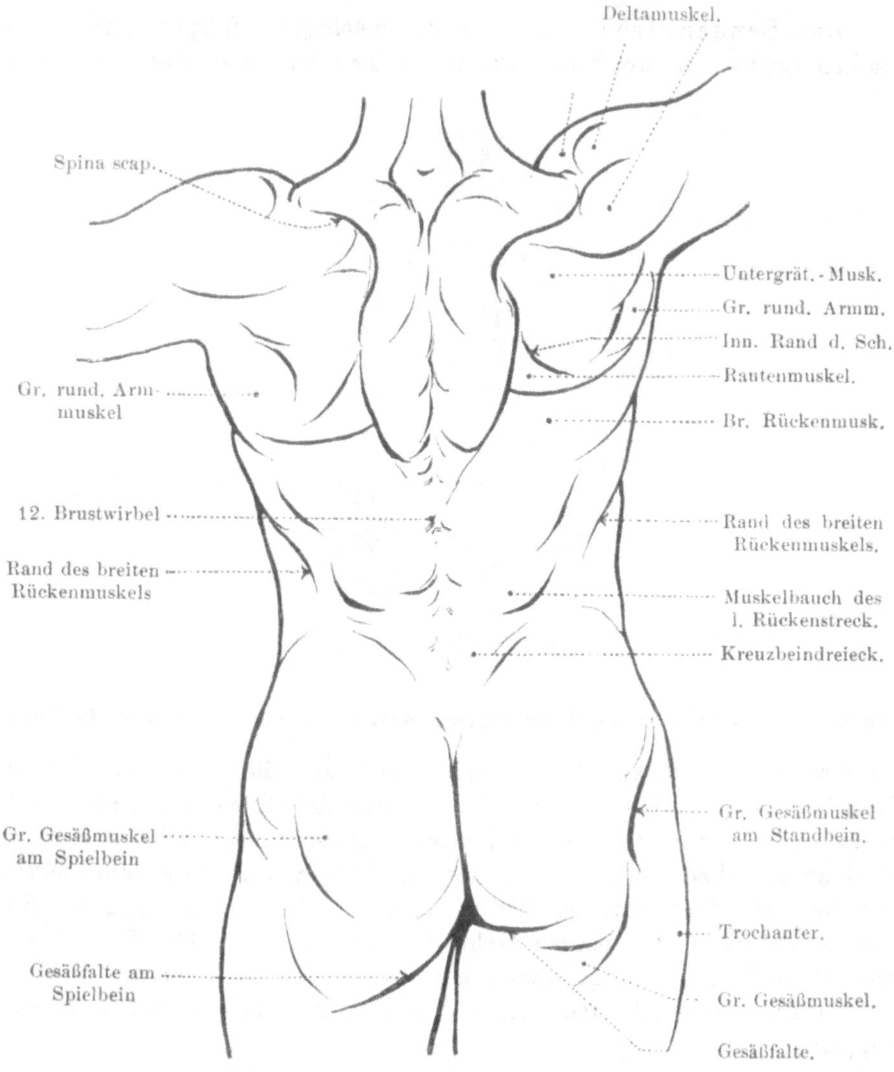

Fig. 62. Rücken eines jungen Mannes, die beiden Arme verschieden hoch erhoben. Die Formen sind weniger kräftig als jene der Figg. 28 u. 29. Rechts: Standbein, deshalb das Becken höher, links: Spielbein, dadurch das Becken tiefer.

ein Kamm *(Crista sacralis media)*, auf dem drei, oft auch vier längliche Höcker deutlich hervorragen; es sind die Reste der Dornfortsätze, die auch am Lebenden wiederzufinden sind, obwohl Sehnenstreifen und die darüberliegende Haut die Schärfe der Erscheinung bedeutend mindern.

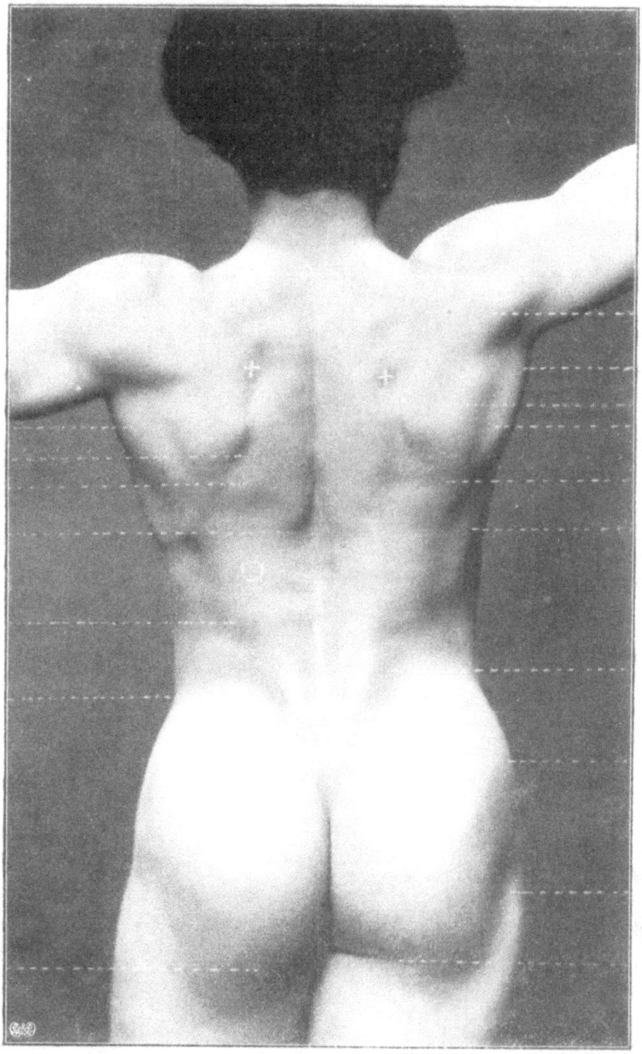

Fig. 63. Das Schulterblatt am Lebenden bei erhobenen Armen und das Kreuzbeindreieck. △ Obere Sehnenraute im Trapezmuskel. † Sehnendreieck des Trapezmuskels am Ursprung der Schultergräte. ○ Muskelrand der größten Sehnenraute (S. 365).

Der fünfte Höcker des letzten Kreuzwirbels fehlt und statt dessen findet sich ein Spalt, der bei manchen Menschen sich oft hoch hinauf erstreckt; er heißt: Kreuzbeinausschnitt (Fig. 2 S. 22), und bezeichnet das spaltförmige Ende des Wirbelkanales, das beim Lebenden durch feste Bandmassen und Membranen dicht verschlossen ist. Auch Reste von Querfortsätzen findet man als kleine Hügel am Rande jener Löcher, welche das Kreuzbein so auffallend auszeichnen (Fig. 2 S. 22 und Fig. 52 S. 98). Diese Löcher führen in den Wirbelkanal. Das Kreuzbein bietet eine Menge von Verschiedenheiten dar, von denen hier jedoch nur der eine wichtige Unterschied der beiden Geschlechter erwähnt werden soll: das weibliche Kreuzbein ist breiter, kürzer und gerader als das männliche.

Das Ende des Kreuzbeines steht mit dem

Steißbein *(Os coccygis)* in Verbindung, das, wie schon erwähnt, aus vier verkümmerten Wirbeln besteht; die Ringform ist bei diesem schwanzförmigen Wirbelanhange völlig verschwunden, nur das erste Stück des Steißbeins hat noch Andeutungen von Querfortsätzen und Gelenkfortsätzen. Die übrigen Wirbel sind zu rundlichen Knochenscheibchen zusammengeschrumpft.

Am Lebenden begrenzen die Hinterbacken durch deutliche Linien das Kreuzbein (Fig. 62). Sie laufen dabei in die schon Seite 50 erwähnten Hüftbeingrübchen aus. Durch diese Grübchen und den Beginn der Gesäßspalte wird ein etwas gewölbtes Dreieck begrenzt, das als Kreuzbeindreieck oder Sakraldreieck bezeichnet wird (Fig. 62). — Bei der Streckung des Rückens kann der Dornfortsatz des 5. Lendenwirbels sich als Vertiefung markieren. Ist dies der Fall, dann sind vier Punkte vorhanden, die sich kreuzweise gegenüberstehen: oben der Dornfortsatz des 5. Lendenwirbels, unten das Ende des Kreuzbeines, der 5 Kreuzbeinwirbel am Zusammenstoß der Hinterbacken, und endlich links und rechts die beiden Grübchen. Ist dieses Viereck auch durch die umgebenen Weichteile gut ausgeprägt, so heißt diese Form: die Kreuzbeinraute oder Sakralraute. Sowohl das Kreuzbeindreieck als die Kreuzbeinraute sind vielen Schwankungen unterworfen; man schließt von ihrer Breite auf die Beckenbreite oder von ihrer Neigung auf die Beckenneigung. Bei Anspannung der Rückenstrecker wird das Dreieck durch die zwei längs laufenden Ursprünge dieser Muskeln (Fig. 63) stärker gewölbt.[1]

Betrachtung der Wirbelsäule als Ganzes.

Die Wirbelsäule ist nicht gerade, sondern schlangenförmig gekrümmt, und zwar so, daß der Halsteil nach vorn konvex ist, der Brustteil nach

---

[1] Richer a. a. O. Waldeyer, das Becken. Bonn 1899. 8°. Mit 153 Abbildungen im Text. Stratz, die Schönheit des weiblichen Körpers. 4. Aufl. Stuttgart 1899. Brücke a. a. O. S. 96.

hinten, der Lendenteil wieder nach vorn, das Kreuzbein mit dem Steißbein nach hinten (vergl. die Linie Sch Fig. 52). Am Übergang des Lendenteils in das Kreuzbein ist ein am fünften Lendenwirbel besonders hervorragender Punkt, den man Vorgebirge *(Promontorium)* nennt. Die Krümmungen der Wirbelsäule entwickeln sich erst deutlich mit dem Vermögen des Kindes aufrecht zu stehen; bei Neugeborenen sind sie noch wenig sichtbar. Im höheren Alter verliert die Wirbelsäule ihre eleganten Krümmungen, denn die elastischen Zwischenwirbelscheiben werden spröde. Am frühesten zeigt sich diese Sprödigkeit an dem Brustabschnitt. Die starke Krümmung des Rückens bleibt bei Leuten, welche sich beim Arbeiten anhaltend über ihren Gegenstand beugen, auch während der Ruhe; bei Greisen, deren Rücken in eine einzige Bogenkrümmung übergeht, fällt der Senkrücken, als Zeichen der Gebrechlichkeit, deutlich in die Augen; der Kopf sinkt alsdann gegen die Brust, und der Blick ist zur Erde gerichtet.

Die Wirbelsäule durfte bei der aufrechten Stellung des Menschen nicht vollkommen geradlinig geformt sein. Die nach bestimmten Regeln angebrachten Krümmungen schwächen den Stoß, der wie beim Sprung von unten auf wirkt, bedeutend ab, weil er größtenteils innerhalb der Krümmungen durch die Steigerung derselben verloren geht. Die nach hinten konvexen Krümmungen vergrößern beim Menschen überdies den Rauminhalt der vor ihnen liegenden Höhlen der Brust und des Beckens. Die nach vorn konvexen Krümmungen der Wirbelsäule werden durch die Gestalt der Zwischenwirbelscheiben bedingt.

Die leichte Seitenkrümmung nach rechts, welche namentlich die Brustwirbelsäule zeigt, und die bei wenigen Menschen fehlt, scheint mit dem vorwaltenden Gebrauch des rechten Armes in Verbindung zu stehen.

Die Wirbelsäule heißt auch Rückgrat *(Spina dorsi)*. Um den Namen *Spina* zu begründen, darf man nicht an Dorn oder Stachel denken, sondern an die Einrichtung eines römischen Zirkus, der durch eine lange, zwanzig Fuß breite und sechs Fuß hohe Mauer, welche sich in der Mittellinie der Rennbahn, etwa über Dreiviertel ihrer Länge hinzog, unvollkommen in zwei gleiche Teile geteilt wurde. An den beiden Enden dieser Mauer standen die Metae (Grenzsteine), um welche herum die Wagen von der einen Hälfte des Zirkus an die andere umlenkten. Diese Mauer hieß Spina. Da das Rückgrat den Rücken ebenso in zwei gleiche Teile teilt, wie die Spina den Zirkus, ging der Name auch auf das Rückgrat über.

Die Wirbel nehmen an absoluter Größe bis zum Kreuzbein allmählich zu, vom Kreuzbein bis zur Steißbeinspitze aber schnell ab. Die Breite der Wirbelkörper wächst vom zweiten bis zum siebenten Halswirbel und steigt dann bis zur Basis des Kreuzbeins. Die Höhe der einzelnen Wirbel, welche am Hals fast gleich ist, wächst bis zum letzten Lendenwirbel ebenfalls. Die größte Entfernung je zweier Dornfortsätze kommt am Hals vor wegen ihrer horizontalen Richtung und geringen Dicke. Am Brustabschnitt lagern sich die Dornen vom dritten Wirbel an übereinander. Trotz der Höhe der Wirbelsäule ist der Raum zwischen den Dornfortsätzen der Lendenwirbel ebenso klein wie an dem Hals, weil die Dornen sehr hoch sind (Fig. 52 D). Die Krümmungen der Wirbelsäule sind schwach im Hals und Brustteil, stärker im Bauchteil des Mannes, am stärksten in dem des Weibes. Es liegt hierin ein spezifischer Geschlechtsunterschied; die Lendenaushöhlung an der Rückenseite des Rumpfes schön geformter weiblicher Körper ist stärker als diejenige der Männer. Messungen haben diesen schon äußerlich sichtbaren Unterschied durch Zahlen auf das schlagendste nachgewiesen. Vergleicht man die Rückseite der Wirbelkörper, so ist dieselbe zwar bei beiden Geschlechtern kürzer als die Vorderseite, aber beim männlichen durchschnittlich um $3^1/_2$, beim weiblichen um $9^1/_2$ % kürzer. Das sind Mittelzahlen; dieser Unterschied kann aber völlig verschwinden. Die Krümmung männlicher Wirbelsäulen kann so stark werden, daß sie derjenigen weiblicher nichts nachgiebt. Umgekehrt nähert sich die weibliche Wirbelsäule nicht selten durch zu geringe Krümmung der männlichen.

e. Gelenke und Bänder der Wirbelsäule.

Die Verbindungen der Wirbel sind sehr kompliziert, um das Problem ihrer Tragfähigkeit und gleichzeitigen Beweglichkeit zu lösen. Zwischen je zwei Wirbelkörpern finden sich zwei Arten von Gelenken:

1) Die Zwischenwirbelscheiben (*Ligamenta intervertebralia*, Fig. 61 u. 64 Nr. 2), breite elastische Platten, deren Kern weich und gallertartig ist. Schon die Überlegung läßt voraussetzen, daß sie, wie elastische Massen komprimierbar und dehnbar zugleich sind (wie in Fig. 64) und nach dem Aufhören des Zuges und Druckes wieder in ihren früheren Gleichgewichtszustand zurückkehren. Sie sind, mit Ausnahme des weichen Kerns, zu diesem Zweck aus vielfach sich kreuzenden Fasern gewebt, die mit den korrespondierenden Flächen der Wirbelkörper auf das festeste verwachsen sind. Die Festigkeit steigert sich mit der Zunahme der Bandfläche. Die Bandscheiben zwischen den Halswirbeln tragen an 50 Kilo, jene der Brustwirbelsäule an 75 Kilo, und um eine Lendenwirbelsäule zu zerreißen, soll das Gewicht von etwa 100 Kilo erforderlich sein. Die Höhe der Scheiben ist nicht überall gleich, die knöcherne Halssäule wird durch die Einschiebung der Polster um $^1/_5$, die Rückensäule um $^1/_7$ und die Lendensäule um $^1/_3$ verlängert. Diese Zwischenwirbelscheiben stellen Gelenke einfachster Art, sog. „Halbgelenke“ dar.

2) Wahre Gelenke mit Knorpelflächen und Gelenkkapseln und Hilfsbändern zwischen den sich berührenden Gelenkfortsätzen der einzelnen Wirbel (Fig. 61 und 64 Nr. 3).

Zu diesen Gelenken der Wirbelsäule kommen noch:

3) Die Zwischenbogenbänder *(Ligamenta intercruralia)*. Sie füllen die Zwischenräume je zweier Wirbelbogen aus und bestehen aus besonders organisierten Bündeln, deren Elastizität bei dem Erheben aus der Rumpfbeuge in Betracht kommt; sie helfen mit den Zwischenwirbelbändern die Rumpfstrecke mühelos ausführen. Bei der Rumpfbeuge nach vorwärts entfernen sich die Wirbelbogen, die Dornfortsätze rücken auseinander und die Spannung der Zwischenbogenbänder steigert sich, je mehr der Körper sich krümmt; sobald jedoch der Muskelzug nachläßt, springt die Wirbelsäule, wie ein von dem Druck befreiter elastischer Stab wieder in ihre frühere Lage zurück. Bei geringen Graden der Rumpfbeuge ist die Thätigkeit der Muskeln für die darauffolgende Streckung nahezu gleich Null, die Streckung also lediglich eine Wirkung der Elastizität der verschiedenen Bandmassen.

4) Die Bänder zwischen den Dornfortsätzen *(Ligamenta interspinalia)*, vorzugsweise entwickelt zwischen den Dornfortsätzen der Lendenwirbel. Sie fehlen an den Halswirbeln; dagegen erstreckt sich vom siebenten Halswirbel bis zum Hinterhaupt ein besonders elastisches Band, das Nackenband *(Ligamentum nuchae)*,[1] welches zwar schwach ist, aber immerhin sich fühlen läßt, wenn man den Kopf nach vorn beugt.

5) Bänder zwischen den Querfortsätzen *(Ligamenta intertransversalia)*. Der Name sagt Alles. — Dazu kommen noch Bänder, welche auf der vorderen und hinteren Seite der Wirbelkörper entlang ziehen und zwar ununterbrochen, von der Basis des Hinterhauptsbeines bis zu dem Kreuzbein. Durch diese zahlreichen Bänder wird die Wirbelsäule erst zu einer vollständigen Röhre, welche das Rückenmark und die Ursprünge der Rückenmarksnerven einschließt; nur zwischen den Bogen bleiben kleine Löcher für den Durchtritt der Nervenstämme. — Die frisch aus der Leiche geschnittene Wirbelsäule läßt nur sehr schwer die komplizierte Zusammensetzung erkennen, erst die Fäulnis macht die einzelnen Teile vollkommen kenntlich; alsdann bleiben zwischen zwei Wirbelkörpern Spalten, wie sie die Fig. 52 Nr. III sehr deutlich zwischen den Lendenwirbeln zeigt und die zerstörten Verbindungen zwischen den Dorn- und Querfortsätzen lassen den Eindruck der gegliederten Säule zu voller Geltung kommen.

Die Zusammendrückbarkeit der Zwischenwirbelscheiben erklärt es, warum der menschliche Körper bei aufrechter Haltung kürzer ist als bei horizontaler Rückenlage. Die Verkürzung kann bis zu 2 cm und darüber betragen. Die Abnahme von 4—5 cm, welche jüngst ein Anatom an seinem eigenen Körper bestimmt hat, verteilt

---

[1] Nucha stammt aus dem Arabischen und bedeutet Rückenmark, nicht aber Nacken. Die Ähnlichkeit der Worte Nucha und Nacken verschuldete es, daß es im medizinischen Latein, welches nicht zum reinsten gehört, für Nacken gebraucht wird *(Luxatio nuchae)*.

sich auf das Hüft-, Kniegelenk und die Fußhöhe. Während z. B. morgens beim Erwachen im Liegen eine Körperlänge von 185 cm besteht, beträgt dieselbe abends vor dem Schlafengehen im Stehen nur 181, sinkt selbst auf 180 cm, von dem Scheitel bis zur Sohle gemessen. Bei dem Aufstehen aus der horizontalen Lage nimmt die Länge sogleich um 2 cm ab, während der Rest die allmähliche Abnahme im Laufe des Tages darstellt (Merkel, Handbuch der topographischen Anatomie, Braunschweig). Diese plötzliche Abnahme der Körpergröße beim Aufstehen aus der horizontalen Lage und umgekehrt die Zunahme beim Niederlegen hat mit den Zwischenwirbelbändern gar nichts zu thun, sondern kommt lediglich auf Rechnung der Gelenkverbindungen der unteren Extremität. Ich betone diese Thatsache bezüglich der Proportionslehre und der Exaktheit der Angaben über die Länge des Rumpfes und der Glieder. Die Zunahme der Körperlänge bei dem Liegen erklärt die schon oft beobachtete Zunahme der Länge bei Leichen.

Bewegungen der Wirbelsäule.

Die elastischen Polster und die Bänder erlauben, in Verbindung mit den Gelenken folgende Bewegungsarten:

1) Drehung der Säule;

2) Seitwärtsbewegung oder Rumpfbeuge seitwärts, rechts und links;

3) Vor- und Rückwärtsbeugen oder Rumpfbeuge vorwärts und Rumpfstrecke. (Durch eine geschickte Überführung der drei Bewegungsformen ineinander kann auch „Rumpfkreisen“, wie es in der Turnsprache genannt wird, ausgeführt werden.)

Diese verschiedenen Bewegungen sind auf die ganze Länge der Wirbelsäule verteilt. Eine zu starke Krümmungsfähigkeit an einer einzigen Stelle hätte das in dem Wirbel befindliche Rückenmark der Gefahr eines Druckes ausgesetzt. Bei der Beurteilung der Bewegungsgröße der Wirbelsäule muß jedoch berücksichtigt werden, daß bei ihr die Bewegungen zwischen Kopf und Atlas, ferner diejenigen zwischen dem Atlas und dem Drehwirbel nach altem Herkommen nicht berücksichtigt werden, daß es sich also streng genommen nur um den Betrag zwischen dem dritten Hals- und dem letzten Lendenwirbel handelt. Die Abschätzung der wirklichen Bewegungsgröße innerhalb der einzelnen Wirbelabschnitte ist eine sehr schwere Aufgabe, welche sich mit voller Exaktheit nur an der Leiche ausführen läßt; denn bei dem Lebenden ist weder die Bewegung des Kopfes vollständig auszuschließen, noch jene der Hüft- und Sprunggelenke. Alle Bewegungen zusammengenommen erlauben eine Drehung des freistehenden Körpers um volle 180°. Freilich gehört hierzu einige Übung, dann aber ist die Drehung mit überraschender Präzision ausführbar, wie die Clowns zeigen, welche unter Beibehaltung der Frontstellung der Beine mit einem Ruck den Körper um seine Achse so drehen, daß das Gesicht direkt nach hinten gewendet ist. Die Torsion in dem Drehwirbelgelenk zwischen dem Atlas und dem zweiten Halswirbel ergab in einem Fall hierfür ca. 58°, die Drehung im Becken 73°, die der Wirbelsäule 47°. Wenn in dem folgenden von der

„Drehung“ der Wirbelsäule die Rede ist, handelt es sich lediglich um diese letzte Torsionsfähigkeit.

Die Drehung der Wirbelsäule, die Rotierbarkeit, von dem dritten Hals- bis zu dem letzten Lendenwirbel beträgt also nur 47°, und wird vorzugsweise im Bereich der untersten Brustwirbel aufgeführt. Die Rotierbarkeit beträgt dort, auf der kurzen Strecke zwischen dem achten und zwölften Brustwirbel, allein schon etwa 28°. Viele Kunstwerke bringen die Drehung des Oberkörpers gerade dort deutlich zum Ausdruck.

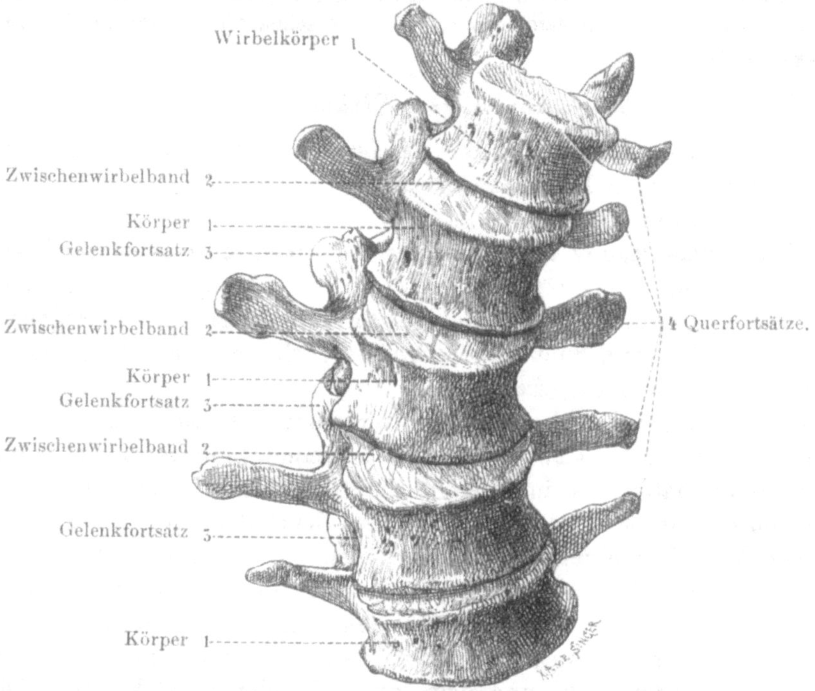

Fig. 64. Lendenwirbel mit den Zwischenwirbelscheiben der Seite en face mit starker Seitwärtsbiegung.

Die Lendenwirbel besitzen keine Rotierbarkeit, aber eine sehr ausgesprochene Biegungsfähigkeit nach rechts und links. Mittels derselben werden der untere Rand der Brust und der obere Rand des Beckens sich nicht nur vollkommen genähert, sondern sie können auch aneinander vorbeigleiten; die Hauptbeweglichkeit liegt also für die Rumpfbeuge nach rechts und links in der Lendengegend. Ein vortreffliches Beispiel für das eben Gesagte sind die folgenden Figuren 64 u. 65, an welchen die starke Rumpfbeuge nach links und bei Fig. 65 gleichzeitig ein geringer Grad von Drehung bemerkbar ist. An der Stelle, wo die Hautfalte in der Figur 65 mit 1 bezeichnet ist, wird deutlich erkennbar, wie das Brustkorbende sich innerhalb des Hüftknochens befindet, hineingedrängt durch die Größe der Seitwärtsbeugung. Freilich ist gleichzeitig der Schenkel in seiner Pfanne aufwärts gedreht, wodurch sich bei Nr. 2 der Fig. 65 die Haut der Lendengegend zu einer tiefen Falte einschlägt; diese Verschiebung hat jedoch mit der Seitwärtsbewegung innerhalb der Wirbelsäule nichts zu thun.

Die Rumpfbeuge nach vorn und die Rumpfstrecke geschehen hauptsächlich in dem Hals- und Lendenabschnitt. Drei Punkte sind in

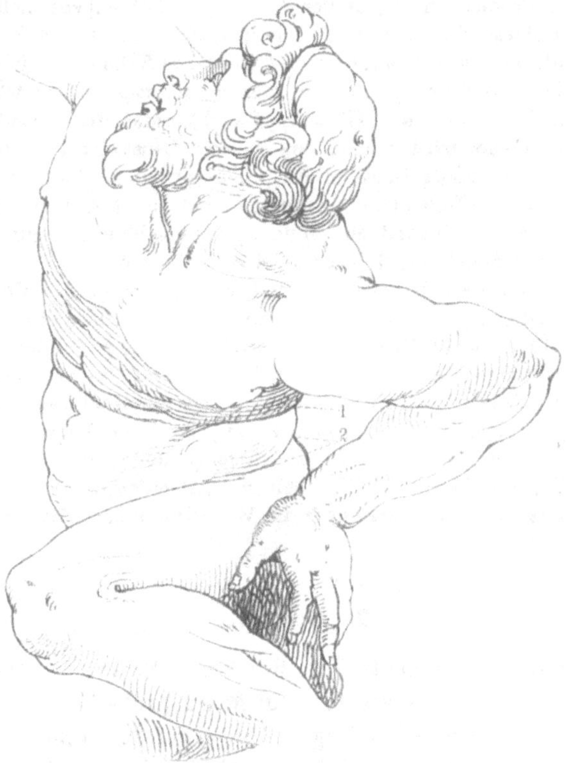

Fig. 65. Rumpfbeuge nach links. Skizze nach A. ANDRIANIS' Stich: Der Raub der Sabinerinnen.
1. Das nach einwärts gedrängte Brustkorbende.
2. Hautfalte an dem Hüftbeinkamm.

dieser Hinsicht besonders ausgezeichnet: die Stelle zwischen den unteren Halswirbeln, zwischen dem elften Brust- und zweiten Lendenwirbel, und zwischen dem vierten Lendenwirbel und dem Kreuzbein. Diese drei Abschnitte lassen sich bei dem starken Zurückbiegen als einspringende Winkel erkennen. Sie sind überdies durch querliegende Hautfalten markiert. Bei der Rumpfbeuge nach vorn entsprechen sie den Stellen der stärksten Knickung am Hals, am Brustkorbende und am Nabel.

Die Rückenlinien lebender Menschen sind überraschend verschieden. Die Lendenkrümmung kann schwach und stark sein, ebenso wie die Halskrümmung. Auch die

Wirbelsäule ist eines ansehnlichen Wechsels fähig, wobei ihre Haltung den ganzen Rumpf beeinflußt. Ist die Lendenwirbelsäule stark gekrümmt, dann wird der Brustkorb zurückgelehnt und das untere Ende des Brustbeins vorstehend; ist die Lendenwirbelsäule wenig oder gar nicht gekrümmt, dann ist der Brustkorb mitsamt dem Brustbein vorgeneigt. Die Verschiedenheiten der Wirbelsäule kommen u. a. bei der Beurteilung der Modelle in Betracht. — Die Biegungsfähigkeit der Wirbelsäule, wie sie oben geschildert wurde, kann viel umfangreicher werden, als man nach der bloßen Kenntnis des Baues vermutet. Das zeigen die Schlangenkünstler, bei denen manche Bewegungen möglich sind, die gewöhnliche Menschen nicht ausführen können. Bei jener Produktion, die in der Sprache der Schlangenkünstler der „Bogen" heißt, wird der Hinterkopf an den Nacken gelegt, also eine starke Biegung innerhalb der Halswirbelsäule hergestellt, dann folgt eine starke Krümmung in der Gegend des zweiten Brustwirbels, wodurch der Oberkörper immer mehr rückwärts herabgelassen wird und schließlich berührt der Hinterkopf dicht unter dem Gesäß die Rückseite der Oberschenkel. Dabei wird der an den zweiten Brustwirbel anstoßende Lendenteil der Wirbelsäule ebenfalls stark in Anspruch genommen, und das Becken wird vorgeschoben. Diese auffallenden Leistungen sind zu erreichen, lediglich durch Übung, sobald der Körper jugendlich genug ist, eine schlanke Figur hat, die Bänder nachgiebig und die Rippenknorpel biegsam sind. (Virchow, H., Sitzungsberichte der Würzburger phys.-med. Gesellschaft 1884 und Verhandlungen der Berliner anthropologischen Gesellschaft, Sitzung vom 27. Februar 1886). Über die Bewegungen der Wirbelsäule und ihren Bau: Weber, E. H., anatomisch-physiologische Untersuchung über einige Einrichtungen im Mechanismus der menschlichen Wirbelsäule. Meckels Archiv 1827. Meyer, H., Statik und Mechanik des menschlichen Knochengerüstes. Mit 43 Figuren, Leipzig 1873. Virchow, H., Berliner klinische Wochenschrift 12. Juli 1886. Turner, W., Journal of Anatomy and Physiology Bd. XX 1886. Cunningham, D. J., ebenda Bd. XXIV 1889 und „Cunningham Memoir Nr. 2, Royal Irish Academy. Die letzteren Werke über die Wirbelsäule der Affen und verschiedener Menschenrassen.

2. Brustbein.

Das Brustbein (*Sternum*, Fig. 66 B B'—B²) ist ein langer Knochen, der sich vom Ende des Halses bis zur Magengrube erstreckt und in der Mitte der vorderen Brustwand liegt. Die alten Anatomen verglichen ihn mit einem kurzen römischen Schlachtschwert, und daher rühren die Namen Griff, Klinge und Spitze oder Schwertfortsatz zur Bezeichnung seiner stets erkennbaren Abteilungen.

Der Griff (*Manubrium sterni*, Fig. 66 B) ist auf seiner Vorderfläche gewölbt, so daß die Seitenränder tiefer liegen als die Mitte. Der obere Rand ist leicht halbmondförmig ausgeschnitten (*Incisura semilunaris*); diese seichte Einkerbung wird am Lebenden, besonders beim Manne, zur tiefen Halsgrube durch die Schüsselbeine, welche sich zu beiden Seiten des oberen Randes durch Gelenke mit dem Brustbein verbinden (Fig. 66 × 8 und Fig. 68). Die Stelle, wo der Griff in die Klinge (Fig. 66 B') übergeht, ist durch eine Auftreibung der beiden aneinanderstoßenden Knochenflächen nicht nur am Skelet, sondern auch am Lebenden deutlich erkennbar. Der Griff ist gleichzeitig in einem stumpfen Winkel an die

Fig. 66.

Skelet eines jungen Mannes, 1/4 der nat. Größe, von vorn.

a b Scheitelhöhe.
c d Horizontale durch den Nasenstachel.
g Schulterblattende des rechten Schlüsselbeins.
h Schulterblattende des linken Schlüsselbeins.
i 10. Rippenknorp. d. rechten S.
k 10. „ „ linken „
l Vord. unt. Darmbeinst. links.
m „ „ „ rechts.
B Körper des Brustbeins.
B¹ Mittelstück des Brustbeins.
B² Schwertknorpelfortsatz.
El Elle.
H Hüftbein.
Kr Kreuzbein.
R—R¹² Rippen.
Q Querfortsatz der Wirbel.

Rh Großer Rollhügel.
Sa Schambein.
Si Sitzknorren.
Sp Speiche.
×3 Unteres Ende der Halswirbelsäule.
×4 5. Lendenwirbel und Promontorium.
×5 Drehungspunkt im Hüftgelenk.
×8 Brustbeinende des Schlüsselb.
×9 Gelenk zwischen Schulterhöhe und Schlüsselbein.
×10 Drehungspunkt des Oberarmgelenkes.
×11 Drehungsachse des Ellbogengelenkes.
×12 Köpfchen der Speiche.
×13 Handwurzel mit ihren Gelenken.
22 Griffelfortsatz.
Ib Erster Brustwirbel.
XIIb Zwölfter Brustwirbel.
I¹ Erster Lendenwirbel.
III¹ Dritter „
V¹ Fünfter „

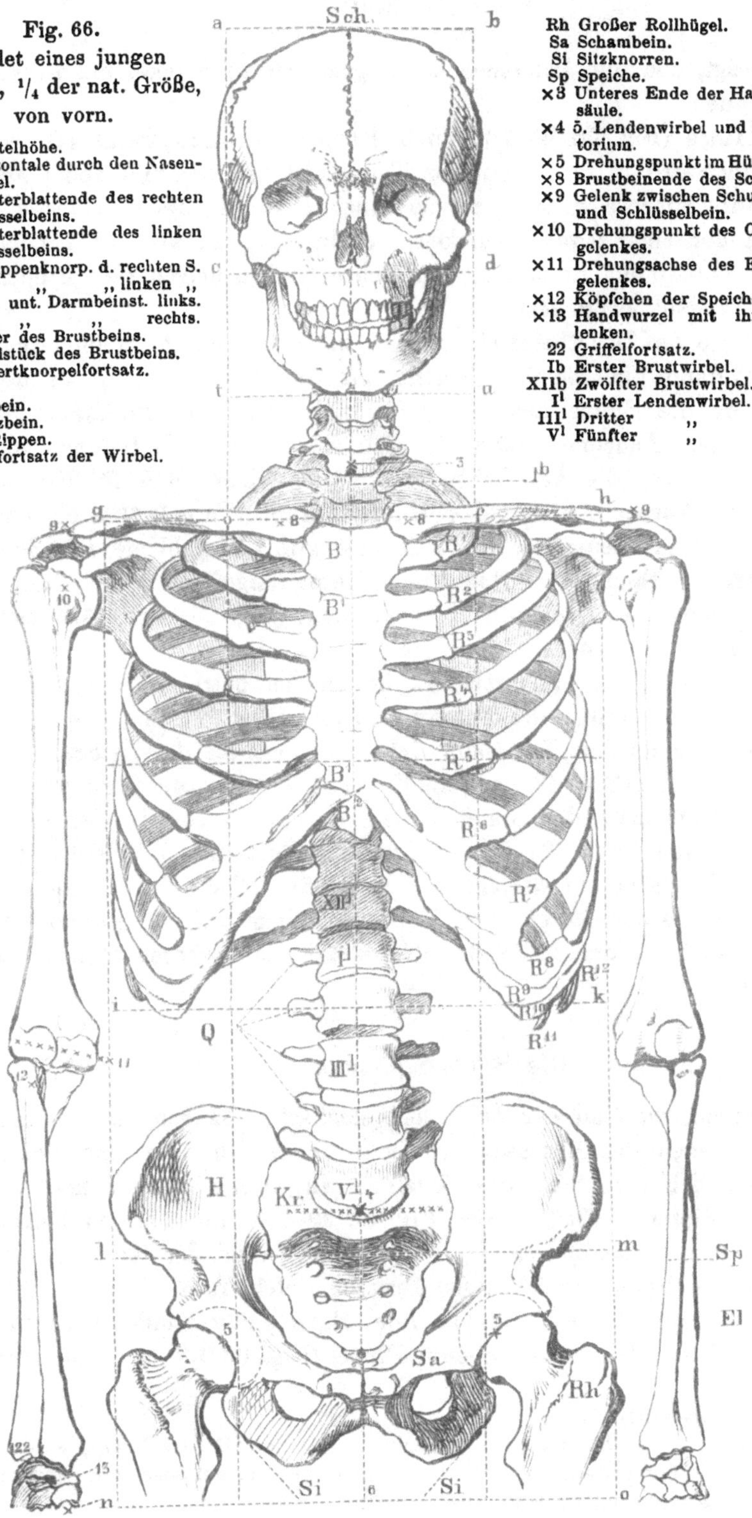

Klinge befestigt, den die Anatomen als *Angulus sterni,* Winkel des Brustbeins bezeichnen.

Die Klinge (Fig. 66 B'—B'), auch Körper des Brustbeins *(Corpus sterni)* genannt, wird in ihrem unteren Teil meist breiter[1] und endet abgerundet. Ihre vordere Fläche ist von einer Seite zur anderen vertieft, weil die Ränder sich etwas verdicken, um für den Ansatz der Rippen einen festen Stützpunkt zu bieten. An sieben Stellen setzen sich Rippen mittels der Rippenknorpel fest.

Die Spitze des Brustbeins *(Processus xiphoideus,* Fig. 66 B^2) entspringt mit breitem Rande in gleicher Flucht mit der hinteren Fläche des Brustbeins; da die Spitze aus Knorpel besteht und nur die Hälfte so dick ist als der Knochen, setzt sie sich durch eine Vertiefung vom vorderen Rande ab, die am Lebenden deutlich sicht- und fühlbar ist und durch den Ansatz der 6. und 7. Rippe (Fig. 66 R 6 u. R 7) noch vermehrt wird. Diese Vertiefung heißt Herzgrube,[2] obwohl sie mit dem Herzen nichts zu thun hat. Das Ende dieser ungefähr 6 cm langen Knorpelspitze steht zwischen den Bauchmuskeln (Fig. 68) und läßt sich leicht auf- und niederdrücken.

Was die Lage des Brustbeins im ganzen betrifft, so zeigt am einfachsten die Betrachtung des Thorax im Profil (Fig. 52), daß das obere Ende der Wirbelsäule dem Brustbein viel näher liegt als das untere. Bei dem dort dargestellten Skelet betrug die Entfernung der vorderen Brustbeinfläche zum Dornfortsatz des ersten Brustwirbels 23·2 cm, in der Höhe des ersten Lendenwirbels 37·2 cm. Dabei ändert das Mittelstück die Richtung im Vergleich mit derjenigen des Griffes. Das obere Ende des Brustbeins liegt ferner in gleicher Höhe mit dem unteren Rande des zweiten Brustwirbels, das Ende der Klinge mit dem oberen Rande des elften Brustwirbels.

Die Rippen *(Costae).*

Die Rippen, zwölf an der Zahl, sind elastische Spangen, die von den Brustwirbeln gegen das Brustbein im Bogen verlaufen. Nur die sieben oberen setzen sich direkt an das Brustbein an, deshalb nennt man sie auch wahre Rippen *(Costae verae* Fig. 66 R^1—R^7), die übrigen heißen falsche Rippen *(Costae spuriae* Fig. 66 R^8—R^{12}). Drei der letzteren (die achte bis zehnte Rippe) erreichen das Brustbein nicht mehr, besitzen aber wenigstens eine mittelbare Stütze an ihm, denn sie verbinden sich mit dem unteren Rand der nächst oberen Rippe (Fig. 66 R^8—R^{10}); die elfte

---

[1] In dem vorliegenden Falle nicht.

[2] *Scrobiculus cordis,* Scrobiculus das Diminutiv von Scrobis oder Scrobs, welches im allgemeinen jede Grube bedeutet. Nur bei Leuten zu sehen, bei denen der Schwertknorpel eine etwas aufgebogene Spitze hat.

und zwölfte enden frei zwischen den Bauchmuskeln und heißen deshalb „freie“ Rippen. Jede Rippe besteht aus zwei Teilen, der mehr nach hinten gelegenen knöchernen Spange, dem Rippenknochen *(Os costale)*, und einem vorderen, knorpligen Ansatzstück, dem Rippenknorpel *(Cartilago costalis)*; der hintere knöcherne Teil ist der längere. Der Rippenknochen ist glatt und so befestigt, daß die eine der Flächen nach außen gekehrt ist, die andere nach innen; der obere Rand ist abgerundet, der untere im mittleren Teil scharf gerandet; das hintere Ende trägt eine überknorpeltes Köpfchen *(Capitulum)*, das bei den zehn oberen Rippen auf einem rundlichen Hals sitzt, der durch einen Höcker — Rippenhöcker — von dem breiten Teil der Rippe an der hinteren Seite deutlich abgegrenzt ist.

Aus der verschiedenen Länge der Rippen entsteht die eigentümliche Gestalt des Brustkorbes, oben eng, unten weit. Die obere Öffnung ist begrenzt von der ersten Rippe, von der Handhabe des Brustbeins und vom ersten Brustwirbel (Fig. 66) und ausgefüllt durch die Eingeweide und Gefäße, die vom Hals zur Brusthöhle und umgekehrt verlaufen (Luftröhre, Speiseröhre etc.). Die untere viel größere Öffnung (Fig. 66 B^2, Linie ik XII b) wird vom letzten Brustwirbel, dem letzten Rippenpaare, den Knorpeln aller falschen Rippen und dem Schwertfortsatz des Brustbeins umrandet.

Jede einzelne Rippe ist in doppeltem Sinne gekrümmt. Die erste und auffallendste Krümmung ist jedoch nicht überall gleich stark. Der hintere Bogen ist stärker, und die Stelle, wo die Rippe sich nach vorne wendet, ist außen durch eine scharfe Knickung deutlich sichtbar; diese Knickung, der Rippenwinkel *(Angulus costae)*, wird noch dadurch besonders erhöht, daß sich der lange Rückenmuskel mit einem Teil seiner Zacken dort festsetzt. So weit letzteres der Fall ist, reicht der Rückenteil des Brustkorbes im strengen Sinn; was jenseits liegt, gehört zur Seitenwand. (Vergl. Fig. 2 S. 26.) Die zweite Krümmung ist nach aufwärts gerichtet. Die Rippen laufen nämlich nicht horizontal gegen das Brustbein nach vorne, sondern nach abwärts gesenkt (Figg. 52 und 66). Sie liegen mit dem hinteren Rande höher, als mit dem vorderen; aber sie behalten diese Richtung doch nicht in ihrer ganzen Länge bei, denn sonst könnte ja schon die fünfte Rippe das Brustbein nicht mehr erreichen, sie würde vielmehr frei zwischen den Bauchmuskeln endigen; dadurch jedoch, daß die Rippen in ihrem vorderen Teil auch nach aufwärts gekrümmt sind, erreichen sieben direkt und drei davon wenigstens mittelbar das Brustbein, die letzteren, indem sich ihre Knorpel aneinanderlegen (Fig. 66 R^8, R^9, R^{10}). Die Knorpel der wahren Rippen müssen also um an dem verhältnismäßig kurzen Seitenrand des Brustbeins ihre Anheftung zu finden, bedeutend gegen dasselbe in die Höhe steigen. Von der dritten bis zur siebenten Rippe geht der Knorpel immer steiler nach aufwärts; bei der fünften, sechsten und siebenten Rippe beschreibt der Rippenknorpel geradezu einen nach oben offenen Bogen, um das Brustbein zu erreichen, und ganz ebenso verhalten sich die achte, neunte und zehnte Rippe, von denen sich immer die eine an die vorhergehende anlehnt (an der Figur 66 sehr deutlich zwischen R^7 u. R^8).

An der sechsten und zuweilen schon an der fünften Rippe findet man am unteren Rande des Knorpels einen ungefähr 4 cm breiten, nach unten sich verschmälernden Vorsprung, welchem vom oberen Rande des folgenden Rippenknorpels ein ähnlich gestalteter, nur noch niedrigerer Vorsprung entgegenkommt; die Flächen, welche aufeinander treffen, greifen wie Gelenkflächen (konkav, konvex) ineinander ein. Es entsteht ein vollständiges Gelenk mit Hilfe von Kapsel und Bändern, ein Rippenknorpelgelenk. Ähnliche Gelenke existieren auch zwischen den Knorpeln der siebenten und achten und der achten und neunten Rippe (siehe Fig. 66). An mageren Modellen sind diese letzterwähnten Rippenknorpelgelenke deutlich zu sehen. — An der Verbindung des Rippenknorpels mit dem Rippenknochen sind die sich berührenden Enden verdickt und verbreitert, damit die Verbindung um so inniger stattfinde, mit anderen Worten, diese Stellen machen in der Kontur der Rippe einen Buckel und sind an jugendlichen Individuen, bei Kindern vom 2. Jahre bis zum 15., so lange das rasche Wachstum die Ablagerung von Fett unter der Haut verhindert, dann bei mageren Leuten jeden Alters als eine Reihe von Knoten wiederzufinden, die von der zweiten Rippe allmählich seitwärts, dann nach rückwärts bis zur zwölften Rippe zieht. — Eine weitere Betrachtung der Rippen lehrt, daß die obersten Rippen, und ganz besonders die erste, ihre Ränder nicht direkt nach oben und unten kehren, wie die mittleren und unteren, sondern zugleich nach innen und außen (Fig. 66 R^1).

Betrachtung des Brustkorbes als Ganzes.

Der Brustkorb umschließt das Herz und die paarigen Lungen, eine rechte und eine linke, ferner getrennt von diesen durch das Zwerchfell einen Teil der Verdauungsorgane. Leber, Magen und Milz finden noch in der weiten Wölbung Platz, welche unterhalb des Zwerchfells und umsäumt von den unteren fünf Rippen vorhanden ist. Wenn also, wie in Figur 52, der Brustkorb sich auch in großer Ausdehnung — von dem Schlüsselbein an nach abwärts erstreckt, so darf man doch keineswegs voraussetzen, daß der ganze Raum von den Lungen und von dem Herz erfüllt sei. Das Zwerchfell erhebt sich vielmehr hoch hinauf und schließt dabei die Bauchhöhle luftdicht von der Brusthöhle ab.

Der Brustkorb verjüngt sich von unten nach oben; man nennt ihn kegelförmig[1] gebaut; in der Nähe der Schlüsselbeine ist er so eng geworden, daß nur die Luft- und die Speiseröhre nebst einigen Gefäßen in

[1] Entsprechend dieser Kegelform ist auch die Gestalt der Lungen, d. h. oben spitz und unten breit. Deshalb spricht man von einer Lungenspitze und einer Lungenbasis. Bei der ruhigen Respiration dehnt sich der Brustkorb vorzugsweise in seinem unteren Teile aus, die Basis der Lunge wird sich also ebenfalls mehr ausdehnen, als die Spitze, ja bei der ruhigen Atmung ist in Wirklichkeit die Schwellung der Lungenspitze durch den Eintritt von Luft sehr gering.

ihm Platz finden (Figg. 52 und 66). Bei der Betrachtung des Lebenden vermutet man die Kegelform nicht, weil die beiden Arme angefügt sind, deren Schultergerüste und deren dazu gehörige Muskeln die wahre Gestalt des Rippenkastens verdecken. Der geübte Blick findet jedoch bald die wirkliche Form, besonders bei aufgehobenem Arm, heraus. In der Achselhöhle verschwindet z. B. allmählich die seitliche Wölbung des Brustkorbes (Fig. 67). Die beiden Gruben ober- und unterhalb des Schlüsselbeins, die beim Manne sehr markiert sind, während die Fettlager der Frau diese Vertiefungen bis auf eine schwache Andeutung ausfüllen und nur bei der eintretenden Magerheit des hohen Alters wieder hervortreten lassen, sind ebenfalls durch die kegelförmige Gestalt des Brustkorbes bedingt. — An dem unteren Ende des Brustkorbes begrenzen die zum Brustbein aufstrebenden Rippen einen Bogenausschnitt, der am Lebenden leicht wiederzufinden ist und der als Rippenbogen *(Arcus costarum)* bezeichnet wird (Figg. 66—68). Der Rippenbogen hat seinen Schluß an dem Brustbeinende durch die Knorpel der siebenten bis zehnten Rippe. Die elfte und zwölfte Rippe liegen zwischen den Bauchmuskeln; ihre Enden werden nur dann sichtbar, wenn der Rumpf seitwärts geneigt wird. Klassische Bilder sind für den Rippenbogen Laokoon und der Fechter.

Was die übrige Gestalt des Brustkorbes betrifft, so muß man eine vordere Fläche unterscheiden, eine hintere oder Rückenfläche, und zwei Seitenflächen (Fig. 66). Die Seitenflächen sind gekrümmt und zwar nach oben mehr als unten und endigen hinten an jener idealen Linie, welche sämtliche Rippenwinkel miteinander verbinden würde (Fig. 52). Die hintere Wand ist durch die in der Brusthöhle vorspringenden Wirbelkörper stark eingebogen. Zu beiden Seiten der Dornfortsätze findet sich eine breite Rinne, welche durch das Ausbeugen der Rippen nach hinten entsteht; die Grenze dieser Rinne ist die ebenerwähnte ideale Linie; denn von ihr aus wenden sich die Rippen im Bogen nach vorwärts. Die beiden Rinnen werden durch die langen Rückenmuskeln ausgefüllt, und dadurch entsteht jene breite Fläche, die dem Menschen erlaubt, auf dem Rücken zu liegen, was die Tiere nicht können, da sie keine Rückenfläche, sondern nur eine Rückenkante haben. Die Rückenfläche des Menschen wird noch besonders dadurch vorteilhaft für das Liegen gestaltet, daß die Schulterblätter wie ein paar Schilder diese Fläche vergrößern (Fig. 2). — Der Brustkorb ist mannigfachen Veränderungen unterworfen. Die stark vorspringende gewölbte Brust ist ein nie fehlendes Zeichen eines kraftvollen, gesunden Knochenbaues, während ein schmaler, gerade abfallender oder gar geknickter Thorax ein physisches Merkmal körperlicher Schwäche und angebornen Siechtums abgiebt. Eine gewölbte Brust giebt der ganzen Gestalt des Menschen den Anstrich physischer Vollkommenheit, um nicht zu sagen Erhabenheit, wie dies bei den Götterstatuen der Alten sich beobachten läßt, wo die Höhe der Brust absichtlich gesteigert wurde, wahrscheinlich um den Eindruck des mehr tierischen Nachbars der Brust, des Unterleibes, zu schwächen. Es liegt ein tiefer Sinn in unserer Sprachweise, welche den Mut, die Kühnheit, die

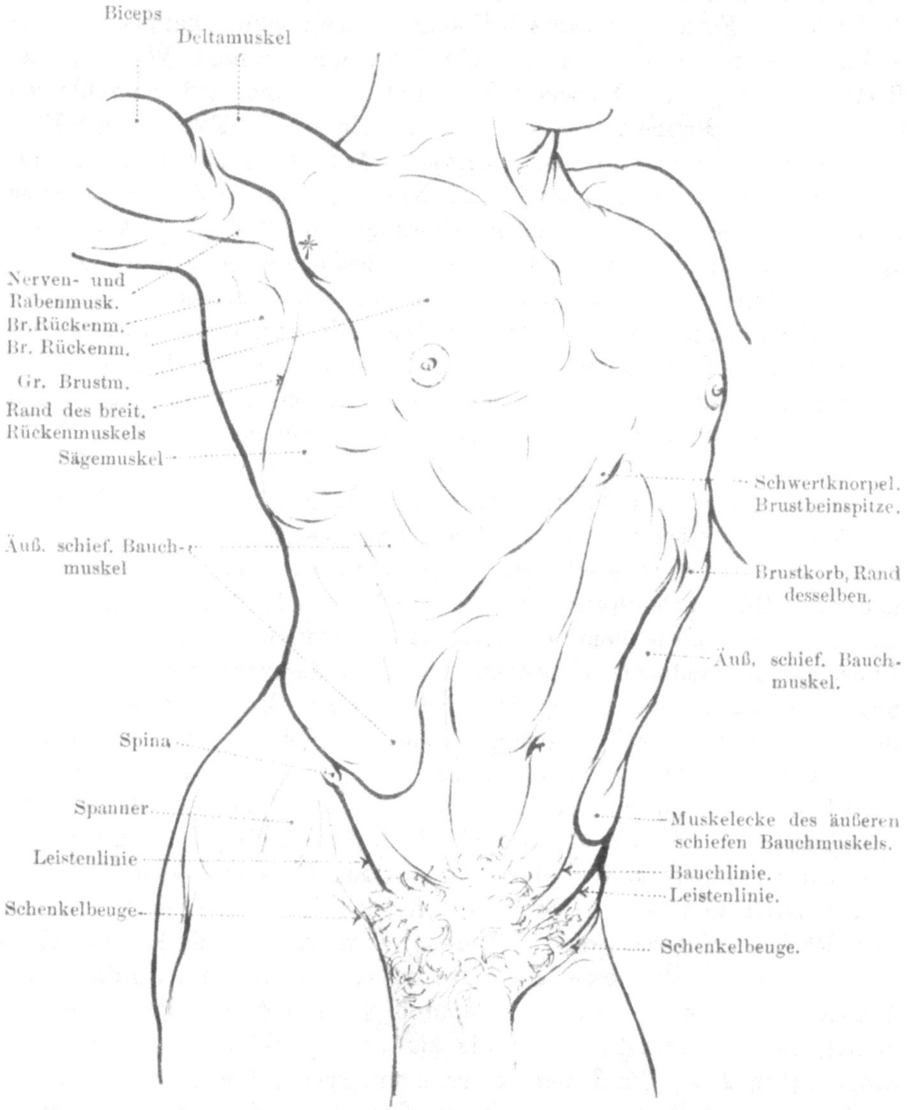

Fig. 67. Der Brustkorb bei tiefer Einatmung. Der rechte Arm erhoben wie in Figur 68.

kriegerische Tapferkeit in die kräftige Brust des Mannes verlegt. *Nemo feroci pectorosior Marte.* Doch ist darin des Guten offenbar bisweilen zu viel geschehen. Die breite Brust, welche an dem Antinous des Kapitols zu sehen ist, und die auch bei anderen Figuren aus der Römerzeit vor-

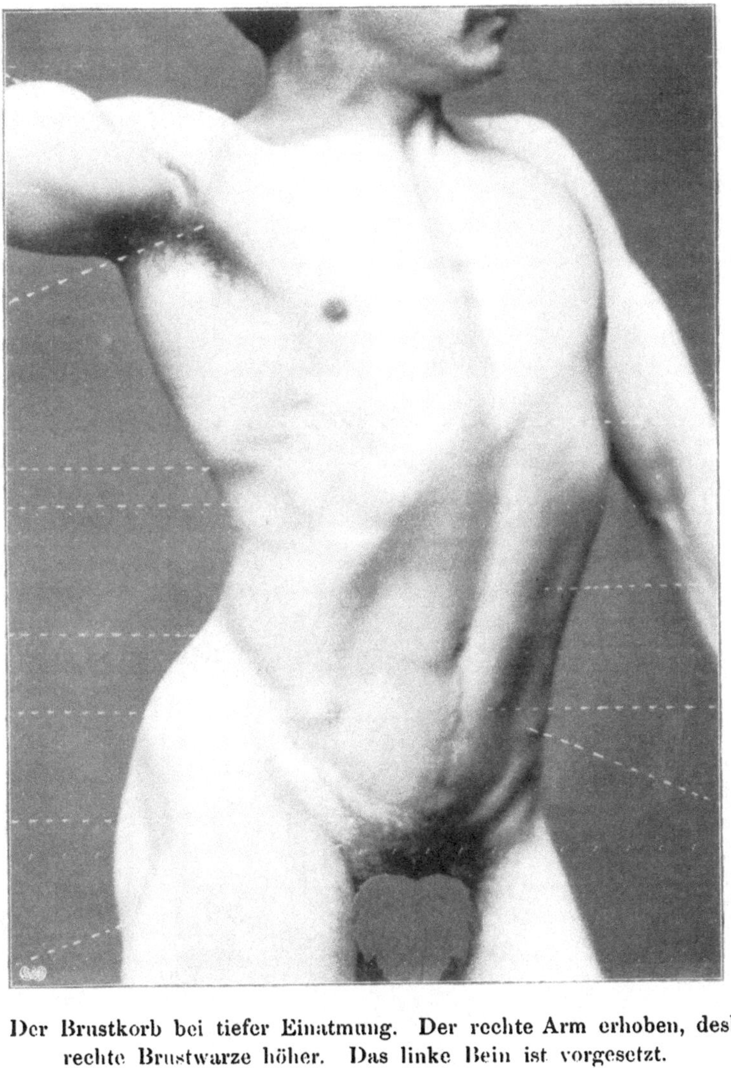

Fig. 68. Der Brustkorb bei tiefer Einatmung. Der rechte Arm erhoben, deshalb die rechte Brustwarze höher. Das linke Bein ist vorgesetzt.

kommt, ist eine Übertreibung, und die schmalen Hüften fallen daneben unangenehm auf.

Der Brustkorb soll weder vorn flach oder gar eingedrückt sein, noch soll das Brustbein vorragen, während die Rippen gegen dasselbe schräg nach vorne verlaufen (Vogelbrust, *Pectus carinatum*). An den Antiken ist der Brustkorb immer gut. Die Rinne auf dem Brustbein kommt in plastischen Werken der Renaissance schon nicht mehr so gleichmäßig zum Ausdruck, vielleicht weil man die Athleten des Altertums nicht mehr vor Augen hatte. Die Rinne fehlt beim David des MICHELANGELO im oberen Teile, während sie im unteren Teile vorhanden ist. — Die häufigsten Fehler des Brustkorbes beim Manne sind Vertiefungen zwischen der Brust und den Schlüsselbeinen, Vertiefungen unter den Brüsten, zu geringer Durchmesser von vorn nach hinten, höckeriges Brustbein und Sichtbarkeit der Rippenknorpel. Bei weiblichen Figuren kann ein, in seinem oberen Teile zu breiter Thorax schaden, namentlich dann, wenn seine Breite auf Kosten seiner Tiefe, das heißt auf Kosten seines Durchmessers von vorn nach hinten gewonnen hat. — Die Rinne auf dem Brustbein ist in der Figur 28 sehr gut und auch in der Figur 68 der ganzen Länge nach vorhanden, wenn auch nicht so tief wie im erstem Fall.

Die Bewegungen des Brustkorbes. Der Thorax, der die Lungen und einen Teil der Baucheingeweide umschließt, ist einer beträchtlichen Erweiterung fähig. Die damit verbundenen Bewegungen sind zwar als solche einförmig, denn sie bestehen nur in einer Erweiterung und Verengerung, allein die Grade sind so mannigfaltig, daß der ganze Körper dadurch ein bestimmtes Gepräge erhält. Ruhe und Arbeit, die Niedergeschlagenheit des Trauernden und das Kraftgefühl des Glücklichen drücken sich in der Form des Thorax deutlich aus. Dadurch steht er auch während der verschiedenen Grade der Füllung oder Entleerung mit Luft im Dienste der Mimik; ja selbst der Tod giebt ihm seine bestimmte Signatur. Für die richtige Beurteilung dient das ruhige Atmen als Ausgangspunkt. Bei dem Mann verharrt dabei der Thorax äußerlich in vollkommener Ruhe, nur die Bauchwand hebt und senkt sich, und zwar so, daß bei dem Einatmen sich der Unterleib zwischen Brustbeinende und Nabel wölbt und bei dem Ausatmen wieder abflacht. Die Menge der während des ruhigen Einatmens aufgenommenen Luft beträgt ungefähr 500 cm, also $^1/_2$ Liter. Neben dieser ruhigen Atmung giebt es aber auch ein tiefes oder forciertes Atmen, bei dem der ganze Thorax sich hebt und senkt. Es kommt zu einer deutlichen Bewegung, die selbst durch die Kleidung hindurch wahrnehmbar ist. Die Muskeln ziehen dabei die gesenkten Rippen samt dem Brustbein in die Höhe. (Fig. 67). Die Rippen stellen sich dabei aus ihrer geneigten Lage mehr horizontal. Das Heben und Senken kann sehr rasch vor sich gehen; die gehobene Brust kann aber auch im höchsten Stande der Einatmung durch den Willen eine Zeit lang fest gehalten werden. Das von den Rippen getragene Brustbein folgt diesen Bewegungen. Die Formveränderungen des Thorax bestehen dabei 1) in einer Erweiterung in allen Durchmessern. Das Brustbein wird samt den oberen Rippen gehoben und dadurch der gerade Durchmesser des Brustkorbes wesentlich vergrößert. Der Brustbeinhandgriff geht ebenfalls in die Höhe, die Linie vom Kinn zu den beiden Schulterhöhen wird entsprechend niedriger, und die mittlere Halsgrube sinkt bedeutend ein, in dem Maß, als die Kopfnicker strangförmig vorspringen. An dem Kopfnicker wird ferner in der Nähe des Brustkorbes die Schlüsselbein- und Brustbeinportion gesondert kenntlich und das untere Ende der Schilddrüse vorgedrängt. Mit dem Aufsteigen des Brustbeinhandgriffes steigt auch das Schlüsselbein in die Höhe und rückt etwas nach hinten. Infolge dieses Zuges am oberen Brustkorbende steigen auch die Brustwarzen in die Höhe. In der seitlichen Rumpfgegend markieren sich die Zacken des großen Sägemuskels. Die Weichen strecken sich in die Länge, und die Grenze zwischen dem geraden und dem äußeren schiefen Bauchmuskel (Figg. 67 und 68) markiert sich durch Tieferwerden der Furche. Ferner wird der ganze Rippenbogen in weiterer Ausdehnung sichtbar, als dies jemals in der Ruhe der Fall ist: die Spitze des Brustbeins (Fig. 67), der Rand der zu dem Brustbeinende aufsteigenden Rippenknorpel (Fig. 67) treten hervor, ja selbst die Enden der freien Rippen, welche zwischen den Bauchmuskeln stecken, können bisweilen zum Vorschein kommen, besonders an einem mageren Modell, das gleichzeitig die Prozedur des tiefen Atemholens versteht und den Atem dann einige Sekunden anzuhalten vermag, läſst sich selbst die Verlaufsrichtung der einzelnen Rippen durch die Brust- und Bauchmuskeln hindurch genau verfolgen.

Während der von knöchernen Spangen und der Wirbelsäule gebaute Brustkorb bei der tiefen Einatmung an Umfang zunimmt, verkleinert sich 2) die Wölbung des Unterleibes, sie sinkt ein, und zwar um so stärker, je mehr sich der Brustkorb erweitert (Fig. 67), weil in dem unteren Thoraxende jetzt ein größerer Teil der verschiebbaren Baucheingeweide Platz findet, sie werden mit in die Höhe gezogen, denn sie sind in dem Brustkorb durch Vermittelung des Zwerchfells und anderer Vorrichtungen aufgehängt; dicht an dem unteren Ende des Brustkorbes sinkt dann die Bauchwand gegen die Mittellinie und gegen den Nabel hin tief ein. Unter dem Nabel ist die frühere Wölbung weniger abgeplattet, denn die Hautspannung zwischen den vorderen Darmbeinstacheln und der Leistengegend setzt, in Verbindung mit den geraden Bauchmuskeln, dem allzu starken Einziehen des Leibes in diesem Bereich ein natürliches Hindernis entgegen. Vergleiche neben dem Modell (Fig. 68) auch den Laokoon und den Fechter.

Bei dem starken Einatmen tritt mit zwingender Notwendigkeit 3) eine aufrechte Körperhaltung ein (Fig. 67). Die Schulter hebt sich und stellt sich mehr an die Seite des Rumpfes und etwas nach rückwärts, die inneren Ränder der Schulterblätter nähern sich, die

Furche zwischen ihnen wird also tiefer. Die Krümmung der Wirbelsäule im Hals und im Lendenteil wird stärker, herbeigeführt durch die kräftige Zusammenziehung der Rückenstrecker, deren Bäuche sich als rundliche Stränge zu beiden Seiten der Lendenwirbelsäule markieren. Bei dieser Stellungsänderung der Schulterblätter hilft der Trapezmuskel ebenfalls mit, und je kräftiger sein Bau, um so bedeutender ist seine Wölbung im Bereich des Rückens, und um so mehr treten einzelne seiner Muskellinien hervor.

Die Formveränderungen des Thorax bestehen 4) in einer Verengerung in allen Durchmessern bei der Ausatmung. Im normalen Zustande kehrt dabei der Brustkorb in die Ausgangsstellung zurück und nimmt jene Form an, welche er an dem ruhenden Menschen besitzt. Eine besondere Beschreibung dieser Rückkehr zu der Ausgangsstellung ist unnötig.

Nach tiefer Einatmung wird der mit Luft gefüllte Thorax widerstandsfähig gegen äußeren Druck. Die in den Lungen enthaltene Luft ist, sobald die Stimmritze im Kehlkopf geschlossen wird, in das Innere des Brustraums festgebannt. Sie ist ferner nicht trocken, sondern mit Wasserdampf gesättigt. Das alles macht schon den mit Luft gefüllten Brustkorb widerstandsfähig. Dazu kommt noch, daß die Rippen, das Brustbein, die Wirbelsäule und die Verbindung dieser Teile unter sich, ferner das zwischen den Muskelwänden in den verschiedensten Richtungen hindurchziehende feuchte Gewebe den Widerstand erheblich vermehren. Nach einer tiefen Einatmung ist eine Kompression der Wände unter natürlichen Umständen ausgeschlossen, so lange der Atem angehalten wird. Ein solcher, wenn auch nur vorübergehender Zustand erhöhter Festigkeit des Thorax ist unerläßlich für eine größere Kraftanstrengung. Deshalb holt man tiefen Atem, sobald irgend eine Last fortbewegt werden soll; dies ist eine so unerläßliche Notwendigkeit, daß sie mit unserem ganzen Wesen auf das innigste zusammenhängt. Wir machen auch dann eine tiefe Einatmung, sobald wir einen für uns wichtigen Entschluß fassen, der schwer ausführbar scheint. Eine tiefe Inspiration tritt ferner als Mitbewegung auf, wenn wir der vermehrten Anstrengung eines Menschen zusehen, der eine Last mit dem Aufwand aller seiner Kraft hebt, besonders dann, wenn wir glauben, die Kraft könnte nicht vollkommen ausreichen. Ja, wir schließen sogar die Stimmritze und halten den Atem in der gefüllten Brust zurück, gerade so, als ob wir selbst in dem Fall wären, die Last fortbewegen zu müssen. Es giebt in dem gewöhnlichen Leben unzählige Gelegenheit, die Mechanik dieses Vorganges an sich selbst zu beobachten, und die Kunst hat schon wiederholt den körperlichen Zustand tiefer Einatmung in seinen einzelnen Phasen dargestellt. Ist z. B. eine mit Ring versehene schwere Kugel mit dem rechten Arm in die Höhe zu heben, so erfolgt vor dem

Anfassen eine tiefe Einatmung, und der Atem wird so lange angehalten, bis die Kugel in der Gleichgewichtslage auf dem gestreckten Arm über den Kopf emporgehoben ist. Dann erst kann eine Ausatmung ungehindert stattfinden, ja in diesem letzten Abschnitt der Handlung ist im Vergleich zu der unmittelbar vorausgegangenen Anstrengung sogar ein gewisser Grad von Ruhe und Erholung möglich. Das Aufheben der Kugel von dem Boden geschieht zunächst dadurch, daß der gebeugte Rumpf durch die Rückenmuskeln allmählich geradegestreckt und das Becken auf den Gelenkköpfen der Oberschenkelknochen emporgedreht wird. Während dieser Zeit hängt die Kugel an dem gestreckten Arm, und würde die rechte Thoraxhälfte zusammendrücken und nach der entgegengesetzten Seite hinüberschieben, wenn nicht beide Lungen vollständig mit Luft gefüllt wären, und so gleichzeitig der Wirkung des Zuges Widerstand leisteten. Noch viel mehr springt der Einfluß eines solchen Gewichtes auf den Brustkorb in die Augen, sobald man sich jenen Moment vergegenwärtigt, in welchem die Kugel unter allmählicher Streckung des Armes über die Kopfhöhe hinaufsteigt. Die Heber der Schulter und des Schulterblattes, welche von den Rippen entspringen und die Kugel dadurch höher heben, daß sie das Schulterblatt mitsamt dem daran hängenden Arm drehen, bedürfen eines festen Ansatzpunktes, der unnachgiebig dem Gewicht des Armes und der daran hängenden Kugel Widerstand leistet, welche zusammen ein Gewicht von mehr als 100 Kilogramm ausmachen. Im Zustand der Ausatmung besitzt der Thorax diese Resistenz nicht, erst nach tiefer Inspiration verhält er sich wie ein Gewölbe, das von allen Seiten gestützt ist. Denn jene Brusthälfte, auf welche die Last zunächst wirkt, wird abgesehen von der in ihrem Inneren vorhandenen, mit Wasserdampf gesättigten Luft auch noch gestützt von der ebenso gefüllten anderen Brusthälfte.[1] In einer überaus vollendeten Weise ist der Druck, von dem hier die Rede ist, an der Figur des Laokoon zu sehen. Die beiden Arme stemmen sich gegen die umschnürenden Windungen der Schlangen. Der eine Arm, erhoben, sucht durch Strecken das Unheil abzuhalten, während der andere in gesenkter Stellung die gleiche Aufgabe in veränderter Form auszuführen sucht.

Sieht man gänzlich ab von jeder psychischen Erregung und be-

---

[1] Ist die Größe der Kugel und die Stärke des Individuums in einem richtigen Verhältnis, so kann die Kugel gehoben werden, während der entgegengesetzte Arm gestreckt ist. Immerhin ist auch hierfür noch Übung erforderlich, d. h. die genügende Intensität der Zusammenziehung, in der zweckmäßigsten Reihenfolge ausgeführt, mit Ausschluß aller nicht unbedingt notwendigen Mitbewegungen. Dann erscheint das Überwinden der Last nicht als Qual, sondern als eine Leistung vorhandener ausreichender Kraft, ja so kann die Bewegung selbst graziös genannt werden, sofern Grazie = Anmut in jeder Bewegung liegt, die mit dem geringsten Aufwand von Kraft ausgeführt wird.

rücksichtigt man lediglich die Mechanik, so wird klar, daß beide Arme ihren Stützpunkt an dem Brustkorb besitzen und sich gegen die verderbenbringende Last anstemmen, die hier als Muskelkraft des Ungetüms auf den Brustkorb drückt. Denkt man sich von der Mitte der rechten Hand eine Linie nach dem Stützpunkt des Körpers (Mitte des Sitzes), so hat man die Richtung, in welcher der Druck von dem rechten Arm aus auf die rechte Brusthälfte wirkt. Die ideale Mittellinie des Druckkegels von dem linken Arm aus ist gegen einen Punkt gerichtet, der zwischen Brustbeinkörper und dem entsprechenden Rückenwirbel liegt. Die Brust des mit dem Tode ringenden Laokoon ist wie zwischen eine Schraube geklemmt, welche sich mit unerbittlicher Stetigkeit zusammenschnürt. Noch ist die Brust hoch gefüllt mit Luft, noch hält sie Widerstand, noch ist der Atem festgehalten — allein schon ist der Mund geöffnet, die Natur des Menschen fordert das Ausatmen, und damit muß in dem nächsten Augenblick der Thorax zusammensinken. Die Muskeln des Oberarmes verlieren dadurch ihre Stützpunkte, sie werden in den Gelenken zusammengeknickt, und das Drama eilt damit schnell seinem Abschluß entgegen, den das Auseinanderweichen der Lippen schon einleitet.

Während Laokoon ein vortreffliches Beispiel ist, nicht allein dafür, wie die Brust und die Luft in ihr mittragen und mitheben, sondern auch dafür, wann sie es thun, d. h. nur im Zustand der höchsten Füllung der Lungen, wobei der Thorax weit ausgedehnt, der Unterleib aber eingesunken ist, wird andererseits der Borghesische Fechter ein ebenso lehrreiches Exempel dafür, daß schon die Vorbereitung für das Überwinden einer Last oder der Entschluß zu einer kraftvollen That dieselben Ansprüche an den Mechanismus der Respiration stellen. Wenn der Fechter mit dem rechten Arm bereit sein mußte, den verderbenbringenden Stoß zu führen, während der linke Arm mit dem Schild die drohende Gefahr abzuhalten hatte, so erheischten die Schnelligkeit wie die Kraft, daß die Ursprungspunkte für die sämtlichen Schulter- und Brustmuskeln unnachgiebig festgestellt waren, damit der Befehl zur Zusammenziehung irgend einer Muskelgruppe sofort auf den Angriffspunkt übertragen wurde. Es muß der Thorax durch Füllung mit Luft gleichsam hart gemacht sein, damit nicht die Rippen verschoben und dadurch die Kraft vergeudet werden könne, sondern die Brust — unnachgiebig wie eine Säule — nur eine Verschiebung des Armes gestatte. Aus diesem Grunde ist bei dem Fechter während der höchsten Anspannung der Kraft und der Energie auch die Brust hoch gehoben, der Unterleib aus dem schon oben erwähnten Grunde eingesunken. Weil dieser Zustand, wie alle Menschen aus eigener Erfahrung wissen, nur ganz kurze Zeit währen kann, da der Organismus schon nach wenigen Sekunden eine neue Inspiration, also eine vorhergehende Entleerung der Lungen fordert, so tritt, wenn auch nur vorübergehend, eine Abnahme der Kraft mit physiologischer Notwendigkeit ein. Diese Vorstellung erweckt in uns das Bewußtsein, bei diesen und ähnlichen Kunstwerken wie bei wirklichen Situationen, daß der Augenblick der Entscheidung unmittelbar bevorsteht. Sieg oder Tod stehen hart nebeneinander, und diese Empfindung, bewußt oder unbewußt, steigert unser Interesse. Abgesehen von allen anderen Mitteln, welche in dem hier gewählten Beispiel auf uns wirken, ist die Füllung der Brust mit Luft eine jener Hauptformen des Kunstwerkes, welche den Eindruck siegreicher Kraft und schneller, zielbewußter Bewegung hervorbringen.

Der große Gegensatz in dem Verhalten des Thorax tritt sehr anschaulich hervor in den ohne Andeutung einer besonderen Thätigkeit ruhig stehenden Athletenbildern. Die Höhe der vorderen Brustfläche ist nur wenig verschieden von derjenigen des Unterleibes. In dem sterbenden Fechter bringt es das Vorbeugen des Körpers mit sich, daß die Brust sogar tiefer liegt, als der gewölbte Unterleib. Übrigens darf man annehmen, daß hier die Brust ausgeatmet hat; Winckelmanns Bemerkung, man sehe deutlich, wie viel von der Seele bereits entwichen, prägt sich auch in der Form des Thorax aus.

Die Mechanik der oben erörterten Bewegungen verlangt, daß die Verbindung der sieben wahren Rippen mit dem Brustbein nicht absolut fest, sondern ebenfalls durch einfache Gelenke hergestellt werde, und daß die Rippenknorpel der falschen Rippen sich gleichfalls, wenn auch in geringem Grade, aneinander verschieben können (Rippenknorpelgelenke). So ist es durch die Einrichtung der Gelenke möglich geworden, dem Brustkorbe eine für das Atmen unerläßliche Beweglichkeit zu geben. Dadurch, daß sein Gerüste aus einzelnen Spangen besteht, die sowohl in ihrem knöchernen als besonders in ihrem knorpeligen Teil einen bedeutenden Grad von federnder Kraft besitzen, während die Zwischenrippenräume von nachgiebigen Muskeln und Sehnen angefüllt sind, erreichte die Natur nicht nur Festigkeit, sondern gleichzeitig einen großen Grad von Elastizität. Ohne diese letztere Eigenschaft wäre das Atmungsgeschäft, sobald es durch die Arbeit eine etwas stärkere Ausdehnung gewinnt, zu einer unerträglichen und erschöpfenden Aufgabe geworden; aber so ist die vermehrte Spannung des Brustkorbes, sowie die Wiederkehr zur normalen Lage durch seine federnde Kraft vereinfacht und erleichtert. Von welcher Bedeutung diese Eigenschaft ist, zeigt die ermüdende Beschwerde tieferen Atmens beim Greise; denn der Rippenknochen ist wie alle anderen Knochen spröde geworden, der Rippenknorpel hat seine Biegsamkeit verloren, und die Rippengelenke sind steif. Die Muskeln suchen mit übermäßiger Anstrengung den starr gewordenen Brustkorb zu heben, eine Anstrengung, die bald den Rest der schwachen Kraft zerstört, und in Kürze eine lähmende Ermüdung bei forcierter Atmung hervorruft.

In der Elastizität des Rippenkorbes liegt gleichzeitig ein mächtiger Schutz gegen die Einwirkung zerstörender Gewalten, welche ohne diese Eigenschaft das Gerüste durch Druck oder Stoß zerstören würden. Die Balancierstange, an der ein Jongleur seine Exerzitien macht, würde die Brust des Athleten, der sie auf der Brust trägt, ebenso sicher eindrücken, wie der Ambos, der auf seiner Brust ruht und durch Schmiedehämmer erschüttert wird, oder wie der Anprall der eisernen Kugel, die er in die Luft schleudert und mit vorgehaltener Brust auffängt. Die Elastizität allein ist es, die solch gefährliches Spiel gestattet. Ohne sie würden die Knochen zerbrechen. Um bei solchen Anstrengungen dem Ausweichen der Rippen nach hinten vorzubeugen, sind die zehn oberen Rippen durch die Rippenhöcker gegen die Querfortsätze der Brustwirbel so gestellt, daß sie sich wie an einem Widerlager anstemmen.

Wie die Füllung der Brust mit Luft von wesentlichem Einfluß auf die Bewegung der Arme ist, so hängt jene hinwiederum ab von der Stellung der Arme. Aufheben der Arme wölbt die Brust, ebenso wie das Zurückziehen der Schulter bei gerader Haltung. Ziehen sich nämlich die breiten Rückenmuskeln so zusammen, daß sich die Schulterblätter nähern, so tritt in demselben Augenblick die Brust heraus und der Unterleib sinkt ein. Die in ihrer Stellung festgehaltenen Schulterblätter und Arme ziehen die zehn oberen Rippen samt dem Brustbein in die Höhe, der Raum in dem Thorax erweitert sich allseitig, und ein Teil der Baucheingeweide findet unter dem erweiterten Raume Platz, wodurch die Rundung des Unterleibes sich naturgemäß verringert. Dasselbe ist der Fall bei dem Hochheben der Arme. Christus am Kreuze, ebenso wie die beiden Schächer sind meistens mit hoher Brust und flachem, etwas eingesunkenem Unterleib dargestellt worden. — Mit dem Herabsinken der Arme tritt auch die Brust in ihre Ausgangsstellung zurück.

Die Größe des Thorax an sich besitzt schon eine bestimmte physiognomische Bedeutung, von der oben bereits vorübergehend die Rede war. Nachdem gezeigt worden ist, daß der Brustkorb unter dem Einfluß der Respiration bedeutender Bewegung fähig ist, und daß damit auch Bewegungen an dem Unterleib verbunden sind, ist es am Platz, darauf hinzuweisen, daß die Haltung des Rumpfes u. a. von der Tiefe der Atemzüge abhängt, und daß sich damit die ganze Erscheinung des menschlichen Wesens ändert. Die in die Brust geworfene Haltung imponiert uns als der Ausdruck willkürlicher Kraftanspannung; die gekrümmte Wirbelsäule, bei der die Brust einsinkt, macht dagegen den Eindruck nachlässiger Schlaffheit. Und zwar mit Recht, denn zu ersterer Haltung gehört eine Anstrengung der Muskeln. Die Wirbelsäule knickt bei Schlaffheit von selbst durch die Last der Eingeweide, der Brust und des Bauches vornüber, was durch Anspannung der langen Streckmuskeln wieder aufgehoben werden kann.

Es ist uns allen anerzogen, sich „gerade zu halten", d. h. die Brust herauszustrecken, den Unterleib und den Hals mit dem Kopf zurückhalten. In höherem Grade noch wird diese ordonnanzmäßige Positur auf dem Wege des Exerzierreglements verbreitet, ist aber nicht bloß schön, sie hat auch bestimmte Vorteile für die Gesundheit; denn der Raum für die Lungen wird bei der gestreckten Wirbelsäule durch die damit verbundene Wölbung der Brust größer; die Lungen sind mehr mit Luft gefüllt und können freier atmen, als bei der nachlässigen Haltung, die den Brustkorb zusammendrückt. Mit diesen beiden verschiedenen

Haltungen des Rumpfes harmoniert auch der Gang, den man in dem einen Fall kräftig, sicher nennen kann, während er in dem anderen schleppend ist.

Die Beweglichkeit des Brustkorbes durch Heben und Senken tritt bei der sogenannten künstlichen Respiration Scheintoter (Asphyktischer) in ein glänzendes Licht. Hat die Respiration aufgehört, besteht aber Hoffnung, daß das Leben durch Zufuhr frischer Luft noch zu retten sei, so wird die künstliche Respiration eingeleitet. Der Körper liegt auf einem Tisch, ein kleines Kissen unter dem Kopf. Man faßt die beiden Arme und führt sie in die Höhe. Sofort erhebt sich unter dem Einfluß des Muskelzuges, wie bei dem Lebenden unter den gleichen Umständen, die gesamte Brust, und die Luft dringt in die Lunge: es erfolgt Einatmung. Werden dann die Arme an die Seiten des Körpers zurückgeführt, so hört der Muskelzug auf, der Thorax sinkt zusammen und die Lungen atmen aus. Dabei hört man die Luft mit Geräusch durch den Kehlkopf in die Lungen ein- und ausstreichen, und der Asphyktische scheint wie ein Lebender zu atmen. Dieses künstliche Atemholen bringt oft die erloschene Herzthätigkeit wieder in den Gang. Das Herz liegt ja zwischen den beiden Lungen, also im Centrum des Luftherdes, die Bewegung der Lungen bewegt auch Teile des Herzens, und dadurch entsteht ein Reiz, der oft noch eine Stunde nach dem Stillstand der Atemzüge und des Herzschlages die Bemühungen um Rückkehr des Lebens mit Erfolg gekrönt hat. Der passive Zug selbst an den leblosen Muskeln vermag die Mechanik der Atmung auch an dem Thorax Scheintoter wirksam zu machen.

Der Tod in seiner Wirkung auf die Form des Thorax.

Mit dem Tode nimmt die Brust eine charakteristische Form an, welche derjenigen nach einer tiefen Einatmung und bei Anhalten des Atems auf den ersten Blick sehr ähnlich ist; die Brust erscheint nämlich hoch und der Unterleib eingesunken, obwohl die Lungen in dem ersten Fall übermäßig mit Luft gefüllt sind, in dem zweiten dagegen die Atemluft entleert ist, und der Brustkorb in dem Zustand der Ausatmung still steht. Die nächste Erklärung dieses Widerspruchs liegt darin, daß die Lungen selbst nach dem Tode noch eine beträchtliche Menge Luft enthalten, die nicht entweichen kann, so lange der Brustkorb unverletzt ist. Man schätzt die Menge der „Residualluft" auf 1—1½ Liter. Der Brustkorb bleibt also teils wegen der noch mäßig mit Luft gefüllten Lungen, teils wegen der Widerstandsfähigkeit seiner Wandungen, selbst im Tode verhältnismäßig hoch und sieht keineswegs zusammengesunken aus. Was durch das „Entweichen des Atems" im Innern des Körpers an Raum gewonnen wurde, dient jetzt zur Vergrößerung der Bauchhöhle. Das Zwerchfell steigt nämlich mit der Verkleinerung der Lungen beträchtlich in die Höhe im Vergleich zu demjenigen Stand, den es während des Lebens inne hatte. Dadurch nimmt der unterhalb des Zwerchfelles befindliche Raum an Ausdehnung zu; Leber, Magen und Milz rücken mit dem Zwerchfell, an dem sie befestigt sind, herauf, und andere bewegliche Teile der Bauchhöhle folgen nach, weil alle diese Organe untereinander zusammenhängen. Was von ihnen noch unter den Rippen Platz findet, verringert den Umfang des weichen Unterleibes, der infolgedessen einsinkt. Dadurch ist der Gegensatz zwischen der Höhe der vorderen Brustfläche und derjenigen des Unterleibes auch im Tode vorhanden und scheint auf den ersten Augenblick ebenso groß zu sein, wie nach einer forcierten Einatmung während des Lebens. Der Unterschied liegt aber darin, daß in dem letzteren Fall der Brustkorb thatsächlich viel höher und der Unterleib weniger tief eingesunken ist.

Die christliche Kunst hat in ihren Monumenten, wo es sich um die Darstellung von Toten handelt, mit dieser Thatsache zu rechnen. Die Beobachtung lehrt allerdings, daß dieser ästhetische Gegensatz zwischen Brust und Bauch nur kurze Zeit nach dem Tode bestehen bleibt und bei einer Verletzung des Thorax sofort verschwindet, weil dessen luftdichte Beschaffenheit in diesem Falle zerstört ist. Namentlich wird der Gegensatz durch die Fäulnisgase aufgehoben, welche sich in der Unterleibshöhle entwickeln und die Eingeweide und damit den Unterleib aufblähen; die nachgiebigen Bauchwandungen wölben sich dann hoch empor, während der Brustkorb nur wenig in seiner Form verändert wird. Ehe noch die Zersetzung beginnt und die Fäulnisgase ihre, die Form des Körpers entstellende Wirkung ausüben, erscheinen als Vorboten grünlichblaue Flecken in der Haut und namentlich in der Haut der Bauchwand. Während bis zu jenem Zeitpunkte die Leiche das Aussehen eines Schlafenden vortäuschen kann, weil die ästhetisch schönen Formen des Körpers noch erhalten sind, wird mit dem Beginn der Zersetzung der Eindruck ein anderer. Zu dem erschütternden Gefühl, das der Anblick des Toten hervorruft, kommt jetzt die abstoßende Farbe und der ekelerregende Geruch der Verwesung. Wir sehen ein, daß der Tote jetzt der Erde übergeben werden muß, und daß wir uns von ihm trennen müssen, wäre er uns auch noch so teuer. Wir ahnen die Gefahr, welche die Nähe einer Leiche uns bringt, denn der Geruch und das über die Reinheit der Atmungsluft wachende Sinnesorgan warnen uns. Der Trieb der Selbsterhaltung beginnt sich zu regen, bewußt oder unbewußt, und wir wenden uns ab. Mit Recht hat die Archäologie den auf dem Rücken liegenden Niobiden „sterbend“ genannt: weder Brust noch Unterleib tragen Spuren des Todes an sich. Dagegen ist Christus im Grab von Hans Holbein nicht nur als Toter dargestellt, sondern noch mehr, als eine in der Zersetzung befindliche Leiche, an welcher Fäulnisflecken auftreten nnd das gewaltigste Zerstörungsmittel der Natur, die Zersetzung, ihr Werk bereits begonnen hat.

Fünfter Abschnitt.

Skelet der Gliedmaßen.

In dem Bau des Skeletes bieten die oberen Gliedmaßen mit den unteren manche wichtige Übereinstimmung. Beide haben ihren freien Teil, der zu oberst durch einen, tiefer durch zwei Röhrenknochen gestützt wird; an diese reihen sich in steigender Menge andere an, bis die Fünfzahl der Finger und Zehen erreicht ist. Alle Gliedmaßen haben ferner einen besonderen Skeletabschnitt, der den freien Teil mit dem Stamm in Verbindung setzt. Diese unter der Haut des Rumpfes verborgenen Teile bilden den Gliedmaßengürtel. Für die oberen Gliedmaßen stellen sie den Brust- oder Schultergürtel dar, für die unteren den Beckengürtel. Die oberen und unteren Gliedmaßen sind dem Rumpfe aufgelagert, was sich für die oberen noch deutlich erhalten hat, an den unteren dagegen nicht mehr erkennbar ist. Trotz dieser wichtigen Übereinstimmungen, deren volles Verständnis ein vergleichender Blick auf die Fig. 1 S. 19, Fig. 2 S. 22 und Fig. 66 S. 115 ergeben wird, sind die oberen und unteren Gliedmaßen durch ihren Bau und ihre Funktion in hohem Grade verschieden. Die Verschiedenheit ist notwendig durch die Bestimmung des Arms, zahlreichen Aufgaben zu dienen, die nur durch ein großes Maß von Beweglichkeit zu erfüllen sind, während das Bein wesentlich zur Stütze des Körpers und zu dem Organ der Ortsbewegung bestimmt ist.

Die Arme verdanken ihre außerordentliche Beweglichkeit dem geringen Zusammenhang mit den Knochen des Stammes. Jeder Arm hängt nur an einer einzigen Stelle mit den Knochen des Stammes zusammen und zwar an dem Brustbeinhandgriff durch das Schüsselbein. Daher stammt die große mechanische Bedeutung des letzteren. Dieser einzige Verbindungsknochen hält wie ein Strebepfeiler die Schulter in gehöriger Entfernung (Fig. 66 Nr. ×8 und ×9, S. 115). Bricht das Schlüsselbein entzwei, so sinkt die Schulter und damit der ganze Arm herab, und die freie Beweglichkeit ist zerstört. Das Schulterblatt selbst hat gar keine Knochenverbindung mit dem Stamm, sondern ist nur durch Muskeln befestigt.

Die Verbindung des Beines mit den Knochen des Stammes ist durchaus verschieden von derjenigen des Armes. Im Interesse größerer Festigkeit sind die beiden Hüftknochen nicht, wie das Schulterblatt beweglich, sondern durch Verwachsung mit dem Kreuzbein zu einem vollständigen Knochenring vereinigt: zu dem Beckenring oder Beckengürtel. Dieser Knochengürtel (Fig. 66 S. 115) gestattet dem Bein nicht jenen hohen Grad von Beweglichkeit, wie sie der Arm besitzt, giebt ihm dagegen den Vorzug größerer Sicherheit als Träger der ganzen Last des Stammes.

Das Skelet der oberen Gliedmaßen.

Das Skelet jedes Armes besteht:

1) aus der Hälfte des Schultergürtels, nämlich dem Schlüsselbein und dem Schulterblatt der entsprechenden Seite;

2) aus dem Oberarmknochen;
3) aus den beiden Vorderarmknochen und
4) aus dem Knochengerüste der Hand.

Alle diese Teile sind durch Gelenke beweglich miteinander verbunden.

a) Der Schultergürtel.

Der Schultergürtel vermittelt die Verbindung des Armes mit dem Thorax und besteht aus drei Abschnitten: 1) dem Schlüsselbein, 2) dem Schulterblatt und 3) dem Thorax selbst. Der Thorax oder der Brustkorb bildet das centrale Glied und an diesem wieder das Brustbein, das dessen festen Punkt darstellt. Schlüsselbein und Schulterblatt sind unter sich und mit dem Thorax gelenkig verbunden. Der Schultergürtel ist so organisiert, daß das Schulterblatt unter sicherer Führung durch das Schlüsselbein sehr leicht die verschiedensten Stellungen einnehmen kann.

Das Schlüsselbein (*Clavicula*, Fig. 69 Nr. 1, 2 u. 4) ist ein leicht ∽-förmig gekrümmter Knochen, dessen dickes Ende mit der Handhabe des Brustbeins verbunden ist (Fig. 69 bei Nr. 1 u. 2), während das abgeflachte Ende mit dem Schulterblatt zusammenhängt. Das Brustbeinende der Clavicula ist nahezu viereckig und mit einer sattelförmig erhöhten Gelenkfläche versehen, deren eine Hälfte in der Gelenkpfanne des Brustbeins sitzt (Fig. 69 Nr. 1), während die andere Hälfte darüber hinausragt. Der obere Rand des Brustbeins (Fig. 66 B ×8 S. 115) erhält dadurch eine vertiefte Lage, und die vordere Halsgrube, welche unmittelbar über der Brustbeinhandhabe liegt, wird am Lebenden von drei Knochenenden begrenzt. Die Richtung des Schlüsselbeingelenkes ist schief von oben nach unten und außen gerichtet. Wird der Arm stark nach hinten gezogen, so entfernen sich die Gelenkflächen etwas voneinander und die Haut sinkt dazwischen rinnenartig ein. Das Schulterblattende des Schlüsselbeines ist von oben nach unten flachgedrückt und ebenfalls mit einer Gelenkfläche, für die Verbindung mit dem Akromion, versehen (Fig. 69 Nr. 4). Der vordere Rand dieses Endstückes ist in einem sanften Bogen ausgeschnitten. Das Mittelstück ist nach vorn konvex, aber dabei läßt es deutlich eine vordere Fläche erkennen, die sich durch eine scharfe gegen das Brustbein ansteigende Leiste von der oberen Fläche abhebt. Diese Kante rührt von dem Ursprung des Brust- und des Deltamuskels her.

Das Schlüsselbein liegt unmittelbar unter der Haut und bildet die Grenze zwischen Hals und Brust, die deutlich sichtbar ist, namentlich bei Männern. Bei den Frauen wird durch das Fett der scharfe Kontur mehr verwischt und nur die sanfte Biegung deutet auf die darunterliegende Brücke zwischen Brustkorb und Arm. Überdies ist bei Frauen das Schlüsselbein in seiner äußeren Hälfte nicht so scharf gebogen, überhaupt nicht so scharfkantig, wie bei dem Mann. Bei Leuten aus der arbeitenden Klasse ist es dicker und kantiger. Auffallend sind die individuellen Schwankungen seiner Form — von dem plumpen kaum leicht gebogenen Balken bis zur schöngeschwungenen Knochenspange. Die Konstruktion des Brust-

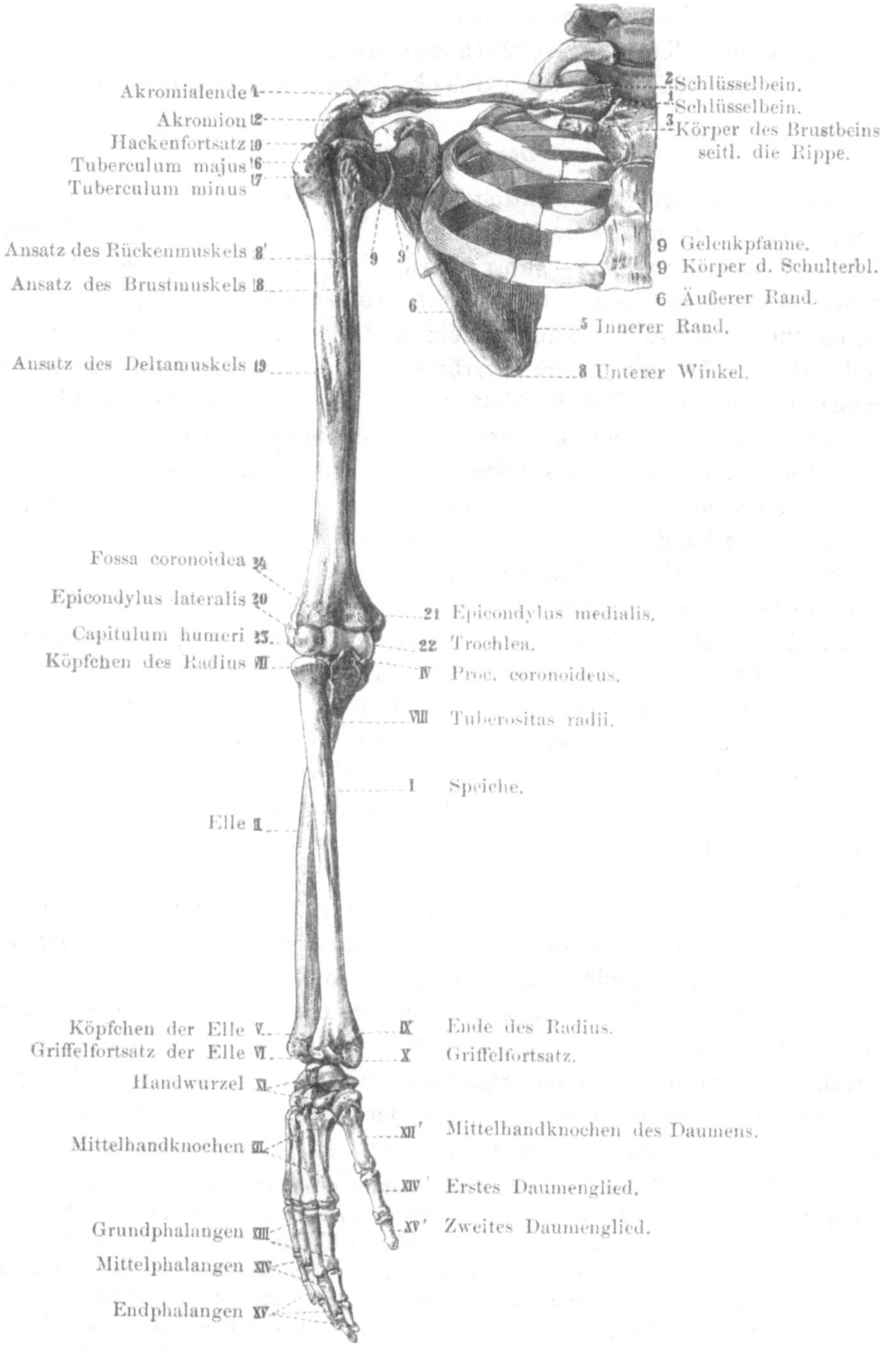

Fig. 69. Das Armskelet von vorn.

korbes bringt es mit sich, daß das Schulterblattende mehr nach außen und hinten gerichtet ist und daß es auf seinem Weg die erste Rippe kreuzt.

Das Schulterblatt *(Scapula)* ist ein flacher dreieckiger Knochen, der wie ein Schild auf dem Rücken liegt und dessen Hauptformen durch die Haut hindurch erkennbar sind. Bei frei herabhängendem Arm sitzt das Schulterblatt mit seinem innern, längsten Rande parallel zur Wirbelsäule, ca. 7 cm von den Dornfortsätzen entfernt, und erstreckt sich von der zweiten Rippe bis zur achten Rippe herab. Der äußere Rand (Fig. 70 Nr. 6) ist verdickt; wulstig aufgetrieben, und steigt steil von dem unteren gerundeten Winkel des Schulterblattes (Fig. 70 Nr. 6) in die Höhe. Der obere Rand, der mit dem inneren einen scharfen Winkel, den oberen Schulterblattwinkel (Fig. 70 Nr. 7), bildet, fällt gegen die Gelenkpfanne ab, welche eiförmig so angebracht ist, daß ihre Fläche etwas nach vorn und aufwärts ragt. Dieser obere Rand würde bis zur Gelenkpfanne zu verfolgen sein, wenn nicht gerade hart an der Pfanne ein platter, starker, hackenförmig nach vorn gekrümmter Muskelfortsatz entspränge, wegen einer entfernten Ähnlichkeit mit einem Rabenschnabel Rabenschnabelfortsatz *(Processus coracoideus,* Fig. 69 Nr. 10)[1] genannt. Sein stumpfes Ende ist leicht unter dem Schulterblattende des Schlüsselbeines als ein harter Knopf zu fühlen. Hat man einmal durch Zufühlen diese Stelle erkannt, so wird bei mageren Menschen der Einfluß des Fortsatzes auf die Form der Schultergegend leicht zu erkennen sein, gerade so wie beim muskelstarken Mann, dessen Deltamuskel an der entsprechenden Stelle durch den darunterliegenden Knochenfortsatz herausgedrängt ist.

An dem unteren Winkel (Fig. 70 Nr. 8), entspringt der große runde, etwas weiter oben und außen, der kleine runde Armmuskel. Bei schlechter Haltung hebt sich dieser Winkel von der hinteren Thoraxwand stark ab und ist wegen seiner Umhüllung mit Muskeln als ein rundlicher und beweglicher Vorsprung leicht zu erkennen. Aber auch bei der strammen Haltung, läßt er sich noch entdecken. Man vergleiche an der Fig. 2 S. 22 und Fig. 75 S. 141 die verschiedenen Stellungen des Schulterblattes an dem Brustkorb.

Die hintere Fläche des Schulterblattes wird von einem Kamm, der Schultergräte *(Spina scapulae)*[2], in zwei ungleiche Teile getrennt. Diese Gräte entspringt an dem inneren Schulterblattrande aus zwei Schenkeln, die ein sanft ansteigendes, kleines dreiseitiges Feld *(Tuberculum spinae)* begrenzen (Fig. 70 Nr. 11), das als leichte dreieckige Vertiefung bei dem Mann und

---

[1] Schulterhacken oder Hackenfortsatz. *(Processus coracoideus* heißt rabenähnlicher Fortsatz; dieser Fortsatz sieht weder einem Raben, noch dem Schnabel eines Raben gleich. Es giebt keine Raben mit hackenförmig gekrümmten Schnäbeln.)

[2] *Spina scapulae* Schultergrat oder Grat. Grat heißt im Ober- oder Niederdeutschen jede scharfe Kante eines Dinges (Grathobel, Gratbohrer, Grattier [Gemse, weil sie auf hohen Gebirgskämmen sich aufhält]).

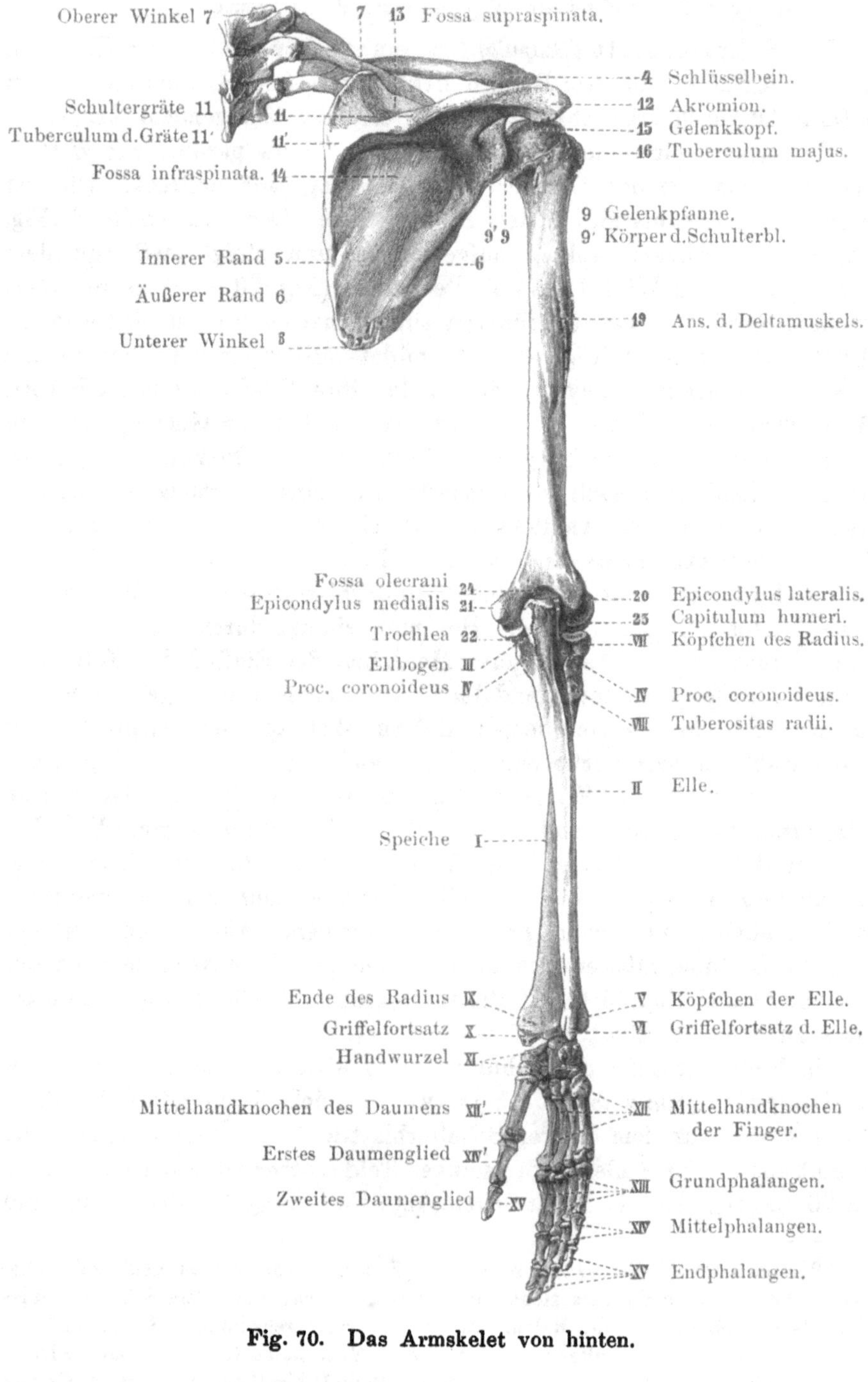

Fig. 70. Das Armskelet von hinten.

wegen des Fettpolsters nur als ein seichtes Grübchen bei der Frau wiederzufinden ist. Die Schultergräte zieht schief gegen die Gelenkpfanne und läuft allmählich nach oben als ein breiter flachgedrückter Fortsatz, wie ein Schutzdach, über die Gelenkpfanne hinaus fort. Der höchste Teil dieses Kammes heißt Schulterhöhe *(Akromion*, Fig. 70 Nr. 12 Fig. 69 S. 132). Unmittelbar über der weichen Wölbung des Oberarms fühlt man das harte Akromion unter der Haut. Sein höchster Punkt entspricht der Verbindung des Schlüsselbeines mit dem Schulterblatt, siehe Figur 75 oben, wo auch das Akromion die Grenze zwischen Nacken und Arm einnimmt.

Das Akromion[1] ist mit stumpfen Rändern versehen und seine Spitze beugt sich nach vorn über. Die Spitze allein und ein Teil des Randes sind von vorne zu sehen (Fig. 69 Nr. 12).

Der freie Rand der Schultergräte besitzt eine charakteristische Form, die am besten aus den naturgetreuen Abbildnngen zu entnehmen ist. Er wird nach seinem Ursprung zunächst schmal, dann breit, neigt sich dabei nach abwärts, wodurch endlich im letzten Abschnitt die Fläche des Akromion mit der äußeren Fläche des Schulterblattes parallel liegt. Die beiden durch den Kamm getrennten Flächen werden als obere Schulterblattgrube (*Fossa supraspinata*, Fig. 70 Nr. 13) und als untere Schulterblattgrube (*Fossa infraspinata*, Fig. 70 Nr. 14) bezeichnet. Sie werden durch Muskeln ausgefüllt. Sind diese sehr kräftig, so liegt der Schulterblattkamm vertieft und ist nur als Furche wahrzunehmen; sind die Muskeln dagegen schwach, so sieht man die Zeichnung des Kammes, selbst durch den Rock hindurch. Die beiden Knochen, Schulterblatt und Schlüsselbein, bilden mit dem Brustbein, das ist aus den vorausgegangenen Beschreibungen ersichtlich, keinen geschlossenen Ring, wie der Ausdruck Schultergürtel doch eigentlich erwarten läßt. Der Gürtel ist nach hinten unvollständig und die inneren Schulterblattränder stehen weit voneinander ab (siehe die Fig. 2 S. 22, Fig. 75 S. 161). Der an dem Skelet weitklaffende Raum ist durch Muskeln ausgefüllt, welche den inneren Rand des Schulterblattes mit den Dornfortsätzen der Wirbelsäule verbinden. Dadurch wird freilich auch das Schulterskelet zu einem Gürtel, wie derjenige des Beckens, allein mit dem Unterschiede, daß der freieren Beweglichkeit wegen, die starre Verbindung teilweise durch Muskeln ersetzt wurde. — Ein Schultergürtel, wie er eben von dem Menschen geschildert wurde, besteht auch bei den höheren Tieren. Bei den Säugern und vor allem bei jenen, deren vordere Gliedmaßen sich einer mannigfaltigen und freien Beweglichkeit erfreuen, existiert ein breites Schulterblatt und gelangt die Clavicula zu starker Entwickelung, wie bei den menschenähnlichen Affen und den ihnen nahestehenden Gruppen. Die fliegenden Säugetiere besitzen sogar ein großes Schlüsselbein. Reduziert wird es bei den Fleischfressern (Katze), bei manchen fehlt es vollständig (wie bei dem Bären und bei den Huftieren).

b) Das Skelet der freien Extremität.

Der Oberarmknochen *(Humerus)* läßt ein Mittelstück und zwei stärkere Endstücke unterscheiden. Das Mittelstück ist nicht ganz gerade, sondern etwas nach vorwärts gekrümmt, die beiden Enden sind aufge-

---

[1] Akromion vom griech. akrōmion, entstanden aus ákros, das äußerste, und ōmos, Schulter.

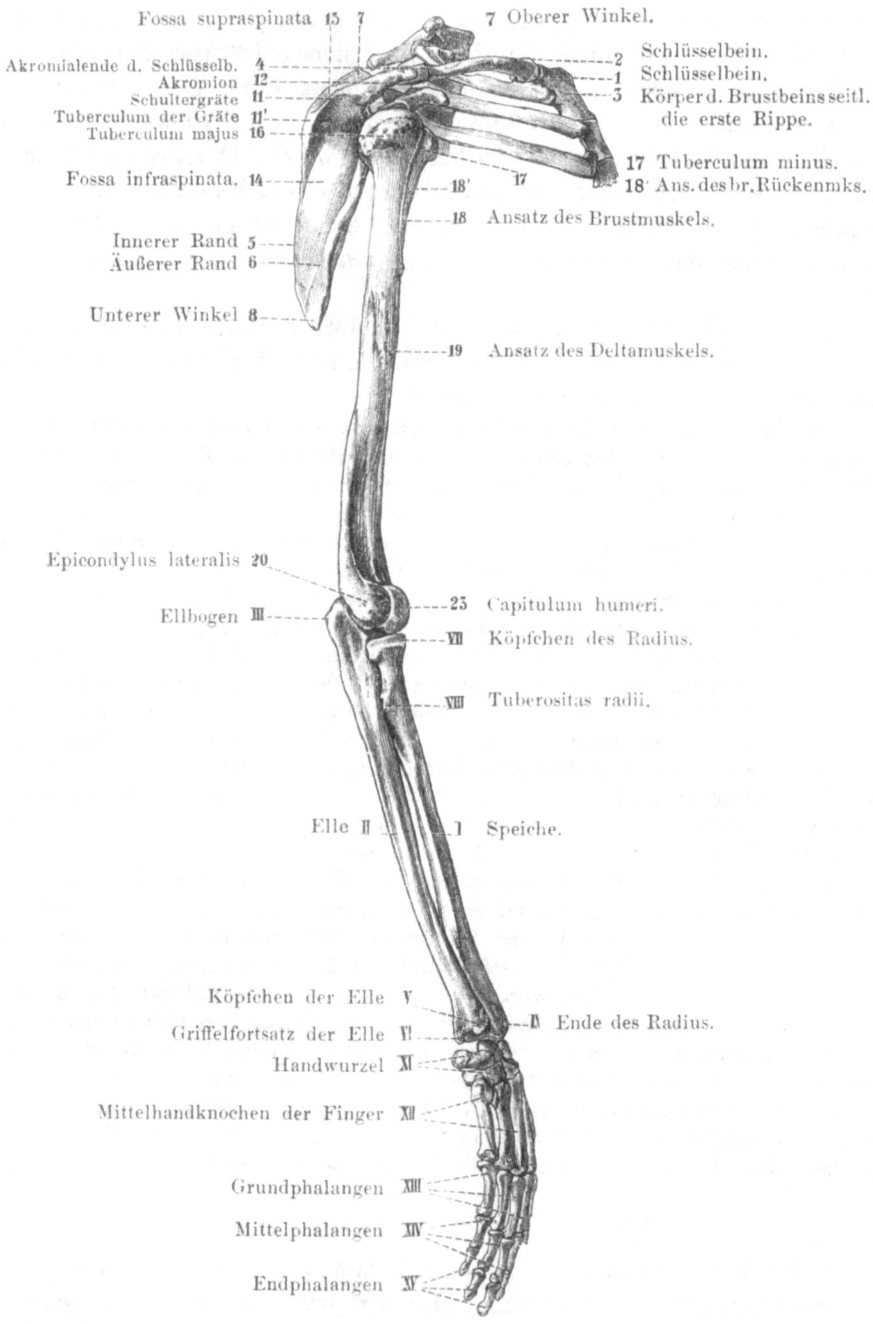

Fig. 71. Das Armskelet von außen.

trieben, doch jedes in anderer Art, das obere ist keulenförmig und trägt einen kugeligen Gelenkkopf, das untere ist breit und trägt einen cylindrischen Gelenkkopf, der überdies quer liegt. Der obere Gelenkkopf, der in der Gelenkpfanne des Schulterblattes sitzt (Fig. 70 Nr. 15), ist nach innen zu durch eine seichte Furche von dem übrigen Knochen getrennt, namentlich auch von zwei in der Nähe befindlichen Höckern. Der größere Höcker *(Tuberculum majus,* Figg. 69—71 Nr. 16) ragt nach außen; an ihn befestigen sich mit starken Sehnen die Muskeln der oberen und unteren Schulterblattgrube. Etwas nach vorn und innen liegt der kleine Höcker *(Tuberculum minus,* Figg. 69 und 71 Nr. 17), von dem vorigen durch eine deutliche Furche getrennt, in der die Sehne des Biceps zu dem oberen Rand der Gelenkpfanne hinauf steigt (Fig. 74 Nr. 9). Sowohl vom großen als kleinen Höcker sieht man Leisten, welche Ansatzlinien für Muskeln sind, nach abwärts verlaufen.

Die Knochenleiste, welche vom großen Höcker herabkommt, heißt *Spina tuberculi majoris* (Figg. 69 und 71 Nr. 18), sie wird von der Insertionssehne des großen Brustmuskels eingenommen und führt auf eine an der äußeren Seite des Oberarmknochens befindliche rauhe Stelle *(Tuberositas humeri)*, die Insertion des Deltamuskels (Figg. 69—71 Nr. 19). Die Knochenleiste, welche von dem kleinen Armbeinhöcker herabkommt *(Spina tuberculi minoris,* Figg. 69 und 71 Nr. 18), dient dem breiten Rückenmuskel zum Ansatz. — Unterhalb dieser rauhen Stelle wird das früher nahezu cylindrische Mittelstück allmählich dreieckig. Die hintere Fläche wird durch zwei Kanten, eine innere und äußere, von der vorderen Fläche getrennt. Die äußere Kante endigt nach vorn umbiegend auf einem stumpfen Fortsatz, dem äußeren Knorren *(Epicondylus lateralis,* Figg. 69—71 Nr. 20), von dessen Umfang die Muskeln der Streckseite des Vorderarmes entspringen. Die innere Kante verdickt sich ebenfalls zu einem Knorren, dem inneren *(Epicondylus medialis,* Figg. 69 und 70 Nr. 21), viel größer als der äußere; seine rauhe Vorderfläche dient Beugern des Vorderams zum Ursprung, während an seiner hinteren, platten und mit einer seichten Furche versehenen Fläche der Ellbogennerv gegen die Hand hinabzieht. Stoß oder Druck an dieser Stelle auf den über dem Knochen liegenden Nerven erzeugt das bekannte, zwar bald vorübergehende, aber doch sehr heftige Prickeln in der Hand. Der Volksmund nennt diese Stelle Mäuschen. Der innere Knorren springt durch die Haut hervor und bildet eine deutliche Ecke. Zwischen diesen beiden Höckern liegt die etwas nach vorn gerichtete Gelenkfläche für die beiden Vorderarmknochen, aus zwei Abteilungen bestehend; die nach innen liegende (zur Verbindung mit der Elle) heißt die Rolle *(Trochlea,* Fig. 69 Nr. 22), die andere nach außen liegende, kleinere, das Köpfchen *(Capitulum)*, zur Verbindung mit der Speiche (Fig. 69 Nr. 23). Der Oberarmknochen der Frau und Jungfrau ist von demjenigen des Mannes vom Mittelstück an insofern verschieden, als auf der Grenze des mittleren und unteren Drittels der weibliche Oberarmknochen sich in sanftem Bogen nach außen wendet. Durch diese Abknickung wird eine Schiefstellung des weiblichen Vorderarmes bedingt, die unter dem Namen „schiefer Ansatz“ bekannt ist. Mehr hierüber weiter unten S. 152.

Über diesen beiden Gelenkköpfen liegt sowohl an der vorderen als hinteren Seite eine Grube, von denen die hintere — die Ellenbogengrube *(Fossa olecrani*, Fig. 70 Nr. 24) umfangreicher ist als die vordere *(Fossa coronoidea)*, und überdies mit einer länglichen Mulde zusammenhängt, welche durch die Sehnenraute des Triceps hindurch bei der Beugung des Armes bemerkbar wird (Fig. 29).

Das Schultergelenk, seine Bewegungen und diejenigen des Schultergürtels.

Der Kopf des Oberarmes bewegt sich auf seiner kleinen Pfanne am Schulterblatt nach allen Seiten: ein Kugelgelenk mit viel größerem Spielraum, als je die Mechanik zustande gebracht hat. Die schlaffe Kapsel

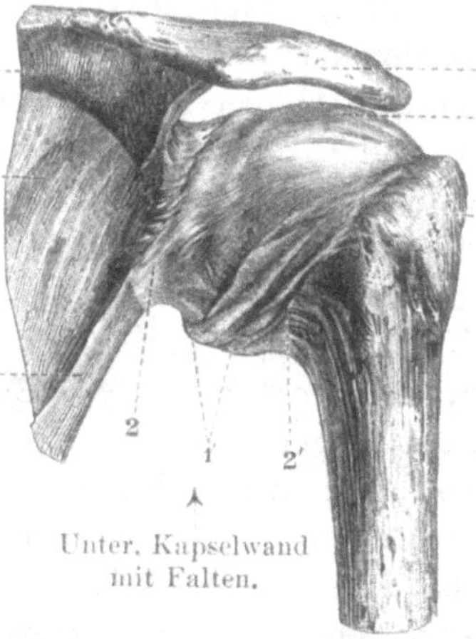

Fig. 72. Kapsel des Oberarmgelenks.

(Fig. 72) erlaubt, daß der Arm nach vor- und rückwärts schwingt, zur Körperachse angezogen oder abgezogen wird, sich nach rechts und links dreht, und das alles in jeder Stellung auszuführen vermag.

Die genaue Betrachtung ergiebt folgendes: Der an dem Körper herabhängende Arm, den wir uns in dem Vorderarmgelenk gesteift denken, kann vom Rumpf z. B. so entfernt werden, daß der Arm in einem rechten Winkel absteht. Man nennt diese Bewegung in der Turnsprache: Seitwärtsheben, in der Anatomie Abziehung oder Abduktion, und die Muskeln, welche diese Arbeit ausführen, die „Abduktoren“. Die entgegengesetzte Bewegung, bei welcher der seitwärts gehobene Arm wieder in die Ausgangsstellung zurückkehrt, heißt die Beiziehung oder,

Adduktion, und die Muskeln, durch deren Wirkung dies geschieht, werden als „Adduktoren“ bezeichnet. Die größte Erhebung des Armes aus dem ruhigen Hang bei gleichzeitigem Auswärtswollen kann bis zu 112° betragen. Die frühere Ansicht, der Arm könne nur bis zur Höhe eines rechten Winkels erhoben werden, ist nicht richtig, weil bei dem Auswärtswollen die Erhebung noch um 20—22° gesteigert werden kann.

Der seitwärts gehobene Arm ist von dem Akromion bis zu der Spitze des Zeigefingers gemessen kürzer, als der ruhig herabhängende Arm. Die Verkürzung beträgt $2^1/_2$—3 cm oder $^1/_8$—$^1/_7$ der Handlänge und wird durch die veränderte Lage des Gelenkkopfes in der Pfanne bedingt. Ein Blick auf die Fig. 73 läßt erkennen, dass bei dem frei herabhängenden Arm ein ansehnlicher Teil des Oberarmkopfes oberhalb der Pfanne nur von der Kapsel bedeckt ist. Hebt sich der Arm, so kehrt sich dieses

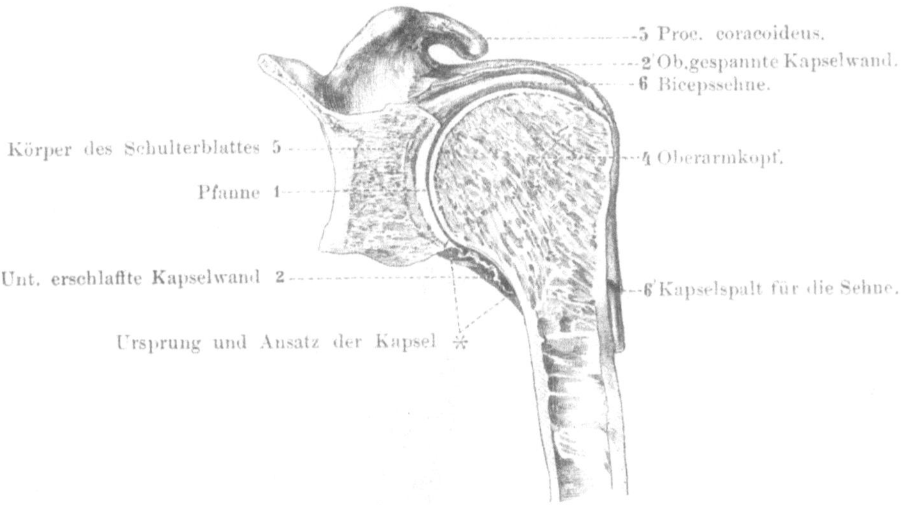

Fig. 73. Schnitt durch das Oberarmgelenk.

Verhältnis geradezu um; der bisher obere Teil der Gelenkkugel tritt jetzt mit der Pfanne in Berührung, der untere dagegen rückt heraus und spannt die bisher in Falten gelegte untere Kapselwand. Um diejenige Strecke, welche der Oberarmkopf über den entsprechenden Pfannenrand zurücklegt, wird der Arm bei dem Abziehen verkürzt oder bei dem Anziehen, dem „Herabrollen“, verlängert. Mit diesen Änderungen in dem Innern des Gelenkes gehen auch äußere einher. Der große Höcker (Fig. 72 Nr. 3) nähert sich dem Rande des Akromion bei der Abduktion und damit auch der Ansatz des Deltamuskels; der ganze Muskel wird um die Strecke der Verschiebung kürzer, aber auch dicker, und damit entsteht nicht bloß eine Verkürzung des Armes bei dem Seitwärtsheben, sondern eine Änderung aller Formen. (Fig. 75 S. 141.) Viele derselben werden erst in der Muskellehre ihre Deutung finden.

Eine zweite Reihe von Bewegungen besteht in dem Armheben nach vor- und rückwärts; der ganze Arm schwingt dabei wie ein Pendel hin und her. Dabei können die Achsen der Arme und des Rumpfes in ihrem ursprünglichen Parallelismus bleiben.

Bei der dritten Art der Bewegung dreht sich der ganze Arm um seine Längsachse, und zwar entweder mit der Daumenseite nach außen oder nach innen. Was in der Turnsprache Auswärtsdrehung heißt, nennt die Anatomie **Rollen nach auswärts** oder **Rotation nach auswärts**, die entgegengesetzte Bewegung **Rotation nach innen**, und die entsprechenden Muskeln: **Rollmuskeln** oder **Rotatoren**.

Diese drei Bewegungsformen können in der verschiedensten Weise miteinander kombiniert werden, so daß eine große Anzahl von Stellungen

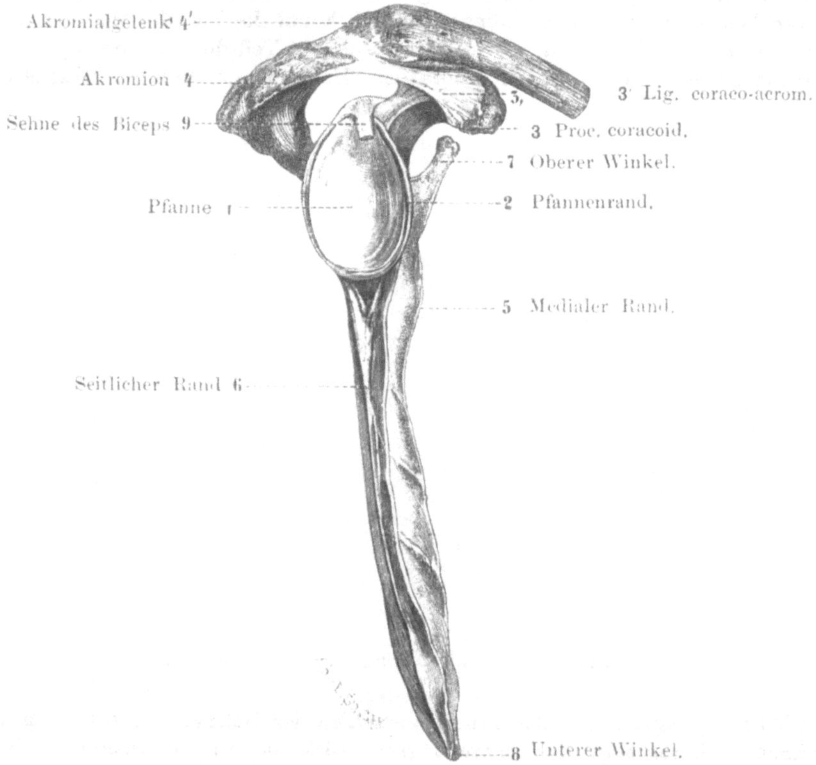

Fig. 74. Das Schulterblatt von der Seite gesehen.

denkbar ist; aber alle diese Bewegungen haben eine unüberschreitbare Grenze. Die Kapsel ist allerdings schlaff, aber doch nicht in solchem Grade, daß nicht an einem bestimmten Punkt eine Spannung einträte, wodurch alle weiteren Bewegungen gehemmt sind. Darin liegt die Erklärung, daß wir den Arm nicht höher als bis zu einem Winkel von 112° in seinem Gelenk seitwärts oder vorwärts aufheben können, wie die Figur 73, einen Schnitt durch das Oberarmgelenk darstellend, beweist; die obere Kapselwand ist hier gespannt, die untere Kapselwand aber in Falten gelegt. Sobald der Arm bis zu einem Winkel von etwa 100° im Schultergelenk gehoben ist, verhält sich die untere Kapselwand ganz

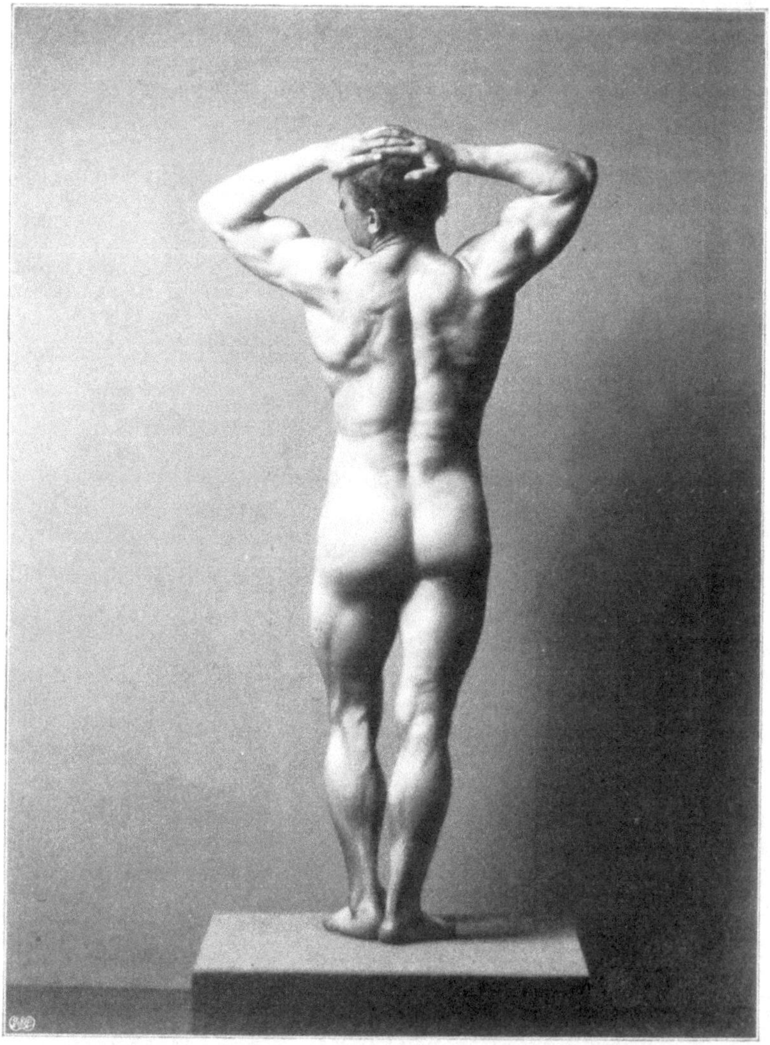

Fig. 75. Die Drehung des Schulterblattes bei dem emporgehobenen Arm. Links sind der innere Rand, der untere, seitlich gerückte Winkel und der äußere Rand deutlich. Das Akromion liegt bei dieser Haltung vertieft. Vergl. Fig. 78, bei der die Arme nur wenig über einen rechten Winkel gehoben sind.

anders, sie wird nunmehr gespannt. Sobald die Kapsel sich spannt, kommt die Drehung des Schulterblattes an die Reihe, wenn der Arm noch höher hinauf gehoben werden soll. Überdies wirken die sog. Knochenhemmungen S. 27 mit: das Akromion, der Rabenschnabelfortsatz (Fig. 74 Nr. 3') und die zwischen ihnen ausgespannte Bandmasse (Fig. 74 Nr. 3, *Ligamentum acromio-claviculare)*; sie bilden zusammen eine Vorrichtung, an die sich der verdickte Oberarmknochen, wie an ein Gewölbe anstemmt, sobald die Spannung der Kapsel den höchsten Punkt erreicht hat. Jede weitere Bewegung ist dann in dem Innern des Gelenkes selbst unmöglich geworden, und damit tritt die Drehung des Schulterblattes an die Stelle der Drehung des Armes im Gelenke. Wie man bei dem Menschen die Änderungen der Lage des Schulterblattes leicht durch die Haut erkennen kann (Fig. 75), so auch bei den Tieren, z. B. bei unseren Haustieren; doch sind, entsprechend der Funktion der vorderen Extremität als Stützorgan, die Bewegungen des Schulterblattes bei ihnen mehr beschränkt. Nur bei den Affen erreicht mit der Freiheit der Armbewegungen auch die Verschiebbarkeit des Schulterblattes einen hohen Grad, welche demjenigen des Menschen gleichkommt.

Die Freiheit der Bewegungen, die wir an dem Arm bewundern, wird also nur durch die Rotierbarkeit des Schulterblattes ermöglicht. Das Schulterblatt ist bekanntlich nur durch das Schlüsselbein mit dem Stamme verbunden, sonst aber völlig frei durch Muskeln an dem Rücken aufgehängt. Durch den Zug der Muskeln kann es nach auf- und abwärts, nach ein- und auswärts, endlich nach vor- und rückwärts verschoben werden. Beim Aufheben des Armes bis zum Kopfe dreht sich das Schulterblatt um seinen oberen Winkel und der untere rückt nach außen, so daß der vorher zur Wirbelsäule parallel verlaufende, innere Rand schief steht (Fig. 2 S. 22 rechts).

Die maximale Drehung des Gürtels beträgt	30—32°,
die Summe der größten Erhebung des Arms aus dem ruhigen Hang beträgt nur	112°,
die Summe beider also	144°,
die fehlenden 16°, wodurch schließlich	160°

erreicht werden, sind auf die Bewegung der Wirbelsäule und auf die Bewegung in den Hüftgelenken zu setzen, die bei der hohen Armhebung erfolgen. Daraus ergiebt sich, daß der Thorax kein absolut fester Punkt für den Schultergürtel ist, sondern seine Stellung, wenn auch in geringem Grade, aber doch so ändert, daß seine gerade Achse um 16° abweicht. Kreuzen wir die Arme über der Brust, so wird der Rücken breit, die Schulterblätter rücken vollständig an die Seite des Brustkorbes, aber so, daß ihr unterer Winkel weiter außen steht als der obere und zugleich etwas höher. Kreuzen wir die Arme auf dem Rücken, so nähern sich die Schulterblätter mit dem innern Rande. Bei nachlässiger Stellung, in welcher der Rücken leicht gekrümmt ist und der Kopf nach vorn herabsinkt, gleitet auch das Schulterblatt mit dem daran hängenden Arm nach vorn und die Brust wird schmal; bei der militärisch-strammen Haltung dagegen ist das Schulterblatt und also auch die Schulter mehr nach rückwärts gezogen, und die Wölbung der Brust giebt der ganzen Erscheinung den Ausdruck der Kraft.

Beim Zucken der Achseln schieben sich die Schulterblätter bis über den Dornfortsatz des ersten Brustwirbels in die Höhe; die oberen Winkel der beiden Schulterblätter nähern sich dabei, während die unteren auseinanderweichen. Der letztere

Umstand hat eine bedeutende Hebung der Schulter zur Folge. Das Akromion und das daran befestigte Schlüsselbein erheben sich gleichfalls bedeutend und die äußere Halsgrube vertieft sich. Geschieht diese Bewegung mit größerer Anstrengung, so tritt gleichzeitig eine Krümmung der Halswirbelsäule ein, Kopf und Schulter werden sich genähert, wir stecken den Kopf zwischen die Schultern. Diesen letzteren Umstand muß man wohl im Auge haben, damit das Heben der Schulter nicht überschätzt werde. Überläßt man dabei die Arme sich selbst, so werden sie von der Rumpfwandung weggezogen. Die größte Hebung der Schulter von der normalen Lage des Schlüsselbeines aus erreicht beim Gesunden 10 cm. Beim Vorwärtsbewegen der Schulterblätter hebt sich das Akromion um den Durchmesser des Oberarmkopfes in die Höhe.

Bei dem Rückwärtsbewegen der Arme wird der untere Winkel des Schulterblattes von der Rückenfläche des Körpers weggedrängt, während die Pfannengegend des Schulterblattes durch die Muskeln angedrückt ist. Das Abstehen des unteren Winkels rührt von der cylindrischen Form des Brustkorbes und von dem stärkeren Anpressen der Pfannengegend her.

Bisher wurde bei diesen Bewegungen das Schlüsselbein nicht berücksichtigt. Es ist aber klar, daß sobald sich die Stellung des Schulterblattes ändert, auch diejenige des Schlüsselbeines eine andere werden muß. Am auffallendsten ist dies bei hoch erhobenem Arm. Das Schlüsselbein erhebt sich dabei steil, wie bei dem Zucken der Achseln, wodurch gleichzeitig die seitliche Halsgrube tief wird. Streckt sich der Arm wie zum Schutz nach vorn, so folgt mit der Schulter auch das äußere Ende des Schlüsselbeines; zieht der Arm hinter sich eine Last nach, so geht auch die Richtung des Schlüsselbeines mehr nach hinten, es dreht sich gleichzeitig, so daß seine vordere Kante mehr nach unten ragt. Bei der Rückwärtsbewegung der Schulterblätter weicht das Schlüsselbein mehr unter das Niveau der Haut zurück, die seitliche Halsgrube verschwindet, dagegen wird das Brust-Schlüsselbeingelenk mit allen Einzelheiten durch die Haut hindurch erkennbar. Nicht allein die Gelenkspalte, auch die Gelenkränder des Brustbeines und jene des Schlüsselbeines kommen deutlich zum Vorschein, sofern nicht eine zu starke Fettschicht in dem Unterhautgewebe die Erscheinung der einzelnen Teile verhüllt, wie dies bei den vollen Formen der Frauen als Regel auftritt.

Die Knochenverbindung des Armes mit dem Brustbein durch das Schlüsselbein hat den Vorteil, daß gelegentlich der Arm als kräftige Stütze für den Rumpf dienen kann, während für gewöhnlich der Rumpf dem Arm zur Stütze dient. Wenn wir beim Stehen eine Stuhllehne ergreifen oder uns beim Gehen auf einen Stock stützen, dann trägt der sich stemmende Arm zu einem nicht geringen Teil durch das Schlüsselbein den Oberkörper. Durch den gegen den Boden gestemmten Stock wird unser Arm thatsächlich zu einem dritten Bein, welches den Oberkörper oben an der Achsel tragen hilft und dadurch den beiden Beinen, die ihn am Becken tragen, ihre Arbeit und Last erleichtert. Dasselbe ist der Fall, wenn der auf dem Boden Sitzende den Oberkörper durch den seitlich von der Mittellinie entfernten Arm unterstützt. Eine nur aus Muskeln bestehende Verbindung hätte Stützen und Stemmen zum größten Teil unmöglich gemacht. Ein Bruch des Schlüsselbeines ist der deutlichste Beweis hierfür. Bei all diesen Thätigkeiten wird die Schulter höher gestellt, und dadurch sowohl die Stellung des Schlüsselbeines als des Schulterblattes geändert. Siehe den sterbenden Fechter.

Über die Bewegungen des Schultergürtels siehe Meyer, H., die Statik und Mechanik des menschlichen Knochengerüstes. Leipzig 1873. Braune und Fischer, Über den Anteil, den die einzelnen Gelenke des Schultergürtels an der Beweglichkeit des menschlichen Humerus haben. Abhandlungen der Königl. sächsischen Gesellschaft der Wissenschaften. Leipzig 1888. Gaupp, Über die Bewegungen des menschlichen Schultergürtels. Centralblatt für Chirurgie 1894. Nr. 34. Mollier, Über die Statik und Mechanik des menschlichen Schultergürtels unter normalen und pathologischen Verhältnissen. Jena 1899. Mit 71 Abbildungen. In Festschrift für C. v. Kupffer; auch separat erschienen.

Die Knochen des Vorderarms.

Der Vorderarm ist aus zwei Knochen gebildet, der Elle *(Ulna)* und der Speiche *(Radius*, Figg. 69—71). Deshalb liegt jeder derselben der Oberfläche des Vorderarms näher, als der einfache Achsenknochen des Oberarms. Die Speiche läßt sich in ihrer unteren Hälfte, die Elle dagegen in ihrer ganzen Länge vom Ellbogen bis zu dem Knöchel an der Kleinfingerseite der Hand deutlich fühlen und auch sehen. Der größere der beiden Knochen ist die Elle, welche die Verbindung des Oberarms mit dem Vorderarm herstellt; der Bau der tiefen Gelenkpfanne zur Aufnahme der Rolle bringt es mit sich, daß ihre Bewegungen ausschließlich die Beugung und Streckung vermitteln. Das Gelenk der Elle bildet mit dem Oberarmknochen ein Winkelgelenk. Die Speiche hat eine andere Gelenkverbindung mit dem Oberarm; ihre Konstruktion wird in erster Linie für die Bewegungen der Hand von Wichtigkeit, denn die Hand wird nicht von der Elle, sondern von der Speiche getragen; die Elle ist also die eigentliche Stütze des Vorderarms und die Hand stützt sich auf die Speiche (Fig. 70).

Aus dieser verschiedenen Aufgabe der beiden Knochen erklärt sich, warum die Elle oben dick und unten dünn ist, während die Speiche, welche durch ihre innige Gelenkverbindung mit der Hand wirksam wird, umgekehrt unten bedeutend an Dicke zunimmt, oben dagegen dünn ist. Die Elle, welche für die Sicherheit der Winkelbewegung die Rolle des Oberarms umfaßt, reicht weiter hinauf, die Speiche dagegen weiter herab, um sich mit den Handwurzelknochen zu verbinden. Nur zwei Eigenschaften haben sie miteinander gemein. Beide sind leicht *S*-förmig gekrümmt, so daß zwischen ihnen ein länglicher Spalt frei bleibt, der Zwischenknochenraum, der von einer sehnigen Membran erfüllt ist; beide Knochen sind dreiseitig, die schärfste Kante ist zugleich die Grenze des Zwischenknochenraumes und die Ursprungsstelle jener Zwischenknochenhaut, welche die Muskeln der vorderen und hinteren Seite, die Beuger und Strecker der Hand, voneinander trennt.

Die Elle *(Ulna*[1]*)* ist schlank und *S*-förmig gebogen, was sich ganz besonders deutlich hinten in einer scharfen Kante ausprägt, welche in einer schönen Krümmung von oben kommt und im unteren Drittel allmählich verschwindet. Diese scharfe Kante läßt sich ebenso leicht durch die Kleidung hindurchfühlen wie jene

[1] *Ulna* ist ein doppelsinniges Wort. Wir finden es als Vorderarm und als Ellbogenbein. Ja Ulna kommt auch als ein Längenmaß vor in der deutschen Elle, d. i. der Abstand der Spitze des Mittelfingers vom Ellbogen, ungefähr $^1/_2$ Meter.

des Schienbeines. Die Konvexität der Krümmung ist oben nach außen, lateral, unten nach innen, medial gerichtet. Die Gestalt des oberen Endes ist durch die halbmondförmig ausgeschnittene Gelenkfläche (Fig 76 Nr. 4, *Incisura semilunaris)* bedingt, welche mehr als die Hälfte der Rolle des Oberarmbeins umfaßt. Damit der Gang des Gelenkes völlig gesichert sei, ist die Rolle in ihrer Mitte etwas vertieft, der halbmondförmige Ausschnitt an der Elle dagegen mit einem Kamm versehen, der so die Führungslinie des Gelenkes darstellt.

Für die Bildung dieser Gelenkfläche mußte sich der Knochen bedeuteud ausladen; über seinen vorderen balkonartigen Vorsprung, den Kronenfortsatz (Fig. 76 Nr. 5) zieht der innere Armmuskel, einer der kräftigsten Beuger, zu seiner rauhen Ansatzstelle *(Tuberositas ulnae*, Fig. 76 Nr. 8). Der an der Streckseite des Ellbogengelenkes vorspringende Höcker, auf welchen wir den gebogenen Arm stützen, bildet die vorragendste und härteste Stelle des ganzen Ellbogens. Am trockenen Knochen ein starker hackenförmig gekrümmter Fortsatz, erhielt er den Namen *Olekranon*, wodurch er als eigentlicher Kopf der Elle bezeichnet werden sollte.[1] Die hintere Fläche des Ellbogens ist lang gezogen, spitzwinklig, die Spitze geht in die hintere Kante über. Die Seitenflächen sind zwar von Vorderarmmuskeln bedeckt, dennoch sind sie ebenso scharf wie die Spitze, namentlich bei gebeugtem Arm zu sehen. Nur der halbmondförmige Ausschnitt *(Incisura radialis minor*, Fig. 76 Nr. 7), der eine Gelenkpfanne für den seitlichen Umfang des Speichenköpfchens darstellt, ist gänzlich verborgen.

Das untere Ende der Elle trägt ein überknorpeltes Köpfchen *(Capitulum*, Figg. 70 und 71 Nr. V), das auf der Kleinfingerseite der Hand als Handknöchel die Grenze zwischen Vorderarm und Hand bildet. Am hinteren Rande springt über dieses Köpfchen ein 4 mm langer Fortsatz hervor, der Griffelfortsatz *(Processus styloideus*, Figg. 70 und 71 Nr. VI); eine tiefe Furche trennt ihn von dem Köpfchen. In der tiefen Furche gleitet die Sehne eines Vorderarmstreckers und an der Spitze des Fortsatzes selbst entspringt ein Band der Handwurzel.

Die Speiche *(Radius*[2]). Das obere Ende der Speiche, Köpfchen genannt (Fig. 76 Nr. 9), trägt frei nach oben gekehrt eine tellerförmig vertiefte Gelenkfläche, welche durch einen halsartigen Teil von dem Mittelstück abgesetzt ist. Der Rand, der Träger dieser Gelenkfläche, ist an der, der Elle gegenüberliegenden Seite überknorpelt und ruht in dem kleinen halbmondförmigen Ausschnitt der Elle (Fig. 76 Nr. 7). Unter dem Hals befindet sich ein rauher Höcker (Fig. 76 Nr. 11) zur Anheftung des zweiköpfigen Armmuskels *(Biceps brachii)*. Das untere Ende ist viel dicker und breiter als das obere (Figg. 69—71 Nr. III); es macht die eigentliche Knochenmasse des Unterarms aus, denn die Elle ist zu einem nur fingerdicken, unregelmäßigen Cylinder reduziert. Die in einer Flucht mit dem Handrücken liegende Knochenfläche der Speiche ist gewölbt, was durch Haut und Sehnen hindurch namentlich bei der Beugung der Hand bemerkbar wird. Wo an dem Handgelenk Elle und Speiche zusammentreffen, trägt letztere eine halbmondförmige Vertiefung, die mit Knorpel ausgekleidet auf dem rundlichen Köpfchen der Speiche, bei den Drehbewegungen der Hand hin- und herrollt. An dem gegenüberliegenden Knochenrande entwickelt sich ein stumpfer Fortsatz, der Griffelfortsatz der Speiche *(Processus styloideus radii*, Figg. 69 und 70 Nr. X), der die Gelenkfläche überragt und für die Bildung des Handgelenkes von wesentlicher Bedeutung ist.

---

[1] tēs olénes tò kránon, griech.

[2] *Radius* bezeichnet eigentlich nichts anderes als etwas Stabförmiges, wie es z. B. die Speiche eines Rades ist. Diese Ähnlichkeit drückt der deutsche Speichenknochen ganz bestimmt aus.

Das Ellbogengelenk und der Einfluß seiner Bewegungen auf die Form des Arms.

Im Ellbogengelenk sind drei Knochen beweglich untereinander verbunden, nämlich

1) die Elle mit dem Oberarmknochen, in dem Ellbogengelenk,
2) die Speiche mit dem Oberarmknochen, in dem Speichengelenk,
3) die Elle und Speiche untereinander, in dem Ellen-Speichengelenk.

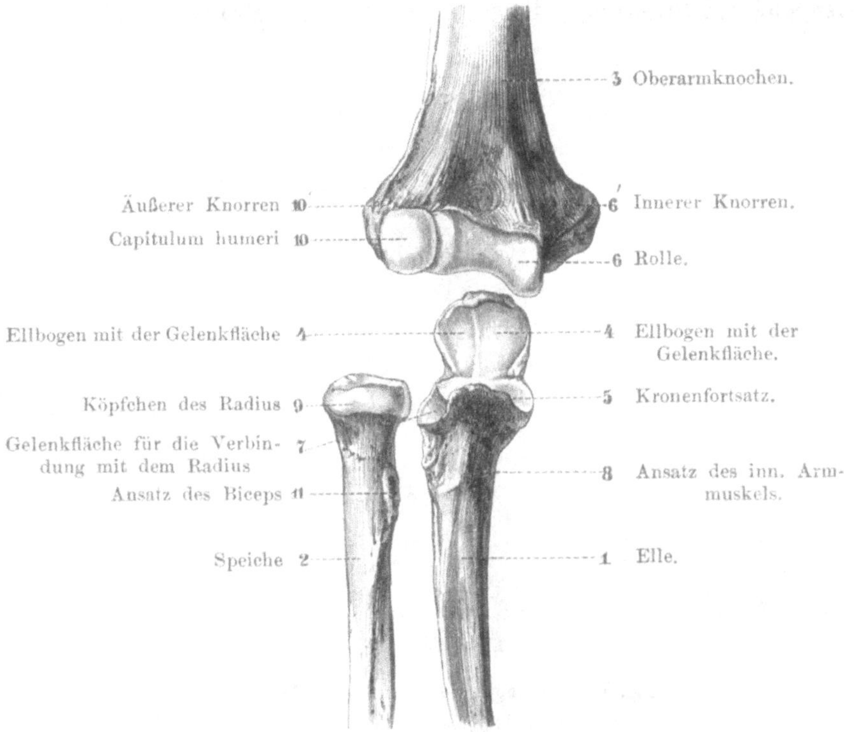

Fig. 76. Die Gelenkkörper des Ellbogengelenkes.

In Fig. 76 sind diese drei verschiedenen Verbindungen, aus ihrem Zusammenhang gelöst, nebeneinander gestellt, in Fig. 77 sind sie dagegen in ihrem gegenseitigen Kontakt, wie er durch den Luftdruck in der Kapsel sich naturgemäß gestaltet, dargestellt. Um den Einblick in den Mechanismus zu erleichtern, wurde ein Stück der vorderen Kapselwand entfernt, wodurch die Knochen in ihrem Zusammenhang sichtbar werden, denn die Kapsel umschließt sowohl die überknorpelten Gelenkenden, als auch die Gruben, welche als vordere Grube (*Fossa coronidea*, Fig. 77 Nr. 4) und als hintere (*Fossa olecrani*, Fig. 70 Nr. 24) bekannt sind.

Bei der Streckung des Arms umfaßt die Elle den hinteren Umfang der Rolle des Oberarms (Fig. 77 Nr. 6), so daß bei der Betrachtung des Skeletes nur der vordere Umfang dieser Rolle sichtbar ist (vergleiche auch Fig. 76). Das Köpfchen des Oberarms, das mit der tellerförmigen Grube der Speiche sich berührt, ist in größerem Umfange sichtbar. Starke Bänder sind in die Kapsel eingewebt und kommen als **inneres und äußeres Kapselband** (Fig. 77 Nr. 9 u. 11) vor. Durch die Verbindungsweise der Vorderarmknochen wird jedem eine besondere Rolle in der Mechanik des Ellbogengelenkes übertragen. Die Elle vollzieht innerhalb ihrer Verbindung mit dem Oberarm (Fig. 76 zwischen Nr. 4 u. 6) nur Beugung und Streckung; diese Verbindung stellt also ein Winkelgelenk

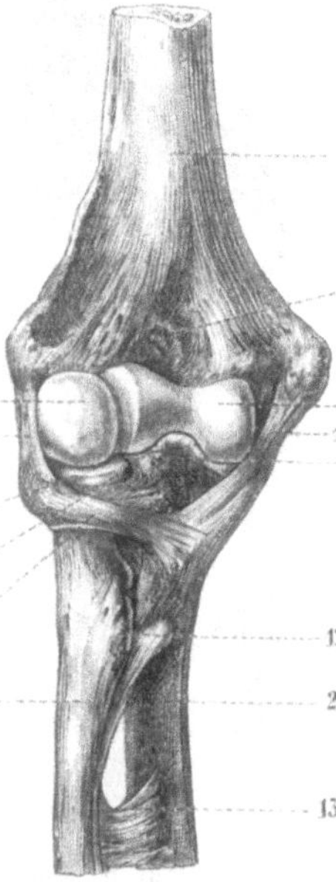

Fig. 77. Ellbogengelenk mit Bändern.

dar. Die Speiche führt dagegen Drehbewegungen aus und zwar in jeder Stellung, in die sie bei den Bewegungen der Elle zum Oberarm versetzt wird. Da die Hand an der Speiche befestigt ist, werden die Drehbewegungen der Speiche auf die Stellung der Hand übertragen, und dadurch bald der Handrücken nach aufwärts gewendet *(Pronation)*, bald die Hohlhand *(Supination)*.

1) **Ellbogengelenk** *(Articulatio humero-ulnaris)* heißt in der Anatomie die Verbindung zwischen Elle und Oberarm. In dem gewöhnlichen Leben bezeichnet man mit Ellbogengelenk drei verschiedene Gelenke. Wir beschäftigen uns zunächst nur mit der einen *Articulatio humero-ulnaris* (Fig. 76 Nr. 4 u. 6). Der Elle ist in der Verbindung mit dem Oberarm die Hauptaufgabe zugefallen. Die Streckung und Beugung wird in diesem

Gelenke ausgeführt, und zwar von der gestreckten Lage ausgehend bis zu dem Punkt, wo die Muskulatur des Oberarms an diejenige des Vorderarms gepreßt wird, wobei die Haut und das Fett seitlich ausweichen.

Die Beugung wird schließlich sowohl durch die Spannung der hinteren Kapselwand und durch die Muskeln in der Ellbeuge, als auch durch das Eingreifen des Kronenfortsatzes (Fig. 77 Nr. 5) in die vordere Grube des Oberarmknochens (Fig. 77 Nr. 4) gehemmt. Bei forcierter Beugung kann dabei der Druck auf die in der Ellbeuge verlaufenden Arterie so gesteigert werden, daß das Gefäß vollständig verschlossen und der Kreislauf des Blutes in der Hand unterbrochen wird. Die Kenntnis dieser Erscheinung kann bisweilen wertvoll werden bei starken Blutungen, denn durch eine forcierte Beugung läßt sich für kurze Zeit der Blutverlust aus Wunden der Hand unterdrücken oder wenigstens in hohem Grade abschwächen.

Bei der Streckung greift der Ellbogen mit seinem zugeschärften Rande in die hintere Grube des Oberarms (Fig. 70 Nr. 24), und der Ellbogen würde sie bei forcierten Streckungen durchstoßen, wenn nicht auch hier die Spannung der vorderen Kapselwand und diejenige der bedeckenden Muskeln hemmend entgegenwirkten. Die Grade der Streckung sind verschieden. Bei ruhig herabhängendem Arm besteht noch kein vollkommener Grad, obwohl wir den Arm gemeinhin als gestreckt bezeichnen. Von dieser Haltung aus ist noch immer eine kleine Bewegung innerhalb des Gelenkes möglich; erst der vollkommen gestreckte Arm ist gerade. Bei manchem Menschen ist eine „Überstreckung“ möglich, wobei die Achse des Ober- und Unterarms nach hinten umknickt. Die Überstreckung ist ein Fehler, der im Knochenbau begründet ist. Ein geringer Grad ist bei Kindern und jungen, zarten Mädchen erträglich, fällt aber bei Männern unangenehm auf. Wahrscheinlich ist dazu die Anwesenheit eines Loches an der tiefsten Stelle der vorderen und hinteren Grube notwendig, das bisweilen vorkommt.

Zur Vervollständigung der Kenntnisse über das Innere der Gelenke tragen Durchschnitte in verschiedenen Richtungen wesentlich bei. Einen Schnitt, senkrecht durch die Mitte des Ellbogengelenkes, zeigt die Fig. 80, in welcher die Knochen sammt der Kapsel so dargestellt sind, wie sie sich während der Beugung zu einander verhalten. Die Elle umfaßt mit ihrem halbmondförmigen Auschnitt die Rolle des Oberarms (Fig. 80 Nr. 6), welche an dieser Stelle einen fast vollständigen Kreis darstellt, denn in der vorderen und ebenso in der hinteren Grube ist der Knochen ungemein dünn, oft nur von Papierdicke. Die hintere Grube wird bei der Beugung, wie in dem vorliegenden Falle frei, denn der Ellbogen ist auf der Rolle mehr nach vorn gerückt und der Kronenfortsatz hat sich der vorderen Grube (Fig. 80 Nr. 9) genähert. Die vordere Kapselwand ist in eine Falte gelegt, die hintere beginnt sich zu spannen. Die beiden mit Nr. 9 u. 9' bezeichneten Gruben sind am Lebenden nicht leer, wie manche der vorhergehenden Figuren vermuten lassen, sondern mit Fettpolstern versehen, welche den Raum ausfüllen, der durch die Stellungsänderungen der Knochen innerhalb der Kapsel entsteht. Kehren die Knochen auf ihren Platz zurück, so werden die Fettpolster wieder aus ihrer Lage verdrängt. Diese Einrichtungen erleichtern offenbar die raschen und sicheren Verschiebungen aller sich berührenden Teile. Die eben geschilderten Verhältnisse beziehen sich nur auf Vorgänge im Innern des Gelenkes. Damit gehen aber auch Formveränderungen Hand in Hand, welche auf das Äußere des Ellbogengelenkes von bedeutendem Einfluß sind.

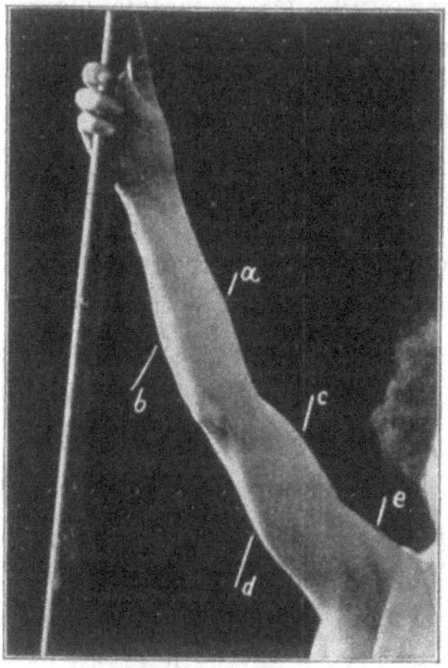

Fig. 78. Gestreckter Arm eines Mädchens (nach Traut).
a die Gruppe der Strecker der Hand; *b* die Gruppe der Beuger der Hand und der Finger; *c* die Beuger des Arms; *d* die Strecker des Arms; *e* Brust- u. Deltamuskel. Zwischen den Buchstaben *b* u. *d* sind zwei kleine Erhebungen bemerkbar, der Ellbogen und etwas höher der innere Oberarmknorren. — Der Übergang in die Hand ist an diesem Arm unschön, weil der Übergang zu breit ist. Eine leichte Pronation konnte diesen Fehler wesentlich mildern.

Bei der gestreckten Lage steht die scharfe Ecke des Ellbogens am Oberarm um einen Centimeter tiefer als der innere Oberarmknorren und ist nur als kleiner Höcker durch die Haut hindurch erkennbar, Fig. 78. Eine leichte Rötung der Haut bezeichnet in der Jugend die Stelle; später kommen quere Falten hinzu, bei angestrengter körperlicher Arbeit wird die Haut auch verdickt, ja sie kann sogar beutelförmig bis zur Größe eines Taubeneies anschwellen, wenn in der Tiefe entzündliche Reize eine bleibende Ausschwitzung hervorgerufen haben. So bei Minenarbeitern, welche in den schmalen Gängen der Bergwerke sich die Ellbogen anstoßen. Bei der Beugung rückt die Spitze des Ellbogens von ihrer erhöhten Stellung herab, wie es die Fig. 80 erkennen läßt. Ohne daß sich die berührenden Gelenkflächen voneinander entfernten oder die ideale Achse des Gelenkes anders gestellt würde, muß dennoch die Spitze des Ellbogens sich tiefer stellen. Aus einem ähnlichen Grunde bleibt auch die Achse, an der die Zeiger der Uhr befestigt sind, an ihrem Platz, und dennoch verläßt die Spitze des Zeigers ihre Stelle und beschreibt ihren Weg. Mit Recht wird behauptet, der Oberarm werde durch Beugung im Ellbogengelenk länger, denn die Entfernung von dem Akromion bis zu der Spitze des Ellbogens nimmt in Wirklichkeit zu, weil eben diese Spitze sich tiefer stellt. Die Verlängerung kann bei forcierter Beugung über 3 cm betragen. Der Ellbogen überragt in der Strecklage die Gelenkachse um $1^1/_2$ cm, er befindet sich dann nahezu in gleicher Linie mit der Spitze des inneren Oberarmknorrens (Fig. 76 Nr. 6'), wir sind aber gewöhnt, den Ellbogen als Grenze des Oberarms zu betrachten, gleichviel, wo sich auch die Spitze des Olekranon befinde. Bei der

Beugung wird also das hintere, untere Ende des Oberarmknochens durch die Wanderung des Ellbogens frei. Dadurch werden drei während der Streckung verdeckte Gebilde durch die Haut erkennbar:

a) die hintere Grube (Fig. 80 Nr. 9) in Form einer seichten, aber breiten Rinne (Fig. 29 Seite 53 links),

b) der Einschnitt auf der Rolle des Oberarmknochens (von vorn zu sehen in Fig. 77 bei Nr. 6 und Fig. 29 links),

c) die beiden vorspringenden Ränder der nämlichen Rolle (Fig. 29 links).

Diese drei Formen sind durch die darüberhinziehende Haut und die Muskeln zwar nur in abgeschwächtem Zustande, allein dennoch deutlich erkennbar. Dazu kommen, was hier nochmals betont wird, die Spitze des Ellbogens, dann der innere und der äußere Knorren des Oberarms (Fig. 76 Nr. 6 u. 10 und Fig. 29 links und Fig. 79).

2) In dem Speichengelenk *(articulatio humero-radialis)* gleitet die tellerförmige Vertiefung des Radiusköpfchens (Fig. 76 Nr. 9) auf dem Köpfchen des Oberarms (Fig. 76 Nr. 10) und vermag hier vor allem Drehbewegungen auszuführen; dieselben sind in jeder Stellung des Ellbogengelenkes ausführbar. Ob der Arm gebeugt oder gestreckt ist, die Drehungen in dem Speichengelenk verlieren nichts von ihrer Selbständigkeit, denn der Mechanismus der Speiche ist wegen der Befestigung des sog. Ringbandes an der Elle vollkommen unabhängig, wenn auch das Radiusköpfchen, wie bei starker Beugung bis auf die vordere Fläche des Köpfchens vom Oberarm gerückt ist. Das Ringband entspringt aus einer Grube hinter dem Oberarmköpfchen, und geht nicht zur Speiche, sondern direkt zur Elle. Es ist so geformt, daß es den überknorpelten Rand des Speichenköpfchens umgreift (Fig. 77 Nr. 9), ohne ihn bei seinen Drehungen zu hindern.

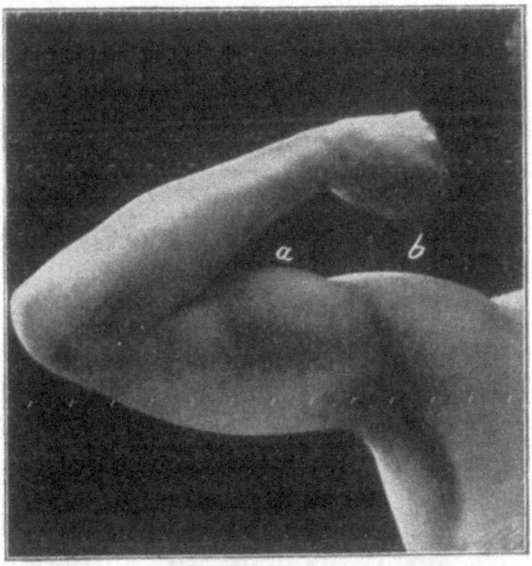

Fig. 79. Gebeugter Arm eines Mannes. *a* Biceps, *b* Deltamuskel. Die Spitze des Ellbogens hat ihre frühere Lage verlassen (nach Traut). Vergl. die Figg. 80 und 82.

Um diese Rotationen ohne alle Reibung geschehen zu lassen, existiert noch eine

3) Gelenkverbindung zwischen Elle und Speiche, die *Articulatio radio-ulnaris,* welche von dem mechanischen Standpunkte aus in eine obere, *Articulatio radio-ulnaris superior,* und eine untere, *Articulatio radio-ulnaris inferior,* zerfällt. Die obere befindet sich in dem Bereich des Ellbogens, ihr gehört der überknorpelte Rand des Speichenköpfchens als Gelenkkopf (Fig. 76 Nr. 9) und die kleine halbmondförmige Gelenkpfanne

(Fig. 76 Nr. 7) an, welche seitlich an der Elle sitzt und als *Incisura sigmoides minor* bezeichnet wird. Die untere befindet sich an dem unteren Ende der Vorderarmknochen, besitzt ebenfalls eine überknorpelte Gelenkpfanne und einen entsprechenden Gelenkkopf. Der Gelenkkopf wird aber, im Gegensatz zu der oberen Gelenkverbindung, von der Elle und die Pfanne von der Speiche gebildet.

Durch die Einrichtung dreier Gelenke, des Speichengelenkes und der ebenerwähnten beiden Gelenke, werden erst die Drehungen der Hand ausführbar. Die Speiche dreht sich, sobald die entsprechenden Muskeln wirksam sind, um die feststehende Elle, und nachdem die Hand an der Speiche befestigt ist, muß die Hand die Rotationen mit ausführen; die Rotationen sind um so ausgiebiger, weil die Speiche kein geradliniger Knochen ist, sondern vom Hals angefangen sich der Art krümmt, daß ihr unteres Ende seitlich von dem oberen steht. Infolge dieser kaum

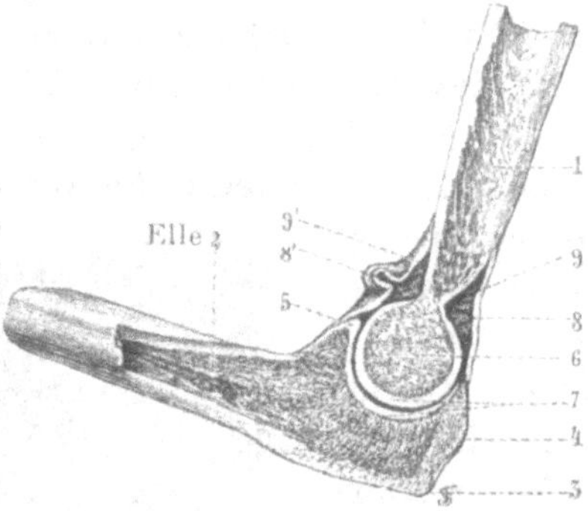

Fig. 80. Durchschnitt durch das Ellbogengelenk.

beachteten Eigenschaft beschreibt die Hand einen ansehnlichen Kreisbogen. Verbindet sich diese Drehung der Hand mit derjenigen des Oberarms und des Schulterblattes, dann sind Rotationen um 180° möglich. Bei diesen Drehungen der Speiche ändert sich die ganze Gestalt des Vorderarmskeletes. Die bei ruhig herabhängendem Arm hintereinander liegenden Knochen überschneiden sich und nehmen eine andere Stellung zu einander ein. Bei der Pronation der Hand, wobei der Rücken nach oben gewendet ist, dreht sich die Speiche und überschneidet das untere Ende der Elle. Die beiden Abbildungen Figg. 81 und 82 zeigen die Pronation der Hand an einem linken Arm samt dem entsprechenden Schultergürtel und der entsprechenden Abteilung des Brustkorbes und zwar stellt die Fig. 81 die Pronation von vorn dar. Das untere Ende der Elle kreuzt die Speiche und verdeckt dieselbe; umgekehrt verschwindet bei der Ansicht des pronierten Vorderarms von hinten (Fig. 82) das untere Ende der Speiche hinter dem Köpfchen der Elle. Diesen ganzen Vorgang kann jeder an seinem eigenen Arm betrachten. Legt man den Vorderarm auf eine Unterlage, und drückt die Elle fest an, so rollt bei der Pronation das untere, erweiterte Ende der Speiche, der Radius, um das untere Ende der Elle, der Ulna, und die

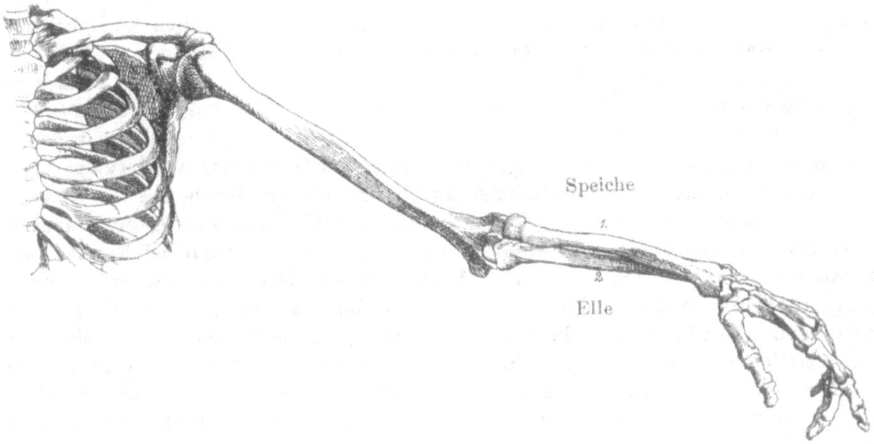

Fig. 81. Pronation der Hand von vorn gesehen.

Hand wälzt sich dabei um ihre Kleinfingerseite so, daß der Daumen, der vorher nach außen lag, nach innen zu liegen kommt, d. h. der Mittellinie des Körpers zugeführt wird. Die Haut und die Muskeln folgen,

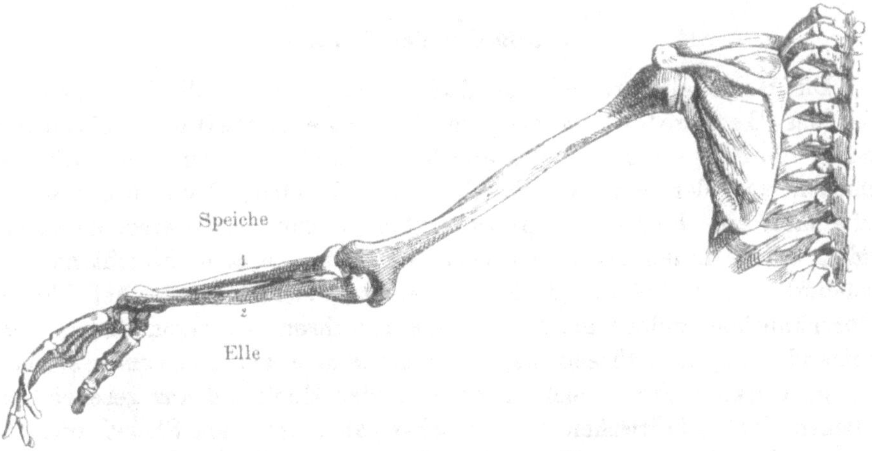

Fig. 82. Pronation der Hand von hinten gesehen.

was namentlich dann deutlich wird, wenn vorher Zeichen, z. B. kleine farbige Kreise, auf die Haut gezeichnet wurden.

Die Drehungsgröße des Radius beträgt für sich allein, wie neuestens mit großer Genauigkeit bestimmt wurde, 150—160°. Dabei erfährt die Haut eine Verschiebung und Spannung, die schief zur Längsachse herabläuft (Braune und Flügel,

Archiv für Anatomie und Physiologie. Anat. Abt. 1882). Gleichzeitig ändert sich auch die Gestalt des Vorderarms; denn der Radius ist ein sehr geschweifter Knochen, und bei seiner Drehung führt jeder Abschnitt seines Verlaufes, am auffallendsten das geschweifte Mittelstück, eine Kreisbewegung aus. Nachdem die Muskeln des Vorderarms ihn nicht bloß umgeben, sondern auch von ihm entspringen, wird der bei ruhiger Haltung platte Vorderarm sowohl bei der Supination, als namentlich auch bei der Pronation etwas gerundet. Die Verschiebung der Knochen ist in den Figuren 81 und 82 dargestellt. — Der „schiefe Ansatz“ des Vorderarms kommt bei Frauen in verschiedenem Grade vor. Die meisten haben einen Cubitus valgus von 15—25°, der sogar bis auf 30° steigen kann. Es ist dabei jener Winkel gemeint, um welchen die Vorderarmachse von der geradlinigen Fortsetzung der Oberarmachse abweicht. Der schiefe Ansatz ist ein sexuelles Merkmal und hängt mit der Breite des Beckens zusammen; er entwickelt sich erst mit der Pubertät. Bei Mädchen vor der Pubertät fehlt er beinahe vollständig oder erreicht nur jenen Grad, der auch bei Knaben und Männern vorkommt. Wegen des schiefen Ansatzes haben die Frauen eine andere Armhaltung; nicht wegen der modischen Tracht, wie Brücke meinte. Ein allzuschiefer Ansatz kann unschön wirken; immerhin darf der Künstler in der Wiedergabe desselben ziemlich weit gehen, wie z. B. Böcklin auf dem sinnreichen Bild „Odysseus und Kalypso“. Auch bei den Männern ist der Arm nicht ganz gerade, sondern bildet in der Streckung einen Winkel, der aber unter normalen Verhältnissen nicht über 9° hinausgeht und bis auf 0° sinken kann, wobei im letzteren Falle der Ansatz des Vorderarms an den Oberarm völlig gerade ist. — Wird bei schiefem Ansatz der Arm gebeugt, so weicht der Vorderarm etwas nach innen ab und zwar um so bedeutender, je schiefer er angesetzt ist. Vergl. über den Cubitus valgus femininus C. Hübscher, Deutsche Zeitschrift für Chirurgie. 53. Bd. Leipzig 1899. Mit 17 Figuren im Text. Dort zahlreiche Litteraturhinweise auf die Arbeiten von Meyer, H. v., Henke, Braune und Kyrlund, Potter, Hultkrantz u. a.

Das Skelet der Hand.

Die Hand gliedert sich in drei Abteilungen, in die Handwurzel oder das Handgelenk, *Carpus*, in die breite Mittelhand, *Metacarpus*, und in die Finger, *Digiti*. Die knöcherne Hand ist dabei wesentlich verschieden von der mit den Weichteilen bedeckten; denn das, was als Mittelhand eine breite, bei ausgestrecktem Daumen fast viereckige Fläche bildet, welche innen den eigentlichen Handteller darstelt, besteht an dem skeletierten Endglied des Arms aus einem Fachwerk von fünf kleinen Röhrenknochen, welche am Handgelenk mit ihren verdickten Enden dicht aneinander liegen, während sie, gegen die Finger zu, auseinanderweichen. Von dem Handrücken, noch mehr von der Hohlhand aus gesehen, erscheinen die cylindrischen Finger scharf abgesetzt, am Skelet sind sie dagegen die direkten Ausläufer der Mittelhandknochen, und es sieht aus, als erstreckten sich die Finger bis zu der Handwurzel hinauf. Dennoch ist auch am Skelet die Trennung zwischen Mittelhand und Finger nach Bau und Funktion unverkennbar. Die Orientierung der Flächen und Ränder der Hand erfolgt von der Stellung des frei herabhängenden Arms aus. Die Handwurzel liegt also oben, die Finger unten, die Elle hinten, die Speiche vorn.

Die Handwurzel.

An die Vorderarmknochen schließt sich die Handwurzel, der *Carpus* an. Er besteht aus zwei Knochenreihen, die untereinander liegen, wie dies die Fig. 83 erkennen läßt.

Erste Reihe der Handwurzelknochen. In dieser Reihe liegen drei Knochen, die nach ihrer Lage zu den Vorderarmknochen als *Radiale*, als Zwischenbein, und als *Ulnare*[1] bezeichnet werden. Diese Namen sind in Übereinstimmung mit den gleichen bei den Tieren vorkommenden Knochen gewählt. Früher wurden sie beim Menschen nach äußerlichen Ähnlichkeiten bezeichnet. Das Radiale (*Naviculare*, Kahnbein) ist der größte Knochen der ersten Reihe; seine Hauptmasse liegt dem Radius gegenüber (Fig. 83 bei Nr. 8), der übrige Teil ragt weit gegen die Daumenseite der Hand vor, um dort mit dem Knochen der zweiten Reihe in Gelenkverbindung zu gelangen. Das Zwischenbein (*Intermedium*, Mondbein) ist, außerhalb des Zusammenhanges betrachtet, halbmondförmig, daher sein Name. Es ist so zwischen die beiden Nachbarn eingefügt, daß es die höchste Lage in der ersten Reihe einnimmt. Es steht wie das vorige mit der Speiche in Berührung. Das Ulnare (*Triquetrum*, dreieckiges Bein) gleicht einer Pyramide, deren Grundfläche dem Zwischenbein zugekehrt, während die Spitze nach der Kleinfingerseite gerichtet ist. Das Ulnare liegt der Endfläche der Ulna gegenüber. Seine Hohlhandfläche trägt ein erbsengroßes Beinchen, das Erbsenbein (*Pisiforme*), durch dessen Stellung der verdickte Anfang des Kleinfingerballens bedingt ist. Mit Hilfe von Gelenkkapseln und Verstärkungsbändern entsteht eine bewegliche Verbindung zwischen der ersten Reihe der Handwurzelknochen und dem Vorderarm, welche an Festigkeit nichts zu wünschen übrig läßt.

Zweite Reihe der Handwurzelknochen. Die zweite Reihe ist im Vergleich zu der ersten breiter und besteht aus vier Knochen, an welche unten die fünf Mittelhandknochen angefügt sind; sie sind von sehr verschiedener Größe. Das Carpale 1, seiner Form nach als Trapezbein bezeichnet, liegt an der Daumenseite der Hand, und trägt auf seiner größten, sattelförmig gekrümmten Endfläche das Gelenk für den Daumen (siehe Fig. 83 Nr. 12). Das Carpale 2, das Trapezoidbein, ist klein, und zwischen das Carpale 1 und 3 wie eingeklemmt. Die untere Gelenkfläche trägt auf einer vorspringenden Kante den Mittelhandknochen des Zeigefingers, der mit der einen Ecke seines verdickten Endes noch das Carpale 3 erreicht (Fig. 83 Nr. 11). Das Carpale 3 (Kopfbein) ist

---

[1] Nachdem hier ausschließlich von der Handwurzel die Rede ist, läßt man der Kürze des Ausdruckes wegen die Worte Os carpi in der Regel weg, spricht also nur von einem Ulnare, Radiale u. s. w., eine Abkürzung, welche nur die lateinische Sprache gestattet.

der größte Knochen der Handwurzel. Unten legt sich der Träger des Mittelfingers an, während der Gelenkkopf in die Vertiefung des Zwischenbeins hinaufragt. Dem **Carpale 4** (Hackenbein) sind die Mittelhand-

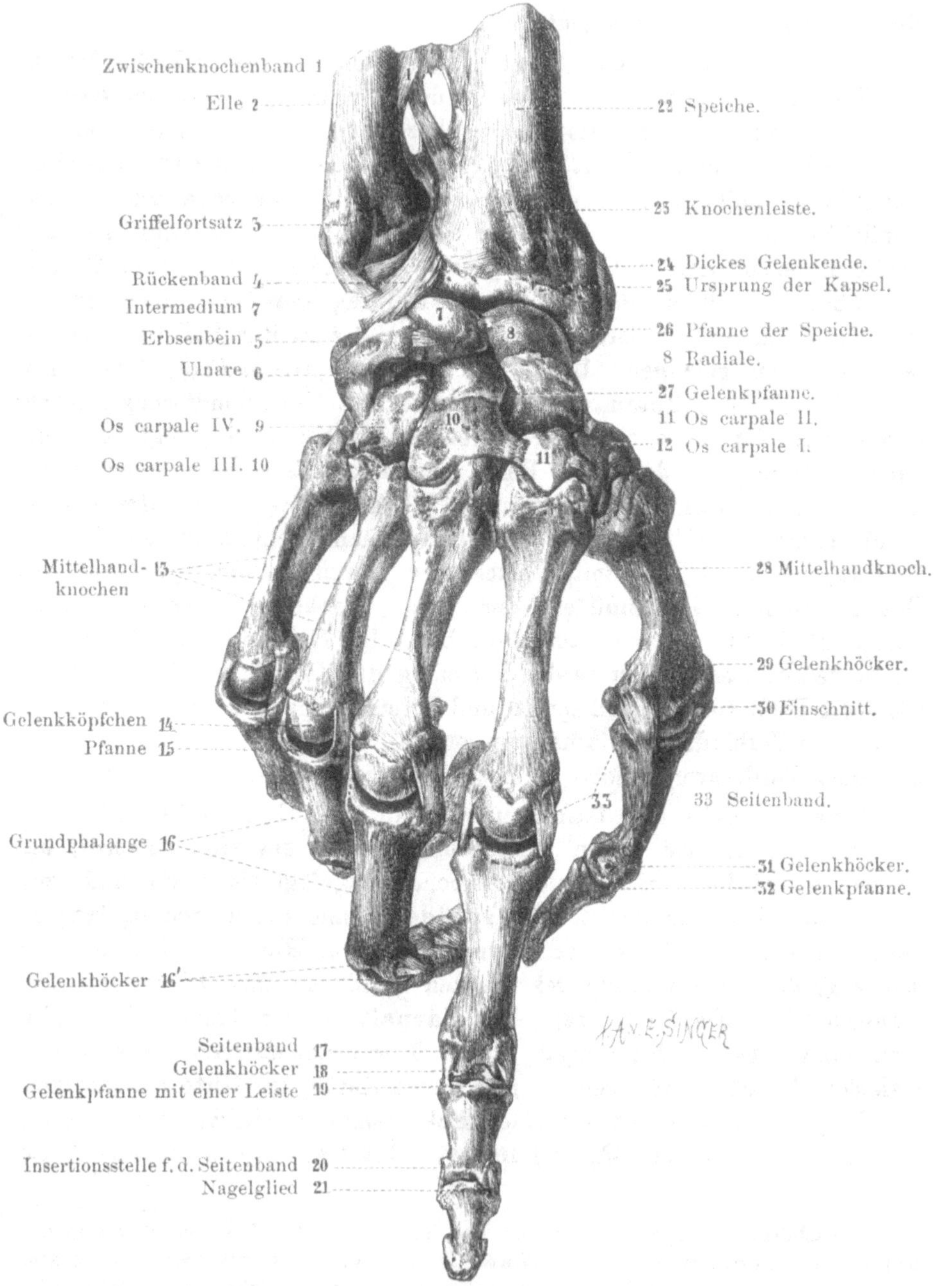

Fig. 83. Die knöcherne Hand.

knochen des vierten und fünften Fingers angefügt. Das untere Knochenende ist breit, das obere verschmälert, wobei es sich mit dem Carpale 3 in die von der ersten Reihe gebildete pfannenartige Vertiefung hineinschmiegt. Die zwei Reihen der Handwurzelknochen bilden zwei selbständige Gelenke, die mit überknorpelten Gelenkflächen, mit Gelenkkapseln und Gelenkbändern versehen sind.

In der Anatomie ist der Begriff der Handwurzel scharf begrenzt; man versteht darunter lediglich die Gelenkverbindung der sieben Handwurzelknochen untereinander und mit dem Erbsenbeinchen. Allein wir

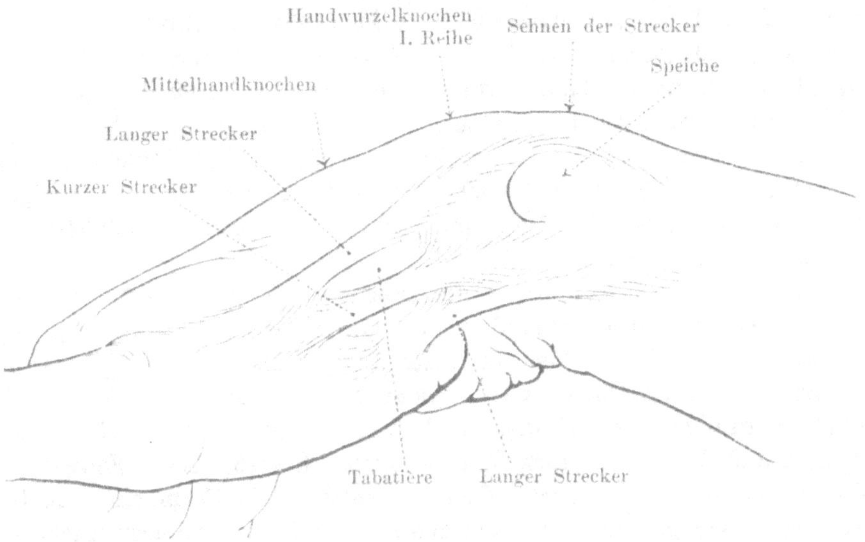

Fig. 84. Männliche Hand in halber Beugung, mit abgezogenem (abduciertem) Daumen, von der Daumenseite gesehen; mit den Formen der Handwurzel und den Sehnen zu dem Daumen.

Zwischen der Sehne des kurzen und des langen Streckers ein längliches Grübchen, mit der Spitze nach dem Daumen hin: La Tabatière. Jenseits der Sehne des langen Daumen-Streckers ein weiteres Grübchen, mit der Spitze gegen den Vorderarm hin zwischen 1. u. 2. Mittelhandknochen.

müssen das Gebiet nach oben ausdehnen, und auch die Enden der Vorderarmknochen mit zur Betrachtung heranziehen. Auf der Kleinfingerseite wird die Handwurzel von dem Köpfchen der Elle und ihrem Griffelfortsatz überragt (Fig. 83 Nr. 3), die zusammen wie eine Halbkugel die Haut hervorwölben. Diese beiden Teile sind in vielen Abstufungen zu erkennen: bei ruhig herabhängender Hand als ein rundlicher Hügel, bei starker Beugung breit aber abgeflacht, und bei der Überstreckung etwas unter der sich aufstauenden Haut verborgen; anders sind diese Formen an mageren, anders an fetten Händen. Auf der Daumenseite bildet das verdickte Ende der Speiche eine Anschwellung (Fig. 83 Nr. 24).

Auch hier springt ein Griffelfortsatz gegen das Gelenk vor, der tiefer herabreicht als derjenige der Kleinfingerseite. An dieses aufgetriebene Ende des Radius stößt die erste Reihe der Handwurzelknochen (Fig. 83).

Diese erste Reihe besitzt eine geringere Breite als die Enden der Vorderarmknochen (Fig. 83). Dadurch wird die Handwurzel verschmälert, der Kontur sinkt besonders an der Kleinfingerseite stark ein. Am Skelet ist dies zwar auch auf der Daumenseite der Fall, wie die Figur 83 zeigt, allein an der lebenden Hand wird diese Verschmälerung ausgefüllt von Sehnen, welche von dem Vorderarm zu dem Daumen ziehen. Jedoch giebt es Stellungen, bei denen sich deutlich die Schmalheit der ersten Reihe auch auf der Daumenseite bemerkbar macht. Streckt man die Finger aus, jedoch so, daß die vier äußeren dicht aneinander liegen, während der Daumen möglichst stark gespreizt wird, oder schlägt man die Finger ein und streckt den Daumen allein, dann springen die zu ihm hinziehenden Sehnen stark unter der Haut hervor, und die Verschmälerung der ersten Reihe der Carpalknochen wird in Form einer dreieckigen Grube bemerkbar, welche die französischen Chirurgen als *tabatière* bezeichnet haben (Fig. 84).

Die zweite Reihe der Handwurzelknochen ladet sich stärker aus als die erste, um den fünf Mittelhandknochen Raum zur Befestigung zu geben. Das Carpale 3 und 4 bilden bei ihrer Größe einen Gelenkkopf, der in die stark gekrümmte Pfanne paßt, welche von der ersten Reihe für die Aufnahme der zweiten gebildet wird (Fig. 83 bei Nr. 27). Aber auch Carpale 1 und 2 sind mit dem Radiale beweglich verbunden. Es entsteht dadurch ein sehr kompliziertes Gelenk, welches die Form eines ∞ besitzt, und dessen genaue Form aus den Figuren 87 und 88 hervorgeht. — Die beiden Knochenreihen der Handwurzel sind gegen den Handrücken hin gekrümmt, gegen die Hohlhand zu bilden sie eine Hohlkehle, welche durch Bänder schließlich in einen zwar kurzen, aber weiten Kanal verwandelt wird, durch den die Sehnen des Vorderarms zu den Fingern hinabziehen.

Die Hand ist an den beiden Vorderarmknochen in einer höchst auffallenden Weise befestigt, welche nur die genaue Untersuchung am Skelet vollkommen klar stellt. Streng genommen steht sie mit der Speiche allein in direkter Gelenkverbindung, mit der Elle in indirekter, nämlich durch einen Zwischenknorpel. Das rührt daher, daß das untere Speichenende sich breit ausladet, und so zur Verbindung mehr Raum bietet, als die nur fingerdicke Elle, welche überdies das Handgelenk nicht vollständig erreicht. Zu diesem ganz oberflächlichen Grund kommt dann der tiefere — der mechanische, daß die Drehungen der Hand allein ausführbar wurden durch die vorzugsweise Befestigung an der Speiche. — Auf der dorsalen, gewölbten Fläche sind drei tiefe Rinnen für die Sehnen der Daumenstrecker und des Zeigefingerstreckers, begrenzt durch eine größere und eine kleinere Knochenleiste (Fig. 83 Nr. 23). Die volare Fläche ist glatt und etwas gehöhlt. Die beiden Vorderarmknochen reichen nicht gleich weit gegen die Handwurzel hinab, wie schon erwähnt wurde. Die Elle ist kürzer als die Speiche, was der zufühlende Finger deutlich am Lebenden feststellen kann. Auch für das Auge ist der Unterschied leicht erkennbar. Der Abstand zwischen dem Köpfchen der Elle und der Handwurzel wird ausgefüllt durch ein kleines Knorpelstückchen, das an der skeletierten Hand fehlt, und nur im frischen Zustand oder an Weingeistpräparaten nachweisbar ist.

Die Mittelhandknochen.

Zwischen der Handwurzel und den Fingergliedern liegen fünf Röhrenknochen, Metacarpalknochen *(Ossa metacarpi)*, von denen der erste, kürzeste und stärkste dem Daumen angehört; der zweite und dritte sind bedeutend länger als der vorhergehende; der dritte übertrifft jedoch den zweiten um 2—3 mm; der vierte ist wieder kürzer als die vorigen, doch übertrifft er noch immer den fünften an Länge. Wie an den größten Röhrenknochen wird ein Mittelstück, und werden die Endstücke unterschieden; auch an ihnen sind die letzteren breit und das erstere verschmälert. Die schmalen Mittelstücke bedingen jene spaltförmigen Lücken der Zwischenknochenräume *(Interstitia interossea*, Fig. 83), die man an mageren Händen deutlich bemerkt. Diese Lücken werden nach vorn weiter, weil die Mittelhandknochen strahlenförmig auseinanderweichen. Das verdickte obere Ende der Mittelhandknochen fügt sich als Basis der Handwurzel an, das untere trägt auf seiner kugelförmigen Endfläche, auf dem Köpfchen *(Capitulum*, Fig. 83 Nr. 14), die Gelenkpfanne des ersten Fingergliedes. Der Knorpelüberzug des Gelenkköpfchens erstreckt sich besonders weit in die Hohlhandseite hinein; auf dem Rücken ist das Köpfchen deutlich durch eine Rinne abgesetzt. Jenseits der Rinne entspringt die Gelenkkapsel, welche im Verhältnis zu ihrer Größe durch besondere Stärke, gegen die Hohlhand zu, ausgezeichnet ist. Um den Seitenbändern der Kapsel einen festen Ursprungspunkt zu geben, trägt das verbreiterte Ende der Mittelhandknochen, hart an der ebenerwähnten Rinne auf der Rückenfläche, zwei kleine Knochenhöckerchen, welche bei geschlossener Hand und bei zarter Haut sichtbar werden können; dazu kommen ferner Vertiefungen, welche in der Nähe der ebenerwähnten Höckerchen demselben Zweck, der Befestigung der Seitenbänder, dienen. Die Rückenfläche der Mittelhandknochen ist leicht gekrümmt, oben kantig, unten breit. Der Mittelhandknochen des Daumens ist nicht dreikantig, wie die übrigen, er ist vielmehr flachgedrückt.

Der Daumen erfreut sich unter allen Fingern der freiesten Beweglichkeit, indem seine Verbindung mit dem Carpale 1 ein Sattelgelenk darstellt, dessen schlaffe Kapsel durch vier Hilfsbänder verstärkt wird. Man fühlt an der eigenen Hand die Stelle des Gelenkes deutlich, wenn man mit dem Finger, entlang der Rückenfläche des Mittelhandknochens, nach aufwärts fährt, bis man den Vorsprung an der Basis des Knochens trifft, über welchem unmittelbar das Gelenk folgt. Bei starker Beugung und Zuziehung des Daumens tritt der genannte Vorsprung auch sichtbar hervor.

Die Gelenke der übrigen Mittelhandknochen mit der zweiten Handwurzelreihe sind sämtlich straffe Gelenke. Am meisten Beweglichkeit besitzt noch jenes zwischen den Mittelhandknochen des kleinen Fingers und dem Hackenbein, wie man dies bei forcierten Beugebewegungen des kleinen Fingers sehen kann.

Die Knochen der Finger *(Phalanges*[1]*)*.

Der Daumen hat zwei Glieder, die übrigen Finger drei, deren Länge von hinten nach vorn abnimmt. Die erste Reihe ist die den Mittelhandknochen zunächstliegende; man nennt sie auch die Grundphalange. Die zweite Reihe der Fingerglieder ist schmäler als die vorhergehende Reihe, es sind Mittelphalangen, die dritte, die kleinste trägt auf ihren Rücken den Nagel, es sind die Nagelglieder oder Endphalangen (Fig. 83). Die Fingerknochen sind alle nach demselben Plane gebildet: nach dem Rücken gewölbt, nach der Hohlhand leicht gebogen, treffen sich die Flächen in scharfen Rändern. Die Enden sind stärker als das Mittelstück, und obgleich jede untere Phalange im ganzen schmäler ist als die obere, so ragt doch das obere Ende einer jeden um weniges über das untere Ende der nächst vorhergehenden hervor. Die längsten Phalangen besitzt der dritte Finger, ihm folgt der vierte, zweite, fünfte. Die Grundphalange des Daumens ist kürzer als jene des fünften Fingers, aber noch einmal so stark. Das Nagelglied des Daumens übertrifft in jeder Dimension dasjenige der übrigen Finger.

Die Form der Gelenkflächen an den Grundphalangen ist für die Vereinigung mit den Köpfchen der Mittelhandknochen eine flach vertiefte, überknorpelte Grube mit einem wulstigen Rand umgeben. Das Gelenk ist also ein Kugelgelenk und die Bewegungen, soweit es die Kapsel gestattet, nach allen Richtungen frei.

Die Länge der Finger nimmt vom Daumen und Kleinfinger gegen den Mittelfinger zu. Bei den Frauen soll eine größere Länge des Zeigefingers verbreitet sein, und dieses Verhalten entspricht einer schöneren Formung der Hand; im allgemeinen ist das Längenverhältnis des Zeigefingers *(Index)* zum vierten ein sehr wechselndes, was offenbar mit Rassenverhältnissen zusammenhängt. Bei den anthropoiden Affen ist der Index stets kürzer als der vierte Finger.

Bewegungen der Hand und der Finger.

Die Bewegungen der Hand betreffen:

1) Die Bewegungen der Hand als Ganzes.
2) Die Bewegungen zwischen der Mittelhand und den Fingern.
3) Die Bewegungen des Daumens.
4) Die Bewegungen der Finger für sich.

Handgelenk.

Die Bewegungen der Hand als Ganzes sind von dreierlei Art:

a. Beugung und Streckung, auch Dorsal- und Palmarflexion genannt;

---

[1] *Phalanges* ist eigentlich der Aristotelische Name für Fingerglieder. Er paßt für sie ganz gut, da die Glieder eines Fingers in einer Reihe aufeinander folgen, wie Reihen der Soldaten in der griechischen Phalanx. Per tropum war es dann möglich, dieses Wort auf jedes einzelne Fingerglied zu übertragen.

b. Beugung nach der Ulnarseite hin: Ulnarflexion, und Beugung nach der Radialseite hin: Radialflexion;

c. Drehung der Hohlhand nach außen: Supination, und Drehung nach innen: Pronation. Diese Pro- und Supination findet nicht in dem Handgelenk statt, sondern im Ellbogengelenk. Es dreht sich der Radius um die senkrechte Achse seines Köpfchens, und die ganze Hand macht diese Drehbewegungen mit. Sie sind schon bei dem Ellbogengelenke eingehend berücksichtigt worden (siehe dort).

a) Beugung und Streckung der Hand.

Die Beuge- und Streckbewegung der Hand ist in einem Bogen von 180° gestattet. Geht man von der Stellung der Hand bei frei herabhängendem Arm aus, so besteht die Beugung bekanntlich in einer Annäherung der Hohlhand an die Fläche des Vorderarmes, die Streckung dagegen in der Rückkehr zu der Ausgangsstellung und in der Weiterführung dieser Bewegung, so daß sich der Handrücken dem Rücken des Vorderarmes nähert. In diese Bewegung von einem Extrem der Stellung bis zu dem anderen teilen sich die beiden in der Handwurzel vorkommenden Gelenke, welche bei der Beschreibung des Skeletes geschildert wurden. Die Art, wie dieses geschieht, hat für die beschreibende Anatomie ein eminentes Interesse. Die plastische Anatomie darf von einem anderen Gesichtspunkt ausgehen, nämlich von demjenigen der Form. Bei den Bewegungen in dem Handgelenk setzen wir einen einheitlichen Gelenkmechanismus voraus. Sämmtliche Handwurzelknochen stellen für uns ein einziges Gelenk, mit Gelenkkapseln und mit Gelenkbändern dar, dessen Gelenkkopf in der Pfanne der Vorderarmknochen ruht (Fig. 85). Dieser Gelenkkopf rollt bei der Beugung und Streckung auf seiner Gelenkpfanne so, als ob eine Gelenkachse von der Daumen- nach der Kleinfingerseite durchgesteckt wäre. Als Orientierungspunkte treten unter der Haut vor allem das Köpfchen der Elle und der griffelförmige Fortsatz der Speiche hervor. Zwischen beiden wird bei mäßiger Beugung der Hand jederseits zunächst eine leichte Vertiefung bemerkbar und in der Mitte zwischen ihnen eine leicht kugelige Wölbung. Die letztere Form entspricht dem durch die Handwurzelknochen gebildeten Gelenkkopf, dessen Rückenfläche die Haut emporhebt (Figg. 85 und 86); die Vertiefungen lassen sich ebenfalls aus der Anwesenheit einer Gelenkkugel erklären und stellen eine naturgemäße Begleiterscheinung dar. Denn wenn eine platte Kugel die Haut emporhebt, so müssen ober- und unterhalb Vertiefungen entstehen; diese werden aber begrenzt durch die schon erwähnten Enden der Vorderarmknochen. Die Vertiefung an der Kleinfingerseite ist dabei größer, weil die Elle nicht soweit gegen die Hand herabreicht als die

Speiche. Bei der Beugung wird ferner die **Haut des Handrückens** naturgemäß **gespannt** und diejenige der **Beugeseite in Falten gelegt** (Figg. 85 und 86). Die Hautfalten schieben sich eng aneinander, eine Eigentümlichkeit, welche sich aus dem schon im zweiten Abschnitt S. 55 u. ff. gesagten, leicht deuten läßt. Die Ausläufer der Falten steigen an dem Daumen- und namentlich an dem Kleinfingerballen in die Höhe. Eine der Falten an der Beugeseite existiert auch während der Ruhe und

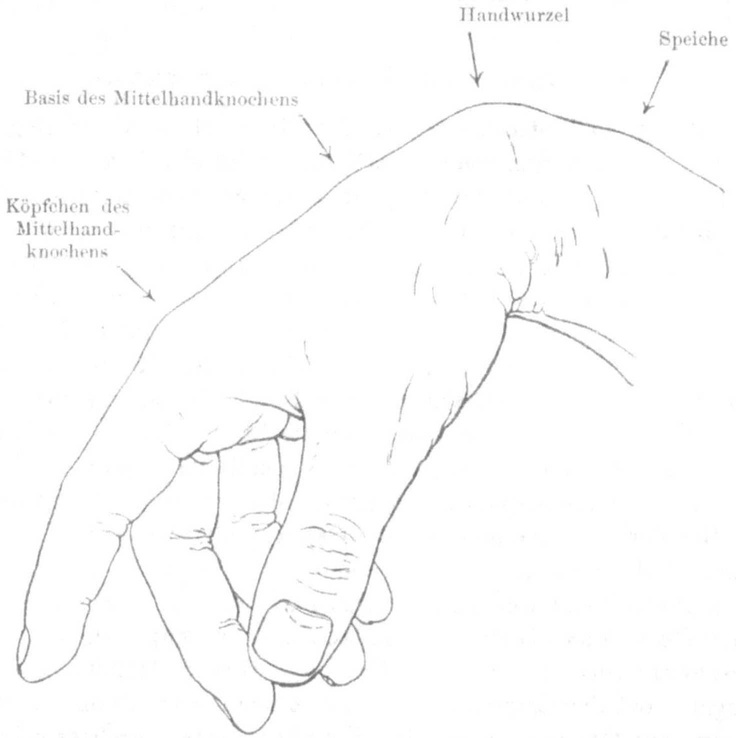

Fig. 85. Rechte Hand eines Mannes in starker Beugung *(Palmarflexion)* von der Daumenseite gesehen, um die Form der Handwurzel und der Mittelhand zu illustrieren.

In dieser Haltung treten folgende Knochenpunkte hervor: 1) das verdickte Ende der Speiche; 2) die Handwurzel, besonders die Knochen der 1. Reihe; 3) die Basis der Mittelhandknochen, womit die Handwurzel abschließt. Gegen die Finger tritt noch das Köpfchen des Mittelhandknochens hervor. Die Entfernung von 1—3 beträgt 5 cm (Bandmaß). An der Beugeseite viele Hautfalten.

verschwindet selbst nicht bei der Überstreckung. Sie ist um so tiefer, je fetter der Vorderarm ist. Bei vollsaftigen Kindern scheint es, als ob die Handwurzel mit einem Faden eingeschnürt wäre. — Bei forcierter Beugung und bei magerer Hand wird oft die Gelenkspalte am Ende der Vorderarmknochen durch die Sehnen hindurch als leichte Einsenkung bemerkbar, und ebenso erscheint auf der Mitte der Gelenkkugel eine Erhöhung, welche von dem Kopfe des Kopfbeins *(Carpale III)* herrührt.

b) Beugung nach der Ellenseite hin (Ulnarflexion) und Beugung nach der Speichenseite hin (Radialflexion).

Die gerade herabhängende Hand kann in dem Gelenk nach der Ulna oder dem Radius hin bewegt werden, zwei Bewegungsarten, welche man als Beugung nach der Ellenseite und als Beugung nach der Speichenseite bezeichnet hat. Die Stellungen der Hand zum Vorderarm werden dadurch

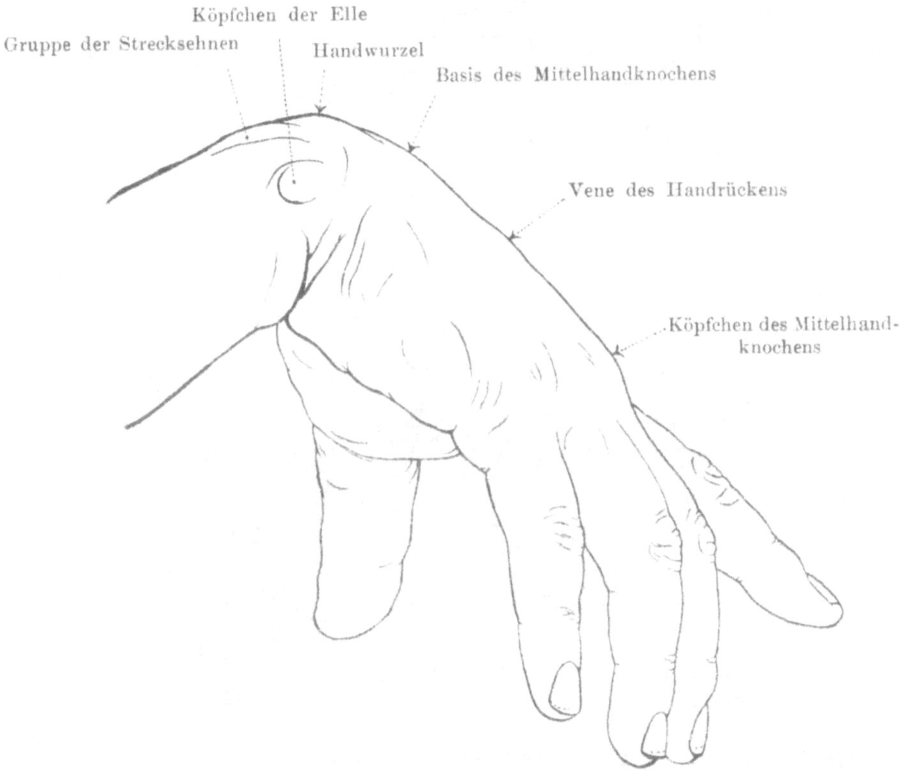

Fig. 86. Rechte Hand eines Mannes in starker Beugung, Palmarflexion, von der Kleinfingerseite gesehen, um die Linien an der Handwurzel und Mittelhand zu illustrieren. Bei dieser Ansicht treten folgende Knochenpunkte hervor: 1) das Köpfchen der Ulna; 2) die Sehnen des Fingerstreckers; 3) die Wölbung der Handwurzel; 4) die Basis des Mittelhandknochens u. s. w.

nicht nur vielseitiger, sondern auch schöner, denn die lange gerade Linie, welche von dem Vorderarm herabzieht, erfährt dadurch eine wohlthuende Ablenkung. Die Figur 87 zeigt die Ablenkung nach der Daumenseite, denn die Achse des Vorderarmes hat eine andere Richtung als diejenige der Hand. Denkt man sich eine gerade Linie durch den Mittelfinger bis zur Handwurzel gezogen, so schneidet sie eine von dem Vorderarme herabkommende unter einem spitzen Winkel. — Die Bewegungsfähigkeit ist nicht nach beiden Seiten hin gleich, sie ist größer für die Ulnarflexion (Fig. 88); ulnarwärts kann die Bewegung so weit getrieben werden, bis der Mittelhandknochen des Daumens in gleicher Flucht mit der Speiche liegt. An dem Kleinfingerrande entstehen dabei kleine Hautfalten, die sich zwischen

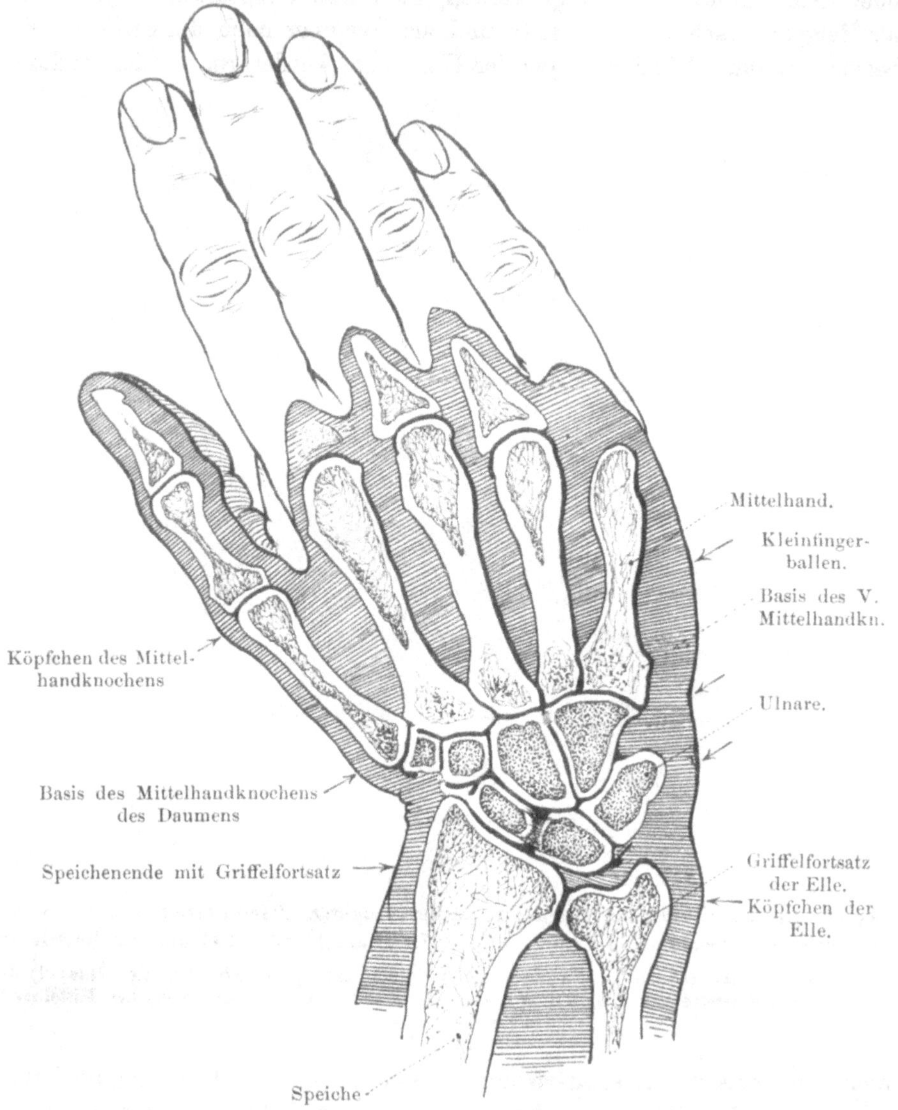

Fig. 87. Beugung der Hand nach der Speichenseite *(Radialflexion)*. Flächenschnitt durch eine gefrorene Hand.

Infolge der Radialflexion sind die Handwurzelknochen nach außen verschoben, vergl. Fig. 88, der Daumenballen ist dem Speichenende genähert, der Kleinfingerballen von der Elle entfernt. Die Pfeile deuten die bei der Radialflexion auftretenden Formen der Weichteile an. Aus Pirogoff's topogr. Atlas; dort ist die linke Hand abgebildet. Durch Umdrehung der Bause wurde die Abbildung einer rechten Hand hergestellt.

das Köpfchen der Elle und das hintere Ballenende des kleinen Fingers zusammendrängen und das Köpfchen etwas verdecken. Auf der Daumenseite des Handgelenkes springt dabei der griffelförmige Fortsatz der Speiche hervor. Die Beugung nach der Daumenseite ist in geringerem

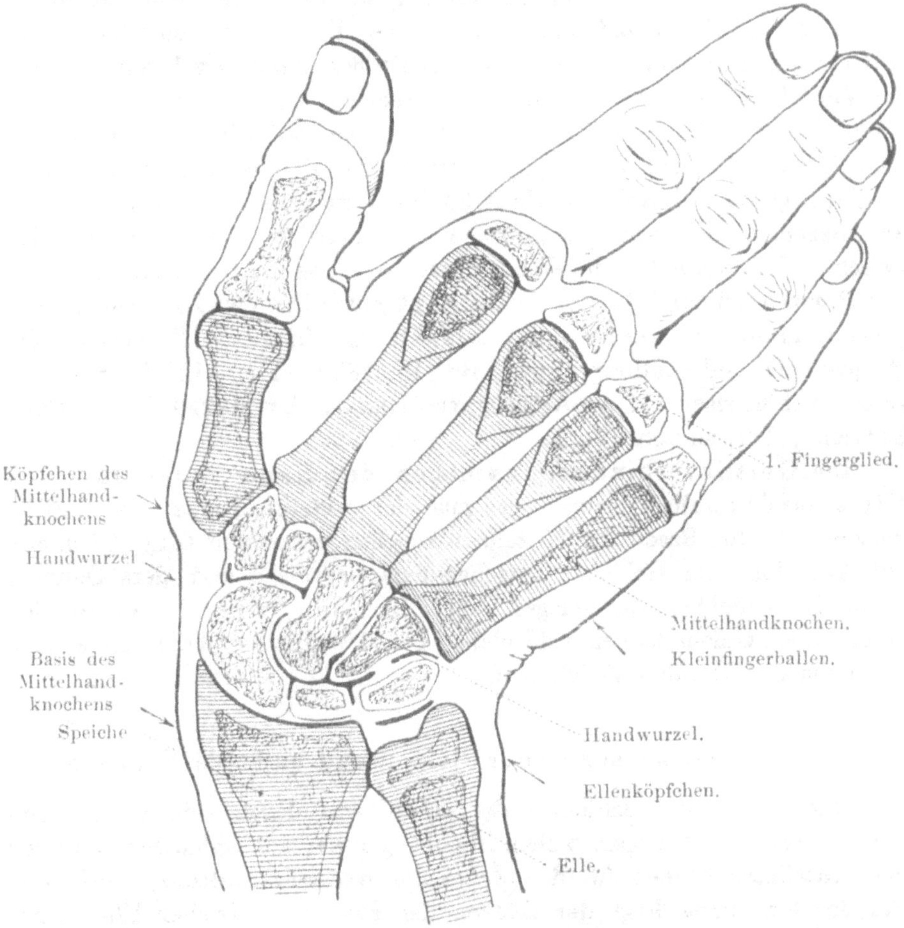

Fig. 88. Beugung der Hand nach der Ellenseite (*Ulnarflexion*). Schnitt durch eine gefrorene Hand.

Die Handwurzelknochen sind nach innen verschoben. Vergl. die Figg. 87 und 83. Der Kleinfingerballen ist der Elle bis auf 8 mm genähert, der Daumenballen ist dagegen 25 mm von der Speiche abgerückt. Die Pfeile deuten die dadurch veränderten Formen der Weichteile an. Vergl. Fig. 87. Aus Pirogoff a. a. O., dort ist die linke Hand abgebildet; durch Umdrehung der Bause wurde daraus die Rechte erhalten. Der Schnitt hat ursprünglich nicht alle Mittelhandknochen getroffen, die fehlenden Teile sind, der Verständlichkeit halber, ersetzt worden.

Grade ausführbar, als die entgegengesetzte. Die Hautfalten um die obere Grenze des Daumenballens sind deshalb auch nicht tief und nicht zahlreich (Fig. 87). Die Stellung der Hand zu dem Vorderarm, wie sie die Figuren 87 und 88 zeigen, ist unschön und wird kaum in der Kunst zur Anwendung kommen. Dennoch wurden diese extremen Stellungen gewählt, weil die geringeren Grade dadurch leichter verständlich werden. Bei der Radialflexion (Fig. 87) ist der Abstand der Elle von dem Mittelhandknochen des kleinen Fingers durch die Haut zu erkennen. Vier Pfeile treffen 1) das Köpfchen der Elle, 2) das dreieckige Bein der Handwurzel, 3) den Mittelhandknochen des kleinen Fingers, 4) den Kleinfingerballen. An der Daumenseite ist die Linie der Handwurzel eingeknickt; die Vertiefung ist von dem Mittelhandknochen des Daumens und dem Ende der Speiche (Fig. 87) begrenzt. — Bei der Ulnarflexion ist die Kleinfingerseite verkürzt, dagegen die Radialseite der Handwurzel verlängert (Fig. 88). Durch die Haut hindurch ist erkennbar: das verdickte Speichenende, die Basis des Mittelhandknochens des Daumens und dazwischen der Raum für die Handwurzel. — Diese Bewegungen innerhalb der Handwurzel sind in der letzten Zeit mit Hilfe der X-Strahlen eingehend untersucht worden. Näheres bei H. Virchow, Zeitschrift für Morphologie und Anthropologie. Bd. I. 1899. Mit Abbildungen und Litteraturhinweisen auf die Arbeiten von Henke, H. v. Meyer, R. Du Bois-Reymond, Zuckerkandl u. A.

Die Gelenkverbindung zwischen der Handwurzel und den Mittelhandknochen setzt sich aus der unteren Reihe der Carpalknochen und den Basen der Mittelhandknochen zusammen (Figg. 87 u. 88). Mit Ausnahme des Gelenkes zwischen dem Carpale I und dem Daumen ist die Beweglichkeit der übrigen Finger eine sehr geringe, denn die sich berührenden Gelenkflächen sind plan. Die Beweglichkeit zwischen ebenen Gelenkflächen ist aber gleich Null.

Bewegungen zwischen der Mittelhand und den Fingern.

Das Öffnen und Schließen der Hand wird durch eine Beuge- und Streckbewegung vollzogen, welche die Finger auf den sphärischen Enden der Mittelhandknochen (in der *Articulatio metacarpo-phalangea)* ausführen. Bei der Streckung liegt der Rücken der Finger in gleicher Flucht mit dem Handrücken. Bei weichen Gelenkkapseln ist eine Überstreckung möglich, wobei der Rücken der Finger sich etwas dem Rücken der Mittelhand nähert. Der Barockstil, der seinen Menschen stets so zierliche Attitüden gab, machte von der Thatsache der Überstreckung der Finger den häufigsten Gebrauch. Wir begegnen übrigens der Überstreckung des kleinen Fingers fast allgemein und noch heutzutage bei unseren Damen; sie fassen das Glas mit vier Fingern, während der kleine Finger leicht gebeugt sich in der Überstreckung befindet. Bei jedem Menschen ist diese Überstreckung möglich, sobald der Finger dabei gebeugt ist, dagegen ist sie nur bei Auserwählten in der Streckung ausführbar.

Bei der Streckung der Finger in dem Gelenk zwischen Mittelhand und der ersten Phalange liegt das sphärische Ende der Mittelhandknochen mit dem anstoßenden Fingerknochen in einer Ebene, und nur eine verdickte und leicht gerötete Hautstelle deutet den Ort des Gelenkes an. Ist die Hand voll, d. h. ist das Unterhautbindegewebe mit Fett gefüllt, wie bei Frauen und Kindern, so kann bei gestreckter Hand auch ein Grübchen die Stelle des Gelenkes andeuten.

In der Beugung treten schon bei geringen Graden die Enden der Mittelhandknochen als Höcker hervor (Fig. 89). Die schüsselförmige Gelenkfläche der Finger rückt auf dem sphärischen Gelenkköpfchen tiefer hinab (siehe an der Figur 83 die drei äußeren Finger) und das Gelenkköpfchen springt als „Knöchel" unter der Haut hervor, am stärksten bei dem Schluß der Hand zur Faust. Die Gelenkpfannen der an die Köpfchen

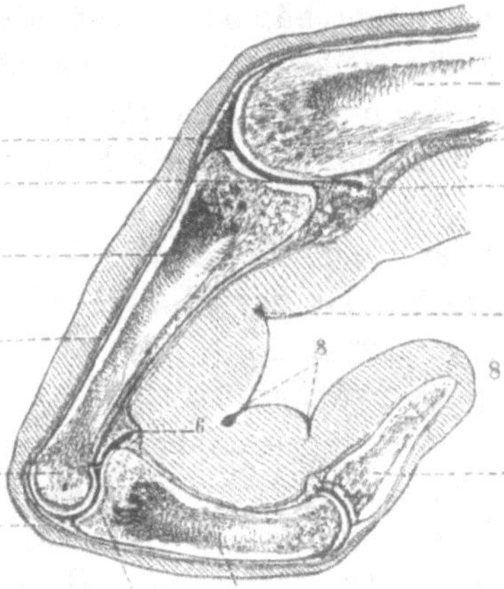

Fig. 89. Sagittalschnitt des dritten Mittelhandknochens und Fingers.

anstoßenden Fingerglieder haben ihre größte Breite in querer Richtung, und deshalb sieht man bisweilen, bei dünner Haut, auch ihren Beginn noch deutlich als eine Hervorragung und den zwischen beiden Enden befindlichen Gelenkspalt als eine seichte Rinne (vergleiche die drei äußeren Finger an der Figur 83). Der äußere Vorgang bei der Beugung und Streckung der Finger ist an der lebenden Hand genau zu verfolgen, das Innere der Mechanik ergeben Durchschnitte durch gefrorene Gliedmaßen. In der Figur 89 ist der Mittelfinger samt dem anstoßenden Mittelhandknochen im Durchschnitt dargestellt. Der Gelenkkopf des Mittelhandknochens (Fig. 89 Nr. 1) erstreckt sich über das ganze freie Knochenende, soweit der Knorpelüberzug, ein 1 Millimeter breiter Saum, reicht. Der Finger ist in leichter Beugung dargestellt; die Gelenkpfanne des ersten Fingergliedes erscheint wie der Durchschnitt eines leicht gehöhlten Schlüsselchens und ist ebenfalls mit einem glatten

Knorpelüberzug versehen. Der Gelenkkopf hat einen größeren Umfang als die Pfanne, er umfaßt einen Halbkreis, während die Pfanne höchstens die Ausdehnung eines Quadranten erreicht. Der Finger gleitet, wie aus der Abbildung hervorgeht, bei der Beugung von der oberen Abteilung des Gelenkkopfes auf die untere, wobei er an jeder beliebigen Stelle durch die Muskeln festgehalten werden kann. Eine Gelenkkapsel umgiebt das Gelenk von allen Seiten, weit genug, um den Bewegungen freien Spielraum zu gestatten. In der Figur 89 ist sie im Durchschnitt dargestellt und sowohl an dem Handrücken als an der Hohlhandseite sichtbar. Die letztere Abteilung der Kapsel ist sehr dick. Die vordere Kapselwand ist innen nicht völlig glatt, sondern mit einem Fettwulst versehen, der in den Gelenkraum vorspringt, und dem die wichtige Aufgabe zukommt, bei schneller Streckung die Kapsel vor der Einklemmung zu schützen. Der Luftdruck preßt nämlich nicht allein Gelenkflächen aneinander, sondern auch die Gelenkkapsel in die klaffende Knochenspalte hinein. Am leichtesten kann man sich von dieser überraschenden Erscheinung überzeugen, wenn ein Finger stark in gerader Richtung angezogen wird. Mit einem hörbaren Knalle entfernen sich bekanntlich die Gelenkflächen voneinander, und die Haut sinkt in den so entstandenen klaffenden Spalt ein (vergleiche das Kapitel über die allgemeine Beschaffenheit der Gelenke S. 26 u. ff.).

Eine zweite Bewegung zwischen Mittelhand und den Fingern ist das Spreizen *(Abduction)*, nebst dem darauffolgenden Schluß der Finger *(Adduction)*. Es sind die in den Zwischenräumen der Mittelhandknochen liegenden Muskeln, welche diese Bewegung ausführen.

Das Gelenk zwischen dem Mittelhandknochen des Daumens und seiner freistehenden ersten Phalange ist ein reines Winkelgelenk, und verhält sich wie die Winkelgelenke der Finger, die in dem folgenden Absatz besprochen werden.

Die Hohlhandseiten der Kapseln an den Mittelhand-Fingergelenken (Fig. 89 Nr. 6) werden durch dicke Knorpellager verstärkt. In der Mitte einzelner solcher Knorpelplatten finden sich knöcherne Kerne eingewachsen, welche die Gestalt einer halben Erbse oder des Samens der Sesampflanze haben und daher Sesambeine, *Ossa sesamoidea*, heißen (im Altdeutschen Gleichbeine, von Gleich, d. i. Gelenk). Sie sehen mit ihrer glatten, überknorpelten Fläche in den Gelenkraum hinein. Regelmäßig sind sie an der Volarseite der Gelenkkapsel zwischen Mittelhandknochen und erstem Gliede des Daumens zu finden.

Die Fingergelenke.

Die einzelnen Fingergelenke sind wahre Winkelgelenke. Die Gelenkenden der Phalangen sind immer etwas breiter und dicker, als ihre Mittelstücke, und deshalb die Fingergelenke die dicksten Teile der Finger wenn auch nicht für das Auge, so doch für das Gefühl. An mageren,

Händen kann jedoch die Abnahme des Fettes soweit gehen, daß man durch die Spalten zwischen den aneinanderliegenden Fingern hindurchsehen kann, eine häßliche Form, die im Mittelalter oft gemalt wurde. — Alle Fingergelenke besitzen Gelenkkapseln nebst zwei Bändern, welche aus den seitlichen Grübchen der oberen Phalangen entspringen und am Seitenrande der nächstfolgenden endigen. Der Gelenkkopf der Phalangen besteht aus einem querliegenden Cylinder, der durch eine sattelförmige Vertiefung eingeschnitten ist (Fig. 83 Nr. 18). Die entsprechende, cylindrisch gehöhlte Pfanne weist zwei leichte Vertiefungen auf, welche durch eine stumpfe Leiste getrennt werden (Fig. 83 Nr. 19). Durch das Ineinandergreifen der Leiste auf der Pfanne und des Einschnittes an dem Gelenkcylinder wird die Gangart des Gelenkes wesentlich gesichert. Die bei der Beugung der Finger hervortretenden scharfen Ecken, die Knöchel, lassen vom Rücken her die ebenbeschriebene Gestalt der Gelenkhöcker teilweise wieder erkennen, trotz der Bedeckung durch Haut, Kapsel und Fingersehne. An dem Knöchel des ersten und zweiten Gliedes ist die sattelförmige Vertiefung des querliegenden Gelenkcylinders stets erkennbar, von den zwei seitlichen Höckern des Cylinders überragt; der nach der Kleinfingerseite zu gelegene Höcker ist bei dem Zeige- und Mittelfinger etwas höher, bei dem vierten und fünften gleich. Bei dem Daumen ist der Höcker der Daumenseite etwas höher.

An der Hohlhandseite der Finger ist die Fettlage unter der Haut so dick, daß nur die, durch die Beugung hervorgebrachten Falten die Stelle des Gelenkes anzeigen. In welcher Weise dies geschieht, wurde schon oben Seite 55 und ff. dargelegt, und ist in der Figur 89 wieder ersichtlich. — Die Finger strecken sich in der Regel nur bis zu jenem Grade, der ihnen das Aussehen gerader Finger giebt. Bisweilen strecken sie sich auch stärker, und zwar findet dann eine Überstreckung des Nagelgliedes statt, welches dabei in die Dorsalflexion übergeht; der Finger erscheint dann in dem letzten Gelenk nach oben leicht eingeknickt und die Spitze des Nagelgliedes geht in die Höhe, ungefähr bis zu jenem Grade von Überstreckung, der bei jedem Menschen dann erreicht wird, wenn das Nagelglied von unten her in die Höhe gedrückt wird. Der Barockstil hat die nach oben gekrümmten Fingerenden an seinen Nachbildungen zur Regel erhoben.

Allgemeine Bemerkungen.

Von Fehlern, die von einer unvollkommenen Beschaffenheit der Knochen herrühren, sei zunächst der Überstreckung gedacht, wobei der Unterarm mit dem Oberarm einen nach rückwärts, d. h. nach der Streckseite offenen Winkel bildet. Solche Überstreckung ist unschön. An Kindern und jungen, zarten Mädchen ist sie schon gelegentlich dargestellt worden und kann dann vielleicht die Biegsamkeit des jugendlichen Körpers andeuten. — An dem Handgelenk soll bei dem weiblichen Arm der Querdurchmesser zurücktreten, d. h. der Vorderarm soll nicht breit sein. Nur bei Individuen von starkem Knochenbau sind auch breite Vorderarme an dem Handgelenk schön. Wünschenswert ist eine gewisse Breite des unteren Teiles des Vorderarmes, wenn die Hand nicht schmal ist oder durch die Action, z. B. durch das Umfassen eines Stabes verbreitert wird. — Ein häufiger Fehler an Modellen ist das knorrenartige Hervortreten des Köpfchens der Elle hinter dem Handgelenk. Ein zu starkes Köpfchen entstellt das Handgelenk ebenso, wie das eckige Hervortreten des obersten Teiles der *Ulna* am gebeugten Arm: der spitze Ellbogen, der den Abschluß des Oberarmes entstellt. Der innere Knorren des Oberarmbeins (Figg. 76 und 78) ist eine charakteristische Stelle an der Grenze zwischen Ober- und Vorderarm. Wenn er zu weit nach innen vorspringt, so kann er dem ganzen Gelenk ein häßlich eckiges Aussehen geben. „Über den schiefen Ansatz des Vorderarmes siehe S. 152. Die Hand ist ein stets sichtbarer Teil des Körpers. Sie wirkt vorzugsweise durch die Form als solche, die ihr durch die Knochen aufgeprägt wird. So wichtig die Weichteile sind, in erster Linie ist doch das Skelet maßgebend. Bei den gewöhnlichen, gut gebauten, aber nicht fetten Händen verjüngen sich die Finger, wie die Knochen von der Basis gegen die Spitze hin (Fig. 83), die Gelenke sind weder dicker als die Mitte der Fingerglieder, noch ist in beträchtlichem Grade das Umgekehrte der Fall. Finger, an denen die Gelenke dicker sind, sind häßlich. — Es giebt Frauenhände, bei denen sich die Finger von der Basis gegen die Spitze hin sehr stark verjüngen. Die ersten Glieder haben ein stark entwickeltes Rückenpolster aus Fett; die zweiten Glieder haben ein schwächeres Polster und die letzten Fingerglieder sind schmal und tragen schmale Nägel, die stark gewölbt sind. Solche schmale Nägel, die nicht zu kurz sein dürfen, sind eine Zierde der Frauenhand. Kurze, breite und flache Nägel sind gemein. — Der Ansatz der Finger, scharf, gut getrennt, giebt bessere Linien, als die Hände, bei denen die Finger durch schwimmhautartige Hautfalten zusammenhängen. Die Schwimmhaut zwischen den Fingern schließt nicht durch Spitzbögen oder spitze Winkel ab, sondern hat Abschlüsse durch quere Linien, mit denen die absteigenden Contouren der Finger rechte oder mehr oder weniger stumpfe Winkel bilden. Vortreffliche Hände hat van Dyk gemalt, sie sind ein lebensvoller Schmuck seiner Porträte.

Soll das Handgelenk richtig dargestellt sein, so muß die Ausdehnung der Handwurzel zur Geltung kommen und dies kann nur dadurch geschehen, daß die beiden Enden der Vorderarmknochen und der Mittelhand deutlich von der Handwurzel abgegrenzt werden. Die Figuren 85—88 bilden eine Reihe, um diese wichtigen Abschnitte hervorzuheben. Die gebeugte Hand (Figg. 85 und 86) zeigt überdies, wie auf der gestreckten Seite sich die Hand verlängert, auf der gebeugten sich aber verkürzt. Bei der Überstreckung findet das Umgekehrte statt: der Handrücken wird verkürzt, und die Beugefläche verlängert. — Man muß beachten, daß es zwei Varietäten der Hand giebt, eine schmale, lange Hand und eine breite, kurze. Bei der schmalen Hand ist die Handwurzel mehr gerundet und wird erst mit dem Beginn der Mittelhand etwas platt, um in den Handrücken überzugehen; man erkennt deutlich die Handwurzel als Schaltstück zwischen dem Unterarm und der Mittelhand. Bei der breiten Hand setzt sich dagegen die äußere Fläche des Unterarmes mehr direkt und einförmig in den Handrücken fort (Fig. 91). Bei der Beugung der schmalen Hand hat der Kontour auch mehr Bewegung und Mannigfaltigkeit und bei der Überstreckung (Dorsalflexion) ist die schmale Hand vorteilhafter, weil sie einen mehr gerundeten Knick giebt. In Figur 91 ist der Vorderarm in schöner Haltung gegen die linke Schulter emporgehoben, aber die Hand ist breit, und der Übergang des

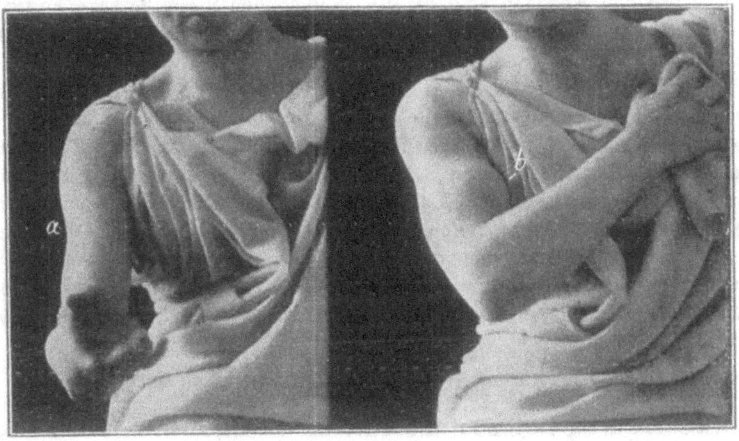

Fig. 90. Fig. 91.
Rechte Körperhälfte mit dem nackten Arm in der Beugung (nach Traut).

Vorderarmes zu der Mittelhand plump, es ist als ob die Handwurzel fehle. Durch das Spreizen der Finger wird der unangenehme Eindruck einer solchen breiten Hand nur noch gesteigert. In Figur 90 wirkt durch die günstige Stellung die plumpe Hand nicht nachteilig und das breite dicke Handgelenk ist verdeckt. Der Künstler hat durch eine günstige Stellung das Unschöne des Armes dem Blick entzogen. Das Auge des Beschauers wird nun vorzugsweise gefesselt von dem Ansatz des Deltamuskels (Fig. 90 bei *a*), von der Wölbung des Deltamuskels und weiter hinauf von dem Licht auf dem Schlüsselbein und der darüberliegenden, charakteristisch geformten oberen Schlüsselbeingrube.

Die große Beweglichkeit der Finger und die möglichen zahlreichen Kombinationen ihrer Stellungen machen sie zu Vermittlern der Zeichensprache. Wir bitten, beschwören, drohen und befehlen mit der Hand; die tiefen Trennungsspalten zwischen je zwei Fingern erlauben das Falten der Hände, und die nur im Winkel mögliche Beugung der zwei letzten Phalangen giebt der geballten Faust eine Kraft, die einst statt des Rechtes galt. Auch die Römer gebrauchten *manus* für Gewalt. — Die Variationen der Hand sind sehr groß; schon CARUS hat vier verschiedene Formen unterschieden, freilich waren sie mehr durch ein künstlerisch gebildetes Auge als durch Messung bestimmt worden. Seit jener Zeit haben aber zahlreiche genaue Untersuchungen die Richtigkeit der Vermutung bestätigt, daß nicht ein einziger Haupttypus der Hand in Europa vorkommt, sondern mehrere Haupttypen (PFITZNER). Zwei, die am meisten auffallend sind, die schmale und die breite Hand, wurden schon oben erwähnt. Die alte Frage, ob der zweite oder der vierte Finger der längere ist, erledigt sich dahin, daß der vierte stets der längere und abgesehen von der Basis der Grundphalange, auch der stärkere ist. Im Mittel ist der Zeigefinger beim Mann um 7,2 mm, beim Weib um 6,3 mm kürzer (PFITZNER). Daß der vierte Finger länger als der zweite ist, kann man beim Lebenden sehen und messen, wenn die gerade gestreckten Finger im Mittelhandgelenk um 90° gebeugt werden.

Die Knochen, welche die oberen Gliedmaßen des Menschen bilden, finden wir wieder in der Flosse des Walfisches, in dem Vorderfuß der Schildkröte und im Flügel des Vogels. Dieselben Knochen sind es, die, vollkommen ihrem Zwecke angepaßt, in der Tatze des Löwen, wie des Bären gefunden werden; anders sind sie umgewandelt im Vorderbein des Pferdes oder des Kamels, oder bei dem zum Klettern und Graben lang beklauten Beinen des Faultieres. Eine vortreffliche mit Abbildungen illustrierte Anatomie und vergleichende Anatomie enthält das kleine, aber lehrreiche Buch: Die menschliche Hand und ihre Eigenschaften von Sir CHARLES BELL. Deutsch von Dr. H. HAUFF. Stuttgart 1836. Dann E. HAECKEL, Anthropogenie oder Entwickelungsgeschichte des Menschen. 4. Aufl. Leipzig 1891. CARL GUST. CARUS, Symbolik der menschlichen Gestalt. 2. Aufl. Leipzig 1858. BRAUNE und FISCHER, Die Länge der Finger etc. Archiv für Anatomie und Physiologie (Anatomische Abteilung) 1887. W. PFITZNER, Beiträge für Kenntnis des menschlichen Extremitätenskelets in: Morphologische Arbeiten, herausgegeben von Prof. G. SCHWALBE. I., II. u. IV. Bd. 1891—95.

Der Beckengürtel.

Der Beckengürtel verbindet die unteren Gliedmaßen mit dem Stamme. Es sind bei dem Erwachsenen drei Knochen, welche diesen festen, aber unregelmäßig geformten Gürtel zusammensetzen, nämlich jederseits das Hüftbein (Fig. 92 H) und hinten das Kreuzbein (Fig. 92 Kr). Im Interesse der Festigkeit sind die beiden Hüftknochen durch einen starken Bandapparat sowohl mit dem Kreuzbein als unter sich vereinigt. Von dem Kreuzbein aus überträgt sich das Gewicht des Oberkörpers auf die Hüftknochen und von diesen auf die säulenartigen Gliedmaßen durch Vermittelung der Hüftgelenkpfanne.

Das Hüftbein *(Os coxae)*.

Das Hüftbein ist ein platter Knochen, der an der äußeren Fläche eine tiefe Pfanne für den kugeligen Schenkelkopf besitzt. Es reicht an dem Rumpf hoch gegen die Rippen hinauf und erstreckt sich tief hinab unter die Pfanne. Der obere Abschnitt des Hüftknochens ist breit, schaufelförmig, der untere durchbrochen und zwar durch eine große, unregelmäßig ovale Öffnung, welche das verstopfte Loch *(Foramen obturatum)* oder Hüftloch genannt wird. Dieser große und seltsam geformte Knochen setzt sich in der Kindheit aus drei Teilen zusammen, deren verschiedene Benennung schon in den Gebrauch des täglichen Lebens übergegangen ist. Den vor dem verstopften Loch gelegenen Teil nennt man das Schambein, die hintere Abgrenzung des Loches bildet das Sitzbein; was noch übrig bleibt, ragt gegen den Thorax in die Höhe und heißt Darmbein. Die Grenze aller drei Teile geht mitten durch die Pfanne.

1) Das Darmbein *(Os ilei)* trägt auf der konkaven, der Leibeshöhle zugewendeten Fläche Schlingen des Darmes, woraus sich seine Bezeichnung genügend erklärt, die äußere Fläche ist mit den großen Gesäßmuskeln bedeckt. Zwei dieser Muskeln zeichnen ihre Ursprungslinie auf die äußere Fläche: der kleinste Gesäßmuskel mit einer Linie, welche bogenförmig, in der halben Höhe der äußeren Fläche, den Rand der Gelenkpfanne umkreist (Fig. 95 Nr. 15), und der größte Gesäßmuskel mit einer kürzeren Linie, welche ein hinteres Stück des Knochens in der Nähe des Kreuzbeins umkreist. Der obere Rand des Hüftknochens begrenzt an dem lebenden Körper die Weichen und wird dadurch zu einer wertvollen Orientierungslinie. Bekanntlich sinkt unterhalb des Brustkorbes der Leib ein, um sich später wieder auszuladen. Der Beckengürtel ist der Grund dieser Form, und der obere Rand, der Hüftbeinkamm *(Crista ilei)*, kommt deswegen am stärksten zum Vorschein, weil sich der Gürtel nach oben schüsselförmig ausladet, und zwar stärker bei der Frau als bei dem Manne (vergl. die Fig. 2 S. 22 und die Fig. 92).

Der Hüftbeinkamm ist breit; an ihm befestigen sich die drei breiten Bauchmuskeln, welche von dem Brustkorb herabkommen mit einem großen Teil ihrer Fasern und zwar an drei verschiedenen Facetten, welche man als äußere, mittlere und innere Facette oder Lippe zu unterscheiden pflegt. Vorn läuft der Kamm in eine scharfe Ecke aus, welche vorderer Darmbeinstachel *(Spina anterior superior)* (Fig. 93 Nr. 20) heißt. Hinten geht der Hüftbeinkamm ebenfalls in eine scharfe, aber im Vergleich zu der vorderen, umfangreichere Ecke über, der hintere obere Darmbeinstachel *Spina posterior superior* genannt. Beide sind an dem Lebenden, freilich in sehr veränderter Form zu sehen, jedoch ist die Orientierung nicht schwer, sobald man, wie dies bei dem Studium der Knochenlehre unerläßlich ist, von mageren Modellen ausgeht und allmählich muskelkräftige Männer heranzieht. Beide Darmbeinstacheln erscheinen bei Männern wegen der Umgebung starker Muskeln als kleine Vertiefungen von unregelmäßiger Form (Fig. 67 S. 121), bei den Frauen als Grübchen, (siehe den Abschnitt Haut S. 37 und die Figg. 21 u. 22 S. 44 u. 45).

Jeder dieser Darmbeinstacheln hat etwas tiefer einen Nachbar, getrennt durch einen schwachen Ausschnitt. Der eine dieser tiefer stehenden Höcker heißt vorderer unterer Darmbeinstachel, wichtig als

Ursprungsstelle für Muskeln, der andere hat die Bezeichnung hinterer unterer Darmbeinstachel erhalten.

2) Das Schambein *(Os pubis)* hat in der Anatomie eine größere Ausdehnung als in der Vorstellung des täglichen Lebens. Es besteht aus zwei starken dreikantigen Knochenspangen, welche das verstopfte Loch umkreisen helfen. Die eine Spange liegt annähernd horizontal, wenigstens mit einem Teile ihres Abschnittes, die andere senkt sich dagegen nach der Mittellinie des Körpers hin. Die Anordnung ist folgende. Von den beiden oberen Darmbeinstacheln fällt der vordere Rand des Beckengürtels bis zu einem Knochenhöcker, der den Umfang der Hüftgelenkpfanne bilden hilft, zunächst jäh ab. Dieser Darm-Schamhöcker *(Tuberculum ileo-pectineum)* bildet das verdickte Anfangsstück des horizontalen Schambeinastes (Fig. 92 Sa). Der horizontale Ast erstreckt sich dann weiter gegen die Mitte zu und verbindet sich mit demjenigen der entgegengesetzten Seite. Von nun an ändert er seine Richtung und wendet sich nach abwärts, um den absteigenden Schambeinast zu bilden. Die inneren Ränder der sich berührenden Schambeine bilden die Scham- oder Schoßfuge. Eine mächtige Faserknorpelschichte schließt die Knochenränder fest aneinander. Der absteigende Schambeinast der linken und rechten Seite entsprechen miteinander demjenigen Gebiet des Rumpfskeletes, das unter den Laien als Schambein bekannt ist. Dieses mittlere Gebiet, die Schoßfuge, hat einen oberen breiten Rand, mit ein paar Knochenhöckern zum Ansatz der geraden Bauchmuskeln versehen, und eine breite vordere und hintere Fläche. Die vordere Fläche steht nicht senkrecht, sondern ist schief nach hinten gerichtet (siehe Fig. 52 v S. 98). Unter der Haut entwickelt sich ein reiches Fettpolster; die dadurch entstehende Rundung, welche sich allmählich zwischen den Beinen verliert, heißt Schamberg (Venushügel, *Mons veneris)*. Die absteigenden Schambeinäste weichen unterhalb der Schambeinfuge auseinander und bilden mit den aufsteigenden Sitzbeinästen den Schambogen, der bei dem Manne enger ist, als bei der Frau.

3) Das Sitzbein *(Os ischii)* geht von dem hinteren Umfang der Pfanne aus — dort liegt der massivere Teil; die übrigen Abschnitte, dreikantig und schwächer, werden als absteigender Sitzbeinast und als aufsteigender Sitzbeinast unterschieden. Sie verlaufen der Art, daß sie das verstopfte Loch von hinten her umkreisen (Fig. 92). Dort, wo die beiden Äste des Sitzbeins den Bogen beschreiben, ist ihre hintere Fläche verdeckt und bildet den Sitzhöcker *(Tuber ossis ischii*, Fig. 92 Si), der durch Fettmassen gepolstert ist, als Sitzfläche verwendet wird. Etwas höher hinauf befindet sich an der Rückenfläche des aufsteigenden Astes die Ursprungsstelle für die Beugemuskeln des Unterschenkels; sie wird überragt von einem starken Knochenfortsatz, dem Sitzstachel *(Spina ossis ischii)*.

Fig. 92.
Skelet eines jungen Mannes, 1/4 der nat. Größe, von vorn.

a b Scheitelhöhe.
c d Horizontale durch den Nasenstachel.
g Schulterblattende des rechten Schlüsselbeins.
h Schulterblattende des linken Schlüsselbeins.
i 10. Rippenknorp. d. rechten S.
k 10. „ „ linken „
l Vord. unt. Darmbeinst. links.
m „ „ „ rechts.
B Körper des Brustbeins.
B¹ Mittelstück des Brustbeins.
B² Schwertknorpelfortsatz.
El Elle.
H Hüftbein.
Kr Kreuzbein.
R—R¹² Rippen.
Q Querfortsatz der Wirbel.

Rh Großer Rollhügel.
Sa Schambein.
Si Sitzknorren.
Sp Speiche.
×3 Unteres Ende der Halswirbelsäule.
×4 V Lendenwirbel und Promontorium.
×5 Drehungspunkt im Hüftgelenk.
×8 Brustbeinende des Schlüsselb.
×9 Gelenk zwischen Schulterhöhe und Schlüsselbein.
×10 Drehungspunkt des Oberarmgelenkes.
×11 Drehungsachse des Ellbogengelenkes.
×12 Köpfchen der Speiche.
×13 Handwurzel mit ihren Gelenken.
22 Griffelfortsatz.
Ib Erster Brustwirbel.
XIIb Zwölfter Brustwirbel.
I¹ Erster Lendenwirbel.
III¹ Dritter „
V¹ Fünfter „

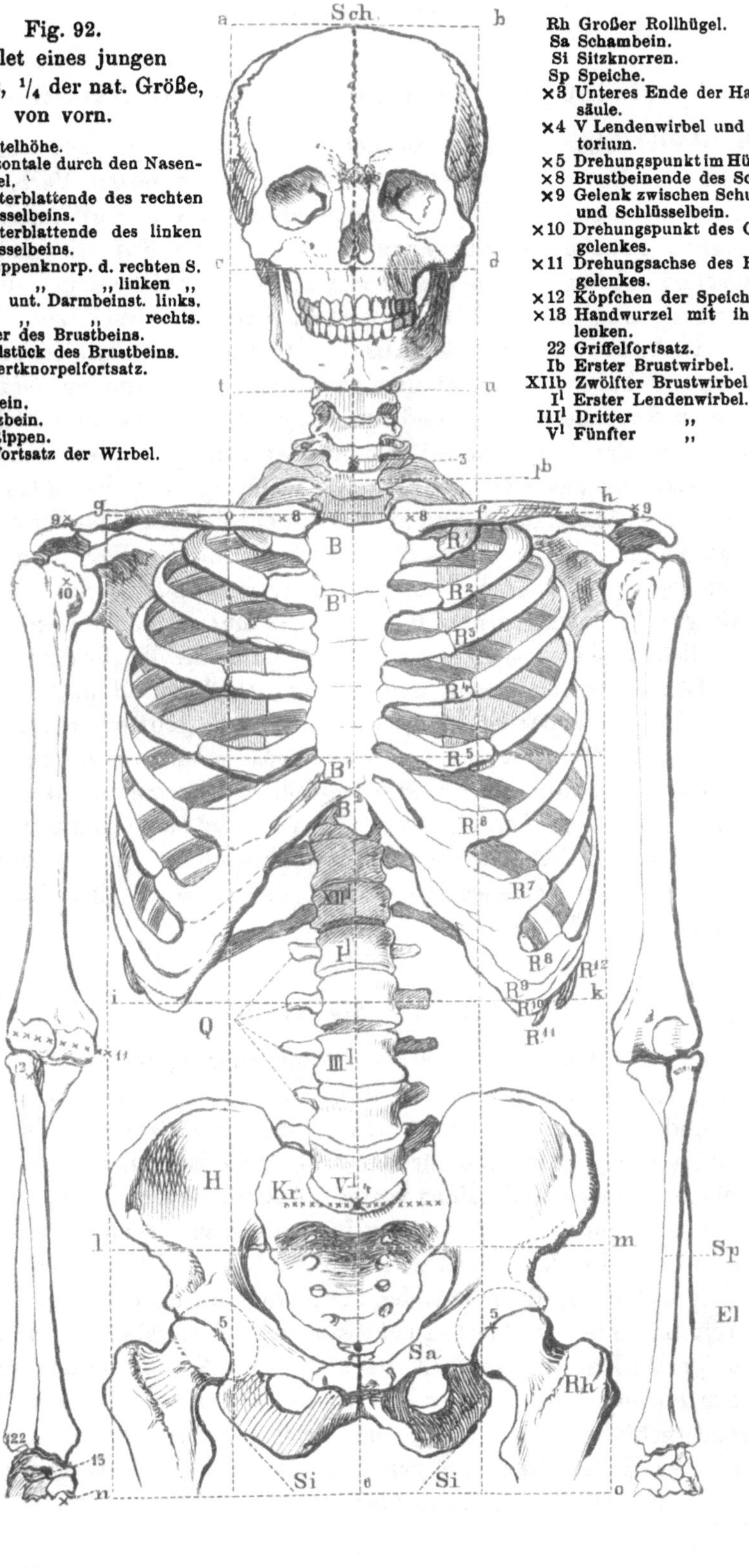

Die Verbindung des Kreuzbeins mit dem Hüftknochen.

Die Hüftknochen besitzen an dem, dem Kreuzbein zugewendeten breiten Rande die ausgedehntesten Mittel zu einer festen Verbindung. Die sich berührenden Oberflächen sind uneben; in die Vertiefungen der einen greifen Erhebungen der anderen ein. Straffe Kapseln und Verstärkungsbänder bringen eine Verbindung zustande, welche dem heftigsten Stoß durch Sprung oder Schlag widersteht. Darunter sind zu nennen: a) das Sitzknorren-Kreuzbeinband *(Ligamentum tuberoso-sacrum)*, welches am Sitzknorren entsteht und nach oben läuft, um an dem hinteren unteren Darmbeinstachel und am Rande des Kreuz- und Steißbeins zu endigen; b) das Sitzstachel-Kreuzbeinband *(Ligamentum spinoso-sacrum)*, kürzer als das vorhergehende; es entspringt von dem Sitzstachel, kreuzt das vorerwähnte Band, und zieht dann ebenfalls zu dem Seitenrande des letzten Kreuzwirbels und des Steißbeins. Durch die Kreuzung beider Bänder entstehen zwei Löcher an dem hinteren Umfang des Beckens, welche als großes und kleines Sitzbeinloch unterschieden werden. An dem natürlichen Skelet sind diese Bänder durch die Fäulnis und damit auch die Löcher verschwunden und nur die Buchten an dem hinteren Rande des Hüftbeinknochens erhalten, welche als großer und kleiner Sitzbeinausschnitt *(Incisura ischiadica major* und *minor)* bezeichnet werden. Ihre gemeinschaftliche Grenze stellt der Sitzstachel dar. Durch den Wegfall der eben beschriebenen Bänder wird das Rumpfende des Skeletes von hinten her betrachtet ein weitklaffendes, mit großen und kleinen Ausschnitten versehenes Loch, in dessen Mitte sich das Steißbein hinabsenkt (Fig. 2 S. 22).

Das Becken als Ganzes.

Das Becken führt seinen Namen von dem runden, oben weiten Gefäß, dessen man sich zum Waschen der Hände und Füße schon im Altertum bediente, und das lateinisch *Pelvis* und griechisch *Pelis* hieß. Diese Bezeichnung ist wenig zutreffend für das skeletierte Becken mit seinen unregelmäßigen Rändern und seinen weiten Löchern, dagegen entspricht der Name sehr gut demjenigen Raum, der in dem lebenden Körper durch die das Becken umhüllenden Weichteile gebildet wird. Öffnet man an der Leiche den Unterleib, dann hat der Schlußteil des Stammes eine große Ähnlichkeit mit einem tiefen Waschbecken, das einen oberen weiten Umfang, das große Becken genannt, besitzt. Seine Wände werden von den beiden Darmbeinen, von der Lendenwirbelsäule und von der muskulösen Bauchwand gebildet. Die Höhle des großen Beckens dient zur Vergrößerung der Bauchhöhle und geht, sich trichterförmig verengernd, in die Höhle des kleinen Beckens über.

Die Stellung des Beckens im Körper ist derart, daß die Eingangsebene in das kleine Becken stark nach vorn gesenkt erscheint. In allen Skeletbildungen, welche bisher in dem Texte abgedruckt sind, ist diese Stellung berücksichtigt worden. In der Figur 92 ist die wahre Stellung dadurch kenntlich, daß die Grenzlinie an dem Eingang in das kleine Becken, sowie das Kreuzbein in seiner ganzen Ausdehnung wahrnehmbar sind. Der horizontale Schambeinast erscheint dabei etwas von oben gesehen, während die absteigenden Äste sich nur in der Verkürzung bemerken lassen. In der Figur 52 S. 98 ist das Rumpfskelet von der Seite dargestellt; an ihm ist die Stellung des Beckens noch vollkommener zu beurteilen, denn die Schoßfuge und der horizontal laufende Schambeinast lassen deutlich erkennen, daß der Eingang in das kleine Becken schief zu der Horizontallinie v w geneigt ist. Zieht man von dem vorspringendsten Punkte des Promontorium eine gerade Linie herab, bis sie die Horizontale schneidet, so erhält man einen nach hinten offenen Winkel, der die Neigung des Beckens anzeigt, und Neigungswinkel genannt wird.[1]

In dem Becken ist der Unterschied der Geschlechter am bestimmtesten ausgesprochen. Kein Teil des Skeletes bietet so auffallende und wegen ihrer Beziehungen zum Geburtsakt so wichtige sexuelle Verschiedenheiten dar. Der anatomische Charakter des männlichen Beckens liegt in dessen Enge und Höhe, das weibliche Becken charakterisiert sich dagegen vergleichungsweise durch Weite und Kürze. Die Weite betrifft sowohl das große als das kleine Becken. Während die Geburtshilfe sich mehr für die Raumverhältnisse des letzteren interessiert, hat es die plastische Anatomie mit dem großen Becken zu thun; denn seine schaufelartigen Flächen und vor allem die höchsten Teile desselben, die Hüftbeinkämme, sind mehr nach außen gelegt. Daher rührt zunächst die bedeutendere Wölbung der Hüfte bei dem Weibe, welche so stark sein kann, daß der Beckengürtel den Schultergürtel an Umfang übertrifft, was bei dem Manne umgekehrt ist (vergl. die Fig. 2 S. 22 u. Fig. 66 S. 115). Bei der Frau wird dieser Unterschied noch gesteigert durch eine stärkere Fettentwickelung (siehe die Figg. 21 und 22).

---

[1] Dieser Neigungswinkel beträgt 60—64°. Eine dritte Abbildung, an der sich die Neigung des Beckens beurteilen läßt, ist die Figur 1 S. 19, eine Darstellung des ganzen Skeletes im Profil, ebenfalls, wie die übrigen, mit dem Orthographen dargestellt. Auf den Figuren 1 und 52 ist die Horizontale v w gezogen, und eine zweite Linie, welche nicht von der Höhe des letzten Lendenwirbels, sondern von einer tieferen Stelle herabkommt. Der daraus entstandene und nach hinten offene Winkel ist deshalb um ca. 10° kleiner als der oben angegebene. Die Stellung des Beckens ist jedoch unabhängig von dieser Linie und beträgt auch in diesen Abbildungen 60°. Hat man einem skeletierten Becken die eben geschilderte Neigung gegeben, so wird man finden, daß die Spitze des Steißbeins ungefähr 1½ cm höher liegt, als der untere Rand der Schambeinfuge.

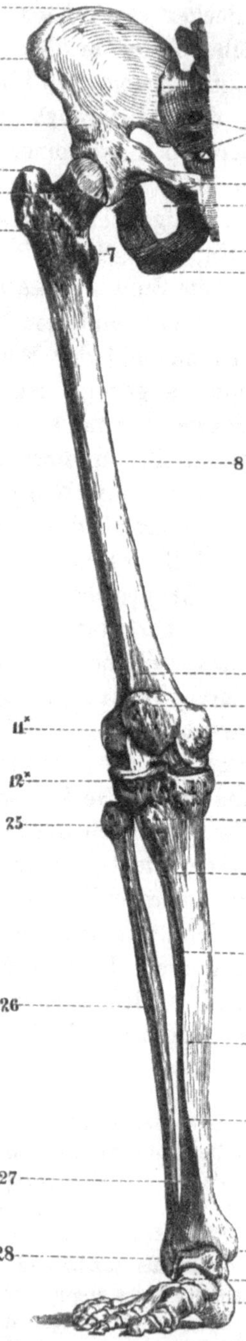

Fig. 93. Knochen der unteren Gliedmaße.

Die Antike hat in ihren edelsten Darstellungen weiblicher Schönheit diese Ausdehnung des Unterkörpers beträchtlich gemäßigt; am meisten bei der Venus von Milo, offenbar um den sinnlichen Eindruck abzuschwächen, den das Überwiegen dieser Partie auf den Beschauer hervorbringt. Doch hat die Antike auch nicht verschmäht, die Rundung dieser Partien zum Gegenstand der Plastik zu machen. In der Venus Kallipygos hat sie sogar die von Fett stark gefüllten Hinterbacken, die bei gesunden Personen schön gerundet sind, durch den Meisel verewigt. Das Fettpolster kann bei Frauen in dieser Gegend bekanntlich selbst unter normalen Verhältnissen eine enorme Ausdehnung erreichen *(Hottentottenvenus)*. Niemals erreicht bei dem körperlich wohlgebildeten Manne das Gesäß eine mit dem weiblichen Geschlecht übereinstimmende Fülle. Bei dem Mann ist wegen der nur in mäßiger Tiefe liegenden starken Muskeln das Gesäß derb und prall anzufühlen, unfaltbar, und die Hauptmassen der Muskeln sind durch die Haut hindurch zu erkennen, sobald sich die Beine fest aufstellen. Die Afterfurche ist bei dem Menschengeschlecht bis auf einen schmalen Spalt geschlossen, und der After dadurch vollkommen verdeckt; bei kräftigen, männlichen Gestalten ist die Furche stets behaart *(Herkules melampygos)*, bei siechen und ausgemergelten Individuen dagegen klaffend, wie bei den Tieren:

„Hiatque turpis inter aridas nates
Podex, velut crudae bovis.“

Der größere Umfang des weiblichen kleinen Beckens wird durch die größere Breite des Kreuzbeins und durch die größere Ausdehnung der übrigen Abschnitte, namentlich auch der horizontalen Schambeinäste, bedingt. Die Pfannen und die Sitzknorren stehen somit bei dem Weibe mehr auseinander, und der Schoßbogen wird offener und weiter sein müssen, als beim männlichen Geschlechte. Infolge der größeren Weite stehen auch die Gelenkpfannen weiter auseinander als bei dem Manne, womit eine größere Konvergenz der Oberschenkelknochen gegen das Knie hin verbunden ist.

Der Oberschenkelknochen *(Femur)*.

An diesem längsten Knochen des Körpers ist das starke Mittelstück der ganzen Länge nach etwas nach vorn gekrümmt und von vorn betrachtet cylindrisch, hinten jedoch besitzt es eine rauhe Linie (Fig. 94 Nr. 1), die doppelt ist und zur Befestigung starker Muskeln dient; nach oben und unten weicht die Linie auseinander und ihre divergierenden Schenkel (Fig. 94 Nr. 7 u. 9) begrenzen rauhe Flächen. An der oberen rauhen Fläche heftet sich u. a. der große Gesäßmuskel fest; die untere, muldenförmig vertieft, und von starken Gefäßlöchern durchsetzt, bildet die knöcherne Wand der Kniekehle.

Die mächtig entwickelten Enden des Schenkelknochens übertreffen das Mittelstück bedeutend an Dicke. Das obere Ende trägt den kugligen Kopf, der in die Pfanne des Hüftbeins eingelenkt ist. Er sitzt nicht wie derjenige des Oberarmknochens direkt auf dem Schaftende, sondern ist mittels eines verschmälerten Ansatzstückes, Schenkelhals genannt, in einem stumpfen Winkel zur Achse des Beines angesetzt. Der Hals entwickelt sich aus zwei mächtigen Knochenhöckern heraus, die zum Ansatz von Muskeln dienen, welche das ganze Bein in der Pfanne auswärts und einwärts drehen können. Aus diesem Grunde heißen diese Knochen-

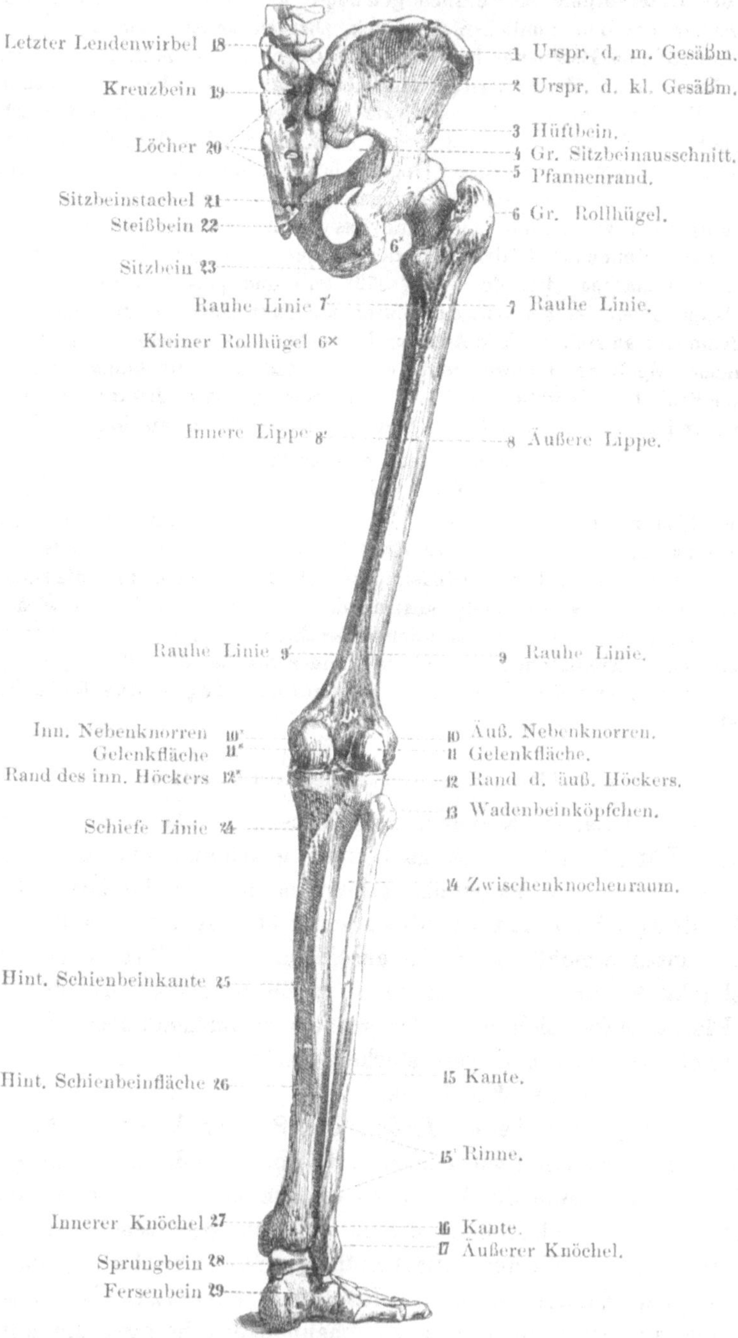

Fig. 94. Skelet der unteren Gliedmaße, von hinten.

höcker: Rollhügel. Der innere, der kleine Rollhügel *(Trochanter minor)* liegt tiefer als der große Rollhügel *(Trochanter major,* Figg. 93 u. 94).[1] Der letztere bildet einen wichtigen Orientierungspunkt für das Verständnis der Formen an dem seitlichen Umfang des Beckens, denn seine äußere Fläche ist nicht wie der kleine Rollhügel von Muskeln, sondern nur von einer Sehne und der an dieser Stelle fettarmen Haut bedeckt.

Das Knieende des Oberschenkelknochens zeigt zwei, vorn durch eine seichte, hinten durch eine tiefe Furche, getrennte Knorren, von denen der äußere Knorren *(Condylus externus,* Fig. 93 Nr. 11×) kürzer und schmäler ist, aber weiter nach vorn ragt, als der innere Knorren *(Condylus internus,* Fig. 93 Nr. 11). Nur ein Teil dieser starken Auftreibungen ist mit Knorpel überzogen; diese glatten Gelenkflächen, welche auf den seichten Gelenkgruben des Schienbeins ruhen, nehmen einen viel kleineren Raum ein, als man vermuten sollte. An der vorderen Fläche, leicht vertieft beginnend, nehmen sie nur die untere und einen Teil der hinteren Fläche ein. Hinten sind die Knorren und so auch die glatten Gelenkkörper stark gekrümmt und durch einen tiefen Einschnitt *(Fossa intercondyloidea,* Fig. 94) völlig getrennt. An der vorderen Seite reicht der Knorpel höher hinauf, obwohl das Schienbein niemals, auch nicht in dem extremsten Grade der Streckung, diese Stelle erreichen wird. Dieser vordere Teil der Gelenkfläche ist denn auch für einen anderen Knochen bestimmt, nämlich für die Kniescheibe. Bei der Beugung und Streckung gleitet die linsenförmige in die Sehne der Streckmuskeln eingewachsene Kniescheibe an diesem vorderen Abschnitt der Gelenkfläche, dem Patelleneinschnitt *(Superficies articularis patellae,* Fig. 96 Nr. 2), auf und nieder. Diese Gelenkbahn beschränkt sich jedoch nicht bloß auf jenen Teil, der mit Knorpel überzogen ist, sondern reicht noch etwas höher hinauf, auf eine muldenförmige Vertiefung an der vorderen Seite, welche sich allmählich verliert (Fig. 93 Nr. 9 u. Fig. 96 Nr. 1). Diese ganze Mulde ist bei der Beugung im Kniegelenk durch Haut und Sehnen hindurch wiederzuerkennen. Die größte Breite der Oberschenkelknorren fällt nicht mit der Breite der überknorpelten Gelenkfläche zusammen, sondern liegt beträchtlich höher. Diese Punkte ragen so stark hervor, daß sie als äußerer und innerer Nebenknorren *(Epicondylus externus* und *internus,* vergl. die Figg. 93, 94 und 96) besonders bezeichnet werden. Von ihnen entspringen starke Hilfsbänder für das Kniegelenk.

Die Nebenknorren könnten deshalb auch, im Gegensatz zu den eigentümlichen mit Knorpel überzogenen Gelenkhöckern, Gelenkbandhöcker heißen; denn aus naheliegenden mechanischen Gründen müssen sie die mit Knorpel bedeckten Abschnitte überragen, sonst würden die von den Nebenknorren entspringenden Bänder bei jeder Bewegung eine Reibung erleiden und dadurch einen beträchtlichen Kraftverlust bedingen.

---

[1] *Trochanter,* von *trochizo* griech., sich im Kreise drehen. Der Trochanter major wird im Kreisbogen bewegt.

Das Hüftgelenk.

Die Verbindung der unteren Gliedmaßen mit dem Rumpf durch eine Kapsel und durch Verstärkungsbänder stellt ein Kugelgelenk dar, das wegen seiner Tiefe in der Mechanik als Nußgelenk bezeichnet wird. Der Kopf des Femur greift dabei in die Pfanne des Hüftbeins so tief ein, daß mehr als die Hälfte der Kugel von der Pfanne umschlossen wird. Dieser letztere Umstand ist nur an dem frischen Präparat, nicht an dem Skelet erkennbar. Die Fäulnis zerstört nämlich einen faserknorpeligen Ring, der dem Rand der Pfanne aufsitzt, und der sich während des Lebens eng an den Gelenkkopf anschmiegt. (Über dieses Nußgelenk vergl. S. 30.) In diesem Kugelgelenk sind drei Arten von Bewegungen ausführbar.

1) Beinheben und Beinsenken. Es sind dies dieselben Bewegungen, welche in verschiedenem Grade beim Gehen, Laufen und Springen auftreten. In der systematischen Anatomie nennt man dieses Heben und Senken gewöhnlich Beugung und Streckung.

2) Abziehen und Anziehen des Beines; in der Turnsprache heißen diese Bewegungen bezeichnender Beinspreizen und Beinschluß.

3) Rollen des Beines nach einwärts und Rollen nach auswärts; diese Drehbewegungen werden unter dem Ausdruck „Rotation“ zusammengefaßt. Wird die Fußspitze nach auswärts gedreht, so steht der innere Fußrand je nach dem Grade der Drehung mehr oder weniger nach vorn, ebenso die innere Ober- und Unterschenkelfläche. Rollt dagegen der Schenkelkopf nach innen, so wird umgekehrt die äußere Fläche des Beines teilweise zur vorderen, und die Fußspitze stellt sich nach innen. Das Auswärtsrollen kann viel weiter getrieben werden als die entgegengesetzte Bewegung, welche übrigens unschön ist und den Eindruck der Verrenkung macht, sobald sie bis an die äußerste Grenze weitergeführt wird.

Die Leichtigkeit, mit der alle diese Bewegungen, namentlich jene des Beinhebens und Beinsenkens, ausgeführt werden, hängt mit den Einrichtungen zusammen, welche in der Einleitung S. 27 u. ff. erörtert wurden. Durch die Verwendung des Luftdruckes und der Adhäsion schwingt bei dem natürlichen Gange, sowohl bei dem Menschen als bei den Tieren, das unbelastete Bein nach den Gesetzen eines freihängenden Pendels; für diese Bewegung ist also keinerlei Muskelkraft erforderlich. Auch das tote Bein schwingt, wenn der Körper in die entsprechende Lage gebracht ist, ebenso wie während des Lebens; die Schwingungszeit beträgt ebensoviel, wie diejenige eines Pendels von der Länge des Beines und von der ihm zukommenden Massenverteilung. Die Länge des natürlichen Schrittes bei dem ruhigen Gang ist nicht Sache der Willkür, sondern die Folge eines physikalischen Gesetzes, das die Größe einer Schwingung abhängig macht von der Pendellänge. Je kürzer die Beine, um so rascher werden sie dem Gesetze gemäß ihre Schwingungen vollenden. Kleine Menschen machen deshalb kurze, große Menschen lange Schritte, die Bewegungen des einen sind schnell und hurtig, diejenigen des anderen gravitätisch und langsam.

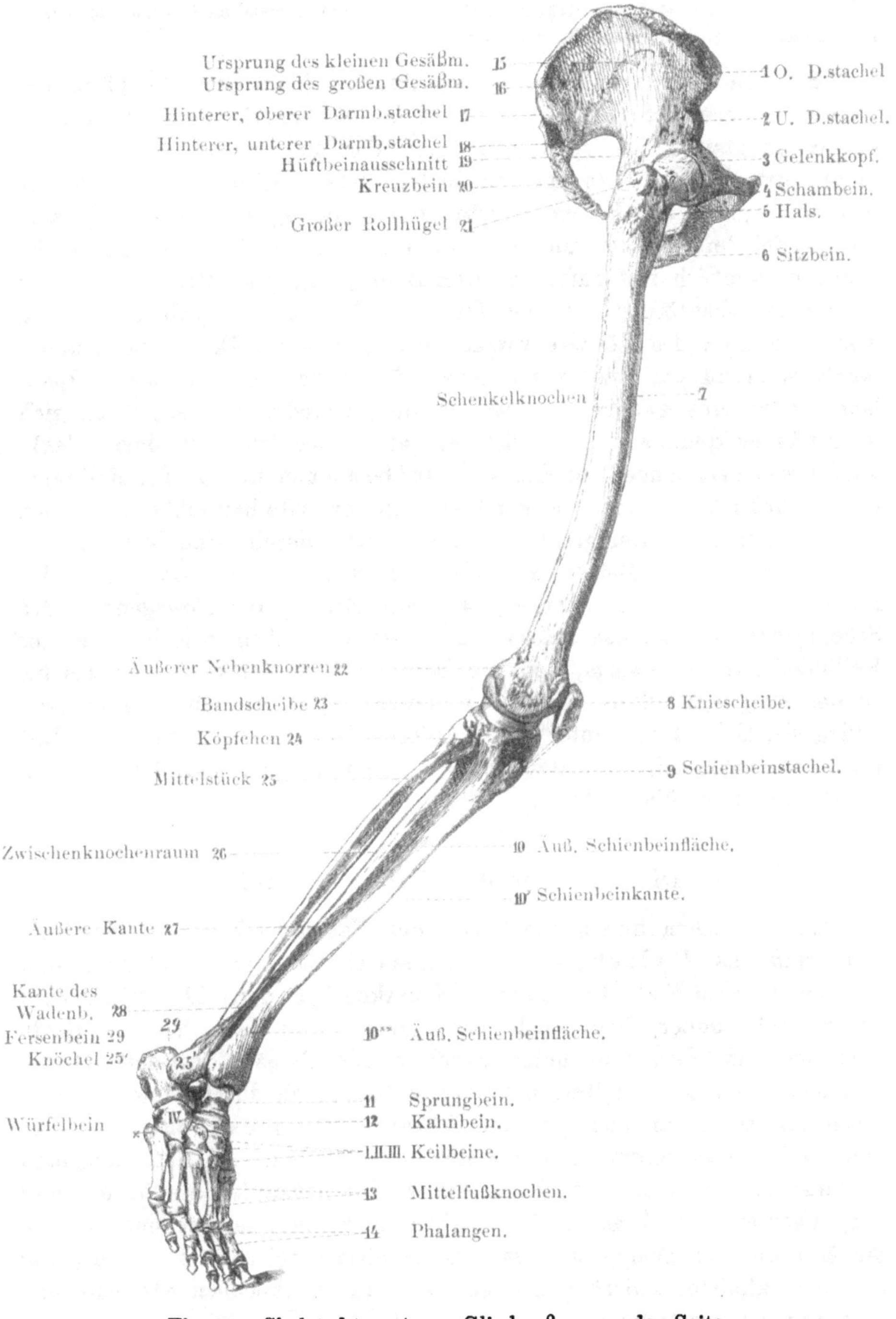

Fig. 95. Skelet der unteren Gliedmaße, von der Seite.

Ein kleiner Mensch und ein großer können nur sehr schwer Arm in Arm zusammengehen, sie werden bald aus dem Schritte fallen. Aus demselben Grunde stellt man im Militär die großen Leute in eine Reihe.

Bei den eben erwähnten Bewegungsarten bleibt der Rumpf in annähernd senkrechter Haltung, und nur der Schenkelkopf bewegt sich in der Gelenkpfanne. Es kann aber auch der umgekehrte Fall eintreten, in der Art, daß das Bein auf dem Boden stehen bleibt, der ganze übrige Körper dagegen die Bewegungsarten der Beugung und Streckung ausführt. Bei dem Bücken und dem darauffolgenden Erheben bleiben die Beine bekanntlich fest haften an dem Boden, dagegen rotiert das Becken samt dem Oberkörper auf dem Gelenkkopf. Bei dem ruhigen Stehen, wobei die Last des Körpers vorzugsweise auf einem Bein ruht, „Standbein", während das andere nur spielend auf dem Boden steht, „Spielbein", oder eine andere beliebige Stellung einnehmen kann, dreht sich die Hüftgelenkpfanne und mit ihr der ganze Oberkörper auf dem Gelenkkopf etwas nach außen, so daß sich Hüftbeinkamm und großer Rollhügel beträchtlich nähern, und das Standbein von der Seite betrachtet kürzer ist, als das andere. — Der große Rollhügel deutet durch seine Stellung diejenige des ganzen Beines an. Da er sich in der Längsachse des Knochens befindet, so wird er, wie ein Zeiger, die Bewegungen des Schenkelkopfes erkennen lassen. Bei dem Beinheben begiebt sich der Rollhügel nach rückwärts, bei dem Beinsenken wieder nach vorwärts bis zu der Ausgangsstellung. Bei dem Spreizen liegt sein oberes Ende tief und gräbt sich in das unter dem mittleren Gesäßmuskel befindliche Fett hinein, dagegen tritt er unter der Haut hervor, wenn wir, wie oft beim Sitzen, das Bein überschlagen.

Die Knochen des Unterschenkels.

Zwei Knochen bilden das Skelet des Unterschenkels: das Schienbein und das Wadenbein. Das Schienbein ist stark, und stellt den auf der inneren Seite befindlichen Hauptknochen dar. Das Wadenbein ist viermal dünner, liegt nach außen und etwas nach hinten. Beide Knochen sind oben und unten durch straffe Gelenke fest miteinander verbunden, im übrigen Teil ihres Verlaufes jedoch durch einen ansehnlichen Raum voneinander getrennt. Dieser Zwischenknochenraum ist oben weit, unten spitzt er sich mehr und mehr zu. An dem Lebenden ist zwischen den sich gegenüberliegenden Knochenkanten des Schien- und Wadenbeines eine derbe Zwischenknochenhaut ausgespannt, welche die Muskeln der Beuge- und Streckseite ebenso vollkommen trennt, wie dies eine ähnliche zwischen den beiden Vorderarmknochen vorkommende Membran bewerkstelligt.

Dem Schienbein *(Tibia)* kommt von den beiden Knochen des Unterschenkels allein die Verbindung mit dem Oberschenkelknochen zu. Es bildet die flachen Gelenkpfannen, auf welchen sich der Femur mit seinen Gelenkknorren bewegt (Fig. 96). Die beiden nur wenig vertieften Pfannen

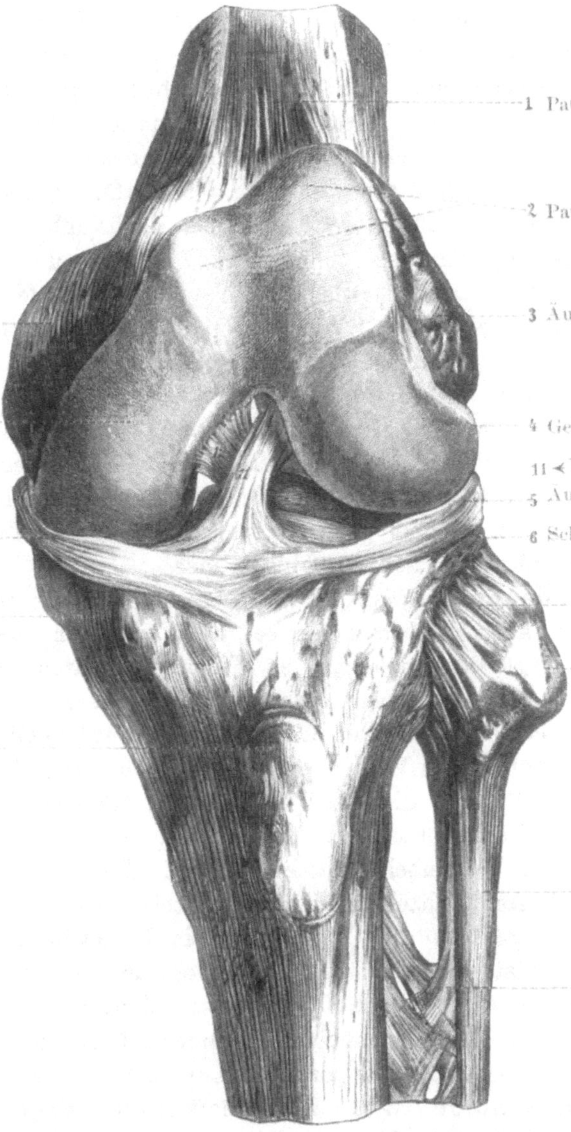

Fig. 96. Linkes Kniegelenk, Kniescheibe und Kapsel entfernt, in $^1/_3$ Beugung.

sind durch eine Erhebung *(Eminentia intercondyloidea)* getrennt, welche in zwei kleine Spitzen ausläuft, an deren Basis sowohl nach vorn als nach hinten seichte Grübchen vorhanden sind. Die umfangreichen Knorren des Oberschenkels brauchen für ihre Bewegungen notwendig eine breite Grundlage. Deshalb ist auch das obere Ende des Schienbeines wie ein Säulenknauf geformt, freilich nicht gleichförmig ausgeladen. Ein breiter Rand *(Margo infraglenoidalis)* läuft wie ein Gesims unterhalb der flachen Gelenkgruben hin; aber auch er ist unregelmäßig wie die ganze Ausladung, und zwar wird der Rand vorn breit und endigt auf der wulstigen Verdickung eines dreieckigen Feldes; der verdickte Vorsprung heißt Schienbeinstachel *(Spina tibiae,* Fig. 96 Nr. 13), er rührt von der Ansatzsehne der starken Oberschenkelmuskeln her (Fig. 97). Das Mittelstück des Schienbeines stellt eine dreiseitige Säule dar, deren vordere scharfe Kante leicht Sförmig gekrümmt ist und zwar in der oberen Hälfte des Knochens nach außen konkav, in der unteren entgegengesetzt nach innen konkav. Die obere Krümmung rührt offenbar von dem Druck jenes Fleischbauches her, der dem vorderen Schienbeinmuskel angehört. Was von der Schienbeinkante nach innen unter der Haut liegt, das ist die nach vorn gerichtete vordere Schienbeinfläche; nach außen von dieser Kante liegt die von Muskeln bedeckte äußere Schienbeinfläche (Fig. 93). Das untere Ende des Schienbeines besitzt eine vierseitige, leicht gehöhlte Gelenkfläche, welche auf beiden Seiten von den Knöcheln überragt wird. Nur der innere, kurze, aber dicke Knöchel gehört dem Schienbein an, der äußere, lang aber schmal, rührt von dem Wadenbein her.

Das Wadenbein *(Fibula, Perone)* ist ebenso lang wie das Schienbein, erreicht aber den Oberschenkel nicht, sondern steht tiefer. Das obere Ende trägt einen dreikantigen Knopf, der durch feste Bänder unbeweglich mit dem Schienbein verbunden ist. Dasselbe ist der Fall mit dem unteren Ende, das in den äußeren Knöchel ausläuft. Der obere knopfförmige Anfang des Wadenbeines, das Wadenbeinköpfchen *(Capitulum fibulae)* ist durch die Haut hindurch zu erkennen, der anstoßende Teil des unregelmäßig kantigen Mittelstückes ist jedoch auf eine lange Strecke von den Wadenbeinmuskeln bedeckt. Diese lassen den Knochen erst in dem letzten Drittel des Unterschenkels wieder dadurch unter die Haut rücken, daß sich die Sehnen auf die Rückseite des Wadenbeines begeben, um erst von dort aus, also von dem hinteren Umfang des Knöchels her, an den äußeren Fußrand zu gelangen. So kommt es, daß das untere Ende des Wadenbeines in einer Länge von ungefähr 8 cm, vom äußeren Knöchel angefangen, aufwärts zu sehen ist.

Die Kniescheibe *(Patella)* ist ein herzförmiges Knochenstück, dessen konvexe, rauhe Fläche nach vorn sieht, während die hintere auf der schon beschriebenen Gelenkbahn des Oberschenkelknochens ruht. Diese hintere Fläche der Kniescheibe ist mit Knorpel überzogen und durch eine mittlere Erhebung in zwei Facetten geschieden, welche wie der sattelförmige Einschnitt an dem Femur *(Incisura patellaris,* Fig. 96 Nr. 2) geformt sind. Der obere Rand der Kniescheibe ist gerundet, der untere in eine Spitze ausgezogen. Obwohl die Fasermassen der Sehne der Schenkelmuskeln auf dem Wege nach dem Schienbeinstachel dieses Knochenstück so zwischen sich fassen, daß nur die hintere mit Knorpel

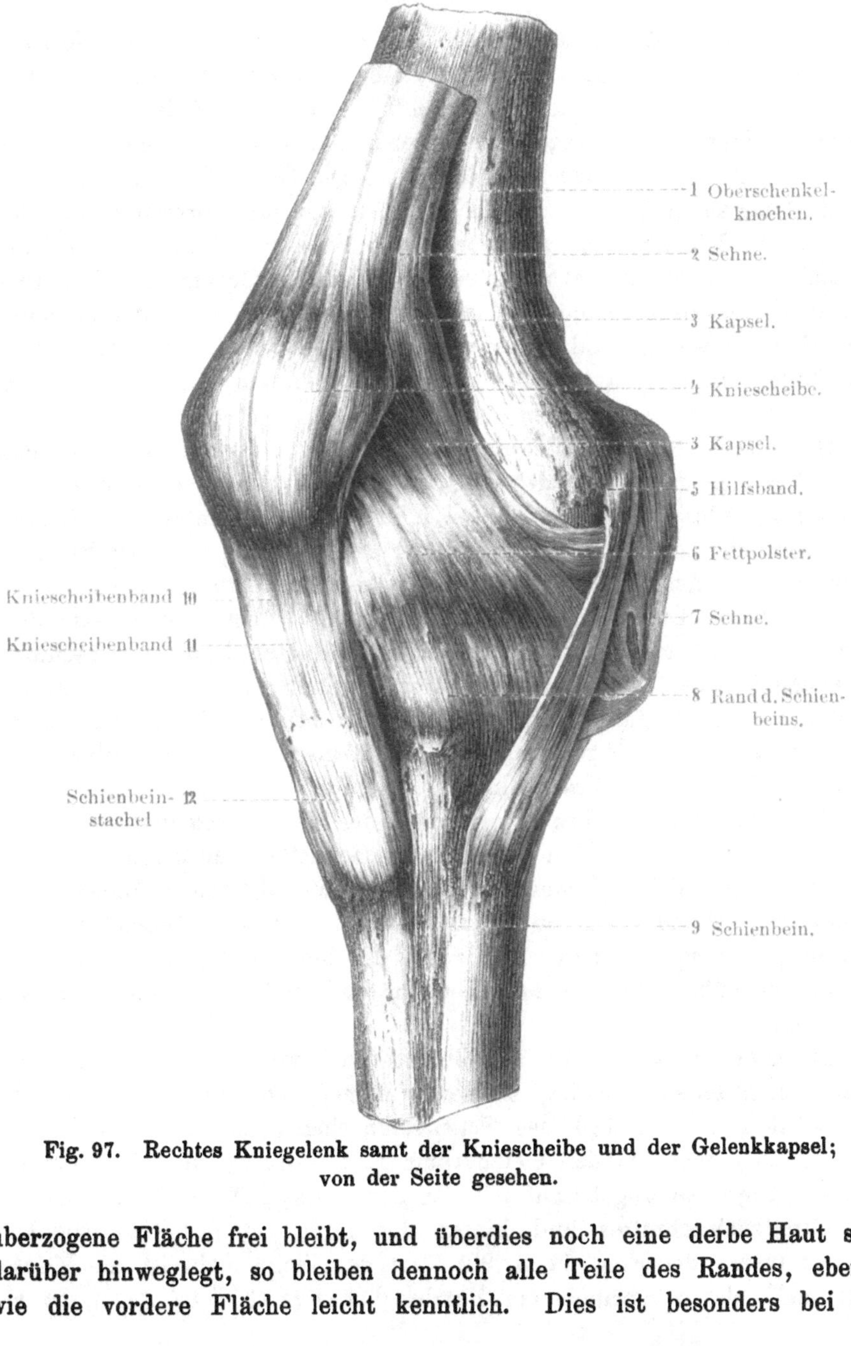

Fig. 97. Rechtes Kniegelenk samt der Kniescheibe und der Gelenkkapsel; von der Seite gesehen.

überzogene Fläche frei bleibt, und überdies noch eine derbe Haut sich darüber hinweglegt, so bleiben dennoch alle Teile des Randes, ebenso wie die vordere Fläche leicht kenntlich. Dies ist besonders bei bestimmten Beugebewegungen der Fall, wobei die Sehne gespannt, die Haut gedehnt und dadurch verdünnt wird.

Das Kniegelenk.

Das Kniegelenk ist das größte Gelenk des menschlichen Körpers und vereinigt in seinem Kapselraum die Knorren des Oberschenkelknochens, das oberste Ende des Schienbeines und die Kniescheibe. Die in ihm ausführbaren Bewegungen bestehen aus Beugung und Streckung und einem geringen Grade von Rotation. Die Gelenkflächen der Oberschenkelknorren sind ganz anders geformt, als die korrespondierenden Flächen des Schienbeines. Auf den ersten Blick besteht gar keine Kongruenz. Sie wird einigermaßen durch halbmondförmige Bandscheiben hergestellt, die zwischen den Gelenkenden liegen und auf das Schienbein beweglich befestigt sind. Die weite aber starke Kapsel wird durch Hilfsbänder unterstützt, welche sowohl im äußeren Umfange als im Innern des Gelenkes verlaufen.

In Figur 96 Nr. 5 u. 5× sind die halbmondförmigen Bandscheiben *(Menisci)* in der ganzen Ausdehnung von vorn zu sehen, denn das Kniegelenk ist geöffnet, d. h. die Kapsel in dem ganzen Umfang abgetragen, die Kniescheibe mit ihr entfernt und der Oberschenkel in halber Beugung dargestellt. Diejenigen Abschnitte der Oberschenkelknorren, welche bei der gestreckten Lage auf den flachen Pfannen ruhen, sehen also dem Beschauer direkt entgegen, und die stark gewölbten hinteren Abschnitte der Gelenkknorren, welche in der Streckung außerhalb jeder Berührung mit dem Schienbein nach rückwärts sehen (Fig. 94) sind, infolge der halben Beugung, jetzt in Berührung mit den Gelenkpfannen des Schienbeins gebracht worden, so wie dies auch im Leben der Fall ist.

Die Kreuzbänder liegen im Innern der Kapsel und erstrecken sich von der Bucht zwischen den beiden Oberschenkelknorren hinab zu kleinen Gruben, welche sich zwischen den beiden Gelenkpfannen befinden. Das vordere Kreuzband (Fig. 96 Nr. 11) kommt von der Innenwand des äußeren Knorrens und zieht nach vorn, das hintere (Fig. 96 Nr. 12) entspringt gegenüber dem vorhergehenden und zieht umgekehrt in die hintere Grube.

Die Gelenkkapsel ist am Oberschenkel weit oberhalb der überknorpelten Flächen befestigt, sie reicht namentlich vorn so hoch empor, daß selbst noch ein Teil des Schenkelknochens, der, nicht mehr mit Knorpel überzogen, in den Gelenkraum fällt, dort wo die Linie für die Nr. 1 der Figur 96 angebracht ist. Es liegt diese Fläche schon oberhalb des Patelleneinschnittes und hinter der Endsehne der Oberschenkelmuskeln (vergl. die Figg. 97 u. 98). An dem Schienbein ist die Kapsel unterhalb des vorspringenden Randes befestigt (Fig. 97 Nr. 8), ja sie steigt sogar an einer Stelle bis zu dem Schienenbeinstachel herab, denn die Sehne der Schenkelmuskeln (Fig. 97 Nr. 2), die sich an eben diesem Knochenpunkt festsetzt, ist auf eine lange Strecke mit der Gelenkkapsel innig verbunden.

Zu diesen Eigenschaften der äußeren Kapselwand, welche mit geringer Ausnahme durch die Haut hindurch erkennbar sind, kommt noch eine an der Innenfläche vorhandene Eigentümlichkeit, welche einen sehr großen Einfluß auf die Formen des Kniegelenkes ausübt, nämlich eine reichliche Fetteinlagerung. Die innere glatte Kapselhaut entwickelt unterhalb der, in die Gelenkhöhle sehenden Kniescheibe: Fettpolster *(Plicae adiposae)*, welche in die Gelenkhöhle hineinragen, bei den Bewegungen der Knochen verschoben werden und, wie sich denken läßt, bei der Beugung und Streckung des Kniegelenkes sich sehr verschieden verhalten.

Die beiden Seitenbänder liegen außer der Kapsel und kommen von den Gelenkknorren herab. Das innere Seitenband (Fig. 97 Nr. 5) befestigt sich an dem Schienbein, das äußere an der äußeren Fläche des Köpfchens der Fibula.

Wären beide Gelenkknorren des Oberschenkels Walzenstücke mit cylindrischer Oberfläche, deren Achse durch die Ursprungsstellen beider Seitenbänder geht, so würden die Seitenbänder bei gebogenem und gestrecktem Zustande des Gelenkes dieselbe Spannung haben, und eine Rotation des Unterschenkels bei keiner dieser Stellungen gestatten. Die Gelenkknorren sind jedoch Abschnitte einer Schraube, als deren Endpunkte die höchsten Stellen der Knorren angesehen werden können. So kommt es, daß die Seitenbänder nur bei gestrecktem Knie angespannt, bei gebogenem dagegen erschlafft sind, wodurch, im letzteren Falle, ein Drehen des Schienbeines um seine Achse möglich wird.

Der Mechanismus des Kniegelenkes läßt, wie schon erwähnt, Beugung und Streckung ausführen, wobei die Gelenkknorren des Oberschenkels auf den halbmondförmigen Bandscheiben sich bewegen. Bei dem letzten Akte der Streckung dreht sich dabei das Schienbein etwas nach außen, während bei der Beugung eine geringe Drehung nach innen erfolgt. Der gebeugte Unterschenkel weicht dadurch nach einwärts von der Achse des Schenkelknochens ab, so daß in der Hocke schließlich die Ferse auf dem Sitzknorren ruht. Diese Rotationen werden dadurch hervorgebracht, daß sich die Bandscheiben drehen. Eine weitere Folge dieser Drehung ist die Einwärtsstellung der Fußspitze bei der Kniebeugung, wenn der freischwebende Unterschenkel, wie bei dem Lauf nach rückwärts schwingt.

Bei den Bewegungen kommen in erster Linie die Bewegungen der Kniescheibe in Betracht. Bei der ruhigen Stellung steht die Kniescheibe auf ihrer Gelenkbahn, dem Patelleneinschnitt (Fig. 96 Nr. 2 und Fig. 97 Nr. 4). Die Kniescheibenränder sind wenig sichtbar, die Haut ist nicht gespannt, die untere Strecke der Schenkelmuskelsehne zwischen der Kniescheibe und dem Schienbeinstachel, das Kniescheibenband (*Ligamentum patellare*, Fig. 98 Nr. 12) genannt, ist nur an seinem Anfang und seinem Ende deutlich zu sehen, in dem mittleren Abschnitt liegt dieses Band etwas vertieft. An den Rändern des Kniescheibenbandes sind zwei rundliche Anschwellungen bemerkbar, welche von den im Innern der Kapsel befindlichen Fettpolstern herrühren. Diese Polster werden in der Streck-

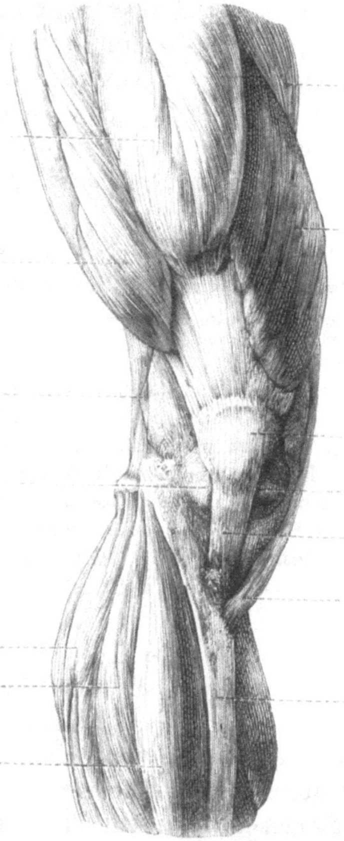

Fig. 98. Kniegelenk mit den in der Umgebung befindlichen Muskeln des Ober- und Unterschenkels nach Wegnahme der Haut.

lage gegen die vordere Kapselwand gedrängt und wölben zu beiden Seiten der Sehne die Haut in Form von rundlichen Anschwellungen hervor. In Figur 98 sind bei Nr. 4 und Nr. 11 diese, durch die Fettpolster bedingten Erhöhungen, nach Abnahme der Haut zu sehen, in Figur 99 Nr. 3 sind sie vom Knie des Lebenden dargestellt. — Abgesehen von diesen mit der Gelenkkapsel in unmittelbarem Zusammenhang stehenden Formen sind ferner in der Strecklage durch die Haut zu erkennen:

der innere Knorren des Oberschenkelknochens (Fig. 99 Nr. 8);

der innere Knorren des Schienbeines (Fig. 99 Nr. 9); dazwischen eine kleine Einsenkung, ebenfalls in der Figur 99 bemerkbar, d. i. die Stelle, wo sich der Gelenkspalt und in ihm die Bandscheibe befindet, endlich das Köpfchen des Wadenbeines (Fig. 99 unter der Linie Nr. 3). Bei mageren Individuen treten auch noch andere Einzelnheiten hervor: der äußere Knorren des Oberschenkels, derjenige des Schienbeines und der dazwischen befindliche Gelenkspalt, doch alle diese Teile nicht in jenem markierten Grade, wie auf der inneren Seite, weil die Knorren der äußeren Seite weniger massig entwickelt sind (vergl. die Figuren 98 und 99).

Abgesehen von dieser soeben geschilderten, ruhigen Strecklage des Beines, welche ohne Muskelanstrengung bestehen kann, giebt es auch eine

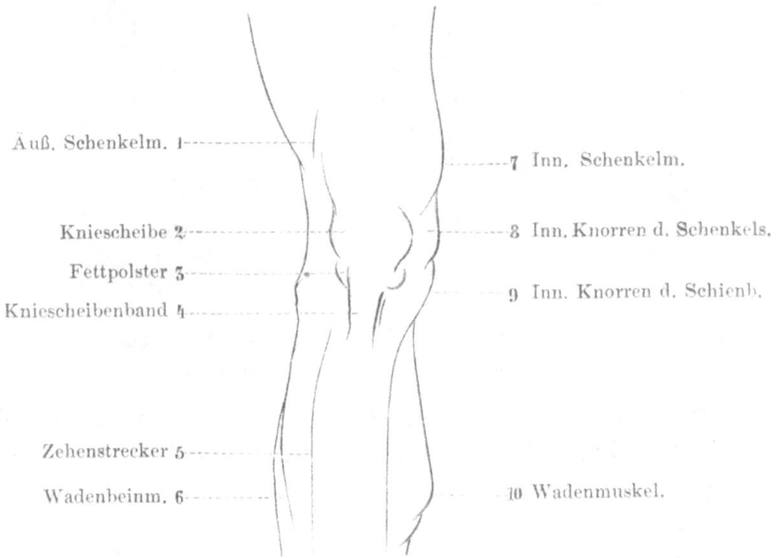

Fig. 99. Die Formen des Kniegelenkes. Nach Schadow.

forcierte Streckung des Beines, bei welcher alle Muskeln und Sehnen gespannt sind. Dieser Moment vermehrter Kraftanstrengung tritt ein, wenn wir uns fest gegen den Boden stemmen und alle Gelenke durch Zusammenziehung der Muskeln steifen. Bei einer solchen forcierten Streckung sind nun die Formen des Kniees und seiner Umgebung wesentlich andere als bei der ruhigen Streckstellung, und zwar weisen sie folgende Einzelnheiten auf: Die Kniescheibe stellt sich höher und ruht auf der vorderen vertieften Fläche des Schenkels, der Patellenfläche *(Planum patellae)* Fig. 96 bei Nr. 1). Das Kniescheibenband ist straff gespannt, noch stärker als in Figur 97 Nr. 10 u. 11; es hebt sich von dem Schienbein ab und ist der ganzen Länge nach zu sehen (Figg. 100 u. 102). Die Fettpolster, welche im Innern des Kniegelenkes sich befinden, werden durch die Spannung der Kapsel zusammengepreßt und erscheinen kleiner und praller. Die Fleischmassen der Schenkelmuskeln, welche den verstärkten

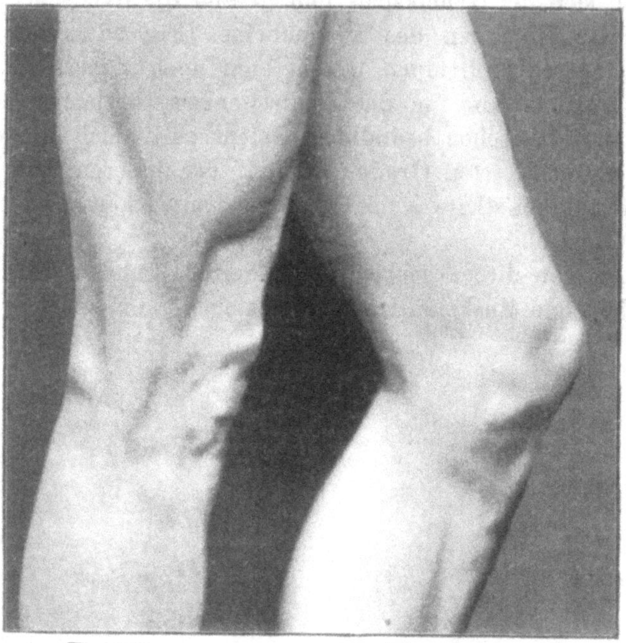

Fig. 100. Knie in forcierter Streckung von außen gesehen.

Fig. 101. Knie des Spielbeines von innen gesehen.

Zug an der Kniescheibe bewerkstelligen, treten im Vergleich zu der ruhigen Streckstellung scharf hervor. Der äußere Kopf des Unterschenkel-

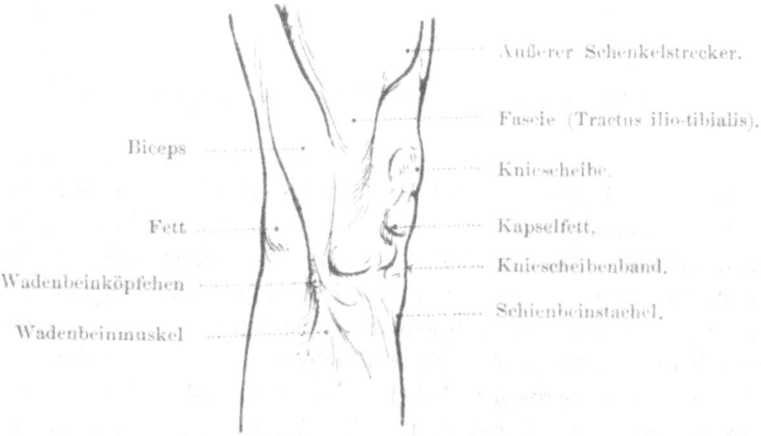

Fig. 102. Skizze zu Figur 100.

streckers, in der Figur 102 kurz als äußerer Schenkelstrecker bezeichnet, wölbt sich, das starke Band der Schenkelbinde, *Lig. ileo-tibiale* springt vor (in der Figur 102 als Fascie bezeichnet), nach hinten erscheint der breite Strang des Biceps. Die Haut des Knies ist dabei nicht gespannt wie die Muskeln und Bänder, sondern zeigt kleine Falten, wodurch im Profil (Figg. 100 u. 101) die Linie unruhig wird. Diese extreme Spannung aller Teile verwandelt das Bein in eine feste Säule, die im Vergleich mit dem Spielbein (Fig. 101) um so deutlicher die Aufgabe zum Ausdruck bringt, den Körper zu stützen und zu tragen, allein die Formen des Knies an

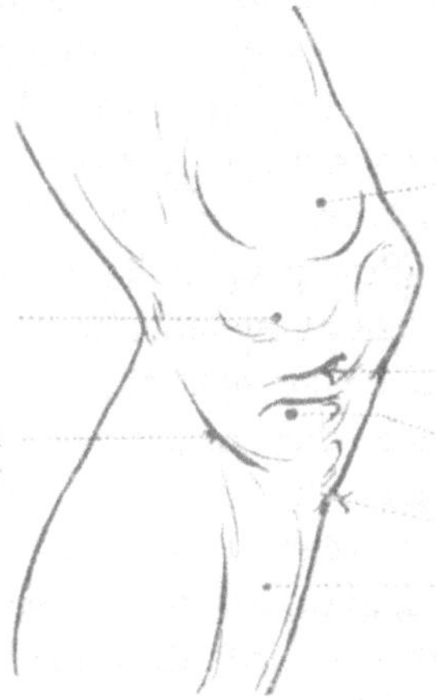

Fig. 103. Skizze zu Figur 101.

sich haben dadurch an Schönheit verloren. Die Pressung der einzelnen Teile aufeinander verdeckt viele Einzelnheiten, welche sonst als gerundete Linien hervortreten, wie namentlich die Kniescheibe selbst, unter starren, geraden Linien.

Die Thatsache, daß die Kniescheibe bei forcierter Streckung ihre Bahn verläßt und bis auf die Patellenfläche hinaufsteigt, ist leicht durch die Untersuchung des eigenen Kniegelenkes in gestreckter Lage erweisbar. Es ist dabei gleichgültig, ob der Körper in der aufrechten Stellung und im Gleichgewicht sich befinde, oder ob ein Sitzender an dem ausgestreckten Bein den Versuch anstelle. In beiden Fällen ruht die Kniescheibe noch auf dem Patelleneinschnitt. Zieht sich jetzt der Unterschenkelstrecker zusammen, so schnellt die Kniescheibe in die Höhe bis auf die Patellenfläche. Läßt der Zug nach, so kehrt sie auf ihren früheren Standort zurück. Der Grad der Verschiebung beträgt zwischen 2—2$^1/_2$ cm, wobei zu beachten ist, daß die Kniescheibe ihre höchste Lage nicht in der ruhigen Streckstellung des Knies hat, sondern in der forcierten, d. h. in dem Maximum der Zusammenziehung aller Streckmuskeln. Kniescheibe und Kniescheibenband sind bei den Ägineten gut behandelt.

Bei der Beugung verläßt das Schienbein seinen Platz, den es während der Strecklage eingenommen und gleitet nach hinten auf die stark gerundeten Gelenkhöcker der Oberschenkelknochen, Figur 96, an welcher jedoch nur ein mässiger Grad von Beugung dargestellt ist. Die Folgen dieser Bewegung zeigen sich in einer Vergrößerung der Distanz zwischen dem Schienbeinstachel und dem Patelleneinschnitt. Es entsteht dadurch ein klaffender Spalt zwischen den Gelenkhöckern des Oberschenkelknochens und dem Schienbeinende, welcher groß genug ist, um ein paar Finger hineinzulegen (vergl. die Fig. 96). Nachdem das Kniescheibenband nicht dehnbar ist, muß die Kniescheibe bei der Beugung ebenfalls ihre Stelle verlassen und herabrücken (Figg. 101 u. 103). Bei einer Winkelstellung des Beines von 45° hat sie das untere Ende ihrer Bahn erreicht, und bildet einen vorspringenden Punkt (Figg. 101 u. 103). Der Rand des inneren Gelenkknorrens des Oberschenkels (in der Fig. 103 der innere Schenkelknorren genannt) ist deutlich erkennbar. Unter ihm wird die Gelenkspalte sichtbar und darauf folgt ein dreieckiger Schatten (Fig. 101), der den inneren Knorren des Schienbeines andeutet; nach vorn begrenzt der Schatten den Kontour des Kniescheibenbandes, nach hinten wird er von dem Schneidermuskel und den Sehnen des halbsehnigen und des schlanken Muskels umrandet (Fig. 103). Wird die Bewegung noch weiter geführt, so verläßt die Kniescheibe den Patelleneinschnitt vollständig und versinkt in dem klaffenden Spalt zwischen den Knochenenden so, daß nur mehr ihre konvexe Fläche erkennbar ist. Auch das Kapselfett (die *Plicae adiposae)* verschwindet in diesem Spalt und entzieht sich vollständig dem Blick. Die Gelenkkapsel und die Haut werden an die, durch die veränderte Stellung des Schienbeines unbedeckten, gerundeten Flächen der Oberschenkelknorren angepreßt; infolgedessen rundet sich das ganze Knie. Durch die gespannte Haut hindurch erkennt man:

den Patelleneinschnitt mit seinen scharfen Rändern, von denen der äußere höher ist als der innere (Fig. 96);

die Patellenfläche (Fig. 96 Nr. 1), d. i. die über dem Patelleneinschnitt liegende muldenförmige Vertiefung des Oberschenkelknochens, u. a. auch an dem sterbenden Niobiden erkennbar,

die seitlichen Massen der Gelenkknorren des Schenkelknochens (Fig. 96);

den Gelenkspalt,

die beiden Knorren des Schienbeines (Fig. 96);

den breiten Rand unterhalb der Gelenkfläche des Schienbeines *(Margo infraglenoidalis*, Fig. 96 Nr. 6),

die dreieckige Fläche zwischen diesem Rande und dem Schienbeinstachel (Fig. 96).

Die Einzelheiten des Vorganges, von der beginnenden Beugung wie in Figur 101, bis zu jenem starken Grade, wobei sich der Unter- dem Oberschenkel nähert, sind in den folgenden Figuren dargestellt. Es wird so viel durch die Haut hindurch erkennbar, weil die Muskeln in der Nähe des Knies in Sehnen übergehen, oder bei der Beugung dünner werden.

Bei der Schilderung des Knies verdient vor allem die Kniescheibe (Fig. 104) die Aufmerksamkeit. Sie hat die Patellenfläche *(Superficies articularis pastellae*, Fig. 96) verlassen, ist in den erweiterten Gelenkspalt zwischen Ober- und Unterschenkelknochen versenkt und deshalb nur als eine breite, flache Erhebung unter der Haut sichtbar. Auf dem Patelleneinschnitt liegt jetzt die Sehne des Unterschenkelstreckers, ohne sie doch völlig auszufüllen; der rechte und linke Rand des Einschnittes ist durch die Haut erkennbar (Figg. 104 u. 105). An dem Schienbeinstachel ist die Befestigung der Kniescheibe durch das Kniescheibenband sichtbar geworden. Der Schienbeinstachel ist an dem Modell unverkennbar (Fig. 105). Zu beiden Seiten der Kniescheibe liegen die Gelenkknorren des Oberschenkels unter der Haut, soweit deren Flächen durch die Beugung frei geworden sind. Zwischen ihnen und den Gelenkknorren des Schienbeines wird der Gelenkspalt sichtbar. Unter ihm dehnt sich das Dreieck des oberen Schienbeinendes aus, das hinter dem Kniescheibenband und

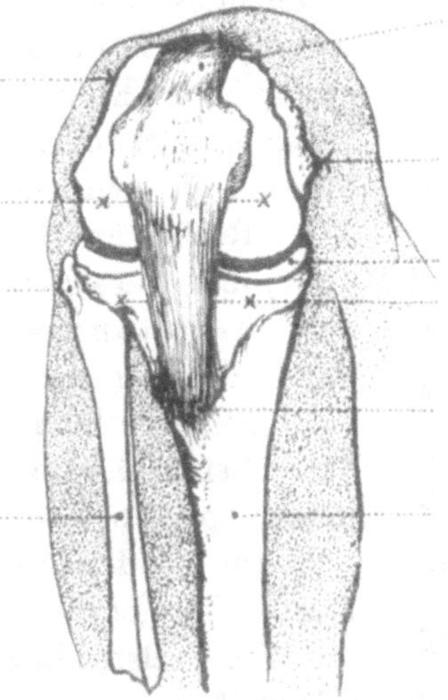

Fig. 104. Stark gebogenes rechtes Knie eines Mannes von 26 Jahren; in die lebende Form (Fig. 105) sind die Knochen eingezeichnet, sowie sie sich in dieser Stellung zu einander verhalten.

zu beiden Seiten desselben liegt. Diese ansehnliche Fläche wird durch das Kniescheibenband in zwei Felder, in ein rechtes und linkes geteilt (Fig. 104 u. 105). Von den Begrenzungslinien des Knies sei folgendes bemerkt: Der innere Gelenkknorren wird überragt von dem inneren Nebenknorren, dessen Stelle trotz des darüber liegenden inneren Schenkelstreckers dennoch bemerkbar ist (vergl. auch die folgenden Figuren). Zwischen dem inneren Nebenknorren und der inneren Schenkelfläche quillt, bei der Beugung, die Masse des halb häutigen und halb sehnigen Muskels hervor, begrenzt nach unten durch den tiefen Einschnitt der Haut (Hautfalte Fig. 105). Der äußere Gelenkknorren des Oberschenkelknochens tritt schärfer unter der Haut hervor (Figg. 104 u. 105) als der innere; denn der äußere ist nur von der Haut und der Sehne des Unterschenkelstreckers bedeckt. Das Wadenbeinköpfchen liegt etwas vertieft, wegen der in der Umgebung entspringenden und endigenden Muskeln.

In der Abbildung Figur 106 sind die Einzelnheiten des Modelles von Figur 105 durch Linien kenntlicher gemacht. Eine Vergleichung der Figuren 104—106 mit dem gebogenen Knie eines lebenden Modelles, zeigt die verschiedenen Bestandteile der sich im Gelenk treffenden Knochen. Folgende Einzelnheiten sind erkennbar: 1) der von der Kniescheibe freie Patelleneinschnitt (siehe die Einsenkung an dem oberen Rand), 2) links im Bild der Rand des äußeren Gelenkknorrens, 3) die Sehne des äußeren Schenkelstreckers, 4) das Kapselfett mit den dahinter liegenden Knorren des Oberschenkels, 5) der Rand des Schienbeines, d. i. des äußeren Knorrens und endlich die Muskeln, welche durch die folgende, farbige Figur noch deutlicher hervortreten werden. Rechts im Bild, wird ebenso wie links, das Kapselfett und dahinter der innere Gelenkknorren sichtbar, dann der Rand des inneren Schienbeinknorrens und im Anschluß daran die innere Schienbeinfläche als ein nach unten verjüngtes plattes Feld, weil die Muskeln sich von beiden Seiten her über die Ränder hereindrängen.

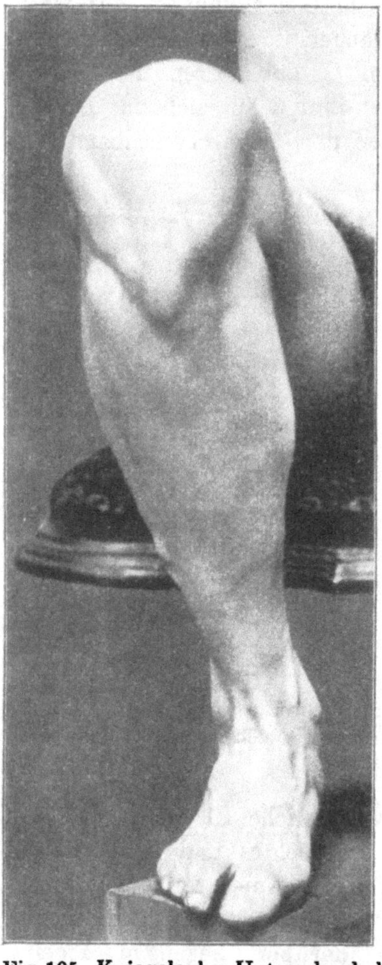

Fig. 105. Kniegelenk u. Unterschenkel eines Mannes von 26 Jahren in starker Beugung, etwas von innen gesehen. Modell zu der Figur 104.

Zur vollständigen Deutung der einzelnen Teile ist es notwendig, die Anordnung der Muskeln zu beachten und ihre Sehnen zu berücksichtigen. Bei der Beugung des Knies, wie in den Figuren 104—107, ist der innere Kopf des Unterschenkelstreckers, der an den Figuren kurz „innerer Schenkelstrecker“ genannt wird, platt auf den inneren Knorren des Oberschenkelknochens angedrückt. Obwohl diese Muskelschicht bei einem kräftigen Mann sehr ansehnlich ist, bleibt doch die Hauptform des Knochens erkennbar. Die Schichte des Muskels legt sich in ziemlich gleichmäßiger Stärke über den inneren Knorren hinweg, geht jedoch bald in eine derbe Sehne über, die sich an die Kniescheibe und an das Kniescheibenband anschließt. Auf der linken Seite, in der Figur, findet sich auf dem äußeren Gelenkknorren des Oberschenkelknochens keine Muskelschicht, sondern lediglich die Sehne des äußeren Kopfes des Unterschenkelstreckers, kurz

„Schenkelstrecker" genannt (Fig. 107). Die Form des Knochens ist deshalb, weil die Sehne nicht so dick ist, noch vollständiger durch alle die Schich-

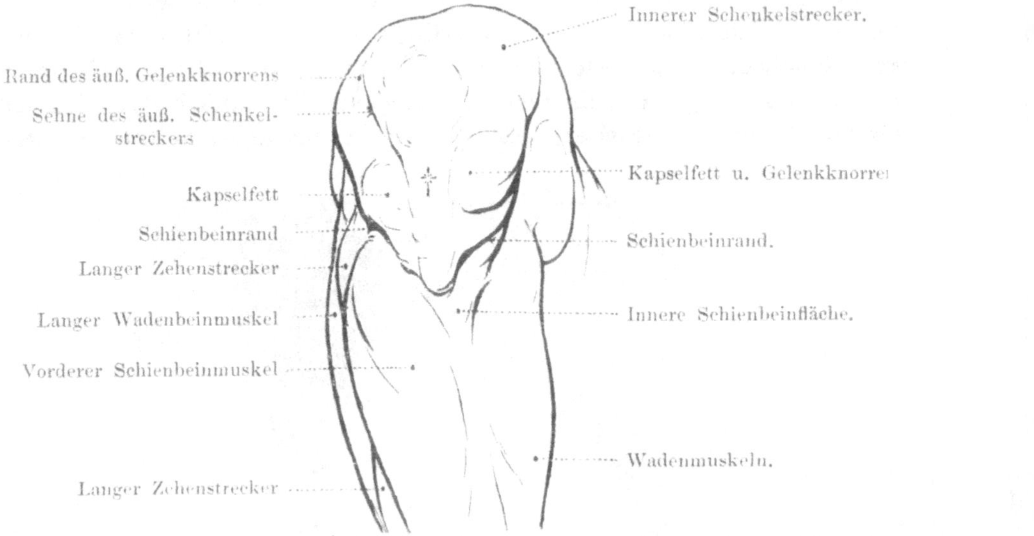

Fig. 106. Konturen des Kniegelenkes eines Mannes, um die Phototypie der Figur 105 zu erklären.

ten von Haut, Fettgewebe der Haut, Sehne und Kapsel hindurch zu erkennen. Die Gelenkkapsel verdeckt die übrigen Eigenschaften in einem

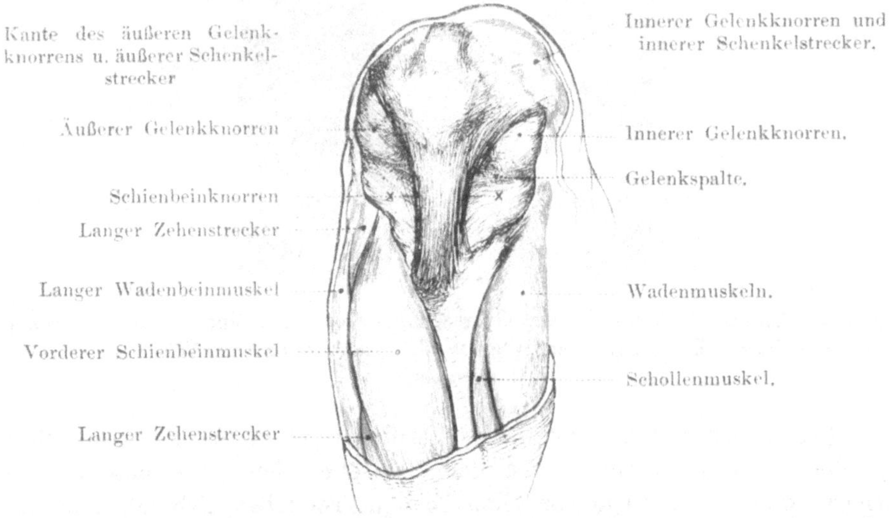

Fig. 107. Kniegelenk und Unterschenkel eines Mannes von 26 Jahren in starker Beugung, etwas von innen gesehen. Ergänzung zu den Figuren 104—106, um die Ausdehnung der Sehnen, Muskeln und der Gelenkkapsel zu zeigen.

noch geringeren Grade, und deswegen zeichnen sich viele Linien der darunter liegenden Gelenkkörper (vergl. Figg. 106 u. 107) deutlich ab.

Zwischen der Streckung und der hochgradigen Beugung liegt die Beugung im rechten Winkel, die am häufigsten vorkommt und für die Anatomie der Formen deshalb lehrreich ist, weil die Kniescheibe noch teilweise auf dem Patelleneinschnitt festliegt, also noch nicht in den Gelenkspalt hinabgerückt ist, wie dies bei den Figuren 104—107 der Fall war. In der Mitte zeigt sich, deutlich vorspringend, die Kniescheibe. Von ihr bis zum Schienbeinstachel erstreckt sich das sich verjüngende Kniescheiben-

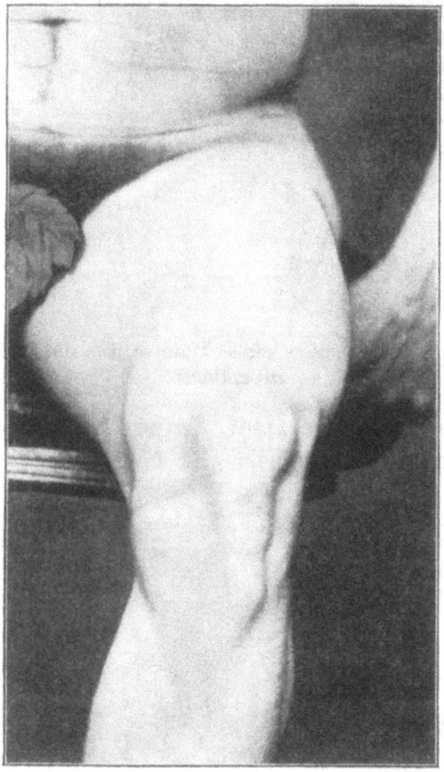

Fig. 108. Linkes Knie und linker Oberschenkel von vorn und etwas von innen gesehen in halber Beugung. Der Unterschenkel steht in rechtem Winkel zum Oberschenkel.

band (Figg. 108 u. 109). Schwache Verdickungen in der Mitte zwischen Scheibe und Stachel rühren von dem Kapselfett her. An diese Hauptformen, welche das Auge vor allem fesseln, schließen sich folgende an: nach außen von der Kniescheibe: der äußere Gelenkknorren des Oberschenkelknochens, etwas nach oben die Masse des äußeren Kopfes vom Unterschenkelstrecker (in der Fig. 109 kurz äußerer Schenkelstrecker genannt). Eine leichte Schwellung am unteren Ende der Kniescheibe gehört dem Ende des Bicepsmuskels an. Weiter unten folgt der äußere

Knorren des Schienbeines und endlich das Wadenbeinköpfchen. An der inneren Seite treten hervor 1) die Masse der Anzieher, durch das Aufliegen des Schenkels sich breit nach innen ausladend; 2) der innere Kopf des Unterschenkelstreckers (in der Fig. 109 als innerer Schenkelstrecker bezeichnet); 3) der innere Knorren des Oberschenkels; 4) der Gelenkspalt; unter ihm 5) der innere Knorren des Schienbeines, begrenzt von dem Ende des Schneider- und des schlanken Muskels *(Gracilis und Sartorius,* Fig. 109), die vereint mit der Sehne des Halbsehnigen *(Musculus semitendinosus)* zu der inneren Fläche des Schienbeines hinziehen.

Das Skelet des Fufses.

An dem Skelet des Fußes unterscheiden wir:
die Fußwurzel *(Tarsus),*
den Mittelfuß *(Metatarsus)* und
die Zehen *(Digiti)* mit ihren Phalangen.

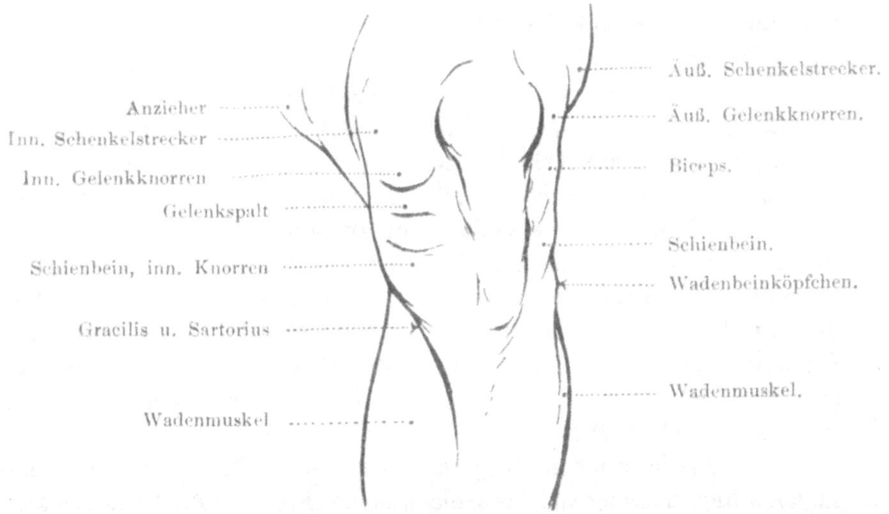

Fig. 109. Linkes Knie und linker Oberschenkel von vorn und etwas von innen gesehen, in halber Beugung. Der Unterschenkel steht in rechtem Winkel zum Oberschenkel. Ergänzung zu der Figur 108.

In dem Fußskelet wiederholt sich die von der Hand geschilderte Gliederung, freilich mit wesentlichen Abänderungen. Die Knochen der Fußwurzel, sieben an der Zahl, haben eine mächtigere Entfaltung und zugleich eine andere Anordnung gegenüber denen der Handwurzel erfahren. Während dann der Mittelfuß weniger umgestaltet wurde, sind die Zehen im Vergleich zu den Fingern verkümmert. Der Fuß eignet sich durch eine robuste Festigkeit und seine stattliche Größe vorzugsweise zum Piedestal des Körpers. Er bildet deshalb beim Stehen einen rechten Winkel mit dem Unterschenkel, während die Hand, auch wenn sie ruht, in der Verlängerung des Vorderarms liegt. Der Fuß muß zu der Körpergröße in einem richtigen Verhältnisse stehen, um den Gesetzen der Schönheit zu entsprechen. Ein zu kleiner Fuß macht bei dem Mann den Eindruck der Unsicherheit, um nicht zu sagen, der Unvollkommenheit. Wenn die Füße die Aufstellungsbasis des Leibes abgeben, so sind große Füße jedenfalls anatomisch vollkommener als kleine. Die germanischen Volksstämme haben im allgemeinen größere Füße als die romanischen. Wenn wir bei dem weiblichen Geschlechte den Fuß auch dann bewundern, wenn er zu klein ist und weit unter der, durch die Proportion der Gestalt gegebenen Größe zurückbleibt, so huldigen wir auch darin einer Mode, die für den kleinen Puppenfuß schwärmt. Die klassische Periode der alten Kunst setzte stets den Körper auf richtig proportionierte Füße, wo sie es nicht that, geschah es aus besonderen Gründen.

Die Fußwurzel.

Von den drei anatomischen Formbestandteilen des Fußskeletes: Fußwurzel[1], Mittelfuß und Zehen, ist die Fußwurzel der längste und zugleich der stärkste. Sie mißt die Hälfte der Fußlänge. Die Fußsohle heißt *Planta pedis*, und deshalb spricht und schreibt man von einer Plantarfläche und von Plantarmuskeln, im Gegensatz zu denen des Fußrückens, des *Dorsum pedis*. Wie es kam, daß Pflanzen und Fußsohlen denselben Namen, *Plantae*, führen, wurde noch nicht aufgeklärt.

Der erste und höchst gelegene Knochen der Fußwurzel, das Sprungbein (*Talus*[2] oder *Astragalus*, Fig. 110 Nr. 1 u. 2) ist allein mit dem Unterschenkel durch das Sprunggelenk verbunden. Er ist der einzige Fußwurzelknochen, an welchem sich weder ein Muskel inseriert, noch entspringt. Seine Bewegung im Sprunggelenk kann deshalb immer nur eine mittelbare sein, welche ihm durch die Bewegung des ganzen Fußes übertragen wird. Das Sprungbein trägt auf der oberen Fläche eine gewölbte und zugleich hinten verschmälerte Gelenkfläche (Fig. 110 Nr. 1), welche sich etwas auf die Seitenflächen, der Reibung mit den Knöcheln wegen, fortsetzt. Vorn sitzt an dem Sprungbein ein abgerundeter Vorsprung (Taluskopf, Fig. 110 Nr. 2), dessen überknorpelte Oberfläche in eine pfannenförmige Vertiefung des Kahnbeines (Fig. 110 Nr. 4) hineinpaßt.

---

[1] *Tarsus* (tarsion, griech.) hieß ein aus parallelen Eisenstäben gebildeter Rost. So wird es erklärlich, daß der Name Tarsus auch auf die fünf parallelen Röhrenknochen des Mittelfußes angewendet werden konnte.

[2] *Talus* oder *Tessera* heißt Würfel. Nur das Sprungbein der Säugetiere mit gespaltenen und ungespaltenen Hufen hat die Gestalt eines Würfels. Das Sprungbein der Schafe und Ziegen diente seiner, wenn auch nicht ganz kubischen Gestalt wegen in alter Zeit als Würfel. Daher noch heute der Ausdruck knöcheln statt würfeln. Das menschliche Sprungbein hat keine Ähnlichkeit mit einem Würfel.

Das **Fersenbein** *(Calcaneus*, Fig. 110 Nr. 3), der größte Knochen der Fußwurzel, liegt unter dem Sprungbein. Er ist länglich und überragt dasselbe nach hinten beträchtlich mit einem gerundeten Vorsprung, dem **Hacken**, der die knöcherne Grundlage der mit Fett gepolsterten Ferse bildet. Er ruht nicht seiner ganzen Länge nach auf dem Boden auf, sondern nur mit dem plantarwärts vorspringenden Ende. Sein vorderes Ende ragt eben soweit, wie dasjenige des Talus und bildet eine schräge Verbindungsfläche mit dem Würfelbein (Fig. 110 Nr. 8).

An der oberen Fläche trägt das Fersenbein eine, in drei Teile zerlegte Gelenkfläche zur Verbindung mit der entsprechenden unteren Gelenkfläche des Sprungbeinkörpers. Eine rauhe Vertiefung bildet mit einer ähnlichen an

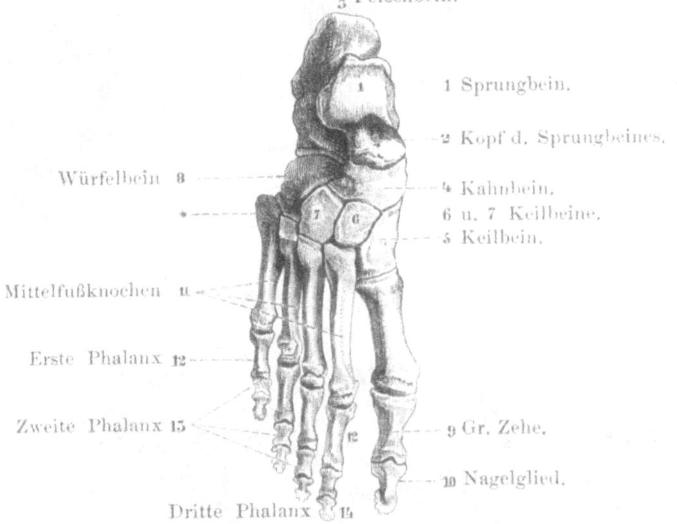

Fig. 110. Skelet des Fußes von oben gesehen.

der unteren Gegend des Sprungbeines die Tarsalbucht; sie ist von einem starken Band durchzogen. Nach einwärts von dieser rauhen Vertiefung überragt ein kurzer aber starker, nach innen gerichteter **Fortsatz** *(Sustentaculum tali)* die **innere** Fläche des Knochens. Er dient dem, nach innen überhängenden Sprungbein zur Unterlage und bildet gleichzeitig eine Art Hohlkehle, in welcher die Muskeln, Gefäße und Nerven vom Unterschenkel zum Hohlfuß ziehen.

Das **Kahnbein** *(Os naviculare*, Fig. 110 Nr. 4) ist kurz, aber breit, mit einer schüsselförmigen Fläche versehen, in welche der Sprungbeinkopf eingelenkt ist, während die gegenüberliegende Fläche gewölbt ist. An drei verschiedenen Facetten sind dort die drei Keilbeine befestigt. Das Kahnbein ragt mit einem stumpfen Höcker *(Tuberositas ossis navicularis)* über die Linie des inneren Fußrandes hervor (Fig. 111), hinter welchem eine Rinne verläuft. Das Kahnbein wird schwebend getragen, berührt also niemals die Bodenfläche. So trägt es wie die **Keilbeine** *(Ossa tarsalia,* Fig. 111 Nr. I II u. III) wesentlich zur Wölbung des Fußrückens bei. Sie werden von dem inneren Fußrande aus gezählt; das erste oder innere Keilbein ist das größte. Die stumpfe Schneide sieht gegen den Rücken des Fußes, somit die rauhe Basis gegen die Fußsohle; diese Basis reicht ebensoweit herab wie der Höcker des Kahnbeins (Fig. 111). Beide Knochen sind an dem inneren Fußrande als ein einziger Höcker zu fühlen, weil sie unmittelbar an-

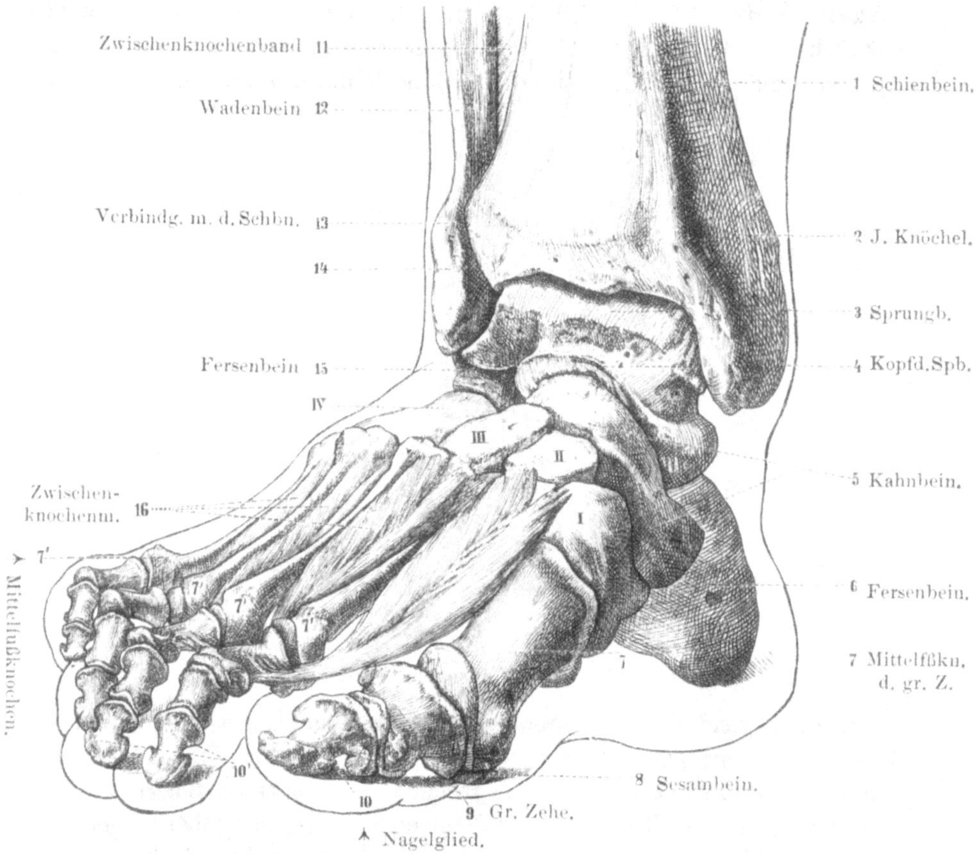

Fig. 111. Skelet des Fußes von innen und etwas von oben gesehen.

einanderstoßen. Das **zweite** oder **mittlere Keilbein** ist das kleinste von den dreien und kehrt seine Schneide nach der Plantarfläche, somit seine Basis nach oben, ebenso wie das **dritte** oder **äußere Keilbein**, das etwas länger ist als das zweite. Die vorderen Enden der drei Keilbeine tragen die ersten drei Mittelfußknochen, denjenigen der großen Zehe und der beiden anstoßenden Zehen.

Das **Würfelbein** *(Os cuboideum,* Fig. 110 Nr. 8) liegt am äußeren Fußrande, vor dem Fersenbein. Es gleicht nur entfernt einem Würfel, denn seine Flächen und Ränder sind sehr uneben. Die obere Fläche fällt gegen den äußeren Fußrand ab, die untere ist tief ausgehöhlt *(Sulcus ossis cuboidei)* für die Sehne des langen Wadenbeinmuskels; die äußere, ist die kleinste und verdiente mit mehr Recht als äußerer Rand bezeichnet zu werden, denn die obere und untere Fläche konvergieren und die von der unteren Fläche erwähnte Rinne ist schon an der äußeren Fläche bemerkbar. Die vordere Fläche besitzt zwei Facetten für die Basis des vierten und fünften Mittelfußknochens.

Die Knochen des Mittelfußes.

Der auf die Fußwurzel folgende Abschnitt des Fußes besteht aus fünf, eine Querreihe bildenden Knochen, welche in einer von außen nach innen konvexen Ebene nebeneinanderliegen (Fig. 110). Sie sind kurze Röhrenknochen, der Länge nach ein wenig aufwärts gebogen, mit einem schmäleren Mittelstück, mit einem hinteren dicken und einem vorderen kugelig geformten Ende. Sie teilen diese Eigenschaften mit den Knochen der Mittelhand. Der erste Mittelfußknochen, der großen Zehe angehörig, unterscheidet sich von den übrigen durch seine Kürze und Stärke. An der unteren Fläche des überknorpelten Köpfchens erhebt sich ein längsverlaufender Kamm, zu dessen beiden Seiten in sattelförmig gehöhlten Furchen die beiden Sesambeine liegen. Der Mittelfußknochen der zweiten Zehe ist der längste. Der Mittelfußknochen der kleinen Zehe zeichnet sich nebst seiner schief von oben nach unten etwas zusammengedrückten Gestalt noch durch einen Höcker aus (Fig. 110*), welcher am äußeren Fußrande über das Würfelbein hinausragt, und durch die Haut leicht gefühlt werden kann; überdies zeigt auch eine leichte Wölbung des äußeren Fußrandes deutlich die Stelle an, wo dieser Höcker unter der Haut verborgen ist. Bei mageren Füßen wird er zu einem Hügel ausgebaucht, auf dessen Gipfel oft ein, durch Reibung mit dem Leder der Fußbekleidung gebildetes Hühnerauge thront.

Die Mittelfußknochen bilden zugleich mit der Fußwurzel einen Bogen, der in doppeltem Sinne gewölbt ist, einmal von hinten nach vorn (Fig. 112), wodurch der Hohlfuß entsteht. Wie ein aus Bausteinen geformtes Gewölbe berührt der Bogen nur mit seinem hinteren und vorderen Ende die Grundfläche. Die Spannung des Bogens ist veränderlich; er flacht sich ab, wenn beim Stehen die Last des Körpers auf ihm ruht, und nimmt die frühere Wölbung wieder an, sobald er von diesem Gewicht, wie bei dem Sitzen, befreit wird. Gelenke und Bänder sind der Grund dieser Elastizität des Fußskeletes.

Bei den Füßen muß der Spann oder Rist nach oben gewendet sein, nicht schräg nach innen, wie dies bei den Plattfüßen, den nach innen getretenen Füßen, der Fall ist. An dem Durchschnitt Figur 112 ist das

Fußgewölbe gut geformt. Der Rist ist nach oben gewendet, wie bei dem von vorn betrachteten rechten Fuß, der von einem 30jährigen Manne nach dem Tode und nach Injektion von Formol, abgebildet wurde (Fig. 113); Formol erhält die natürlichen Formen sehr gut. — Im gewöhnlichen Leben gilt der hohe Rist für eine Schönheit. Bei den Antiken ist diese Schönheit nicht in hervorragender Weise ausgeprägt, so daß, wie BRÜCKE meint, kein Künstler Veranlassung finden wird, in dieser Beziehung unter das Maß der Antiken hinunterzugehen. Eine andere Frage ist, ob er das-

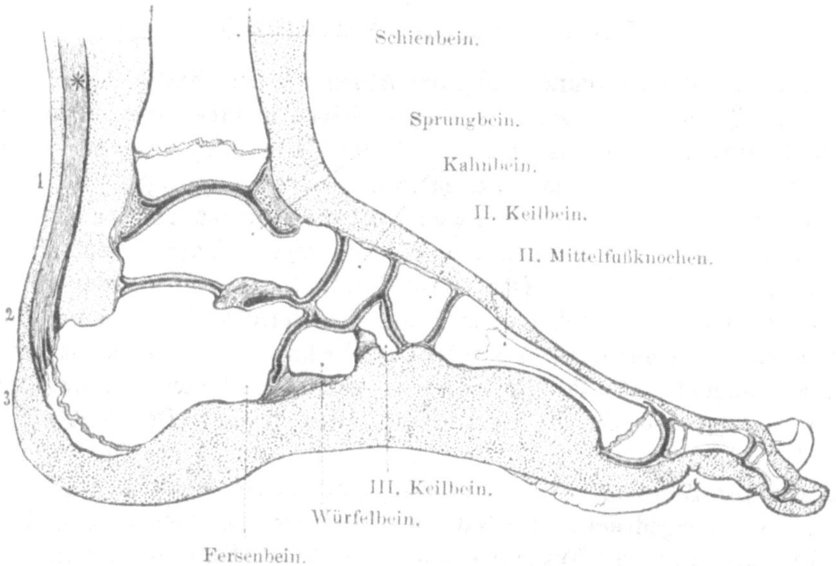

Fig. 112. Rechter Fuß eines jungen Mannes (17 Jahre alt) im Durchschnitt, um das Fußgewölbe, die Dicke der Weichteile und das Verhalten der Achillessehne darzustellen. Der Schnitt geht durch das Schien-, Sprung- und Fersenbein, ferner das zweite Keilbein, durch die zweite Zehe und ihren Mittelfußknochen. An dem Schienbein- und Fersenbeindurchschnitt und anderen Stellen sind Verknöcherungslinien zu sehen. * Achillessehne; Nr. 1 Vertiefung im Verlauf der Achillessehne; Nr. 2 Ansatz der Achillessehne; Nr. 3 Fettpolster hinter dem Fersenbein.

selbe überschreiten dürfe, ohne den Eindruck des Genrehaften hervorzurufen. Füßen mit niedrigem Rist und langer Ferse fehlt auch die nötige Höhlung der Sohle, diese kann aber auch bei normalem Rist und normaler Ferse fehlen, wenn am mittleren Teil der Sohle zu reichliche Fettablagerung vorhanden ist.

Ein häufiger und namentlich bei niedrigem Rist vorkommender Fehler des Fußes ist eine zu lange Ferse. Ist der Fuß über das Maß nach rückwärts verlängert, dann ist die Form der Profillinie, welche dem unteren Verlaufe der Achillessehne folgt, über das Maß konkav. Dieser Fehler muß sorgfältig vermieden werden, denn er ist häßlich und giebt dem Fuße ein gemeines Aussehen. Bei der Figur 112 ist die Konkavität gering und die Form der Ferse gut. Im besonderen ist zu berücksichtigen, daß der obere Teil des Fersenbeines, dort wo sich die Achillessehne ansetzt (Fig. 112 Nr. 2), der am meisten vorragende Punkt ist. Der Ansatz der Sehne bedingt eine leichte Schwellung. Unter der Schwellung Nr. 2 folgt eine Schwellung Nr. 3, sie rührt von dem mächtigen Fettpolster der Ferse her. Oberhalb der Schwellung Nr. 2 sinkt der Kontur leicht

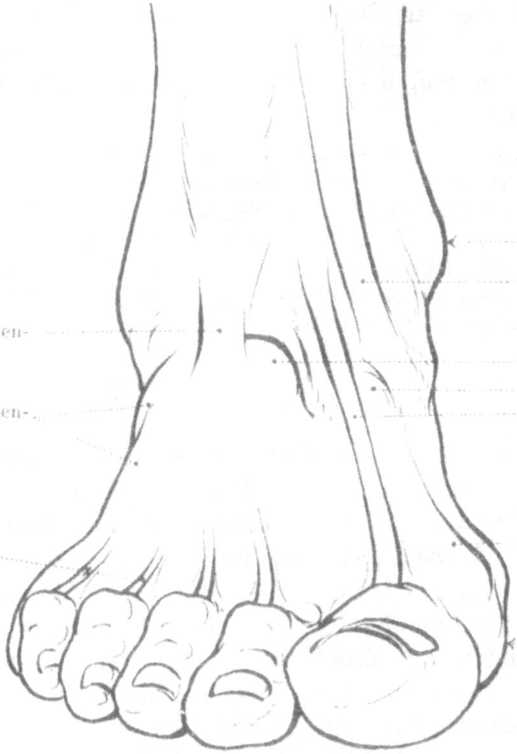

Fig. 113. Fuß eines kräftigen Mannes von vorn gesehen, mit den von außen nach innen konvexen Bogen der Mittelfußknochen. Vergl. Figur 105 von S. 194. Nach einer Leiche und nach photographischer Aufnahme. Das Bein war bald nach dem Tod mit Formol fixiert worden.

ein, um dann bei Nr. 1 allmählich wieder hervorzutreten. Die Schwellung Nr. 2 und weiter oben, jene bei Nr. 1 ist in der Antike wiedergegeben worden und zwar schon in der archaischen Periode, wie z. B. bei den Ägineten, dann aber auch später noch bei dem borghesischen Fechter, bei dem Laokoon und dem Farnesischen Herkules. Die Kenntnis dieser Einzelnheiten geht später verloren. Das seltene Vorkommen bei den Lebenden von heutzutage, darf man vielleicht auf die Verunstaltung der Füße durch allzuknappe oder unrichtig geformte Schuhe zurückführen.

Die Mittelfußknochen bilden überdies mit den anstoßenden Knochen der Fußwurzel einen, von außen nach innen konvexen Bogen (Fig. 113). Daher kommt es, daß der äußere Fußrand den Boden berührt, und der Fußrücken gegen die Kleinzehenseite abfällt. Die Räume zwischen den einzelnen Mittelfußknochen sind, ähnlich wie diejenigen zwischen den Mittelhandknochen, durch kurze Muskeln, die Zwischenknochenmuskeln (Fig. 111 Nr. 16), ausgefüllt, welche für die Bewegungen der Zehen dienen. An dem normalen Fuß sind deshalb die Zwischenknochenräume ebensowenig bemerkbar, als dies an der Hand der Fall ist. Nur ein hoher Grad von Abmagerung läßt auch an dem Fuß die Zwischenknochenräume erkennbar werden, und die scharfen Kanten der Mittelfußknochen zum Vorschein kommen.

Bleibende Flachheit des Bogens, sei sie nun angeboren oder erworben, bedingt den Plattfuß, der mit der ganzen unteren Fläche der Fußsohle auftritt. Schwerfälliger Gang sind die zunächst bemerkbaren Folgen eines mangelhaft geformten Fußes. Plattfüßige Männer sind vom Infanteriedienst frei, weil bei jedem anstrengenden Marsche das Gewicht des, mit Tornister und Gewehr überdies belasteten Körpers, die ohnehin schwachen Bänder solchermaßen ausdehnt, daß notwendig schmerzhafte Zerreißungen der Haut eintreten.

Die Zehen.

Die Zehenglieder *(Phalanges digitorum pedis)* entsprechen durch Zahl und Verbindung jenen der Finger, doch ist die Form wesentlich verschieden, sie sind kürzer und krallenartig gebogen, denn das erste Zehenglied ist schief nach oben, das zweite fast horizontal, das dritte nach unten gerichtet (Fig. 111); es berührt also nur das dritte den Boden. Da der dicke Zehenballen an der Fußsohle drei Viertel der Länge des ersten Gliedes von unten her deckt, so scheinen die Zehen bei der Plantaransicht kürzer zu sein, als bei der Dorsalansicht. Der nackte Fuß hinterläßt in nassem Sand zwei große und fünf kleine Gruben. Die hintere große Grube ist rundlich und entspricht dem Fersenhöcker, die vordere ist querelliptisch und rührt vom Zehenballen her. Vor dieser queren Grube sieht man noch fünf kleinere, tiefe, als Abdrücke der fünf Zehenspitzen. Das fettreiche Bindegewebe ist an dem zweiten Zehenglied weit weniger entwickelt, als an dem ersten und letzten. Dieser Umstand dient auch zur Erklärung der ebenerwähnten Eigentümlichkeit, daß die Fettpolster des Zehenballens und des letzten Zehengliedes sich berühren und das zweite Glied bei unterer Ansicht der Zehe gar nicht gesehen werden kann.

Die große Zehe *(Hallux)* hat nur zwei Phalangen, wie der Daumen. Sie zeichnen sich durch ihre Breite und Stärke vor den übrigen aus. Die große Zehe ist nicht gekrümmt, wie die anderen, und sehr oft kürzer als die zweite, welche trotz der Krümmung dann die erste oft um 3—4 Millimeter überragt. Die große Zehe ist an allen Antiken kürzer; in den Tafeln von Vesal, Genga und Sue haben wir dasselbe Verhältnis vor uns, welches P. Camper, ein großer anatomischer Kunstrichter, für die Norm erklärt. Richtiger wäre gewesen, die größere Länge der zweiten Zehe unbedingt für schöner zu erklären, als das umgekehrte, weil eine bogenförmige Begrenzungslinie des Fußes dem Auge gefälliger erscheint. Man kann den Satz nicht aufrecht erhalten, daß die größere Länge der ersten Zehe eine Abnormität darstelle, denn mindestens 30% der Bevölkerung unserer Kulturländer haben die zweite Zehe kürzer als die erste. Unter diesen 30% befinden sich Arme und Reiche, die sonst in jeder Hinsicht normal beschaffen sind; man darf also aus der Verschiedenartigkeit des Vorkommens nur schließen, daß man es mit einer Rasseneigentümlichkeit zu thun habe. Dieselbe Deutung gilt für das Vorkommen gestreckter Zehen. Die Zehenglieder liegen sehr häufig, wie die große Zehe, in einer geraden Ebene, d. h. gestreckt nebeneinander und sind nicht krallenartig gebogen. Diese Form ist unschön, aber nicht abnorm, und wahrscheinlich ebenfalls als eine Rasseneigentümlichkeit aufzufassen.

Die Gelenke des Fußes.

Die Gelenke des Fußes bestehen:

1) in der Verbindung des Fußes mit dem Unterschenkel;

2) in den Verbindungen innerhalb der Fußwurzel;

3) in den Verbindungen der Fußwurzel mit dem Mittelfuß;

4) in den Verbindungen des Mittelfußes mit den Zehen und in den Verbindungen der einzelnen Phalangen untereinander.

Die Verbindung der Fußwurzel mit dem Unterschenkel stellt das Sprunggelenk her, welches seinen deutschen Namen von jener Bewegung erhielt, bei welcher dieses Gelenk seine größte Kraftanstrengung ausführt — dem Sprunge. Die beiden Knöchel des Unterschenkels fassen das Sprungbein gabelartig zwischen sich und zwar nur so weit, wie dies die Figuren 93 und 111 andeuten. Von den beiden Knöcheln ziehen starke mit einer Gelenkkapsel verwachsene Bänder zu dem Sprung- und Fersenbein herab, und sichern eine Bewegung, welche derjenigen eines Scharniergelenkes gleicht, dessen Gelenkachse quer durch die beiden Knöchel und den Sprungbeinkörper hindurchgeht. Bei dem Stehen, d. h. bei jener mittleren Stellung des Gelenkes, in der die Achse des Fußes mit der Achse des Unterschenkels einen rechten Winkel bildet, steht der vordere breiteste, und der hintere schmälste Rand der oberen Gelenkfläche des Sprungbeines nicht mit der unteren Gelenkfläche des Schienbeines in Kontakt. Erst beim Senken der Fußspitze, bei dem Strecken des Fußes im Sprunggelenk, kommt der hintere schmale Rand dieser Gelenkfläche und beim Beugen der vordere breite Rand derselben mit der Schienbeingelenkfläche in Berührung. Letzteres wird nur dadurch möglich, daß der äußere Knöchel sich etwas von seiner Lage am Schienbein entfernen kann. Die natürliche Stellung des Fußes bei dem Stehen entspricht der Dorsalflexion der Hand. Bei dem Heben der Fußspitze wird dieser Zustand der Flexion gesteigert, der Fußrücken *(Dorsum pedis)* nähert sich der vorderen Unterschenkelfläche und stellt sich in die Dorsalflexion. Senkt sich die Fußspitze, so entsteht die Plantarflexion, welche jedoch nur innerhalb einer mäßigen Grenze im Vergleich zu jener der Hand ausgeführt werden kann.

Die unregelmäßige Form der oberen Gelenkfläche des Sprungbeines erlaubt in dem Sprunggelenk noch eine Drehbewegung um die senkrechte Achse, sobald bei dem Senken der Fußspitze die Unterschenkelknochen auf dem hinteren, schmalen Teil des Sprungbeines aufruhen. Dann kann der ganze Fuß sich nach der Waden- oder Schienbeinseite bewegen, was als Abduktion und Adduktion bezeichnet wird. Die Exkursionsfähigkeit beträgt jedoch nur 20°. Einflußreicher für die Brauchbarkeit des Fußes ist eine dritte Bewegung innerhalb der Fußwurzel, welche der Pronation und Supination der Hand gleicht, und auch so genannt wird. Diese Bewegung leistet das Gelenk zwischen Sprung- und Kahnbein (Fig. 110 zwischen 2 und 4), und dasjenige zwischen Sprung- und Fersenbein (Fig. 110 zwischen 1 und 3). Durch die Supinationsbewegung wird der innere Fußrand gehoben, durch die Pronation der äußere. Infolge der Supinationsbewegung können beide Füße einen festen Körper umklammern, wie es beim Emporklettern an einem Baumstamme geschieht. — Die übrigen Verbindungen der Fußwurzelknochen untereinander, wie jene der drei Keilbeine und des Würfelbeines erfreuen sich nur einer geringen Beweglichkeit.

Die Bandverbindungen der Fußwurzelknochen untereinander müssen bei dem Drucke, welchen der Fuß von oben her auszuhalten hat, überhaupt sehr stark, und an der Sohlenseite stärker, als an der Rückenseite sein. Es ist ein sehr verwickelter Bandapparat, der in mehrfachen Schichten übereinanderliegt und sich kreuzweise deckt. Nur so war es möglich, auf eine Kuppel, welche Fußwurzel und Mittelfuß miteinander bilden, die ganze Körperlast zu übertragen. Der Bandapparat entspricht diesen Anforderungen in so vollkommener Weise, daß nur eine mäßige Abflachung des Fußes eintritt. Diese Abflachung erfolgt in zwei Richtungen, von vorn nach hinten und von außen nach innen, d. h. der Fuß wird beim Aufstemmen erstens länger und zweitens breiter.

Zu den Fehlern, welche durch das Schuhwerk hervorgerufen werden, gehört die Ablenkung der großen Zehe gegen die Mittellinie des Fußes und das damit zusammenhängende knorrige Hervorragen des Gelenkes, welches die große Zehe mit dem Mittelfuße verbindet, ferner Zusammendrängung der Zehen überhaupt und Verkrümmung der letzten, bisweilen auch der vorletzten Zehe.

Solchermaßen verkrüppelte Füße findet man auf den Bildern unserer altdeutschen Meister fast regelmäßig, ein unverkennbarer Beleg, daß die Menschheit schon lange unter dem Drucke unzweckmäßig geformter Stiefel seufzt. Auch die relative Magerkeit der Füße bei sonst gut genährten Menschen kommt oft wesentlich auf Rechnung des Schuhwerkes. Schon in das Gebiet des Krankhaften gehört es, wenn der Fuß nicht richtig und fest an den Unterschenkel angesetzt ist, und mehr der innere Rand auftritt, welches dann bei niedrigem Rist und Verstreichen der Sohlenhöhlung das Bild geben kann, welches als Plattfuß schon erwähnt wurde.

Die Verbindungen der Fußwurzel mit dem Mittelfuß zeigen Gelenkkapseln und Hilfsbänder wie alle übrigen Verbindungen. Allein die Gelenkflächen sind nur schwach gekrümmt, und die Beweglichkeit ist dadurch sehr gering. Nur zwischen dem I. und V. Mittelfußknochen ist eine etwas größere Beweglichkeit gestattet.

Die Verbindungen zwischen dem Mittelfußknochen und den Zehen und die Zehengelenke selbst wiederholen im wesentlichen die bei der Hand geschilderten Einrichtungen. Die Gelenke zwischen den Köpfchen der Mittelfußknochen (Fig. 111 Nr. 7 und 7'), und der Grundphalange der Zehen sind ziemlich frei, und gestatten wie jene der Hand nebst Beuge- und Streckbewegung auch Spreizen der Zehen, also Abduktion und Adduktion. Die Gelenke der Zehenglieder untereinander sind reine Winkelgelenke. An allen finden sich Kapseln mit einem äußeren und inneren Seitenbande und einer unteren, stärkeren Wand, in welcher am ersten Gelenk der großen Zehe zwei ansehnliche Sesambeine eingewachsen sind (Fig. 111 Nr. 8), deren dem Gelenke zugekehrte Flächen in die sattelförmigen Furchen an der unteren Seite des Kopfes *(Metatarsus hallucis)* einpassen.

Allgemeine Betrachtungen.

Das Hüftgelenk ist ein freies Gelenk, es gestattet Bewegung nach jeder Richtung. Der Schenkelkopf sitzt auf dem Schenkelhals, der an seiner Abgangsstelle vom Mittelstück des Oberschenkelknochens seine größte Stärke besitzt. Der Hals des Schenkelbeines bildet mit dem Mittelstücke einen Winkel, welcher sich beim Weibe mehr als beim Manne einem rechten nähert. Die Größenabnahme des Winkels beim Weibe beträgt nicht sehr viel, im ganzen nur zwischen 2—3°, allein diese Abnahme genügt, um die größere Konvergenz der beiden Oberschenkelknochen, gegen das Knie hin, bei dem Weibe zu erklären. Schon weiter oben wurde darauf hingewiesen, daß die Oberschenkelbeine gegen das Knie hin konvergieren. Die Konvergenz überhaupt hängt ab von der Größe des Winkels. Der in seiner Pfanne äquilibrierte Schenkelknochen verhält sich genau so, wie ein winklig gebogener Stab, der an einem Ende aufgehängt ist. Sein unteres Ende kann niemals dieselbe Richtung haben mit dem oberen, sondern weicht nach jener Seite ab, nach welcher die Öffnung des Winkels gerichtet ist, beim Schenkelknochen also nach einwärts. Die Konvergenz der Oberschenkelknochen erzielt einen mechanisch bedeutsamen Gewinn, denn die Schwankungen des Körpers beim Gehen werden dadurch beträchtlich abgeschwächt.

Von dem Kniegelenk an ändert sich die Richtung des Beines, und die Unterschenkel laufen parallel zum Boden herab. An dem Skelet des Beines Figur 93 ist dieses Verhalten bei der Darstellung berücksichtigt worden und wohl zu erkennen. Eine geringe Verlängerung des inneren Knorrens am Kniegelenk genügte, die Konvergenz der Unterschenkel zu verhüten, und sie zu zwingen, senkrecht nach der Unterlage hinabzustreben. Ohne diese Korrektion der Richtung würden die Fersen bei dem Gehen beständig aneinander schlagen. — Auch bei der besten Form des Beines entsteht durch Verschiedenheit in der Richtung des Oberschenkels zum Unterschenkel eine Konkavität der Kniegegend an der äußeren und eine Konvexität an der inneren Seite.

Wie bei dem Arm, so kann auch bei dem Bein eine Überstreckung vorkommen, die fehlerhaft ist. Das bei der deutschen Armee eingeführte „Durchdrücken des Knies" besteht in einer Überstreckung, wobei das vordere Kreuzband stark gedehnt werden muß. Überstreckung an dem Arm wie an dem Bein ist unschön. Dieser Fehler tritt am auffallendsten in der Profilansicht zu Tage, ebenso die zu starke Krümmung des Oberschenkels, wobei das Bein aussieht, als ob Oberschenkel und Unterschenkel nicht richtig aufeinanderständen. Die zu starke Krümmung der Oberschenkel entsteht durch rachitische Veränderung des Oberschenkelknochens. — Eine andere auffallende Anomalie entsteht dann, wenn der Unterschenkel nach außen abweicht, und jene Entstellung der Beine auftritt, welche in der Chirurgie *Genu valgum* heißt und im Deutschen Knickebein, Ziegenbein, auch Knieenge und Bäckerbein genannt wird; der inneren Korren des Oberschenkels markiert sich dabei stärker durch die Haut der inneren Kniegegend, als ob er vergrößert wäre. Das Knickebein entsteht durch eine rachitische Veränderung der Knorpelfuge am unteren Ende des Oberschenkelknochens und am benachbarten oberen Ende des Schienbeins. Die dem *Genu valgum* entgegengesetzte Verkrümmung des Knies, bei welcher der Unterschenkel mit dem Oberschenkel einen nach innen offenen Winkel bildet, führt zu der Knieweite oder den Säbelbeinen *(Genu varum)*, welche seltener vorkommen. Die Säbelbeine haben ihre Bedingung ebenfalls in angeborener oder erworbener (rachitischer) Knochenverbiegung oder in krumm geheilten Beinbrüchen. Bei Reitern finden sich oft mäßig krumme Säbelbeine, wahrscheinlich durch vermehrten Muskelzug bei dem sog. Schluß entstanden.

Die Haut der vorderen Kniegegend ist wie diejenige an der hinteren Seite des Ellbogens dick, rauh anzufühlen und im gestreckten Zustande des Gelenkes, sowie bei besonders stark gebrauchten Knieen auf der Kniescheibe quer gefurcht. Das Gewebe der Haut zeigt sich auf den Vorsprüngen der Knochen am Knie bei weitem nicht so fettreich, wie am Oberschenkel, weshalb das Knie um so schlanker erscheint, je beleibter ein Individuum ist. Die Falten auf der Vorderseite des Knies fehlen in der Jugend und die Haut legt sich glatt über die Erhabenheiten und Vertiefungen. Bei der Beugung wird sie gespannt, verdünnt sich und läßt selbst unbedeutende Einzelnheiten erkennen, die bei der Streckung durch Rückkehr der Haut zu ihrer früheren Dicke wieder verschwinden. Zwischen Haut und Fascie liegt ein ziemlich dickwandiger Schleimbeutel, welcher annähernd den Umfang der Kniescheibe hat, im gesunden Zustande einen Tropfen Flüssigkeit enthält, sich dagegen infolge von Entzündungen bis zur Größe eines Apfels und darüber ausdehnen kann.

Der Unterschenkel erstreckt sich von dem Schienbeinstachel bis zu den Knöcheln herab. Er hat eine kegelförmige Gestalt, mit der Spitze nach unten gekehrt. Während die starken Muskellager an der hinteren Seite die Knochen vollständig verdecken, lassen sie vorn wenigstens eine Fläche des Schienbeines samt ihrer Kante frei. Schon im unteren Drittel gehen die Muskeln allmählich in Sehnen über, so daß die unteren Enden des Schien- und Wadenbeines und die Knochen des Fußes mehr und mehr frei werden. Die hochliegende Gruppe der Wadenmuskeln geht mit ihrer gemeinschaftlichen Endsehne, der Achillessehne, an den Höcker des Fersenbeines und verdeckt dadurch den an dem Skelet so stark nach rückwärts verlängerten Knochen.

Zu beiden Seiten der Achillessehne fällt eine Hautgrube auf, welche dem Zwischenraume zwischen der Sehne und den Unterschenkelknochen entspricht. Homer beschreibt umständlich, wie Achill an Hektors Leiche hier die Riemen durchzog, um dieselbe an seinen Siegeswagen zu befestigen und dreimal um Trojas Mauern zu schleifen. — Der Fuß ist von dem Fußrücken aus betrachtet kürzer als die Sohlenfläche, da er nur bis zum Sprunggelenk reicht, die Sohlenfläche sich dagegen bis zum Fersenhöcker erstreckt. Der festere Teil des Fußes besteht aus der Fußwurzel und dem Mittelfuße, der beweglichere und zum Tragen des Körpers nicht geeignete, aus den Zehen. Beide zusammen stellen einen Hebel dar, welcher nach Umständen bald als einarmiger, bald als zweiarmiger gebraucht wird. Als zweiarmiger Hebel erscheint er, wenn man den Fuß frei in die Luft hält und Beuge- und Streckbewegungen mit ihm ausführt. Der Stützpunkt des Hebels liegt hierbei im Sprunggelenk, der kürzere Arm wird durch den Fersenhöcker, der längere durch das vor dem Sprunggelenk gelegene Stück des Fußes dargestellt. Als einarmiger Hebel wirkt er, wenn man sich auf die Ballen der Zehen (unrichtig auf die Zehen) erhebt. Dann liegt der Stützpunkt des Hebels an dem vorderen Ende desselben (Zehenballen), der Angriffspunkt der Last befindet sich im Sprunggelenk, wo das Gewicht des Körpers mittels des Schienbeines auf das Fußgerüst wirkt, und der Angriffspnnkt der bewegenden Kraft entspricht dem Fersenhöcker, als dem hinteren Ende der Hebelstange, dort wo die Wadenmuskeln den Fersenhöcker und damit die ganze Körperlast in die Höhe ziehen.

Die Bestimmung der Zehen ist, beim Stehen und Schreiten sich wie elastische Druckfedern an den Boden anzudrücken und dem Stehen dadurch mehr Festigkeit und dem Gehen jene Sicherheit zu geben, die auf der Elastizität des Schrittes beruht. Wir wären ohne die Zehen nicht imstande, auf dem Ballen der Zehen stehend uns im ruhigen Gleichgewicht zu erhalten, und könnten uns nur durch stetes Trippeln oder durch Kreuz- und Querschritte fortbewegen. Wenn wir glauben, auf den Zehenspitzen zu gehen, so gehen wir eigentlich nur auf den Köpfen der Metatarsalknochen, vorzüglich jener der großen und der nächsten Zehe. Nur lange Übung vermag den Körper auf das Nagelglied der großen Zehe zu erheben und auf ihm sogar zu gehen, wie dies die Virtuosinnen des Balletkorps mit mehr oder weniger Geschick zustande bringen. Damit ist der Gang jeder Elastizität beraubt und wird steif, wie beim Gehen auf Stelzen.

Jede Bewegung, welche der Fuß am Unterschenkel ausführt, kann der Unterschenkel ebenfalls am Fuße machen. Der Unterschenkel beugt und streckt sich im Sprunggelenk gegen den Fuß beim Niederkauern und Erheben, er dreht sich mittels des Sprungbeines am Kahn- und Fersenbeine, um mit weit ausgespreizten Extremitäten zu stehen, und der innere Knöchel dreht sich um seine Gelenkfläche an dem Sprungbein, wenn man, auf einem Fuße stehend, Drehbewegungen mit dem Stamme macht. Das Stehen mit parallelen Füßen, wobei die Zehenspitzen gerade nach vorn gerichtet sind, ist das sicherste. Je weiter die Fußspitzen sich nach außen wenden, desto schwerer und unsicherer wird das Stehen. Der Bauer steht fester als der Soldat in der Parade. Eine mäßige Entfernung der Füße voneinander ist zu einer festen Positur unerläßlich.

Wie die Hand, so wechselt auch der Fuß seine Formen nach Alter, Geschlecht und Beruf. Bei den Erwachsenen sind zwei Abarten deutlich zu unterscheiden, nämlich kurze und dabei breite Füße, und lange aber dabei schmale Füße. Schon Carus hat darauf aufmerksam gemacht.

Über die Gelenke des Beines siehe E. und W. Weber, Mechanik der menschlichen Gehwerkzeuge. Göttingen 1836. W. Henke, Anatomie und Mechanik der Gelenke. Leipzig und Heidelberg 1863. Über krankhafte Form des Kniegelenkes. Mikulicz, Archiv für Anatomie und Entwickelungsgeschichte. Braune und Fischer, Über die Bewegungen des Kniegelenkes. Abhandlungen der Sächsischen Gesellschaft der Wissenschaften. Bd. XVII Nr. 2 1891. Bugnion, Le Mécanisme du Genou. Lausanne 1892. Über das Fußskelet: Lebouco, Verhandlungen der anatomischen Gesellschaft in Göttingen im Anatomischen Anzeiger 1893. Pfitzner in Morphologische Arbeiten herausgegeben von G. Schwalbe. 6. u. 8. Band. Jena. Mit Litteraturangaben.

Sechster Abschnitt.

Muskellehre.

Allgemeine Übersicht.

Das rote Fleisch des menschlichen Körpers ist die Quelle der Bewegungen. Die Ortsveränderung sowohl der einzelnen Teile als des ganzen Organismus ist nur möglich durch diese roten, blutdurchströmten Massen, welche fast das ganze Skelet umgeben und nur einzelne Stellen als harte Unterlage der Haut bei Mensch wie Tier zum Vorschein kommen lassen. Dieses rote Fleisch zerfällt in kleinere abgegrenzte Massen, die sogenannten Muskeln, welche je nach den Körperstellen von verschiedener Form und Größe sind. Die einzelnen Muskeln besitzen eine gewisse Unabhängigkeit von ihren Nachbarn und sind mit Hilfe des Messers von ihnen trennbar, weil dünne Schichten eines lockeren Gewebes zwischen ihnen liegen. Blutgefäße und Nerven ziehen diesem oft fetthaltigen Zwischengewebe entlang, um zu den Muskeln zu gelangen. Sind diese umgebenden Teile mit dem Messer vorsichtig und von allen Seiten entfernt, der Muskel, wie man sich ausdrückt, von seiner Umgebung lospräpariert, so stellt er in seinen einfachsten Formen ein längliches spindelförmiges Organ dar, an dem man folgende Teile unterscheidet:

1) einen mittleren, roten Abschnitt, den sog. Muskelbauch *(Venter)*, der aus fleischigen Fasern besteht (Fig. 114 Nr. 2). Er ist durch einen Nervenstrang direkt mit dem Gehirn in Verbindung gesetzt.

2) die beiden verschmälerten Enden (Fig. 114 Nr. 1 u. 3), die weiß, atlasglänzend aus dem roten Muskelbauch hervorkommen, und als Sehnen *(Tendines)* bezeichnet werden. Sie bestehen aus einem von dem roten Fleisch gänzlich verschiedenen Material, dessen Gegensätze in Form und Farbe und chemischer Zusammensetzung die denkbar größten sind. Das Fleisch enthält Eiweiß, die Sehnen dagegen leimgebende Substanz. Ihre Lebensäußerungen sind ebenso verschieden. Der Muskel zieht sich zusammen, verkürzt sich, schwillt dadurch an, und wird dabei fest; die Sehne wird nur gespannt, sie kann sich weder verlängern noch verkürzen; sie ist einem Seil vergleichbar, an dem der Muskel zieht, wie das Pferd an dem Strang. Die Sehne ist mit der Beinhaut und mit dem Knochen so fest verwachsen, daß eher das Knochenstück an der Ansatzstelle losreißt, als daß die Sehne sich loslöst. Die Sehnen an den Enden des Muskels heißen wegen ihrer Lage Endsehnen *(Tendines terminales)*, zur Unterscheidung von Zwischensehnen *(Tendines intermedii)*, die an einigen Muskeln in der Mitte angebracht sind.

Das einfache Bild eines Muskels (Fig. 114) gestattet gleichzeitig die Erklärung einiger Ausdrücke, welche in der anatomischen Sprache in ganz bestimmtem Sinne gebraucht werden. Unsere Figur 114 stellt den

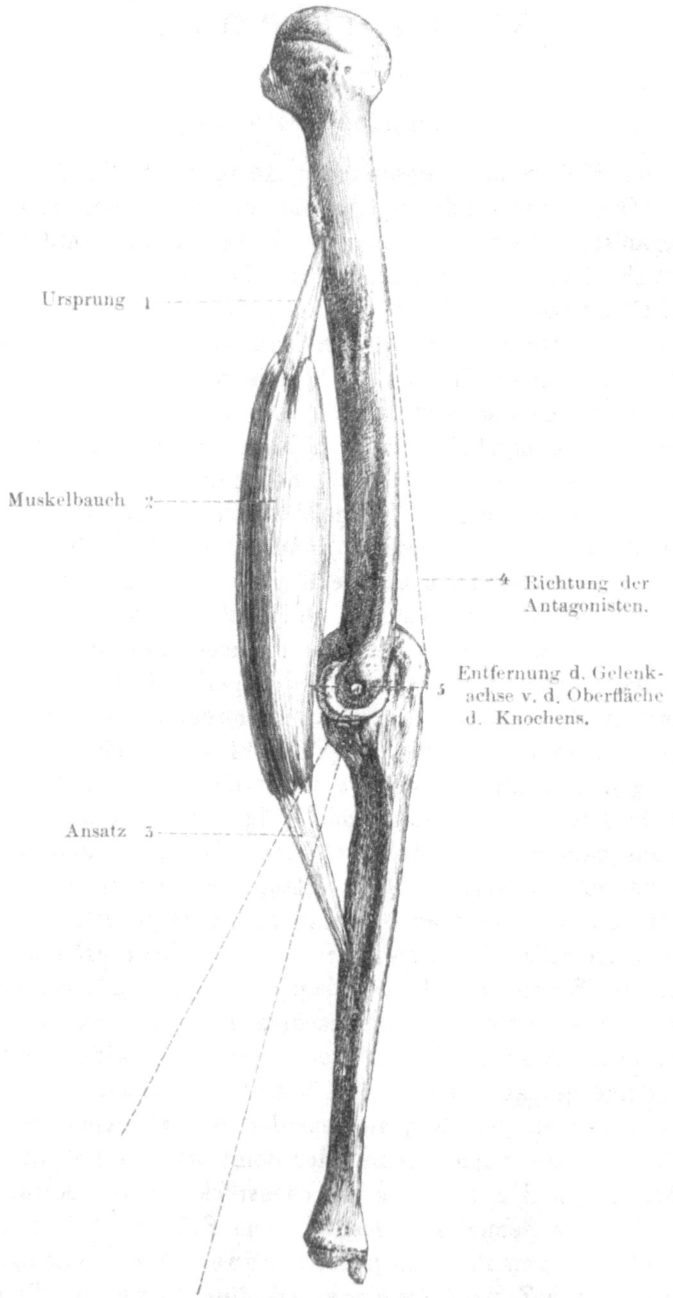

Fig. 114. Schematische Darstellung eines Muskels.

Oberarmknochen und einen Vorderarmknochen in natürlicher Verbindung dar. Auf der vorderen Fläche dieser durch ein Gelenk verbundenen Knochen befindet sich ein Muskelbauch, dessen Anfangs- und Endsehne mit den betreffenden Knochen verwachsen sind. Man nennt nun:

Ursprung *(Origo)* eines Muskels (Fig. 114 Nr. 1) die dem Kopf des Menschen näherliegende Portion des Muskels, welche, die einfachste Art der Wirkung angenommen, bei der Zusammenziehung in unveränderter Stellung bleibt;

Ansatz *(Insertio)* ist die am entgegengesetzten Ende befindliche Portion, welche bei der Zusammenziehung dem Ursprung genähert wird (Fig. 114 Nr. 3);

Verlauf heißt der Weg, den der Muskel zwischen dem Ursprung und dem Ansatz zurücklegt. Aber während diese Bezeichnungen die Lage zu dem Körper in's Auge fassen, werden noch andere notwendig für die einzelnen Abschnitte dieses Organes selbst. An jedem Muskel heißt Kopf *(Caput)* der dem Ursprungspunkt zunächst liegende Teil, Muskelbauch *(Venter)*, der mittlere fleischige Teil (Fig. 114 Nr. 2), Schwanz *(Cauda)* das Ende des Muskels (Fig. 114 Nr. 5).

Von diesem klassischen Bild eines Muskels, das dazu dient, sowohl bei Mensch als Tier sich die Grundvorstellungen über das Wesen dieses Organes anzueignen, giebt es jedoch sehr beträchtliche Abweichungen. Nicht in dem Prinzip, denn Ursprung und Ansatz sind überall vorhanden und stets ist dem Muskelbauch ein ganz bestimmter Verlauf vorgeschrieben, sondern in der Form der Sehnen und des Muskelbauches zeigen sich beträchtliche Verschiedenheiten. Während viele dieser Formen für die Medizin von untergeordnetem Interesse sind, werden selbst unwesentliche Variationen dieser Art von Bedeutung für die darstellende Kunst.

Verschiedene Formen der Sehne.

1) Die Sehnen finden sich nicht immer, wie in unserem Beispiel, an beiden Enden des Muskelbauches von annähernd gleicher Länge, sondern sie können an dem einen Ende kurz, an dem entgegengesetzten lang sein. Das ist nahezu regelmäßig der Fall an dem Vorderarm und dem Unterschenkel. Die Schmalheit des Hand- und Fußgelenkes rührt lediglich davon her, daß die Fleischmassen an das entgegengesetzte Ende des Skeletabschnittes, nämlich in die Nähe des Ellbogen- und des Kniegelenkes verlegt sind.

Bei Tieren ist die Verlegung der Muskelmassen oft bis zu einem sehr hohen Grad getrieben. Bei der Hirschfamilie sind die Muskeln dicht an den Rumpf hinaufgeschoben, und den langen, schmalen Knochen der Glieder entlang ziehen nur die Sehnen, um auf die entfernt liegenden Insertionspunkte die Kraft der hoch oben am Körper befindlichen Muskeln zu übertragen. Bei den langbeinigen Vögeln ist wohl das äußerste in dieser Hinsicht von der Natur geleistet worden.

Eine andere auffallende Versetzung der Sehnen besteht darin, daß sie 2) in die Mitte des Muskelbauches verlegt sind. Sie werden, im Gegensatz zu den Endsehnen, also Zwischensehnen *(Tendines intermedii)*. Der hervorragendste und für die plastische Anatomie interessanteste Fall dieser Art findet sich an den geraden Bauchmuskeln (Fig. 115 Nr. 16; 16′). Auf dem ganzen Verlauf, der bei einem Menschen von 1.80 m nahezu $^1/_4$ der ganzen Höhe ausmacht, existiert nur eine kurze Endsehne, dagegen finden sich auf der Strecke von der Brust bis zu dem Nabel an drei Stellen quer in den Muskel hineingelegte Zwischensehnen. Er zerfällt dadurch auf jeder Seite in drei übereinander liegende Abteilungen, von denen jede ein selbständiges Muskelsegment darstellt. Der unmittelbar an die Brust anstoßende Teil der Bauchwand wird dadurch wie aus viereckigen Stücken, mosaikartig zusammengesetzt. An dem borghesischen Fechter, dem Laokoon und anderen Statuen sind diese Einzelnheiten in sehr vollkommener Weise wiedergegeben. — Eine andere Form einer Zwischensehne ist in dem Kapuzenmuskel in der Umgebung des 7. Halswirbels zu finden. Sie hat die Gestalt eines Lindenblattes, dessen Spitze nach oben gerichtet ist. Solche Zwischensehnen sind an dem Lebenden wie an dem Toten wegen des Unterschiedes zwischen der Dicke der Sehne und derjenigen des Fleisches durch die Haut hindurch erkennbar. Das Fleisch ist eben der bewegende, thätige Teil des Muskels, und deshalb dick, voluminös; die Sehne ist nur der Strang, der die in dem Muskel entstandene Kraft auf andere Stellen überträgt, dem Transmissionsriemen einer Maschine vergleichbar. Der Riemen ist dünn, während die Maschine umfangreich ist. Aber in unserem Fall kommt noch ein Umstand hinzu, der mit dem Organismus zusammenhängt, der Maschine in dieser Form aber fehlt. Bei der Thätigkeit des Muskels schwillt das Fleisch an, es verdickt sich, weil es sich verkürzt, die Sehne bleibt dagegen unverändert. Während der Zusammenziehung eines Muskels ist also der schon während der Ruhe vorhandene Niveauunterschied zwischen dem fleischigen und sehnigen Teil gesteigert. Es ist deshalb für das geübte Auge nicht schwer, selbst an dem Fragment eines Kunstwerkes zu unterscheiden, ob die dargestellte Figur in der Bewegung oder in der Ruhe aufgefaßt war. Nachdem überdies mit dem Grad der Zusammenziehung der Gegensatz zwischen Fleisch und Sehne sich vergrößert, läßt sich auch der Grad der Anstrengung bemessen, der zum Ausdruck gebracht werden sollte. Diese Schärfe der Beurteilung haben sich die Archäologen und Kunsthistoriker längst angeeignet. Die Extreme zwischen Ruhe und Bewegung der Muskeln werden freilich auch von jedem Gebildeten meist richtig beurteilt. Er hat ein „Gefühl“ für das in dem besonderen Fall notwendige Maß der aufgewendeten Kraft, denn sein eigener Körper ist ihm hierfür eine lehrreiche Schule. — Nur in ganz besonderen Fällen ist es erlaubt, die Muskeln schon während der Ruhe des Körpers so umfangreich darzustellen, als ob sie sich in voller Aktion befänden, nämlich dann, wenn es sich um Kraftmenschen par

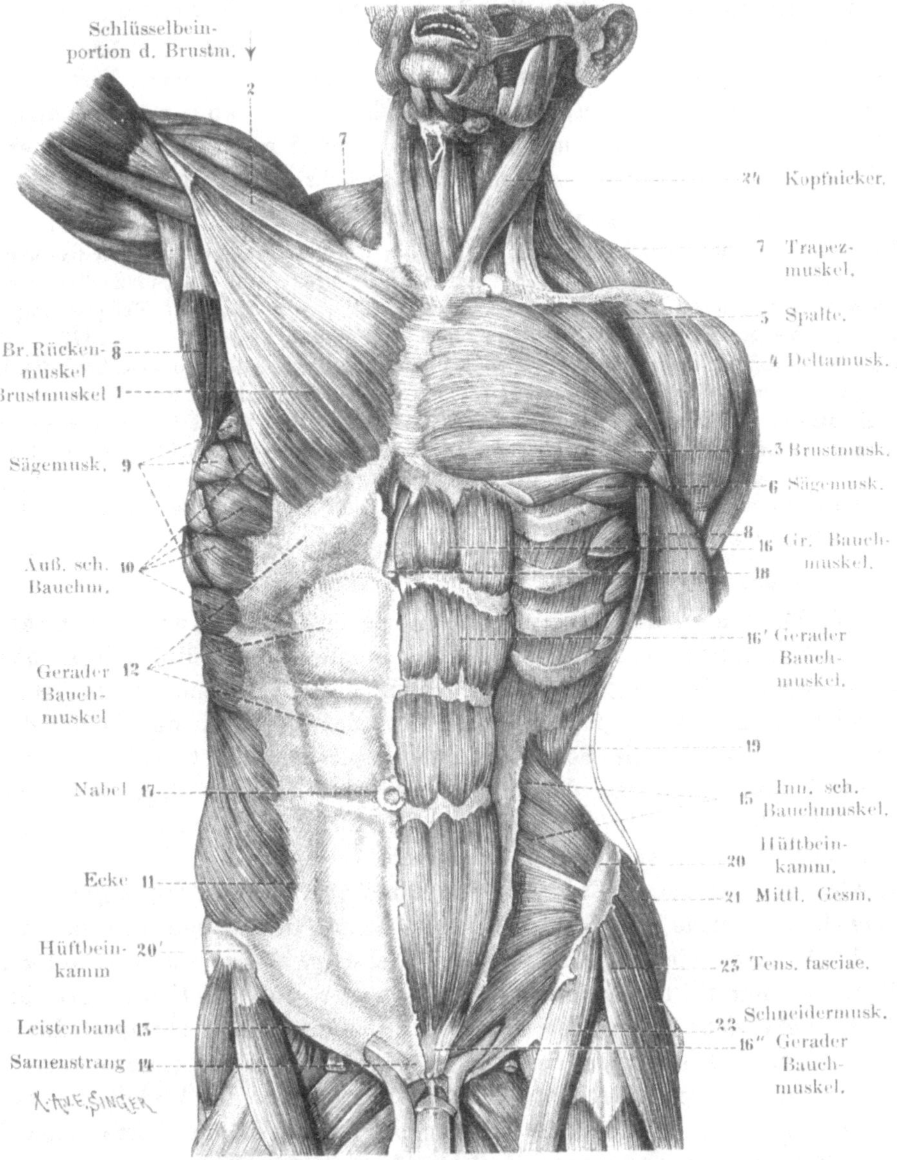

Fig. 115. Die vordere Fläche des Oberkörpers nach Abnahme der Haut- und Fettschichten.

excellence handelt, wie bei dem Farnesischen Herkules oder an dem Torso vom Belvedere, obwohl zweifellos bei dem ersteren des Guten schon zuviel gethan ist. Vor allem hat man sich dabei zu erinnern, daß in der Zusammenziehung der Muskeln sehr verschiedene Grade existieren und daß die äußere Erscheinung abhängt von der Größe des Fleischbauches und dem Grade seiner Zusammenziehung, oder anatomisch gesprochen von dem Unterschied zwischen der Erhebung seiner Oberfläche über diejenige der tieferliegenden Sehne. Von dieser wichtigen und allgemeinen Regel giebt es keine Ausnahme. Scheinbare Abweichungen, welche durch das Anspannen strangförmiger Sehnen entstehen, z. B. an dem Vorderarm, dem Unterschenkel, dem Kniegelenk, sollen später berücksichtigt werden.

Diese Regel von dem Niveauunterschied zwischen dem fleischigen Teil des Muskels und seiner nicht kontraktilen Umgebung bleibt selbst dann in voller Geltung, wenn der Muskel ohne Vermittelung von Sehnen direkt von Knochenflächen entspringt oder sich direkt an Knochenflächen ansetzt, wie folgendes Beispiel zeigt. Der große Brustmuskel entspringt längs des ganzen Brustbeines (Fig. 115 Nr. 1) ohne Vermittelung einer sichtbaren Sehne direkt von Knochenflächen. Dennoch liegt, ebenso wie bei den Zwischensehnen der geraden Bauchmuskeln, die Ebene seiner Fleischmasse viel höher als die vordere Fläche des Brustbeines, die wie eine schmale Rinne zwischen dem Ursprung der beiderseitigen Brustmuskeln sichtbar wird. Das Fleisch an sich verursacht schon eine Erhöhung, gegenüber der Brustbeinfläche, die Zusammenziehung steigert dann dieselbe und vertieft die schon vorhandene Furche. (Vergl. die Figg. 28 S. 52 und 68 S. 121.)

Es giebt ferner

3) Breite und sehr ausgedehnte, dabei aber dünne Sehnen. Sie heißen Aponeurosen. Sie sind auffallend verschieden von den strangförmigen Sehnen, welche die Figur 114 als Beispiel zeigt. Sind nämlich Muskeln über große Flächen ausgedehnt, wie an den Seiten der Bauchwand, so ist die Sehne ebenfalls breit und stellt ein Blatt von kaum 1 mm Dicke dar, das die Formen der darunter liegenden Teile deutlich erkennen läßt. In der Figur 115 Nr. 10 u. Nr. 11 ist der rechte äußere schiefe Bauchmuskel, so heißt er mit seinem ganzen Namen, größtenteils sichthar. Mit Nr. 10 sind seine vier oberen Ursprungszacken bezeichnet, welche von der fünften bis achten Rippe entspringen. Sie sind, wie schon die Schraffur andeutet, fleischig, ebenso wie sein unterer Teil, der mit Nr. 11 bezeichnet ist. Von der unteren Fleischecke bei Nr. 11 zieht sich bis zu dem Brustkorb hinauf eine gebrochene Linie, auf der der Fleischbauch des Muskels in eine platte Sehne übergeht, welche in der vorderen Mittellinie mit derjenigen des Widerparts von der anderen Körperhälfte sich durchkreuzt. Diese dünne Sehne bedeckt zwar den geraden Bauchmuskel (Fig. 115 Nr. 12), allein sie läßt seine ganze Form deutlich wiedererkennen. Es heben sich sowohl die Ränder, als auch die Zwischensehnen deutlich ab, ein lehrreiches Beispiel, daß selbst tiefliegende Teile durch die Aponeurosen hindurch noch mit allen Einzelnheiten erkennbar sind. Ein Vergleich mit der linken Körperhälfte, an der die Aponeurose entfernt ist, zeigt den geraden Bauchmuskel un-

bedeckt (Fig. 115 Nr. 16, 16′, 16″) und läßt um so leichter die Form seines bedeckten Nachbars von dem Ursprung bis zu dem Ansatz wiedererkennen (vergl. Fig. 28 S. 52).

4) Sehnen reichen als „sehnige Blätter“, als „sehnige Membranen“ oder als sehnige Streifen von der Ursprungs- oder von der Ansatzsehne her weit in den Muskelbauch hinein, so daß der Bauch entweder von der Sehne durchwachsen ist oder die Sehne an der einen Seite weiter an dem Muskel in die Höhe ragt als an der anderen. Die untenstehende Figur 116 vergegenwärtigt bei Nr. 6 den Verlauf eines Streckers der Hand, der vom Oberarm entspringt und am Mittelhandknochen des 5. Fingers endigt. Die Ansatzsehne erstreckt sich zungenförmig und dabei sehr weit in den Muskelbauch hinein, während von

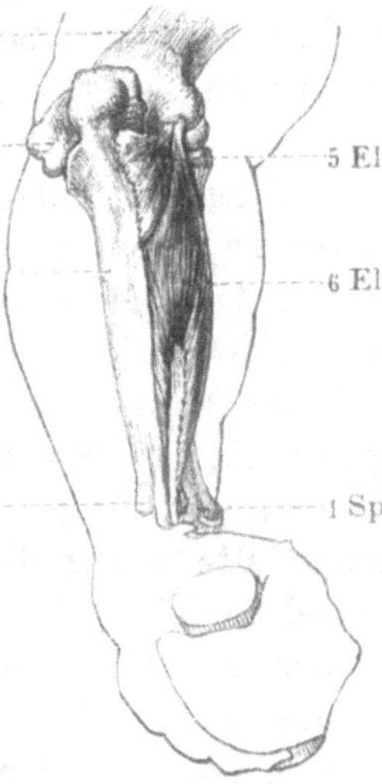

Fig. 116. Der rechte Vorderarm des borghesischen Fechters von hinten gesehen.

beiden Seiten her die Fleischbündel an die Sehne herantreten. Ohne Kenntnis dieses eben erwähnten Verhaltens der Sehne zu dem Muskelbauch bleiben die Formen des Vorderarmes, der Wadenbeinmuskeln u. a. m. ein stetes Geheimnis. Man muß eingedenk sein, daß in diesen Fällen die Sehne vertieft liegt im Vergleich zu dem umgebenden Fleisch des Muskels, und daß sich der schon vorhandene Höhenunterschied beträchtlich steigert, sobald das rote Fleisch in Thätigkeit versetzt wird.

Von sehr eigenartigem Einfluß auf die Formen sind

5) die Sehnenplatten oder Sehnenzungen, welche einen Teil des Muskelbauches bedecken.

Der Übergang der Ursprungssehne in den Muskelbauch geschieht nicht immer in scharf abgegrenzter Weise, wie z. B. in Figur 114, sondern die Sehne bedeckt oft mit glänzenden Fasern den Muskelbauch bis zur

Mitte und darüber hinaus. Diese Ausbreitung der Sehnenfasern nimmt verschiedene Formen an, welche zungen- oder fächerartig sind und von den roten schwellenden Rändern der Muskelmasse begrenzt werden. Ein paar Beispiele mögen das Gesagte näher erklären. An dem Spielbein eines Stehenden ist die Wade mit nur geringfügiger Abweichung rundlich. selbst bei dem kräftigen Mann, den wir hier, wie bei allen Betrachtungen zunächst im Auge haben. Sobald jedoch das Bein gegen den Boden gestemmt wird, oder wir uns auf die Zehenballen erheben, wird die hintere Fläche der Wade in einer ganz bestimmten Ausdehnung abgeflacht. Die Untersuchung lehrt nun folgendes: Jeder Kopf des Wadenmuskels (Fig. 119 Nr. 9 u. 9') ist birnförmig, das spitze, dem Ursprung entsprechende Ende ist aufwärts, das gerundete abwärts gerichtet. Jeder Muskelbauch entspringt an dem hinteren Umfang eines Gelenkhöckers des Oberschenkelbeines mit einer mächtigen Sehne, die sich fächerförmig über die äußere Fläche des Muskels ausbreitet und nur an zwei Stellen das rote Fleisch hervortreten läßt, nämlich in der Mitte in Form eines schmalen, ungefähr 3—3½ cm langen Streifens, dort wo sich die beiden Köpfe der Wadenmuskeln berühren, und unten, wo der Muskelbauch in die Ansatzsehne übergeht. Diese Anordnung der Ursprungssehne hat zur Folge, daß ganz im Gegensatz zu den bisher betrachteten Fällen der durch die Zusammenziehung schwellende Muskel im Bereich der fächerartig ausgebreiteten Sehne abgeplattet wird. An dieser Abplattung des Muskels läßt sich die Zusammenziehung und der Grad derselben leicht erkennen.

Eine wirkungsvolle Sehnenplatte von großer Ausdehnung besitzt der seitliche Kopf des Unterschenkelstreckers (*Vastus externus*, Fig. 119 Nr. 18). Von seinem Ursprung hoch oben an dem Schenkelknochen ist die breite Muskelmasse, welche die ganze äußere Fläche des Oberschenkels für sich allein herstellt, mit einer glänzenden Sehnenplatte bedeckt, welche fächerförmig auseinanderlaufend, bis zu dem unteren Viertel des Muskels hinabgelangt. Erst dort werden die Fleischbündel frei sichtbar und können während der Zusammenziehung ihr Relief ungehindert zeigen. Dagegen ist der Muskel während der Zusammenziehung soweit er durch die Sehnenplatte bedeckt ist, unter ihrem Druck zusammengepreßt. Daraus entspringt eine so charakteristische Abplattung, daß sie keinem sorgfältigen Beobachter entgehen kann. Ich verweise auch auf den borghesischen Fechter, und zwar auf dessen linkes Bein, an dem diese Formen mit erstaunlicher Sicherheit dargestellt sind.

Verschiedene Formen des Muskelbauches.

Der Fleisch- oder Muskelbauch (*Venter*), dessen typisches Urbild in der schematischen Figur 114 genauer beschrieben wurde, zeigt mannigfache Abweichungen, von denen folgende Erwähnung verdienen. Es giebt:

1) **Muskeln mit zwei, drei und mehreren Köpfen, die von verschiedenen Stellen entspringen und zu einem Bauch sich vereinigen:**

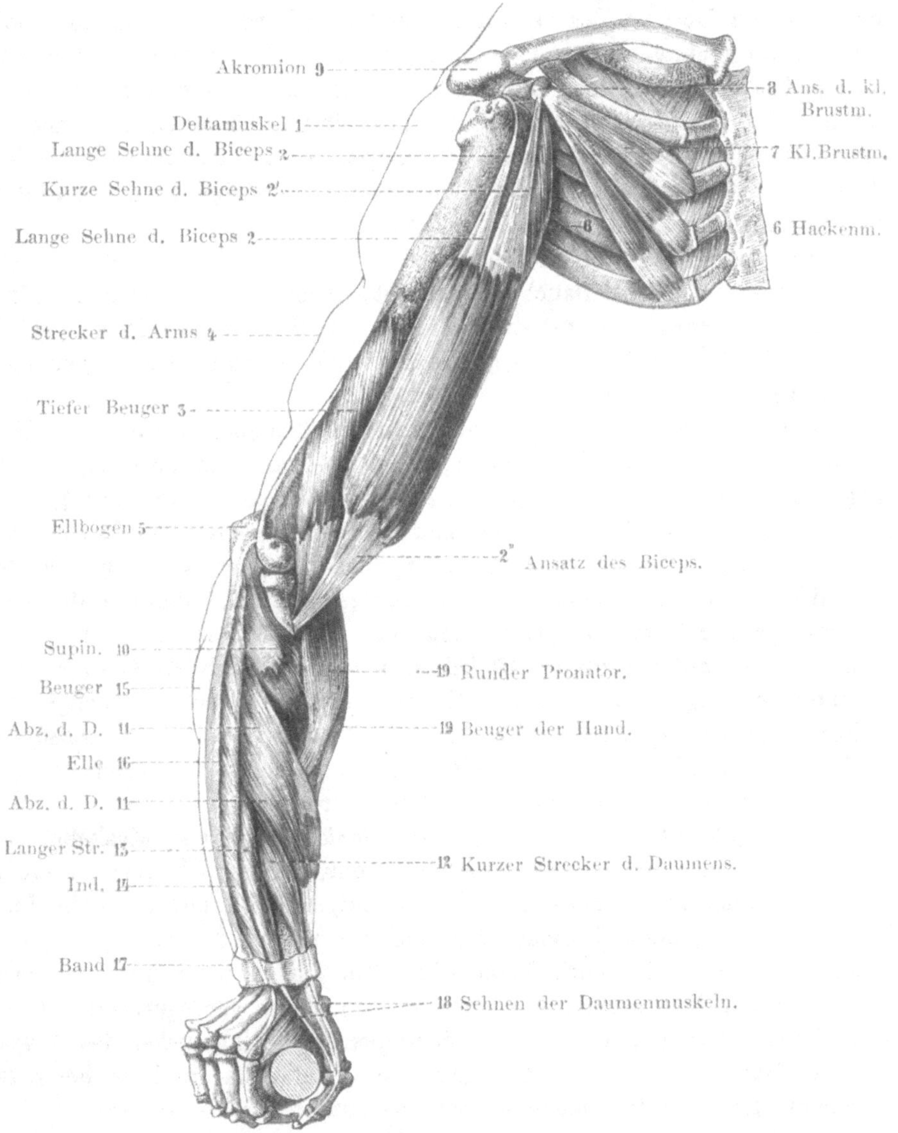

Fig. 117. Der rechte Arm des borghesischen Fechters. Einzelne Muskeln sind nicht ausgeführt, doch ist die Hautlinie angegeben.

zweiköpfige Muskeln *(Musculi bicipites)*, **dreiköpfige** *(tricipites)*, **vierköpfige** *(quadriciqites)* **u. s. w. In der Figur 117 Nr. 1 ist der Deltamuskel entfernt und nur dessen Kontur sichtbar. Der zweiköpfige Vorder-**

armbeuger wird dadurch in seinem ganzen Verlaufe frei. Mit Nr. 2 u. 2' sind seine beiden Ursprungsköpfe bezeichnet, die als schmale Sehnen vom Schulterblatt entspringen. Diese beiden Köpfe vereinigen sich zu dem bekannten einfachen Muskelbauch, der in der Figur wie am Lebenden den vorderen Umfang des Oberarmes bildet und bei Nr. 2'' in eine sich allmählich verschmälernde Sehne übergeht, die sich am oberen Speichenende befestigt. — Auf derselben Figur 117 ist bei Nr. 7 ein dreiköpfiger Muskel, der kleine Brustmuskel, dargestellt. Er entspringt mit je einer Zacke von der 3., 4. und 5. Rippe, setzt sich aber mit einer einzigen Sehne, in die sich alle Muskelbäuche vereinigen, an der Spitze des Rabenschnabelfortsatzes (Fig. 117 Nr. 8) fest.

Eine andere Art von Muskeln sind:

2) Muskeln, deren Bauch einfach ist, deren Schwanz *(Cauda)*, sich aber in mehrere an verschiedenen Stellen befestigte Zipfel spaltet. Hierher gehören manche Beuger und Strecker der Finger und Zehen (Fig. 120 Nr. 13 u. 13'').

3) Breite Muskeln; sie sind platt, und dienen sowohl zur Bewegung, als auch zur Umgrenzung von Höhlen. Sie entpringen von langen Knochenrändern, Knochenlinien *(Lineae, Cristae)*, wie der große Brustmuskel (Fig. 115 Nr. 1, 2, 3), oder wie der innere schiefe Bauchmuskel (ebenda Nr. 15); oder sie entspringen endlich von einer Reihe verschiedener Knochenpunkte mit getrennten Zacken, wodurch die Ursprungslinie sägeförmig eingeschnitten ist. Der vordere Sägemuskel, dessen Zacken auf der Figur 115 bei Nr. 9 teilweise sichtbar sind, ist das bekannteste Beispiel dieser Art. Gleichfalls mit Zacken entspringt der äußere schiefe Bauchmuskel (ebenda Nr. 10). Die Insertionssehnen sind dann bisweilen ebenfalls breite Platten, welche, wie schon weiter oben erwähnt, als Aponeurosen bezeichnet werden.

4) Ringförmige Muskeln *(Musculi orbiculares)*. Die Muskelbündel durchflechten sich und stellen einen Ring dar, der jedoch niemals völlig von den umgebenden Muskelzügen isoliert ist, sondern mit ihnen in Verbindung steht. Solche Ringmuskeln sind gar nicht oder nur an einem einzigen Punkt an Knochen festgeheftet. Sie liegen an den natürlichen Öffnungen der Körperoberfläche, welche von ihnen verengert oder ganz verschlossen werden können. Zwei derselben, der Ringmuskel des Auges und des Mundes, werden später eingehend geschildert, weil sie bei dem Ausdruck der Gemütsbewegungen eine wesentliche Rolle spielen.

Erwähnenswert sind ferner:

5) die Hautmuskeln *(Musculi catanei)*, sie entspringen von tiefer liegenden festeren Punkten, von Knochen, Knorpeln, ja selbst von dem Überzug anderer Muskeln, um in der äußeren Haut sich anzuheften. Bei den höheren Wirbeltieren und namentlich den Säugetieren (Igel, Pferd u. s. w.) von großer Verbreitung, sind sie bei dem Menschen auf einige

Gesichtsmuskeln (mimische Muskeln), auf einen Hautmuskel des Halses *(Platysma)* und auf den Hohlhandmuskel, der in die Sehnenbinde des Handtellers übergeht, beschränkt.

Insofern größere oder geringere Festigkeit des Ursprungs- und des Ansatzpunktes einen Einteilungsgrund abgeben, seien hier noch erwähnt die kurzen Muskeln der Wirbelsäule, welche bisweilen an den Sehnen der längeren entspringen, dann die sog. Regenwurmmuskeln der Hohlhand und des Hohlfußes, welche von den Sehnen der Beugemuskeln entspringen und in den Strecksehnen der Finger endigen. Endlich die Fascienspanner, welche wegen ihrer besonderen Bedeutung für die Formen der Glieder besonders besprochen werden sollen.

Muskeln mit zwei oder mehr Bäuchen *(Mm. digastrici, polygastrici)* heißen Muskeln, welche zwischen dem fleischigen Kopf und fleischigen Schwanz einen mittleren, aus Sehne bestehenden Abschnitt besitzen. Es ist dies jene seltene Form, welche in dem denkbar schärfsten Gegensatz zu der idealen Form (Fig. 114) steht.

Andere Muskeln von höchst auffälligem Verhalten sind die Hohlmuskeln. Der hervorragendste Hohlmuskel ist das Herz, dessen Hohlraum sich beständig wieder mit Blut füllt, sobald er durch die Zusammenziehung seiner muskulösen Wände entleert wurde. Hier treibt die Kontraktion Flüssigkeit aus den Herzkammern in eine Röhrenleitung.

Eigenschaften des lebendigen Muskels und einige Arten seiner Wirkung.

Das rote Fleisch eines Muskels ist keine einheitliche, gleichmäßige Masse, sondern besteht aus derben und feinen Muskelbündeln, die schon mit freiem Auge sichtbar sind, und zwar nicht bloß an dem anatomischen Präparat, sondern selbst durch die Haut des Lebenden hindurch. Freilich sind es nur die gröberen Muskelbündel, welche man durch die Haut hindurch sehen kann, aber diese sind oft auf große Strecken ihres Verlaufes unverkennbar. Auf der Figur 115 zeigen mehrere Muskeln diese Zusammensetzung aus Bündeln von verschiedener Dicke. Die Bündel sind so umfangreich, daß sie das Relief der Haut zu ändern vermögen. Sobald sich z. B. der große Brustmuskel (Fig. 115 Nr. 1) oder der Deltamuskel (Fig. 115 Nr. 4) kräftig zusammenziehen, treten durch die Haut hindurch die Bündel in Form von daumenbreiten Strängen hervor. Diese Stränge enthalten aber selbst wiederum eine beträchtliche Zahl feiner gerade noch mit freiem Auge erkennbarer Fasern, die Muskelfasern *(Fibrae musculares)*. Von dem gekochten Fleische unserer Haustiere her kennt jeder diese Fleischfasern; frisch und mit Hilfe der Mikroskope untersucht, besitzt jede eine dünne, durchsichtige, elastische Hülle, welche jene merkwürdige Substanz durchschimmern läßt, die im lebendigen Zustande die Fähigkeit besitzt sich auf Reize zusammenzuziehen. Bei den Säugetieren und dem Menschen ist dieses lebendige Eiweiß (Muskelplasma) leicht gelb gefärbt. Die Masse der übereinanderliegenden Fasern bedingt dadurch die charakteristische rote Farbe des Fleisches. Die Hülle der Muskelfaser läuft an dem oberen und unteren Ende in die feinen Sehnenfädchen aus, welche nun nach längerem oder kürzerem Verlauf an irgend einem Punkte sich festsetzen. Jede Muskelfaser steht überdies mit dem Rückenmark und dadurch mit dem Gehirn durch einen Nerven in Verbindung; der Nervenfaden durchbohrt die elastische Hülle, und sein Inhalt vermischt sich mit demjenigen der Muskelfaser. Gelangt nun durch den Nervenfaden ein Willensimpuls zu diesem Organ, so zieht sich

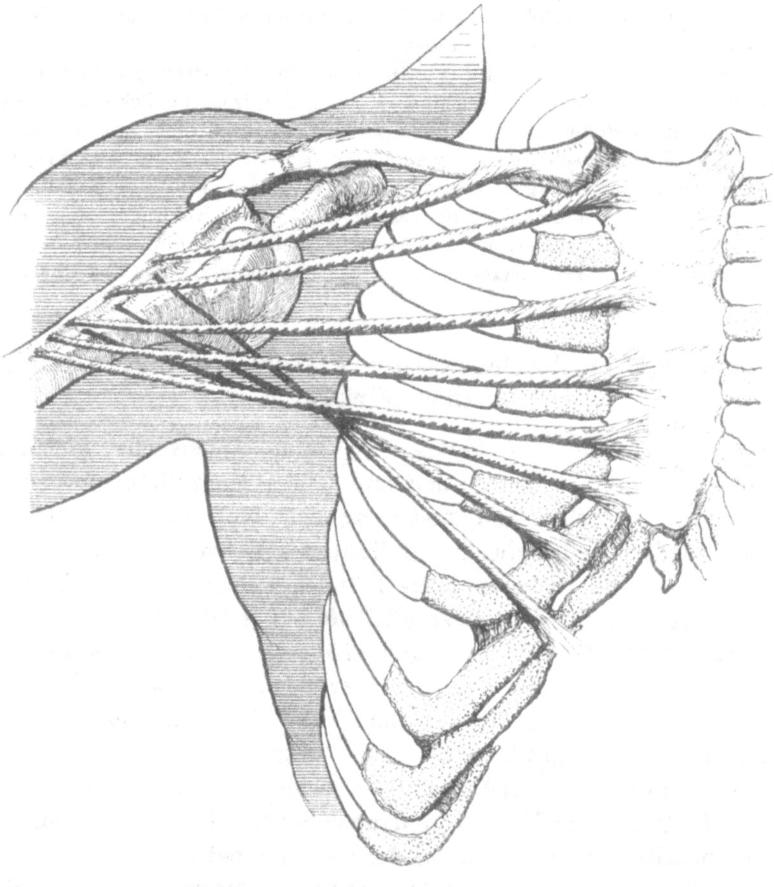

Fig. 118. Schema des großen Brustmuskels; Ursprung, Verlauf und Ansatz in Form von Stricken dargestellt, um die Wirkung auszudrücken. Größtenteils nach LEONARDO DA VINCI.

die Muskelfaser zusammen, sie verkürzt sich. Werden viele Muskelfasern gleichzeitig von solch einem feuchten Blitze unseres Willens getroffen, so ziehen sich alle zusammen, der ganze Muskel verkürzt sich. Wie auf ein Kommando die Reihen eines Bataillones sich schließen, so geschieht mit einem Schlag auf der ganzen Linie gleichzeitig die Aktion im Innern dieser lebendigen Fäden. Der Mechanismus ist so vollendet, daß jeder Muskel für sich, oder ganze Muskelgruppen gleichzeitig, oder abwechselnd, schnell oder langsam in Erregung versetzt werden können. Und je nach der Stärke des blitzähnlichen Funkens ist die Zusammenziehung schwach oder schreitet durch verschiedene Grade stufenweise hinauf bis zur Äußerung der höchsten Kraft, deren die Faser fähig ist. Dabei ist ferner die Einrichtung getroffen, daß sofort mit dem Aufhören des Willensimpulses auch die Zusammenziehung aufhört. Man drückt dies mit dem Worte „Erschlaffung" aus, obwohl diese Bezeichnung nicht vollkommen zutreffend ist. Denn niemals kommt in gesunden Tagen der Muskel in jenen Zustand, den wir im gewöhnlichen Leben als schlaff bezeichnen. Niemals faltet er sich, oder hängt er an dem Knochen wie ein schlaffes Segel. Er befindet sich stets in einem gewissen Grade natürlicher Spannung, weil die Muskeln alle etwas über ihre normale Länge hinaus gedehnt sind.

Aus diesen Erfahrungen, welche eine weit ausgreifende Untersuchung an dem lebendigen Muskel der Tiere festgestellt hat, lassen sich viele wertvolle Schlüsse ziehen, von denen einige für die plastische Anatomie von Interesse sind. Obenan steht der Satz, daß nur die rote Fleischmasse die Kraft erzeugt, welche die Knochen in ihren Gelenken dreht oder, wie bei den mimischen Muskeln, bestimmte Spannungszustände der Haut hervorbringt. Legt man die eine Hand auf den Oberarm, während der Vorderarm sich abwechselnd beugt und streckt, so wird bekanntlich die Schwellung und Härte fühlbar, welche mit der Beugung beginnt und mit dem Aufhören derselben schwindet. Schwellung und Härte hängen ab von der Zusammenziehung der Muskelbündel *(Contraction)*; sie bleibt beschränkt auf jenen Muskel, der von unserem Willen in Erregung versetzt wird und geschieht mit einer Kraft, welche von der Zahl der sich verkürzenden Muskelfasern abhängt. Mittels der Sehnen wird nun diese Summe lebendiger Kraft auf die Knochen übertragen und äußert sich durch eine Verschiebung in dem zwischen Ursprung und Ansatz befindlichen Gelenk. Die Figur 114 dient zur Versinnlichung dieses Vorganges. An den, in dem Ellbogengelenk beweglichen Knochen ist der Muskel Nr. 2 mit seinen Sehnen so angebracht, daß er seinen Weg über die verdickten Gelenkenden hinweg zu seinem Ansatz bei Nr. 3 nehmen muß. Verkürzt sich nun das fleischige Zwischenstück, dann müssen die Knochen notwendig ihre Stellung ändern. Nachdem in diesem unserem Beispiel das Gelenk (Fig. 114 Nr. 5) ein Winkelgelenk ist und der Muskel auf der vorderen Seite der Gelenkachse angreift, so wird der Vorderarm in der Richtung der punktierten Linien bei 3 sich fortbewegen: der Arm wird also gebeugt. — Einfacher ist die Wirkung des Brustmuskels, der in Figur 118 schematisch nach der Methode von Leonardo da Vinci dargestellt ist. Ursprung, Ansatz und Verlauf sind auf den ersten Blick klar, ebenso die Wirkung, die darin besteht, den abgezogenen Arm an den Körper heranzubringen.

Der fleischige Teil des Muskels ist, das sei nochmals wiederholt, allein der Zusammenziehung fähig, kontraktil, die Sehne ist nur eine bequeme Einrichtung, die Zugkraft des Muskels auf die Knochen zu übertragen. Oft fehlt sie denn auch, und der Muskel ist dann direkt an die Beinhaut und an den Knochen befestigt. Die Sehnen besitzen also keine Kontraktilität, und ihr eine solche zuzuschreiben, ist ein physiologischer Irrtum. Sie erschlaffen, wenn der Muskelbauch erschlafft, sie spannen sich, wenn er sich zusammenzieht, ihre ganze Aufgabe in der überraschenden Mechanik der Bewegung ist ruhmlos, und der Ausdruck „ein sehniger Arm" physiologisch betrachtet keine Schmeichelei. Auch der Nerv ist nicht der Erzeuger der Kraft, also ein „nerviger Arm" eine ebenso bedenkliche Phrase. Der Nerv ist nur dem Metalldraht vergleichbar, der von einem bestimmten Punkt aus den zündenden Funken an die Pulvermine leitet, bei dessen Ankunft die Explosion erfolgt. Dieser Vergleich ist auch zutreffend für das Maß der Kraft, mit der die Zusammenziehung oder bei unserem Beispiel in der Figur 114 zu bleiben, die Beugung erfolgt. Wie dort bei der Pulvermine die Wirkung der Explosion abhängt von der Menge des entzündeten Pulvers, so bei dem Arm, die Kraft der Beugung, von der Menge und der Dicke der in dem Fleisch enthaltenen Fasern. Auch in dem Muskel findet eine Verbrennung statt, aber — sie zehrt ihn nicht auf. Darin liegt das Geheimnis des Organismus; die vorhandene Kraft kann zwar erschöpft werden, es tritt das ein, was wir Ermüdung nennen, allein bald ist eine neue Kraftanstrengung möglich, wenn nach einer, auch nur kurzen Ruhepause, sich der Muskel wieder erholt hat. Er erhält aus dem Strom des ihm durch die Gefäße zugeführten Blutes neue belebende Substanzen: Sauerstoff und Eiweiß. Es ist schwer, sich von diesem beständigen Strom der Ernährungsflüssigkeit eine genügende Vorstellung zu machen, und nur wenige sind von der Notwendigkeit desselben überzeugt. Im ganzen wäre es nun gleichgültig, ob sich die Menschen darum bekümmerten, wenn nur die Muskeln so vollkommen gebaut wären, daß sie unter allen Umständen immer auf dem höchsten Grad ihrer Leistungsfähigkeit verblieben; aber dem ist leider nicht so. Damit das Fleisch rot, der Muskel kräftig bleibe, muß er nicht allein ernährt, sondern auch geübt, d. h. zu häufigen Kontraktionen gezwungen werden. Muskeln, welche gehörig gebraucht werden, behalten nicht nur ihre Stärke, sondern nehmen auch an Umfang und Leistungsfähigkeit zu bei den Menschen wie bei den Tieren. Das Gewebe hat dann eine intensiv rote Farbe und ist fest. An einem gelähmten Arm ist der Muskel degeneriert und hat an seiner wichtigsten Substanz, an seinem Gehalt von Eiweiß verloren. — Die wiederholten Zusammenziehungen machen den Muskel kräftig, weil der Kreislauf des Blutes während der Bewegung gesteigert und der Umschwung der Säfte reger wird. Wie groß dieser Einfluß auf den ganzen Körper sein muß, läßt sich daraus ermessen, daß die Organe für die Bewegung, das Knochengerüste und die Muskulatur über 82% der Körpermasse betragen. Bei dieser enormen Menge von Muskeln und Knochen ist es einleuchtend, daß Bewegung für die Gesundheit des Körpers unerläßlich ist. Ohne Bewegung kein gedeihliches Leben.

Mit dem Ausdruck Beugung und Streckung ist die Wirkung oder Funktion eines Muskels bezeichnet. Allgemein ausgedrückt lautet der Satz: Jeder Muskel kann nur in einer, seiner Achse entsprechenden Richtung, Bewegung erzeugen. Ist diese ausgeführt, so kann sie nur durch Kräfte, welche in dem entgegengesetzten Sinne wirken, wieder aufgehoben werden. Sind es Muskeln, welche das Gelenk in die Ausgangsstellung zurückführen, so heißen diese mit einem allgemeinen Ausdruck Gegenmuskeln *(Antagonisten)*. Jede Drehungsachse in einem Gelenk besitzt zwei sich gegenüberstehende Muskeln oder Muskelgruppen. Sie lösen sich in ihrer Thätigkeit ab und bewirken ein regelmäßiges Hin- und Hergehen des Gelenkes, sobald sie sich abwechselnd zusammenziehen. In unserer Figur 114 ist der Gegenmuskel des Beugers durch die punktierte Linie bei 4 angedeutet; die Linie beginnt am Oberarmknochen und endigt am Vorderarmknochen, und zwar an der vorspringenden Ecke des Ellbogens bei Nr. 5, also hinter der Gelenkachse. Am lebendigen Arm existiert ein Muskel, der denselben Verlauf hat, wie die in der Figur 114 angegebene punktierte Linie. Verkürzt er sich, nachdem der vor der Gelenkachse liegende Beuger sich zusammengezogen hat, so erfolgt die Streckung.

Wegen der leichteren Übersicht wurde bisher nur von einem einzigen Muskel, vor und hinter der Gelenkachse, gesprochen. In Wirklichkeit aber existieren stets mehrere verwandte Muskeln, die in engster räumlicher Beziehung zueinander stehen und eine Hauptwirkung gemeinschaftlich haben. Zeichen dieser Verwandtschaft ist ein im wesentlichen gleicher Ursprung und Ansatz. Meist besitzen sie auch eine schon von außen wahrnehmbare Abgrenzung und verraten so auf den ersten Blick ihre Zusammengehörigkeit. Sie werden dann auch unter dem Ausdruck einer Muskelgruppe zusammengefaßt, welche als Helfer *(Synergisten)* bezeichnet zu werden pflegt. Aus den in den Gelenken möglichen Bewegungsarten rührt folgende Bezeichnung solcher Gruppen her:

Beuger — *Flexores*,
Strecker — *Extensores*,
Anzieher — *Adductores*,
Abzieher — *Abductores*,
Rollmuskeln { Dreher nach innen — *Rotatores interni*,
Dreher nach außen — *Rotatores externi*.

Aus den Ergebnissen über die Konstruktion der Gelenke und der davon abhängigen Bewegungsformen ergiebt sich ferner im Zusammenhang mit den Thatsachen über die Wirkung der Muskeln folgendes:

1) An dem Winkelgelenk kommen nur Beuger und Strecker vor.

2) An dem Kugelgelenk kommen vor: die Anzieher, sie liegen näher der Mittelebene des Körpers (medial); die Abzieher, sie liegen entfernter (lateral) und Rollmuskeln für die Drehbewegungen, sie umgeben das Gelenk von verschiedenen Seiten her.

3) Ziehen sich alle um ein Gelenk befestigten Muskeln gleichzeitig und gleich stark zusammen, so bleibt das Gelenk in der Streckstellung stehen. So wird das Bein zu einer starren Säule und der Arm zu einem festen Stab.

Der Einblick in die Mechanik des Muskelsystems wird wesentlich gefördert durch die Beachtung der Muskelgruppen, welche eine Hauptwirkung gemeinschaftlich haben. Zwei Beispiele dieser Art mögen hier Platz finden.

An erster Stelle sei die Gruppe der Unterschenkelstrecker aufgeführt, die sich zunächst hierfür eignet, weil der gemeinsame Angriffspunkt an dem Gelenk klar lokalisiert ist. Nahezu das ganze Fleisch des Oberschenkels besteht von vorn und von der äußeren Seite her aus vier Muskelbäuchen, von welchen drei am Lebenden durch die Haut hindurch erkennbar sind, nämlich der gerade Schenkelmuskel, der äußere Schenkelmuskel, welcher die Hälfte des Oberschenkelknochens umgreift, und der innere Schenkelmuskel (Fig. 98). Diese drei mächtigen Muskeln (der vierte ist nicht sichtbar, weil er unter den ebengenannten liegt)[1] bilden zusammen eine Muskelgruppe, deren physiologische — lebendige — Thätigkeit sich auf einen und denselben Punkt vereinigt. Aus ihnen kommt eine gemeinschaftliche Sehne hervor, welche die Kniescheibe von vorn und den Seiten umfaßt und sich dann bis zu dem Schienbeinstachel fortsetzt (Fig. 98 Nr. 1, 2 und 9). Es ist klar, daß diese Muskelgruppe die Streckung des Unterschenkels vollzieht, und daß alle ihre einzelnen Teile Helfer für die Ausführung dieser einen Wirkung sind. In gleicher Weise sind alle Strecker des Fußes und der Zehen an der vorderen Seite des Unterschenkels als Helfer oder Synergisten aufzufassen.

Als zweites Beispiel für die Wirkungsart der Muskelgruppen mögen solche Muskeln dienen, welche durch ihre Lage an einem Kugelgelenk, z. B. dem Hüftgelenk, eine vielseitige Bewegung hervorbringen. Jene Muskeln, welche die äußere Fläche des Hüftbeines bedecken (Fig. 119 Nr. 3, 14, 15), werden durch ihren Ansatz an dem großen Rollhügel zu Abziehern des Beines, wie bei dem Beinspreizen, während auf der entgegengesetzten Seite (Fig. 119 Nr. 4) die Zugkräfte liegen, welche wirksam werden, wenn es sich darum handelt, die Oberschenkel sich zu nähern. Die Synergie ist hier wie in allen Fällen bedingt durch die gleiche Lage zu der Gelenkachse.

Die Angaben über die Wirkung der Muskeln sind nur ganz allgemeinen Natur wegen der Schwierigkeit, die scheinbar einfachsten Probleme der Gelenkmechanik und der Wirkung eines Muskels übersichtlich darzustellen. Die Unterscheidung der Arbeit eines sich zusammenziehenden Muskels in Hauptwirkung und Nebenwirkung ist ein Aushilfsmittel, um anzudeuten, daß der mit einem bestimmten Namen benannte Muskel nicht als mechanische Einheit betrachtet werden darf. Das gilt namentlich von den großen Muskeln, welche sich nicht immer im Ganzen verkürzen,

---

[1] Diese Gruppe kann auch als vollkommenes Beispiel eines vierköpfigen Muskels gelten: vierfacher Ursprung von weitabliegenden Punkten, und dennoch gemeinsamer Ansatz.

sondern in vielen Fällen nur teilweise. Am auffallendsten ist dies bei dem Deltamuskel, dessen einzelne Portionen durch die Haut hindurch zu sehen sind und dadurch leicht nachweisen lassen, daß sowohl der ganze

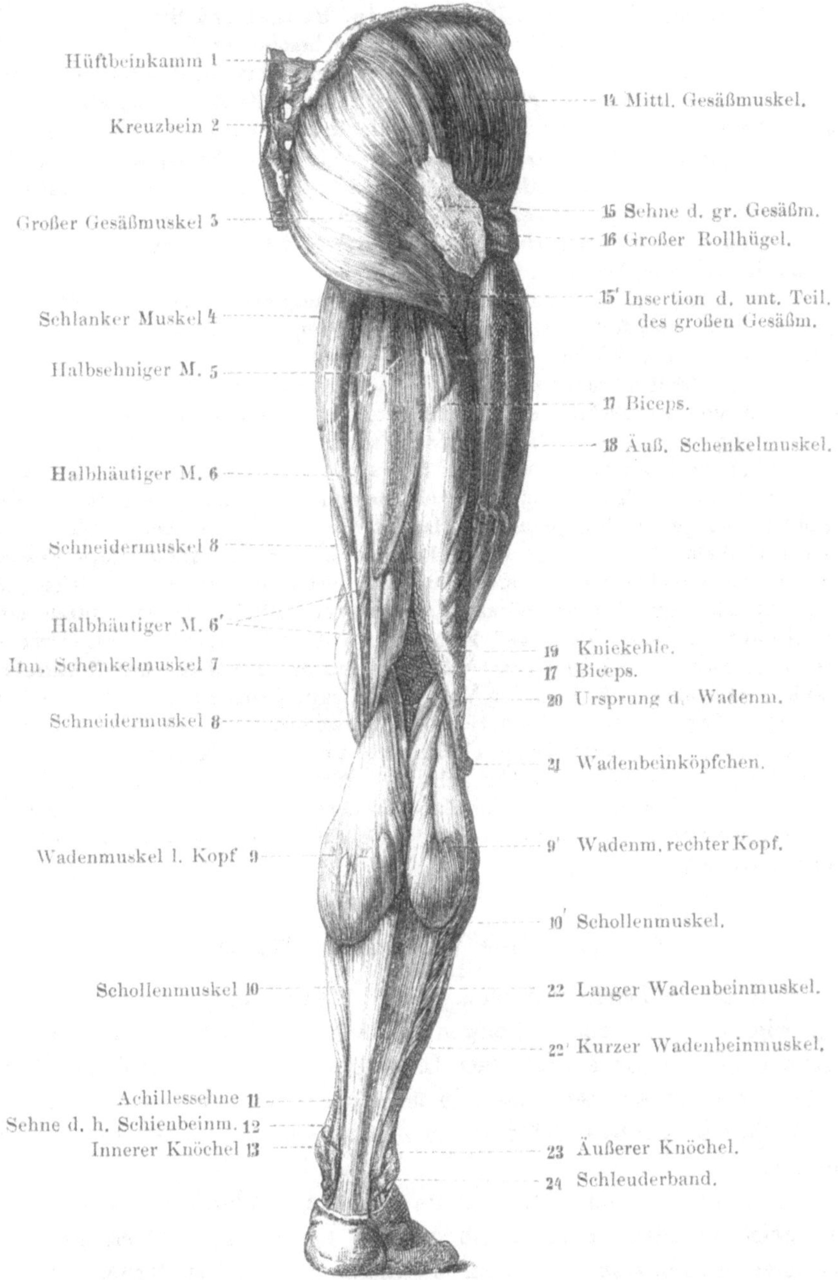

Fig. 119.

Muskel wirken kann, als auch selbständig jede der drei Portionen, die seinen Muskelbauch zusammensetzen. Ähnlich verhalten sich die meisten Muskeln, die anatomisch eine Einheit darstellen, wie z. B. der Trapezius, der Sägemuskel u. a. m.

Die Ausdrücke: Dreh- oder Rollmuskeln, Beuger und Strecker, bedürfen nach den Erörterungen in der Knochenlehre keiner besonderen Erklärung, nur soviel sei erwähnt, daß die Rollung des Beines im Hüftgelenk z. B. als Rotation nach innen bezeichnet wird, wenn dadurch die Fußspitze sich gegen die Mittellinie, also einwärts wendet. Die Antagonisten sind jene, welche die Rollung nach auswärts besorgen.

Die Gruppierung der Muskeln um ein Gelenk herum kann, ebenso wie ihre Wirkungsart, aus der Konfiguration der Gelenkenden und der sie zusammenhaltenden Bänder abgeleitet werden. An einem Winkelgelenk können nur an der Beuge- und Streckseite des Gelenkes Muskeln vorkommen, während die Kugelgelenke allseitig von Muskellagern umgeben sind.

Die Wirkung der Muskeln wurde bisher so aufgefaßt, als ob der dem Kopf nähere Abschnitt stets fest und unbeweglich fixiert sei, während der entferntere stets beweglich sei. Diese Wirkung kann jedoch geradezu in das Gegenteil verkehrt werden, in der Weise, daß der bisher als fix angenommene Abschnitt des Körpers bewegt wird, und umgekehrt, der sonst bewegte als fixiert in seiner Stellung verharrt. Der zweiköpfige Armmuskel *(Biceps brachii)* beugt den Vorderarm gegen den Oberarm. Ist aber die Hand an einem Punkt fixiert, so beugt derselbe Muskel umgekehrt den Oberarm gegen den Vorderarm, und zieht in Verbindung mit der Schultermuskulatur den ganzen Rumpf an die Hand heran. Trotz der eben erwähnten auffallenden Umkehr des früheren festen Punktes in den beweglichen (des *Punctum fixum* in das *Punctum mobile)* erscheint doch bisher in unseren Beispielen jeder Muskel nur mit einer einzigen Wirkung ausgestattet. Allein manche besitzen neben ihrer eigentlichen oder Hauptwirkung eine oft sehr deutlich ausgesprochene Nebenwirkung. Der *Biceps brachii* kann wegen der eigentümlichen Konstruktion des Ellbogengelenkes nicht bloß den Vorderarm beugen, sondern auch die Hand auswärts drehen (supinieren), er besitzt also eine zweifache Art der Wirkung. Es ist nicht notwendig, daß stets beide gleichzeitig zur Verwendung kommen. Ist die Hauptwirkung durch andere Kräfte gehemmt, der Arm z. B. durch die Strecker gesteift, dann dreht sich lediglich die Hand nach außen. Ist dagegen die Supination der Hand gehemmt, so kommt umgekehrt die Nebenwirkung, die Beugung des Vorderarmes zur Geltung.

Der winkelige Verlauf der Muskeln.

Nicht alle Muskeln erreichen ihren Ansatzpunkt auf dem kürzesten Weg, wie man aus den bisherigen Mitteilungen wohl vermuten könnte. Manche sind zu sehr auffallenden Umwegen gezwungen, und eine Kenntnis der hervorragendsten Beispiele ist nicht allein für das Verständnis der Mechanik unseres Körpers, sondern auch für das der Formen wünschenswert.

Wenn Muskeln oder Sehnen die Richtung ändern, so entziehen sie sich meist plötzlich unserm Blick, um an einer anderen ganz unerwarteten Stelle zum Vorschein zu kommen. Es ist ferner einleuchtend, daß eine Richtungsänderung von der geraden und kürzesten Linie bestimmte Vorrichtungen erheischt, damit die Muskeln oder ihre Sehnen die angewiesene Bahn nicht verlassen können, und dennoch beweglich seien. Der Organismus nimmt in solchen Fällen Bänder oder vorspringende Knochenteile zu Hilfe, und formt Röhren, welche zwar eine Verschiebung in der Richtung des Zuges gestatten, dagegen jede andere Ortsveränderung beschränken. Werden Sehnen durch feste Bandstreifen in einem Hohlwinkel zurückgehalten, so heißt diese Anordnung „Band-

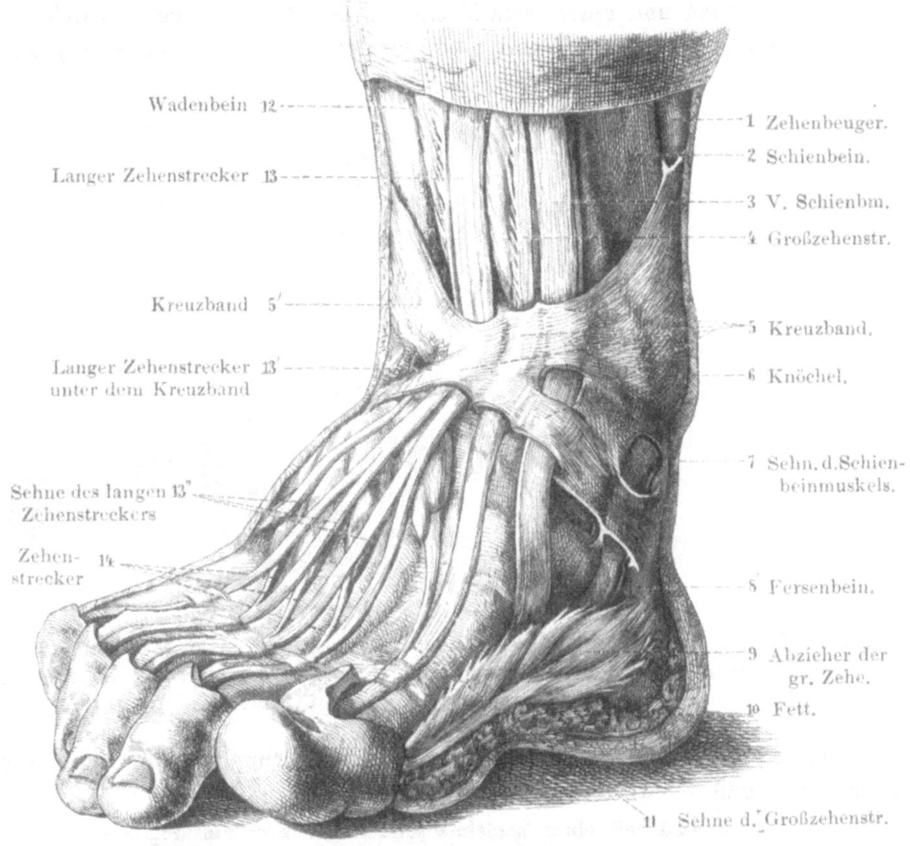

Fig. 120. Der Fuß nach Entfernung der Haut und Fascie.

rolle". Eine solche findet sich unter anderem an den Muskeln, welche von der vorderen Seite des Unterschenkels zu dem Fußrücken und den Zehen hingehen. Die Muskelbinde des Unterschenkels ist an dieser Stelle aus starken Fasern gewebt, welche zwischen den beiden Knöcheln und den angrenzenden Fußwurzelknochen kreuzweise sich durchflechten. In der Figur 120 Nr. 5 sind nur jene festen Bandstreifen dargestellt, welche in der Anatomie als Kreuzband des Fußrückens bezeichnet werden. Die Sehnen, welche über das Sprunggelenk laufen, würden sich bei jeder

Spannung von ihm emporheben, dadurch würde nicht allein die Kraft der Muskeln zum größten Teil unverwendbar, auch die ganze Form des Fußes würde plump. So müssen denn, aus mechanischen Gründen, starke kreuzweise durchflochtene Bandstreifen, die Sehnen auf dem Fußrücken festhalten. Dabei ergiebt eine genauere Betrachtung, daß drei an der hinteren Fläche des Kreuzbandes entspringende Scheidewände sich zwischen die Sehnen des vorderen Schienbeinmuskels (Fig. 120 Nr. 3), des Großzehenstreckers (Fig. 120 Nr. 4) und des langen Zehenstreckers (Fig. 120 Nr. 13) einschieben und gesonderte Fächer bilden (Hohlcylinder), in welchen die Sehnen geräuschlos auf- und niedergleiten. Würde durch eine plötz-

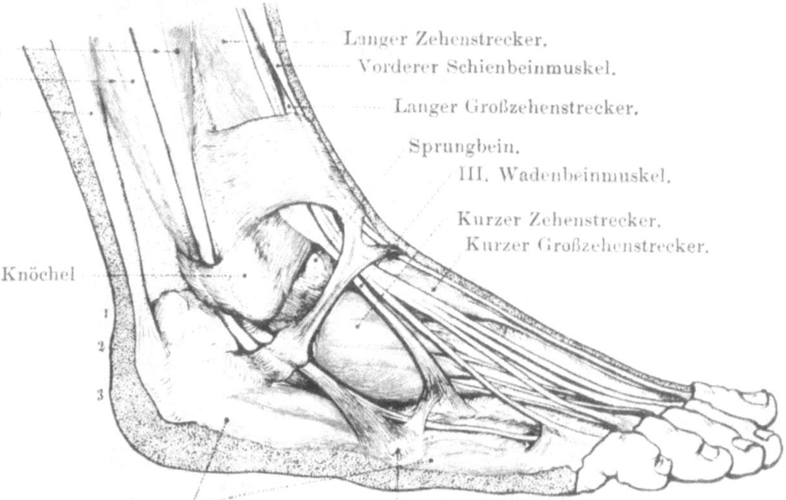

Fig. 121. Rechter Fuß von außen gesehen nach Abnahme der Haut, mit dem Verlauf der Wadenbeinmuskeln um den äußeren Knöchel herum. Methode der Herstellung dieser Abbildung wie bei Fig. 113 S. 203.

liche forcierte Aktion ein Fach zersprengt, so schnellte die Sehne aus ihrer Lage und wäre bleibend verrenkt.

Alle Fächer sind mit einer schleimabsondernden Membran geglättet, welche durch ihr schlüpfriges Sekret die Reibung der Sehne vermindert. Die unter dem Namen der Überbeine bekannten Geschwülste an dem Hand- oder Fußrücken sind sehr oft abgeschnürte Aussackungen dieser Sehnenscheiden, welche prall mit Schleim gefüllt sind. — Für die Sehne des Schienbeinmuskels existiert eine etwas freiere Bewegung, deshalb sieht man die Sehne bei bestimmten Stellungen *(Dorsalflexion)* trotz des Kreuzbandes durch die Haut hindurch zu dem inneren Fußrand ziehen. Das Bündel der Sehnen des langen Zehenstreckers wird bei derselben Stellung ebenfalls etwas deutlich. Man sieht es von dem Fußrücken sich abheben, und dadurch den Spann auf seiner höchsten Stelle etwas kantig machen. Über und unter dem Kreuzband hören die querziehenden Fasermassen der Fascie allmählich auf und erlauben die Einsicht selbst in die feinsten Formendetails (siehe die Figg. 113 S. 203 und 122), vorzugsweise an mageren Füßen.

Bandrollen bestehen noch an anderen Stellen des Körpers, z. B. an dem Handgelenk, bei dem abwechselnd das Rückenband, oder dasjenige der Hohlhand als „Bandrolle" verwendet wird. Dabei ist das Verhalten der Sehnen, namentlich an dem Handrücken, genau dasselbe, wie das eben von dem Rist geschilderte. Die Sehnen sind an dem Vorderarm bei einer bestimmten Stellung der Hand auf große Strecken sichtbar, verschwinden aber dann unter der Bandrolle, um jenseits derselben, auf dem Handrücken, wieder zum Vorschein zu kommen.

Schlägt sich ein Muskel oder eine Sehne um eine vorspringende Knochenecke herum, so wird diese Stelle im Hinblick auf die Ablenkung für einen winkeligen Verlauf als Knochenrolle bezeichnet. In solchen Knochenrollen werden die Sehnen durch rinnenförmige Vertiefungen und

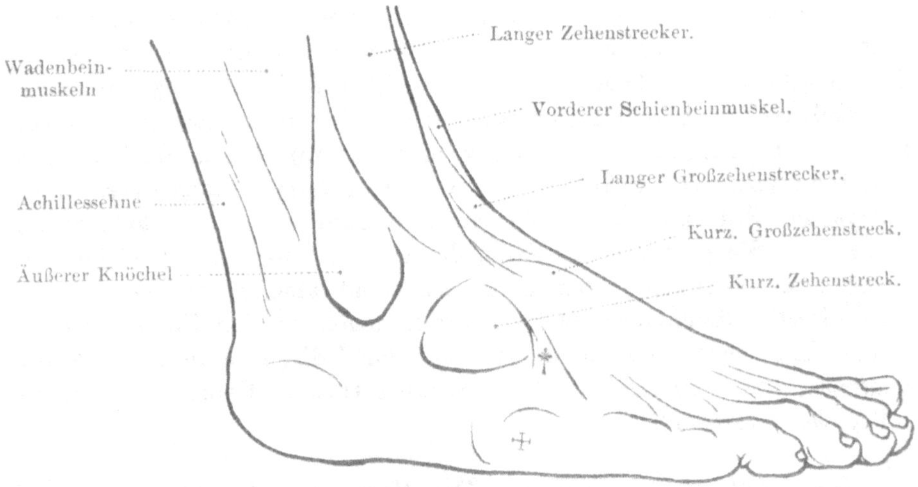

Fig. 122. Rechter Fuß, von außen gesehen, Methode der Herstellung dieser Abbildung wie in Figur 113 S. 203. Hinter dem äußeren Knöchel verschwinden die Sehnen der Wadenbeinmuskeln.

‡ Sehne des III. Wadenbeinmuskels. † Rauhigkeit am V. Mittelfußknochen.

oft durch überbrückende Bandstreifen festgehalten, wenn nicht andere Fixierungsmittel gegeben sind. — An dem hinteren Umfang der Fußknöchel ist die Knochenrolle verwendet, um die Sehnen aus der senkrechten Lage an dem Unterschenkel auf die horizontale Fläche der Fußsohle überzuführen. Die Sehnen des hinteren Schienbeinmuskels und des Zehenbeugers werden um die hintere Seite des inneren Knöchels (Fig. 120 Nr. 7) herumgeführt und erscheinen nach einer starken Knickung am inneren Fußrand wieder, um unter dem Abzieher der großen Zehe (Fig. 120 Nr. 9) an ihren Anheftungspunkt zu gelangen. Wieder sind es starke Bandstreifen, welche das Abgleiten von der nur seicht eingeschnittenen Rinne an dem Knöchel verhüten. An dem seitlichen Fußrand vermag jeder an seinem eigenen Fuß die Vollendung der Knochenrolle während der Bewegung zu beobachten. Die beiden Wadenbeinmuskeln kommen nämlich, das Wadenbein bedeckend, vom Unterschenkel herab, und wenden sich (14 cm vom unteren Rand des Knöchels entfernt) nach der Hinterseite des Knöchels. Die Sehnen verschwinden in der Knochenrinne, um nach einem scharfen Winkel an dem seitlichen Fußrand (Fig. 121) wieder unter der Haut als ein derber Strang sichtbar zu werden, der namentlich bei der Streckung des Fußes deutlich zum Vorschein kommt. Um das Ausschlüpfen der beiden Sehnen aus der Furche des seitlichen Knöchels zu verhüten, verdickt sich hier die Sehnenbinde des Unterschenkels zu einem starken Haltbande, dem Schleuderband *(Retinaculum)*, welches sich vom äußeren Knöchel zur äußeren Fläche des Fersenbeines herabspannt (Fig. 121).

Zwischen den beiden geschilderten Formen der Knochen- und Bandrolle giebt es viele Abstufungen, die sich von selbst erklären. So ist die Rutschfläche für die Kniescheibe in Hinsicht auf die Wirkung des Unterschenkelstreckers eine Knochenrolle, welche bei gebeugtem Bein unverkennbar ist. Die Kniescheibe selbst erscheint von diesem Gesichtspunkt aus, trotz ihrer Gelenkfläche nur als linsenförmige Sehnenverdickung, welche das Hin- und Hergleiten mit dem geringsten Grad von Reibung erleichtert. Sie gehört in die Reihe der sog. Sesambeine, wie solche noch an anderen Gelenken, wenn auch bedeutend kleiner, vorkommen. In ganz dieselbe Reihe gehören die Vorrichtungen an der Unterfläche der Finger und Zehen. Man nennt sie zwar dort Sehnenscheiden *(Vaginae tendinum)*, aber ihre mechanische Bedeutung auch als Knochen- und Bandrollen ist unverkennbar.

Die Knochen als Hebel. Die Mittel für die kraftvollen und schnellen Leistungen unseres Körpers liegen, abgesehen von den bisher erwähnten Eigenschaften auch darin, daß die Knochen Hebel sind, deren bewegende Kraft in dem Muskel, und deren Last in den Knochen liegt. In der Figur 114 stellt der Muskelbauch Nr. 2 die bewegende Kraft dar, die Elle ist in diesem Falle der Hebel und das Ellbogengelenk (Fig. 114 Nr. 5) der Dreh- oder Stützpunkt. Die zu bewegende Last hängt an dem Vorderarm. Die Mehrzahl dieser Hebel ist einarmig, d. h. der Muskel zieht auf derselben Seite, auf der sich die Last befindet. Meist liegt der Angriffspunkt dem Gelenk sehr nahe, wie in unserem Beispiel der Figur 114, wodurch für das Heben schwerer Lasten freilich ein bedeutenderer Kraftaufwand nötig wird als im umgekehrten Falle, aber die Bewegung geschieht dafür mit um so größerer Geschwindigkeit und die Knochen werden in Wurfhebel oder Geschwindigkeitshebel verwandelt. Die Gewalt der verhältnismäßig kleinen Kaumuskeln ist hierfür ein Beispiel. Kirschkerne und Haselnüsse aufzubeißen, erfordert ein Gewicht von 50 bis 80 Kilo und um einen Pfirsichkern zu zerdrücken, ist der Druck von 400 bis 600 Kilo erforderlich. Die Gesetze des einarmigen Hebels finden nun auf den Wurfhebel des Unterkiefers ebenfalls ihre Anwendung. Je näher die Last dem Angriffspunkte der bewegenden Kraft rückt, mit desto geringerem Kraftaufwand wird sie überwunden. Darum beißt man einen Apfel mit den Schneidezähnen an und knackt eine Nuß mit den Mahlzähnen auf. Bei diesen Wirkungen sind Knochenvorsprünge, Fortsätze, Dornen und Stacheln eine wertvolle Zugabe, um die Schnelligkeit der Bewegung zu erhöhen, worauf schon in der Einleitung zu der Knochenlehre hingewiesen wurde. Denn je entfernter die Ansatzstelle des Muskels von dem Gelenke, dem Mittelpunkte der Bewegung, desto kräftiger wirkt der Muskel. In demselben Sinne sind die Verdickungen der Knochen an den Gelenken aufzufassen. Diese Auftreibungen sind für die Kraftentfaltung von wesentlichem Vorteil. Der Muskel Nr. 2 in Figur 114 setzt sich, wie so viele andere, unter spitzem Winkel an den Knochen bei Nr. 3 an. Die ideale Gelenkachse, welche durch einen hellen Punkt in der Rolle des Oberarmknochens angedeutet ist, hat vor und hinter sich eine beträchtliche Auftreibung, deren Ausdehnung die punktierte Linie bei Nr. 5 abschätzen läßt. Der Armbeuger Figur 114 Nr. 2, welcher über dieses verdickte Gelenkende hinwegläuft, findet dort einen, wenn auch nicht sehr beträchtlichen, doch immerhin wertvollen Stützpunkt. Die Dicke der Gelenkverbindungen korrigiert demnach wenigstens etwas die ungünstige Zuglinie bei vollständig gestreckter Stellung. Diese kleine Erhöhung ist schon imstande, den Knochen und damit die zu bewegende Last aus der gestreckten Lage etwas in die Beugung überzuführen. Unter solchen Umständen ist es klar, daß alle Knochenvorsprünge, gerade wie Knochen- und Bandrollen die Kraft eines Muskels auch steigern, wenn er über zwei oder mehrere Gelenke hinwegzieht. Nicht bloß für die eingelenkigen Muskeln wie in Figur 114 gilt das eben Gesagte, sondern auch für die mehrgelenkigen Muskeln, d. h. für jene, die ihr Verlauf über mehrere Gelenke hinwegführt. Die Finger- und Zehenbeuger sind hervorragende Beispiele dieser Art. Um zu dem Nagelglied zu gelangen, ziehen sie alle oft an vier und mehr Knochenverbindungen vorbei, und überall helfen bei der Bewegung die verdickten Gelenkenden als Knochenrollen mit.

Zum Schlusse folgen einige Regeln, welche die Physiologie bei der Forschung über das Wesen des Muskels entdeckt hat. Sie sind so einfach, daß sie keiner weiteren Erklärung bedürfen.

Ein Muskel, welcher zweimal so dick ist als ein anderer, wird zweimal mehr leisten können. Ein langer Muskel wird nicht kräftiger sein als ein kurzer von gleicher Breite und Dicke. — Ein Muskel mit längsparalleler Faserung kann sich im Maximum um $^5/_6$ seiner Länge zusammenziehen. — Besteht ein Muskel aus zwei, drei, vier Portionen, welche einen gemeinschaftlichen Ansatzpunkt haben, so wird die Wirkung eine sehr verschiedene sein, wenn alle Portionen in Thätigkeit geraten, oder nur eine einzige. Die angestrengte Thätigkeit eines Muskels zur Überwindung eines großen Widerstandes ruft häufig eine ganze Reihe von Zusammenziehungen anderer Muskeln hervor, welche darauf gerichtet sind, dem erstbewegten einen hinlänglich sicheren Ursprungspunkt zu gewähren. Man nennt diese Bewegungen koordiniert. Es ist am nackten Menschen leicht zu beobachten, wie alle Muskeln, welche am Schulterblatte sich festsetzen, eine kraftvolle Zusammenziehung ausführen, um das Schulterblatt an den Rumpf zu fixieren, sobald der Biceps des Oberarmes sich anschickt, ein großes Gewicht durch Beugen des Vorderarmes aufzuheben. Würden die Schultermuskeln in diesem Falle unthätig bleiben, so würde der Biceps das nicht fixierte Schulterblatt, an welchem er entspringt, viel eher herab bewegen, als das schwer zu hebende Gewicht hinauf. Um aber den Schultermuskeln selbst feste Haltpunkte zu geben, erfolgt zuerst eine tiefe Einatmung, weil die gefüllte Lunge einen Gegendruck ausübt auf den Brustkorb, von welchem diese starken Muskeln ihrerseits entspringen.

Die Fascie.

Fascien oder Muskelbinden heißen dünne, hautähnliche Ausbreitungen, welche das ganze Muskelsystem einhüllen. Die Fascien sind aus glänzenden Fasern und Bündeln desselben Materiales gewebt, das die Sehnen und Aponeurosen herstellt. Die Formen der darunterliegenden Muskeln sind durch diese Binden hindurch mit großer Schärfe erkennbar. Das Interesse der plastischen Anatomie beschränkt sich dabei vorzugsweise auf die Muskelbinden an den Gliedern, weil sie dort bestimmte Formen bedingen.

Die Fascien werden nach dem Ort ihres Vorkommens benannt. Man unterscheidet: Fascien des Halses, der Brust, des Bauches und des Rückens; dann Fascien des Armes und Fascien des Beines. Die Fascien der Gliedmaßen gliedern sich endlich in solche des Oberarmes, des Vorderarmes und der Hand. In ähnlicher Weise wird die Fascie der unteren Gliedmaßen in diejenige des Oberschenkels, des Unterschenkels und des Fußes abgeteilt. Es giebt endlich hoch- und tiefliegende Fascien. Als lehrreiches Beispiel sei hier zunächst die Fascie des Armes beschrieben.

Wird an einem Arm die Haut samt der Fettschicht vorsichtig entfernt, so kommt nicht unmittelbar das rote Fleisch oder die glänzende Sehne zum Vorschein, sondern eine durchsichtige, an einigen Stellen 1 mm dicke Schicht, welche den darunterliegenden Organen fest anliegt und die Fascie oder Muskelbinde genannt wird. Man könnte sie mit einem enganliegenden Trikot vergleichen, und würde manche Eigenschaften wieder finden, welche sie mit ihm gemein hat, vor allem den außerordentlichen Grad von Schmiegsamkeit, um den Ausdruck Elastizität absichtlich zu vermeiden. Wie der Trikot sich den an- und abschwellenden Formen

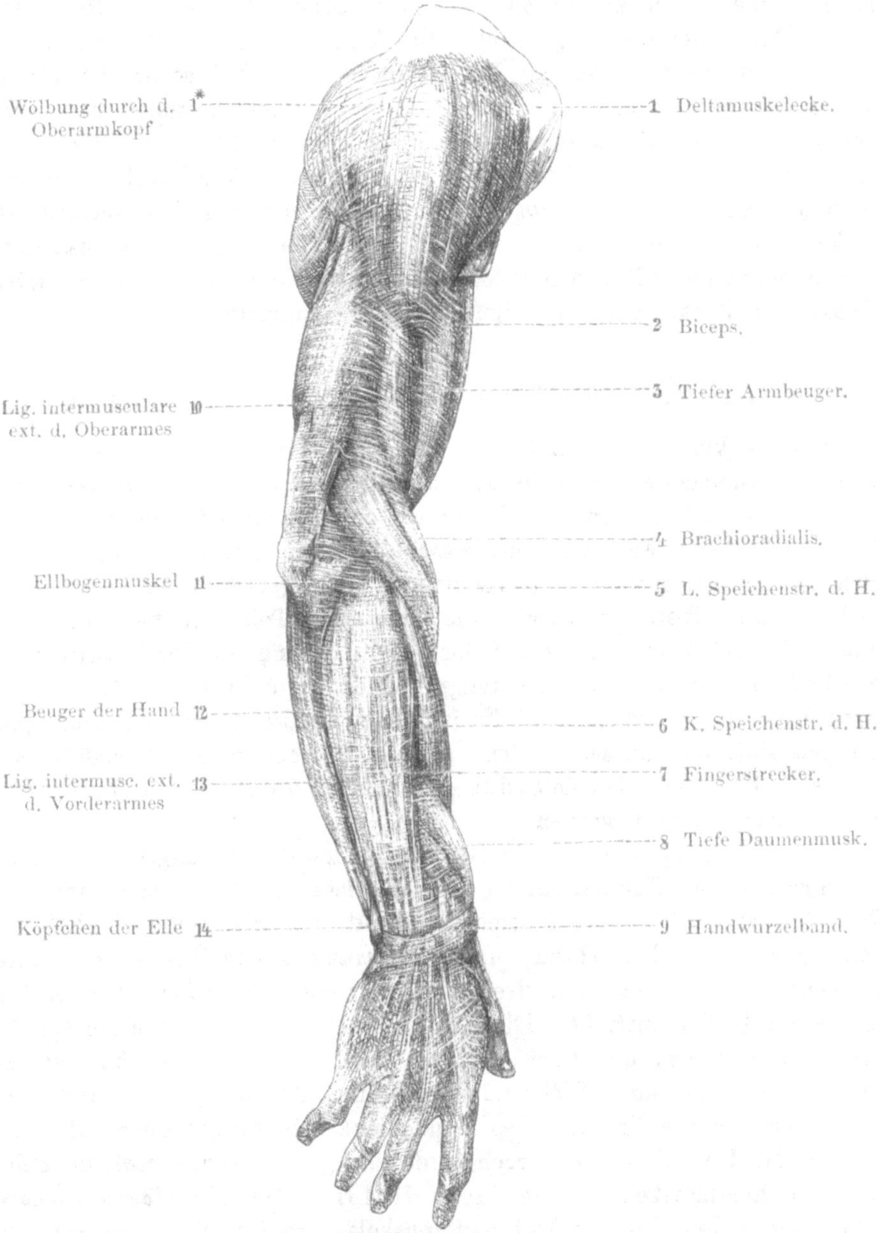

Fig. 123. Fascie des Armes.

des Körpers anschließt, ohne doch Falten zu werfen, so auch diese Fascie. Ist der Arm gestreckt, so ist sie eine enganliegende glatte Hülle für den Biceps, und dennoch folgt sie der Anschwellung dieses Muskels, mag er auch auf das Doppelte anschwellen. — Eine weitere Übereinstimmung liegt ferner darin, daß beide, der enganliegende Trikot, ebenso wie die Muskelbinde, nach irgend einem Schnitt oder Riß sofort klaffen. Der Druck der Unterlage trägt daran die Schuld. Bei dem Menschen sind die Muskeln so fest von der Fascie umschnürt, daß sogar das Fleisch aus dem Spalt hervorquillt. Allein mit der Schmiegsamkeit und einem gewissen Druck auf die darunterliegenden Gebilde hört die Übereinstimmung auf und in allen folgenden Eigenschaften ist die Fascie völlig verschieden: sie hängt einerseits mit der Haut durch zahlreiche verbindende, dickere und dünnere Bündel, durch Blutgefäße und Nerven zusammen, und andererseits mit den Muskeln, Sehnen und Knochen. Dieser letztere dreifache Zusammenhang zeigt folgende Verhältnisse:

a. Der Zusammenhang der Fascie mit den Muskeln

besteht in kleinen Verbindungen mit dem, die Muskeln umhüllenden lockeren Bindegewebe und in dem direkten Übergang von Muskelsehnen, sei es, daß Muskelfasern von der Fascie entspringen oder in ihr endigen. In dem letzteren Fall kann die Fascie als eine direkte Fortsetzung der Sehnen angesehen werden, ja sie ist oft sogar geradezu ein Produkt derselben. Der Übergang einer Sehne oder eines Teiles in die benachbarte Fascie ist dabei keineswegs zufällig, ebenso wenig als der Ursprung von Muskelfasern in ihr. Solche tiefgreifende Verbindungen treten nur an ganz bestimmten Stellen auf. Es ist einleuchtend, daß gerade dort Spannungen eintreten müssen, welche für die Formen nicht gleichgültig sein können. Ein paar Beispiele des Ansatzes von Muskeln in Fascien mögen hier erwähnt werden.

An der Beugeseite des Vorderarmes existiert ein langer Muskel, der als Spanner der Hohlhandfascie wirkt, welche den Handteller überzieht. Man braucht bei gerade gestreckter Hand nur die Stelle oberhalb des Handgelenkes zu betrachten, um eine strangförmige Sehne hervortreten zu sehen, welche auf die dreieckige Vertiefung zwischen Daumen und Kleinfingerballen zustrebt. Die Sehne ist die Fortsetzung eines spindelförmigen Muskels, der hoch oben an dem inneren Gelenkknorren des Oberarmes entspringt. Während alle Sehnen der Beugeseite des Vorderarmes sich an die Knochen des Handgelenkes befestigen oder unter dem queren Handwurzelband hindurch zu den Fingern ziehen, strahlt die Sehne des Hohlhandmuskels in die breite Hohlhandfascie *(Fascia palmaris)* aus. Durch den Zug des Hohlhandmuskels wird ihre Spannung vermehrt und dadurch die Zirkulation im Innern der Hand vor Stauungen bei Druck geschützt. Die hohe Lage der Sehne, die im gespannten Zustande sich mit den Fingern fassen läßt, ist bedingt durch die oberflächliche Lage ihres Ansatzes, und dies erklärt, warum gerade sie, schon bei der einfachen Streckung der Hand, und von da an bei allen Übergängen zu der Beugung in so auffallender Weise hervortritt. — In diesem Beispiel von dem Zusammenhang zwischen Muskel und Fascie spielt eine lange Sehne die Vermittlerin. In anderen Fällen geht aber das Fleisch direkt in die Fascie über, und diese gehört so auf eine weite Strecke hin in den Bereich des Muskels und vertritt dessen Sehne, wie dies an dem Oberschenkel wiederholt vorkommt. An manchen Muskeln geht die Sehne nur teilweise in die Fascie über und dieser Teil ist je nach der Größe des Muskels verschieden. Der große Gesäßmuskel inseriert sich mit einem ansehnlichen Teil seiner oberen Bündel in die Fascie (Fig. 119 Nr. 15), so daß streng genommen die Muskelbinde der äußeren Schenkelfläche als eine direkte Fortsetzung dieser gewaltigen Bewegungsmasse zu betrachten ist. Wenn das Bein durch den Muskel abgezogen, „gespreizt" wird, so wird es zu einem nicht geringen Teil durch den Zug an der Fascie seitwärts gezogen. — An dem Arm giebt der Biceps ein breites aber dünnes Sehnenblatt in die Fascie des Vorderarmes ab, das über die Ellbogengrube hinweg gegen die hintere Kante der Elle bis gegen die Mitte herab mit hellglänzenden Streifen zu verfolgen ist und als sehniger Muskelabschnitt *(Lacertus fibrosus)* bekannt ist.

b. Die Fascie eine Ursprungsstätte von Muskelbündeln.

Die Fascie ist oft eine Ursprungsstätte von Muskeln. Der mittlere Gesäßmuskel entspringt von dem Hüftbein und gleichzeitig von der starken Fascie, die ihn bedeckt. In diesen und ähnlichen Fällen ist die Fascie ein Teil des Muskels selbst, dessen Fleischfasern in Sehnen verwandelt sind. Diese Erkenntnis ist die Frucht weitgehender vergleichender Untersuchungen, welche gezeigt haben, daß die Fascien zu einem ansehnlichen Teil Fortsetzungen der Muskeln sind, also zu ihnen gehören und mit den Sehnen in eine und dieselbe Linie zu stellen sind.

c. Die Zwischenmuskelbänder *(Ligamenta intermuscularia)*.

Die Verbindungen der Muskelbinden mit den Knochen bestehen in derben Faserzügen, welche von der Beinhaut der Knochen aufsteigen und sich mit den Fascien verbinden. Einige dieser Verbindungen erhalten eine besondere Stärke und werden als Zwischenmuskelbänder bezeichnet. Die Beuger und Strecker des Oberarmes werden von solchen Streifen getrennt, wodurch ihre Grenzen auch für das Auge schärfer erkennbar werden. — Die Gruppe der Beuger an dem Oberschenkel wird gegen die Strecker hin nicht minder deutlich abgegrenzt und an vielen anderen Stellen dringen Bündel der Fascie selbst zwischen die einzelnen Muskeln ein und isolieren sie oder ihre Sehnen von den Nachbarn. So entstehen größere und kleinere Fächer, welche als Muskelscheiden verschiedenen Umfanges für die Zugrichtung von großem Einfluß werden.

Die Zwischenmuskelbänder haben, gleichviel, ob sie sich bis zu der Beinhaut des Knochens erstrecken oder mehr oder weniger tief zwischen die Muskeln eindringen, an den Gliedern einen langgestreckten Verlauf.

d. Die Ringbänder und Kreuzbänder.

Fasermassen der Fascien, die in querer Richtung durch glänzende derbe Bündel verstärkt sind, erhalten den Namen Ringbänder *(Ligamenta annularia)*, wie z. B. das Rückenband der Hand *(Lig. carpi dorsale,* Fig. 123 S. 235). An solchen Orten ist die wiederholte Verbindung der Fascie mit den tiefliegenden Knochen besonders leicht nachzuweisen. Eine andere Art dieser Bänder, mit der Modifikation, daß sich neben den Ringfasern auch noch gekreuzte vorfinden, wurde weiter oben bei der Erörterung der Bandrollen eingehend als Kreuzband *(Ligamentum cruciatum)* des Fußrückens (Fig. 120 Nr. 5) beschrieben. — An dem inneren und äußeren Knöchel hilft die Fascie des Unterschenkels zur Herstellung von Röhren für den gesicherten Gang der Sehnen mit, die als Schleuderbänder *(Retinacula)* beschrieben werden (Fig. 120 zwischen Nr. 7 u. 8).

Die Muskulatur des menschlichen Organismus ist das Ergebnis eines Umwandlungsprozesses, der lange Jahrtausende gewährt hat. Die einzelnen Vorgänge werden verständlich im Lichte der vergleichenden Anatomie und der Entwickelungsgeschichte. Dasselbe gilt auch für die Form der verschiedenen Muskeln und für die Verteilung der Muskulatur am Körper überhaupt. Die Form und Anordnung der Muskeln ist überdies abhängig von der funktionellen Ausbildung, denn diese beherrscht den Umfang und die Verbindung mit den Skeletteilen. Der große Einfluß der funktionellen Ausbildung kommt auch bei den Sehnen in Betracht. Gegenbaur, Vergleichende Anatomie der Wirbeltiere. Leipzig 1898. — E. Haeckel, Anthropogenie oder Entwickelungsgeschichte des Menschen. 4. Auflage. Leipzig 1891. — W. Roux, Gesammelte Abhandlungen über Entwickelungsmechanik der Organismen. 1. Bd. Leipzig 1895. S. 596.

Siebenter Abschnitt.

Muskeln des Kopfes.

Ausdruck der Gemütsbewegungen und Anatomie von Auge, Nase und Ohr.

Die Muskeln des Kopfes bedecken in sehr unregelmäßiger Schichtung das Skelet des Schädels. Da das Schädeldach keine beweglichen Skeletteile besitzt, so können seine Muskeln nur mit der Haut in Verbindung sein und die Kopfschwarte bewegen. Das Gesichtsskelet besitzt wenigstens einen beweglichen Knochen, den Unterkiefer, an dem sich denn auch starke Muskeln befestigen, welche vom Schädel herabkommen. Abgesehen von dieser einen, letzterwähnten Muskelgruppe befinden sich jedoch auf dem Gesichtsschädel noch viele Muskeln, denen bedeutsame Aufgaben bei dem Sprechen, bei der Aufnahme der Nahrung und bei dem Ausdruck der Gemütsbewegungen, dem Mienenspiel, übertragen sind.

Wir betrachten zunächst die Muskeln des Antlitzes und die Muskeln des Schädeldaches.

I. Muskeln des Antlitzes und des Schädeldaches.

Die Antlitz- oder Gesichtsmuskeln liegen unmittelbar unter der Haut und sind mit ihr an bestimmten Stellen verbunden, indem sie ihren Ansatz in der Lederhaut selbst finden. Ziehen sie sich zusammen, so müssen Verschiebungen und Spannungen der Haut eintreten. Der Ursprung der Muskeln findet an Knochenpunkten des Kopfskeletes statt, nur ausnahmsweise geschieht dies nicht direkt, sondern durch Vermittelung anderer dazwischenliegender Gewebsstränge.

Die Antlitzmuskeln gruppieren sich um die natürlichen Öffnungen des Gesichtes. Die beiden Augenöffnungen, die Nase und der Mund sind ebensoviele Mittelpunkte für Muskeln, als sie Hauptpunkte für die Form des Gesichtes sind. Auch das Ohr ist hierher zu rechnen, obwohl seine Muskeln bei dem Menschen sehr zurückgebildet sind, während sie bei den Säugetieren eine starke Ausbildung erreicht haben. Nur im Zusammenhang mit den eben erwähnten Öffnungen läßt sich die Anordnung der Antlitzmuskeln begreifen. Um die in den Öffnungen steckenden Sinnesorgane in ihrer Funktion zu unterstützen oder um den Mund mit einer vielseitigen Beweglichkeit auszurüsten, ist die Muskulatur des Antlitzes bei dem Menschen in derjenigen Weise angeordnet, wie sie in den folgenden Blättern geschildert wird. Daß diese Muskulatur neben einer Fülle bedeutungsvoller Funktionen auch noch im Dienste der Mimik steht, ist eine Fähigkeit, welche streng genommen nicht in erster Linie in Betracht kommt; denn alle Muskeln des ganzen Körpers stehen im Dienste der Mimik, nicht bloß jene des Antlitzes. Die Muskeln des Armes, der Hand, die Atemmuskeln des Brustkorbes u. s. w., selbst der verborgenste aller Atemmuskeln, das Zwerchfell, macht davon keine Ausnahme. Bei der Darstellung der Muskulatur des Antlitzes muß also die rein anatomische Gliederung zunächst berücksichtigt werden, sie führt übrigens am schnellsten zu dem Überblick über die Mannigfaltigkeit der bewegenden Kräfte. Die Wirkung dieser Muskeln bei dem Ausdruck der Gemütsbewegungen kann erst dann besprochen werden, nachdem die Sinnesorgane: Auge, Nase und Ohr erörtert worden sind.

Deshalb folgt in unmittelbarem Anschluß an die Muskulatur des Kopfes die Beschreibung der ebengenannten Sinnesorgane.

Von den Muskeln des Halses wird ein Muskel: der Hautmuskel, am zweckmäßigsten gleichzeitig an dieser Stelle abgehandelt werden.

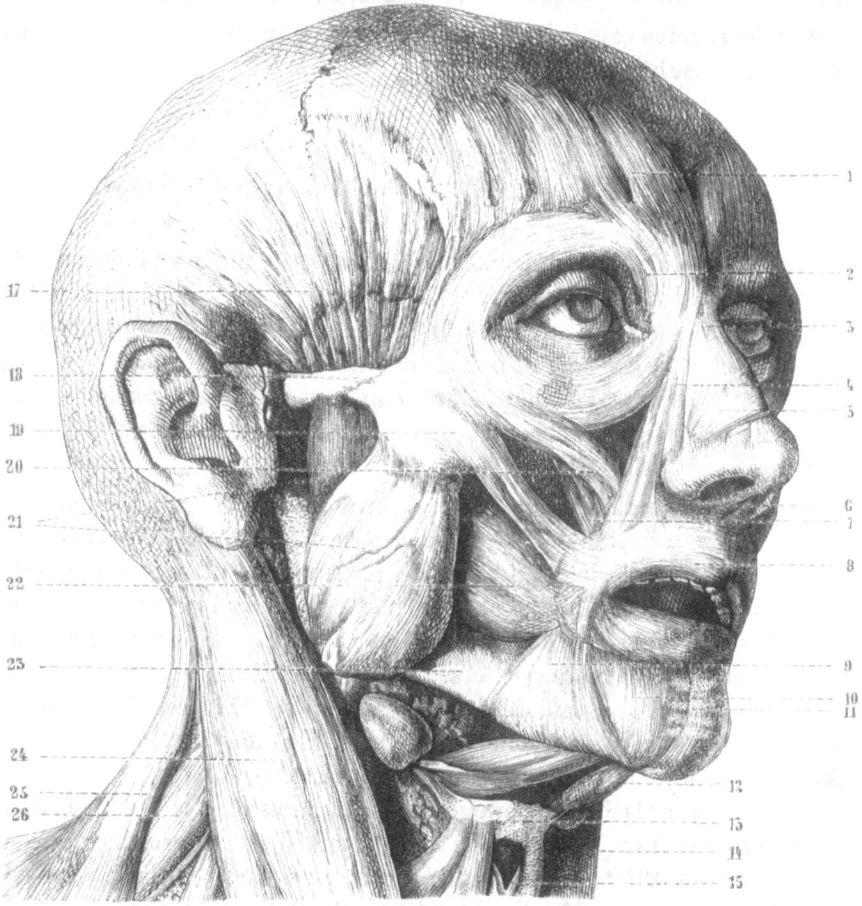

Fig. 124. Muskeln des Kopfes.

Mehrere oberflächlich liegende Muskeln sind weggelassen, sie erscheinen auf den beiden folgenden Figuren.

1. Stirnmuskel.
2. Ringmuskel des Auges.
3. Der Pyramidenmuskel der Nase.
4. Aufheber d. Oberlippe u. des Nasenflügels.
5. Zusammendrücker der Nase.
6. Niederzieher der Nasenscheidewand.
7. Vierseitiger Muskel der Oberlippe.
8. Schließmuskel des Mundes
9. Dreiseitiger Muskel der Unterlippe.
10. Vierseitiger Muskel der Unterlippe.
11. Kinnmuskel.
12. Zweibäuchiger Unterkiefermuskel.
13. Zungenbein.
14. Linker Kopfnicker.
15. Schildknorpelausschnitt.
17. Schläfenmuskel.
18. Jochbogen.
19. Großer Jochbeinmuskel.
20. Jochbeinteil des vierseitigen Muskels der Oberlippe.
21. Äußerer Kaumuskel.
22. Trompetermuskel.
23. Unterkiefer.
24. Kopfnicker.
25. Trapezmuskel.
26. Aufheber des Schulterblattes.

Die Herkunft der, in dem Gesicht sich ausbreitenden Muskelbündel bleibt ohne den Hinweis auf diesen Hautmuskel des Halses (Fig. 125 Nr. 14) unverständlich. Man darf überdies annehmen, daß alle Antlitzmuskeln von ihm abzuleiten sind, denn manche wichtigen Merkmale deuten auf eine solche Herkunft.

G. Ruge, Untersuchungen über die Gesichtsmuskulatur der Primaten. Leipzig 1887.

a. Muskeln in der Umgebung der Lidspalte.

Der Ringmuskel des Auges *(Musculus orbicularis oculi)*, dünn, platt, scheibenförmig (Fig. 124 Nr. 2), unmittelbar unter der Haut liegend, umgiebt die Lidspalte erst in engen, dann in immer weiteren Bogen. Der Muskel entspringt schmal am inneren Augenwinkel vom Thränenbein, vom Lidband und der nächsten knöchernen Grundlage. Er hängt nach oben mit dem Stirnmuskel, nach außen mit dem Jochbeinteil des Hebers der Oberlippe (Fig. 124 Nr. 20) dadurch zusammen, daß einige seiner Fasern aus dem Kreise ausbrechen. Wirkung: Die auf den Lidern liegende Portion vermittelt den Schluß der Augendeckel, die entfernteren Bogenfasern dienen dazu, die Haut aus der Umgebung zusammenzuschieben. Die gemeinschaftliche Thätigkeit der beiden Abteilungen erzeugt jenen festen Verschluß, durch welchen zugleich der Augapfel etwas nach rückwärts in die Augenhöhle gedrückt wird. Der Muskel zerfällt also seiner Wirkung nach in zwei Abschnitte, in denjenigen Abschnitt, der direkt den Lidern aufliegt, und in denjenigen, der in immer weiteren Bogen die Lidspalte umkreist. Der erstere heißt deshalb der Lidmuskel (Fig. 125 Nr. 2); er bildet eine dünne, blaßgefärbte Schichte, welche nur bei dem Schluß der Lider in Wirksamkeit tritt; der andere Abschnitt, der in immer weiteren Bogenlinien die Lidspalte umkreist (Fig. 125 Nr. 1), ist dicker, lebhafter gefärbt und besteht aus groben und leicht nachweisbaren Bündeln, welche in benachbarte Muskeln der Stirn, des Jochbeines und der Oberlippe übergehen (Fig. 125 bei Nr. 3 u. 20).

Der feste Lidschluß bedingt die Entstehung kleiner Falten, welche vom äußeren Augenwinkel radienförmig ausstrahlen. — Krähenfüßchen nennt man diese unwillkommenen Zeichen jener schwindenden Elastizität, welche in der frühesten Jugend die Haut so auszeichnet, daß die durch Zusammenschieben entstandenen Falten spurlos sich wieder glätten.

Der Stirnmuskel *(Musculus frontalis,* Fig. 124 Nr. 1) ist paarig, auf jeder Hälfte des Stirnbeines sitzt ein vollständiger, von der anderen Seite unabhängiger Muskel. Er entspringt an der Nasenwurzel, dort wo sich die Naht zwischen Nasen- und Oberkieferbein einer- und Stirnbein andererseits berühren, ferner von dem inneren Ende der Augenbrauenbogen und vom oberen Rand der Augenhöhle. Er zieht sich gegen den Stirnhöcker in die Höhe und seine Bündel gehen in die Sehnenhaube *(Galea aponeurotica)* über. Diese liegt unmittelbar unter der Haut des Kopfes, mit der Kopfschwarte fest verwachsen, dagegen mit der eigentlichen Beinhaut des Schädels nur locker verbunden. Wirkung: Die Zusammenziehungen des Muskels bewegen die Kopfschwarte nach vorn; dabei wird die Stirnhaut in quere Falten gelegt und samt den Augenbrauenbogen in die Höhe gezogen. Genauere Betrachtung ergiebt noch folgende wichtige Einzelnheiten:

Der Muskel endigt nach oben nicht in einer geraden, sondern in einer Bogenlinie (Fig. 124). Zwischen beiden Muskeln befindet sich also ein dreieckiger muskelfreier Raum, der aber nicht bis zu der Nasenwurzel herabreicht, denn die beiden Muskeln berühren sich eine Strecke weit. Daraus folgt, daß die Stirnhaut während der Zusammenziehung, der Mitte eines jeden Muskels entsprechend, höher gehoben wird, als an den Rändern. Die Stirnfalten beschreiben deshalb von einer Schläfe zu der anderen nicht horizontal liegende Wülste, sondern doppelt gekrümmte, wie die nebenstehenden Zeichen andeuten ⌒⌒.

Der Zug des Muskels beschränkt sich dabei nicht allein auf die Stirnhaut, sondern er setzt sich auch auf die Augenbrauen und die oberen Lider fort. Sie werden ebenfalls in die Höhe gezogen, und zwar am höchsten an dem inneren Drittel ihres Verlaufes. Dabei sind die Stirnfalten konzentrisch mit den konvexen Augenbrauenbogen. Alter, Geschlecht und Individualität bedingen zahlreiche kleine Verschiedenheiten, welche die eigene Beobachtung leicht festzustellen vermag. In der Jugend glätten sich die Falten wieder; allmählich werden aber, mit dem Verlust der Elastizität der Haut, ihre Spuren mehr und mehr erkennbar und schließlich bilden die Falten, bleibend geworden, die gefurchte Stirn der Greise.

Der Augenbrauenrunzler *(M. corrugator supercilii)* entspringt von dem inneren Ende des Augenbrauenbogens und der dazwischenliegenden schmalen Fläche. Er ist bedeckt von dem oberen Bündel des Ringmuskels des Auges, geht nach außen und setzt sich in der Haut der Augenbraue fest. Die Wirkung der beiden Augenbrauenrunzler[1] schiebt die Haut von den Seiten der Stirn gegen die Mittellinie zusammen, wodurch jene senkrechten, über der Nasenwurzel aufsteigenden Furchen entstehen, die bei Gram und düsterer Gemütsstimmung hervortreten, und einen bleibenden physiognomischen Charakter der Schwermut und des gestörten Seelenfriedens abgeben. Aus diesem Grunde wurde der Muskel von einem Gelehrten *Muscle de la douleur*, Muskel des Schmerzes, genannt. Allein das sind nicht die einzigen Veranlassungen, welche diesen Muskel erregen. Bei dem genauen, angestrengten Sehen, bei dem scharfen Beobachten, also bei gesteigerter Aufmerksamkeit, zieht er

[1] Sie tragen ihren Namen mit Unrecht, da sie nicht die Brauen runzeln, sondern sie einander nähern, wodurch sich die Haut der Stirn in senkrechte Falten zu legen gezwungen wird.

sich ebenfalls zusammen. Dasselbe geschieht bei ernsten Gedanken, also z. B. auch bei einer traurigen Erinnerung. Seine verschiedenen Spannungsgrade begleiten den Schmerz, gleichgiltig ob physischen oder seelischen. Bei greller Beleuchtung tritt sowohl er, wie der ihn bedeckende Ringmuskel in Thätigkeit. — Die senkrecht stehenden Falten, welche durch die Thätigkeit des Augenbrauenrunzlers entstehen, können 8—10 betragen. Der Beginn der Falten liegt dicht an dem Nasenrücken, ihr allmählich in die glatte Stirnhaut auslaufendes Ende oben. Dabei zeigen sie nicht

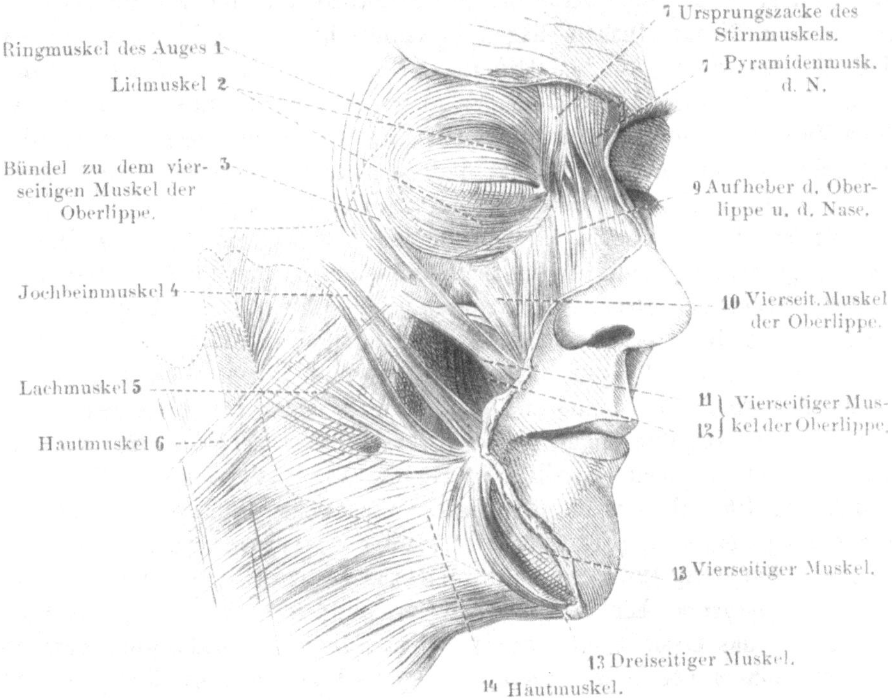

(Oberflächliche Schichte.)

immer die ganz senkrechte Stellung, sondern leichte Biegungen, und zwar um so stärker, je weiter die Falten nach außen liegen.

Die drei Muskeln, der Stirnmuskel, der Ringmuskel des Auges und der Augenbrauenrunzler, bilden eine Gruppe, deren Zentrum das Auge ist. Ihre Wirksamkeit steht in der innigsten Beziehung zu derjenigen des Augapfels. In erster Reihe besteht ihre Aufgabe darin, den Zufluß des Lichtes entweder zu erleichtern, oder zu verhindern, das Auge durch den häufigen Lidschlag zu befeuchten und es zu schützen.

b. Muskeln in der Umgebung der Mundöffnung.

Die Lippen sind zwei fleischige Vorsprünge, vorn leicht konvex, hinten konkav. An den Seiten ist ihre Grenze in den Mundwinkeln, welche eine leichte Vertiefung besitzen. Ihre Muskeln sind zahlreicher, als jene der Lidspalte. Die größere und vielseitigere Beweglichkeit der Lippen erfordert eine Muskulatur, die in größerem Maße gegliedert ist. Dennoch herrscht die gleiche Anordnung wie bei dem Auge in der Art, daß ein Muskel die Mundspalte verengert und verschließt, andere Muskelkräfte dagegen die Spalte erweitern. Kein Tier besitzt eine so zusammengesetzte Muskulatur der Mundspalte. Das Maul der Tiere kann deshalb nie jene verschiedenen Formen annehmen, welche den Mund des Menschen zu einem so wichtigen Faktor bei der Sprache und der Miene machen. Die meisten dieser Muskeln liegen radienförmig um die Mundöffnung, es sind die Erweiterer der Mundöffnung. Nur einer geht im Kreise herum, es ist der Schließmuskel. Zuerst sei aber ein Halsmuskel erwähnt, der seine Fasern bis in das Antlitz sendet, und wie schon angedeutet wurde, vielleicht als der Vater sämtlicher Antlitzmuskeln angesehen werden darf:

Der Hautmuskel des Halses *(Platysma,* Fig. 126 Nr. 11, 12 u. 13) ist ein dünner Muskel, der im Gesicht in der Wangenregion und am Unterkiefer beginnt, und unterhalb des Schlüsselbeines und in der Schultergegend in der Fascie des Brust- und Deltamuskels endigt; er steigt an den Seitenflächen des Halses schräg in die Höhe. Der Muskel verschmälert sich wegen dieses schrägen Verlaufes etwas und nähert sich, je höher er steigt, demjenigen der anderen Seite. Die mittlere Linie des Halses ist also anfangs von ihm nicht bedeckt, erst später berühren sie sich am Kinn, ja kreuzen sogar bisweilen ihr Bündel (Fig. 126 bei Nr. 1). Von dem Zufluß von Bündeln des Hautmuskels vorzugsweise abhängend, sind der dreiseitige Muskel (Fig. 126 Nr. 1*) und der vierseitige Muskel des Unterkiefers (Fig. 124 Nr. 10); sie zeigen besonders deutlich die Abstammung von dem Platysma. Ein anderer Zug von dünnen Bündeln zeigt im Verlauf durch das Gesicht eine große Selbständigkeit, wurde wohl deshalb auch mit einem besonderen Namen belegt und als Lachmuskel (Fig. 126 Nr. 9, besser ausgeprägt in Fig. 125 Nr. 5) in die Litteratur eingeführt. Die Wirkung des Hautmuskels ist eine sehr komplizierte; soweit sie mit derjenigen der Antlitzmuskeln zusammenfällt, soll sie später Berücksichtigung finden; seine Wirkung am Halse ist für den Abfluß des Blutes, von dem Kopf nach der Brusthöhle zu, von Vorteil. Seine natürliche Spannung läßt sich bei alten Leuten sehr gut beobachten, bei denen der Hals abgemagert und das Fett aus dem Unterhautgewebe und zwischen den Organen verschwunden ist; dann verursachen die vorderen Ränder des Muskels zwei stark vorspringende Hautfalten, welche vom Kinn auseinanderweichend gegen das Brustbein herabziehen. Zwischen den Hautfalten liegt eine daumenbreite Rinne, die in der Nähe des Kehlkopfes am tiefsten ist, weiter unten jedoch allmählich verstreicht.

Der Hautmuskel des Halses ist der einzige Repräsentant der bei den Tieren weit verbreiteten Gruppe von Hautmuskeln, durch welche Bewegungen ganzer Hautregionen hervorgebracht werden können. Durch ähnliche Muskeln schütteln die Pferde ihre Haut, um sich von Insekten zu befreien, die Hunde und die Katzen stellen ihre Rückenhaare auf, die Igel ihre Stacheln u. s. w. Für das Verständnis des ebenangegebenen Zusammenhanges der mimischen Muskeln mit dem Hautmuskel des Halses ist das Verhalten desselben Muskels bei den Säugetieren von hervorragender Bedeutung. Er besitzt in den verschiedenen Abteilungen eine sehr verschiedene Verbreitung an Brust, Hals und Nacken.

Der Ring- oder Schließmuskel *(M. orbicularis oris,* Fig. 124 Nr. 8) liegt zwischen der äußeren Haut und der Mundschleimhaut eingeschaltet,

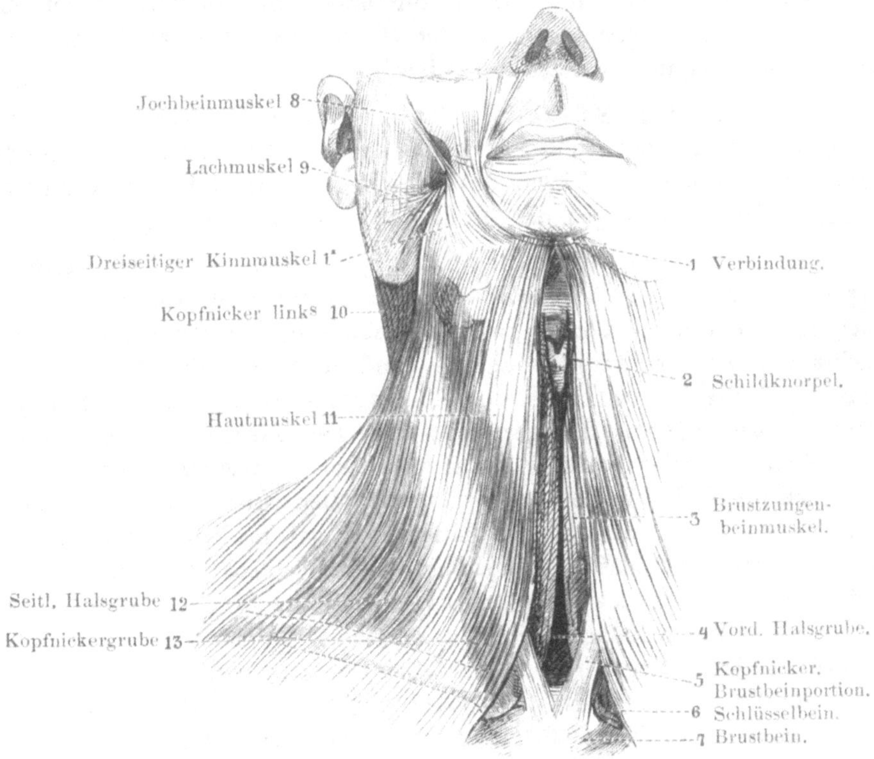

Fig. 126. Hals von vorn mit dem Platysma.

hängt aber mit ersterer inniger zusammen. Trotz seiner Größe, er stellt einen verhältnismäßig breiten und dicken Ring dar, besitzt er doch keineswegs jene Selbständigkeit, welche den Ursprung und Verlauf des Ringmuskels am Auge auszeichnet, sondern ist der Hauptsache nach der Knotenpunkt, an dem sämtliche Muskeln der seitlichen Gesichtsgegend zusammenlaufen. Und zwar ist er die unmittelbare Fortsetzung des Trompetermuskels und der dreiseitigen Muskeln.

Der Trompetermuskel *(M. buccinatorius)*[1] ist die fleischige Grund-

[1] *Bucca* heißt die beim Blasen oder Essen aufgeblähte Wange, daher bei lateinischen Klassikern *bucco* ebensogut Schwätzer als Vielfraß bedeutet.

lage der Wangen (Fig. 124 Nr. 22). Er entspringt von der äußeren Fläche des Oberkiefers und zwar von jenem Abschnitt, der die Zahnwurzeln bedeckt, dann vom Unterkiefer im Verlauf der äußeren schiefen Linie. Andere Ursprungspunkte liegen noch weiter rückwärts, bedeckt von dem äußeren Kaumuskel (Fig. 124 Nr. 21). Die zahlreichen Bündel, die durch eine rote Fleischfarbe ausgezeichnet sind, treten am Mundwinkel in die Lippen ein, durchkreuzen sich dort in der Weise, daß die oberen in die Unterlippe, die unteren in die Oberlippe übergehen, und sich noch überdies eine Strecke weit mattenartig durchflechten. Endlich ordnen sie sich zu parallelen Strängen, um der Mundspalte eine Strecke weit zu folgen und dann in der Haut zu endigen.

Der dreiseitige Muskel des Unterkiefers (*M. triangularis maxillae inferioris,* Fig. 124 Nr. 9), platt, dreieckig, entspringt breit von dem unteren Rand und der äußeren Fläche des Unterkiefers und steigt, seine Fasern zusammendrängend, gegen den Mundwinkel in die Höhe.

Der vierseitige Muskel der Oberlippe (*M. quadratus labii superioris,* Fig. 124 Nr. 7 und Fig. 125 Nr. 10—12) besteht aus drei Abteilungen und entspringt vom Rand der Augenhöhle, dann vom Stirnfortsatz des Oberkiefers und aus der Oberkiefergrube, und steigt zu der Oberlippe und dem Mundwinkel herab, wo er viele Fasern dem Ringmuskel des Mundes übergiebt. Es geschieht dies folgendermaßen: Die Fasern einer Seite durchflechten sich am Mundwinkel in ziemlich inniger Weise und erzeugen dadurch jenen derben und prallen Knoten, der bei Lebenden wie bei Toten deutlich zu fühlen und bei manchen Menschen so stark entwickelt ist, daß er als kleiner Wulst sichtbar wird. Aus diesem treten die Muskelbündel dann aus, um ebenso wie die Bündel des Trompetermuskels der zirkulären Richtung zu folgen. Die oberen ziehen in der Unterlippe ihren Weg, die unteren folgen dafür der Oberlippe, wie die nebenstehenden Linien dies andeuten >⊂⊃<, und die größte Zahl gelangt bis auf die Mundhälfte der entgegengesetzten Seite.

Die Wirkung ist sehr mannigfaltig: er erweitert den Mund durch Aufheben der Oberlippe, die Ecken können dabei gleichzeitig nach oben gestellt werden; daß überdies die eine Hälfte des Gesichtes von der anderen unabhängig diesem Muskelspiel folgen kann, bedarf nur der Erwähnung. Die Bündel all der genannten Muskeln gehen in den Schließmuskel des Mundes über. Die in den Lippen verlaufenden Fasern können sich selbständig zusammenziehen, wodurch der Mund geschlossen, gespitzt, oder wie bei dem Saugen vorgestreckt wird, und dies Alles, je nachdem die eine oder andere Fasergruppe das Übergewicht erhält, die sich alle an dem Mundwinkel kreuzen.

Zu diesem zusammengesetzten Ringmuskel des Mundes stoßen:

Der große Jochbeinmuskel (*Musculus zygomaticus,* Fig. 124 Nr. 19), länglich, ungefähr 8 mm breit; er entspringt von der äußeren Fläche des Jochbeines, steigt schräg zu dem Mundwinkel herab, endet gleichzeitig an der vorderen (Haut-) und hinteren (Schleimhaut-) Fläche und beteiligt sich nicht an der Bildung des Ringmuskels. Er zieht, wie schon sein Verlauf andeutet, nach hinten und oben.

Der Lachmuskel (*Risorius*, Fig. 125 Nr. 5), dünn, dreieckig, ist eine selbständig gewordene Zacke des Hautmuskels des Halses (Fig. 125 Nr. 6). Diese Muskelzacke steigt über den Rand des Unterkiefers in die Höhe, empfängt aber noch neue Fasern auf ihrem Weg und zieht gegen den Mundwinkel hin, um in dessen Haut zu endigen.

Diesen Muskeln stehen an der Unterlippe gegenüber

der vierseitige Unterlippenmuskel (*M. quadratus labii inferioris*). Die vierseitige Muskelspalte entspringt am Rande des Unterkiefers (Fig. 124 Nr. 10) zwischen Kinnhöcker und Kinnloch und verliert sich in der Unterlippe in der Weise, daß ein Teil der Fasern in der Haut, ein anderer Teil den Ringmuskel durchbrechend, in die Schleimhaut ausstrahlt. Es steht also immer die ganze Dicke der Lippe unter der Wirkung eines solchen Muskelansatzes. Wie die Figur 124 andeutet, ist er seitlich bedeckt von dem dreieckigen Muskel, der also entfernt werden muß, soll die vierseitige oder vielmehr die rhombische Gestalt klar zum Vorschein kommen. Zwischen den Bündeln des *Quadratus* brechen aus der Tiefe andere Muskelbündel hindurch, die als:

Kinnmuskel (*M. mentalis*, Fig. 124 Nr. 11) bezeichnet werden. Hauptursprungsstätte ist das zwischen den Eckzähnen des Unterkiefers liegende Gebiet des knöchernen Kinns, die Endigung liegt in der Haut. Die Muskelbündel vermögen zweifellos die Haut der Kinngegend etwas zu heben. Bei dem Weinen sieht man die Bündel oft zucken, wobei die Haut abwechselnd in kleinen Partien gehoben und dann wieder gegen den Knochen gepreßt wird. Er erzeugt wohl auch das Grübchen im Kinn.

Diesen Muskeln, welche eine außerordentliche Mannigfaltigkeit der Bewegung erraten lassen, die bei dem Sprechen, Singen, Saugen, Kauen, Trinken, Pfeifen, Blasen u. s. w. in Verwendung kommt, gesellt sich noch ein, der Lippe ausschließlich zukommender Muskel zu:

der gerade Lippenmuskel (*M. rectus labiorum*). Er gehört dem Randteil der beiden Lippen in ihrer ganzen Breite an und setzt die äußere Haut und die Schleimhaut durch schief nach innen aufsteigende Bündel in Verbindung. Die Bündel verflechten sich dabei mit den Enden der vierseitigen Muskeln und spielen offenbar eine keineswegs unwichtige Rolle, denn sie pressen den Lippenrand der Dicke nach zusammen und verlängern dadurch die Lippen.

c. Die Muskeln der Nase.

Die Muskeln der Nase stellen eine dritte Muskelgruppe des Antlitzes dar, welche aus verengenden und erweiternden Bündeln besteht. Sie wird einerseits durch die zur Nase verlaufenden Teile anderer Gesichtsmuskeln, andererseits durch solche Bündel dargestellt, welche dem Organ selbst angehören.

Der Nasenmuskel (*M. nasalis*) bildet eine dünne, vom Oberkiefer in der Nähe der Schneidezähne entspringende Platte, die sich aufwärts auf die knorpelige, äußere Nase erstreckt. Die Ursprünge des Muskels und ein Teil seines Verlaufes werden vom viereckigen Muskel der Oberlippe bedeckt. Teile dieses Muskels (Fig. 124 Nr. 5) steigen über den Nasenflügel in die Höhe und breiten sich fächerartig bis zu dem Nasenrücken aus, während andere Muskelbündel zu dem Knorpelrande des Nasenflügels gehen.

Der Niederzieher der Nasenscheidewand (*Depressor septi*, Fig. 124 Nr. 6) besteht aus Fasern des Ringmuskels des Mundes, welche an dem unteren Rande des Nasenscheidewandknorpels endigen.

Der Pyramidenmuskel der Nase (*M. procerus*, Fig. 124 Nr. 3) ist ein dünner Muskel, der von der Nasenwurzel bis zu der Mitte des Nasenrückens herabsteigt und sich in dessen Haut verliert.

Zu diesen Muskeln der Nase kommen die schon bei der Muskulatur der Mundspalte erwähnten Bündel des vierseitigen Muskels der Oberlippe, welche vom Stirnfortsatz des Oberkiefers entspringen (Fig. 124 Nr. 4). Die für die Nase bestimmte Portion endigt in der Haut des Nasenflügels. Die Muskeln für die Bewegungen der Lid- und der Mundspalte hängen vielfach untereinander zusammen. Daher kommt es, daß in manchen Fällen die Grenzen und die Endigung der einzelnen Komplexe in der Haut nicht vollkommen nachweisbar sind. Die individuellen Verschiedenheiten in der Größe und in der Verbreitung der einzelnen Muskeln bedingen die individuellen Verschiedenheiten eines bestimmten Gesichtsausdruckes. Lachen und Weinen ist bei allen Menschen in den Hauptmerkmalen zwar identisch und durch die übereinstimmenden Spannungszustände der Haut charakterisiert, aber es bestehen feine Unterschiede unter sonst gleichheitlichen Bedingungen, die wahrscheinlich auf der Variation der kleinen Gesichtsmuskeln beruhen.

d. Muskeln des äußeren Ohres und des Schädeldaches.

Das Ohr besitzt zwei verschiedene Muskelgruppen. Die eine ist direkt der knorpeligen Ohrmuschel aufgelagert; die andere entspringt vom Kopf und erhält am Knorpel des äußeren Ohres ihren Ansatz. Da die Muskeln dieser Gruppe in ihrer Ausbildung zahlreichen Schwankungen unterworfen sind, so dürfen sie den, bei dem Menschengeschlecht verkümmerten Muskeln, zugezählt werden. Bei den meisten Säugetieren sind sie dagegen mächtig entfaltet. Das Ohr unserer Haussäugetiere besitzt eine ganze Anzahl kräftig entwickelter, die Ohrmuschel rings umgebender Muskeln, das Pferd allein über 14, die unbedeutenden gar nicht mitgerechnet. Bei dem Menschen sind nur drei Muskeln nachzuweisen:

1) Der Vorwärtszieher des Ohres *(M. attrahens auriculae)*, ein platter, dünner Muskel, der auf der Schläfenfascie liegt und zum vorderen Rand der Ohrenkrempe geht. Zuweilen schließt er sich mit einigen Bündeln dem Stirnmuskel an.

2) Der Aufheber des Ohres *(M. attolens auriculae)* liegt über dem Ohre, entspringt ausgebreitet von der Schläfenfascie und verläuft, sich verschmälernd, zum Ohr herab, um an die hervorragendste Stelle der dem Schädel zugekehrten Fläche des Ohrenknorpels sich zu befestigen.

3) Der Rückwärtszieher des Ohres *(M. retrahens auriculae)* liegt hinter dem Ohr, und wird bisweilen durch mehrere kurze aber starke Bündel vorgestellt. Er entspringt vom Schläfenbein an der Basis des Warzenfortsatzes oberhalb der Anheftungsstelle des Kopfnickers, und setzt sich an der konvexen Fläche der Ohrmuschel an. Robespierre soll in einem auffallenden Grade die Fähigkeit besessen haben, die Ohren willkürlich zu bewegen, ebenso der berühmte holländische Anatom Albin.

Die Muskeln des Schädeldaches sind ihrer Wirkung nach als Vorwärts- und Rückwärtszieher der Kopfschwarte zu bezeichnen. Als Vorwärtszieher wirkt der schon Seite 241 ausführlich beschriebene Frontalis oder Stirnmuskel, als Rückwärtszieher der Hinterhauptsmuskel *(Occipitalis)*. Die ganze behaarte Kopfhaut ist beweglich, freilich ist bei dem Menschen die Wirkung der Muskeln des Schädeldaches sehr abgeschwächt, weil die hintere Abteilung verkümmert ist, während die vordere vorzugsweise in den Dienst eines Sinnesorganes, des Auges, überging. Allein die Beweglichkeit der Kopfschwarte ist im ganzen erhalten geblieben.

e. Muskeln des Unterkiefers (Kaumuskeln).

Diese noch dem Kopf angehörige Muskelgruppe wird von Muskeln gebildet, welche vom Schädel her, ihrer Aufgabe entsprechend, zu dem Unterkiefer ziehen, zu dessen Bewegung bei dem Kaugeschäfte sie in erster Linie dienen. Zwei besitzen eine oberflächliche Lage, zwei liegen tief verborgen.

Der äußere Kaumuskel *(M. masseter*, Fig. 124 Nr. 21) liegt unterhalb des Jochbogens der äußeren Fläche des Unterkiefers an. Er entspringt mit einer derben Sehne von dem unteren Rande des Wangenbeines und setzt sich am Kieferwinkel fest. Seine oberflächlichen Fasern verlaufen also nicht gerade, sondern schräg von dem Ursprung zu ihrem Ansatzpunkt. Der Muskel ist sehr stark und seine Mächtigkeit ist durch

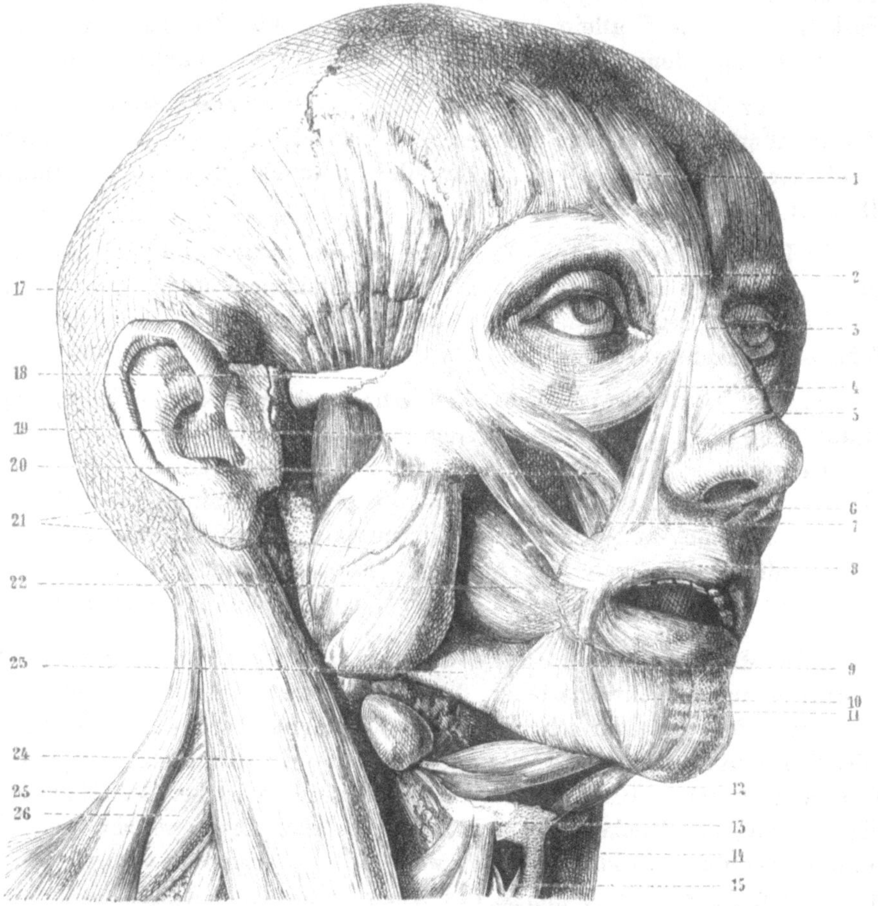

Fig. 127. Muskeln des Kopfes.

Mehrere oberflächlich liegende Muskeln sind weggelassen, sie erscheinen auf den Figg. 125 und 126.

1. Stirnmuskel.
2. Ringmuskel des Auges.
3. Der Pyramidenmuskel der Nase.
4. Aufheber d. Oberlippe u. des Nasenflügels.
5. Zusammendrücker der Nase.
6. Niederzieher der Nasenscheidewand.
7. Vierseitiger Muskel der Oberlippe.
8. Schließmuskel des Mundes
9. Dreiseitiger Muskel der Unterlippe.
10. Vierseitiger Muskel der Unterlippe.
11. Kinnmuskel.
12. Zweibäuchiger Unterkiefermuskel.
13. Zungenbein.
14. Linker Kopfnicker.
15. Schildknorpelausschnitt.
17. Schläfenmuskel.
18. Jochbogen.
19. Großer Jochbeinmuskel.
20. Jochbeinteil des vierseitigen Muskels der Oberlippe.
21. Äußerer Kaumuskel.
22. Trompetermuskel.
23. Unterkiefer.
24. Kopfnicker.
25. Trapezmuskel.
26. Aufheber des Schulterblattes.

die Haut hindurch zu erkennen, sofern nicht Fettschichten der Gesichtshaut ihn allzusehr einhüllen. Es lassen sich die derben Züge seiner Muskelbündel und ihre schiefe Richtung namentlich während des Kauens deutlich verfolgen. Auch der vordere Rand des Muskels hebt sich von der Fläche des Trompetermuskels (Fig. 127 Nr. 22) unverkennbar ab. Dagegen ist der hintere Rand unter normalen Umständen durch die Haut nicht bemerkbar, denn er wird von der großen Ohrspeicheldrüse bedeckt. Wirkung: Zieht den Unterkiefer hinauf.

Der Muskel besteht streng genommen aus zwei Schichten, einer äußeren und einer inneren. In der vorausgegangenen Beschreibung ist die äußere Schichte erwähnt worden, weil sie vorzugsweise die Form des Antlitzes beeinflußt. Die innere Schichte entspringt weiter gegen die Ohröffnung hin von dem unteren Rande des Jochbogens; auch diese Schichte hat einen schiefen Verlauf. Ihr Ansatz ist vom Unterkieferwinkel entfernt und mehr nach dem Körper des Knochens hin verlegt. Charakteristisch ist die äußere Fläche des Muskels bei den Zusammenziehungen desselben. Es tritt nämlich hier jener Gegensatz der Sehne zu dem Fleisch, der in den einleitenden Bemerkungen zur Muskellehre geschildert wurde, mit auffallender Schärfe hervor. Der Muskel entspringt sehnig von dem Wangenbein, seine breite, platte Sehne setzt sich dann mit längeren und zipfelartigen Spitzen auf die Fleischmasse fort, so daß also nur am Kieferwinkel die strangartigen Bündel von Muskelmasse völlig freiliegen. Diese sind es denn, welche oft bei dem Kauen deutlich sichtbar werden, abgesehen davon, daß der Muskel im ganzen sich verdickt und von der Unterlage sich abhebt. Das alles ist nur bei Männern zu sehen, deren Gesichtshaut dünn ist. — Wie alle Muskeln des Körpers, so kann auch der Kaumuskel eine Rolle bei der Mimik spielen. Wenn im Zorn die Kiefer aneinander gepreßt werden, so ergänzen seine vortretenden Stränge und Ränder das Bild der Erregung. Am eigenen Kopf ist seine Thätigkeit und diejenige des Schläfenmuskels auch deutlich zu fühlen, sobald man, während des festen Kieferschlusses, den Finger auf die entsprechenden Stellen legt.

Der Schläfenmuskel (*M. temporalis*, Fig. 127 Nr. 17), ein platter, der Schläfenfläche aufliegender Muskel, wird von einer starken Fascie — der Schläfenfascie — bedeckt. Er entspringt mit bogenförmigem, sehnigem Rand von der oberen Schläfenlinie, von der unteren Schläfenlinie stoßen Muskelfasern zu ihm, ebenso von der Schläfenbeinfläche und dem vorderen Rand der Schläfengrube. Alle diese Fasern laufen konvergierend herab, und vereinigen sich in einer kurzen starken Sehne, welche zum Kronenfortsatz des Unterkiefers geht und ihn beinahe vollständig umgiebt. Wirkung: der Schläfenmuskel zieht den Unterkiefer herauf.

An seinem Verlauf ist ganz besonders bemerkenswert, daß er unter dem Jochbogen (Fig. 127 Nr. 18) hindurchgeht. Der Muskel ist jedoch nicht imstande, die Kluft zwischen der knöchernen Spange und der Schläfe vollständig auszufüllen. Dort liegt noch Fett, das je nach der Masse die Krümmung des Jochbogens bald deutlich durch die Haut hindurch erkennen läßt (Fig. 128 und 130), bald bis zur Undeutlichkeit einhüllt. Doch wird die charakteristische Jochbogenlinie, welche die Schläfe von der seitlichen Wange trennt, dem Kenner des Knochenbaues nie völlig entgehen können und dem Porträt niemals fehlen dürfen. Wirkung: Zieht den Unterkiefer hinauf und zurück.

Die Schläfenfascie ist an dem oberen Rand des Jochbogens befestigt. Zwischen ihr und der Sehne des Schläfenmuskels liegt ein leicht verschiebbares Fettpolster, das sich unter dem Jochbogen hindurch bis zur Wange und tief in die Schläfengrube hinab fortsetzt. Bei den Bewegungen des Unterkiefers wird dieses Fett auf- und abgeschoben; bei dem Öffnen des Mundes, wobei der Kronenfortsatz herabrückt und der Schläfenmuskel durch Zug sich verdünnt, wird der Raum für das Fettpolster größer, es versinkt also etwas in der Schläfengrube, die Fascie und die äußere Haut der Schläfe thun das nämliche, wodurch der Jochbogen deutlicher sichtbar wird. Wenn umgekehrt der Mund durch die Hilfe des Schläfenmuskels geschlossen und die Zähne des Ober- und Unterkiefers aneinandergepreßt werden, so kehrt nicht allein der Kronen-

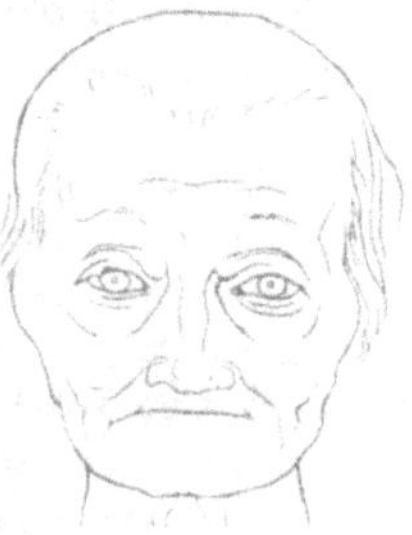

Fig. 128. Gesicht einer 90jähr. Frau von vorn.

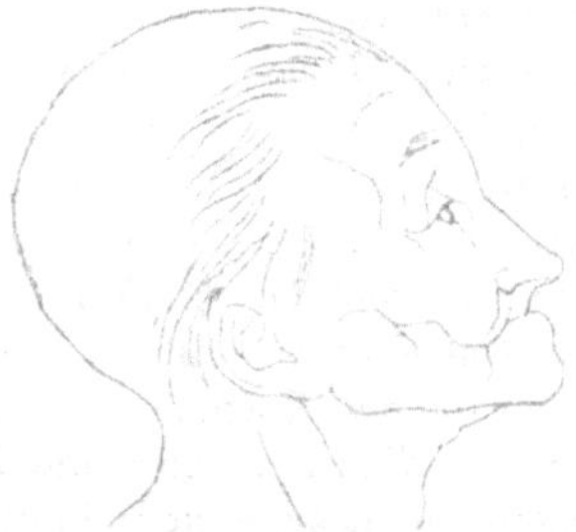

Fig. 129. Dasselbe Gesicht von der Seite.

fortsatz wieder an seine frühere Stelle zurück, wie in der Figur 37 S. 70, sondern der Muskel verkürzt sich, im Vergleich zu der früheren Stellung des Unterkiefers und verdickt sich gleichzeitig. Nunmehr wird der Raum für das Fettpolster zu eng, und drängt die Fascie und die Haut über dem Jochbogen hervor. Dieses abwechselnde Heben und Senken der Schläfengegend ist bei dem Öffnen und Schließen des Mundes leicht festzustellen.

Die Stärke des Schläfenmuskels und die Größe des Fettpolsters sind unzähligen Schwankungen unterworfen, ebenso wie die Größe und Krümmung des Jochbogens. Alle diese einzelnen Teile tragen zu der Charakteristik des Kopfes bei, sie unterliegen zahllosen Varianten, welche ihnen die Jugend, das Alter und die Rasse aufprägen. Wie sehr die starke Krümmung des Jochbogens, die Vertiefung der Schläfenfläche und der Wangenfläche, die Form des Antlitzes zu beeinflussen imstande ist, zeigt das obenstehende Porträt einer alten Frau. Auch ihr Gesicht war einst voll und rund. Das Schwinden des Fettes und des Muskels im Alter machte die Schläfengegend zu einer Grube einsinken und die sonst gewölbte Wange zu einer Vertiefung.

Bei dem Mongolen, dessen von SCHADOW gezeichnetes Porträt in Figur 130 reproduziert wird, ist ebenfalls, wie bei der alten Frau, die Schläfengrube eingesunken und der äußere Kaumuskel vertieft. Allein in diesem Fall tragen weder Alter noch mangelhafte Ernährung die Schuld an diesen unschönen Formen, sondern der rassenanatomische Bau des Schädels. Die Jochbogen sind bei den Mongolen sehr stark seitwärts ausgelegt.

Der äußere Flügelmuskel *(M. pterygoideus externus)* liegt wie sein Nachbar, der innere Flügelmuskel *(M. pterygoideus internus)*, in dem Raum zwischen Unterkiefer und Schädelgrund verborgen. Beide kommen von festen Knochenpunkten, und begeben sich an zwei verschiedene Stellen des Unterkiefers: Der äußere Flügelmuskel begiebt sich zu dem Gelenkfortsatz. Der innere Flügelmuskel setzt sich an dem Unterkieferwinkel fest.

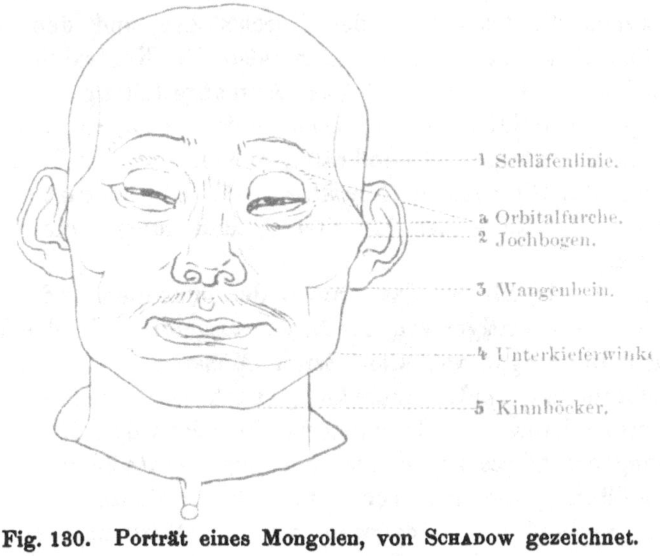

Fig. 130. Porträt eines Mongolen, von SCHADOW gezeichnet.

Die Wirkung der Gesichtsmuskeln wurde bereits mit einigen Worten erwähnt, indem auf das Prinzip ihrer Anordnung um die verschiedenen Öffnungen im Gesicht hingewiesen wurde. In erster Linie handelt es sich, und das ist namentlich bei der Lidspalte ersichtlich, um Öffnen und Schließen der Spalten. Zu diesem Zweck existiert stets ein mehr oder minder vollkommener Kreismuskel, der den Schluß der Spalte herbeiführt. Hierbei sind zahlreiche Abstufungen möglich, insofern das Schließen ungezwungen stattfindet, oder mit verstärkter Kraft. Ist das letztere der Fall, dann wird die Haut durch den Schließmuskel aus der Umgebung herbeigezogen und in Falten gelegt. Der Augenbrauenrunzler ist von diesem Gesichtspunkt aus betrachtet lediglich ein Teil des Ringmuskels, der durch eine bestimmte Nervenbahn eine physiologisch größere Selbständigkeit erhielt, als sie sich anatomisch nachweisen läßt.

Soweit also die mit dem Messer und der Pincette gewonnenen Resultate Aufschluß geben können, ist dieser Augenbrauenrunzler allerdings nur ein Teil des Ringmuskels, aber der hohe Grad seiner physiologischen Unabhängigkeit gestattet es, ihn als einen besonderen Muskel aufzuführen.

Zu einem solchen Kreis von Muskelbündeln treten aus der Umgebung Muskelzüge, welche als Antagonisten die Schnürbewegung der Kreisfasern aufheben und eine Erweiterung der Spalte herbeiführen. Um die Lidspalte herum ist dieses Prinzip auf den ersten Blick nicht mit voller Klarheit ausgeprägt, doch ist es unschwer zu erkennen. Als ein Erweiterer ganz hervorragender Art erscheint der Stirnmuskel (Fig. 127), von dem viele Bündel geradezu in den Kreismuskel sich einsenken. Während dies an dem oberen Umfange geschieht, brechen aus dem übrigen Kreis des Ringmuskels an verschiedenen Stellen Muskelbündel aus, um gegen die Oberlippe, den Nasenrücken und den Mundwinkel herabzuziehen (Fig. 124 u. 125). Hört also die Kontraktion des Ringmuskels auf, so wird die Rückkehr zur Ausgangsstellung nicht nur durch die Ruhelage des Schließmuskels herbeigeführt, sondern auch durch die Spannung all der übrigen Muskelkräfte, welche aus der Umgebung nach dem Zentrum des Ringmuskels hinstreben. Sie alle übernehmen in einem solchen Falle die Rolle der Erweiterer, und führen die Öffnung der Spalte herbei.

An der Mundspalte ist das Prinzip der öffnenden und schließenden Fasern noch durchsichtiger von der Natur ausgeführt. In den Ringmuskel der Mundspalte dringen von allen Seiten Muskeln ein, so daß jeder einzelne Abschnitt der Spalte unabhängig nach jeder beliebigen Richtung gezogen werden kann. Der Trompetermuskel zieht den Mundwinkel nach der Richtung des Ohres zu; kommt der Zug des Jochbeinmuskels hinzu, so wird die Mundspalte nach rückwärts, aber gleichzeitig nach aufwärts verlängert. Verbindet sich dagegen mit der Wirkung des Trompetermuskels jene des dreieckigen Unterkiefermuskels, so wird die Mundspalte nach abwärts verlängert. Bekanntlich sind die Muskeln der beiden Gesichtshälften unabhängig von einander, und es kann sich also die Bewegung nur auf einer Gesichtshälfte, oder gleichzeitig auf beiden abspielen.

Für die Bewegung des mittleren Abschnittes der Mundspalte kommen Fleischbündel sowohl vom Oberkiefer herab, als von dem Unterkiefer hinauf. Sie dringen durch die Bahnen des Ringmuskels hindurch und befestigen sich in der Haut, um bei der Zusammenziehung die verengernde Wirkung des Ringmuskels aufzuheben. Der Oberkiefer entsendet seinen vierseitigen Aufheber der Oberlippe, wie der Unterkiefer seinen vierseitigen Niederzieher, und beide sind auf jeder Seite vorhanden.

Dieser Überblick über die Muskulatur der Mundspalte wird vielleicht dazu beitragen, den Reichtum der Bewegungen zu verstehen, der in der

Umgebung der Mundspalte unter dem Einfluß einer vielgegliederten Muskulatur stattfinden kann. Die Antlitzmuskeln verlaufen oft große Strecken in dem Fett des Unterhautgewebes. Das Fett hat im Gesicht eine physiognomische Bedeutung; sein Überfluß und sein Mangel sind von Einfluß auf den geistigen Ausdruck an sich und nicht minder auf den Ausdruck der Gemütsbewegungen. An manchen Stellen des Gesichtes ist es in besonders dichten Massen zwischen den Zügen der Wangenfascie

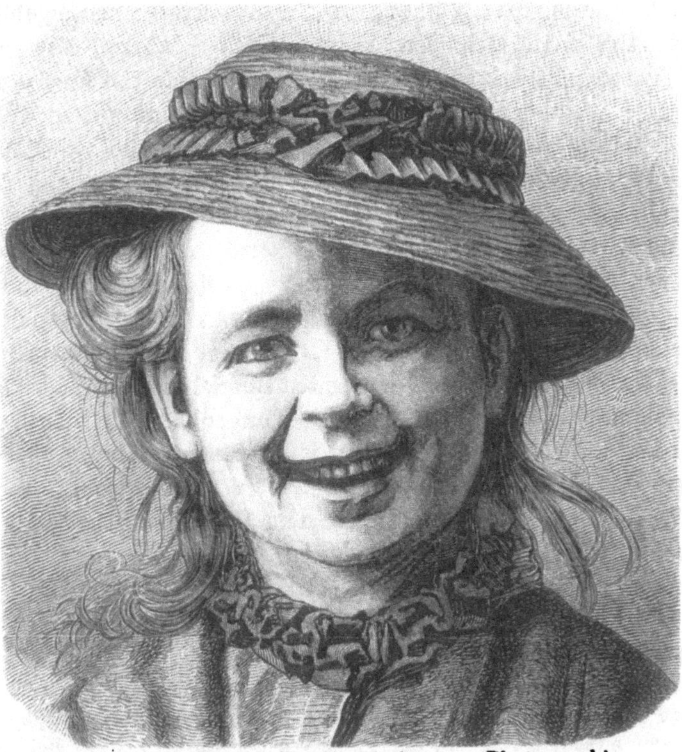

Fig. 131. Lachendes Kind. Nach einer Photographie.

angehäuft. Diese Wangenfascie *(Fascia buccalis)* liegt auf dem äußeren Kaumuskel und erstreckt sich, die Ohrspeicheldrüse bedeckend, bis zum Warzenfortsatz des Schläfenbeines. Sie erstreckt sich aber auch tiefer, überzieht den Trompetermuskel und folgt ihm in die Tiefe. Der Raum zwischen den derben Zügen dieser Fascie wird durch einen rundlichen Fettknollen ausgefüllt, der bei dem Kind noch eine sehr große Ausdehnung besitzt und dort wohl gleichzeitig eine Rolle als Saugpolster[1] spielt. Schwindet durch Krankheit oder Entbehrung dieses Fettpolster,

[1] Ranke, H. Ein Saugpolster der menschlichen Wange. Mit 2 Tafeln. Virchow's Archiv. Bd. 97. 1884. S. 527.

dann werden die Wangen hohl, d. h. der Abstand zwischen dem vorderen Rand des äußeren Kaumuskels (Fig. 127 Nr. 21) und der Gesichtsfläche des Trompetermuskels (Fig. 127 Nr. 22), der sonst durch Fett gepolstert war, sinkt ein. Wie aus der Abbildung Figur 125 bei Nr. 5 hervorgeht, liegen zarte Bündel, die man als Lachmuskel bezeichnet, auf dem Fettpolster der Wange; das Fettpolster kann also für den Muskel ein Stützpunkt bei der Ausübung des Zuges werden. Das Grübchen in der Wange jugendlicher Gesichter wird wohl von einer vermehrten Spannung des Muskels durch die Wölbung des Fettpolsters herbeigeführt sein. Vergegenwärtigt man sich den Vorgang des Lachens, wie es in der Figur 131 dargestellt ist, so muß sich folgende Reihe von Muskelwirkungen in der Wange abspielen. Der Trompetermuskel verkürzt sich und zieht auf beiden Seiten, unterstützt von dem Jochbeinmuskel, die Mundspalte in die Breite und etwas in die Höhe. Durch die Verkürzung des Trompetermuskels wird aber der Raum, in welchem das Fettpolster der Wange sich befindet, verengt, das Fettpolster wird also nach vorn gedrängt, während sich die ganze Haut der Wange nach rückwärts und aufwärts staut, wie wir dies an der Figur 131 und an jedem jugendlichen und gutgenährten Gesicht sehen können. Es ist nun sehr wahrscheinlich, daß unter solchen Umständen ein bestimmtes Bündel des Lachmuskels, durch das Fettpolster zu sehr gedehnt, die Wangenhaut an der bestimmten Stelle stärker einzieht und dadurch jenes Lach-Grübchen hervorbringt. Der Beweis für diese Erklärung ist schwer zu führen, als Stütze läßt sich nur die Erfahrung anführen, daß mit dem Schwund des Fettes auch oft das Grübchen schwindet.

Als Muskelnamen wurden für die Antlitzmuskeln die anatomischen Bezeichnungen beibehalten, soweit dies möglich war, ohne mit der Tradition allzusehr in Widerspruch zu geraten. Welche Bedenken gegen den Gebrauch physiologischer Bezeichnungen sprechen, zeigt die obige Analyse der Muskelwirkung bei dem Lachen. Der Lachmuskel (Fig. 125 Nr. 5) wird wegen seines Namens wohl von den meisten als der Hauptmuskel bei diesem Gemütsausdruck angesehen, und doch spielt er nur eine sehr untergeordnete Rolle. Der Trompetermuskel und der Jochbeinmuskel sind von dem physiologischen Standpunkt aus wirksamere Lachmuskeln als die Fortsetzung des Hautmuskels des Halses. So wird es sich noch oft zeigen, daß eine ganze Anzahl von Antlitzmuskeln für das Zustandekommen eines Gemütsausdruckes gleichzeitig mitwirkt. Ich halte es deshalb für unrichtig, an dieser Stelle lediglich die mimische Bedeutung in den Vordergrund zu stellen, schon um deswillen, damit die vergleichend-anatomische Seite der Betrachtung nicht abgeschnitten sei. Denn eine Menge von inneren Erregungen der Tiere werden mit denselben Mitteln, nämlich durch verschiedenen Muskelzug auf die Haut, vollkommen verständlich für uns ausgedrückt. Nachdem also die Fähigkeit, Zustände des Gehirns durch die Mimik auszudrücken, kein ausschließliches Vorrecht des Menschen ist, so scheint es mir besser, vorzugsweise anatomische Bezeichnungen anzuwenden. Die sämtlichen Muskeln des Antlitzes werden vom VII. Gehirnnervenpaar, dem Gesichtsnerven *(Nervus facialis)*, versorgt.

II. Das Auge.

Das Auge, unter allen Sinnen des Menschen immer als das liebste Geschenk und als das wunderbarste Erzeugnis der schaffenden Naturkraft betrachtet, besteht aus den beiden Augäpfeln, welche beim Sehen wie ein Organ zusammenwirken, und aus Hilfs- und Schutzapparaten, welche für die normale Thätigkeit, wie für die Schönheit des Auges unerläßlich sind. Was wäre es ohne die bewegenden Muskeln, oder ohne die schützenden Lider, was ohne die zahlreichen Gefäße, die es umgeben und samt

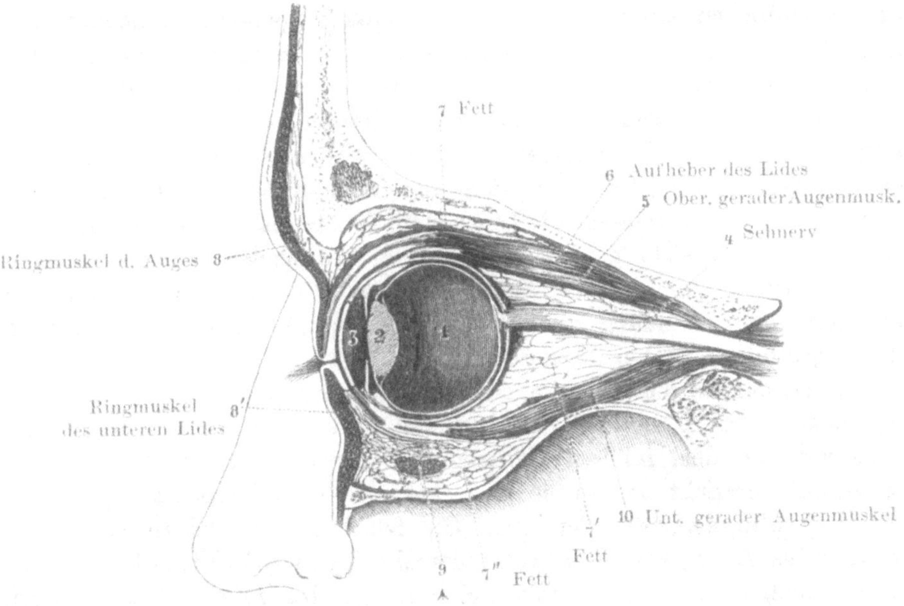

Fig. 132. Augenhöhle mit dem Inhalt, parallel zur Scheitelebene durchschnitten.

dem Fett sowohl physiologisch eine hervorragende Rolle spielen, als auch im Dienste seiner vielsagenden Sprache stehen?

a. Der Augapfel *(Bulbus oculi)*.

Der Augapfel hat die Gestalt eines Ellipsoids, an dessen vorderer Seite ein kleines Kugelsegment aufgesetzt ist, die durchsichtige Hornhaut *(Cornea)*. Die Krümmung der Hornhaut ist eine andere, als die des übrigen Augapfels, eine Thatsache, die sich selbst bei geschlossenen Lidern wahrnehmen läßt. Es erscheint dann die Hornhaut wie ein kleiner Hügel, der unter dem oberen Augenlid mit den Bewegungen des Augapfels seine Stelle wechselt. Dadurch ist der Beweis geliefert, daß die Hornhaut stärker vorspringt. Die Hornhautwölbung ist also durch die geschlossenen Lider hindurch zu erkennen, und kommt in Betracht, wenn es sich um den Ausdruck des Schlafes und denjenigen des Todes in dem Antlitz handelt.

Der übrige Augapfel ist undurchsichtig, von weißer Farbe und heißt die weiße Augenhaut, auch kurz „das Weiße" *(Sclera)*. Die Sclera hat unter besonderen Umständen einen leichten Stich ins Blaue, seltener ins Gelbe. Die letztere Färbung ist bei dem Europäer entweder ein Zeichen von Gelbsucht oder von frühzeitigem Altern; die bläuliche Farbe steht im Zusammenhang mit einer Verdünnung, wodurch das dahinter liegende, schwarze Augenpigment die sonst weiße, leuchtende Farbe, selbst des jugendlichen Auges dämpft. Die weiße Augenhaut, welche wegen ihrer Prallheit und ihres derben Gefüges auch die anatomische Bezeichnung harte Haut erhalten hat, umschließt die zarten Teile dieses nach den optischen Gesetzen einer Dunkelkammer *(Camera obscura)* gebauten Organes. Diese Teile bestehen zunächst aus einer Anzahl ineinander geschachtelter Häute, welche in dem von ihnen umschlossenen Raum die optisch wirksamen Massen, die Linse und den Glaskörper enthalten. Die staunenswerten Leistungen des kleinen Organes spielen sich also in dem von der Sclera umschlossenen Raume ab, der mit dem Gehirn durch den Sehnerven in Verbindung gesetzt ist. Die Anordnung der Teile im Innern des Augapfels ist dabei folgende:

Unter der harten Haut liegt eine zweite, sehr gefäßreiche und dunkel pigmentierte Haut, die Aderhaut des Auges *(Chorioidea)*. Dort, wo sie nach vorn an dem inneren Umfange des Hornhautrandes ihren Anheftungspunkt erreicht, ist an sie eine senkrecht gestellte Scheibe befestigt: die Regenbogenhaut oder Iris. Die Iris hat in der Mitte ein nahezu kreisrundes Loch, das Sehloch oder die Pupille[1] (Fig. 133). Durch dieses Loch dringen die Lichtstrahlen in das Innere des Auges, treffen aber zunächst auf die Kristalllinse (Fig. 132 Nr. 2). Sie hat die Form einer doppelt gewölbten Glaslinse, wie sie in den Werkstätten unserer Optiker Verwendung finden. Sie ist so durchsichtig, daß man bei gewöhnlicher Beleuchtung nichts von ihr erkennt, sondern nur die dem dunkeln Hintergrund des Augapfels eigentümliche Schwärze wahrnimmt. Sie ruht auf der vorderen, vertieften Fläche eines ebenso durchsichtigen Körpers, der den noch übrigen Binnenraum ausfüllt und Glaskörper (Fig. 132 Nr. 1) genannt wird. Hat das Lichtbündel die Hornhaut, Kristalllinse und Glaskörper durchsetzt, so trifft es auf die dünne membranartige Ausbreitung des Sehnerven, die Netzhaut *(Retina)*. Sie ist die innerste Lage der, den Augapfel auskleidenden Häute, welche das ein-

[1] Das verkleinerte Bild des Beschauers, welches sich im Auge eines zweiten abspiegelt, ließ das Sehloch, in welchem dieses Bildchen erscheint, Pupilla nennen. Das Wort kommt von Pupa Mädchen, dessen Koseform Pupilla, kleines Mädchen, heißt. In Süddeutschland heißt dieses Bildchen im Sehloch bei dem Volke: 's Kindl.

gedrungene Licht, und das im Auge entworfene Bild auffängt. Durch die Nervenfasern des Sehnerven werden die so entstandenen Eindrücke nach dem Gehirn geleitet und zum Bewußtsein gebracht.

Von diesen einzelnen Teilen des Augapfels verlangen einige etwas eingehendere Berücksichtigung.

Die Hornhaut mit ihrer glatten kugeligen Krümmung, und der hinter ihr senkrecht zur Augenachse liegende Vorhang, die Iris, begrenzen miteinander einen kleinen Raum, die vordere Augenkammer (Fig. 132 Nr. 3). In diesen mit farbloser Flüssigkeit gefüllten Raum dringen von allen Seiten Lichtstrahlen; auch unser eigener Blick kann in ihn eindringen. Die Hornhaut macht auf den ersten Blick den Eindruck, als ob sie einen vollkommenen Kreis darstelle. Streng genommen,

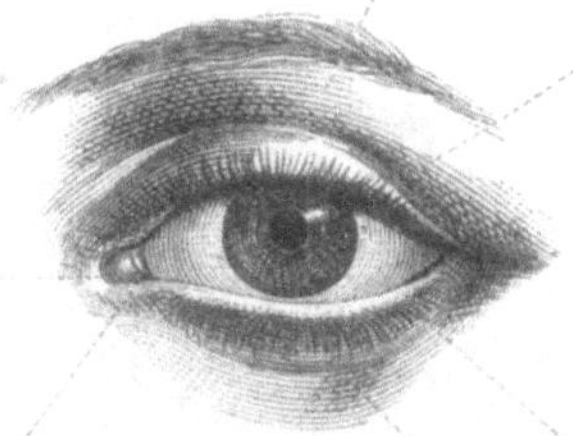

Fig. 133. Auge von vorn gesehen.

zeigt sie bei der Betrachtung von vorn eine Ellipse, deren großer querer Durchmesser 11,6 mm beträgt, deren kleiner vertikaler um 0,6 mm weniger mißt. Wenn dieses Verhalten nur bei direkter Messung wahrnehmbar wird, so rührt dies davon her, daß das obere Segment unter dem oberen Lid verdeckt ist. Es ist ferner zu beachten, daß die Hornhaut nicht bei allen Menschen gleich groß ist. Gerade innerhalb der europäischen Bevölkerung kommen beträchtliche Größenunterschiede vor, wie die zwei Abbildungen (Figg. 135 u. 136) deutlich zeigen. Auf der Hornhaut entsteht bekanntlich ein Lichtreflex. Er verdankt seine Entstehung dem Umstande, daß trotz der Durchsichtigkeit doch auch ein Teil des auffallenden Lichtes zurückgeworfen wird. Die Hornhaut verhält sich wie eine gekrümmte Glasfläche, welche den größten Teil der auffallenden Lichtstrahlen hindurchläßt, einen kleinen Teil aber zurückwirft.

Der Lichtreflex auf der Hornhaut rührt also von derselben Lichtquelle her, welche gleichzeitig ihre Strahlen auch in das Innere des Augapfels sendet. Die Form und der Ort des Reflexes hängt von der Stellung des Kopfes zu dem Lichte ab, ist also sehr wechselnd. Untersuchen wir den häufigsten Fall, unter welchem Porträte aufgefaßt werden, so ist es derjenige des einheitlichen seitlichen Lichtes im Atelier. Sitzt das Modell der Art, daß es $^3/_4$ Licht empfängt, dann erscheint in beiden Augen ein Lichtreflex, aber von verschiedener Größe. Jenes Auge, das dem Fenster zunächst ist, zeigt das eckige Bild des Fensters in viel stärkerem Grade und in größerem Umfang, als das andere, das von dem Licht nur gestreift wird (Fig. 136). Bei Halblicht kann der Reflex auf dem zweiten Auge völlig fehlen.

Der Lichtreflex beschränkt sich bei seitlich auffallendem Licht nicht allein auf die Hornhaut, sondern erscheint, wenn auch abgedämpft und verwischt, auf dem Weißen des Auges, dicht neben der Hornhaut (Fig. 135), selbstverständlich an der konvexesten Stelle des kugeligen Augapfels, welche eben von dem Lichte noch getroffen wird. Nachdem sich die Wölbung der Kugel in die Tiefe der Augenhöhle zurückzieht, erhält

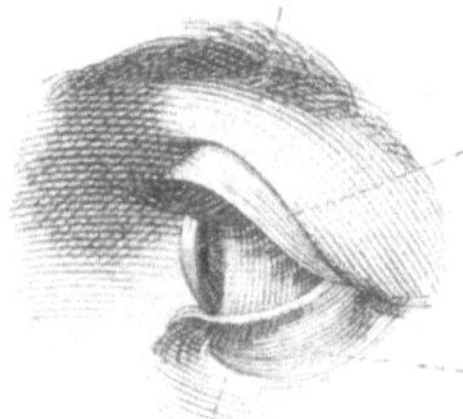

Fig. 134. Auge von der Seite gesehen.

dieser Reflex die Form eines spitzen Dreiecks mit verwaschenen Rändern, dessen Spitze im Augenwinkel, dessen Basis an der Hornhaut liegt.

Noch ist eines zweiten abgeschwächten Lichtreflexes Erwähnung zu thun, welcher auf dem Weißen des Auges dicht neben der Hornhaut, aber auf der von dem Licht abgekehrten, also der Schattenseite des Auges entsteht. Auch er verdankt seinen Ursprung der Wölbung des Augapfels, welche von dem seitlichen Lichte eben noch etwas gestreift wird. — Die Hornhaut nimmt in vorgerückten Jahren stellenweise das Aussehen der weißen Augenhaut an und verliert etwas an Durchsichtigkeit. So in jener Altersmetamorphose, welche am Rande als Greisenbogen auftritt. Er fängt in der Regel am unteren Hornhautrande als graue Trübung unter der Form einer schmalen Mondsichel an. Später folgt eine ähnliche, am oberen Rande der Hornhaut nach. Beide fließen, bei fortschreitender Zunahme, mit ihren Enden ineinander.

Die vordere Augenkammer (Fig. 132 Nr. 3) erstreckt sich von der hinteren Fläche der Hornhaut bis zur vorderen Fläche der Iris in einer Ausdehnung von $3^1/_2$ mm. Sie ist am lebenden und toten Auge zu sehen. An der Figur 134 ist der Abstand zwischen der Hornhaut und der Iris wohl ersichtlich.

Die Iris oder Regenbogenhaut fällt durch ihre Farbe auf, welche

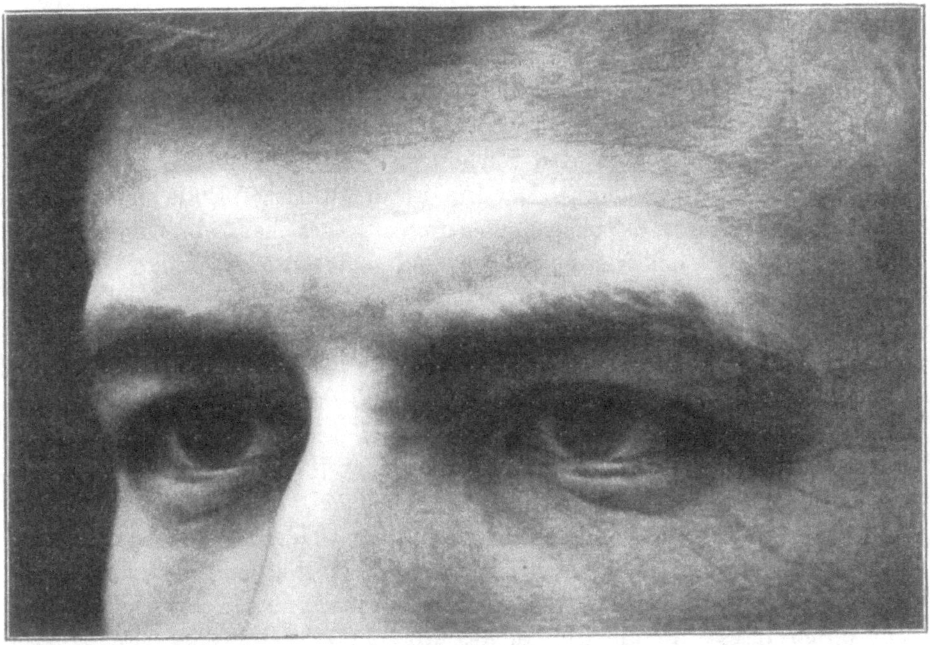

Fig. 135. Tiefliegende Augen mit enger Lidöffnung, kleiner Hornhaut und kleiner Iris von einem jungen Mann. Nat. Größe.

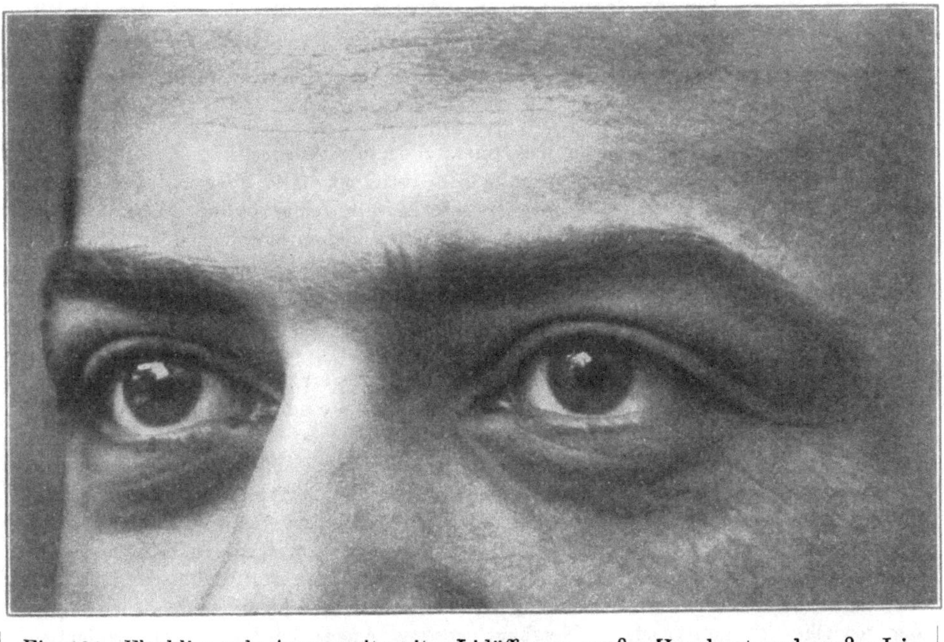

Fig. 136. Flachliegende Augen mit weiter Lidöffnung, großer Hornhaut und großer Iris von einem jungen Mann. Nat. Größe.

vom hellblau und blaugrau bis dunkelbraun wechselt. Blau, grau und braun sind in Europa weit verbreitet, und geben Belege für die Verschiedenartigkeit der, die Bevölkerung zusammensetzenden Elemente. Durch die Vermischung dieser verschiedenen Individuen sind, wie in der Gesichtsform, so auch in den Färbungen der Iris zahllose Abstufungen und Übergänge entstanden. — Der Iris ist die wichtige Rolle eines Lichtschirmes im Innern des Auges übertragen. Ihre zentrale Öffnung, die Pupille, erweitert und verengert sich und zwar tritt das letztere ein bei der Lichtfülle des Tages, das erstere in der Dämmerung und in der Dunkelheit. Dieser Vorgang, der sich ohne unser Bewußtsein und ohne unseren Willen vollzieht, geschieht unter der sinnreichen Verkettung des Sehnerven mit den Bewegungsnerven, welche die in der Iris vorhandenen Muskelbündel abwechselnd erregen. Ist die Lichtfülle groß, so ziehen sich konzentrisch zur Pupille angebrachte Muskelbündel zusammen, welche als Ringmuskel der Pupille *(Sphincter pupillae)* bezeichnet werden und mäßigen dadurch den Überschuß an Licht. Herrscht dagegen Lichtmangel, so wirken radiärgestellte Züge einer elastischen Substanz, welche ihren Ursprung an der Grenze zwischen Hornhaut und Sclera haben, und mit ihrem Ansatz in die Bündel des Ringmuskels eingreifen. So ist also das Sehloch von wechselnder Größe und die Iris von verschiedener Breite. Erweiterte Pupillen geben dem Auge etwas weiches, es gewinnt gleichsam an Tiefe und fesselt den Beschauer durch das Fremdartige des Blickes. Die Frauen im Orient träufeln sich Atropin ins Auge, das die Pupille erweitert. Sie wollen in ihr Auge den seelenvollen Blick dauernd legen, der aus den erweiterten Pupillen besonders deutlich das Glück der Liebe verkünden soll.

Die Netzhaut ist jene dünne, membranartige Ausbreitung des Sehnerven, welche das im Auge entworfene optische Bild auffängt. Die Fasern des Sehnerven strahlen dort in das regelmäßig angeordnete Mosaik feiner cylindrischer Stäbchen und Zapfen aus, welche dicht aneinandergedrängt stehen und von denen jedes mit einer Nervenfaser verbunden ist. Dieses Mosaik der Nervenelemente stellt, wie sich durch bestimmte Versuche zeigen läßt, die eigentlich lichtempfindliche Schichte der Netzhaut dar.

Die Netzhaut besitzt eine Stelle, an der alle mehr oder weniger trüben Bestandteile ihres Baues bei Seite gedrängt sind. Selbst die ernährenden Gefäße sind von dieser Stelle verbannt und dürfen nicht in jenen Kreis eindringen, der etwas vertieft liegt und deshalb Netzhautgrube genannt wird. Sie ist die Stelle des schärfsten Sehens und der feinsten Raumunterscheidung. Die Entstehung der Bilder beruht im Innern des Auges, wie in der Camera obscura des Photographen bekanntlich darauf, daß die Lichtstrahlen, die von einem leuchtenden Körper, dem Objektpunkt, ausgegangen sind, durch die Linse so gebrochen und von ihrer früheren Richtung abgelenkt werden, daß hinter der Linse eine Durchkreuzung stattfindet, und auf der empfindlichen Platte oder der Netzhaut ein verkleinertes Bild entsteht. Jeder Zapfen der mosaikartig dichtbesetzten Netzhaut unseres Auges wird nur von denjenigen Lichtstrahlen getroffen, welche ein entsprechend kleines Flächenelement des leuchtenden Gegenstandes aussendet. Die aus dem Zapfen entspringende Nervenfaser wird also nur von dem Lichte dieses einen entsprechenden Flächenelementes in Erregung versetzt, und empfindet nur dieses, während durch das Licht benachbarter Punkte des Gesichtsfeldes andere Nervenfasern erregt werden. Das Auge hat nun einen Vorzug vor den optischen Instrumenten, z. B. der Camera des Photographen, daß es ein sehr großes Gesichtsfeld hat, d. h. gleichzeitig einen sehr großen Kreis der Außenwelt übersieht. Die Netzhaut nimmt freilich nur an einer einzigen Stelle in der Netzhautgrube die Bilder mit vollkommener Schärfe wahr. Auf allen übrigen Teilen werden die Bilder ungenau gesehen, um so mehr, je weiter sie von dieser Grube entfernt sind. So gleicht denn das Gesichtsbild, welches wir durch ein Auge erhalten, einer Zeichnung, in welcher nur der mittlere Teil sehr fein und sauber ausgeführt, die Umgebung aber nur grob skizziert ist. Allein wir sehen ihn doch gleichzeitig im Zusammenhang mit seiner Umgebung, und wir sehen von letzterer mindestens so viel, um auf jeden auffallenden Gegenstand, namentlich aber auf jede Veränderung in diesem Umkreise sogleich aufmerksam werden zu können, was Alles in einem Fernrohr nicht der Fall ist. Sind aber die Gegenstände zu klein, so erkennen wir sie überhaupt nicht mit den Seitenteilen der Netzhaut.

Wenn hoch im blauen Raum verloren
Ihr jubelnd Lied die Lerche singt,

so ist sie uns eben verloren, so lange es nicht gelingt, ihr Bild auf die Netzhautgrube zu bringen, dann erst nehmen wir sie wahr. Den Blick auf einen Gegenstand hinwenden heißt also: das Auge so stellen, daß das Bild jenes Gegenstandes sich auf der Stelle des deutlichsten Sehens abbildet. Dies nennt man auch direktes Sehen; indirektes dagegen, wenn wir mit den seitlichen Teilen der Netzhaut wahrnehmen.

In der Beweglichkeit des Auges, welche uns erlaubt, schnell hintereinander den Blick jedem einzelnen Teile des Gesichtsfeldes zuzuwenden, liegt offenbar ein großer Teil der Bedeutung, welche dem Auge als Mittel seelischen Ausdruckes zukommt. Die Bewegung des Blickes ist eines der direktesten Zeichen der Aufmerksamkeit, und somit der Vorstellung im Geiste des Blickenden. Die Sprache enthält genug Belege für die verschiedenen Formen, unter denen der Blick einen Punkt genau fixiert: der Blick ruht wohlwollend auf einem Gegenstand, oder vernichtend, zornig, wegwerfend, liebevoll u. s. w., womit nur bestimmte Arten des Fixierens bezeichnet werden.

b. Äußere Umgebung des Auges.

Die Augenhöhle stellt eine liegende, hohle Knochenpyramide von vierseitiger Gestalt dar. Beide Augenhöhlenpyramiden konvergieren mit ihren langen Achsen nach hinten. Die Grundfläche jeder Pyramide ist der weitgeöffnete Eingang, der Augenhöhleneingang, die Spitze liegt in einer 4 mm großen runden Öffnung, durch welche der Sehnerv und die Augenschlagader in die Augenhöhle gelangen. Die Ränder der offenen Grundfläche der Pyramide werden von starken, die Wände der Pyramide dagegen von schwachen Knochenpartien gebildet. Der obere und äußere Rand des Augenhöhleneinganges ist massiver als die übrigen, da von diesen Richtungen her das Auge am meisten feindlichen Angriffen bloßgestellt ist. In der Knochenlehre wurde schon an verschiedenen Stellen dieser Knochenränder Erwähnung gethan, namentlich wurde bei der Beschreibung des Stirnbeines und des

Wangenbeines auf manche Eigenschaft hingewiesen, welche für die Lagerung des Augapfels und seine nächste Umgebung von Wert ist. Die Wände der Hohlpyramide zeigen, abgesehen von der schon erwähnten Eintrittsstelle des Sehnerven (Fig. 132 Nr. 4) und anderen kleinen Öffnungen für Blutgefäße und Nerven, zwei klaffende Spalten, welche in der äußeren Wand sich befinden (Fig. 137). Die obere Augenhöhlenspalte führt in die Schädelhöhle und dient zum Durchgang von Nerven für die Augenmuskeln, den Augapfel und seine Umhüllungen, die untere Augenhöhlenspalte führt an den Schädelgrund hinab in die Flügelgaumengrube. Durch diese untere Spalte fließt vorzugsweise das Venenblut des Augapfels zu den tiefen Halsvenen ab. Die innere, nach der Nasenseite

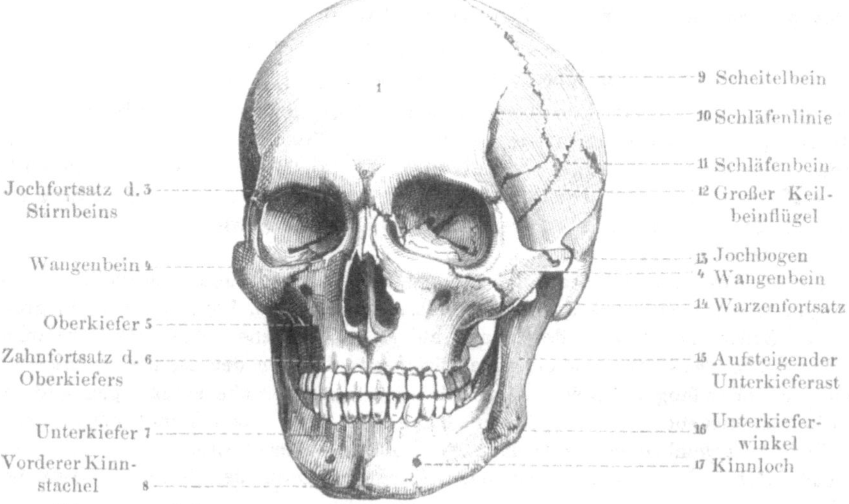

Fig. 137. Schädel eines Europäers mit hohem Nasenrücken von vorn.
1. Stirnbein. 2. Stirnglatze.

befindliche Wand der Augenhöhle ist hinten von einer papierdünnen Knochenplatte verschlossen, vorn wird sie etwas stärker und umschließt das Thränenbein. Das Thränenbein zeigt eine senkrechte Leiste *(Crista lacrymalis)*, wodurch es in eine vordere kleinere und hintere größere Abteilung geschieden wird. Erstere stellt eine Rinne dar, welche mit einer ähnlichen Rinne an dem Stirnfortsatz des Oberkiefers die Thränensackgrube vervollständigt, deren Fortsetzung den absteigenden Thränennasenkanal darstellt.

Die knöcherne Umrandung des Augenhöhleneinganges unterliegt in Größe und Form manchen Verschiedenheiten; die größten Gegensätze bestehen in folgendem: Der Eingang ist entweder rundlich, weit aufgerissen, oder viereckig und von oben nach unten zusammengedrückt, so daß der Augenhöhleneingang wie ein Parallelogramm mit zwei langen und zwei kurzen Seiten gestaltet ist. Diese beiden Gegensätze sind in den Figuren 40 und 41 (S. 80 und 81) nach europäischen Schädeln kopiert. Dieser Unterschied ist so auffallend, daß er sich zahlenmäßig bestimmen läßt, am besten durch einen Index, wie er für die Länge und Breite des Schädels im Brauch ist, und zwar nach der Formel:

$$\frac{\text{Höhe des Augenhöhleneinganges} \times 100}{\text{Breite des Augenhöhleneinganges}} = \text{Index.}$$

Die niedrigen Augenhöhlen haben einen Index von 80 und darunter, sie heißen chamaekonch, die höheren haben einen Index zwischen 85 und 100, sie heißen hypsikonch. Der Index von 100 entsteht dann, wenn die Augenhöhlen die Form wie an Figur 40, S. 80 besitzen, der Index von 80 entsteht, wenn die Form von Figur 41, S. 81 vorliegt. Sind diese Eigenschaften für das Auge und für das Porträt an sich schon von ansehnlicher Bedeutung, so ist dies im nicht geringen Grad mit der Augendistanz der Fall, d. i. dem Abstand der inneren Augenwinkel. Auch hier ist vor allem der Knochen und zwar der Nasenfortsatz des Stirnbeines maßgebend, denn er bedingt die große oder die kleine Distanz; sie kann zwischen 22 und 34 mm bei Europäern schwanken. Es kommt also eine Differenz von mehr als einem Centimeter vor. Die Ähnlichkeit eines Porträts wird auch von diesem Maß beeinflußt, unter dem nicht allein die Distanz der Augen, sondern auch der Stirnfortsatz und die Breite der Nase stehen. — Eine Kugel, wie der Augapfel, kann eine Hohlpyramide von der Größe der Augenhöhlen nicht ausfüllen. Es ist also in der Augenhöhle hinreichend Platz vorhanden für verschiedene Nebenorgane. Viel Raum nimmt u. a. die gewöhnliche Ausfüllungsmasse, das Fett, ein (Fig. 132 Nr. 7, 7′, 7″). Es ist nicht fest fixiert, sondern einer, wenn auch mäßigen Zunahme seines Volumens fähig, wodurch es im ganzen sich ausdehnt und wieder zusammenzieht. Unter solchen Umständen findet eine stärkere Füllung der Augenhöhle statt, wobei der Augapfel diesen Bewegungen des Fettes folgen muß. Die Zunahme des Fettvolumens und damit das Hervortreten des Augapfels kann hervorgerufen werden:

1) durch starke Füllung der Gefäße, zumal der Venen, wie dies namentlich bei verhindertem Abfluß des venösen Blutes vorkommt, so beim Zorn, der das Blut gegen den Kopf treibt. Es schwellen nicht allein die Adern der Stirn an (Zornader), sondern das ganze Gesicht rötet sich. Bei Blutandrang nach dem Kopf durch den Genuß geistiger Getränke geschieht etwas ähnliches. Stets ist am Kopf des Erhängten diese Erscheinung zu beobachten. — Die Augen treten 2) hervor durch willkürliche forcierte Öffnung der Lidspalte und zwar deshalb, weil der von vornher wirkende Liddruck vermindert wird. Das sind nicht die einzigen Ursachen, aber die für den Künstler wichtigsten.

Auf jene krankhaften Ursachen kann hier nicht Rücksicht genommen werden, welche die Augäpfel weiter, als im normalen Zustande hervordrängen. Die sog.

Glotzaugen, Ochsenaugen u. s. w., wie sie populär genannt werden, gehören in das Gebiet der krankhaften Störungen.

Wird das Fett durch Krankheiten oder durch Abmagerung wie beim Hunger aufgezehrt, so sinkt der Augapfel tief in die Höhle zurück. Rings an dem knöchernen Augenhöhlenrand entsteht dann eine Vertiefung, die vorzugsweise am oberen Augenlide auffällt, weil dieser Rand stärker hervorragt, als der untere. Die übliche Sprachweise nennt diese Erscheinung hohle Augen. Durch diese Vertiefung wird nicht nur der knöcherne Rand der Augenhöhle deutlich sichtbar durch die Haut, sondern auch die Gestalt des Augapfels wird in größerem Umfang bemerkbar. Im hohen Alter, wenn der Schwund der Muskeln und des Fettes auch in der Umgebung des Augapfels weitergreift, dann treten ebenfalls die knöchernen Ränder hervor. „Hohle Augen“ können auch entstehen durch Leerheit der venösen Gefäße. In dem Fettpolster verlaufen zahlreiche Blutadern, durch deren Entleerung die Umgebung des Augapfels einsinkt. Schwerer Kummer, der die Zirkulation des Blutes verlangsamt, Schreck und Angst, die ähnlich aber plötzlicher wirken, oder auch eine durchtanzte Nacht können dieselbe Erscheinung um das Auge hervorbringen. Mit der verlangsamten Zirkulation des Blutes nimmt auch die Menge der, die Gewebslücken sonst strotzend füllenden Gewebsflüssigkeit ab, und dann scheinen früher unsichtbare blaue Stränge, die schwachgefüllten, tiefliegenden Venen, durch die feine Haut hindurch. Diese lokalen Zeichen von Schwäche benutzt die Eitelkeit, um dem Auge einen schmachtenden Ausdruck zu geben. Sie färbt die Lider etwas dunkel, und sucht, wie im Orient, jenen Effekt, den nur Schmerz oder Sehnsucht auf das Gesicht malen, durch aufgetragenes Schwarz zu erreichen.

Das Zurücktreten und Einsinken der Umgebung des Augapfels tritt auch ein im Tod. Die venösen Gefäße entleeren sich, das Fett, während des Lebens flüssig, erstarrt infolge der Abnahme der Temperatur in seinen Zellen, zieht sich also auf ein kleines Volumen zusammen. Die Umgebung des Auges wird dadurch hohl, und die Knochenränder treten scharf hervor. Die Art, wie dies geschieht, läßt ganz bestimmte Falten erkennen, die näher zu beschreiben sind.

Die Lagerung des Auges tritt uns in zwei extremen Formen entgegen, nämlich als tiefliegende (Fig. 135) und als flachliegende Augen (Fig. 136). Die „tiefliegenden“ liegen nicht an und für sich tiefer in die Augenhöhle versenkt, sondern die Gestalt des Schädels bedingt, durch Vorspringen und Überhängen der Augenhöhlenränder die tiefere Lage; die Augen liegen wie in einem Versteck, können sich auch, des Vortretens der Stirn wegen, weniger weit öffnen als andere und erhalten dadurch einen selbständigeren und abgeschlosseneren Charakter, welcher noch durch eine dunklere Farbe der Iris vermehrt werden kann. Sie kontrastieren gegen die freier liegenden und weiter geöffneten Augen.

Der feste Ausdruck wird noch dadurch vermehrt, daß mit dem unteren Teile der Stirn zugleich die Augenbrauen mehr vortreten und dadurch bleibend einen Ausdruck geben, welchen die hochliegenden Augen nur annähernd und vorübergehend durch Zusammenziehen und Runzeln ihrer flacher liegenden und meist weniger ausgebildeten Augenbrauen erreichen können. Tiefliegende Augen haben etwas adlerartiges, während flacher liegende Augen mehr den freundlicheren Eindruck der Milde zu geben pflegen (Kinderaugen). — Sind wie bei langem Gesicht die Augen nicht nur relativ einander näher gestellt, sondern auch wegen der allgemeineren seitlichen Verflachung der ganzen Kopfbildung absolut näher, so erhalten sie dadurch mehr den Ausdruck des beobachtenden Fixierens (Fig. 135).

1) Hautfalten in der Umgebung der Lidspalte.

Unter diesem Titel sollen jene Hautfalten beschrieben werden, welche

1) den Augenhöhleneingang umkreisen, und

2) jene Hautfalten, welche den Lidern selbst angehören.

Der Knochenrand des Augenhöhleneinganges ist bei dem männlichen vollreifen Organismus durch die Haut hindurch zu erkennen. Weder der Augapfel noch seine Umhüllungen füllen die Augenhöhle vollständig aus, stets bleibt hinreichender Spielraum zwischen ihnen und dem vorspringenden Rand, wodurch sich die Grenzen kenntlich abheben. Der inneren Peripherie des Augenhöhlenumfanges folgt nämlich eine Furche, die Orbital- oder Augenhöhlenfurche, welche einen oberen und einen unteren Halbkreis beschreibt. Sie entsteht in erster Linie durch den Luftdruck, der die Weichteile in die Augenhöhle hineindrückt. Nachdem der knöcherne Rand über die Gesichtsebene vorragt, weichen die verschiebbaren Teile des Auges zurück und an der Übergangsstelle von dem Knochenrand zu der Höhle muß notwendig eine Falte entstehen.

Bei dem Europäer markiert denn auch ein tiefer Schatten den Höhenunterschied zwischen dem Augenhöhlenrand und den Weichteilen. Wie die obere Hälfte der Orbitalfurche an der Nasenseite am stärksten bemerkbar ist, so auch die untere Hälfte derselben, auch sie ist im Bereich des inneren Augenwinkels am leichtesten zu erkennen, und in ihrem Verlauf nach abwärts und außen zu verfolgen. Obwohl ihre Erscheinungsform nicht so bestimmt ist, läßt sie sich dennoch in allen Lebensaltern auffinden, wenn man erwägt, wie die Lider sich an die Wölbung des Augapfels anschmiegen, dann aber diese Richtung verlassen und, über den Augenhöhlenrand hinweggleitend, die Wangenhaut erreichen. An dem eigenen Auge wird das Zufühlen und die Kontrolle durch den Spiegel sehr bald die richtige Unterscheidung lehren.

Die von van Dyck radierten Porträte niederländischer Maler sind in dieser Hinsicht sehr lehrreich, weil sie neben der allgemeinen Erscheinungsform der Umgebung des Augapfels, gleichzeitig auch die individuellen Verschiedenheiten hervortreten lassen (Figg. 138 u. 139).

Alter und Geschlecht bedingen auch an dieser Stelle des Antlitzes einen unendlichen Wechsel. In der Jugend ist die Orbitalfurche kaum angedeutet, dann wird sie mehr und mehr deutlich, um im Alter durch kleine Falten begleitet zu werden.

An der Hand von zwei einfachen Skizzen (Figg. 140 u. 141) sollen die Falten in der Umgebung des Augenhöhleneinganges im Greisenantlitz

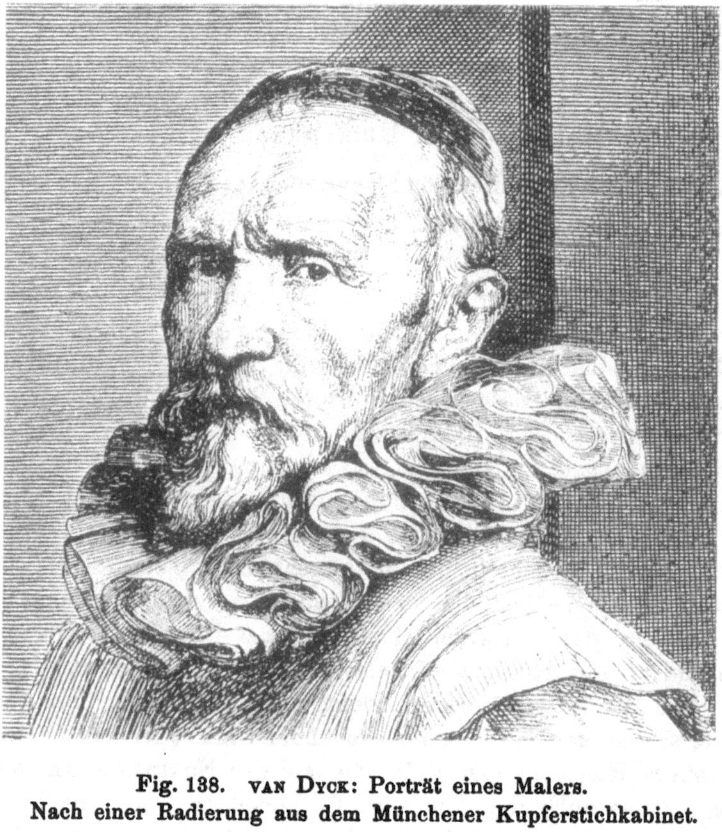

Fig. 138. van Dyck: Porträt eines Malers.
Nach einer Radierung aus dem Münchener Kupferstichkabinet.

genauer betrachtet werden. Die Falten vermehren sich in der Art, daß sie konzentrisch um den Augenmittelpunkt in engeren und weiteren Bogen herumziehen. Die Bogen sind niemals vollendete Kreise, sondern nur Abschnitte solcher. Sie sind an dem oberen Augenlid etwas anders angeordnet als an dem unteren. Diese beiden Teile sollen deshalb getrennt betrachtet werden.

Die obere Orbitalfurche hat in dem Alter wie in der Jugend ihre tiefste Stelle gegen die Nasenseite hin, allein die Furche wird durch die Schlaffheit der Haut in eine überhängende, oft sackartig verdickte

Falte verändert. Dies ist an dem Gesicht der alten Frau namentlich an dem rechten Auge sehr deutlich ausgeprägt. Bei dem alten Manne fehlt diese Eigentümlichkeit, dagegen sind, der Mitte des oberen Augenhöhlenrandes entlang, mehrere Falten sichtbar, welche sich gegen die Schläfen langsam herabsenken.

Die untere Orbitalfurche beginnt in beiden Fällen hoch oben am inneren Augenwinkel wohl ausgeprägt und hält sich bis zur Hälfte des Weges auf dem Rande der Augenhöhle. Dann geht sie steil herab,

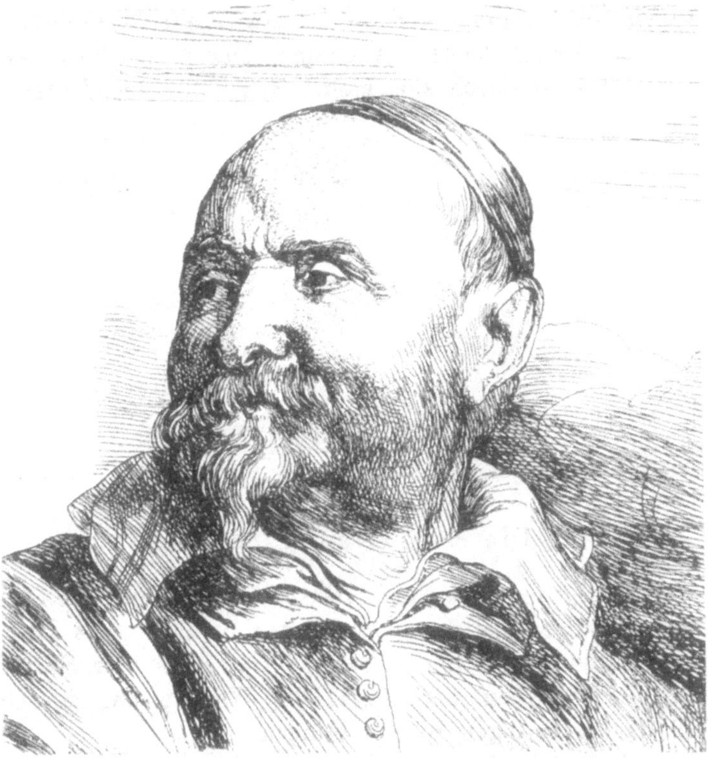

Fig. 139. VAN DYCK: **Porträt eines Malers.**
Nach einer Radierung aus dem Münchener Kupferstichkabinet.

und verliert sich sehr bald auf der Gesichtshaut. Im Alter wird durch wässerige Schwellung sowohl der Lidhaut als der Haut der nächsten Umgebung die Furche zunächst nasenwärts durch mehrere kleinere vermehrt. Eine Ergänzung dieser inneren Furchen kommt von dem äußeren Umfang des Augenhöhlenrandes herab; die ergänzende Furche geht entweder in die von der Nase herabkommenden über, oder sie setzt sich eine kurze Strecke auf die Gesichtshaut fort.

An dem Auge des Toten verhält sich die Orbitalfurche anders als an dem Auge des Lebenden, nicht nur deshalb, weil die Lider geschlossen sind, sondern weil durch das Erstarren des Fettes im Innern der Augenhöhle der Augapfel tiefer sinkt und der Luftdruck durch das Anpressen der Haut den Knochenrand schärfer hervortreten läßt. Die Gesichtsmaske des toten Newton läßt die obere Hälfte der Orbitalfurche und einen Teil des äußeren Augenhöhlenrandes, der von dem Wangenbein hergestellt wird, wohl erkennen. Der Beginn der Furche an der Nasenseite ist in Figur 142 bei Nr. 1 zu sehen; nachdem die Furche ihren Weg verfolgt hat, läuft sie bei Nr. 2 auf der Schläfenfläche aus. Die untere Hälfte der Orbitalfurche ist durch eine Falte markiert, die hoch am inneren Augenwinkel beginnt und an der Nasenseite herabzieht, um allmählich auf der Gesichtsfläche auszulaufen. Der übrige Teil des unteren Augenhöhlenrandes ist durch eine kleine Bogenlinie angedeutet.

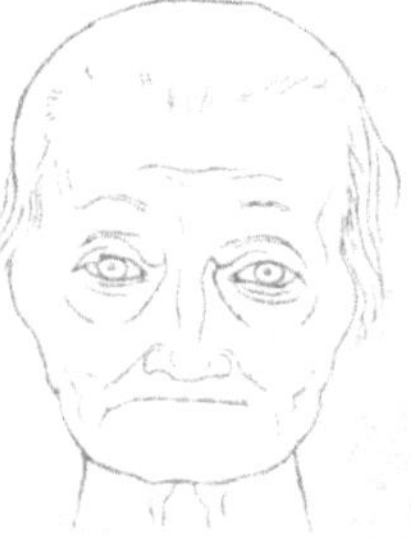

Fig. 140. Gesicht einer 90jährigen Frau.

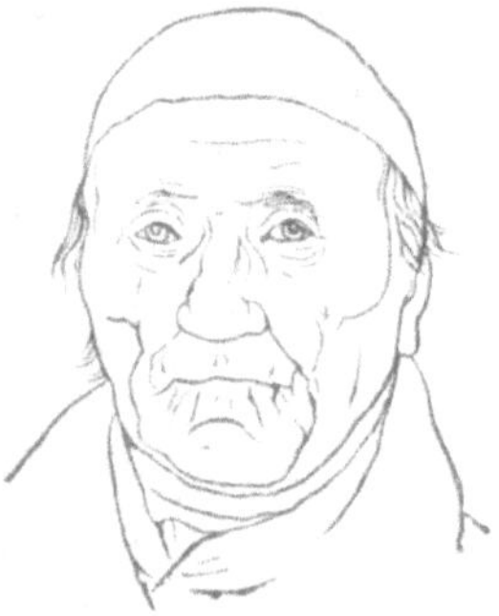

Fig. 141. Gesicht eines alten Mannes.

2) Die Augenbrauen *(Supercilia)*.

Die obere Augenhöhlengegend zeigt den buschigen Haarbogen der Augenbrauen, ein Schmuck des menschlichen Antlitzes; sie bilden einen malerischen Übergang von der gleichmäßigen Farbe der Stirn zu dem Wechsel, den die Farben des Auges, der Wangen und der Lippen in das Gesicht der hellfarbigen Rassen bringen.

Die Augenbrauen beginnen über der Nasenwurzel mit breitem, buschigem Ansatz, streichen bogenförmig nach aufwärts gekrümmt längs des oberen Augenhöhlenrandes hin und erstrecken sich bis an den Jochfortsatz des Stirnbeines, wobei sie allmählich an Stärke abnehmen. Sie bestehen aus dicken, kurzen, schräg nach außen gerichteten Haaren. Wie die Wimperhaare, haben auch sie nur ein sehr beschränktes Wachstum, so daß ihre Länge fast stationär bleibt. Verschmelzung der Brauen in der Mittellinie über der Nase soll Härte und Festigkeit des Charakters anzeigen. Man hält heute mit Recht nichts mehr auf solche physiognomische Weissagung, soviel ist aber richtig, daß verwachsene Brauen dem Gesicht einen charakteristischen, starken Ausdruck geben, namentlich dann, wenn sie am inneren Ende länger sind oder gar in dichten Büscheln hervorstehen. In diesem Falle beschatten sie das Auge, wodurch der Blick etwas finsteres erhält. Die nationalen und individuellen Verschiedenheiten sind zahllos. Im Orient werden verwachsene Brauen für schön gehalten. Deshalb lassen die türkischen und arabischen Frauen den breiten schwarzen Strich, mit welchem sie ihre Augenbrauen zu malen pflegen, quer über der Nasenwurzel zusammenlaufen.

3) Haut der Lider.

Von den Augenbrauen nach abwärts verfeinert sich die Haut, je näher sie der Lidspalte rückt. Dasselbe ist von unten herauf der Fall; die Haut ist dabei in hohem Grade dehnbar. Geschmeidig und glatt im jugendlichen Alter, faltet und runzelt sie sich in späteren Jahren, nach

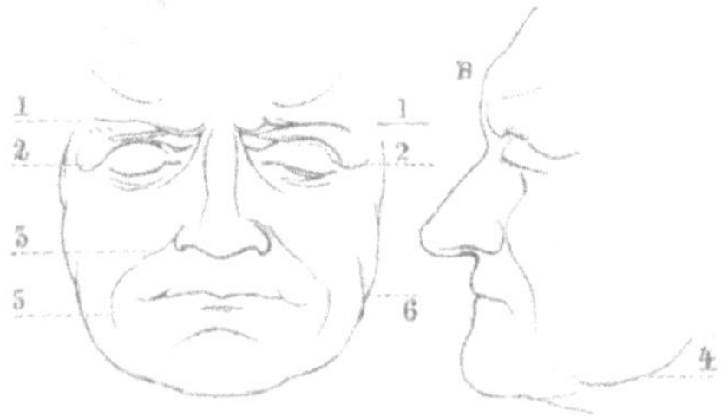

1. Anfang der Orbitalfurche
2. Ende derselben gegen die Schläfe
3. Nasen-Wangenfalte
4. Unterkieferrand
5. Falte durch den Trompetermuskel bedingt
6. Kontur des Kaumuskels

Fig. 142. Skizze der Gesichtsmaske des toten Newton von Schadow gezeichnet.

ganz bestimmten Regeln, welche mit dem Verlauf der Lider, des Augenhöhleneinganges und des Ringmuskels des Auges zusammenhängen. Diese letzteren Falten sind am zahlreichsten und markiertesten am äußeren Augenwinkel, dort ist die Zusammenziehung des Muskels am stärksten, da er keine Verbindung mit den darunter liegenden Knochen hat. Die Richtung der Falten folgt dort den Radien des Kreismuskels. Sie treten oft sehr früh dort auf als ein Büschel von Hautfalten, welcher vom äußeren Augenwinkel schief nach außen und unten zur Schläfengegend zieht und dabei strahlenförmig auseinanderweicht. „Krähenfüßchen“ nennen sie unsere scharfspähenden Damen, *crow-feets* die Engländerinnen.

Die Beweglichkeit und Dehnbarkeit der Haut in der Augengegend gestattet, daß man sie in hohe Falten aufzuheben vermag, denn das darunter liegende Bindegewebe ist außerordentlich locker und dabei vollkommen fettlos. Die letztere Eigenschaft teilt es nur mit wenigen Körperstellen. Dieser hohe Grad der Verschiebbarkeit ist besonders wichtig an einer Stelle, wo beständig das Heben und Senken der Lider mit dem geringsten Widerstand zu geschehen und ein Teil der Lider unter der Haut der Augengegend zu verschwinden hat, damit der Augapfel und vor allem die Hornhaut frei werde. Die mechanische Einrichtung, mittels welcher das obere Lid gehoben wird und sich dabei teilweise unter die Haut schiebt, ist folgende: Die Grundlage jedes Augenlides bildet eine Knorpelplatte, der Lidknorpel, der entsprechend der vorderen Augapfelfläche gewölbt ist. Er verdickt sich gegen den freien Rand des Lides hin. Der Knorpel des oberen Lides übertrifft jenen des unteren an Steifheit und Höhe. Beide sind an den entsprechenden Augenhöhlenrand durch starke, sehnenartige Fasern befestigt. Um das obere Lid zu heben, kommt aus der Tiefe der Augenhöhle ein langer schmaler Muskel, der Aufheber des oberen Lides (*Levator palpebrae superioris,* Fig. 132 Nr. 6) hervor, der unter dem Dach der Augenhöhle über den Augapfel hinwegzieht und sich von hinten her mit einer platten, fächerförmigen Sehne an den oberen Rand des Lidknorpels befestigt. Verkürzt er sich, so muß der Lidknorpel an der Vorderfläche des Augapfels in die Höhe gleiten und ein Teil des Lides sich unter den anderen Teil, wie unter einer Klappe

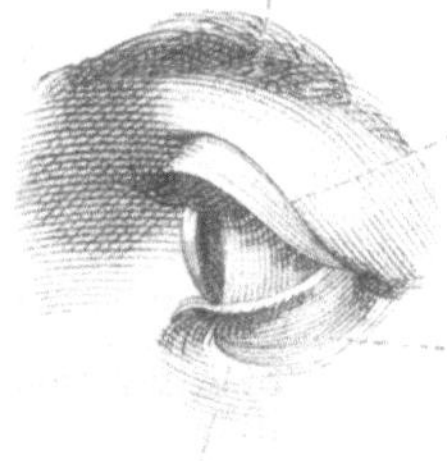

Fig. 143. Auge von der Seite gesehen.

hineinschieben. Bei geöffnetem Auge besteht demnach jedes Lid aus zwei Abteilungen, die bei genauerer anatomischer Untersuchung auch im Innern verschieden sind. Der der Spalte zunächstliegende und nach der Wölbung des Augapfels geformte Teil enthält die Knorpelplatte, ist derber als der andere, an dem freien Rand mit Wimpern besetzt, und heißt der Tarsalteil des Lides[1] (Fig. 143 Nr. 1).

Der übrige Teil des Lides ist knorpellos, deckt den Augenhöhleneingang zu und wird Deckfalte genannt. Die Hautfalte, welche durch das Übereinanderschieben der beiden Lidabschnitte entsteht, heißt Lidfalte (Fig. 143) und zwar giebt es eine obere und eine untere Falte dieser Art. Die untere Lidfalte ist seichter als die obere und verliert sich allmählich nach außen; das untere Lid ist überhaupt niedriger als das obere.

---

[1] Der Knorpel der Augenlider heißt *Tarsus*, daher auch die Bezeichnung: Tarsalknorpel.

An dem geöffneten Auge wird also der Tarsalteil des Lides von oben her teilweise bedeckt durch die Deckfalte, wie in der Figur 143 Nr. 3 ersichtlich ist. Diese Deckfalte ist in unseren Figuren ziemlich stark gewölbt; auch diese Form unterliegt manchem Wechsel. An dem jugendlichen Auge, das hier dargestellt ist, ist die Fülle des Organes so beträchtlich, daß der knöcherne Rahmen der Augenhöhle kaum sichtbar ist, sondern die Deckfalte sich mit der der Augenbrauen, ohne auffallende Modellierung verbindet. Ist diese Deckfalte länger, als in der Figur dargestellt, dann rückt ihr freier Rand weiter über den Tarsalteil herab und kann bei hochgradiger Schlaffheit selbst den Wimperrand erreichen. An dem unteren Lid existiert ebenfalls eine Deckfalte, die durch besonders zarte und dünne Haut ausgezeichnet ist. An ihr kann man sehr oft die tiefliegenden Venen durch bläuliche Färbung angedeutet finden, namentlich gegen den inneren Augenwinkel hin.

Die Deckfalte kann sich am inneren Augenwinkel bis zu dem unteren Augenlid hinaberstrecken und dann jenen vorspringenden Rand hervorrufen, der Mongolenfalte genannt wird, weil sie sich bei den Mongolen häufig findet. In der Augenheilkunde wird dieses Verhalten als *Epicanthus* bezeichnet. Die Mongolenfalte bewirkt das bei mongolischen Völkern geschlitzte Aussehen der Lidspalte und ihren Schiefstand, der verschwindet, wenn man durch Erhebung einer Längsspalte auf der Nase die Haut straff zieht. Nach Metschnikoff (Zeitschrift für Ethnologie. 6. Bd. 1874. S. 153) würde die Falte durch Stehenbleiben des Lides auf der kindlichen Stufe hervorgerufen.

Die Wirkung des Aufhebers des oberen Augenlides hat zur Folge, daß in späteren Jahren am oberen Augenlid, und zwar zuerst im Orbital-, dann im Tarsalteil, zahlreiche kleinere Falten entstehen, welche dieselbe Richtung besitzen wie die Lidfalte. Dasselbe ist auch an dem unteren Augendeckel der Fall, nur treten dort gleichzeitig noch andere Falten auf, welche die vorerwähnten in schiefem Winkel kreuzen. Diese Falten hängen mit den Verschiebungen der Wangenhaut gegen die äußeren Augenwinkel durch den Ringmuskel zusammen, es sind dieselben, welche schon einmal unter dem Namen Krähenfüßchen erwähnt wurden.

4) Die offene Lidspalte *(Rima palpebrarum)*.

Die freien glatten Ränder der offenen Querspalte begrenzen einen mandelförmigen Raum, der verschiedene Größe besitzt. Große Augen werden durch große Lidspalten bedingt, durch welche man einen größeren Teil des Augapfels übersieht, und durch einen etwas größeren Durchmesser der Hornhaut. Ich verweise auf folgende Messungen:

Die Länge der Lidspalte beträgt bei Kindern unter einem Jahr in der Regel	13—18 mm
In dem sechsten Jahre erreicht sie	22—23 „
„ „ 14. „ „ „	25 „
Bei Erwachsenen „ „	27—33 „

Der letztere Fall ist jedoch selten.

Die Höhe der Lidspalte schwankt zwischen . . . . 7—11 mm

Andere Angaben, die vorliegen, sind viel zu hoch. — Wenn wir von „großen, runden“ Kinderaugen sprechen, so sind dies solche, bei denen die Höhe der Lidspalte von der Länge nur $2^1/_2$mal übertroffen wird. — Die Größe des Auges wird nicht von der Lidöffnung allein, sondern auch von dem Durchmesser der Hornhaut bestimmt. Dieselbe beträgt bei Kindern in frühester Jugend 8—9,5 mm und steigt bei Erwachsenen bis auf 11 und 12,5 mm.

Die zu kurz geschlitzte Lidspalte giebt dem Gesicht einen wenig ansprechenden Ausdruck, denn das Auge erscheint zu klein. An dem treuherzigen Auge der Kinder ist die Lidspalte im Verhältnis zu dem Auge des Erwachsenen weiter geöffnet. Die offene Lidspalte wurde mandelförmig genannt. Diese Bezeichnung ist im allgemeinen zutreffend, allein nur unter dem beachtenswerten Zusatz, daß sich die am weitesten gebogenen Stellen der Lidränder nicht vollständig entsprechen. Die größte Höhe der Biegung liegt bei dem oberen Lid nahe dem inneren Augen-

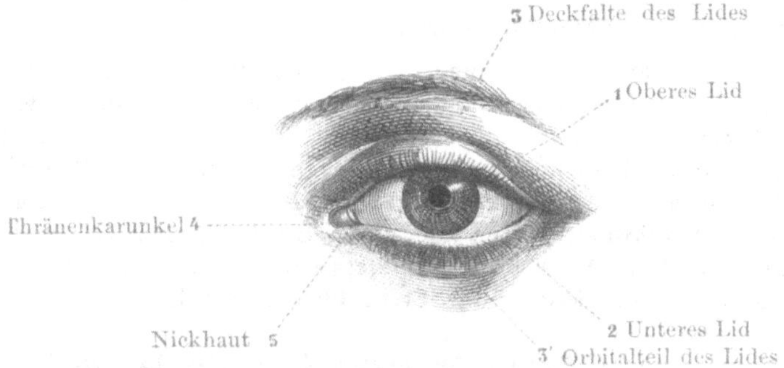

Fig. 144. Auge von vorn gesehen.

winkel, bei dem unteren dagegen mehr nach dem äußeren Augenwinkel hingerückt (Fig. 144).

Die Ränder der Lider sind $1^1/_2$ mm breit, eben, die bedeckende dünne Haut hat ein feuchtes Ansehen und läßt die Farbe des Blutes lebhaft durchschimmern. Das ist gleichzeitig die Strecke, auf welcher die im Vergleich trockene Haut der Wange sich allmählich ändert, um die Beschaffenheit der Schleimhaut anzunehmen, welche die hintere Fläche der Lider überzieht und sich von dort aus umbiegt, um auch die vordere Fläche des Augapfels zu überziehen.

Jeder Lidrand hat eine vordere und hintere Kante. An ersterer sprossen in 2—3 Reihen die Cilien oder Wimperhaare hervor, deren kurzer zugespitzter Schaft so gekrümmt ist, daß die im oberen Augenlid nach oben, im unteren nach unten gekrümmt sind. Am oberen sind sie länger als am unteren, und an beiden in der Mitte der Ränder länger als gegen die Enden zu. An der Bucht des inneren Augenwinkels fehlen sie.[1]

[1] Mehr nebensächlich, aber doch erwähnenswert ist die Thatsache, daß feine, lange, dichtgestellte Wimperhaare, indem sie dem sichtbaren Teile des Augapfels eine reichere und zartere Umrahmung gewähren, einen milderen und freundlichen Ausdruck des Auges befördern.

An der hinteren Kante der Lider stehen die punktförmigen Öffnungen einer Reihe kleiner Drüsen, die Tarsaldrüsen der Lider genannt. Sie sind 4—6 mm lang und in die Substanz des Augenlidknorpels zu 30 an der Zahl eingebettet. Ihr Produkt, fettähnlich, beölt den Lidrand, und verhindert das Überfließen der Thränen, so lange ihr Strom nicht zu reichlich in die Lidspalte sich ergießt. Dieser beölte Rand vermag bekanntlich eine ziemlich beträchtliche Menge von Thränenflüssigkeit zurückzuhalten. Sie staut sich und haftet als eine dünne Schichte auf dem Vorderrand des unteren Lides. Es ist dies jener Moment, der buchstäblich richtig bezeichnet ist mit den Worten: das Auge schwimmt in Thränen. Bekanntlich ist das deutliche Sehen dabei unmöglich. Licht dringt wohl ins Auge, aber die Bilder der Gegenstände sind verschwommen, weil die vor der Cornea befindliche Flüssigkeitsschichte die Brechung der Lichtstrahlen ändert. Dieser glänzende Thränenstreifen auf dem unteren Lidrande, „der feuchte Blick", ist sowohl malerisch als plastisch dargestellt worden. Im Alter ist das thränenfeuchte Auge auch ohne Trauer an der Tagesordnung, und auch sonst kann es bei dem weinseligen Zecher erscheinen. Daß das blöde Auge des Schnapssäufers permanent in Thränen schwimmt, wissen die Kenner des Unheils, das der Alkohol täglich in der Welt anstellt, sehr genau.

Die Lidspalte bildet mit ihren beiden Enden die Augenwinkel, von welchen der äußere spitzig zuläuft, der innere durch eine rundliche Bucht abgeschlossen ist. Am äußeren Winkel überschneidet die Begrenzungslinie des oberen Lides jene des unteren; am inneren gehen die Begrenzungslinien bogenförmig in einander über. Der Bogen ist eng, und der Übergang in seinen Kontur geschieht nicht allmählich, sondern in einem stumpfen Winkel, der an dem unteren Augenlid stärker ist und einen kleinen Höcker darstellt, auch etwas weiter gegen die Cornea hingerückt ist, als der obere (in Figur 144 etwas zu schwach ausgeprägt, doch erkennbar).

Diese kleinen, kaum bemerkbaren Ecken werden für die Ableitung der Thränen nach der Nase hin von großer Bedeutung. Auf ihnen befindet sich je eine kleine kreisrunde Öffnung, der Anfang der Thränenkanälchen. Die aus der Thränendrüse abgesonderte Flüssigkeit wird über die vordere Fläche des Augapfels durch die Bewegungen der Lider gegen den inneren Augenwinkel gedrängt und füllt dessen Bucht aus, welche deshalb auch den poetischen Namen Thränensee (*Lacus lacrymarum*) erhalten hat. Nur wenn die Thränen im Überschusse zuströmen, vermag er sie nicht zu fassen und läßt sie über die Wangen ablaufen. Die gewöhnlichen Absonderungsmengen werden von den kleinen Mündungen der Thränenkanälchen aufgesaugt und auf verborgenen Wegen und durch einen sinnreichen Mechanismus nach der Nase abgeführt.

Die Tiefe des inneren Augenwinkels birgt ein fleischrotes Höckerchen, die Thränenkarunkel (Fig. 144 Nr. 4), die sich nach der Seite der Cornea allmählich abflacht, und in einen scharfen 1 mm breiten Rand ausläuft, der mit seiner Konkavität nach außen gerichtet ist. Dieser kleine zierliche Rand (Fig. 144 Nr. 5) hat, von seiner Ähnlichkeit mit der Mondsichel, die Bezeichnung halbmondförmige Falte erhalten. Sie ist eine Erinnerung an die Nick- oder Blinzhaut der Tiere, und wird auch mit dem Ausdruck Nickhautfalte benannt.

Die geschlossene Lidspalte stellt eine nach unten konvexe Linie dar. Am inneren Augenwinkel zieht sie, etwas abgerundet, erst eine kleine Strecke horizontal, wird dann konvex, um nach Vollendung ihrer Bahn wieder 3—4 mm horizontal weiter zu ziehen. Dabei ist ihr Anfang am inneren Augenwinkel etwas verdickt auf Grund des gerundeten Überganges zwischen dem oberen und unteren Lid, während sie am äußeren Augenwinkel sehr spitz ausläuft.

5) Bindehaut des Auges *(Conjunctiva oculi)*.

Es ist eine allgemeine Erscheinung am menschlichen und tierischen Körper, daß die äußere Haut an der Stelle der Körperöffnungen sich als eine zarte durchsichtige Membran in die Körperhöhlen hinein fortsetzt. So schlägt sich die äußere Haut, einer üblichen Ausdrucksweise zufolge, auch von der vorderen Fläche der Augenlider zur hinteren um, überzieht diese, wendet sich dann gegen die Oberfläche des Augapfels, um dessen vordere Fläche zu überziehen. Die Fortsetzung der äußeren Haut auf die hintere Fläche der Lider und auf das Auge nennt man Bindehaut des Auges. Bei diesem Übergang wird sie immer durchsichtiger, so daß sie schließlich auf der Oberfläche des Augapfels für das freie Auge unsichtbar ist. Daß die Cornea von einer 6—8fachen Schichte feiner Zellen bedeckt ist, ahnt niemand, nur das Mikroskop liefert den unzweifelhaften Beleg. Diese Fortsetzung der Bindehaut auf die Hornhaut bleibt während des Lebens völlig durchsichtig, der Lidschlag hält sie feucht, und von der vorderen Augenkammer her, kommt der auch für sie unerläßliche Ernährungssaft. Nach dem Tod trübt sich diese durchsichtige Schichte, das Auge wird glanzlos, wie mit einem Schleier überzogen. An der Oberfläche entsteht nur mehr ein schwacher Lichtreflex, das Auge ist „gebrochen“. Alle diese Vorgänge spielen sich auf der Hornhaut in verhältnismäßig kurzer Zeit ab. Die Oberfläche des Weißen, die Sclera, verändert sich zwar ebenfalls nach dem Tode, allein ihre Veränderungen sind weniger auffallend. Nur der Geübte wird wahrnehmen, daß auch sie an Glanz verloren hat. Unterdessen behält der Augapfel noch für mehrere Stunden seine pralle Beschaffenheit, selbst dann, wenn das Auge halb offen steht, und das Austrocknen der Hornhaut ungehindert geschehen kann.

Die Geschlechtsunterschiede des Auges sind schwer festzustellen. Die Angaben hierüber sind folgender Art: Das Äußere des Auges hat bei den Männern etwas Rundes, Kräftiges, bei Frauen etwas Flaches und Zartes. Der Hautwulst der Augenbrauen ist bei Männern dicker, eckiger, der Haarstreifen breiter, dichter, langhaariger, als bei den Frauen, bei denen der Haarstreifen schmäler, dünner, kurzhaariger ist. Der Abstand zwischen der Falte des Augenlides ist im männlichen Geschlecht kleiner als im weiblichen. Die Öffnung der Augenspalte ist bei ruhigem Blick bei Männern weiter und größer (Sömmering).

c. Die Augenmuskeln.

Während alle anderen Sinnesorgane die äußeren Eindrücke ruhend empfangen, kann das Auge durch seine Bewegungen die Eindrücke selbst

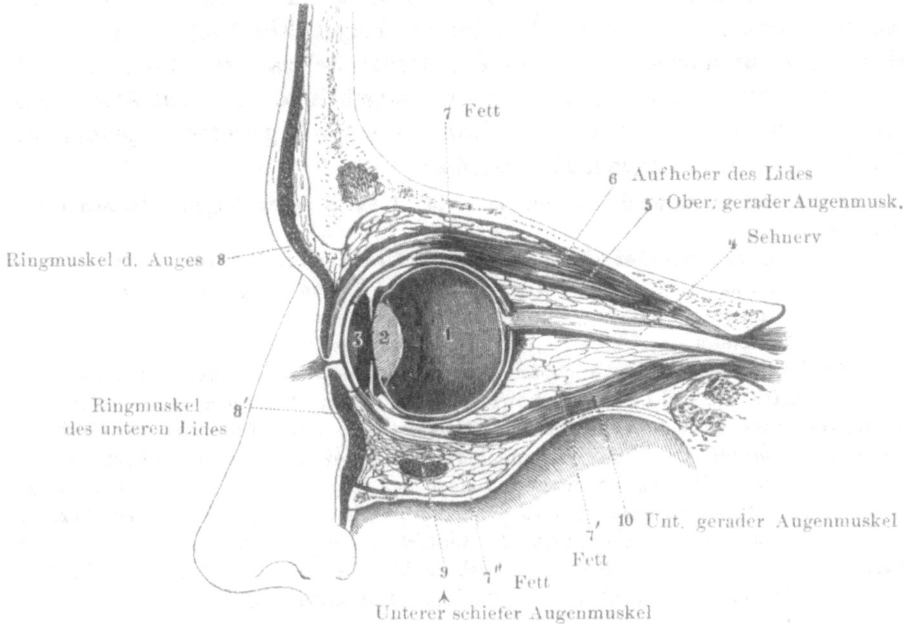

Fig. 145. Augenhöhle mit dem Inhalt, parallel zur Scheitelebene durchschnitten.

aufnehmen und ergänzen. Im Innern der Augenhöhle finden sich nämlich sieben Muskeln, von denen sechs für die Bewegung des Augapfels bestimmt sind, einer für das Aufheben des oberen Augenlides. Der kugelförmige Augapfel ist einer Bewegung fähig, ähnlich dem Gelenkkopf in der Pfanne. Die Bewegungsfähigkeit erleidet aber eine Beschränkung durch die Verbindungen des Augapfels mit der Umgebung und durch die Augenmuskeln selbst, in der Art, daß bei der Wirkung des einen Muskels der Antagonist desselben wie ein Zügel der Bewegung ein Ziel setzt. Schon aus diesem Umstande geht hervor, daß für die Augenmuskeln dieselben allgemeinen Regeln gelten, welche weiter oben von dem Bau der Muskeln überhaupt, von dem Ursprung, Verlauf, Ansatz und von der Art ihrer Thätigkeit aufgeführt wurden. Sie sind nur entsprechend dem

Organ, das sie zu bewegen haben, klein, denn die Last des Augapfels bedarf zu ihrer Bewegung keiner ansehnlichen Kräfte. So finden denn die sieben Muskeln neben dem Fett, den Gefäßen und Nerven im Innern der Augenhöhle reichlichen Platz.

Fünf dieser den Augapfel bewegenden Muskeln entspringen im Hintergrund der Augenhöhle rings um die Eintrittsöffnung des Sehnerven. Vier verlaufen geradlinig, indem sie von ihrem Ursprungspunkt aus divergieren, und direkt nach vier verschiedenen Punkten des Augapfels hinstreben, welche oben, unten, innen und außen liegen. Sie heißen die geraden Augenmuskeln *(Mm. recti)*. Sie setzen sich an vier gegenüberliegenden Punkten der vorderen Augenhälfte an. Um dorthin zu gelangen, überschreiten sie den Äquator der Kugel (Fig. 145) und befestigen sich mit verbreiterten Sehnen in der derben Sclera, nur 6—8 mm vom Hornhautrand entfernt. Läßt man bei weitgeöffnetem Lid das Auge stark nach außen drehen, so wird die Sehne des inneren geraden Augenmuskels bei durchsichtiger Bindehaut erkennbar.

Nach dem Ansatzpunkt werden diese vier Muskeln durch folgende Namen unterschieden:

1) Oberer gerader Augenmuskel, (*Rectus superior*, Fig. 145 Nr. 5),
2) Unterer „ „ „ *inferior*, Fig. 145 Nr. 10),
3) Innerer „ „ „ *internus*),
4) Äußerer „ „ „ *externus*).

Zu diesen vier geraden Augenmuskeln kommen noch zwei andere, die man wegen ihres Verlaufes die schiefen Augenmuskeln nennt. Der eine vom Umfang des Sehnervenloches herkommende Muskel ist der obere schiefe Augenmuskel (*Obliquus oculi superior*). Seine Wirkung beruht in einer Drehung des Augapfels nach außen und oben. Der zweite schiefe Muskel des Augapfels entspringt nicht in der Tiefe der Augenhöhle, sondern vorn in der Nähe des Einganges nach der Nase zu, und begiebt sich an die äußere Seite der hinteren Augapfelhälfte; er erscheint in der Figur 145 unter Nr. 9 durchschnitten. Auch er führt, wie sein Vorgänger eine Drehung des Augapfels aus, aber nach der entgegengesetzten Richtung.

Die Übung hat uns sehr bald gelehrt, jeden einzelnen dieser Muskeln für sich spielen zu lassen. Ohne Ahnung von ihrer Existenz, gebrauchen wir sie und beherrschen ihre Wirkungen mit einer erstaunlichen Sicherheit. Die Augenbewegungen beteiligen sich an dem mimischen Ausdrucke des Gesichtes in so hervorragender Weise, daß sie allein schon mehr von den inneren Bewegungen der Seele verraten können als das ganze übrige Gesicht. So lebhaft ist ihre mimische Thätigkeit, daß sie selbst bei gesuchter Ruhe des Gesichtes die Seelenregungen offenbaren.

Die Bewegungen des Auges werden zu einer Sprache, oft lebhafter und beredter als alle Worte. Sie kann härter, schroffer und bestimmter sein, als alle gesprochene Rede, aber auch mit einer so ergreifenden Weichheit sich zu uns wenden, daß wir uns im Innersten erregt fühlen. Die Demut und Unterwürfigkeit schlägt die Augen nieder. Deshalb nannte Casserius den unteren geraden Augenmuskel den Demutsmuskel (*Musculus humilis*), weil kein armer Teufel hoffärtig dreinschaut. Der äußere gerade Augenmuskel wurde auch der Muskel der Verliebten, *Musculus amatorius*, genannt, denn der verstohlene Seitenblick gilt einem geliebten Wesen. — Es ist eine Gewohnheit jedes Trinkenden, beim Leeren des Glases die Augen auf dasselbe zu richten, welche Bewegung durch die beiden inneren geraden Augenmuskeln vollzogen wird. Es wird von einem Anatomen berichtet, daß sie *a barbaris musculi bibitorii*, Trinkermuskeln, genannt werden. Wer diese Barbaren sind, hat CASSERIUS nicht gesagt. Man kann nur vermuten, daß er die Deutschen darunter meinte, welche, so oft sie mit den Römerzügen nach Italien kamen, wie einst die Gallier, durch ihre Leistungen im Essen und Trinken unter den nüchternen Italienern Aufsehen erregten. Daher dort noch aus jener Zeit das Sprichwort kursiert: *„abbiamo mangato et bevuto come due Tedeschi!"* Über das Auge siehe: SÖMMERING, Abbildungen des menschlichen Auges. 1801. BROCA, P., Recherches sur l'indice orbitaire. Revue d'Anthropologie. Paris 1875. S. 577. MERKEL, Makroskopische Anatomie des Auges im Handbuch der gesamten Augenheilkunde von GRAEFE und SÄMISCH. Bd. I. Leipzig 1874. LEUCKART, RUD., Organologie des Auges, ebenda, Band II. WEISS, L., Beiträge zur Anatomie der Orbita. III. Tübingen 1890.

III. Die Nase *(Nasus)*.

Die äußere Nase ist das Vorhaus der Nasenhöhle, die sich tief in den Gesichtsschädel mit ihren komplizierten Räumen hineinerstreckt und nach hinten in die Rachenhöhle mündet. Man unterscheidet deshalb in der systematischen Anatomie die im Gesicht hervorragende Nase von der inneren Nase, die aus der Nasenhöhle und der sie auskleidenden Schleimhaut, dem eigentlichen Sitz des Geruchssinnes besteht. Die letztere findet hier keine Berücksichtigung.

Man unterscheidet an der äußeren Nase: 1) ihre Wurzel (an dem Stirnbein), 2) ihren Rücken (Giebel des Nasendaches), 3) ihre Spitze mit größerer oder geringerer Abrundung, 4) ihre Seitenwand und 5) die beiden Flügel. Letztere besitzen unter allen Teilen der Nase die größte Beweglichkeit. Die Nasenwurzel ruht auf einer knöchernen Grundlage, bestehend aus den beiden Nasenknochen, welche sich an das Stirnbein ansetzen; sie werden seitlich getragen von den Stirnfortsätzen des Oberkiefers (siehe die Knochenlehre S. 87). Dort ist auch der beträchtliche Wechsel erwähnt, dem die Nasenbeine und die Nasenfortsätze des Oberkiefers unterworfen sind (Fig. 40 S. 80 und Fig. 41 S. 81). Die Vervollständigung dieser knöchernen Nase geschieht durch eine Anzahl von Knorpeln, von denen der folgende dazu bestimmt ist, den Nasenraum in zwei gesonderte Höhlen, eine rechte und linke trennen zu helfen.

Der Scheidewandknorpel *(Septum cartilagineum)* ist die Fortsetzung der knöchernen Scheidewand, welche durch das Pflugscharbein und die senkrechte Siebbeinplatte hergestellt wird. Nach hinten gegen den Rachen, und nach oben gegen den Schädelgrund, reicht die knöcherne Nasenscheidewand; der vordere Abschnitt wird durch die knorpelige Platte ersetzt. Ihr bis in die äußere Nase vortretender Teil endet abgerundet in einiger Entfernung von der Nasenspitze, und geht auch nicht bis zum unteren Rande der die beiden Nasenlöcher trennenden und bloß durch die Haut gebildeten Nasenscheidewand herab. Wenn man Daumen und Zeigefinger einer Hand in beide Nasenlöcher einführt und die nur von der Haut gebildete Scheidewand nach rechts und links biegt, fühlt man deutlich den freien Rand des Scheidewandknorpels. Er steht in Verbindung mit

dem dreieckigen Knorpel (*Cartilago triangularis* Fig. 146 Nr. 2 u. 2′), der an die unteren Enden der beiden Nasenbeine angelegt ist, und von vorn wie von der Seite aus, wie eine direkte Verlängerung derselben aussieht. Man unterscheidet an ihm, sofern wohlgebildete europäische Nasen mit hohem Rücken zur Untersuchung gelangen, zwei Seitenlappen, welche die seitliche Abdachung der Nase von den Nasenbeinen an bis zu den Nasenflügeln herab ergänzen (Fig. 146 Nr. 2′ und Fig. 147 Nr. 2′) und

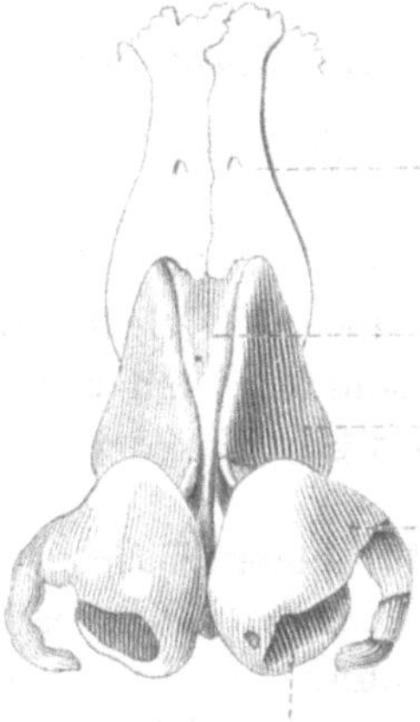

Fig. 146. Die Nasenknorpel von vorn gesehen.

eine mittlere in der Flucht des knöchernen Nasenrückens liegende Fläche. Diese mittlere Fläche ist niemals von großer Ausdehnung, verschmälert sich überdies gegen die Nasenspitze zu und kann bei schmalen Nasen sogar vollständig schwinden; allein sobald sie, wenn auch von geringer Breite vorhanden, trägt sie dazu bei, daß der Nasenrücken in ihrem Bereich eine deutlich erkennbare Fläche darstellt, und mit scharfen Kanten in die Seitenteile abfällt. Die hintere Fläche dieses dreieckigen Knorpels ist mit der knorpeligen Nasenscheidewand verwachsen.

Die paarigen Nasenflügelknorpel (*Cartilagines alares*, Fig. 146 und 147 Nr. 3) liegen in der Haut der Nasenflügel und sind maßgebend für deren Form. Vorn an der Nasenspitze haben sie ihre große, schildförmige Ausbreitung, um sich dann hackenförmig verschmälert sowohl nach außen den Nasenflügeln entlang fortzusetzen, als sich, gegen die knorpelige Nasenscheidewand nach innen umbiegend, an dieselbe anzuschmiegen (Fig. 146 Nr. 3'). Die paarigen Nasenflügelknorpel bilden unter solchen Umständen die Umrandung der Nasenlöcher, soweit nicht von innen her die Nasenscheidewand dabei beteiligt ist. Diese Knorpel zeigen an charakteristisch geformten Nasen scharfgeschnittene Ecken und Kanten, wie sie auf den beiden Figuren 146 und 147 angedeutet sind. So geschieht die Umbiegung nach innen mit einer, wenn auch nicht haarscharfen Kante, wohl aber mit einer deutlich an dem Präparat wie an dem Lebenden sichtbaren Knickung. Sind die beiden Flügelknorpel vorn etwas weiter voneinander entfernt, so ist die zwischen ihnen vorhandene

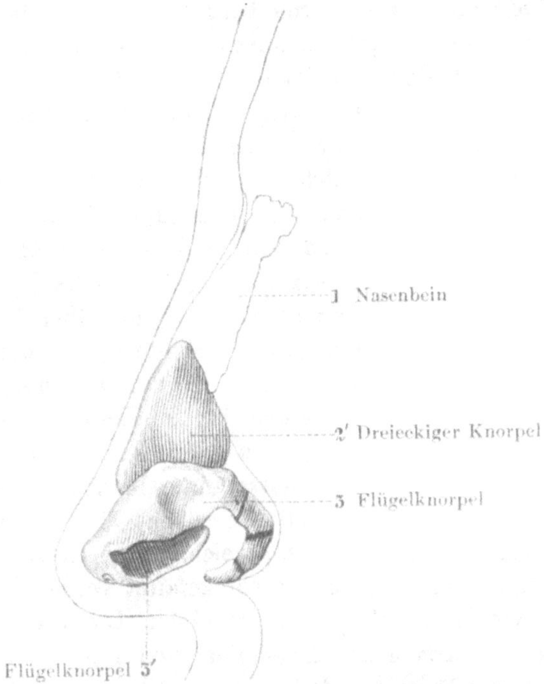

Fig. 147. Die Nasenknorpel von der Seite gesehen.

Fläche vom Rücken herab bis zu der Spitze unverkennbar. Dort geschieht dann die Umbiegung nur bei der Nase des Kindes und bei dem Stumpfnäschen des Mädchens gerundet, bei reiferen Individuen ist eine scharfe Kante vorhanden, als Anfang einer dreieckigen Fläche, die nach unten gerichtet ist (Fig. 147). Zwischen den vorderen Kanten der knorpeligen Seitenflügel liegt in der Tiefe der vordere Rand der Nasenscheidewand verborgen. Sie reicht, wie auch die Figur 146 ergiebt, nicht ganz bis an die Oberfläche; deshalb kann es vorkommen, daß vom Ende des dreieckigen Knorpels an eine seichte Rinne über die Nasenspitze herabzieht, weil die Haut zwischen dem Flügelknorpel etwas einsinkt. Dies kann so weit gehen, daß ein 1—2 mm tiefer Einschnitt eine Art Doppelnase zu stande bringt.

Der Rücken der Nasenspitze und ihre seitlichen Teile bis zum Beginn der Nasenflügel entsprechen zugleich der mächtigsten Entfaltung dieser Flügelknorpel. Dort reichen sie am weitesten hinauf, dort ist also ihr Einfluß auf die Form des Nasenendes am bedeutendsten. Ihr nach oben gerundeter Kontur ist in der Regel durch die Haut hindurch nicht zu sehen, bisweilen ist er jedoch von dem dreieckigen Knorpel deutlich abgesetzt. Wie viel von den Flügelknorpeln nach dem Nasenrücken zugewendet sein kann, läßt die Figur 148 ersehen, an der in die Konturen einer Nase mit geradem Rücken die Konturen der Knorpel eingezeichnet sind.

Der Übergang der vorderen Fläche des Nasenendes in die seitliche Wandung der Nasenflügel geschieht bei dem Manne durch eine zwar stumpfe aber doch deutliche Kante, die in der Figur 147 gut kenntlich ist. Jenseits der Kante beginnt in dem Knorpel eine flache Grube, der Anfang jener Furche, welche den Nasenflügel von der seitlichen Nasenfläche abhebt. Die übrige Form der Knorpelwand, welche dem Nasenflügel entlang zieht, ist in der Figur 147 so scharf gezeichnet, daß eine weitere Beschreibung überflüssig erscheint. Zu weiterer Vervollständigung der anatomischen Beschreibung sei nur erwähnt, daß die letzten Ausläufer dieser Knorpel bisweilen in kleine eckige Knorpelstücke zerfallen, welche dann durch Bandmasse untereinander zusammenhängen.

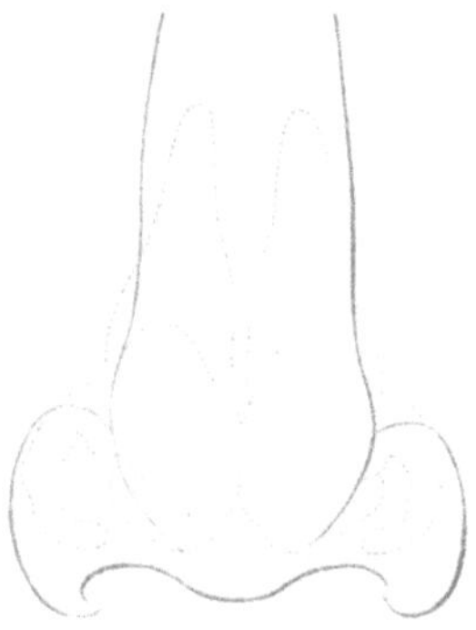

Fig. 148.

Die Oberfläche aller Nasenknorpel wird von der allgemeinen Decke überzogen, welche durch fettloses Bindegewebe fest an die Unterlage anhängt, und nicht gefaltet werden kann, was doch auf der knöchernen Nase sehr leicht geschieht. Die Haut der Nase ist reich an Talgdrüsen, deren größte Exemplare von 2 mm Länge, in der Furche hinter dem Nasenflügel münden. Ihre Mündungen sind bisweilen so groß, daß sie leicht mit freiem Auge zu sehen sind. Ihre Größe nimmt mit der Mannheit zu, wie sich überhaupt die Haut verdickt, und die sonst engen Netze der Blutgefäße an Weite zunehmen.

Zahllos sind die individuellen und Rassenverschiedenheiten der Nase. Von der Nase, deren Rücken ohne Einbug und in einer Flucht mit der Stirnebene herabläuft bis zur Plattnase des Kalmücken, welche so wenig vorragt, daß sie auf die bloßen Nasenlöcher reduziert zu sein scheint, liegt eine unendliche Mannigfaltigkeit von Übergangsformen, an welcher sich alle Abschnitte der Nase beteiligen.

Die sogenannte griechische Nase, deren Rücken in einer Flucht mit der Stirnebene liegt, ist offenbar eine Schöpfung der griechischen Plastik, und wurde für Götter, Göttinnen, Heroen und andere Personen von hohem Rang konstruiert. In Wirklichkeit kommt eine solche schnurgerade Verbindung zwischen Nasenwurzel und Stirn nur selten vor; sie war im Altertum keineswegs die Regel, wie die Porträtbüsten aus jener Zeit deutlich beweisen und überdies die Anatomie sowohl der alten als der modernen Schädel darlegen kann. Der naturgemäße Ansatz von der Stirn und der Nase liegt bei dem Mann vertieft. Der Grund liegt in der Dickenzunahme des Stirnbeines und namentlich in der Entstehung der lufthaltigen Räume, deren schon in der Knochenlehre S. 66 u. f. gedacht wurde.

Es ist eine für die Rassenanatomie bemerkenswerte Thatsache, daß bei manchen Formen des Menschengeschlechtes die Nasenbeine bis zum Verschwinden zurückgebildet werden. Legen sich dann gleichzeitig die Nasenfortsätze des Oberkiefers flach, statt sich steil zu erheben, so kommt es zu einem fast vollständigen Mangel der Nasenwurzel und des oberen Drittels der Nase. Unter den in den letzten Jahren durch Zentraleuropa geführten Samojeden und Kalmücken befanden sich einige Individuen, bei welchen nur die untere Nasenhälfte vorhanden und selbst diese mangelhaft entwickelt war. Da bei uns die Nase den hervorragendsten Teil des Gesichtes darstellt, so fallen uns Mißverhältnisse der erwähnten Art höchst unangenehm auf. — Der teilweise oder vollkommene Verlust der Nase entstellt mehr als ein weit größerer Formfehler eines anderen Gesichtsteiles. Nicht minder störend wirken die Verdickungen der Haut. Die monströse Entstellung kann so weit gehen, daß die Nase bis auf das Kinn herabhängt.

Eine Beschreibung der Nasenspitze, der Richtung und Form der Nasenöffnung und anderer Merkmale kann hier unterbleiben, nachdem dieses auffallende Organ, wie kein anderes, zur Beobachtung herausfordert.

Besondere Eigenschaften der Nase drücken folgende bei den Alten gebräuchliche Bezeichnungen aus: *Nasus simus*, Mopsnase, — *Nasus avicularis*, Spitznase, — *Nasus aduncus*, Habichtsnase, — *Nasus incurvus*, Sattelnase, — *Nasus nasicornis*, aufgestülpte Nase.

Äußerst selten steht die Nase vollkommen symmetrisch in der Mitte des Gesichtes. Am öftesten weicht sie nach links ab. Welcker[1] studierte die so häufig vorkommende Schiefnase an Schädeln, Totenmasken und Lebenden, und kommt zu dem Ergebnis, daß es eine Schiefheit der Nasenwurzel und eine Schiefheit der Nasenspitze gebe, je nachdem die Asymmetrie in den Nasenbeinen, oder aber in der Nasenscheidewand liegt. Weichen beide Teile in entgegengesetzter Richtung ab, so entsteht jene lächerliche Form der Nase, welche nach einer Seite gekrümmt ist. Für alle diese Abweichungen der Nase von dem geraden Wege wird der Druck verantwortlich gemacht, welchen das Schlafen auf einer und derselben Körperseite verursacht. Sömmering, S. Th., Abbildungen der menschlichen Organe des Geruches. Frankfurt a./M. 1809. Mit 5 Tafeln. Arnold, Fr., Sinnesorgane. Zürich 1839. Fasc. II. Mit vielen Tafeln. Topinard, Éléments d'Anthropologie générale. Paris 1885. S. 297 u.ff. Ranke, Der Mensch. A. a. O. Bd. II. S. 48.

---

[1] Welcker, H., Die Asymmetrien der Nase und des Nasenskeletes. Beiträge zur Biologie. Eine Festschrift. 1882. 8°. S. 317. 7 Holzschnitte.

IV. Das Ohr *(Auris).*

Das äußerlich sichtbare Ohr ist nur ein Teil des Gehörorgans, dessen physiologisch wichtigster Abschnitt in der Tiefe des Schädels und zwar in dem Felsenbein verborgen liegt. Das Ohr stellt für die Schallleitung eine Art von Hörrohr dar, welches die Schallwellen fängt und nach innen leitet. Es besteht aus der Ohrmuschel und einer nach innen gehenden Fortsetzung, dem Gehörgang, der in der Tiefe durch das Trommelfell abgeschlossen ist. Das Ohr kehrt seine Konvexität dem Schädel zu, seine Konkavität vom Schädel ab. Innerhalb dieser Konkavität treten wallartige Erhebungen und dazwischen Vertiefungen auf, welche der Rand der Muschel umschließt.

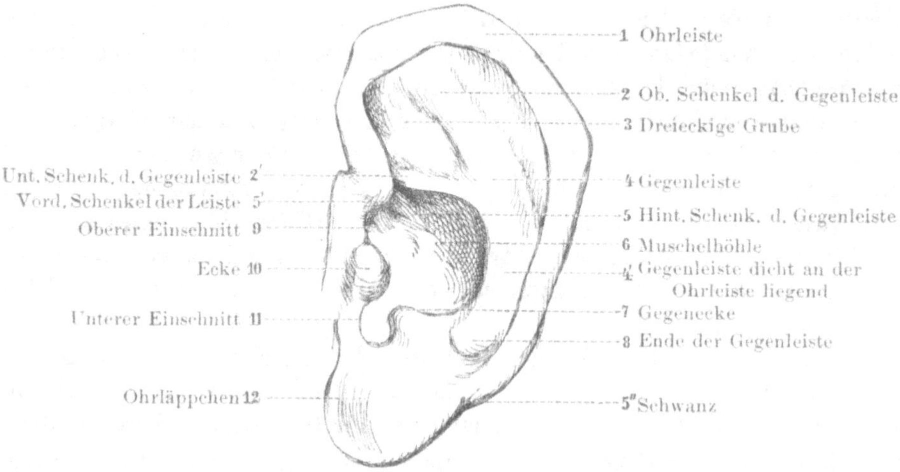

Fig. 149.

Die ovale Ohrmuschel, welche den breiten Teil des Ovales nach oben wendet, ist zum größten Teil von einem $^1/_2$ cm breiten umgekrempten Rand eingefaßt, der Ohrleiste *(Helix,* Fig. 149 Nr. 1) heißt. Diese Ohrleiste entspringt vorn in halber Ohrhöhe, mit zwei Schenkeln. Der vordere taucht aus der Wangenhaut auf, Figur 149 Nr. 5', der hintere Nr. 5 aus der Tiefe der Muschelgrube. Die Ohrleiste steigt nun erst eine Strecke von $1^1/_4$—$1^1/_2$ cm in die Höhe und wendet sich dann in einem stumpfen Winkel nach hinten. Dieser umgekrempte Rand ist nicht überall gleich breit, und sein angewachsener Teil, der in die hintere Fläche übergeht, ladet sich, namentlich an zwei Stellen stärker aus: die eine liegt nach vorn von dem höchsten Punkt der Ohrmuschel, die andere nach hinten, wo die gewölbte Begrenzungslinie aufhört, und in gerader Richtung nach ab- und vorwärts gegen das Ohrläppchen sich wendet (Fig. 149 unterhalb der Nr. 3). In der Nähe des Ohrläppchens wird der Rand schmäler und läuft in eine einfache Leiste aus, die bisweilen deutlich abgesetzt ist (Fig. 149 Nr. 5″). Die Grundlage, auf der die Haut des Ohres sitzt, ist ein elastischer Knorpel, der aber nach der Entfernung der bedeckenden Schichte die Einzelnheiten der Ohrmuschel nur in der Hauptsache andeutet; die feinere Modellierung liegt zu einem beträchtlichen Teil in dem Überzug. Es sind wohl die beiden Ursprungsschenkel der Ohrleiste knorpelig vorhanden, ebenso der umgekrempte obere Teil, allein gegen das Ohrläppchen hin wird der Knorpel zusehends schmäler und läuft schließlich in ein rundliches Stäbchen aus. Verfolgt man dasselbe mit den Fingern nach abwärts, so läßt sich deutlich das Aufhören des festen Knorpelrandes, der sog. Schwanz der Knorpelleiste fühlen und

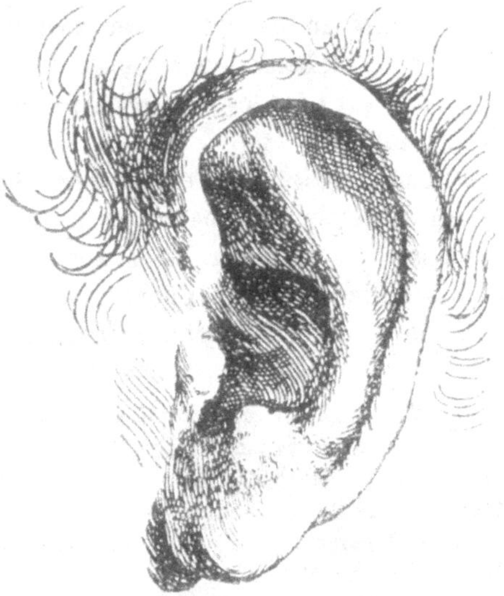

Fig. 150.

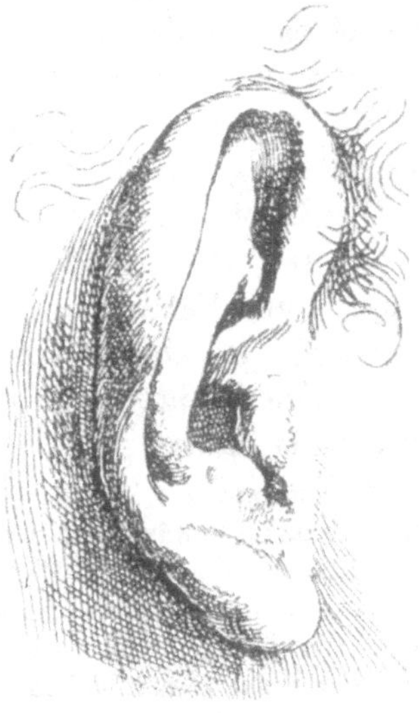

Fig. 151.

Zwei von Ribera gen. Il Spangoletto gezeichnete Ohren. Aus dem K. Kupferstichkabinet zu München.

an der Haut die kleine Vertiefung erkennen, auf welche die Nr. 5″ in unserer Figur hindeutet.

Von diesem ungekrempten Rand wird zunächst eine Erhebung der Ohrmuschel umschlossen, welche den Namen Gegenleiste *(Anthelix)* erhalten hat. Am deutlichsten ist sie als ein praller Wulst oberhalb des Ohrläppchens (Fig. 149 Nr. 4′) ausgeprägt, der eine Strecke weit in gleicher Richtung mit der Leiste in die Höhe steigt. Bald, nach einem Verlauf von $1^1/_2$ cm, nimmt die Breite der Gegenleiste jedoch beträchtlich zu (Fig. 149 Nr. 4) und spaltet sich in zwei Schenkel (Fig. 149 Nr. 2 u. 2′). Der eine wendet sich in scharfem Bogen nach vorn und verschwindet unter dem umgekrempten Rand der Leiste (bei Nr. 2′), der andere wendet sich allmählich flacher werdend nach aufwärts (Fig. 149 Nr. 2). Die beiden

Schenkel der Gegenleiste fassen eine dreieckige Grube (Fig. 149 Nr. 3) zwischen sich. Ihre Spitze ist nach hinten, ihre breite, sich mehr und mehr vertiefende Mulde nach oben und vorn gerichtet. Der eine untere Schenkel ist scharf geschnitten und begrenzt mitsamt dem Anfang der Gegenleiste (Fig. 149 Nr. 4') die tiefe Muschelhöhle Nr. 6. Während der Eingang in diesen vertieften Raum von der Gegenleiste her dem Blick völlig frei liegt, sitzt an dem vorderen Umfang ein stumpfer Höcker mit breiter Fläche aus der Haut aufsteigend, den man Ecke (Fig. 149 Nr. 10) oder Bock *(Tragus)* heißt. Diese Ecke überragt, wie eine aufstehende Klappe den Anfang des äußeren Gehörganges von vorn her, und wird von der ihr gegenüberstehenden Gegenecke (Gegenbock, *Antitragus,* Fig. 149 Nr. 7) durch einen tiefen gerundeten Einschnitt getrennt, Nr. 11. Noch ist ein zweiter viel seichterer Einschnitt zu beachten, der zwischen der Ecke (Fig. 149 Nr. 10) und dem vorderen Schenkel der Leiste (Nr. 5') existiert, für den man die Bezeichnung Ohrritze oder oberer Einschnitt *(Scissura auris,* Fig. 149 Nr. 9) eingeführt hat.

Die Haut des Ohres ist mit der Unterlage, dem elastischen Ohrknorpel, fest verwachsen, namentlich im Bereich der obenerwähnten Erhebungen und Vertiefungen und ist fettlos. Am unteren Ende des Ohres verdickt sie sich aber, wird fettreich, und bildet das Ohrläppchen, welches, wie die Ohrzierraten der Wilden beweisen, eine fast unbegrenzte Ausdehnbarkeit besitzt.

Die hintere Fläche des Ohres läßt die Vertiefungen und Erhabenheiten der vorderen Fläche, natürlich in umgekehrter Form wieder erkennen. Die Richtung der Gegenleiste bezeichnet eine Einbiegung, die Stelle der Muschelhöhle eine ansehnliche Erhabenheit. Je näher die hintere Ohrfläche an den Kopf heranrückt, desto mehr lockert sich die Verbindung der Haut mit dem Ohrknorpel, und an dem Übergang zu der Kopfhaut bilden sie im Alter leicht erkennbare Falten.

Die feste Unterlage für die seltsame Form des Ohres liefert bei Mensch und Tier der elastische Ohrknorpel, der sich leicht biegen läßt, und bei dem Aufhören des Druckes in seine frühere Lage sofort zurückkehrt. — Die am Tragus sprossenden steifen Haare hielt man, wenn sie aus dem Ohre wie Büschel herausstehen, für ein Attribut weibersüchtiger Männer, und nannte sie deshalb Bockshaare, *Hirci* (von *Hircus*, der Bock, griechisch = *trágos*), wodurch die Ecke am Ohr zu ihrem sonst nicht zu erklärenden Namen gekommen sein mag.

Der Hautüberzug der Ohrmuschel verhält sich zu dem Ohrknorpel, wie die Haut der Nase zu den einzelnen Knorpeln. Die Dünnheit und der Gefäßreichtum läßt den Purpur der Schamröte sich auch über die Ohren ergießen. Doch sind die Nerven des Ohres für dieses Zeichen seelischer Vorgänge stärker reizbar als die der Nase, welche sich meines Wissens weder bei der Scham noch der Verlegenheit rötet, obwohl sie sonst bekanntlich für andere Schwankungen der Blutfülle ein prompter Gradmesser ist.

Schön geformte Ohren sind eine Zierde, und man verlangt von ihnen, daß die obenerwähnten Eigenschaften deutlich, aber maßvoll ausgeprägt seien, und daß sie nur ungefähr doppelt so lang seien, als breit. Selbstverständlich ist das Ohr der Männer größer und derber geformt, als das der Frauen. Ein großes Ohr ist nach ARISTOTELES ein Zeichen von starkem Gedächtnis. — Die Ohren sollen nicht weit von dem Kopf abstehen, sondern höchstens in einem Winkel von 15—20° geneigt sein. Gut geformte Ohren verlangen eine vollkommen entwickelte Leiste. Fehlt dieser umgekrempte Rand, so ist dadurch jene unangenehme Gestalt bedingt, welche unter dem Namen Stutzohr bekannt ist. Man wollte hierin einen besonderen Hinweis auf boshafte Gemütsart erkennen. Bisweilen fehlt die Leiste teilweise und das Ohr zieht sich nach oben sogar in eine spitze Ecke aus, die Scheitelspitze genannt. Sie giebt dem Ohr einen fremdartigen Zug, der an das Ohr der Tiere erinnert. Gleichzeitig mit dieser Spitze oder allein kommt bei dem Fehlen des Helix eine andere Spitze vor, die nach hinten gerichtet ist, und die DARWIN'sche Spitze heißt, oder auch als Makaken-Ohr bezeichnet wird, weil diese Ohrform bei den Makaken vorkommt. Der Ohrrand ist auch bisweilen nur verdickt, dort wo sonst die DARWIN'sche Spitze sitzt.

Größe und Umriß des Ohres wird von dem vielfach variierenden Ohrläppchen beeinflußt, welches, wie es scheint, nur bei dem Menschen in dieser Form vorkommt. Ein Haupterfordernis seiner Gestalt ist die Trennung von der Wangenhaut, d. h. zwischen dem untersten Umfang des Läppchens und der Wange muß eine Spalte bestehen. Ist dies nicht der Fall, und hebt sich das Läppchen nicht frei ab, dann spricht man von einem angewachsenen Läppchen oder angewachsenen Ohr. Ohren mit angewachsenen Läppchen sehen kurz und breit aus, während das freihängende Läppchen dazu beiträgt, das längliche Aussehen der Muschel zu steigern.

Die Ohrmuschel steht mit ihrem Längsdurchmesser senkrecht an dem Kopf. Eine leichte Neigung nach hinten kommt vor, dagegen ist eine solche nach vorn sehr selten. Für die Bestimmung der Höhenlage hält man sich am besten an den Anfang des äußeren Gehörganges, der in gleicher Höhe mit dem oberen Rand des Nasenflügels liegt. Zieht man etwas tiefer, nämlich vom freien Rande der Nasenscheidewand eine gerade Linie nach rückwärts in das vom Ohrläppchen bedeckte Grübchen unter dem äußeren Gehörgang, so trifft diese Linie den unteren Rand des Läppchens.

Eine zweite Linie, welche man von dem äußeren Augenwinkel ausgehend in gerader Linie und parallel zu der vorerwähnten, der Seitenfläche des Schädels entlang zieht, trifft das Ohr dort, wo sich die Muschel von der Schläfe trennt. Die Ohren sitzen an ägyptischen Statuen bisweilen zu hoch, z. B. an der in Turin befindlichen Büste RAMSES II, allein an anderen soll die Lage richtig sein, wie LANGER angiebt. Man darf aus der fehlerhaften Stellung des Ohres an Statuen des Pharaonenlandes jedoch keineswegs schließen, daß auch die Bewohner eine andere Lage der Ohrmuschel gehabt hätten, als die umgebenden Völker. Die Untersuchung von Mumien, an denen unter einer dicken Pechschichte die Ohrmuschel ganz gut erhalten war, widerspricht auf das entschiedenste einer solchen Annahme.

Das Ohrläppchen darf an einem gutgeformten Ohre niemals fehlen. Manche Völker stehen im Verdacht, in dieser Hinsicht mangelhaft organisiert zu sein. So sollen die Nachkommen der Goten in den Pyrenäen und im westlichen Frankreich dieses Schmuckes entbehren, eine Nachricht, über die jedenfalls eine Bestätigung wünschenswert wäre. — Es giebt lange und breite, rundliche und eckige, flache und ausgehöhlte Ohren. Die Zahl der individuellen Schwankungen ist sehr groß, und manche mögen auch auf Rasseneigentümlichkeiten beruhen. Oft liegen die Muscheln dem Kopfe auffallend stark an, was bei Frauen von einem starken Anpressen durch die Kopfbedeckung herrühren kann. LAVATER legt der Gestalt der Ohrmuschel eine große physiognomische Bedeutung bei. Kleine Ohren deuten ihm auf geistige Energie; die Besitzer tief ausgearbeiteter Ohren sind der Lehre und der Erkenntnis besonders zugänglich. Noch weiter geht ein anderer, der behauptet, keines der Organe am menschlichen Körper verpflanze so die Ähnlichkeit des Vaters auf die Kinder, als die Ohrmuschel. „Montre-moi ton oreille, je te dirai, qui tu es, d'où tu viens, et où tu vas."

Wegen der exponierten Lage der Ohrmuschel kommen nicht selten Verletzungen vor, und unter ihnen Quetschungen durch Schlag oder Fall. Das aus den zerrissenen Gefäßen austretende Blut sammelt sich zwischen Haut und Knorpel und bedingt nach vollendeter Heilung ein sehr verändertes Aussehen dieses schallleitenden Ansatzstückes. Es sind Verunstaltungen, welche etwas ganz charakteristisches an sich haben. Die Ohren sehen wie geschrumpft aus, die obere Partie wie „zusammengebrochen" (ist sehr häufig bei Boxern). An antiken Statuen von Faust- und Ringkämpfern, oder von einzelnen durch ihre Kampftüchtigkeit besonders hervorragenden Halbgöttern, wie HERKULES und POLLUX, erscheint das Ohr gequollen, die dreieckige Grube ist verstrichen und die Muschelhöhle durch Verdickung der Haut bis auf einen schmalen Zugang zum Gehörgange verengt. Diese Ohrform, welche sich an Bildwerken von Faustkämpfern (Pankratiasten) vorfindet, ist eine Folge von Insulten des Ohres, von Schlägen mit der durch Kampfriemen bewehrten Faust; es ist übereinstimmend mit dem sogenannten Blutohr, das durch das Ziehen am Ohr noch heutzutage entstehen kann. In antiken Bildwerken sind die Ohren meist mit besonderer Sorgfalt ausgebildet, und es wird behauptet, die größere oder geringere Durchbildung erlaube ein entscheidendes Urteil über die Zeit der Entstehung des Kunstwerkes.

Die nach hinten gerichtete DARWIN'sche Spitze ist in Süddeutschland recht zahlreich:

sie ist beiderseits vorhanden in	69 Prozent,
„ „ nur rechts „ „	12 „
„ „ nur links „ „	7 „
„ „ beiderseits fehlend	11 „

Über Form- und Lageverhältnisse des Ohres handelt C. LANGER in den Mitteilungen der anthropologischen Gesellschaft in Wien, XII. Bd., 1882 und in seiner Anatomie der äußeren Formen. Wien 1884. 8°. — SCHWALBE in Festschrift für R. VIRCHOW 1891. — O. SCHAEFFER, Archiv für Anthropologie, Bd. XXI. — HIS, W., Die Formenentwickelung der menschlichen Ohrmuschel. Congres internationale d'Otologie. Basel 1885. Derselbe: Anatomie menschlicher Embryonen. Leipzig 1880—85. Text und Atlas.

V. Der Ausdruck der Gemütsbewegungen.

Sobald die Seele erregt ist, wird das menschliche Antlitz ein lebendes Gemälde, auf dem die Leidenschaften mit ebensoviel Feinheit als

Energie hervortreten, auf dem jede Seelenbewegung durch ein charakteristisches Kennzeichen bemerkbar wird, dessen lebhafter und stets bereiter Ausdruck dem Willen voraneilt, uns verrät, und durch pathetische Zeichen die Bilder unserer geheimsten Bewegungen der Außenwelt wiedergiebt. Die Seele ist also die Quelle des Ausdruckes, sie läßt unwillkürlich die Muskeln spielen, und läßt sie das Abbild unserer Leidenschaften auf das Gesicht malen. Die Erörterung über das Muskelspiel schließt sich am besten an die Anatomie der Antlitzmuskeln und an die Anatomie des Auges an, das der Mittelpunkt des Antlitzes ist. Wenn auch der ganze Körper an dem Ausdruck der Gemütsbewegungen teilnimmt, bei der Überschrift dieses Abschnittes denkt man doch zunächst an das Antlitz, weil seine Muskeln, in so naher Verbindung mit den Gehirnnerven, vor allem jene Spannungen der Haut hervorbringen, deren Gesamtheit wir mit dem Worte „Mimik" bezeichnen. Auf das Antlitz wendet sich zuerst der Blick, wenn wir den Ausdruck der Gemütsbewegungen an uns oder an unserer Umgebung studieren wollen.

Alle Äußerungen der Gemütsbewegungen geschehen ursprünglich unbewußt und unwillkürlich. Das ist eine wichtige Erkenntnis, zu der das Studium dieser Vorgänge geführt hat. Die Muskeln sind freilich die Diener unserer Willensimpulse, welche bewußt aus dem Innern des Gehirns heraus gegeben werden, aber die Muskeln folgen auch oft den Erregungen der empfindenden Abteilung des Nervensystems, ohne daß irgend ein Willensimpuls dabei im Spiele wäre. In dem Gehirn ist ein Mechanismus vorhanden, der unbewußt die mimischen Muskeln erregen kann, es ist dies der sogenannte Reflexbogen; der Vorgang, der sich in ihm abspielt, heißt Reflex. Es ist dabei notwendig: die Erregung eines sensibeln Nerven; dann eine bestimmte Stelle in dem Zentralnervensystem, welche die Erregung empfängt, das Reflexzentrum, und ein motorischer Nerv, der von dem Zentrum zu den Muskeln hinführt. Diese Einrichtung des Reflexbogens ist von der äußersten Feinheit der Konstruktion; der Vergleich mit einer Telegraphenleitung zwischen zwei bestimmten Orten ist trotz des Umstandes, daß das Telegraphenbüreau dem Reflexzentrum, die Drähte den Nerven vergleichbar sind, doch nur ein sehr unvollkommenes Beispiel, nicht als ob der Grad der mechanischen Komplikation nicht hinreichend dadurch angedeutet wäre, sondern weil bei den Nervenvorgängen, um die es sich hier handelt, das Bewußtsein ausgeschlossen ist. Das ist aber gerade der wichtigste Punkt, auf den es bei dem Studium der Ausdrucksbewegungen ankommt.

Die Arten der Reflexe sind sehr zahlreich, es ist zweckmäßig an dieser Stelle zwei derselben auseinander zu halten: Der einfache Reflex ist dadurch charakterisiert, daß die Erregung eines sensibeln Bezirkes die Bewegung nur von einem Muskel oder doch nur von einer bestimmten Gruppe auslöst. So entsteht bei Berührung der Bindehaut des Auges

Schluß der Lidspalte. Der Reflexbogen ist kurz, die Erregung geht von der gereizten Stelle aus nach dem Gehirn, und durch das Reflexzentrum hindurch auf jene motorische Bahn, welche ausschließlich den Ringmuskel des Auges innerviert. Die ausgebreiteten Reflexe sind eine andere Form, bei der nach Erregung einer sensibeln Faser innerhalb großer Muskelgruppen Bewegungen komplizierter Art ausgelöst werden, welche nicht bloß den Charakter der Zweckmäßigkeit, sondern auch den Schein der Absicht an sich tragen. Hierher gehört das Niesen, Husten, das Zurückziehen der Arme und der Beine bei unerwarteter Berührung, die Abwehr- und Fluchtbewegungen u. s. w.

Diese Auseinandersetzung über Reflexbewegungen sollte darauf vorbereiten, die mechanische Grundlage, auf welcher der Ausdruck der Gemütsbewegungen beruht, in den Hauptumrissen zu schildern. Die Gemütsbewegung ist freilich nicht direkt dem Reiz der Bindehaut oder der Wirkung des Blitzes auf die Netzhaut vergleichbar. Sie ist ein geheimnisvoller Zustand unseres Nervensystems, und zwar jener Sphäre, die wir als Bewußtsein bezeichnen. Freude, Trauer, Zorn erzeugen Vorstellungen, d. i. eine Kette von freudigen oder schmerzlichen Vorgängen in unserem Innern. Wenn eine Vorstellung oder, was gleichbedeutend ist, ein Affekt unser Inneres bewegt, so entsteht jene Stimmung, welche die Gefühle von Freude und Schmerz und Zorn begleitet.[1] Dabei überschreiten jene geheimnisvollen Wellen der Bewegung die Bahnen innerhalb der Schädelkapsel, und setzen sich unabhängig von dem Willen in die motorischen Nervenfasern des Körpers fort. Sie überfluten gleichsam die Ufer, und die Wellen erreichen entfernte, an der Peripherie des Körpers liegende Gebiete. Diese in die Peripherie getragenen Bewegungen werden schließlich als Muskelzug bemerkbar. Diese Spannung bestimmter Muskelgruppen erzeugt Gebärden, und so werden die Muskeln die Dolmetscher unserer inneren Regungen. So fährt der Schreck oder die Freude gleichzeitig in verschiedene Muskeln, und veranlaßt unbewußt Zuckungen, die sich über den ganzen Körper ausdehnen und bei dem Zorn können nach und nach oder sofort alle Muskeln des ganzen Körpers in Aufregung geraten.

Neben den Muskeln stehen auch die Gefäße, die Haut und andere Organe im Dienste der Mimik.

Das Werk von Ch. Darwin: Über den Ausdruck der Gemütsbewegungen bei Mensch und Tier, deutsch von V. Carus, enthält unter den neueren Werken wohl die vielseitigste Erörterung dieses Gegenstandes. Der Wert dieses ausgezeichneten Buches bleibt auch dann unbestreitbar, wenn nicht alle Erklärungen, welche dort für die Entstehung der Gebärden gegeben werden, vor der Kritik bestehen sollten.

---

[1] Für eine weitere Analyse der Gemütsbewegungen, namentlich in Bezug auf eine Trennung der Affekte und Triebe, verweise ich auf Wundt, Grundzüge der physiologischen Psychologie. Leipzig. V. Abschnitt. S. 820 u. ff.

Darwin macht in sehr vielen Fällen die Gewohnheit, die von den Vorfahren ererbt wurde, zum Ausgangspunkt seiner Erörterungen, wie die Gebärden einst entstanden seien. Gewohnheit ist einer der wichtigsten, aber auch der dunkelsten Begriffe, und eine Theorie, die ihn zur Leuchte nimmt, muß notwendig mehr neue Rätsel schaffen als lösen. Die Vererbung mag manches begreiflich machen, aber doch nicht alles. Es giebt unmittelbare, der Willkür ganz entzogene Lebensäußerungen, die wie die Schamröte bei der Verlegenheit oder der Gallenerguß beim Ärger in das Dominium des sympathischen Nerven fallen. Wenn wir nachts an irgend eine Verlegenheit des vorhergegangenen Tages uns erinnern, liegt der ganze Leib wie auf Nesseln. Durch die Annahme, daß schon die Ur-Urgroßväter diese Wirkung auf die Schweißdrüsen und Hautnerven hatten, wird der ganze Vorgang um kein Haar verständlicher. Gleichwohl sind alle von Darwin mitgeteilten Beobachtungen über den Grad und die Ausdehnung des Errötens und über die Gebärden bei dem Schämen im höchsten Grade wertvoll und verlieren nichts von ihrem hervorragenden Interesse.

Ohne irgend welche Kenntnis von dem komplizierten Vorgang in unserem Nervensystem bei der Entstehung der Gebärden sind wir doch alle durch die Beobachtung schon von frühester Jugend an zu geschickten Physiognomikern geworden. Wir deuten nicht allein den Ausdruck der Freude oder des Schmerzes und vieler anderer Affekte vollkommen zutreffend in ihren stärksten Graden, auch die leisesten Zuckungen der Muskeln, welche nach der einen oder der anderen Richtung ausschlagen, werden schon verstanden. Es ist dabei die Beobachtung der Umgebung lehrreich, aber auch das Beschauen unserer eigenen Gebärden bereichert die Erfahrung. Dabei wird die Sicherheit unseres Urteils so groß, daß wir weder in der Beurteilung dieser starken Affekte noch all der anderen, die als Wohlwollen, Freundlichkeit, oder Hohn und Spott ihren weniger scharf ausgeprägten Ausdruck in das Gesicht legen, jemals fehlen. Es hängt dies damit zusammen, daß der Ausdruck der Gemütsbewegungen überall derselbe ist, mag die Heimat und die Abstammung noch so verschieden sein. Wir können unsere eigene Mimik als Maßstab benutzen für diejenige der Mitmenschen. Aus dieser Thatsache hat sich jene Kunst entwickelt, durch Mienen und Gebärden die Affekte anderer Menschen auszudrücken.

Mimische Künste sind nachahmende oder darstellende Künste, und gehen darauf aus, gewisse Individualitäten nach ihrer äußeren Erscheinung zur Anschauung zu bringen, bestehe sie nun in der Nachahmung körperlicher oder psychologischer Seiten. Die letztere wird ein Hauptmittel dramatischer Darstellung. Es giebt bekanntlich eine tragische, komische, oratorische Mimik. Der Künstler lauscht die Zeichen der psychologischen Vorgänge in den äußeren Organen des Körpers, das Spiel der Seele, sich selbst und der Menschheit ab.

Eine Folge unserer Erfahrungen über den Ausdruck der Gemütsbewegungen ist der Wunsch, aus diesen Zeichen auch den Charakter des Menschen zu deuten. Die Versuche, zwischen dem Äußeren des Menschen, namentlich seinen Gesichtszügen und seinem Innern, gewisse Regeln der Beziehung aufzufinden sind uralt, sie gründen sich auf die Wechselwirkung zwischen Geist und Körper. In den folgenden Erörterungen ist jeder Versuch gänzlich ausgeschlossen, aus der Form des Antlitzes oder eines konstanten Ausdruckes weissagende Regeln für die Kenntnis des Charakters abzuleiten. Auch den Knochenbau oder andere Eigenschaften des Körpers werden wir nicht als bedeutungsvolle Symbole des Charakters betrachten, wie dies im täglichen Leben so oft geschieht, denn diese Dinge haben mit der Entwickelung des Geistes nichts zu schaffen. Nur der allgemeine Satz ist unbestreitbar: *in corpore sano, mens sana* — in einem gesunden Körper wohnt eine gesunde Seele. Ob dabei der Schädeldurchmesser lang oder kurz, die Nase stumpf oder spitz ist, bleibt für die Entwickelung des Verstandes und des Charakters völlig gleichgültig. Wie eine

Physiognomik verfehlt ist, welche auf solchen „Symbolen“ sich aufbaut, so sind auch die Vergleichungen menschlicher Züge mit denjenigen der Tiere völlig wertlos, sobald man sich aus ganz oberflächlichen Ähnlichkeiten für berechtigt hält, auf eine Verwandtschaft des Temperamentes oder sonstiger Eigenschaften zu schließen.

1) Der Blick.

Die Mimik des Blickes oder die Sprache der Augen ist am besten bekannt, sie wird am meisten studiert, weil sie wichtig und leicht verständlich zugleich ist. Um dieselbe, soweit sie unwillkürlich, also ein Reflex der Affekte ist, richtig zu beurteilen, sei hier zunächst beschrieben, wie der Blick, soweit er von dem Willen beherrscht wird, beurteilt werden muß.

Die Richtung der Augen auf einen bestimmten Gegenstand heißt gemeiniglich „der Blick“. Er wird durch die Augenmuskeln herbeigeführt und geschieht bekanntlich immer in der Weise, daß sich beide Augen zugleich dem zu betrachtenden Gegenstand zuwenden. Wir können einen Gegenstand nur dann scharf sehen, wenn er im Vereinigungspunkt der verlängerten Augenachsen liegt. Ist dies der Fall, dann „fixieren“ wir. Schon früher wurde erwähnt, daß es nur eine Stelle in der Netzhaut giebt, durch welche die darauf entworfenen Bilder mit vollkommener Schärfe aufgefaßt werden können. Diese kleine Stelle liegt an dem hinteren Ende der Sehachse, also in der Mitte der Netzhaut. Je weiter ab von dieser Stelle, desto undeutlicher werden die Eindrücke, ohne jedoch vollkommen unkenntlich zu sein. Dieser Einrichtung verdanken wir die Wahrnehmung von Gegenständen, welche seitlich in den Bereich unserer Netzhaut gelangen, obwohl der Blick, d. h. die Stelle des schärfsten Sehens, direkt nach vorn gerichtet ist. Jene Gegenstände, deren Bilder die Seitenflächen der Netzhaut treffen, erscheinen aber unbestimmt; wenn wir sie nach ihren Einzelnheiten kennen lernen wollen, muß der Blick, d. h. die Stelle des schärfsten Sehens, auf sie gerichtet werden. Folgende Thatsache ist für die Beurteilung des Blickes von großer Tragweite:

Die Stellung der Augenachsen ist verschieden nach der Entfernung des Gegenstandes. Ruht der Blick in unendlicher Ferne, so ist die Konvergenz der Augenachsen so gering, daß wir sie als parallel gestellt erklären. Wendet er sich über eine weite Ebene hinweg dem fernen Horizonte zu, so ruhen die Augen in der horizontalen Ebene; sie sind weit geöffnet, um das volle Licht unbegrenzt in das Innere dringen zu lassen. Betrachten wir dagegen einen nahen Gegenstand, so drehen sich die Augen und damit die Augenachsen nach innen, dem Zug der innern geraden Muskeln folgend. Von dem Punkte des schärfsten Sehens nach dem Gegenstand hin fortgesetzt gedacht, schneiden sich, wie der technische Ausdruck heißt, die beiden Augenachsen.

Der Grad der Konvergenz wird auch als „Neigung“ bezeichnet. Dabei ist es gleichgültig, ob der Kopf gehoben oder gesenkt ist, ob er sich gerade dem betrachteten Punkt gegenüber befindet, der Blick also voll, oder ob er von der Seite her darauf gerichtet ist. Bei einem normalsichtigen Auge können die Gegenstände zeitweise, wie bei dem Lesen, bis auf 12 Zoll = 36 cm genähert werden. Zwischen dem Blick nach dieser Entfernung und dem damit verbundenen starken Grade der Konvergenz der Augen, bis zu dem Blick in die unendliche Ferne, giebt es eine Reihe von Zwischenstellungen, die wir an jedem Auge mit vollständiger Schärfe zu beurteilen verstehen, bei dem Menschen, wie bei denjenigen Tieren, deren Augen eine dem Menschen ähnliche Lage besitzen, wie Affen und Raubtiere. Bei Wiederkäuern und Nagern, deren Augen mehr seitwärts am Kopfe sitzen, ist die Unterscheidung beträchtlich schwieriger.

Für den Menschen, also im weitesten Sinn für die ganze Menschengattung, ist unsere Übung in der Beurteilung des Blickes so entwickelt, daß wir die feinsten Änderungen wahrnehmen, obwohl sie nur Bruchteile eines Millimeters ausmachen. Jeder Mensch mit normaler Sehweite soll eine von seiner Beschäftigungsweise, also von seinem ganzen Gedankengang abhängige mittlere Stellung besitzen, in welche die Augen immer wieder zurückkehren, so oft sie auch durch die Aufmerksamkeit auf vorübergehende Erscheinungen abgelenkt werden. Diese mäßig große mittlere Augenstellung darzustellen, liegt ebenso in der Willkür des Künstlers, als die Wahl der parallelen Stellung, oder diejenige der stärksten Neigung der Augenachsen. Welche zu erwählen ist, hängt ab von der Situation, um deren Darstellung es sich handelt, gleichviel ob sie der Wirklichkeit entsprechen soll oder erfunden ist. Die Augenstellung ist dabei ein wichtiges Mittel, die Persönlichkeit eines Menschen zu charakterisieren. Deshalb sind die Profilansichten bei Porträts zu verwerfen, denn das bedeutungsvolle der Augenstellung geht verloren.

Nach der Erörterung der durch den Willen bedingten Stellung der Augen sollen einige Arten des Blickes besprochen werden, soweit sie von Affekten abhängig sind und also unwillkürlich eintreten.

Sobald sich unsere Vorstellung mit Gedanken beschäftigt, die weit abliegen von den Dingen der sichtbaren Umgebung, geht das Auge in parallele Stellung über. Bei Gedanken über das Jenseits, über wissenschaftliche Probleme, über fernliegende Fragen der Vergangenheit oder der Zukunft, bei der Überlegung weitangelegter Pläne, sei es im Interesse der Familie, des Staates, oder der eigenen Person, ist der Blick mit paralleler Augenstellung fixiert wie auf einen bestimmten Punkt in unendlicher oder wenigstens in sehr großer Entfernung. Die parallele Augenstellung an sich kann also in einem Porträt, sobald die Augen gleichzeitig in horizontaler Richtung wie in die

Ferne gerichtet dargestellt werden, auf bedeutende, weitschauende, tiefgehende Gedanken hindeuten.

Sobald das Auge von der eben erwähnten Richtung abweicht, kann sofort seine Mimik eine andere Bedeutung gewinnen. Es ist eine aus der täglichen Erfahrung abgeleitete Regel, daß sich bei der Begeisterung oder bei der Hoffnung, z. B. auf himmlischen Lohn, der Blick nach oben richtet, aber bei paralleler Stellung der Augenachsen.

Der gesenkte Blick, dem die oberen Lider folgen, wodurch weniger Licht in das Innere des Auges dringt, steht zwar ebenfalls mit einem nachdenkenden Geist in Verbindung, aber er steht in unwillkürlichem Zusammenhang mit der Vorstellung der Entsagung von so manchem, was teuer war. Auch die Verzweiflung starrt mit parallelen Sehachsen vor sich hin, ebenso die Reue und die unbedingte Ergebung in das unvermeidliche Schicksal.

. Wenden sich die parallel gestellten Sehachsen zur Seite, entweder etwas gesenkt, oder in der Horizontalebene gelegen, so entsteht der Blick des Zweifels, der in der Ferne die Entscheidung sucht.

Der Nachdenkende richtet den Blick mit gehobenem oberen Augenlide, ohne irgend eine Fixierung, in die Ferne oder nach oben; er will alle Zerstreuung meiden dadurch, daß er, die Augen ins Leere oder Einförmige richtend, sich daran hindert, irgend einen Gegenstand zu sehen, der etwa seine Aufmerksamkeit ablenken könnte. — Für alle diese Fälle ist das Gemeinsame das Vermeiden der Fixierung, sei es aus Absicht oder aus Indolenz; es giebt aber noch eine Reihe von Arten des Blickes, bei welchen das Fehlen der Fixierung ebenfalls charakteristisch ist, bei welchen aber dieselbe nicht fehlt, weil sie vermieden wird, sondern weil sie nicht zustande kommen kann, wie bei dem „starren Blick“ der Hoffnungslosigkeit und des Schmerzes. Bei der Hoffnungslosigkeit, in welcher alle Energie schwindet, hat der Blick den Charakter der schlaffen Ruhe und nähert sich auch in der häufig damit verbundenen Senkung des oberen Augenlids dem schläfrigen Blick. Bei dem Schmerz, der Angst, der Verzweiflung aber, welche ja alle mit heftiger Aufregung verbunden sind, hat die Starrheit des Blickes den Charakter einer krampfhaften Anstrengung aller das Auge bewegenden Muskeln. Bei hohen Graden dieser Affekte erscheint das Auge deshalb mit weit geöffneter Lidspalte festgestellt.

Die mittlere Stellung oder die mäßige Konvergenz der Augenachsen erfordert eine ganz bestimmte Thätigkeit der Augenmuskeln; die Achsen schneiden sich in mäßiger Entfernung, beispielsweise von 6—10 m (wie in den Figuren 152 und 153). Der Willensimpuls lenkt sie nach dem bestimmten Punkt, der „ins Auge gefaßt“ ruhig und fest fixiert wird; das volle Interesse konzentriert sich für den fixierten Gegenstand. Sind wir selbst dieser Gegenstand, so werden wir von dem Blick gefesselt, angezogen, gleichviel, ob er mit Ernst, Teilnahme oder mit Liebe auf uns ruht. Die Empfindung, welche dieser Blick in uns weckt, ist zwar verschieden nach dem Ausdruck, der in dem übrigen Gesicht der herrschende ist, aber die Grundbedingung für unsere persönliche Beziehung zu dem Beschauenden liegt zunächst darin, daß die Augenachsen uns treffen. Der erhöhte Reiz, den Porträte ausüben, deren Blick auf den Beschauer gerichtet ist, liegt in dieser ganz persönlichen Beziehung, welche sofort gegeben ist.

Die mittlere Augenstellung wurde hier nur insofern berücksichtigt, als sie durch einen Willensimpuls herbeigeführt ist. Sie ist von dem Gesichtspunkt der plastischen Anatomie vor allem wichtig wegen des Porträtes. Der ruhige Beobachter fixiert den Gegenstand seiner Aufmerksamkeit mit sicherer Festhaltung der nötigen Augenstellung, wobei das Objekt in

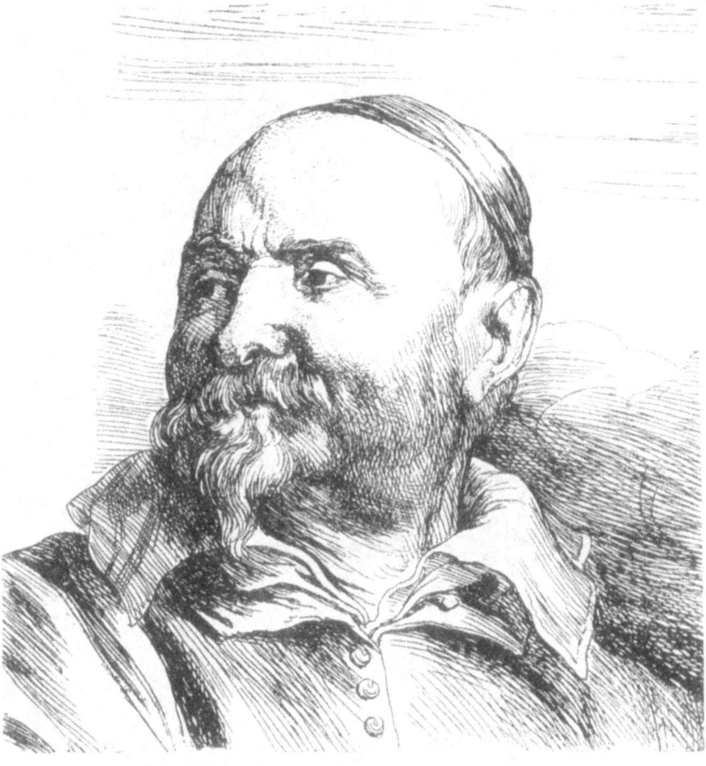

Fig. 152. van Dyck: Porträt eines Malers.
Nach einer Radierung aus dem Münchener Kupferstichkabinet.

einer senkrecht zum Gesichte stehenden Ebene, gleich weit von beiden Augen gelagert ist; der gerade, vorwärts gerichtete, in der entsprechenden Fixierung beharrende Blick charakterisiert also den unbefangenen aufmerksamen Beobachter. — Ein anderes ist es mit dem befangenen Beobachter, welcher es nicht bemerkt wissen will, daß er beobachtet. Auch er zeigt zwar den ruhigen fixierenden Blick, die Gesichtsfläche ist aber von dem Objekte der Beobachtung abgewendet, seitwärts gerichtet, je nach den Verhältnissen etwa auch noch mit Beimengung einer Richtung nach oben oder nach unten, als ob sich der Beschauer einem anderen Gegenstand zugewendet hätte. Dieses Verhalten hat man auch wohl als „lauernden“ Blick bezeichnet.

Bei mittlerer Augenstellung tragen die folgenden Arten des Blickes die Zeichen der unwillkürlichen, also der Reflexbewegung entweder vollständig oder nur teilweise an sich: Wird eine Person fixiert, die der Fixierende als über sich stehend anerkennt, so senkt er dabei in Anerkennung seiner untergeordneten oder abhängigen Stellung den Kopf und muß, um die Fixierung ausführen zu können, mit stark gehobenem

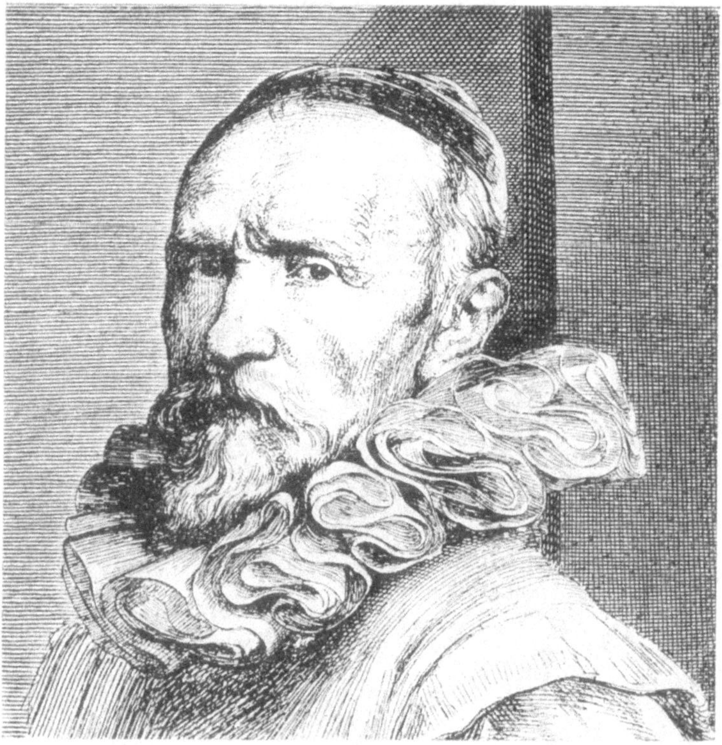

Fig. 153. van Dyck: Porträt eines Malers.
Nach einer Radierung aus dem Münchener Kupferstichkabinet.

oberen Augenlid die Augen entsprechend stark nach oben richten. Das ist der Blick des Kindes, des vertrauensvoll Bittenden, des demütig Dankenden, des Andächtigen vor dem Heiligenbilde, — die Ausdrucksbewegung, mit welcher der Demütige oder Gebeugte zu dem höher Stehenden „hinaufblickt“, dessen Wohlwollen er voraussetzt oder gewinnen will. — Diesem gerade entgegengesetzt ist die Fixierung nach unten mit erhobenem, auch wohl etwas seitwärts gewendetem Kopfe. Der Fixierende bezeugt dadurch, daß er sich höher fühlt, als die fixierte Person. Es ist der Blick des Hochmuts und der Verachtung. —

Wie die verschiedenen Arten der Fixierung den Augen einen bestimmten Ausdruck oder „Blick“ geben, so giebt auch die verschiedene Art, wie eine Fixierung vermieden wird, ebenso verschiedene, charakteristische Arten des Blickes, namentlich anderen Personen gegenüber. Der Gedemütigte oder Beschämte vermeidet die gegenüberstehende Person, vor der er sich zu scheuen hat, direkt zu fixieren. Er „kann ihr nicht in die Augen sehen“. Er richtet deswegen ohne einen Zweck der Fixierung die Augen nach unten, womit sich ein leichtes Senken des oberen Augenlides und auch wohl des ganzen Kopfes zu verbinden pflegt. Fixiert er auch dabei vielleicht einen bestimmten Gegenstand, etwa seine Fingerspitzen, so erscheint dieses als ein mehr Zufälliges, denn das Charakteristische seines Blickes bleibt doch immer das Vermeiden der Fixierung der gegenüberstehenden Person. — Einen anderen Blick zeigt, wer dem ihm gegenüberstehenden ebenfalls nicht in die Augen sehen darf, aber sich nicht gebeugt fühlt. Auch er vermeidet die Fixierung des anderen, wendet aber die Augen seitwärts, zugleich etwa auch wohl einen beliebigen Fixierungspunkt suchend. Es ist der Blick des ungebeugten Trotzes, der sich aber noch nicht bis zum Widerstande steigert; — es ist aber auch der Blick eines Menschen, der einen anderen nicht ansehen darf, etwa aus Furcht, sich durch seine Gebärden zu verraten oder mit Lachen herauszuplatzen. — Das Mienenspiel des übrigen Gesichtes muß hier den Unterschied feststellen.

Die starke Neigung oder starke Konvergenz der Augenachsen ist notwendig für die Betrachtung ganz naher Objekte; die Hand oder das Buch vor dem Gesicht treffen die nach innen gekehrten Augen. In derselben Stellung befinden sie sich bei dem Schreibenden und bei dem Geizigen, der in seinem Golde wühlt. Bei solchem Blick nach abwärts ist immer gleichzeitig das obere Augenlid gesenkt. Rückt der Gegenstand dicht vor die Augen, so kann die Konvergenz bis zum Schielen fortschreiten. Der Zecher blickt auf den, an den Mund gesetzten Rand des Bechers und schielt wie derjenige, der seine eigene Nasenspitze betrachtet.

Wir reihen hier aus praktischen Gründen die Charakteristik des toten Auges an, obwohl sie weder in das Kapitel des Blickes noch in dasjenige der Ausdrucksbewegung überhaupt gehört.

2) Unterschied des Schlafenden und des Toten.

Bei dem Schlafenden sind bekanntlich die Lider geschlossen, bei dem Toten meist, jedoch nicht immer. Nehmen wir der leichteren Vergleichung wegen an, das Auge des Toten sei geschlossen, so ist selbstverständlich, daß bei der Unsichtbarkeit des Augapfels in beiden Fällen der wesentliche Unterschied nur in der Form liegen kann, mit der die vordere Halbkugel des Augapfels, namentlich derjenige der stärker gekrümmten Hornhaut durch die Lider hindurch erkennbar ist. Das entscheidende Merkmal bleibt der Ort des höchsten Lichtes auf den geschlossenen Lidern. Im Schlaf rollt das Auge nach aufwärts, und verbirgt sich nach oben unter dem Augendeckel. Es ist das lebendige Übergewicht des oberen geraden Augenmuskels, der die Kugel nach oben dreht. Gleichzeitig wird sie durch den inneren geraden Muskel etwas nach innen gestellt. Bei Menschen, welche mit dem Schlafe kämpfen, läßt sich diese Bewegung des Auges leicht beobachten. Das Licht des schlafenden Auges befindet sich demnach nach oben und innen, als ob seine Sehachsen einen nahen Gegenstand fixierten. Bei dünnem Lid läßt sich die Wölbung der Hornhaut deutlich sehen.

Das tote Auge ruht im Parallelismus der Sehachsen. Der Tod überläßt die Augen der physikalischen Elastizität ihrer Muskeln, welche vermöge ihrer Anheftungsweise und wegen des gleich starken Zuges das Auge in der Horizontalebene des Kopfes einstellen. Bei dem Toten befindet sich deshalb das höchste Licht dicht an dem Lidspalt.

In den bisher betrachteten Fällen ist der lebendige Muskelzug oder der Tod der sichere Beherrscher der Augenstellung. Allen bisher mitgeteilten Regeln spottet das weintrunkene Auge. Infolge der Erschlaffung des Muskels sinkt das obere Lid halb herab, die Augenachsen neigen sich stark gegeneinander, und erzeugen durch diese Stellung Undeutlichkeit des Sehens. Durch die Wirkung des Alkohols ist der Einfluß des Willens auf die Zusammenziehung der Muskeln des ganzen Körpers unregelmäßig, er kommt verspätet an, oder die Zusammenziehung ist bald nicht hinreichend kräftig, bald zu übermäßig. All' das, was die Physiologie als Muskelgefühl bezeichnet, ist in Unordnung geraten und der ganze Mechanismus der Nervenleitung ist alteriert. Deshalb die Unbehilflichkeit in dem ganzen Muskelsystem, die bekannte Unsicherheit des Ganges, sowie jeder anderen Bewegung.

Ähnlich willenlos, aber bei parallelen Sehachsen, ist das Auge bei völliger Gedankenlosigkeit. In der Ohnmacht, in der die geistige Kraft gelähmt ist, starrt der gläserne Blick bewegungslos in derselben Stellung ins Leere, während bei dem ungebändigten Lachen das Auge eine und dieselbe Zügellosigkeit der Bewegungen ergreift, welche in den Gesichts- und Atemmuskeln herrscht. Die Bestimmtheit des Blickes in der genauen Fixierung dessen, was gesehen werden soll, zeichnet die Physiognomie des Mannes aus, der die Bestimmtheit des Handelns besitzt.

3) Gebärdenspiel des Gesichtes.

Der Ausdruck der Gemütsbewegungen im Antlitz gliedert sich für die Beschreibung am besten nach den Hauptgruppen der Muskeln in der Umgebung von Mund und Auge. Dabei lassen sich gleichzeitig die Kategorieen, welche in dem psychologischen Gegensatz der Lust- und Unlustaffekte liegen, zu einem ansehnlichen Teil berücksichtigen. Wenn bei den Erörterungen des Gebärdenspieles im Antlitz auch die Ausdrucksbewegungen des ganzen Körpers angedeutet werden, so geschieht es, um das Bild der verschiedenen Affekte abzurunden.

Für die Deutung der Muskelzusammenziehungen des Antlitzes ist folgendes zu berücksichtigen: Die Muskulatur der ganzen Umgebung des Auges kann zunächst nur zweierlei bewirken: den Zugang des Lichtes zu dem Auge möglichst frei machen oder denselben mässigen, dämpfen und gänzlich absperren. Aufschlagen des oberen und Herabsinken des unteren Lides, Aufziehen der Augenbrauen durch die Zusammenziehung des Stirnmuskels, Glättung der Haut über der Nasenwurzel, parallele Augenstellung zeichnen das nach Licht begierige Auge aus. Es will das volle Licht eines ihn erfreuenden Gegenstandes aufnehmen. So öffnet starkes Begehren der Lider, so ist bei allen angenehmen Eindrücken das Auge offen, und die Stirn geglättet. Das ist gleichzeitig der Grundzug der freudigen Stimmung. Nach dem Prinzip der Association kehrt dieselbe ungezwungene, leichte Spannung in der Umgebung des Mundes wieder. Der auf beiden Seiten gleich hoch, wenn auch wenig hinaufgezogene Mundwinkel läßt die Thätigkeit der Heber der Oberlippe und des Mundwinkels erkennen, jedoch so, daß nur eine schwache Spur einer Dehnung in der Haut des Mundwinkels entsteht. Dort macht sich ein mäßiger Druck bemerkbar, der Mundwinkel geht empor und schiebt die leichter bewegliche Haut der Wange gegen die etwas schwerer verschiebbare Portion in der Region des Wangenbeines.

Bei höheren Graden zieht sich der Mund horizontal in die Breite, entweder nur auf der einen Seite oder auf beiden, wir sprechen dann vom „Lächeln".

Bei lauter Freude öffnet sich der Mund, so daß die Zähne leicht sichtbar werden, oder es kommt zum Lachen, d. h. zu kurzen, schnell folgenden Ausatmungsstößen durch die, zu hellen Tönen gespannten Stimmbänder. Dabei werden die Stimmbänder bald genähert, bald voneinander entfernt und es entstehen charakteristische, unartikulierte Laute im Kehlkopf mit Erzittern des weichen Gaumens. Der Mund wird mehr oder weniger leicht geöffnet, die Mundwinkel werden stark nach hinten und ein wenig nach oben gezogen, ebenso wie die Oberlippe. Durch das Rückwärts- und Aufwärtsziehen der Mundwinkel wird die Wangenhaut nach oben geschoben, es bilden sich hierdurch Falten unter den Augen und an den äußeren Augenwinkeln, und diese sind für Lachen und Lächeln äußerst charakteristisch. Das Hinaufschieben der Wangenhaut bei dem Lachen häuft die Masse der emporgedrängten Haut auf der vorderen Fläche des Wangenbeines in der Nähe des unteren Augenhöhlenrandes an, diese Masse staut sich und drängt die weiter oben liegende Partie gegen das untere Augenlid, das in diesem Falle gehoben wird. Bei viel Fettanhäufung im Gesicht kann die Lidspalte verengert werden. Durch dieselben Ursachen wird offenbar auch der äußere Augenwinkel höher gestellt, und dadurch ein Hauptzug des freudigen Antlitzes bedingt.

Ein helles und glänzendes Auge ist für einen vergnügten Seelenzustand ebenso charakteristisch wie die Zurückziehung der Oberlippe mit den dadurch hervorgerufenen Falten. Der vermehrte Glanz der Augen ist wahrscheinlich eine Folge erhöhter Spannung und Wölbung der Cornea, durch stärkere Füllung der Gefäße im Innern des Auges und des um den Augapfel befindlichen Muskel- und Fettlagers herbeigeführt.

Bei übergroßer Freude kommt es neben dem Lachen zu verschiedenen zwecklosen Bewegungen. Am lebhaftesten und noch durch keine konventionellen Formen beeinflußt, ist der Ausdruck der Freude bei den Kindern. Ihr lautes Lachen, das

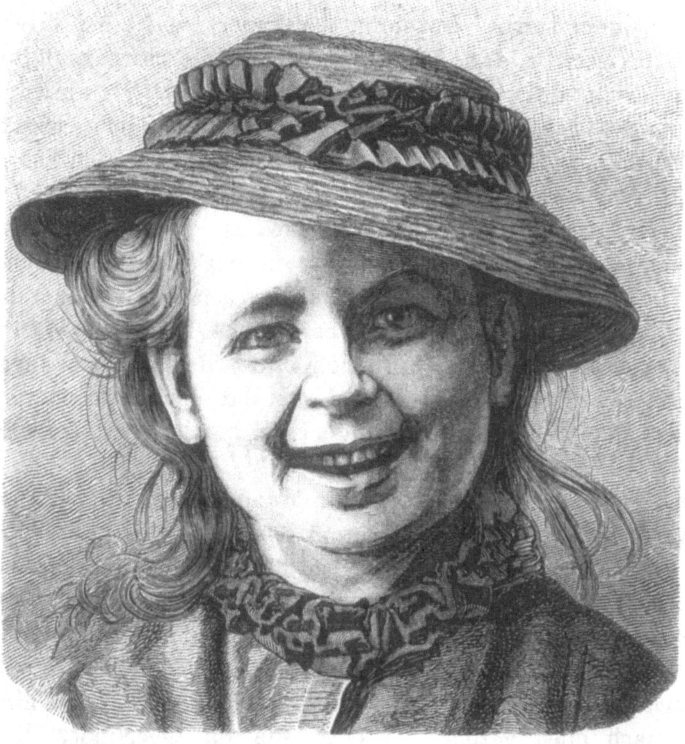

Fig. 154. Lachendes Kind. Nach einer Photographie.

Zusammenschlagen der Händchen und das Hüpfen sind jedem bekannt. Bei den Tieren geschieht die Äußerung der Freude durch ähnliche Mittel. Das Springen und Bellen des Hundes, wenn er mit seinem Herrn ausgehen will, die munteren Sprünge des Pferdes, wenn es auf ein offenes Feld gelassen wird, sind den Äußerungen des Vergnügens beim Kind völlig gleichwertig.

Bei freudiger Stimmung hält der Mensch seinen Körper aufrecht, seinen Kopf erhoben, und die Bewegungen sind elastisch und von vollkommener Freiheit. Die Farbe des Gesichtes ist erhöht, das Herz schlägt voll und regelmäßig und unterhält eine beschleunigte Zirkulation. Alle Säfte scheinen schneller durch den Körper zu eilen, und der Zustand des Wohlbehagens erstreckt sich auf alle Organe. Das durch den vermehrten Blutzufluß gereizte Gehirn wirkt auf die geistigen Fähigkeiten zurück; es ziehen lebendige Ideen schneller durch die Seele, und die Affekte werden wärmer. Darwin giebt die Äußerung eines Kindes, das, noch nicht ganz vier Jahre alt, gefragt wurde, was es heiße in guter Stimmung sein: „Das heißt lachen, schwatzen und küssen". Es dürfte schwierig sein, eine richtigere und praktischere Definition zu geben.

Liebe, zärtliche Empfindungen und ähnliche Stimmungen unseres Innern sind auf dieselben Mittel des Ausdruckes angewiesen, und bedingen dieselben Erscheinungen in dem ganzen Körper. Von der Freude hat die Liebe die Röte der Wangen, den Glanz der Augen, den vollen Puls und alle Zeichen der Heiterkeit und Fröhlichkeit in dem lächelnden Antlitz. Sie ist die Gemütsbewegung der Lust mit vorwaltendem Streben, den geliebten Gegenstand beständig gegenwärtig zu erhalten. Gleichviel ob die sinnliche Liebe, die der Mutter, oder eine rein ästhetische Liebe, z. B. zu einem Kunstwerk, in Betracht kommt, stets sind bei der Betrachtung desselben die Augen offen und frei, die Stirn geglättet, um den vollen Lichteindruck zu empfangen. Verschieden ist nur die Zeitdauer, nicht die Form des Ausdruckes. All' die eben angeführten Gemütszustände, so verschiedene und feine Stufen auch denkbar sind, stimmen, was ihren Ausdruck betrifft, darin überein, daß die Muskeln der oberen Gesichtshälfte in eine Art der Spannung geraten, bei der das Auge frei und offen daliegt. Die Änderungen in der unteren Gesichtshälfte folgen mit zwingender Notwendigkeit demselben Reflex, der unwillkürlich auch auf sie überspringt.

Verwandte Reflexbewegungen zeigt

die Aufmerksamkeit: ein geöffnetes Auge und ein vollständig erhobenes Lid. Sobald sich dieser Zustand etwas verschärft, verbindet sich damit leichtes Erheben der Augenbraue. Allein die Muskulatur des Mundes bleibt noch in vollkommener Ruhe. Selbstverständlich wendet sich der Kopf dem betrachteten Gegenstand zu. Es giebt jedoch eine Aufmerksamkeit, bei der das Gehörorgan eine größere Rolle spielt als das Auge. Dann wendet sich das Ohr dem Redner zu, während die geöffneten Augen nach einer anderen Richtung unverwandt gerichtet sind, als kämen die Schallwellen wie strahlendes Licht auch zu ihm. Dieselbe Bewegung des Kopfes zeigt der Horchende, er sucht dem Ohr durch das Anlegen der geöffneten Hand an die Ohrmuschel alle Schallwellen zuzuführen. Die Augen sind weit geöffnet, und der ganze Körper ist nach der Seite vorgebeugt, von der der Schall herkommt. Das Öffnen der Augen wird, abgesehen von der unwillkürlichen Thätigkeit des Aufhebens des Lides noch besonders durch die Zusammenziehung des Stirnmuskels herbeigeführt. Der französische Forscher Duchenne hat ihn deshalb Muskel der Aufmerksamkeit *(Muscle de l'attention)* genannt. Allein mit diesem Namen ist nur das erste Glied einer ganzen Reihe von Reflexen bezeichnet, bei denen der Aufheber der Stirn durch eine längere oder kürzere Zusammenziehung beteiligt ist. Bei dem **Erstaunen** wie bei der **Verwunderung** hebt sich unter seiner Wirkung ebenfalls die Stirnhaut und legt sich in parallele Falten. Mit ihr heben sich die Brauen, und die weitgeöffneten Augen zeichnen die sprachlose Verwunderung des naiven Beschauers, dessen Blick lange Zeit unverwandt auf dem neuen Gegenstande ruht. Die **Überraschung**, wodurch die Wirkung eines unerwarteten Ereignisses auf unseren Geist bezeichnet wird, drückt sich ebenfalls in verstärktem Öffnen der Augen mit gleichzeitiger Zusammenziehung des Stirnmuskels in eine Reihe von horizontalen Falten aus; die ganze Ausdrucksbewegung ist intensiv, aber von kurzer Dauer. Eine Steigerung der Gebärden besteht in dem Öffnen des Mundes und dem Herabsinken des Unterkiefers. Endlich kann der ganze Körper in Mitleidenschaft gezogen werden, er reckt sich, die Hände werden erhoben, die Thätigkeit des Herzens wird beschleunigt, vermehrter Zufluß des Blutes nach dem Kopf stellt sich ein, Erröten und sogar jener Zustand des Geistes, der als Verwirrung bezeichnet wird.

Das weite Offenhalten der Augen und des Mundes ist eine ganz allgemein für die Überraschung oder das Erstaunen erkannte Ausdrucksform durch alle Menschenrassen hindurch bis zu den Völkern Australiens. Bemerkenswert ist, daß sehr häufig mit dem Öffnen des Mundes ein kurzer Laut gehört wird, der mit dem Einatmen oder mit dem Ausatmen in Verbindung steht. Diese Laute können sehr verschieden sein, namentlich diejenigen, welche bei der Ausatmung entstehen. „Ha“, „ho“, „uih“ kann man hören, dabei werden die Lippen vorgestreckt, ja manche spitzen den Mund und lassen aus Überraschung einen pfeifenden Ton hören. Die Hände spielen bei der Gebärde eine bedeutende Rolle. Die geöffneten Handflächen sind nach der Person hingekehrt, welche dies Gefühl verursacht, und die ausgestreckten Finger sind gespreizt. Auf dem „Abendmahl“ von LEONARDO DA VINCI halten zwei der Apostel ihre Hände halb erhoben und drücken dadurch deutlich ihr Erstaunen aus.

Überraschung mit der gleichzeitigen Wahrnehmung unmittelbarer Gefahr bringt das Gefühl der **Furcht** hervor, deren höchste Grade **Schrecken** und **Entsetzen** sind. Bei der Furcht werden zunächst die Augen und der Mund weit geöffnet, dann die Augenbrauen erhoben und all das ebenfalls mit großer Schnelligkeit. Die unbedeckten und vortretenden Augäpfel sind auf den Gegenstand des Schreckens fixiert oder können auch ruhelos von der einen Seite zur anderen rollen. Die Gesichtszüge erhalten etwas Versteinertes, denn die Züge bleiben einige Zeit starr, das Gesicht ist überdies erblaßt, selbst die Lippen werden weiß, welche sonst ihre Röte doch nur selten verlieren. Das Herz zieht sich nämlich schnell und heftig zusammen, so daß es stark an die Rippen pocht. Schon dieser Umstand stört die Zirkulation des Blutes, dazu kommt aber noch, daß wohl nebenbei das Nervenzentrum, von dem aus die Gefäßnerven beeinflußt werden, eine Verengerung der kleinen Gefäße direkt herbeiführt. Infolge dieser verminderten Blutzufuhr wird auch das

Gehirn unvollständig mit dem ernährenden Safte versorgt und kann in seiner Thätigkeit so gestört werden, daß Ohnmacht eintritt. Die ganze Reihe der die Furcht begleitenden Erscheinungen zu beschreiben, wie „kalter Schweiß", Zittern der Lippen und des Körpers, die beschleunigte Atmung, die Trockenheit des Mundes, heisere Stimme, oder gänzliches Versagen der Stimme u. s. w. liegt nicht in dem Bereich unserer Aufgabe. Dagegen soll daran erinnert werden, daß sich die Haare aufstellen und die Arme vorgestreckt werden, als wollten sie eine Gefahr abwenden. In anderen Fällen tritt eine plötzliche und unbezwingbare Neigung zur kopflosen Flucht ein; und diese ist dann so stark, daß die tapfersten Männer von einem panischen Schrecken[1] ergriffen werden können.

Wenn die Furcht auf den höchsten Gipfel steigt, dann wird der Schrei des Entsetzens gehört, der Unterkiefer fällt nicht herab, sondern wird durch Muskeln herabgerissen. Der Mund hat die Mundwinkel stark nach abwärts gezogen. Dabei beteiligt sich in ganz hervorragendem Grade der Hautmuskel des Halses. Die Augen starren nach dem Gegenstand des Entsetzens hin, weit aufgerissen, aber die Stirn zeigt kräftige Zusammenziehung der Brauenrunzler. Der Körper ist in dem Zustand äußerster Anspannung und alle Muskeln in einer momentanen, energischen Zusammenziehung. Die Energie zeigt sich bei dem Herabziehen des Unterkiefers und in der kraftvollen Verkürzung des Hautmuskels, dessen vorderer Rand mit größter Deutlichkeit hervortritt.

Die Entstehung dieser Art der Ausdrucksbewegungen bei den Affekten der Überraschung, der Furcht und des Entsetzens läßt sich nicht mehr in Einklang mit dem Charakter bringen, welche die Kategorie der Lustaffekte begleiten. Daß unangenehme Überraschungen und daß Furcht und Entsetzen mit weitgeöffneten Augen und weitgeöffnetem Munde sich in unseren Gebärden widerspiegeln, also demselben Mechanismus gehorchen, der das Auge dem Licht und den angenehmen Eindrücken öffnet, ist schwer zu deuten. Es ist auch zur Zeit durchaus unmöglich, die Zweckmäßigkeit dieser Gebärden einzusehen. Besser reihen sich in dieser Hinsicht die Ausdrucksbewegungen der Andacht an. Das geöffnete Auge ist nach oben gewendet, als ob von dort her Licht in dasselbe überströmte. Es giebt übrigens verschiedene Formen der Andacht. Die modernen abendländischen Völker kehren das Gesicht nach dem Himmel und rollen die Augäpfel nach oben, sodaß die Iris zu einem beträchtlichen Teil unter dem Lid sich verbirgt. Diese Miene hängt wohl mit dem Glauben zusammen, daß der Himmel über unseren Häuptern gelegen sei. Die demütig knieende Stellung mit erhobenen und ineinander gelegten Händen stammt vielleicht aus dem römischen Altertum. Sie war dort die Stellung sklavischer Unterwürfigkeit, welche die vollständige Unterwerfung dadurch beweist, daß sie die Hände dem Sieger zum Binden darbietet. Es ist möglich, daß diese Gebärde in die moderne Religion mit hinüber genommen wurde, um die heidnische Form der Andacht zu vermeiden, denn der Römer betete in ganz anderer Weise. Der Blick des antiken Beters erhob sich zwar auch zum Himmel, die Hände waren jedoch nicht gefaltet, sondern die erhobenen Hände zeigten die Flächen nach oben gewendet. — Eine andere Form der Andacht hat der Muhamedaner. Er kniet, aber sitzt dabei auf seinen Fersen, die Hände auf die vordere Schenkelfläche platt angelegt, oder über die Brust ge-

---

[1] Panischer Schrecken, *terreur panique*, engl. *panic*, ein plötzlicher aber unnötiger oder unbegründeter Schrecken, als deren Urheber man im Altertum den Pan, den Gott der Hirten und Herden betrachtete.

kreuzt. Diese Formen der Andacht sind von der Menschheit erst allmählich entwickelt und erlernt worden; aus einer ursprünglich gewollten Ausdrucksbewegung wurde eine reflektorische. Bei vielen Naturvölkern ist nichts der Art zu finden, was wir mit dem Ausdruck „Andacht" bezeichnen könnten.

Wie die Kultur Ausdrucksformen für den Affekt der Andacht geschaffen hat, — und die Gebärden sind noch mannigfaltiger als die beschriebenen — so bemächtigt sich oft der Wille einzelner Bewegungen, sei es, um sie für bestimmte Affekte zu verwenden, sei es, um einzelne Bewegungen zu unterdrücken. Der Kulturmensch richtet den Ausdruck seiner Affekte nach dem anderer Menschen, von denen er sich beobachtet weiß, und sucht die Gebärden dieser Rücksicht anzupassen. Er lernt es nach und nach, gewisse Affekte durch Unterdrückung der Reflexbewegungen zu verbergen, oder unter Umständen andere, geradezu entgegengesetzte hervortreten zu lassen. Die Erziehung und die Überlegung sind hier von großem Einfluß. Wer sich das *nil admirari* — nichts ist der Bewunderung wert — zum Grundsatz gemacht hat, der vermag schließlich jedes Zeichen des Erstaunens bei dem ersten Auftauchen zu unterdrücken, und sein Gesicht bewahrt stets dieselbe kühle Ruhe. Er scheint gleichgültig, selbst gelangweilt, ohne es in Wirklichkeit zu sein. Das konventionelle Lächeln in der Gesellschaft und die mancherlei Höflichkeitsgebärden sind bald moderierte, bald übertriebene, bald willkürlich fingierte Äußerungen. Dieser Einfluß des Willens wird aber in der Regel ohnmächtig, wenn die Gemütsbewegung zu hohen Graden anwächst. Auch gelingt es ihm meistens nur das Innere zu verschleiern, selten es ganz zu verhüllen, da die innere Bewegung mit der Macht einer Naturgewalt sich zu äußern strebt und dies unfehlbar thut, sobald die Aufmerksamkeit auf das Ich erschlafft und die Stärke des Affektes den zügelnden Einfluß des Willens durchbricht.

Die Umgebung des Auges hat, wie schon in der Muskellehre auseinandergesetzt wurde, die Fähigkeit, durch kürzeren oder längeren Schluß der Lider das Licht fern zu halten und den Augapfel zu schützen. Das Verfahren, das die Natur dabei einschlägt, ist folgendes: Soll der Zufluß des Lichtes abgeschwächt werden, so senkt sich das obere Lid, das untere steigt etwas in die Höhe. Soll grelles Licht, das dem Auge Schmerz verursacht, abgehalten werden, doch so, daß der Blick auf die Umgebung frei bleibt, so nähern sich nicht nur die Lidränder, sondern der ganze Ringmuskel tritt in Aktion. Die Haut aus der Umgebung des Augenhöhleneinganges zieht sich zusammen, namentlich bethätigt sich dabei der Augenbrauenrunzler, wodurch das Auge von oben her beschattet wird. Dabei erscheinen Längsfalten über der Nasenwurzel, welche die Wirkung des Brauenrunzlers besonders deutlich erkennen lassen; selbst die Haut vom Rücken der Nase her und von der Umgebung des unteren Augenhöhlenrandes hebt sich. Die Sehachsen konvergieren, ein Beweis, daß nicht allein die äußeren Muskeln des Antlitzes erregt, sondern selbst verborgene der Bewegung dienende Kräfte gleichzeitig in Thätigkeit versetzt werden. Die ebengenannten Bewegungen sind durch Willenseinfluß herbeigeführt.

In die nämlichen Spannungen geraten dieselben Muskeln unwillkürlich bei Affekten freudloser, unangenehmer, trauriger oder schmerzlicher Art. Der Kummer, die Sorge und die Scham schlagen die Augen nieder, wie die Bescheidenheit, die nicht in den Vordergrund treten und nicht auffallen will und die den Blicken, die ihr begegnen, entweichen möchte. In allen diesen Affekten, welche der großen Kategorie der Unlustaffekte angehören, verhält sich das Auge und verhält sich der Mund, als handelte es sich um die Abwehr von Schädlichkeiten. Die beiden muskulösen Hauptgruppen des Antlitzes wirken, wie unter dem nämlichen Kommando stehend, gleichzeitig zusammen nach der längst bekannten Regel, daß Muskelzusammenziehungen nicht immer auf die bewegten Gruppen beschränkt bleiben, sondern auch unwillkürlich in anderen auftreten. Bei dem Heben schwerer Lasten geraten u. a. auch die Antlitzmuskeln in Aufruhr, obwohl sie sich völlig zwecklos bei dieser Anstrengung beteiligen.

Es giebt wenige Ausdrucksbewegungen, welche nur auf die Muskeln des Mundes beschränkt bleiben. Eine derselben ist die Entschiedenheit. Der Mund ist geschlossen, die Lippen etwas aneinandergepreßt, ebenso wie die Zähne. Es ist eine ganz zutreffende Bemerkung Darwins, daß kein entschlossener Mensch einen offenstehenden Mund zeige. Ein Mund nur mit wenig rotem Lippenrand hat den Ausdruck der Entschiedenheit in gesteigertem Grade.

Die Miene des Trotzes begleitet ebenfalls ein geschlossener Mund, dabei folgen aber die äußeren Umhüllungen des Auges gleichzeitig derselben Regel, auf die soeben hingewiesen wurde, sie schließen sich nämlich in größerem oder geringerem Grad, wobei der Brauenrunzler in Thätigkeit tritt. Trotz ist Widerstand, und schon der Entschluß hierzu muß sich in diesen Muskelbündeln abspiegeln. Das Niederschlagen der Augen, das Wegwenden des Blickes und des Kopfes stehen damit im Einklang.

Derselben Regel unterliegen die Ausdrucksbewegungen der Schüchternheit und der Scham. Das Auge deutet durch seine Bewegung die Empfindung der Unlust an. Der Blick wendet sich zur Erde, die Lider folgen. Das „Niederschlagen der Augen“ ist die treffende Bezeichnung für diese Gebärde. Dazu kommen eigentümliche verkehrte die innere Unruhe charakterisierende Bewegungen namentlich der Finger, wie Zupfen an den Kleidern, Betrachten der Fingerspitzen, Kauen der Nägel, dann auch Bewegungen der Zehen, der Fußspitzen oder der Ferse (Bohren des Fußes an der Erde).

Der Schmerz mit seinen verschiedenen Varianten, sei er nun physisch oder sei er als „Seelenschmerz" reiner Affekt, hat einen Ausdruck in der Umgebung des Auges, als ob es sich um Abhalten des Lichtes handelte. Die Lider werden etwas geschlossen (an dem oberen Lid ist dies vorzugsweise zu bemerken) und die Haut der Stirn legt sich in Längsfalten. Diese Form der Muskelzusammenziehung spiegelt sich auch in der Umgebung des Mundes. Er ist geschlossen, die Erweiterer ver-

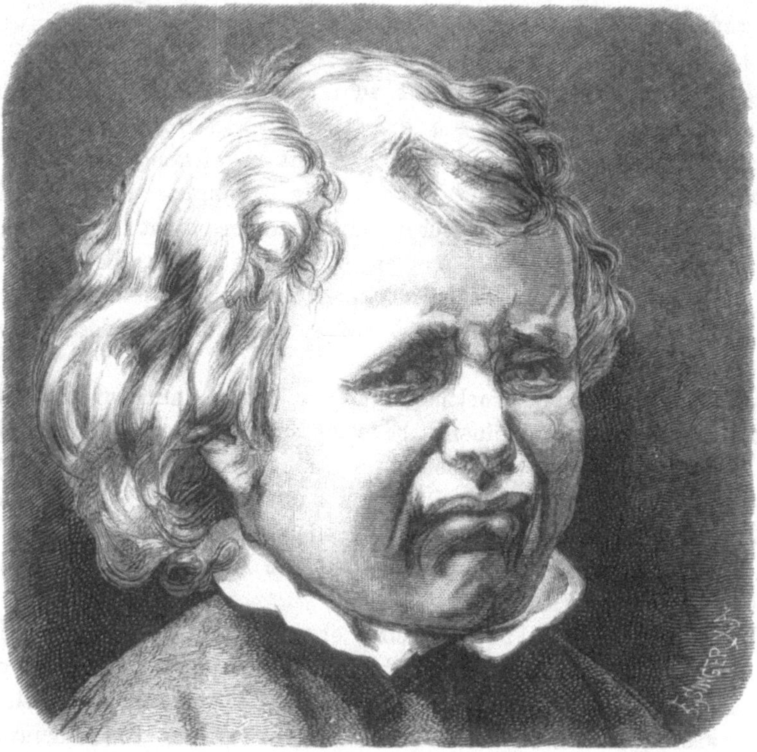

Fig. 155. Weinendes Kind. Nach einer Photographie.

harren in vollkommener Ruhe, während der Ringmuskel und seine den Mund schließenden Fasern in eine, im Anfang mäßige Anspannung versetzt sind. Mit der Zunahme des Schmerzes werden im Bereich des Auges stärkere Zusammenziehungen des Augenbrauenrunzlers bemerkbar, in der Umgebung des Mundes beginnt krampfartiges Zucken, die dreiseitigen Muskeln des Mundwinkels, später auch die vierseitigen Muskeln, ziehen sich zusammen, so wie es bei dem Weinen der Fall ist.

Die Figur 155, nach einem kleinen Lichtdruckbilde in Ch. Darwins Werk vergrößert, zeigt die übereinstimmenden Zusammenziehungen in der Umgebung des Auges und des Mundes sehr vollkommen. Der nach abwärts gerichtete Zug der Muskeln des Mundes setzt sich, innerhalb der

Haut fortwirkend, der Wange entlang nach oben fort, so daß selbst die äußeren Augenwinkel ihre Lage etwas ändern im Vergleich zu der mittleren Stellung. Vergleicht man diese aber mit derjenigen bei dem Ausdruck des Lachens, so stehen die äußeren Augenwinkel offenbar tiefer. An der Figur 155 ist die kramphafte Zusammenziehung des Augenbrauenrunzlers besonders stark ausgeprägt. Die jugendliche Haut der Stirn läßt es in diesem Falle zu keinen senkrechten Falten kommen, allein die Annäherung der Augenbrauenbogen, das Dickerwerden der Stirnhaut in ihrem Bereich ist als eine Folge der Kontraktionen zu betrachten. Wie sehr der pyramidenförmige Muskel sich beteiligt, beweist der Wulst an der Nasenwurzel.

Die Wirkung des Muskelzuges im Gesicht des Menschen wird verschieden sein bei fetten und bei mageren. Kinder- und Frauengesichter zeichnen sich bekanntlich durch den Mangel markierter Züge aus. Dieser Mangel liegt nicht in einer geringeren Erregbarkeit oder einer Monotonie der geistigen Stimmung, sondern an den Mitteln, Nüancen des Gefühlslebens wiederzuspiegeln. Wegen des Fettreichtums bilden sich weniger Falten. Apathie — Gleichgültigkeit ohne alle innere Bewegung, — Leidenschaftslosigkeit, den Vollgenuß inneren Behagens wird man leichter mit fetten Gesichtern ausdrücken können als mit mageren. Fettgesichter lassen auf körperliche und geistige Ruhe schließen.

Sowohl bei physischem Schmerz als bei Leiden der Seele kann es zum Erguß von Thränen kommen, wobei stets dieselben Erregungen des Augenbrauenrunzlers mit denen des Ringmuskels bis zu dem Verschluß der Lider erfolgen; Zuckungen in der Muskulatur des Mundes gehen damit Hand in Hand. Bei Kindern springt die Erregung von der Umgebung des Auges gleichzeitig auf die Muskulatur des Mundes über, die Mundwinkel zucken, werden nach abwärts gezogen, die Unterlippe hebt sich in der Mitte, d. h. in dem Bereich der unteren Schneidezähne, in die Höhe und wird etwas vorgestreckt. Diese Gebärde für den Schmerz erreicht eine weitere Entwickelung, sobald jemand in lautes Weinen ausbricht. Der Mund öffnet sich jetzt dadurch, daß die Oberlippe in die Höhe gezogen wird, der Unterkiefer herabsinkt, und bei abwärts gezogenen Mundwinkeln der erste weinende Ton während des Ausatmens, langgedehnt ausgestoßen wird. Es ist erklärlich, daß durch den Lidschluß bei dem Weinen die Oberlippe in die Höhe gezogen werden muß, denn der Ringmuskel des Mundes hängt durch den vierseitigen Muskel der Oberlippe sehr innig mit dem Kreismuskel des Auges zusammen. Zieht dieser sich also ungewöhnlich stark zusammen, so wird gleichzeitig die Oberlippe in die Höhe gezogen werden.

Die Trauer zeigt in ihren Ausdrucksbewegungen eine nahe Verwandtschaft mit dem Schmerz, aber sie hat bestimmte Merkmale, die sie unterscheiden. Sie sollen hier aufgeführt werden, obwohl manche dieser Einzelnheiten weder der Pinsel noch der Meisel geben kann. Ist es doch die Aufgabe, hier den Ausdruck der Affekte zu schildern, zunächst unbekümmert darum, wie weit das künstlerische Bedürfnis reicht. Bei der Trauer ist die Kraft der Muskeln beträchtlich herabgestimmt. Der Blick ist gesenkt, gerade so wie die Lider, die Augenbewegung ist träge; nur flüchtig erheben sich die Augen, um einen Gegenstand zu betrachten, sie kehren sofort zu ihrer früheren Stellung zurück. Der einzige Muskel, der mit zäher Ausdauer seine Schuldigkeit thut, ist der Augenbrauenrunzler, wodurch der Ernst noch gesteigert wird. Die übrigen Züge sind gänzlich in Ruhe und Erschlaffung. Dies rührt davon her, daß bei deprimierender Gemütsbewegung alle Vorgänge der Ernährung und des Stoffwechsels herabgesetzt sind. Das Schwächegefühl ist vorherrschend, das Atmen schwer, verlangsamt, der Herzschlag träge, der Blutumlauf gehemmt, deshalb die Muskeln erschlafft. Die ganze Ernährung leidet, der Appetit ist gering oder gänzlich aufgehoben, das Gesicht deshalb blaß, es herrscht Apathie und jeder Entschluß fällt schwer. Die Erschlaffung der Gesichtsmuskeln und die verminderte Blutzufuhr läßt das Gesicht „länger werden“,[1] die Umgebung der Augen sinkt ein, die Augen selbst sind in die Höhlen zurückgezogen und infolge spärlicher Zirkulation trübe, es fehlt der Glanz, den das Glück ihnen verleiht. Die Trauer äußert sich auch in der Haltung des übrigen Körpers: der Kopf sinkt gegen die Brust herab, der Oberkörper ist vorgebeugt, und die herabhängenden Arme suchen, bei dem Fehlen irgend eines Stützpunktes, durch Übereinanderlegen der Hände oder Ineinandergreifen der Finger irgend einen Halt zu gewinnen.

Die Beschreibung des Verhaltens der Augenbrauen bedarf noch der Vervollständigung. Bei sehr hochgradigem Schmerz ziehen sich die Augenbrauen bei manchen Menschen nach innen in die Höhe. (Vortrefflich ist diese Art der Stellung bei Laokoon erkennbar.) Dies kommt wahrscheinlich dadurch zustande, daß in die Zusammenziehung der Augenbrauenrunzler der mittlere Teil der Stirnmuskeln eingreift. Diese letzteren Bündel erheben durch ihre Zusammenziehung die inneren Ränder der Augenbrauen; dabei sind aber dennoch die Brauenrunzler in voller Thätigkeit, rufen senkrechte Falten hervor und beschatten das Auge, dessen Lider sich etwas senken. Duchenne giebt die Photographie eines Mannes, dessen Stirnmuskeln sich in der eben angegebenen Weise zusammenziehen.[2] Der Ausdruck tiefen Leidens ist unverkennbar.[3] Auffallend ist dabei, daß gleichzeitig in dem mittleren Teil der Stirn Querfalten entstehen. Die griechischen Bildhauer waren offenbar mit dieser Ausdrucksform wohl vertraut, nur verlängerten sie die queren Furchen über die ganze Stirnbreite, vielleicht, wie Darwin meint, um die Wirkung zu steigern.

Zu den elementarsten Erregungen der menschlichen Seele gehören

---

[1] Von einer Person, welche eine böse Nachricht empfängt, sagt man, daß sie ein langes Gesicht mache.

[2] Auch bei Darwin Tafel II, Figur 1.

[3] Von Irrenärzten wird bei Melancholie diese Doppelwirkung auf die Haut der Stirn als sehr häufig bezeichnet, und Darwin erwähnt, daß diese Ausdrucksform des Grams allen Menschenrassen zukomme. Siehe die angeführten Beispiele in seinem Werk auf S. 188 u. ff.

neben Freude und Schmerz der Haß und der Zorn. Die Abneigung, die erste Stufe des Hasses, hat schwer erkennbare Zeichen, es sei denn, man halte das bezeichnete Wort selbst als die beste Schilderung dieses Gemütszustandes. Denn während „Zuneigung“ das Hinneigen des Körpers nach dem Gegenstand des Gefallens ausdrückt, eine Stellung, die wie eine Zwangsbewegung mit absoluter Regelmäßigkeit auftritt, so besteht die Gebärde der „Abneigung“ in dem Wegwenden des Blickes, des Kopfes oder des ganzen Körpers. Die Sprache drückt also durch ihr Wort gleichzeitig am schärfsten die Äußerung dieses seelischen Zustandes aus. Wir suchen von unserem Auge wie von unserem Geist den unangenehmen sinnlichen Eindruck fernzuhalten. Der Blick streift den Gegenstand kaum, und eine Person wird für uns „Luft“, wie ein moderner Ausdruck lautet, sie wird „geschnitten“, was sagen will, daß der Blick an der Erscheinung vorübergleitet, mit der Absicht, sie nicht zu bemerken, obwohl sie sich in dem Gesichtskreis befindet. Mit dem Wegwenden von einer Person, welche sonst unserer Beachtung oder noch mehr unseres Mitgefühles wert wäre, ist die Abneigung schon deutlich durch eine Gebärde des ganzen Körpers ausgedrückt. Sie kann sich dabei gegen die Persönlichkeit richten oder nur gegen ihr Begehren. In beiden Fällen ist die Gebärde dieselbe. Die Ausdrucksform giebt der Abneigung den Charakter der Geringschätzung, sobald mit dem teilweisen Schließen der Augenlider, dem Wegwenden der Augen und des ganzen Körpers gleichzeitig das Erheben und das Zurückwerfen des Kopfes sich verbindet, eine Gebärde, welche die Erhebung über das Geringe, Niedrige ausdrückt. Die Gestalt streckt sich, um an Höhe zu gewinnen. Während diese Gebärde nur vorübergehend ist, wird sie, wenn dauernd, zu derjenigen des Stolzes.

Ein stolzer Mensch drückt sein Gefühl der Überlegenheit über andere dadurch aus, daß er seinen Kopf und Körper auffallend aufrecht hält. Er ist erhaben, und macht sich selbst so groß als möglich, so daß man in übertragenem Sinn von ihm sagt, er sei von Stolz geschwollen oder aufgebläht. Ein arroganter Mensch blickt auf andere herunter, und läßt sich nur dazu herbei, sie mit gesenkten Lidern anzusehen.

Während bei all diesen stummen Äußerungen der den Geist beherrschenden Vorstellungen das Auge sich wegwendet, kommen gleichzeitig, wie schon erwähnt, Muskelwirkungen in der Umgebung des Augapfels hinzu; das obere Lid senkt sich, und sobald nur etwas Groll in die Empfindung sich mischt, ziehen sich die Augenbrauenrunzler zusammen und breiten einen Schatten über das Auge aus. Diese Zusammenziehung in der Umgebung der Lidspalte wird begleitet von einer ganz bestimmten Muskelwirkung im Bereich der Mundspalte. Der Mund wird geschlossen, die Lippen pressen sich erst leicht, bei erhöhten Graden stärker an die Zähne, die Unterlippe hebt sich in ihrem mittleren Teil höher, wodurch die Mundwinkel tiefer stehen und eine Richtung nach abwärts erlangen.

Es ist der „unangenehme Zug um den Mund“, den alle kennen. Man hat dieses Emporheben der Unterlippe dem Kinnmuskel zugeschrieben. Auf diesen Muskel paßt die von den alten Anatomen gewählte Bezeichnung „Muskeln des Stolzes“, *Musculi superbi.* Das gleichzeitige Erweitern der Nasenlöcher, wie es bei starker Ausatmung durch die Nase stattfindet, trägt wesentlich dazu bei, den Ausdruck der Geringschätzung, des Hochmutes und des Stolzes zu erhöhen.

Bei all diesen Wirkungen in der Muskulatur des Mundes treten an der Nasenlippenfurche, die von der Ansatzstelle des Nasenflügels gegen die Mundwinkel zieht und die Lippen von der Wangengegend trennt, Veränderungen auf, die in einem schwer zu beschreibenden Herabziehen bestehen, wobei die dreiseitigen Muskeln des Unterkiefers beteiligt sind. Damit spannt sich gleichzeitig die Haut zwischen Augen- und Mundwinkel und alle diese Umstände zusammen machen den Eindruck, als sei das Gesicht verlängert.

Das Totalbild aller Vorgänge bei der leisen Regung der Gleichgültigkeit, der Geringschätzung ist also ähnlich demjenigen, das bei dem Abschluß grellen, unangenehmen Lichtes (halber Schluß der Lider, Zusammenziehen des Ringmuskels an Aug und Mund) auftritt.

Ohne die Mittelstufen zu berücksichtigen, wenden wir uns zur Schilderung der Ausdrucksbewegung bei dem vollen leidenschaftlichen Affekt des Zornes. Im Gesicht treten bei dem Zorn vier Muskelgebiete in Kontraktion. Die Augen heften sich auf den Gegenstand, als wollten sie ihn durchbohren, es sind die Augenmuskeln; welche den Bulbus gleichsam festschrauben — „der stechende Blick“ ergiebt sich dadurch. Von den Muskeln in der Umgebung des Augapfels zieht sich der Brauenrunzler stark zusammen, auch der Kreismuskel drängt seine Fasern mehr zusammen. Die Lidspalte wird rundlich. Der Mund wird durch seine Muskeln zusammengedrückt und die Nasenflügel werden gehoben. Die Erregung springt auch auf die Kaumuskeln über, die Kiefer werden aneinander gepreßt; die Anschwellung des äußeren Kaumuskels ist in Form von einzelnen strangartig vortretenden Leisten seiner Muskelbündel und der Spannung seines vorderen Randes wahrzunehmen. Auch der Schläfenmuskel schwillt an. Endlich wird die ganze Körpermuskulatur unwillkürlich in Erregung versetzt und der Mensch nimmt eine Stellung ein, bereit zum Angriff oder zum Niederschlagen seines Gegners. Der Kopf ist aufrecht, die Füße fest auf den Boden gestellt und in forcierter Streckung. Die Arme sind entweder gleichfalls in forcierter Streckung, oder etwas gebeugt und dabei nach vorn gerichtet. Bei Europäern werden gewöhnlich die Fäuste geballt. Die Haltung der Brust ist dabei ganz charakteristisch, sie ist in einem weit stärkeren Grade mit Luft gefüllt, als während der ruhigen Stimmung, so daß der Thorax erhoben ist. Voll aufgebläht trägt er wesentlich dazu bei, den Eindruck physischer Kraft zu steigern. Aber nicht bestimmte Absicht des Zornigen, so kraftvoll als möglich auszusehen, trägt die Schuld, warum sich die Lunge bis zu dem äußersten Grade mit Luft füllt, sondern ein Reflexmechanismus, der mit der Anspannung der Armmuskeln sofort auch auf diejenigen der Respiration überspringt und die Lunge zu einer stärkeren Füllung zwingt. Das Atemholen ist bei dem Zorn ebenfalls affiziert, wie das Herz. Die Atemzüge sind tief und mit Geräusch wird die Luft durch die weitgeöffneten Nasenlöcher geblasen, oder sie fährt mit lautem Ton aus dem Mund, sobald sich die drohende oder herausfordernde Rede dem Gegner zuwendet. Immer ist der Herzschlag und die Zirkulation affiziert. Der Herzschlag ist vermehrt und durch die starke Füllung der Lunge mit Luft oft die Rückkehr des Blutes aus dem Kopf auf kurze Zeit gehemmt. Schon aus diesem Grunde rötet sich das Gesicht, es „glüht vor Zorn“. Eine solche leidenschaftliche Erregung vermag das Herz so zu stacheln, daß es sich in seiner Arbeit überstürzt. Die Schläge vermehren sich, es kommt zu jener Erscheinung, die man als Herzklopfen bezeichnet. Dabei sind die Zusammenziehungen zwar häufiger, allein weniger tief; weniger Blut verläßt das zentrale Pumpwerk durch die Abflußröhren. Dazu kommt bisweilen, herbeigeführt durch die Miterregung des sympathischen Nervensystems, ein Gefäßkrampf in den Schlagadern, der zunächst im Gesicht erkennbar wird durch die Blässe, die sich bis in die Lippen erstreckt. Der Eintritt der Blässe kann früher oder später erfolgen, stets geht aber, wenn auch nur kurz, das Rotwerden voraus. Man kann leicht, wie Darwin an seinen Kindern vom sechsten Monat an, beobachten, daß das erste Symptom eines sich nähernden leidenschaftlichen Anfalls das Einströmen des Blutes in die Haut des Gesichtes und Kopfes ist. Die individuellen Eigenschaften bedingen eine Reihe von Unterschieden, die darin liegen, daß bei dem einen die Dauer der Zornesröte sehr lange und das Stadium der darauffolgenden Blässe nur sehr kurz ist, während die Zeitabschnitte in ihrer Dauer bei anderen sich gerade umgekehrt verhalten können. Gleichzeitig sind eine Reihe verschiedener Abstufungen möglich, wie in dem Verhalten des Mundes, der Arme und Hände. Beinahe von jedem, der über den Ausdruck geschrieben hat, ist auf das Fletschen der Zähne in der Wut aufmerksam gemacht worden. Was die Arme betrifft, so kann einer oder können beide Ellbogen eingestemmt sein; das Ballen der Fäuste ist zwar die für die künstlerische Darstellung markierteste Form des Ausdruckes, allein nicht die einzige. Bei vielen Menschen suchen die Finger und die Hände nach einem Gegenstand, an welchem ein Teil der aufs äußerste erregten Muskelkraft sich zu entladen vermag. Finden endlich die tastenden Bewegungen eine Falte des Gewandes, oder die Lehne eines Stuhles u. s. w., so werden diese Gegenstände krampfhaft gefaßt und gedrückt. Streitende Menschen sieht man sich beständig näher treten mit vorgebeugtem Oberkörper und vorgestrecktem Kopf, während die Arme mit heftigen Gebärden die Vorwürfe begleiten u. s. w. Aber so zahllos die Varianten auch sein mögen, das charakteristische Bild des gesamten Ausdruckes bleibt dadurch unverändert. Es ist die Kunst, welche für die beabsichtigte Darstellung einer Situation auch die treffendste Ausdrucksform findet und eine der vielen Abstufungen herausgreift.

Bei den folgenden Affekten: Spott, Hohn, Verachtung, Abscheu, Ekel kann eine sehr ausdrucksvolle Miene vorkommen, die mit dem unbedeutenden Entblößen des Eckzahnes auf einer Seite des Gesichtes im Zusammenhange steht. Ob sich in den schwächsten Graden dieser Affekte nun der Mund wirklich vollständig öffnet oder nur verzieht, ist für verschiedene Individuen verschieden, aber die Bewegung ist höchst charakteristisch und gewinnt an Schärfe, sobald sie von einer leichten kurzen Ausatmung begleitet ist, wobei die Luft mit einem schwach zischenden Geräusch durch die entstandene Lücke ausgestoßen wird. Dieselben Thätigkeiten wenden wir an, wenn wir einen widrigen Geruch wahrnehmen, welchen wir von uns abzuhalten und wegzutreiben suchen. Der Blick wendet sich bei all den erwähnten Affekten dem Gegenstand des Affektes nur kurz und von der Seite her zu und die Lider sind etwas geschlossen.

Dieselben Bewegungen treten ein, wenn unsere Empfindungen von Verachtung beherrscht werden. Die halbgeschlossenen Lider und das Wegwenden des Gesichtes soll vielleicht die Flucht andeuten, durch die wir uns von dem Anblick des Verhaßten frei machen möchten. Es ist jedoch schwer zu sagen, ob diese Absicht ursprünglich die Gebärde bestimmte oder die Absicht des Wegwerfens. Vielleicht darf man aus dem sprachlichen Ausdruck auf das letztere schließen. Der bezeichnete Ausdruck sagt nämlich: Der wegwerfende Blick begleite die Gebärde der Verachtung; der Verhaßte soll mit den Augen gefaßt und weggeschleudert werden. Die vielsagende Bedeutung wird dann durch Bewegungen des Mundes, der Nase, des Kopfes, der Hand und des Körpers unterstützt. Die Bewegung der Hand ist die des raschen Wegschleuderns eines leichten, wertlosen Gegenstandes. Die halbgeöffnete Hand dreht sich schnell nach außen, so daß jeder Gegenstand, der in ihr enthalten wäre, seitlich von unserem Weg fallen würde. Dabei wendet sich gleichzeitig der Kopf seitlich, so daß wir nicht einmal betrachten, wohin der weggeworfene Gegenstand fällt, so wenig Interesse besitzt er für uns.

Verwandt sind die Gebärden des Abscheus, des Widerwillens und des Ekels. Der Grundton ist dabei das unserm Wesen Feindliche, sei's unserm Geschmack oder Geruch Widerwärtige. Die Ausdrucksbewegungen spielen sich also nach derselben allgemeinen Regel ab, welche die Reflexe für Unlustaffekte beherrscht. Um die Augen zieht sich die Haut unter der Wirkung des Ringmuskels zusammen, und der Brauenrunzler legt mit einer schnellen Zuckung die Stirn in Längsfalten. Der Mund wird etwas geöffnet, als wollte man einen widrigen Bissen herausfallen lassen oder herausschleudern. Dabei werden die Lippen vorgestreckt, die Luft wird ausgestoßen mit einem hörbaren dumpfen Ton, als reinigte man sich die Kehle, er erinnert an die Silbe „uch". Die Oberlippe hebt sich dabei so heftig, daß die Nase in die Höhe gehoben wird, und sich der Beginn der Nasenlippenfurche stark vertieft. Der Oberkörper fährt zurück, und die Hände erheben sich, als sollte mit der flachen Hand der Gegenstand weggedrückt werden.

Die nämlichen Gebärden drücken auch den Abscheu vor irgend einer widerwärtigen, verabscheuungswürdigen Handlung oder einer Person aus, obwohl es sich dabei nicht um die Entfernung eines widerlichen Bissens handelt.

Eine Variante, die offenbar hohen mimischen Wert hat, weil sie außerordentlich charakteristisch ist, besteht in dem Schiefziehen des Mundes, wobei sich die Lippen etwas abheben, sich vorstrecken, während in der rundlichen Bucht der Eckzahn sichtbar wird.[1]

Zweifel, Unentschiedenheit. Der Zweifel malt auf das Gesicht zunächst eine ähnliche Miene, wie jene des Nachdenkens, insofern nämlich die Augenbrauen in die Höhe gezogen und die Stirn durch die Wirkung des Stirnmuskels in Querfalten gelegt wird. Wir sehen also wieder die allgemeine Regel zum Durchbruch kommen, bei der sich das Auge öffnet, wenn es sich um Licht handelt. Der Zweifelnde befindet sich in einer Lage, die unklar ist und die durch Helligkeit, sei sie materiell, oder sei sie nur psychologisch, an Klarheit gewinnen und die Entscheidung erleichtern soll. Während aber in der oberen Gesichtshälfte die Sehnsucht nach Licht hervortritt, zeigt sich in der unteren Gesichtshälfte, an dem Mund, der entgegengesetzte Ausdruck; er ist geschlossen und dabei sind die Mundwinkel nach abwärts gezogen, wie bei traurigen Erregungen unserer Seele. Der Zweifel ist in der That das Hin- und Herschwanken zwischen zwei Empfindungen, die abwechselnd die Oberhand gewinnen, und dieser Widerstreit, hervorgerufen durch die Wahl zwischen zwei Möglichkeiten, spiegelt sich in den Gebärden des Gesichtes. Dabei ist der Blick in paralleler Stellung der Augenachsen entweder seitlich oder abwärts gerichtet, als erwarte das Auge aus der Ferne Hilfe für eine Entscheidung. Die Haltung des Kopfes ist etwas schief, er ist dabei leicht nach vorn geneigt und ändert die Stellung bald nach rechts, bald nach links. Eine besonders charakteristische Gebärde ist die des Achselzuckens, und zwar wird entweder nur die eine Achsel bewegt, oder beide.

---

[1] Ausspucken scheint ein allgemeiner Ausdruck der Verachtung oder des Abscheus zu sein, selbst die Australier spucken vor Abscheu auf die Erde, die Neger und Abessinier thun dasselbe.

Wenn die Gebärde vollkommen ausgeführt wird, so wird der Arm im Ellbogengelenk gebeugt und dabei an den Körper angedrückt, während die offenen Hände mit gespreizten Fingern sich nach auswärts drehen, gleichsam bereit zur Annahme oder zur Abwehr der Gabe oder der Zumutung. Diese ganze Gruppe von Gebärden äußert sich in allen möglichen Graden, indem die lange Reihe der einzelnen Affekte auftritt, oder nur ein unbedeutendes Seitwärtswenden der offenen Hände mit ausgespreizten Fingern erfolgt. Daß es sich hier nicht um eine von komplizierten Kulturverhältnissen erzeugte Gebärde handelt, sondern um eine durch innere Organisation bedingte, geht daraus hervor, daß sie in derselben Form auch bei Naturvölkern vorkommt, welche keinen Verkehr mit Europäern hatten.

Diese Gebärde wird übrigens auch für nahe verwandte Empfindungen gebraucht; so hilft sie die Unmöglichkeit ausdrücken, eine verlangte Handlung auszuführen, das Antlitz und der Körper ziehen das Gewand der Unentschiedenheit an, obwohl schon der Entschluß feststeht, „ich will es nicht thun"; dieselben Gebärden lehnen auch die Verantwortung ab für einen Schritt, den irgend eine andere Person ausführt, welchen wir aber nicht verhindern können. Sie begleiten Redensarten, wie „es war nicht meine Schuld", oder „er muß seinen eigenen Gang gehen, ich kann ihn nicht aufhalten". Das Zucken mit der Schulter drückt gleichfalls Geduld oder die Abwesenheit irgend welcher Absicht zu widerstehen aus. Daher werden die Muskeln, welche die Schultern erheben, zuweilen auch „Geduldmuskeln" genannt.

Die Äußerungsformen der einzelnen Affekte zeigen, wie die vorausgehende Beschreibung ergiebt, eine unbestreitbare Verwandtschaft innerhalb bestimmter psychologischer Gruppen, die als Lust- und Unlustgefühle, als Begehrungen und Widerstrebungen einander gegenüber stehen. Es unterliegt kaum einem Zweifel, daß diese Art der Gliederung zutreffend und für die Zwecke der plastischen Anatomie belehrend ist. Gleichwohl giebt die Unterscheidung der Ausdrucksbewegungen nach ihrem symptomatischen Charakter noch keinen genügenden Einblick in ihr Wesen, und man hat deshalb versucht, sie nach ihrem unmittelbaren Ursprung in gewisse Gruppen zu sondern. Diese Versuche sind höchst wertvoll, und für eine richtige Auffassung des Ausdruckes der Gemütsbewegungen unerläßlich.

Innerhalb der großen Reihe der durch Affekte hervorgerufenen Bewegungen unterscheidet man eine Gruppe, welche aus dem physiologischen Gesetz der Assoziation analoger Empfindung entspringt. Nach dieser allgemeinen Regel entsteht der Ausdruck des Sauren und Süßen in den Muskeln des Mundes und der Zunge auf die bloße Vorstellung dieser beiden Empfindungen hin genau ebenso, wie er entstehen würde, wenn saure und süße Stoffe unsere Geschmacksnerven direkt treffen. Diese Bewegungen haben sich so fest mit den betreffenden Geschmacksempfindungen assoziiert, daß schon die Vorstellung eines süßen Gerichtes genügt, um unfehlbar die nämlichen Bewegungen hervorzurufen. Die Beobachtung hat nun ermittelt, daß alle jene Gemütsstimmungen, welche auch die Sprache mit „bitter" oder „süß" bezeichnet, sich mit den entsprechenden mimischen Bewegungen des Mundes für das Bittere und Süße kombinieren. Das Prinzip der Assoziation beherrscht auch das Öffnen und Schließen der Nasenlöcher bei der Vorstellung angenehmer oder widerlicher Geruchsempfindungen, sowie das Öffnen und Schließen der Lider bei Freude oder Schmerz, als ob es sich dabei um Aufnahme von Lichtstrahlen oder um Schutz vor solchen handele.

Eine andere Reihe von Ausdrucksbewegungen der kompliziertesten Art beruht auf dem Umstande, daß starke Gemütsbewegungen eine plötzliche Lähmung zahlreicher Muskelgruppen zur Folge haben. Die Totenblässe der Angst, der Erguß der Thränen, der Galle, das Herzklopfen und die Ohnmacht erklären sich befriedigend aus dem Prinzip der direkten Innervationsänderung innerhalb der Mechanik unserer Nerven. Die Ausdrucksbewegungen dieser Art sind vollkommen der Herrschaft unseres Willens entzogen, und der festeste Entschluß ist machtlos gegen ihr Hervorbrechen. Das Erröten ist ebenfalls diesem Prinzip untergeordnet, gleichviel, ob es den Zorn begleitet, oder ob es bei den mäßigeren Affekten der Scham und der Verlegenheit auftritt.

Die innige Verkettung unseres gesamten Nervensystemes, freilich innerhalb einer strengen Gliederung, hilft zu der Erklärung jener Gebärden, die man unter dem Namen symbolische Bewegungen zusammengefaßt hat, eine Bezeichnung, die zwar leicht Mißverständnisse erzeugen kann, aber dennoch die innige, unbewußte Beziehung der Bewegung zu unseren Sinnesvorstellungen verständlich ausdrückt. Die Gliedmaßen werden vor allem durch die symbolischen Bewegungen zu einer Beteiligung bei dem Ausdruck von Affekten mit fortgerissen. Einige Beispiele mögen diese Symbolik erklären. Wenn wir mit Affekt von Personen und Dingen sprechen, weisen wir unwillkürlich mit der Hand in jene Richtung, in der sie sich befinden. In gleicher Weise bilden wir in affektvollem Sprechen oder Denken Raum- und Zeitverhältnisse nach, indem wir das Große und Kleine durch Erhebung und Senkung der Hand andeuten. In der Empörung über eine Beleidigung ballen wir die Faust, selbst dann, wenn der Beleidiger gar nicht anwesend ist und wir nicht im mindesten die Absicht haben, ihm persönlich zu Leibe zu gehen. (Nach Darwins Ermittelungen scheint übrigens diese Gebärde nur bei Völkern heimisch zu sein, welche mit den Fäusten zu kämpfen pflegen.) Bei heftigem Zorn kann sich die nämliche Bewegung mit der

Entblößung der Zähne verbinden, als sollten auch diese zum Kampfe verwendet werden (Zähnefletschen). Als Gegensatz zu dem aggressiven Emporrecken des Halses, wie es dem Zorn und dem Mut entspricht, erscheint das Achselzucken, eine ursprünglich vielleicht dem ängstlichen Verbergen eigentümliche Gebärde, welche nunmehr Zweifel, Ungewißheit und verwandte Gemütslagen bezeichnet. Symbolisch sind ferner die Gebärden der Bejahung und Verneinung. Bei der ersteren neigen wir den Kopf vor einem fingierten Objekte, bei der letzteren wenden wir uns mehrmals von demselben ab. Der Billardspieler will oft die Richtung des Balles mit der Hand, dem Kopf oder dem ganzen Körper bestimmen. Zuweilen kann man Personen sehen, welche, wenn sie irgend etwas mit einer Schere schneiden, ihre Kinnbacken in gleichem Tempo mit den Scherenblättern bewegen. Wenn Kinder schreiben lernen, so drehen sie häufig, sowie sie ihre Finger bewegen, die Zunge umher. Das Falten der Hände bei der Andacht gehört hierher. Der ausgestreckte Zeigefinger wird gewöhnlich erhoben beim Verweisgeben oder Warnen. Auch beim Nachdruck, den wir auf ein Wort legen, wird er gewöhnlich mit Energie zum Boden gekehrt, um das Dringende zu bezeichnen.

Der Arm wird vorwärts geworfen bei Ausübung des Ansehens (beim Befehlen und dergleichen). Beide Arme werden weit ausgebreitet bei der Bewunderung. Beide werden vorwärts (und oft aufwärts) gehalten beim Anflehen um Hilfe. Beide fallen plötzlich nieder bei dem Fehlschlagen eines Planes oder bei plötzlicher Verlegenheit.

Es ist kaum möglich zu sagen, wie viele symbolische Bewegungen die Hände ausführen; der übrige Körper hilft zwar auch dem Redenden, die Hände aber sprechen selbst — sie fordern, geloben, rufen, entlassen, drohen, bitten, verabscheuen. Freude, Traurigkeit, Zweifel, Reue zeigen wir mit ihnen an. Der Grad der Ausstreckung und die Stellung der Finger hängt von der Stimmung und Natur des Sprechenden ab. Wenn der Sprechende ruhig und unbewegt ist, so nehmen die Finger ihre verschiedenen Lagen und Richtungen ohne Anstrengungen an. Wenn er aufgeregt ist, so werden die Finger mit Kraft ausgestreckt oder zusammengezogen.

Die Hand, an den Kopf gehalten, kann Schmerz oder Kummer, bisweilen auch Überlegung oder Nachsinnen anzeigen. Die Hand, vor das Auge gehalten, drückt Beschämung aus, in der bekannten Art an die Lippen gehalten: Stillschweigen. Keine dieser Bewegungen ist von dem Willen beeinflußt, keine läßt sich auf den Instinkt zurückführen, denn sie sind völlig zwecklos, aber alle beweisen die unendliche Leichtigkeit, mit welcher die Gemütsbewegung weit über die Grenzen des Antlitzes hinauswirken kann. Die Physiologie bezeichnet diese Erscheinung als Irradation. Das schreibende Kind wälzt seine Zunge im Munde hin und her, weil die Erregung gleichzeitig die Bewegungsnerven des Armes und der Zunge mitergreift. Die Erregung schreitet oft zu den verschiedensten Zentren für Muskelzusammenziehungen fort und veranlaßt eine Menge von zwecklosen Bewegungen, obwohl die Handlung an sich abgeschlossen und vollendet ist, wie bei dem Billardspieler, der den Gang der Billardkugel durch völlig unzweckmäßige Handlungen beeinflussen möchte. Alle diese Beispiele zeigen, daß der Zusammenhang selbst der entferntesten Teile unseres Körpers vermittelst der Nervenfasern in dem Zentralnervensystem ein außerordentlich inniger ist, und daß jeder äußere Reiz, ebenso wie jede in unserm Geist auftauchende Vorstellung imstande ist, alle Organe, selbst die verborgensten, in Mitleidenschaft zu ziehen. Wer mit dieser Thatsache vertraut ist, und die Kompliziertheit der Konstruktion des Nervensystems vor Augen hat, in welchem „ein Faden tausend Verbindungen schlägt", und zwar bei allen höher organisierten Wesen, vermag sich wenigstens teilweise den überraschenden Zusammenhang der Gebärden klar zu machen.

Während die Ausdrucksbewegungen, welche aus dem Prinzip der Assoziation analoger Empfindung oder demjenigen der direkten Innervationsänderung entspringen, dem Einfluß unseres Willens mit geringer Ausnahme entzogen sind, kann der Wille über die symbolischen Bewegungen eine bedeutende Herrschaft erlangen. Der Billardspieler vermag die zwecklosen Bewegungen seines Körpers im Zaum zu halten, der Zornige die sämtlichen symbolischen Bewegungen, welche den Körper in Erregung versetzen, zu unterdrücken. Das laute Lachen der Kinder, das zwecklose Klatschen durch Aneinanderschlagen der Hände, das Springen und Tanzen, alle diese Ausbrüche der Freude, die wir an ihnen und an Naturmenschen sehen, können durch den Einfluß des Willens abgeschwächt werden, so daß nur noch vorübergehende Zeichen davon bemerkbar sind, welche dem unbefangenen Beobachter leicht entgehen können. Unser Geist besitzt also die bewundernswerte Fähigkeit, in eine Reihe von Reflexbewegungen hemmend einzugreifen. Die Physiologie nimmt ein Zentrum für diese Fähigkeit in dem Gehirn an und bezeichnet dasselbe als Hemmungszentrum. Wie alle Fähigkeiten unseres Geistes, so kann auch jene des Hemmungszentrums gesteigert oder geschwächt werden. Wir müssen uns hier mit dieser Andeutung begnügen, obwohl der Nachweis von der Existenz hemmender Kräfte sowohl für die Auffassung und richtige Beurteilung der Ausdrucksbewegungen, als für die praktische Menschenkenntnis von großer Wichtigkeit ist.

Von kaum geringerem Wert ist in ersterer Hinsicht die Erkenntnis, daß die Ausdrucksbewegungen bei allen Menschen auf dem Erdenrund innerhalb geringer Schwankungen dieselben sind. Der Affekt der Freude, des Schmerzes, des Hasses, des Zornes u. s. w. — sie sprechen überall mit denselben Zeichen. Nur ist dabei zu beachten, daß der Ausdruck einer bestimmten Erregung nicht bei allen Menschen gleich deutlich ist. Er zeigt verschiedene Grade bei Kindern und Erwachsenen, Frauen und Männern, Kranken und Gesunden. Das Kind und der Naturmensch wird, ähnlich wie das Tier, durch die unmittelbaren Eindrücke beherrscht. Je reicher die geistige Entwickelung sich gestaltet, desto mannigfacher werden unsere Vorstellungen, und damit werden auch die Affekte und ihr Ausdruck beeinflußt, aber in ihrem Grundton nicht verändert, nur verschleiert.

Wer sich mit dem Ausdruck der Gemütsbewegungen beschäftigt, dem wird endlich die Thatsache nicht entgehen, daß das Verhalten gegen die Affekte und Begehrungen verschieden ist nach dem Temperament. Zu starken Affekten neigt der Choleriker und Melancholiker, zu schwachen der Sanguiniker und Phlegmatiker. Dabei macht sich noch ein Unterschied in Bezug auf die Schnelligkeit des Wechsels bemerkbar. Die Melancholiker und Phlegmatiker halten den Affekt lange und zähe fest, schwelgen fort und fort in einer und derselben unangenehmen Vorstellung, immer neue gleich peinliche Gedanken wälzen sich nach, es scheint kaum ein Entrinnen möglich; der Sanguiniker und Choleriker ist dagegen stets zu raschem Umschlagen von einer Stimmung in die andere bereit. Der Übergang vom Haß zur Liebe wird ihm leicht, er kann ihn zehnmal in einer Stunde fertig bringen. Auch diesen Grundton des Wesens im Porträt zum Ausdruck zu bringen, ist Aufgabe der

Kunst. Auch nach dieser Seite hin scheinen mir die Figuren 152 und 153 der Betrachtung wert.

Zu den schon genannten Werken von DARWIN und WUNDT, in welchen zahlreiche Litteraturangaben, seien hier noch folgende Werke genannt: JOHANN CASPAR LAVATER, Physiognomische Fragmente zur Beförderung der Menschenkenntnis etc. Leipzig und Winterthur, 1775. In 4 Quartbänden. Noch heute wertvoll wegen der schönen Stiche. — CAMPER, Vorlesungen über die Weise, die verschiedenen Leidenschaften auf unserm Gesichte darzustellen. Deutsch von G. SCHAZ Berlin bei Voß 1793. 4° mit 4 Kupfertafeln. Französisch finden sich diese Vorlesungen im dritten Bande des folgenden Werkes: Oeuvres de P. CAMPER, qui ont pour objet l'histoire naturelle, la physiologie et l'anatomie comparée. Tom I—III. Paris 1803. Text in 8°. Tafeln in Folio. — CH. BELL, The Anatomy and philosophy of expression as connected with the fine arts. 4. Aufl. London 1847. — G. B. DUCHENNE, Mécanisme de la physiognomie humaine, ou Analyse électro-physiologique de l'expression des passions. Mit Atlas. 1862. Kleine Ausgabe 1866. Mit 9 Tafeln enthaltend 74 Photographien. — Derselbe, Physiologie der Bewegungen. Aus dem Französischen von Dr. C. WERNICKE. Mit 100 Abbildungen. Kassel und Berlin 1885. In diesem Werke, das vorzugsweise für Ärzte bestimmt ist, befindet sich ein Abschnitt „Bewegungen des Gesichtes", S. 625—663, in welchem interessante Mitteilungen über Wirkungen der Gesichtsmuskeln enthalten sind.

Achter Abschnitt.

Muskeln des Rumpfes.

I. Die Anatomie des Halses.

Der Hals *(Collum)* bildet das Bindeglied zwischen Kopf und Stamm und stellt eine kurze cylindrische Säule dar, deren knöcherne Achse nicht in der Mitte, sondern der hinteren Halsgegend näher liegt. Der Hals steigt breit aus dem Brustkasten hervor. Bei dem Mann (Fig. 156) ist diese Form des Halsansatzes, welche auch die Antike festgehalten hat, gut ausgeprägt. Schräg abfallende Schultern, aus denen der Hals ganz allmählich hervorkommt, sind unschön. Der Mann (Fig. 157) hat diesen unschönen Zusammenhang zwischen Hals und Brust. ALBRECHT DÜRER hat diese Form seltsamerweise gegenüber der anderen bevorzugt. Zwischen den beiden Extremen (Fig. 156 und 157) giebt es zahlreiche Übergänge. Der Hals ist in der Gegend des Kehlkopfes am schmälsten und nimmt an der Verbindung mit dem Kopf wieder an Umfang zu (Fig. 156). Seine vordere Grenze ist vom Rand des Unterkiefers und vom Schlüsselbein gebildet (Fig. 156). Neben der Wirbelsäule und den Muskeln, welche entweder dem Halse angehören oder ihm entlang ziehend den Weg zum

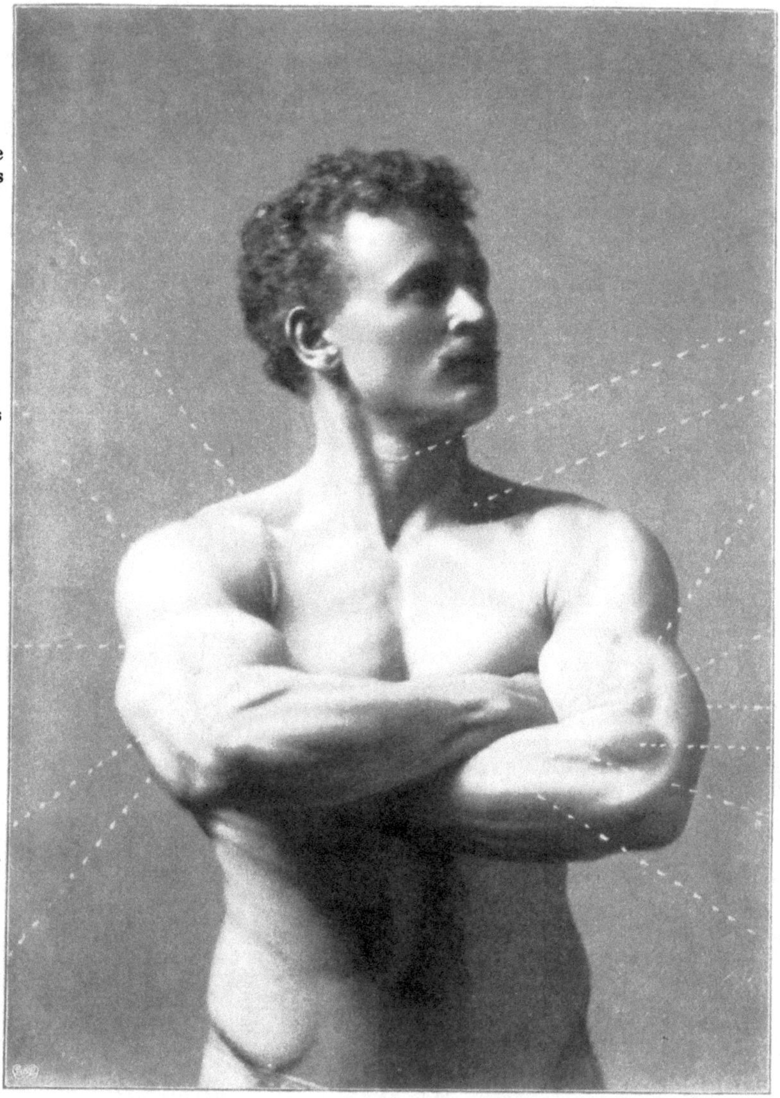

Fig. 156. Der Hals bei Linkswendung des Kopfes.

Schädel nehmen, umschließt die Haut noch viele lebenswichtige Organe, welche alle in der vorderen Halsregion sich befinden, wie Herz-, Lungen- und Zwerchfellnerven, die großen Blutgefäße, die Speiseröhre und vor allem den Kehlkopf. Das letztere Organ ist samt seinen einzelnen Teilen, welche sich nach oben und unten anschließen, auf die Formen des Halses von dem weitgehendsten Einfluß. Der Hals ist sehr wechselnd in seiner Form, dünn, dick, muskulös, wobei die Muskelzüge namentlich des Kopfnickers stark hervortreten, oder von weichen Formen, wie bei dem weiblichen Geschlecht.

Verfolgt man bei etwas gestrecktem Hals die Mittellinie desselben vom Kinn bis zum oberen Rande des Brustbeines, so stößt man drei Querfinger breit unter dem Kinn auf das Zungenbein. Unter diesem folgt eine bei Männern gut ausgeprägte und über den Kontur vorspringende Ecke, der Kehlkopf (auch Adamsapfel genannt, Fig. 156), welcher von dem unter der Haut liegenden Kehlkopf herrührt. Etwas tiefer liegt ein weicher umfangreicher Wulst, der Schilddrüse angehörend; sie ist an schönen Hälsen nur wenig sichtbar, fällt aber bei Dick- und Blähhälsen in unschöner Weise auf. Unter diesem durch die Drüse hervorgebrachten Wulst endet die mittlere Halsregion dicht über der Handhabe des Brustbeines als untere Halsgrube oder Drosselgrube *(Fossa jugularis,* Fig. 156).

Zu dem Zungenbein und dem Kehlkopf stehen einige Muskeln in direkter Beziehung, wodurch bei sonst ruhigem Hals Verschiebungen sowohl dieser beiden eben erwähnten Teile, als anderer tiefliegender Organe ausgeführt werden können. Diese Muskeln liegen mit geringer Ausnahme verborgen, sind überdies entsprechend dem geringen Umfang der Organe, zu denen sie sich begeben, selbst wenig umfangreich. Anders verhält es sich mit der übrigen Muskulatur des Halses, welche die Bewegungen des Kopfes ausführt. Sie ist für die Formen von hoher Wichtigkeit.

Wir betrachten zunächst die in der Mittellinie des Halses liegenden Organe:

1) Zungenbein, Kehlkopf und Schilddrüse.

Das Zungenbein *(Os hyoides,* so genannt von seiner Ähnlichkeit mit dem griechischen Buchstaben *υ,* Fig. 124 Nr. 13) liegt an der vorderen Seite des Halses und stützt die Zunge. Man unterscheidet an ihm den Körper oder das Mittelstück und zwei Paar seitliche Hörner. Das Mittelstück ist gekrümmt und ragt mit seiner Konvexität, die in ihrer Ausdehnung eine Breite von 3 cm und eine Höhe von 8 mm besitzt, nach vorn. Bei gewöhnlicher Haltung des Kopfes liegt das Zungenbein hinter jenem Winkel vertieft, welchen der Unterkiefer mit dem Hals bildet. Bei rückwärts gelegtem Kopf wird es mehr gegen die Haut gedrängt und dann erscheint sein Körper erkennbar ausgeprägt. Von dem Mittelstück des Knochens laufen in derselben Art, wie bei dem obenerwähnten griechischen Buchstaben die großen Hörner aus, welche länger, aber bedeutend dünner als das Mittelstück sind. Die kleinen Hörner, nur 5 mm groß, sind am oberen Rande der Verbindungsstelle des Mittelstückes mit den großen Hörnern durch Gelenke angeheftet.

Die kleinen Hörner stehen durch ein Band, das Griffel-Zungenbeinband, mit dem Griffelfortsatz des Schläfenbeines in Verbindung.

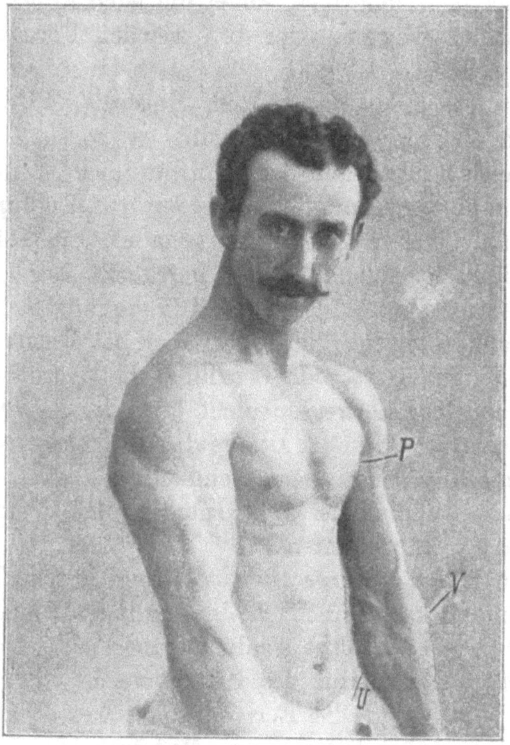

Fig. 157. Mann mit schräg abfallenden Schultern, wodurch ein unschöner Ansatz des Halses entsteht, trotz kräftiger Muskulatur. Man vergleiche für den Mann die Figuren 28, 29, 156 und für die Frau z. B. die Figuren 11—13 oder 15—20.
P starker Brustmuskel. *V* Streckergruppe des Vorderarms. *U* Beugergruppe des Vorderarms.

Der Kehlkopf (*Larynx* von dem griechischen Wort *laryzo*, schreien) stellt ein längliches aus Knorpelplatten bestehendes Kästchen vor, das oben an das Zungenbein befestigt ist, und unten in unmittelbarem Zusammenhang mit der Luftröhre steht. In diesem, aus Knorpelplatten gebildeten Raum ist das vollkommenste aller musikalischen Instrumente angebracht, das die menschliche Stimme erzeugt mit ihrer Höhe und Tiefe und Stärke und all dem Wohllaut, der nur sie auszeichnet. Durch Schwingungen elastischer Bänder, der Stimmbänder, wird die Stimme hervorgebracht. Der Kehlkopf liegt dicht an dem Zungenbein und verrät sich bei dem Manne durch einen beweglichen, eckigen Vorsprung in der

Mitte der vorderen Halsgegend, auch Adamsapfel *(Pomum adami)* genannt (Fig. 156); die Haut sinkt an der höchsten Stelle etwas ein; je stärker der Vorsprung, desto deutlicher diese Vertiefung: Schildknorpeleinschnitt *(Incisura thyreoidea superior*, Fig. 158 oberhalb Nr. 2) genannt. Die sichtbare Ecke ist nur ein kleiner Teil des Kehlkopfes, der Rest liegt verborgen zwischen Muskeln. Die obere Fläche steigt schief hinauf, die vordere Kante und die beiden Seitenflächen verschwinden schon nach kurzem Verlauf in der Tiefe des Halses.

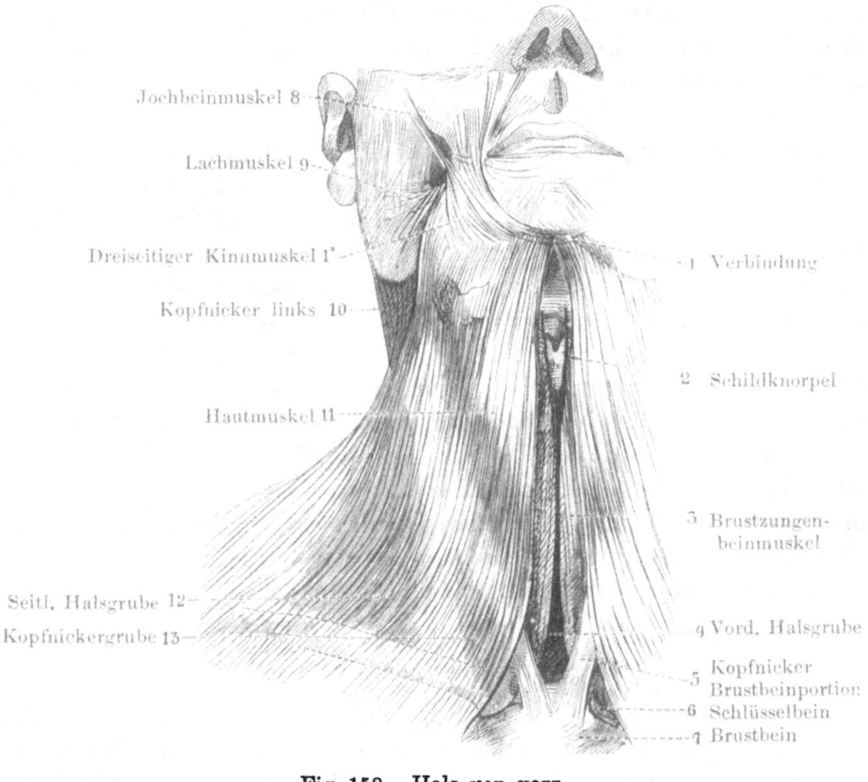

Fig. 158. Hals von vorn.

Das Gerüste des Kehlkopfes besteht aus folgenden Teilen:

a) dem Schildknorpel *(Cartilago thyreoidea*, von dem griechischen Wort *thyreós*, Schild, hergeleitet). Er besteht aus zwei unter einem Winkel nach vorn zusammenstoßenden Platten, deren oberer Rand mit dem der anderen Seite den erwähnten Adamsapfel mit Schildknorpeleinschnitt bildet. b) Der Ringknorpel *(Cartilago cricoidea* von *kríkos* Ring) liegt unter dem Schildknorpel; er wird von den hinteren Rändern des Schildknorpels noch umfaßt und durch Gelenke verbunden. Der Ringknorpel hat die Gestalt eines korizontal liegenden Siegelringes, dessen schmaler Reif nach vorn, dessen Platte nach hinten gerichtet ist. Sein unterer Rand ist durch ein elastisches Band mit der Luftröhre verwachsen. c) Zwei Gießbecken- oder Gießkannenknorpel *(Cartilagines arytaenoideae* von *arýtaina*, Gießbecken). Sie sitzen paarig auf dem hinteren oberen Rande des Ringknorpels.

Die **Luftröhre** *(Trachea)* ist ein mehr als daumendickes steifes Rohr, das die Verbindung zwischen dem Kehlkopf und den Lungen herstellt. Das Anfangsstück der Luftröhre liegt nur wenig von der Oberfläche der Haut entfernt in der Höhe des 5. Halswirbels; je mehr sich aber die Luftröhre dem Brustkorb nähert, desto mehr rückt sie gegen die Wirbelsäule hin, weil die Eintrittstelle ihrer Äste an dem hinteren Umfang der Lungen liegt.

Die **Schilddrüse** *(Glandula thyreoidea)* besteht aus zwei seitlichen, durch ein schmales Mittelstück *(Isthmus)* verbundenen Lappen. Das Mittelstück liegt auf den oberen Luftröhrenknorpeln auf, die paarigen Seitenlappen umfassen die Luftröhre, und stoßen an die großen Blutgefäße des Halses: die **Halsschlagader** *(Carotis communis)* und die **innere Drosselader** *(Vena jugularis interna)*. Die Höhe des Isthmus beträgt ungefähr 2 cm, die Breite des ganzen Organes 5—6 cm (mit dem Bandmaß seiner gekrümmten vorderen Fläche entlang gemessen) und ebenso viel die Höhe der Seitenlappen. Trotz dieses beträchtlichen Umfanges ruft die Schilddrüse doch nur eine leichte Verdickung des Halses hervor, die vorzugsweise in der Profillinie auffällt. Das Mittelstück ist eben dünn, verursacht also nur eine geringe Volumenszunahme, die Seitenteile sind aber unter den Kopfnicker in die Tiefe des Halses hineingeschoben. Die Schilddrüse hat nicht die entfernteste Ähnlichkeit mit einem Schilde und sollte deshalb richtiger „Schildknorpeldrüse“ genannt werden, weil sie in der Nachbarschaft dieses Knorpels liegt. Vergrößert sich die Drüse und wird ihre Anschwellung bleibend, so spricht man von einem Kropf. Die Drüse kann sich so bedeutend vergrößern, daß sie bis zum oberen Rande des Brustbeines herabreicht, dabei kann die Vergrößerung an einzelnen Stellen viel umfangreicher werden als an anderen, wodurch die Unregelmäßigkeit der Kröpfe entsteht.

2) Muskeln des Zungenbeines.

Diese Muskeln stehen anatomisch und physiologisch in gleich naher Beziehung, sowohl zu dem Unterkiefer als zu dem Zungenbein. Sie können das Zungenbein mit samt daran befestigtem Kehlkopf in die Höhe heben oder den Mund dadurch öffnen, daß sie den Unterkiefer gegen das, durch andere Muskeln befestigte Zungenbein herabziehen.

Der **zweibäuchige Muskel des Unterkiefers** *(M. digastricus,* Fig. 124 Nr. 12) besitzt, wie sein Name sagt, zwei Muskelbäuche. Der hintere Bauch entspringt an der inneren Fläche des Warzenfortsatzes tief unter dem Kopfnicker, strebt schräg zu dem Zungenbein herab und geht dabei in eine federkieldicke cylindrische Sehne über. Diese Sehne ist an dem Zungenbein befestigt, endigt jedoch nicht an demselben, sondern geht auf's neue in einen Muskelbauch über, der sich in einem Grübchen an der hinteren Wand des Kinnes anheftet. Der Verlauf beschreibt also einen Winkel, dessen stumpfe Spitze am Zungenbein liegt. In dem

Dreieck, das man das Unterkieferdreieck nennt, liegt eine taubeneigroße Speicheldrüse, die Unterkieferdrüse *(Glandula submaxillaris* in Fig. 124 dargestellt). Wirkung: Er zieht bei feststehendem Zungenbein den Unterkiefer herab.

Der Griffel-Zungenbeinmuskel *(M. stylohyoideus)* ist ein schlanker spindelförmiger Muskel, der von dem Griffelfortsatz des Schläfenbeines entspringt und sich gleichfalls an dem großen Zungenbeinhorn befestigt.

Der Kiefer-Zungenbeinmuskel *(M. mylohyoideus)* nimmt seinen Ursprung an der inneren Fläche des Unterkiefers und stellt einen breiten Muskel dar, dessen Fasern an dem Zungenbeinkörper endigen. Er hebt das Zungenbein, wenn es herabgezogen war. Um ihn zu sehen, muss der zweibäuchige Muskel des Unterkiefers entfernt werden. Der Muskel hilft den Boden der Mundhöhle bilden. Höher liegt noch

der Kinn-Zungenbeinmuskel *(Musculus geniohyoideus)*, der das Zungenbein nach vorwärts zieht, dann folgen die Muskeln der Zunge, welche sie zu all' den mannigfaltigen Bewegungen tauglich machen.

3) Die Muskeln des Halses.

Die Muskulatur des Halses scheidet sich nach ihrer Lage zur Wirbelsäule in zwei große Abschnitte:

1) in die hinter der Wirbelsäule im Nacken gelagerten Muskelmassen. Sie werden als Nackenmuskeln bezeichnet und den Muskeln des Rückens beigezählt, da sie eine Fortsetzung derselben darstellen; sie werden auch mit ihnen beschrieben werden;

2) in die vor der Wirbelsäule liegenden Muskeln, die ausschließlich als Halsmuskeln bezeichnet werden. Hier ist nur von den letzteren die Rede. Dabei ist daran zu erinnern, daß eine oberflächliche dünne Muskelschichte, der Hautmuskel des Halses, schon bei den Antlitzmuskeln erwähnt wurde. Allein auch die vor der Wirbelsäule liegenden Muskeln werden, der leichteren Übersicht wegen, mit Nutzen in eine oberflächliche und in eine tiefe Schichte getrennt. Als unterscheidendes Merkmal gilt, abgesehen von der Lage, auch noch der Umstand, daß die tiefe Schichte eine große Anzahl von Befestigungspunkten an der Halswirbelsäule findet und von der oberflächlichen Lage durch die vom Kopfe herabsteigenden Speise- und Luftwege, sowie durch die großen Blutgefäßstämme getrennt ist.

a) Oberflächliche Schichte der Halsmuskeln.

Der Kopfnicker *(M. nutator,*[1] Fig. 159 Nr. 12 u. 12*), liegt an der Seite des Halses und ist einer der bedeutendsten Muskeln für die Formen

[1] *Nutator capitis* = Kopfnicker. Da man nur mit dem Kopf nickt, versteht sich bei *Nutator* der Zusatz *capitis* von selbst und kann wegbleiben.

dieser Körperregion. Er besteht aus einem langen Muskelstrang, der von der vorderen Halsgrube zum Warzenfortsatz hinter das Ohr hinaufzieht. Sein Ursprung ist in zwei Köpfe getrennt. Der **innere** entspringt an der Vorderfläche des Brustbeines zunächst dem Schlüssel-Brustbeingelenk mit einer starken plattrunden Sehne, die am Muskelrand 4—6 cm hoch hinaufreicht (Figg. 158 Nr. 5 und 159 Nr. 12*). Der **äußere** Kopf nimmt den zunächst liegenden Abschnitt des Schlüsselbeines ein. Dieser Ursprungskopf (Fig. 159 Nr. 12) ist 6 cm breit, seine Muskelfasern ziehen steil in die Höhe und schieben sich dabei unter den inneren Kopf hinein. Zwischen

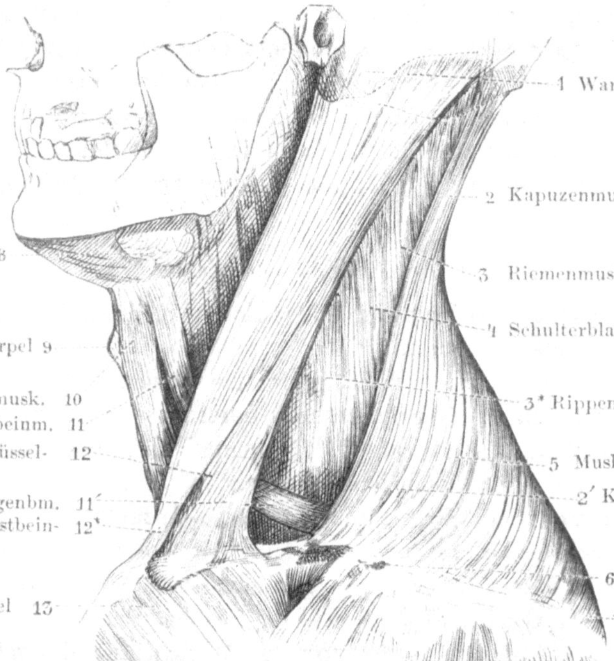

Fig. 159. Hals im Profil, nach Entfernung des Hautmuskels.

beiden Köpfen existiert ein Spalt, welcher sich durch die Haut hindurch als längliche Grube namentlich während der Bewegung markiert (Fig. 156 Nr. 13). Seine Tiefe wechselt, je nachdem der äußere Kopf breit oder schmal ist. Die Trennungsfurche dieser beiden Köpfe reicht bisweilen hoch hinauf, so daß man, namentlich bei dünner Haut, den äußeren und inneren Kopf eine große Strecke (6—8 cm lang) voneinander unterscheiden kann. Der Muskel befestigt sich an dem breiten Teil des Warzenfortsatzes mit der Hauptmasse seiner Fasern, die übrigen folgen der angrenzenden oberen Nackenlinie (Fig. 159 Nr. 1). **Wirkung:** Zieht sich nur ein Kopfnicker zusammen, so dreht sich der Kopf; ziehen sich beide zusammen, so hebt er den Kopf aus der gestreckten Körperlage. Am auffallendsten tritt seine Wirkung hervor bei der Drehung des Kopfes (Figg. 160—163), wenn also nur der eine der beiden Muskeln wirkt. Sein schiefer Verlauf wird dadurch gerade und der vordere Rand des Muskels springt stark vor. Dabei wird die vordere Halsgrube zwischen den beiden Ursprungsköpfen sehr deutlich. Die Figuren 158 u. 160 bis 162 zeigen verschiedene Formen des Kopfnickers bei der Rechts- und Linksdrehung des Kopfes.

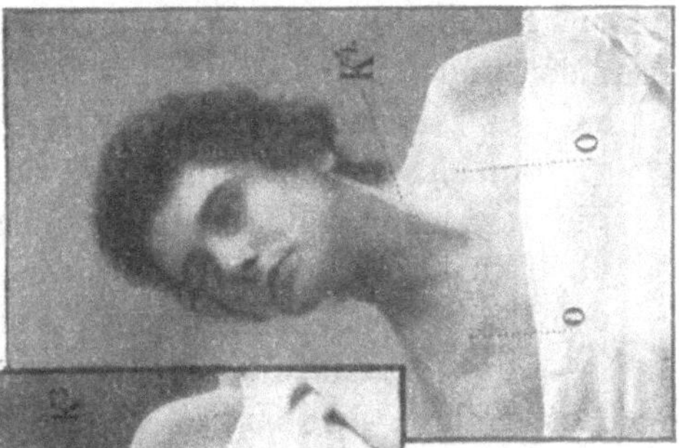

Fig. 163.

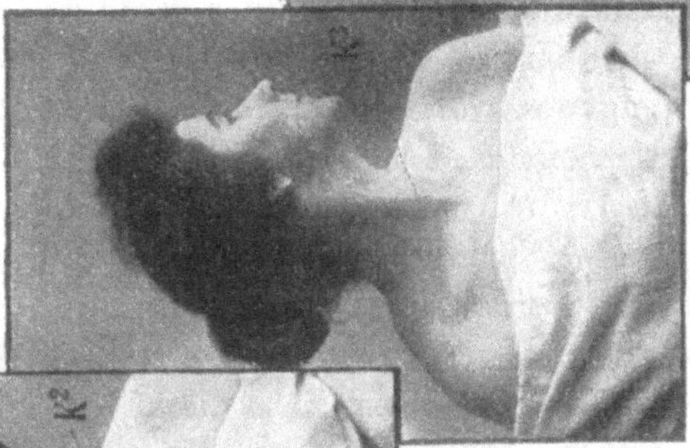

Fig. 162.

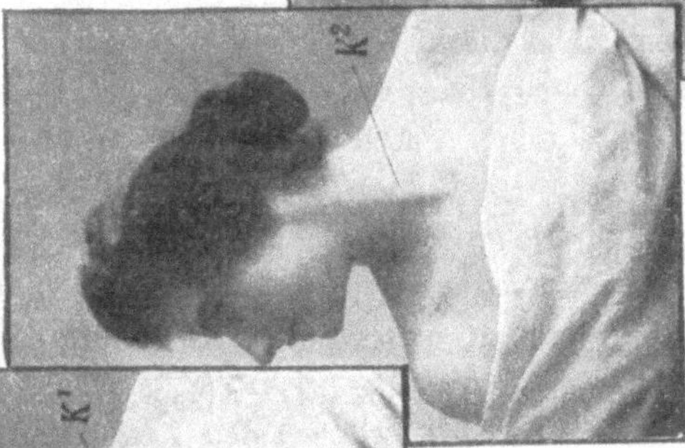

Fig. 161.

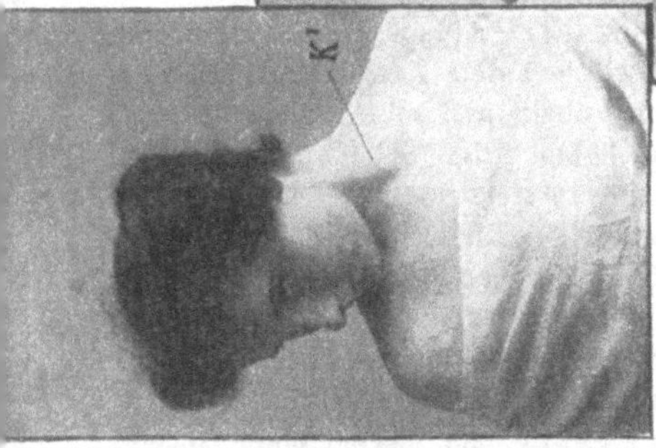

Fig. 160.

Der Kopfnicker bei verschiedenen Bewegungen. K^1, K^2, K^3, K^4 Kopfnicker. O Schlüsselbein.

Um die Bewegungen der Kopfnicker vollkommen beurteilen zu können, empfiehlt es sich, einen bestimmten Fall zu analysieren. Der Kopf sei rechts gedreht (Fig. 161), dann ist der linke Kopfnicker in seiner vollen Wirkung, d. h. verkürzt. Sein oberes Ende, namentlich der vordere Rand, tritt als starker Strang hinter dem Ohr hervor, zieht zu dem Brustbein herab und ist fast senkrecht gerichtet; er springt dabei so über die Haut hervor, daß man ihn mit den Fingern umgreifen kann. Die vordere Halsgrube wird dadurch auf der rechten Seite vertieft. Der Kopfnicker der rechten Seite ist während dieser Stellung durch die Drehung des Kopfes schraubenförmig fast um den halben Umfang des Halses herumgewickelt. Während durch den Zug des rechten Muskels der Warzenfortsatz und damit die rechte Schädelhälfte nach vorn gedreht wird, rückt der linke Warzenfortsatz nach hinten gegen die Schulter. Dadurch wird auch die obere Hälfte des linken Kopfnickers über die Reihe der Querfortsätze der Halswirbel weit nach hinten herum geführt. Dabei liegt er platt und fest an die unter ihm liegenden Muskeln angeschmiegt. Die Haut, die zwar nur lose mit ihm verbunden ist, besitzt keinen so beträchtlichen Spielraum, daß sie von dieser Verschiebung des linken Kopfnickers nicht beeinflußt würde. Sie folgt ihm und bildet regelmäßig zwei Falten, von welchen die eine seinem vorderen, die andere seinem hinteren Rande folgt. Diese Falten zeigen auf der Oberfläche der Haut den Weg, den der rechte Kopfnicker in unserem Beispiel nimmt. Die

Falten sind in der Mitte seines Weges am stärksten, um gegen auf- und abwärts allmählich auszulaufen. (Vergl. die Figuren 11 und 13 S. 38.)

Bei aufrechter Haltung grenzen die beiden Kopfnicker ein Gebiet ab, das man die vordere Halsregion nennt (Fig. 163). Diese scharf gezeichnete Region hat ihre Grenzen in den vorderen Rändern der Kopfnicker, in dem Unterkiefer und in der Brustbeinhandhabe. Am Unterkieferrand ist die Region am breitesten, um nach unten mehr und mehr sich zu verschmälern und in der vorderen Halsgrube ihr vertieftes Ende zu finden. Bei dem Mann ist sie kielförmig abgedacht, und beherbergt, wie schon erwähnt, das Zungenbein, den Kehlkopf, die Schilddrüse und die Luftröhre, die Speiseröhre und die großen zu dem Kopf aufsteigenden Blutgefäße. Die vordere Halsregion erfährt beträchtliche Änderungen bei den verschiedenen Stellungen des Kopfes. Sie ist in ihrer ganzen Ausdehnung sichtbar bei hochgehobenem Haupte (Fig. 163). Sowohl bei der Betrachtung von vorn als von der Seite ist zu bemerken, wie sie oben den Unterkieferästen folgt und in Form einer tiefen Furche, der Ohrkehlkopffurche, bis hinter das Ohr emporsteigt. Bei dem Senken des Hauptes kann die vordere Halsregion teilweise (Fig. 160) oder vollständig verdeckt werden, wenn das Kinn bis auf die Brust herabsinkt. Einige Änderungen der vorderen Halsregion bei den Seitwärtsbewegungen des Kopfes wurden schon oben (siehe die kleingedruckte Note) beschrieben. Hier sei beigefügt, daß die vordere Halsregion auch ihre Symmetrie verliert: Ist z. B. der Kopf links oder rechts gedreht (Figg. 161 u. 162), so breitet sich die obere Abteilung der Region weit aus, auf der anderen Seite wird sie zu einer engen Spalte zusammengedrängt, in der sich die Haut aufstaut. Der Kopf ist samt dem Zungenbein gedreht, während der Kehlkopf in seiner Stellung nahezu unverändert verharrt.

Es machen also nicht alle Organe des Halses die Drehbewegung des Kopfes mit; die Grenze, an der die Torsion aufhört, ist zwischen dem Zungenbein und dem Schildknorpel zu suchen. Während sich das Zungenbein auf seiner Stelle herumdreht, wird der Kehlkopf nur wenig seitwärts verschoben (Fig. 156).[1]

Bisher wurde bei der Beurteilung des Kopfnickers stets vorausgesetzt, daß der Kopf beweglich sei, das Schlüsselbein dagegen fest stehe. Allein diese beiden Punkte können unter verschiedenen Umständen ihre Rollen tauschen. Ist der Kopf durch die Nackenmuskeln, welche an dem Hinterhaupt angreifen, fixiert, so wendet sich die Kraft des Kopfnickers gegen das Schlüsselbein, um dasselbe samt dem Brustbein und den Rippen zu heben. Dies geschieht bei Atmungsbeschwerden, dem krampfhaften Husten, überhaupt bei forcierter schneller Einatmung. In dem Beginn einer solchen Einatmung, dem sog. Luftschnappen, ziehen sich der Kopfnicker und der Hautmuskel des Halses schnell zusammen und beide werden auf einen Augenblick bemerkbar und zwar alle ihre Fasern, sogar diejenigen, welche von dem Hautmuskel des Halses zu dem Mundwinkel in die Höhe ziehen. Daher zuckt der Mundwinkel und wird nach abwärts gezogen.

---

[1] W. Henke, Zur Topographie der Bewegungen am Halse bei Drehungen des Kopfes auf die Seite. Mit 4 Holzschnitten.

Der Brustbein-Zungenbeinmuskel *(M. sterno-hyoideus* Fig. 159 Nr. 10) liegt dicht neben der Mittellinie des Halses, hat bei ruhiger Lage die Breite von ca. 2 cm und erstreckt sich von dem Brustbein bis zum Zungenbein hinauf. Er entspringt an der hinteren Fläche der Brustbeinhandhabe und des nahen Schlüsselbeinendes, ist dort von dem inneren Kopf des Kopfnickers bedeckt, während er weiter oben nur mehr von dem Hautmuskel überlagert ist (Fig. 158 Nr. 3). Er setzt sich an dem Mittelstück des Zungenbeines an. Zwischen beiden Muskeln ragt oben der Kehlkopf vor, unten helfen sie zur Begrenzung der vorderen Halsgrube.

Der Schulterblatt-Zungenbeinmuskel *(M. omo-hyoideus,* Fig. 159 Nr. 11 u. 11') hat einen seltsamen Verlauf; er kommt fern von dem Schulterblatt her, steigt also von der unteren Nackengegend herauf bis zum Mittelstück des Zungenbeines. Er kreuzt dabei den Kopfnicker, indem er hinter ihm seinen Weg an der Seite des Halses hinauf nimmt. Dabei ist der Schulterblatt-Zungenbeinmuskel zweibäuchig. Der hintere Bauch entspringt vom oberen Rande des Schulterblattes nahe der Gelenk pfanne, folgt dann eine Strecke weit dem Schlüsselbein, kommt dann unter dem vor deren Rande des Kapuzenmuskels (Fig. 159 Nr. 2') hervor, und durchzieht die seitliche Halsregion, indem er einen Winkel beschreibt. Die Halsfascie zwingt ihn zu diesem Verlauf. Hinter dem Kopfnicker geht aus dem ebenbeschriebenen Muskelbauche eine Zwischensehne hervor, aus welcher sich der zweite Bauch mit steilerem Verlaufe entwickelt. Dieser steigt nun zu seiner Ansatzstelle an dem Zungenbein empor, welche seitlich von dem Brustbein-Zungenbeinmuskel sich befindet. Wirkung: Zieht das Zungenbein herab und gleichzeitig etwas nach hinten.

Hinter den beiden obenerwähnten Muskeln liegen, zum größten Teile bedeckt:

Der Brust-Schildknorpelmuskel *(M. sterno-thyreoideus).* Er entspringt hinter dem Brustbein-Zungenbeinmuskel von der hinteren Fläche des Brustbeines und läuft die Schilddrüse bedeckend zum Schildknorpel des Kehlkopfes, um sich an der Seitenfläche desselben zu befestigen. Wirkung: zieht den Kehlkopf herab.

Der Schildknorpel-Zungenbeinmuskel *(M. thyreo-hyoideus)* ist streng genommen nur eine Fortsetzung des vorhergehenden, welche sich bis zu dem großen Horn des Zungenbeines erstreckt.

b) Tiefliegende Schichte der Halsmuskeln.

Diese Schichte kommt erst nach Entfernung der oberflächlich liegenden Muskelschichte und der Weichteile des Halses zum Vorschein, wobei sich zeigt, daß sie die vordere Fläche und die seitlichen Partien der Halswirbelsäule bedeckt. Diese letztere Abteilung erstreckt sich von den Querfortsätzen der Halswirbel zu den oberen Rippen, ist von dem tiefen Blatt der Halsfascie bedeckt, und der hintere Bauch des Schulterblatt-Zungenbeinmuskels (Fig. 159 Nr. 11') zieht über sie hinweg. Es sind dies:

die drei Rippenhalter, bestehend aus dem vorderen Rippenhalter *(M. scalenus anticus),* dem mittleren Rippenhalter *(M. scalenus medius),* welcher den vorigen an Stärke und Länge übertrifft, und dem hinteren Rippenhalter *(M. scalenus posticus),* dem kleinsten von den dreien und häufig mit dem mittleren verwachsen.

Diese drei Muskeln zusammengenommen stellen eine dreiseitige, von den Querfortsätzen der Halswirbel zu den zwei oberen Rippen herabsteigende Muskelmasse dar; sie halten die Rippen und können sie in die Höhe heben, jedoch nur dann, wenn zuvor der Kopf und damit auch der Hals durch andere Muskeln fixiert ist. Unter solchen Umständen entsprechen sie erst ihrem Namen als Rippenhalter und Rippenheber. Sind aber die Rippen fixiert und der Hals beweglich, so werden dieselben Rippenhalter den Hals drehen und seitwärts beugen, wenn sie nur auf einer Seite thätig sind oder ihn vorwärts beugen, wenn sie gleichzeitig auf beiden Seiten wirken. Ihre Zusammenziehungen bei dem forcierten Seitwärtsneigen des Kopfes lassen sich direkt beobachten. — Auf der vorderen Fläche der Halswirbelsäule liegt

der lange Halsmuskel (*M. longus colli*), er bildet einen rundlichen Strang, der von der Vorder- und Seitenfläche der drei obersten Brust- und der zwei bis drei untersten Halswirbel entspringt und bis zum vorderen Umfang des Atlas in die Höhe steigt, um sich dort zu befestigen. Ehe er den Atlas erreicht, giebt er an die übrigen Halswirbel mehrere Zacken ab, wodurch seine Wirkung augenscheinlich zu derjenigen eines Beugers der Halswirbelsäule wird. Nach außen von ihm liegt

der große vordere gerade Kopfmuskel (*M. rectus capitis anticus major*), etwas mächtiger als der vorerwähnte. Er deckt ihn auch mit seinem inneren Rande, denn der Ursprung von den Querfortsatzhöckern des dritten bis sechsten Halswirbels berührt direkt den Verlauf seines Nachbars. Der aus diesen Ursprüngen hervorgehende Muskelbauch erstreckt sich bis zu dem Grundbein des Schädels hinauf, wo er sich befestigt. Er beugt den Kopf nach vorwärts und verdient also ebenfalls den Namen eines Kopfnickers.

4) Die vordere Region des Halses und die Seitenregionen desselben.

Die Aufstellung scharf begrenzter Halsregionen, wodurch die Übersicht erleichtert wird, ist in der plastischen Anatomie nicht mit solchen Schwierigkeiten verbunden wie in der beschreibenden oder in der chirurgischen Anatomie. In der plastischen Anatomie ist der Ausgangspunkt für das Studium der kräftig entwickelte männliche Körper, dessen Regionen es an sicheren und leicht erkennbaren Grenzen durchaus nicht fehlt; ferner handelt es sich hier vorzugsweise um die oberflächlichen Schichten. Die plastische Anatomie faßt also vorzugsweise die oberflächlichen Formen ins Auge, und greift zunächst nach dem Hals des wohlgebauten Mannes. Verständnisvolle Auswahl des Modelles ist gerade hier die allererste Bedingung. An kurzen Hälsen wohlbeleibter Individuen läßt sich kaum wahrnehmen, wo eine Region aufhört und die andere beginnt, und an den schönen Frauenhälsen sucht man vergebens nach scharfen Grenzlinien. An einem kräftigen männlichen Körper ist dagegen der Hals durch vier Flächen begrenzt:

Die vordere Halsregion, welche durch den Verlauf der beiden Kopfnicker begrenzt wird, erstreckt sich vom Kinn bis zu der Halsgrube (Fig. 163). Durch die Beweglichkeit des Kopfes und der Halswirbelsäule kann sie, wie alle Seiten des Halses, verschiedene Gestalt annehmen. In wie fern dies der Fall ist, wurde schon oben bei der Beschreibung des Kopfnickers erwähnt.

Die hintere Halsregion umfaßt diejenige Fläche, die man im gewöhnlichen Leben Nacken nennt. Ihre Ausdehnung erstreckt sich von dem Hinterhaupt bis zu dem siebenten Halswirbel, dessen Dornfortsatz am meisten von allen Halswirbeln über die Nackenfläche hervorspringt. Die seitlichen Grenzen sind durch den Rand der Kapuzenmuskeln gebildet (vergl. die Fig. 164). An dem Lebenden oder der unversehrten Leiche eines Mannes kann man kaum im Zweifel sein, wo die Seitenlinien des Nackens herablaufen, an dem Präparat ist die Entscheidung schwieriger, weil Kopf- und Nackenursprung des Kapuzenmuskels nicht auf die hintere Halsregion beschränkt bleiben, sondern in die seitliche Halsregion umbiegen, wie sich dies aus der Figur 159 Nr. 2 u. 2′ und aus der Figur 164 entnehmen läßt. Der Hals ist in beiden Figuren im Profil dargestellt, die hintere Profillinie zieht dem Kapuzenmuskel entlang, dessen Muskelbündel die Nackenregion verlassen, um auf die Seitenfläche des Halses überzugreifen und dort an dem Akromion und dem akromialen Ende des Schlüsselbeines sich zu befestigen. Ist man mit dieser Thatsache vertraut, so bietet die Beschreibung der seitlichen Halsregion und ihrer Veränderungen bei der Bewegung keinerlei Schwierigkeiten.

Die seitliche Halsregion erstreckt sich von dem hinteren Rande des Kopfnickers bis zu derjenigen Linie, an der die Seitenfläche in den Nacken umbiegt. Diese seitliche Halsregion hat eine vertiefte, länglich vierseitige Grube aufzuweisen, welche zwischen dem ebenerwähnten Rande des Kopfnickers und dem vorderen Rande des Kapuzenmuskels liegt (Fig. 159 Nr. 2 u. 2′ und Fig. 164). Die untere Grenze wird von dem beweglichen Schlüsselbein dargestellt, die obere von dem Hinterhaupt, doch verschmälert sich die vertiefte Fläche gegen oben. Zwischen diesen Rändern kommen von der tiefen Halsfascie bedeckt, die Züge jener Muskeln zu Tage, welche schon weiter oben als Rippenhalter beschrieben wurden, ferner Teile des Aufhebers des Schulterblattes und des Bauchmuskels. Alle diese Muskeln, deren Verlauf bei der Anatomie der Nackenregion noch zu erwähnen sein wird, haben, wie in der Figur 159 bei Nr. 3 u. 3′ angedeutet ist, einen sehr steilen Verlauf. Es bedarf dünner fettloser Haut bei gleichzeitiger kräftiger Entwickelung der Muskulatur, um bei den gewöhnlichen Bewegungen des Halses etwas von diesen tiefliegenden Muskelzügen zu sehen. Bei forcierter Seitwärtsbeugung und Drehung des Halses oder bei krampfartigem Husten, wobei die Arme sich an irgend einem Gegenstand (Stuhlrand) festklammern, treten sie hervor. Mit wenig Schwierigkeiten läßt sich der Schulterblatt-Zungenbeinmuskel auffinden, obwohl auch er von einem Blatt der Halsfascie und überdies von dem Hautmuskel des Halses bedeckt ist. Dreht sich der Kopf z. B. nach links, während der gestreckte rechte Arm einen Stuhl auf Brusthöhe emporhebt, so wird der Verlauf des hinteren Muskelbauches durch die seitliche Halsgrube leicht sichtbar.

Der vierseitige, vertiefte, von Muskeln begrenzte Raum der seitlichen Halsregion verändert seine Form bei verschiedenen Stellungen des Kopfes.

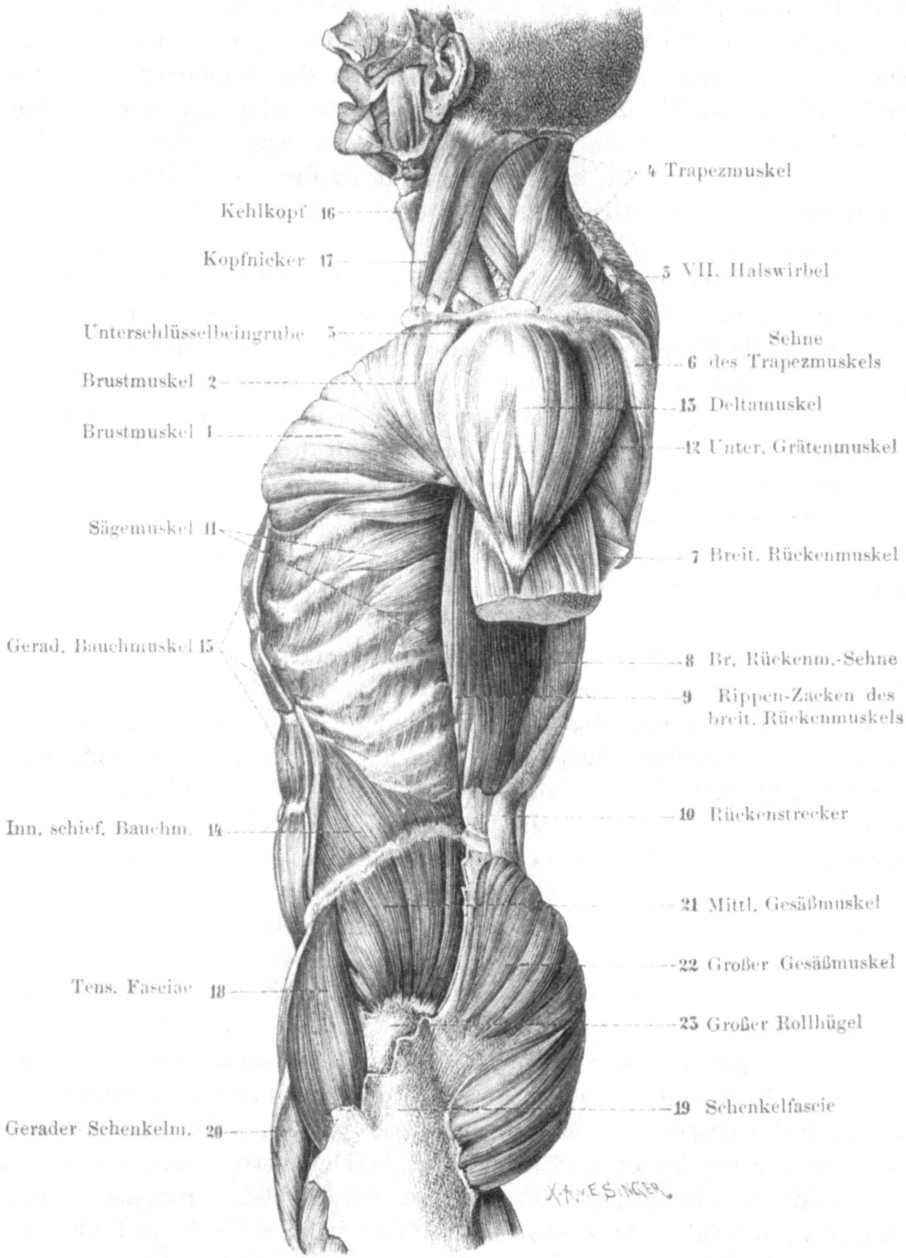

Fig. 164. Die linke Fläche des Körpers nach Abnahme der Haut- und Fettschichte und des äußeren schiefen Bauchmuskels.

Wendet sich der Kopf, so wird die ganze seitliche Halsregion der entgegengesetzten Seite breiter und tiefer als sie vorher war, denn der Kopfnicker verläßt seinen früheren Platz und rückt mit dem Warzenfortsatz nach vorn (Figg. 156 u. 162). Auf derjenigen Seite aber, nach welcher die Drehung des Kopfes stattfand, ist die Halsregion verschmälert und der vertiefte Raum ist verschwunden. Der um die Halswirbelsäule herumgelegte Kopfnicker hat sich mit seinem hinteren Rande dem Trapezmuskel so genähert, daß statt der vierseitigen Vertiefung nur eine Hautrinne bemerkbar ist, die wir samt ihren Rändern eben mit dem Ausdruck „Hautfalte“ bezeichnen. Das obere Ende der seitlichen Halsregion bietet kein besonderes Interesse, dagegen das untere, das als

seitliche Halsgrube in der plastischen Anatomie noch besondere Erwähnung verdient. Sobald der Arm seine Stellung zu dem Rumpf verändert, erhält diese Grube eine andere Gestalt. In der Figur 158 läßt sich durch die Schraffur bei Nr. 12 eine leicht angedeutete Vertiefung erkennen, die nach aufwärts sich allmählich verliert. Ihre untere Grenze ist das Schlüsselbein, ihre seitlichen Ränder, wie aus dem vorhergehenden zu entnehmen, der Kopfnicker und der Trapezmuskel. Geht man von der ruhigen Haltung des männlichen Körpers und der dadurch bedingten Ausdehnung der seitlichen Halsgrube aus, so ist folgendes zu beachten:

Bei dem Zurückgreifen des Armes wird die Grube seichter, als sie bei der natürlichen Stellung der oberen Gliedmaßen ist, weil das Schlüsselbein an die tiefe Schichte der Halsmuskeln gepreßt wird. Wird der Arm vorgestreckt, so vertieft sich dagegen die seitliche Halsgrube beträchtlich, weil das Schlüsselbein sich von dem Rumpf abhebt. Die Figur 165 zeigt zwischen Nr. 1 u. 2 die seitliche Halsgrube auf der linken Seite bedeutend vertieft, weil der linke Arm vorgreift. Ihre untere Grenze, das Schlüsselbein, ist deutlich ausgeprägt, ebenso der vordere Rand des Trapezmuskels, der, kräftigst entwickelt, an dem Akromialende des Schlüsselbeines sich befestigt. —

Zwischen der äußersten Abflachung und Vertiefung der seitlichen Halsgrube giebt es zahlreiche Übergänge, die sich leicht von selbst erklären (vergl. die Figg. 160—163). Bei hochgehobenem Arm verschwindet die seitliche Halsgrube, ja selbst die Stelle, die sie einnahm, vollständig, denn der ganze Schultergürtel kann sich soweit in die Höhe heben, bis das Schlüsselbein und der Deltamuskel die Seitenfläche des Halses berühren (Fig. 75 links).

Auf die Gestalt der seitlichen Halsgrube ist auch das forcierte Atmen und alle Thätigkeiten, welche davon abhängen, von wesentlichem Einfluß. Bei tiefer Einatmung sinkt die seitliche Halsgrube ein, um mit dem Beginn der Ausatmung wieder auf ihren früheren Stand zurückzukehren. Bei dem Singen und Schreien, wobei allmähliches Ausströmen der in den Lungen enthaltenen Luft, bei verengter Stimmritze stattfindet, füllt sich die seitliche Halsgrube mehr und mehr, je länger der Ton erschallt, um in demselben Augenblick, wo eine neue Einatmung erfolgt, einer starken Einsenkung Platz zu machen. Das Verständnis dieser

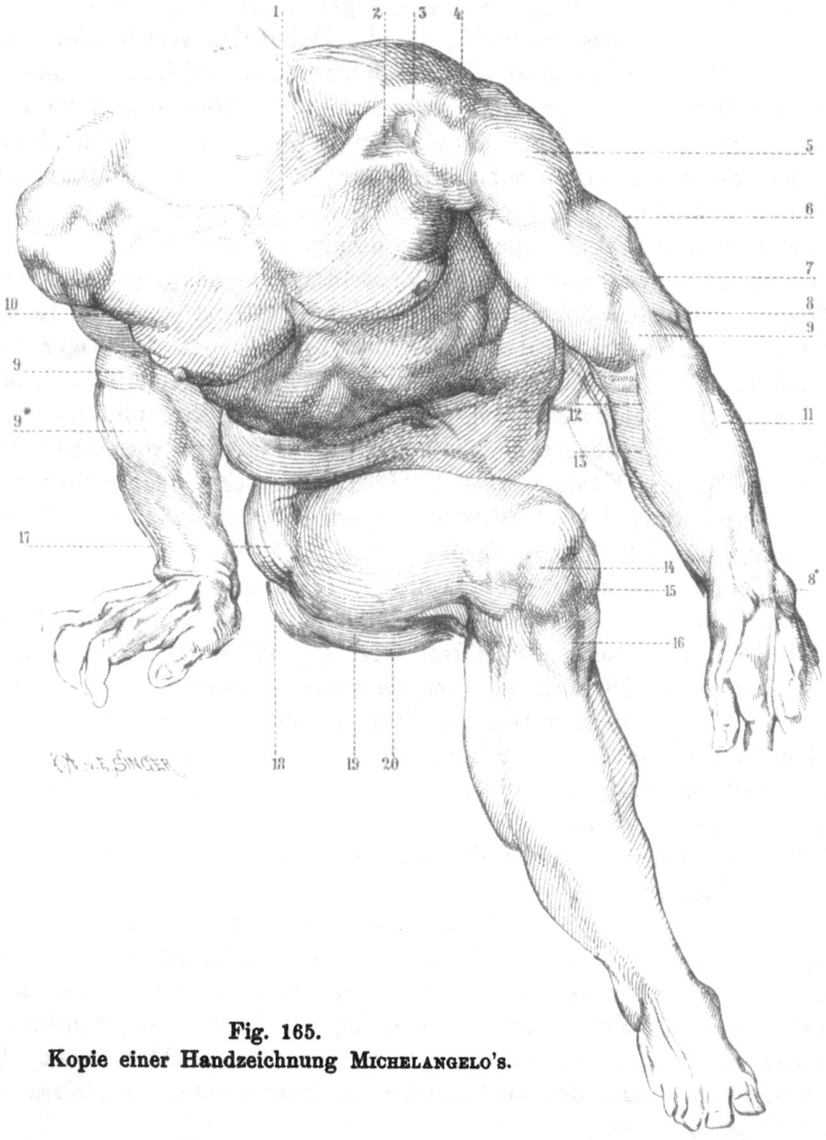

Fig. 165.
Kopie einer Handzeichnung MICHELANGELO's.

1. Schlüsselbein
2. Unterschlüsselbeingrube. Spalt zwischen Delta- und Brustmuskel
3. Akromialende des Schlüsselbeines
4. Akromion
5. Deltamuskel
6. Strecker des Oberarmes
7. Sehnenfeld des Streckers
8. Ellbogen
8*. Köpfchen der Elle
9. Aufheber des Vorderarmes, am linken und rechten Arm
9*. Speichenstrecker der Hand
10. Schwellung des Brustmuskels vor dem Übergang in seine Sehne
11. Langer Strecker der Finger
12. Ellenbeuge vom langen Aufheber begrenzt
13. Der runde Pronator
14. Streckersehne
15. Kniescheibe
16. Kniescheibenband
17. Spanner der Fascie
18. Großer Gesäßmuskel
19. Furche zwischen der Strecker- und Beugergruppe
20. Beugergruppe

Formen bei Frauen und Kindern, bei denen sowohl das Fettgewebe unter der Haut als dasjenige zwischen den Schichten der Halsfascie so viel verschleiert, bietet keine Schwierigkeiten mehr, sobald die anatomische Zergliederung und das Studium eines hierfür tauglichen männlichen Modelles den wahren Grund all' der wechselnden Erscheinungen aufgedeckt hat.

Die Haut ist an der seitlichen Halsregion verschiebbar, doch nimmt die Verschiebbarkeit gegen den Kopf hin mehr und mehr ab, und mit dem oberen Ende des Trapezmuskels und des Kopfnickers ist sie innig verwachsen. Dies ist der Grund, daß sich die, bei der Seitwärtsneigung entstehende Hautfalte an dem oberen Ende des Halses aufstaut.

Durch die Haut des Halses sehen Venen hindurch, von denen eine durch den regelmäßigen Verlauf und durch ihre Größe ausgezeichnet ist, es ist dies die äußere Drosselader *(Vena jugularis externa)*. Sie liegt unter dem Hautmuskel des Halses und entsteht aus oberflächlichen Zweigen, die vom Hinterhaupt und von der Ohrgegend herabkommen. Sie steigt steil über den Kopfnicker hinab und begiebt sich in die seitliche Halsgrube, um zu dem Stamm der inneren Drosselader zu gelangen, welche hinter dem Kopfnicker den Weg zum Herzen nimmt. Bei dem Anhalten des Atems, nach vorhergegangener tiefer Einatmung, staut sich das Blut derart in den Venen des Halses und Kopfes, daß auch die äußere Drosselader anschwillt und ihr Ursprung leicht festzustellen ist. Bei schweren Anstrengungen schwillt sie aus denselben Gründen an, weil dabei der Atem angehalten wird. Mit gutem Grunde ist sie deshalb bei dem Borghesischen Fechter und bei dem Laokoon von den antiken Meistern angegeben. Wenn diese Ader bei dem Singen, Schreien und dergl. hervortritt, so liegt der letzte Grund immer in dem zeitweise verhinderten Rückfluß des Blutes, wobei die Venen des Kopfes und Halses anschwellen. Unter den ebenerwähnten Umständen treten auch noch andere Venen, die unter der Haut liegen, zum Vorschein. Dies ist der Fall mit

der vorderen Drosselvene *(Vena jugularis anterior)*, welche durch den Zusammenfluß mehrerer Venen der Unterkinngegend entsteht und von der Mitte des Halses entweder paarig oder unpaarig herabsteigt, um in der Tiefe der Drosseladergrube sich zu verlieren. Bei der zarten Haut blonder Kinder und Frauen sehen überhaupt im Gesicht wie in dem Bereich der vorderen und seitlichen Halsregion zahlreiche Venen in Form von blauen, oft untereinander zusammenhängenden Bahnen hindurch. Niemals bemerkt man im Nacken etwas der Art, weil dort die Haut zu dick ist, und die Venen ähnlichen Kalibers zu tief liegen, als daß sie noch durch die Haut hindurchscheinen könnten.

II. Muskeln der Brust.

Äußere Ansicht der vorderen und seitlichen Brustgegend.

Als Brust erscheint, anatomisch aufgefaßt, eine Körperregion, welche sich von dem Schlüsselbein nach abwärts bis gegen die unteren Rippen erstreckt. Für männlich kraftvolle Gestalten braucht man eine breite Brust und breite Schultern. Die Form des Brustkorbes ist für die äußere Erscheinung des Rumpfes das Entscheidende oder wie es auch genannt wird, das „Gestaltende" (vergl. die Fig. 68). Diese Brust ist nicht übermäßig entwickelt, ebensowenig jene der Figur 28. Die Alten pflegten ihre Helden kräftiger und muskulöser darzustellen. — Die Brust scheidet sich in eine vordere, seitliche und hintere Brustregion. Die vordere Brustregion ist in der Mitte von einer schmalen Rinne, der vorderen Medianrinne, durchzogen. Sie ist durch die kräftige Entwickelung des großen Brustmuskels hervorgebracht, denn bei mageren Individuen verwandelt sie sich in das Gegenteil, in einen hochragenden Streifen. Das Brustbein ist dann breit unter der Haut sichtbar und läßt den Ansatz der Rippenknorpel deutlich erkennen, welche sonst durch die Schichte des großen Brustmuskels bis auf schwache Spuren verdeckt werden. Der ebenfalls nur nach der Abmagerung deutliche, quere Vorsprung an der Vereinigungsstelle der Handhabe des Brustbeines mit dem Körper desselben, wurde schon in der Knochenlehre erwähnt. Eine leichte Vertiefung zeigt das Ende des Brustbeinkörpers und den Beginn des Schwertknorpels an. Auf den Schwertknorpel folgt die, schon dem Unterleib angehörige Magengrube *(Fossa cardiaca)*. (Vergl. die Figuren 68 und 165, an denen die Rinne zwischen den beiden Brustmuskeln vortrefflich hervortritt, ebenso das Ende des Brustbeines, das Ende des Schwertknorpels und dann die weiter abwärts folgende Magengrube.) Durch die Medianrinne wird die vordere große Brustfläche in zwei kleinere, in eine rechte und linke abgeteilt. Entbehrungen, Krankheit und Alter können den Brustmuskel so verdünnen, daß die Rippen zu zählen sind. Freilich sind dann ebenfalls noch Flächen zu sehen, aber sie zeigen eben nur die Rippen, welche in ihrer Kahlheit die Erinnerung an des Lebens Notdurft hervorrufen.

Die Brustwarzen samt dem Warzenhofe bilden etwas nach außen gerichtete Kugelsegmente, deren Spitzen mit dem unteren Rand der vierten oder mit der fünften Rippe zusammenfallen; ihre Lage schwankt innerhalb der erwähnten Grenze. Sie liegen 10—12 cm von der Mittellinie des Brustbeines entfernt. Die Haut ist in der Mittellinie dünn und über dem Brustbein wenig verschiebbar, seitwärts wird sie dicker und läßt sich in Falten aufheben. Das Unterhaut-Bindegewebe zeichnet sich auf der Vorderfläche der Brust, besonders aber um die

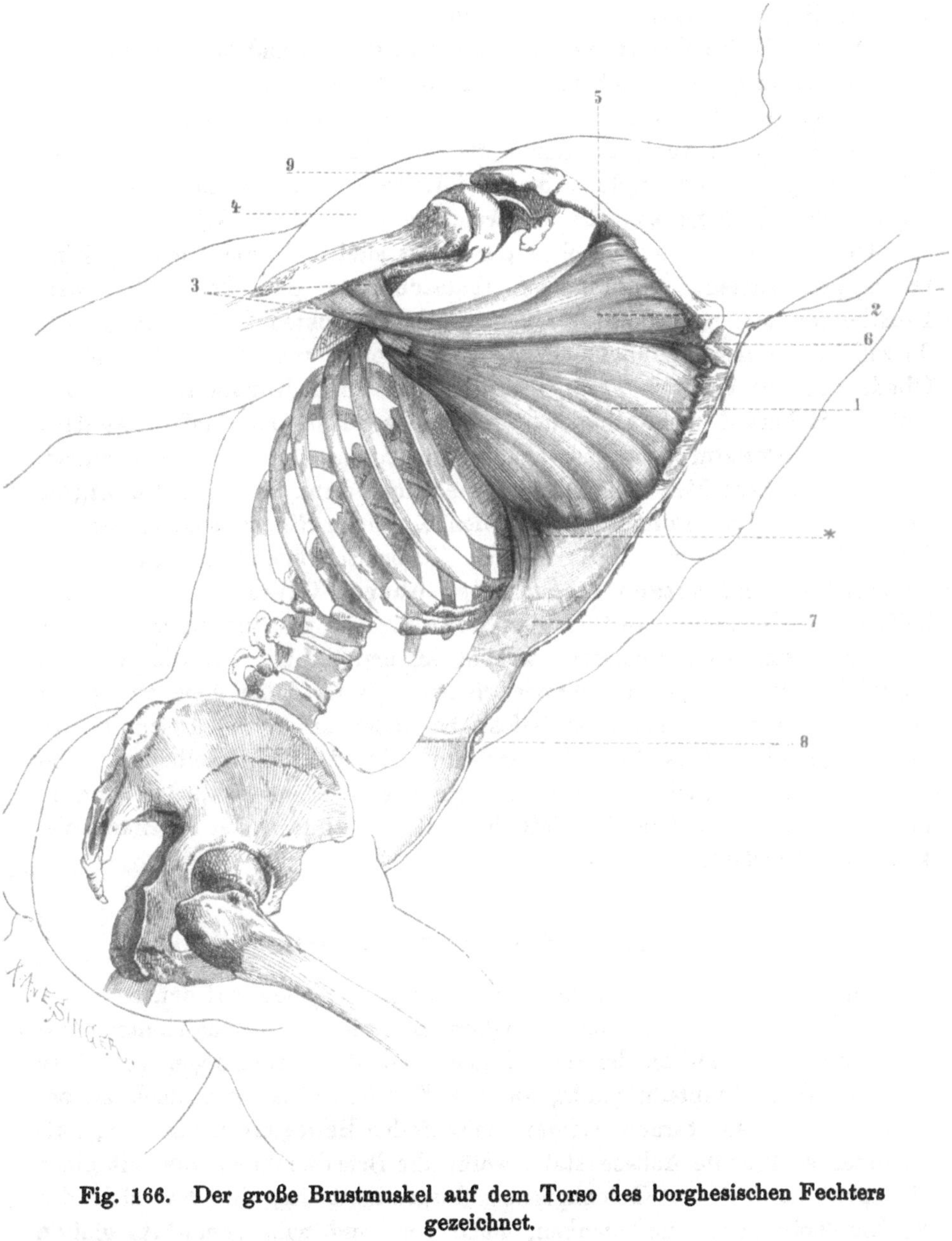

Fig. 166. Der große Brustmuskel auf dem Torso des borghesischen Fechters gezeichnet.

1. Brustbeinportion des Brustmuskels
2. Schlüsselbeinportion des Brustmuskels
3. Ansatzsehne
4. Deltamuskel
5. Unterschlüsselbeingrube
6. Spalt zw. Brustbein- und Schlüsselbeinport.
7. Gerader Bauchmuskel
8. Vordere Begrenzungslinie des äußeren schiefen Bauchmuskels

* Die von der Scheide des geraden Bauchmuskels entspringende Zacke des Brustmuskels

Brustdrüsen herum, durch ansehnlichen Fettgehalt aus, welcher jedoch auf dem Brustbein fast vollkommen fehlt.

Die seitliche Brustregion hat als vorderen Rand den Brustmuskel (Fig. 67 † S. 120), geht nach aufwärts in die Achselgrube und nach unten in die Weichen allmählich und ohne bestimmte Grenze über.

Die Rückenfläche ist durch die von Muskeln bedeckten Schulterblätter ausgezeichnet, welche durch ihre verschiedenen Stellungen die Formen des Rückens abwechselungsreich gestalten (Fig. 63 S. 107).

Die oben erwähnten Flächen der Brust sind nicht anatomischen Einteilungsgrundsätzen, sondern dem thatsächlichen Bau des knöchernen Brustkorbes und seiner durch die Muskeln bedeckten Teile entnommen. Je vollendeter der männliche Organismus geformt, um so schärfer ist die Gliederung der Brust in große Hauptflächen. Alle Kunstwerke, von der Antike bis herauf zu uns haben diese Thatsache erkannt und dargestellt.

Die Muskulatur der Brust liegt in mehreren Schichten übereinander. Die tiefsten Schichten sind ausschließlich dem Brustkorbe eigen und füllen die Spalträume zwischen den einzelnen Rippen aus; sie heißen Muskeln des Thorax. Die oberflächlichen Schichten verlassen den Brustkorb, und setzen sich an den oberen Gliedmaßen fest; sie heißen deshalb auch Gliedmaßenmuskeln. Die meisten derselben sind große mächtige Fleischmassen, welche in erster Linie für die weitausgreifenden Bewegungen des Armes dienen. Es ist dabei gleichgültig, ob sie sich direkt an dem Arm befestigen, oder an einem Abschnitt des Schultergürtels, sei es des Schulterblattes oder des Schlüsselbeines. Die oberflächliche Muskellage wird von einer Fascie bedeckt, der Brustfascie, welche von dem Unterleib heraufkommt und in das oberflächliche Blatt der Halsfascie übergeht.

1) Gliedmaſsenmuskeln der Brust.

Die Gliedmaßenmuskeln der Brust wirken vor allem auf den Schultergürtel, der in hohem Grade beweglich ist, wie die Verschiebungen des Schulterblattes deutlich lehren. Dabei sind die Bewegungen in erster Linie an dem Hauptstützpunkt, an dem Brust-Schlüsselbeingelenk zu beachten. Dort, im Sternoclaviculargelenk finden Bewegungen um drei, aufeinander senkrechte Achsen statt, wofür die Brustbeinhandhabe mit einer eigenartig gestalteten Gelenkpfanne ausgestattet ist, in der sich das Schlüsselbein heben und senken, nach vor- und nach rückwärts gleiten kann und überdies durch Drehungen die obere Fläche sich nach rückwärts oder nach vorwärts wenden läßt. Das Schlüsselbein hat aber noch ein zweites Gelenk, an dem Akromion das Akromialgelenk, in welchem ebenfalls Drehungen um drei aufeinander senkrechte Achsen stattfinden. Diese Drehungen sind geringer, als jene des sternalen Gelenkes, aber sie dürfen schon darum nicht übersehen werden, weil ja durch dieses Gelenk die Verbindung mit dem Schulterblatt hergestellt wird. Dabei ist das akromiale Gelenk bei der ruhigen aufrechten Haltung völlig entlastet; das starke Band, das von dem Rabenfortsatz zu dem Schlüsselbein verläuft *(Ligamentum coracoclaviculare)*, trägt allein die Last des im Schultergelenk hängenden Armes.

Der große Brustmuskel *(M. pectoralis major*, Fig. 166) bedeckt den größten Teil der Vorderfläche der Brust. Er entspringt vom Schlüsselbein (Fig. 166 Nr. 2), von der ganzen Vorderfläche des Brustbeines herab bis zu dem Ansatz des sechsten Rippenknorpels. Je näher seine Ursprungsbündel gegen diese Rippenknorpel gelangen, desto weiter entfernen sie sich von der Mittellinie des Brustbeines. Unterhalb der sechsten Rippe gesellt sich noch eine platte Ursprungszacke (Fig. 166 bei *), von der Aponeurose des äußeren schiefen Bauchmuskels her, zu ihnen. Alle diese Ursprungspartien ziehen zu dem Oberarmknochen, und befestigen sich mit einer platten Sehne an der Knochenleiste, welche von dem großen Höcker des Oberarmknochens herabkommt. Die Hauptmasse der Ansatzsehne wird von dem Deltamuskel überlagert. Der übrige Teil des Muskels ist nur von der Haut und der Fascie bedeckt. Wirkung: Der Muskel zieht den Arm an den Körper heran, wobei er sich verdickt. Bei aufgehobenem Arm ist er gedehnt und verlängert, also auch dünner im Vergleich zu der Dicke, die er bei der ruhigen Haltung der oberen Gliedmaßen besitzt.

Von dem Deltamuskel wird der große Brustmuskel durch eine dreieckige, oben breite, unten spitzig verlaufende Spalte geschieden (Fig. 166 Nr. 5), in welcher Fett und eine Vene liegt. Diese Vene, das obere Ende der Kopfvene des Armes, schimmert bei Frauen bisweilen durch die zarte Haut bläulich hindurch. Die Spalte verwandelt sich durch die darüber hinziehende Haut und Fascie in eine kleine dreieckige Grube, die Unterschlüsselbeingrube, welche bei verschiedenen Stellungen des Armes an Deutlichkeit ab- und zunimmt. Michelangelo hat sie in der Skizze Figur 165 bei Nr. 2 scharf markiert. Eine ähnliche dreieckige aber weniger tiefe Furche findet sich zwischen dem Schlüsselbeinursprung des Muskels und dem Brustbeinursprung desselben (Fig. 166 Nr. 6). Dennoch kann man auch diese Trennungsstelle der Ursprungsportionen wohl erkennen, und so finden wir denn auch die Furche in der Figur 165 angedeutet.

Der große Brustmuskel bildet vorzugsweise die vordere Wand der Achselhöhle, was am besten bei aufgehobenem Arm zu sehen ist. Der seitliche, zur Achselhöhle aufsteigende Rand ist dick, er läßt sich am Lebenden umgreifen und von seiner Unterlage abziehen, denn er ist nur durch lockeres Bindegewebe mir ihr verbunden, wie sich ja überhaupt die Muskeln auf ihrer Unterlage verschieben und sich von ihr entfernen.

Bei bestimmten Bewegungen hebt sich der große Brustmuskel von der knöchernen Wand des Brustkorbes beträchtlich ab, z. B. bei dem Vorstrecken des Armes. Dabei wandert die Achselhöhle ebenfalls mehr nach vorn, denn mit dem vorgestreckten Arme rückt auch das Schulterblatt, das die hintere Wand der Achselhöhle bildet, in eine andere Stellung.

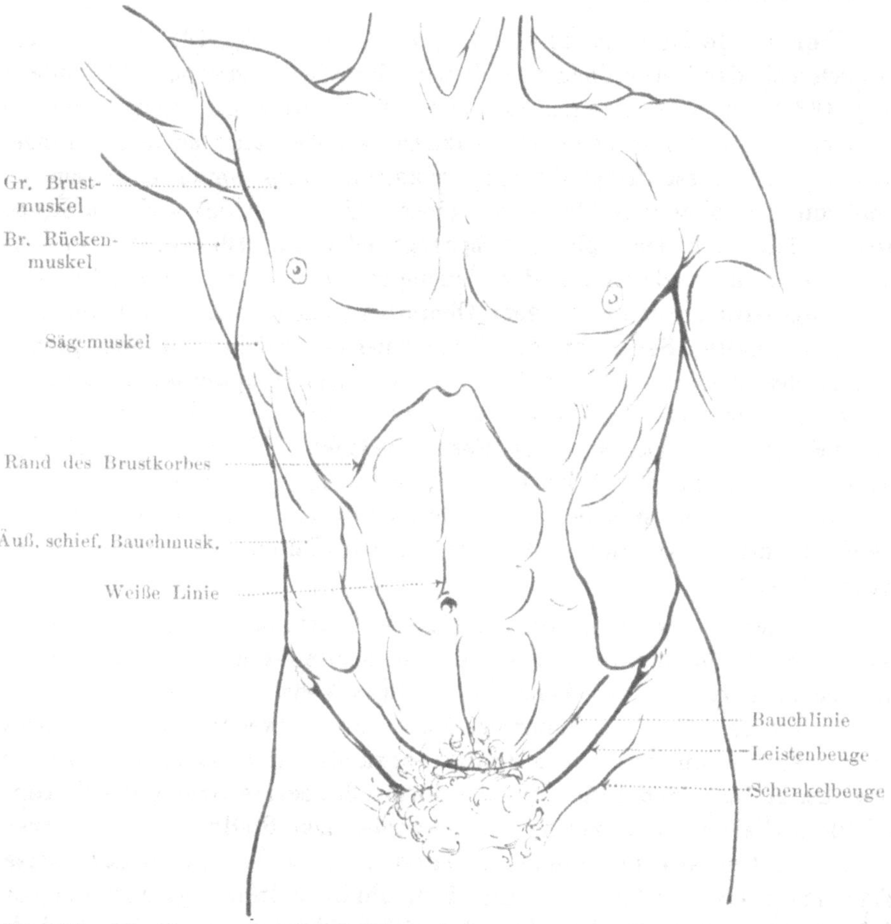

Fig. 167. Die Formen des großen Brustmuskels am Lebenden. Der rechte Arm ist erhoben, die Brust wie nach tiefer Einatmung. Konturzeichnung zu Figur 24.

Bei kräftigen Männern verdickt sich der seitlich zur Achselhöhle aufsteigende Rand unmittelbar vor dem Übergang in die Sehne. In der Figur 165 ist diese Stelle fast übermäßig ausgeprägt. Diese Anschwellung kann so beträchtlich sein, daß sie den Anschein einer krankhaften Verdickung innerhalb der Fleischmasse vortäuscht. Die Anschwellung rührt davon her, daß die von der Brust herkommenden Fleischfasern sich an dieser Stelle zusammendrängen; es staut sich gleichsam die Flut aller

Fasern an dieser einzigen Stelle, um gleichzeitig in die Ansatzsehne überzugehen.

Der seitliche zur Achselhöhle aufsteigende Muskelrand ist nicht gerade, sondern leicht gebogen, denn die von dem Brustbeinende, von dem sechsten Rippenknorpel und der Aponeurose des äußeren schiefen Bauchmuskels aufsteigenden Muskelbündel schieben sich unter die von der Mitte des Brustbeines kommenden hinein. Die von der Aponeurose des äußeren schiefen Bauchmuskels aufsteigende Muskelzacke ist sehr dünn und wird überdies von starken bogenförmig verlaufenden Strängen der Brustfascie so fest an die Vorderfläche des siebenten und achten Rippenknorpels angedrückt, daß diese Ursprungszacke durch die Haut hindurch nicht erkennbar ist. Deshalb haben weder antike noch moderne Künstler auf diesen Teil des Muskels Rücksicht genommen, sondern die vordere Begrenzungslinie des großen Brustmuskels bogenförmig in die seitliche übergeführt. (Siehe die Figg. 165 und 167.) Der Ansatz des großen Brustmuskels wird erst nach Entfernung des Deltamuskels sichtbar.

Von der Sehne des Brustmuskels, die eine 6 cm breite, doppelt geschichtete Platte darstellt (Fig. 166 Nr. 3), ist unter natürlichen Umständen nur ein kleines dreieckiges Feld sichtbar, das durch seine vertiefte Lage auffällt, namentlich dann, wenn der Muskel in Thätigkeit versetzt wird, der gestreckte Arm z. B. irgend eine Last gegen den Körper heranzieht. Da läßt sich auch der scharf gespannte Rand der Sehne fühlen und umgreifen.

Der kleine Brustmuskel *(M. pectoralis minor*, Fig. 117 Nr. 7) entspringt mit drei dünnen Sehnen an der dritten, vierten und fünften Rippe. Die an diese Sehnen sich anschließenden Muskelportionen stellen, je höher sie steigen, desto mehr einen gemeinsamen Muskelbauch her, der sich mit einer kurzen Endsehne an dem Hackenfortsatz des Schulterblattes befestigt. Wirkung: Zieht das Schulterblatt und damit den Schultergürtel herab. Der kleine Brustmuskel wird von dem großen bedeckt. Nur bei aufgehobenem Arm und bei dünner Haut kommt der äußere Rand des kleinen Brustmuskels als ein schmaler Streifen zum Vorschein.

Der kleine Brustmuskel heißt auch der kleine vordere Sägemuskel. Häufig empfängt er eine Zacke von der sechsten Rippe, zuweilen auch noch von der zweiten.

Der Schlüsselbeinmuskel *(M. subclavius)* liegt verborgen zwischen Schlüsselbein und erster Rippe.

Der vordere Sägemuskel *(M. serratus anticus*, Fig. 168) umgreift die Seitenwand der Brust und entspringt mit neun Zacken von der ersten bis zur achten Rippe. Die auffallende Art seines Ursprunges verhalf ihm zu seinem Namen. Die oberen Zacken sind von dem großen und kleinen Brustmuskel bedeckt, nur die unteren sind frei und durch die Haut hindurch sichtbar.

Aus den Ursprungszacken formt sich ein platter Muskel, der nach hinten zieht, um sich an den inneren Rand des Schulterblattes anzusetzen. Um den Muskel in seinem ganzen Verlauf übersehen zu können, muß der große und kleine Brustmuskel entfernt und das Schlüsselbein durchschnitten werden, damit der Arm weit genug von dem Rumpf entfernt werden kann. Auf der Brust des borghesischen Fechters ist in Figur 168 der Muskel so dargestellt, wie er nach Abnahme der bedeckenden Schichten und nach Durchschneidung des Schlüsselbeines an einer in ähnlicher Stellung befindlichen Leiche zum Vorschein kommen würde. — Die Zacken werden von oben nach unten gezählt. Die erste Zacke entspringt von der ersten Rippe, die zweite Zacke von der zweiten und einem zwischen der ersten und zweiten Rippe ausgespannten Sehnenbogen. Die dritte Zacke entspringt ebenfalls von der zweiten Rippe; diese drei Zacken bilden die obere Portion des Muskels (Fig. 168 Nr. 1). Die vierte Zacke kommt von der dritten Rippe und so fort, bis die neunte Zacke (Fig. 168 Nr. 2') die achte Rippe erreicht hat. Für das Verständnis der Formen des Muskels verdienen folgende Punkte besondere Beachtung:

1) Von der sechsten Rippe an nehmen die Zacken mehr und mehr an Umfang ab. Die von der sechsten Rippe kommende Zacke ist nach der ebenerwähnten Zählungsart die siebente in der Reihe; unter ihr liegen also noch zwei; die neunte Zacke ist unter allen sichtbaren Zacken die kleinste.

2) Die Zacken liegen nicht in einer geraden, sondern in einer Bogenlinie. Die siebente Zacke ragt am weitesten nach vorn, die achte und neunte ist schon ganz an die Seitenlinie des Brustkorbes gerückt. An der Figur 164 S. 330 sind die unteren Zacken des Sägemuskels in ihrem Verhalten zu dem seitlichen Rand des Brustmuskels und dem vorderen Rande des breitesten Rückenmuskels erkennbar; durch die Linien der Nr. 11 ist die siebente, achte und neunte Zacke kennbar gemacht, die sechste Zacke ist zur Hälfte von dem großen Brustmuskel bedeckt.

3) Die drei unteren Zacken, die siebente, achte und neunte, liegen an dem Thorax tiefer als der untere Schulterblattwinkel hinabreicht (Figg. 169 und 170). Nachdem sie sich dicht zusammengedrängt an dem unteren Schulterblattwinkel festsetzen, müssen sie, um dorthin zu gelangen, in die Höhe steigen. Obwohl sie auf dem Wege dorthin von dem breitesten Rückenmuskel bedeckt werden, so ist doch der ganze Verlauf gegen den unteren Schulterblattwinkel als eine ansehnliche Fläche zu erkennen, welche den breitesten Rückenmuskel herausdrängt (Figg. 169 und 170). Die nämlichen Einzelnheiten sind klar zu sehen bei dem borghesischen Fechter, dem Laokoon u. a. m.

4) Bei aufgehobenem Arm ist ein größerer Umfang des Sägemuskels sichtbar, als bei dem an der Seite des Körpers herabhängenden Arm. In dem ersteren Falle steigt der seitliche Rand des Brustmuskels, wie überhaupt der ganze Muskel in die Höhe, der vordere Rand des breitesten Rückenmuskels wird bei dem Erheben des Armes gleichfalls dünn und weicht zurück, und dadurch wird die sechste Zacke, die sonst nur halb sichtbar ist, in ihrem ganzen vorderen Umfange frei, und ebenso ist eine größere Strecke der letzten (neunten) Zacke bemerkbar (Fig. 171).

5) Der Ansatz der fleischreichen unteren Zacken zeigt am Lebenden

dicht an dem Schulterblattwinkel durch die Haut und den breitesten Rückenmuskel hindurch ein längliches Grübchen. Es rührt teilweise davon her, daß sich dicht aus den vereinigten unteren Zacken des Sägemuskels eine sonst untergeordnete kurze Sehne entwickelt, wodurch die Masse des Fleisches abnimmt, und der Muskel an dieser Stelle etwas von seinem früheren Umfang verliert.

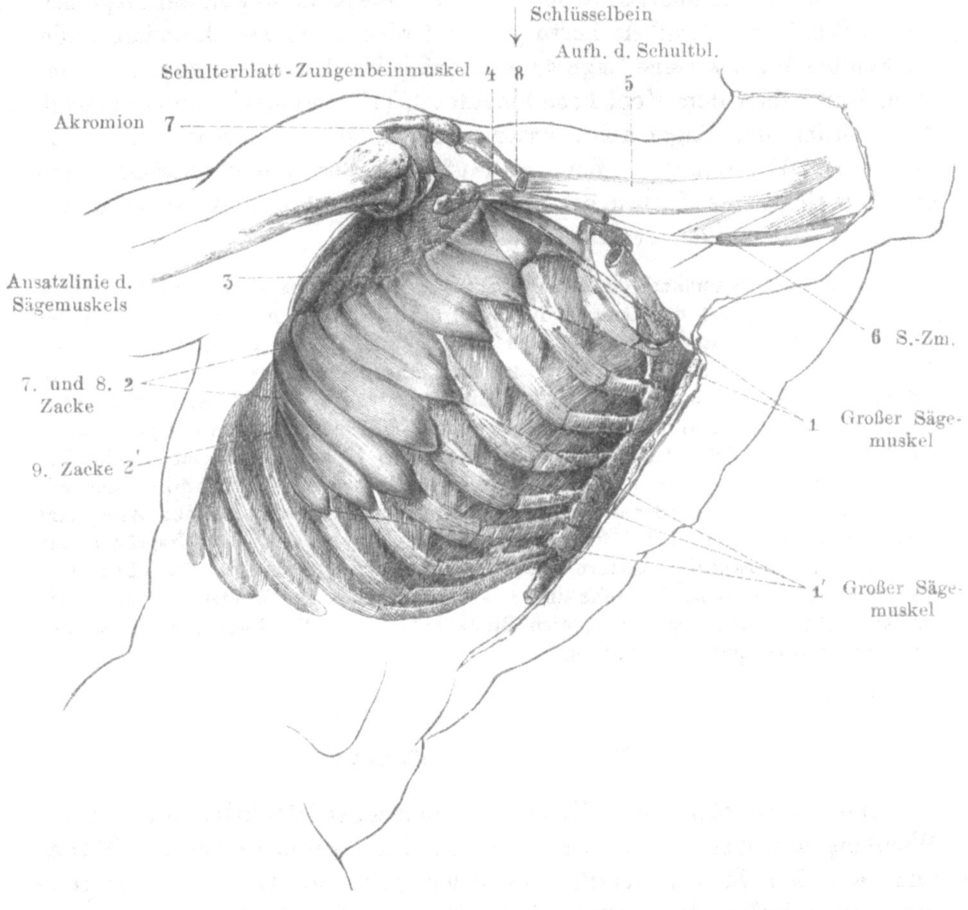

Fig. 168. Der vordere Sägemuskel auf den Torso des borghesischen Fechters gezeichnet. Das Schlüsselbein ist durchgeschnitten und das Schulterblatt nach der Seite abgezogen dargestellt.

Der Sägemuskel ist kein mechanisch einheitlich wirkender Muskel. Er zerfällt streng genommen in eine obere Portion (Fig. 168 Nr. 1), die aus den ersten drei Zacken besteht, und aus einer unteren Portion, aus den fünf untersten Zacken, gebildet, die sich durch besondere Stärke auszeichnen (Fig. 168 Nr. 1'). Wenn die untere Portion sich zusammenzieht, so rückt nicht allein der untere Winkel des Schulterblattes nach außen und vorn, sondern es dreht sich auch das Schlüsselbein ausgiebig um die vertikale Achse nach vorn. Damit verbindet sich ein Ansteigen des äußeren Schlüsselbeinendes, wodurch es nach vorn und oben gebracht wird. — Die obere Portion des Sägemuskels bewegt vorzugsweise das sternale Gelenk des Schlüsselbeines und zwar zieht sie das Schlüsselbein stark nach vorn. Die Figur 24 S. 47 lässt leicht verstehen, daß bei der Zusammenziehung der oberen Portion, wodurch eine Änderung in der Lage des oberen Schulterblattwinkels hervorgebracht wird, auch das akromiale Ende des Schlüsselbeines seine Lage ändern muß. Wird der Arm ganz erhoben, so daß er neben dem Kopf hoch hinaufragt, (180° = maximale Erhebung), dann leistet der Sägemuskel unter Mitwirkung des oberen Teiles des Trapezius 30° (Mollier). Bei dem Aufheben des Armes schwellen deshalb die sichtbaren Zacken des Sägemuskels beträchtlich an, während sie bei dem Niedersinken des Armes sich abflachen.

Damit der Sägemuskel das Schulterblatt an dem Brustkorb mit Kraft fixieren kann, müssen zunächst die Lungen durch Zurückhalten des Atems gefüllt und dadurch die Rippen festgestellt sein. Das ist eine unerläßliche Bedingung für einen forcierten Gebrauch der Gliedmaßenmuskeln. Hieraus wird es erklärlich, warum Lähmung des Sägemuskels die Kraft des Armes schwächt. — Alle bisher erwähnten Muskeln der Brust haben bei verstärkter Einatmung die Bedeutung von Inspirationsmuskeln. Man sieht deshalb Kinder, welche am Keuchhusten leiden, oder Erwachsene, welche von Atemnot (Asthma) heimgesucht werden, unwillkürlich sich mit den Armen aufstemmen oder einen festen Körper umklammern, um den Arm samt dem Schulterblatt zu einem fixen Punkt zu machen, damit die Ursprünge der Muskeln den Brustkorb erweitern können, indem ihre Zacken das Brustbein und die einzelnen Rippen in die Höhe heben. — Der Sägemuskel besitzt bisweilen eine zehnte Zacke, welche von der neunten Rippe entspringt. Sie liegt dann unter dem breitesten Rückenmuskel verborgen.

2) Muskeln des Thorax.

Die ausschließlich dem Thorax zukommenden Muskeln, welche seine Wandung umgeben, entspringen teils von den Querfortsätzen der Wirbel, teils von den Rippen selbst. Zu ihnen gehören: 1) Die Zwischenrippenmuskeln *(Mm. intercostales)*, eine die Zwischenrippenräume einnehmende Muskulatur (siehe die Fig. 168, an welcher die von dem großen Sägemuskel nicht bedeckte Fläche des Thorax die Zwischenrippenmuskeln erkennen läßt; sie liegen in zwei Schichten übereinander). — 2) Die Aufheber der Rippen *(Mm. levatores costarum)* sind platte, von den Querfortsätzen des letzten Halswirbels und der Brustwirbel bis zu dem letzten Brustwirbel herab entspringende kurze Muskeln, welche wie die vorerwähnten von daraufliegenden Fleischschichten bedeckt sind.

Zu dem System der Zwischenrippenmuskeln gehören noch die Querfortsatzmuskeln, welche in dem Bereich der Halswirbelsäule und der Lendenwirbelsäule vorkommen. Alle Muskeln des Thorax im engeren Sinne liegen so tief, daß sie niemals bei den wechselnden Formen des Körpers eine Rolle spielen, und deshalb diese kurze Aufzählung hier genügt.

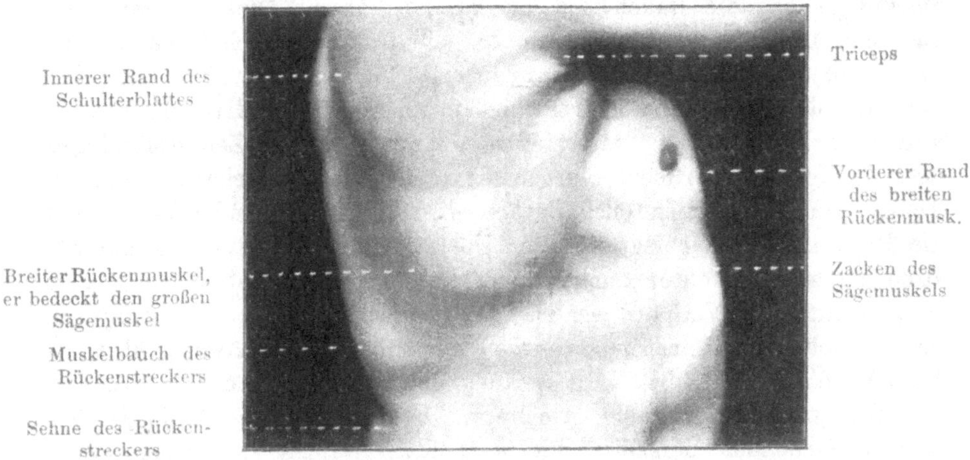

Fig. 169. Die Linien des Serratus, Latissimus, Teres major und des Extensor dorsi communis. Nach der Photographie eines jungen, kräftigen Mannes.

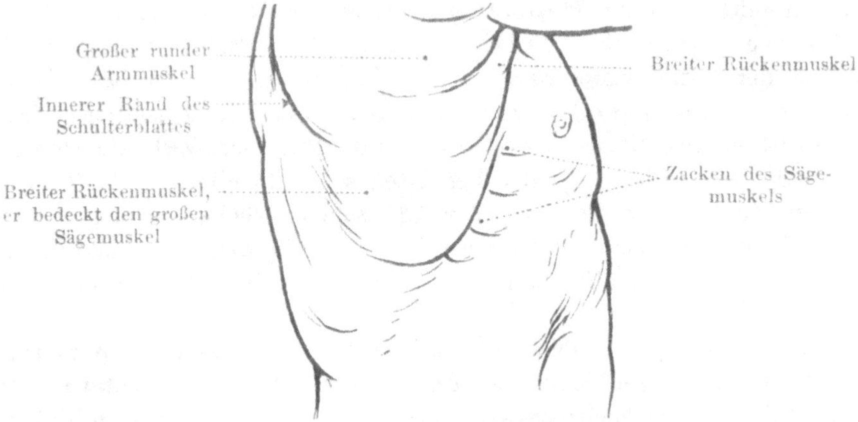

Fig. 170. Die Linien des Sägemuskels, des breiten Rückenmuskels und des großen runden Armmuskels. Konturzeichnung zu Figur 169.

III. Muskeln der Bauchwand.

Die fleischig-häutigen Decken, welche die große Lücke am Skelet zwischen dem unteren Rande des Thorax und dem oberen Rande des Beckens ausfüllen, werden gemeinhin als Bauchwand bezeichnet. Der von der Bauchwand umgürtete Raum ist die Bauchhöhle, welche sich nach abwärts in den Raum der Beckenhöhle fortsetzt. Da der untere

Rand des Thorax mit dem oberen Rande des Beckens nicht parallel läuft, so muß die Länge der weichen Bauchwand an verschiedenen Stellen des Bauches eine verschiedene sein. Zwischen dem Schwertknorpel und der Schamfuge hat die Bauchwand die größte Länge. Diese nimmt nach aus- und rückwärts bedeutend ab, so daß das vordere Ende der letzten Rippe nur 10—12 Centimeter von dem Hüftbeinkamm entfernt ist. Die Wölbung der Bauchwand ist verschieden bei mageren Individuen und bei wohlgenährten Personen; verschieden, wenn wir sie zur Zeit des ruhigen oder des forcierten Atmens betrachten; verschieden an Lebenden und am Toten. Bei dem Sitzen oder Bücken wird die Bauchwand verkürzt und die Haut in Falten gelegt, bei der Überstreckung des Rumpfes und mit Hilfe der stark gefüllten Lungen kann sie stärker gewölbt werden als sie es unter normalen Verhältnissen ist. Einige dieser wichtigen Änderungen in dem Aussehen der Bauchwand wurden schon bei der Erörterung über die Haut S. 37 u. ff. und über die Bewegung der Brust S. 121 u. ff. besprochen.

Der große Umfang der Bauchwand hat schon lange dahin geführt, einzelne Gegenden derselben mit bestimmten Namen zu belegen. Man unterscheidet eine Oberbauchgegend, welche unmittelbar unter dem Schwertknorpelfortsatz liegt und deren mittlerer Teil gemeinhin Magengrube genannt wird. In der Mittelbauchgegend liegt der Nabel; sie setzt sich seitlich in die Weichen oder Bauchweichen fort — Felder, die bei den Tieren die Flanken heißen. Die Unterbauchgegend reicht in der Mitte weiter herab als an den Seiten. In der Mitte läuft sie in die Schamgegend *(Regio pubica)* aus. Die beiden seitlichen Gebiete erhielten den Namen Leistengegend *(Regio inguinis)*; sie werden durch den Leistenbug, dessen Verhalten schon in dem Abschnitt über die Haut erwähnt wurde, von der Oberschenkelfläche getrennt. Das hintere Gebiet der Bauchwand zerfällt durch die Lendenwirbelsäule in eine rechte und linke Hälfte, welche Lendengegenden *(Regiones lumbales)* genannt werden.

Die strangartigen Erhöhungen und Vertiefungen, welche die Bauchwand an muskelstarken Menschen durchziehen, rühren zu weitaus dem größten Teil von den Bauchmuskeln her, die wir in vordere und in hintere trennen. Die ersteren breiten sich jedoch auch über die seitliche Bauchgegend aus.

1) Vordere Bauchmuskeln.

Sie bestehen teils aus schräg und quer verlaufenden breiten, teils aus längsverlaufenden geraden Muskeln. Die Muskeln der linken und der rechten Seite sind sowohl an dem anatomischen Präparat als an dem Lebenden durch eine seichte Rinne, die Medianrinne oder Mittelrinne getrennt, die ihrer Entstehung nach auf die Verwachsung einer linken und einer rechten Hälfte der Bauchwand zurückzuführen sind. An der von der Haut und dem Fett entblößten Bauchwand heißt die Rinne wegen ihrer Farbe weiße Linie *(Linea alba)*.

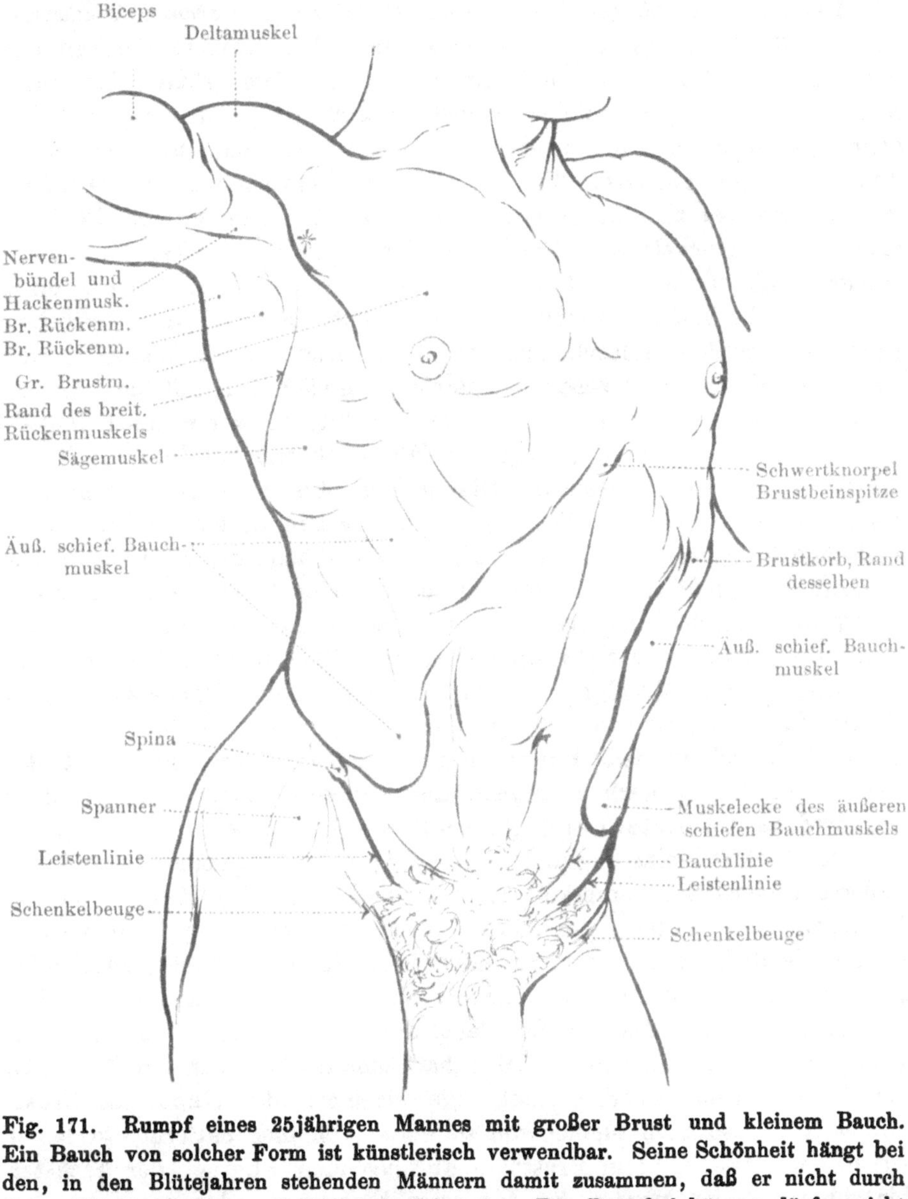

Fig. 171. Rumpf eines 25jährigen Mannes mit großer Brust und kleinem Bauch. Ein Bauch von solcher Form ist künstlerisch verwendbar. Seine Schönheit hängt bei den, in den Blütejahren stehenden Männern damit zusammen, daß er nicht durch Gase, Nahrungsmittel und Fett ausgedehnt ist. Die Darmbeinkämme dürfen nicht weit auseinanderstehen, sondern müssen steil aufgerichtet sein, wie in dem vorliegenden Fall. Folgende Einzelnheiten sind gut ausgeprägt: die Beckenlinie, und an ihr oben der Weichenwulst, unten die Leistenlinie, die Seitenfurche zwischen dem Fleisch des äußeren schiefen Bauchmuskels und dem Rectus (links), durch einen Schlagschatten rechts; die weiße Bauchlinie; die geraden Bauchmuskeln; der Rippenbogen und an dessen oberem Ende der Schwertknorpelfortsatz. Vergl. Figur 68.

Breite Bauchmuskeln.

Der äußere schiefe Bauchmuskel *(M. obliquus abdominis externus,* Fig. 172 Nr. 10, 11 u. 13) ist der oberste jener drei Muskeln, die an der Seite und vom Rücken her entspringen und mit dem größten Teil ihrer Sehnenfasern gegen die weiße Bauchlinie zustreben. Er entspringt mit acht fleischigen Zacken von den acht unteren Rippen; die vier oberen Zacken greifen zwischen die vier letzten Ursprungszacken des Sägemuskels, die vier unteren greifen zwischen die Rippenursprünge des breitesten Rückenmuskels ein. Die Reihe dieser Ursprungszacken läuft nicht gerade herab, sondern zieht allmählich nach rückwärts, so daß die achte Zacke, welche von der zwölften Rippe kommt, dicht an dem seitlichen Rande des breitesten Rückenmuskels liegt. Aus den Zacken setzt sich ein breiter Muskelbauch zusammen, der einen großen Abschnitt der Thoraxwand bedeckt. Die von den drei letzten Zacken kommenden Mukelbündel steigen nur wenig geneigt zum Hüftbeinkamm herab (Fig. 172 bei Nr. 11), wo sie sich festsetzen. Die übrigen Muskelbündel nehmen eine mehr und mehr schiefe Richtung an und gehen in eine breite dünne Endsehne über, welche teils über die vordere·Fläche des geraden Bauchmuskels weg zur Mittelrinne des Unterleibes gelangt, wo sie sich mit der entgegenkommenden der anderen Seite zu einem faserreichen Strange, genannt weiße Bauchlinie *(Linia alba,* Fig. 172 u. 68) verfilzt, teils gegen den Leistenbug herabsteigt, um mit einem umgebogenen Rande zu endigen. Dieser Rand spannt sich brückenförmig von dem vorderen, oberen Darmbeinstachel zu dem Höcker des Schambeines hin, entspricht der Grenze zwischen Unterbauchgegend und vorderer Fläche des Schenkels und wird auch Leistenband *(Ligamentum inguinale)* genannt.

Durch das Ineinandergreifen der Zacken des Sägemuskels und des äußeren schiefen Bauchmuskels entsteht eine doppelte Reihe von Erhöhungen. Die hintere, am meisten über das Relief der Haut hervorspringende Reihe gehört dem Sägemuskel an, die mehr flache, aber dafür etwas breitere, rührt von dem äußeren schiefen Bauchmuskel her. Die vier oberen Zacken des schiefen Bauchmuskels sind gegen die Sehne hin zwar allmählich auslaufend, jedoch scharf umschrieben, wie die Figur 172 bei Nr. 10 deutlich erkennen läßt. Sie erreichen den Rand des Brustkorbes nicht, sondern bleiben um so weiter von ihm entfernt, je höher sie liegen. Die zu dem Brustbein aufsteigenden Knorpel der sechsten bis zehnten Rippe werden bei forcierter Einatmung oder unter anderen Bedingungen, welche den Brustkorb erheben, durch die Bauchmuskeln hindurch sichtbar. Bei kräftiger Muskulatur erscheint dann an der Seitenwand des Brustkorbes eine dreifache Reihe von Erhebungen hintereinander, nämlich die zwei aus Muskelzacken gebildeten Reihen, und die dritte, am nächsten der Mittellinie des Körpers von den aufsteigenden Rippenknorpeln herrührende. Die Antike hat in ihren schon erwähnten, anatomisch vollendeten Figuren vortrefflich die Abstufung, welche in dieser dreifachen Reihe von Erhöhungen durch die Natur gegeben ist, zum Ausdruck gebracht. Nach ihr wußte Michelangelo die Thatsache dieser dreifachen Reihe und die in ihr vorhandene Abstufung mit vollem Verständnis darzustellen. Die hinterste Reihe ist, das verdient besondere Erwähnung, was die Erhebung über die Haut betrifft, am meisten in die Augen fallend. Dann folgen die mehr breiten und flachen Erhebungen des äußeren schiefen Bauchmuskels, und dann erst von ganz anderer Form und aus ganz anderem Material bestehend, die durch die Rippenknorpel verursachten Erhöhungen. An den zahlreichen Christusfiguren einer späteren Zeit, welche, ohne Verständnis der Formen, lediglich reproducierte, erscheinen diese Erhebungen wie eine dreifache Reihe unter die Haut geschobener Äpfel. — An der Figur 47, die rechte Körperhälfte eines ruhig dastehenden Menschen, nach einer Photographie reproduciert, ist die siebente und achte Zacke des Sägemuskels sichtbar. Acht Millimeter nach vorn zieht ein ca. drei Millimeter breiter Schatten in gebogener Linie aufwärts, er rührt von den oberen Zacken des äußeren schiefen Bauchmuskels her. Zwanzig Millimeter von dem Zacken des Sägemuskels nach vorn zieht die Linie der Rippenknorpel in die Höhe, deren Schlagschatten jenseits auf den geraden Bauchmuskeln liegt.

Bisher war vorzugsweise von den vier oberen Zacken die Rede, weil diese vor allem bei kräftigem Bau in die Erscheinung treten. Die übrigen Zacken sind an Länge und Stärke viel bedeutender, doch ist ihre Trennung weder an dem Ursprung, noch an dem Übergang in die breite Sehne für das Auge deutlich sichtbar; nur das anatomische Messer vermag die Ursprungszacken an den unteren Rippen durch Wegnahme des Fettes und der kleinen trennenden Bindegewebsschichten sichtbar zu machen oder — die kräftige Zusammenziehung bei einer Drehung des Rumpfes. Der Übergang der unteren Zacken in die Sehne ist gleichfalls nicht mehr einzeln, durch Abrundung kenntlich gemacht, sondern alle Fleischbündel rücken nahezu gleichweit gegen die Mittellinie vor. An dem anatomischen Präparat läßt sich zwar ähnlich, wie in der Figur 172 noch eine schwache Andeutung von Zacken vermuten, welche durch das Vordringen von einzelnen Muskelbündeln und dem Zurückbleiben anderer herrührt, allein die Unebenheiten sind so gering, daß sie durch das Fett und die Haut, auch wenn diese beiden Schichten noch so dünn sind, vollkommen verdeckt werden und am Lebenden nicht mehr erkennbar sind. Die Übergangslinie der Muskelbündel in die Sehne erscheint also in dem unteren Abschnitt der Muskelplatte gerade und zwar erstreckt sich diese gerade Linie von der fünften Zacke an (von der Höhe des oberen Randes der achten Rippe) bis zu dem vorderen oberen Darmbeinstachel (vergl. die Fig. 172 bei Nr. 11). Je weiter nach abwärts, desto stärker wird der Unterschied zwischen dem Relief der Fleischplatte und der Sehne, und der Niveauunterschied

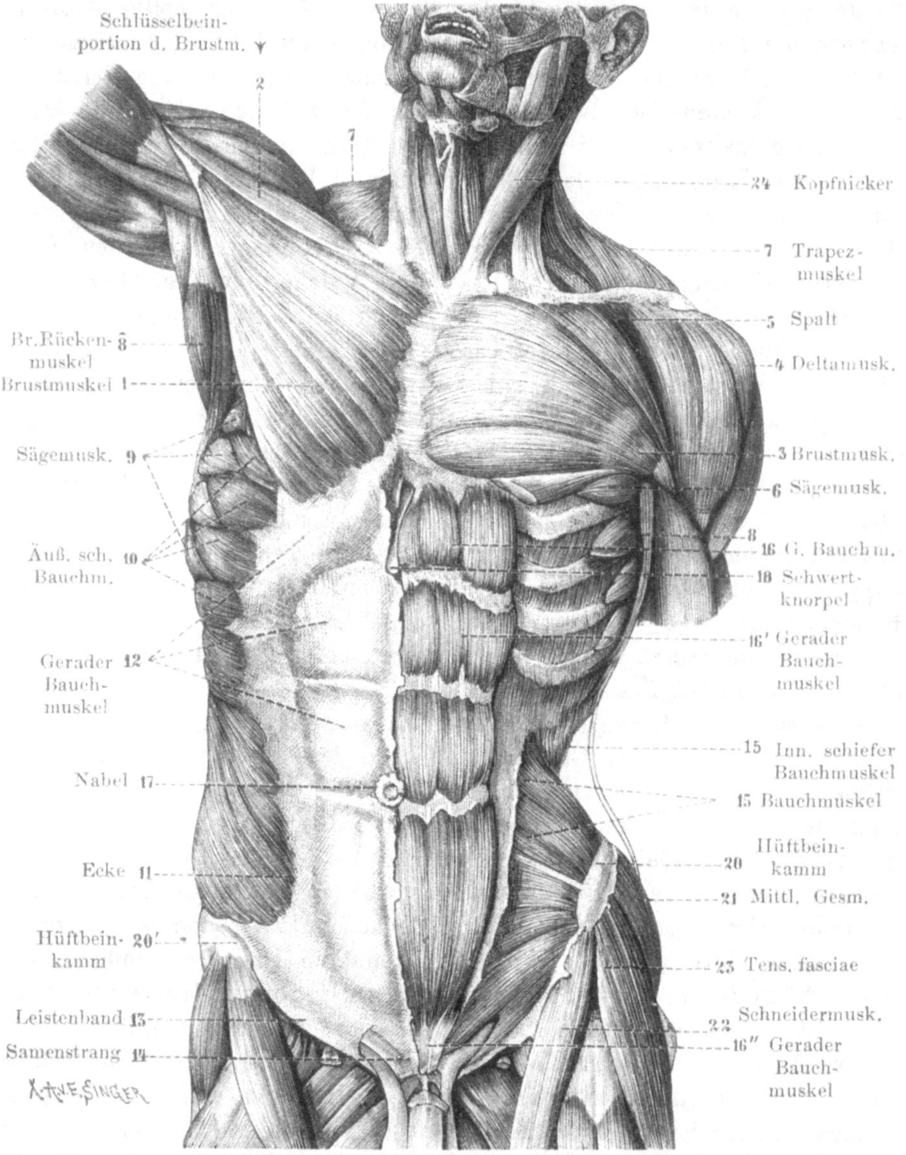

Fig. 172. Die vordere Fläche des Oberkörpers nach Abnahme der Haut und Fettschichten, links ist der äußere schiefe Bauchmuskel samt der Aponeurose abgetragen, es liegt also der Rectus (Nr. 16) und der innere schiefe Bauchmuskel (Nr. 15) unbedeckt.

ist am stärksten dort, wo die Muskelbündel eine stumpfe Ecke bildend vorspringen (etwas nach aufwärts von dem vorderen oberen Darmbeinstachel, Fig. 172 Nr. 11).

Das Leistenband (Fig. 172 Nr. 13) hat drei Befestigungen an dem Hüftbein: 1) An dem vorderen oberen Darmbeinstachel, 2) am Beginn des horizontal laufenden Schambeinastes, also in der Umgebung des Schenkelpfannenrandes, und 3) in der Nähe der Schamfuge. Auf dieser dreifachen Befestigung beruht die geringe Verschiebbarkeit des Leistenbandes und die geschwungene Art seines Verlaufes. Der geschwungene Verlauf (Fig. 171 Nr. 10) tritt freilich nur an dem anatomischen Präparat in ganzer Schärfe hervor und wird durch die Haut etwas abgeschwächt, aber niemals stellt das Leistenband jene steile und gestreckte Linie dar, welche so viele Statuen aus der Augusteischen Periode aufweisen.

Die Form des äußeren schiefen Bauchmuskels am Lebenden wird von dem Brustkorb, dem Becken und den geraden Bauchmuskeln beeinflußt, wozu noch das Verhalten der Haut kommt. Die letzteren Beziehungen sind schon in dem Kapitel „Haut“ hervorgehoben, hier sollen jene zum Becken berücksichtigt werden. Dort beschreibt der Muskel eine Linie, welche die Beckenlinie heißt, sie läuft dem oberen Beckenrand entlang und zieht dann gegen die Scham hinab. Sie entsteht dadurch, daß alle Bauchmuskeln und ihre Aponeurosen sich an dem oberen Rand des Beckens befestigen, das vorn einen großen Ausschnitt hat. Diese Beckenlinie ist an archaischen, an griechischen Bildwerken der Blüteperiode und an Werken römischer Kunst fast übereinstimmend. Aber diesen, durch viele Jahrhunderte dargestellten Schnitt findet man nicht an jedem Modell, denn das Fett der Haut und die Form des Beckens bedingen manchen Wechsel. Der Übersichtlichkeit halber wollen wir an der Beckenlinie unterscheiden: den Weichenwulst am oberen Rand des Darmbeines, und die Leistenbeuge zwischen Scham und Spina. a) Der Weichenwulst schließt die Bauchwand seitlich durch eine starke Linie ab (Fig. 173 A ⁜). Sie folgt nicht dem Darmbeinkamm, sondern läuft unterhalb desselben. Ist das Becken stark nach vorn geneigt, dann ist der Verlauf des Wulstes steil, ist das Fett unter der Haut vermehrt, ist er überhaupt schwach, weil dann das Fett den Wulst der Muskelbündel verdeckt. Auf der Figur 173 B ist das Verhalten der Muskelbündel an einem Durchschnitt erläutert und zwar dort, wo sie über den Rand des Darmbeines herabsteigen, sich umschlagen, um dann aufsteigend die äußere Darmbeinlippe zu erreichen. Bei der Rumpfbeuge nach links verschwindet der rechte Weichenwulst und umgekehrt, weil der Muskel gedehnt wird. Solche Bewegungen sind lehrreich, weil die großen Verschiebungen der Haut hervortreten, welche bis zu drei Centimeter betragen können. — Die Muskelbündel erreichen das vordere Ende des Hüftbeinkammes nicht, wie dies auf sämtlichen Figuren 171, 172 ebenfalls zu sehen ist, sondern bilden eine Muskelecke. In dem Raum zwischen ihr und der Spina verläuft die Aponeurose. Sie liegt tiefer als die Muskelecke und der vordere Teil des Darmbeinkammes. — b) Die Leistenlinie ist am besten von vorn sichtbar. Die Figuren 23 und 24 dienen dazu, ihre Eigenschaften am Lebenden zu illustrieren, im Vergleich mit den Figuren 171 S. 345, 172 S. 348 und 167 S. 338. In Figur 167 ist die Leistenlinie mit scharfer Linie gezogen. Die Schenkelbeuge läuft, zwischen den Schenkeln hervortretend, im Bogen nach außen. Zwischen der seitlichen Linie des geraden

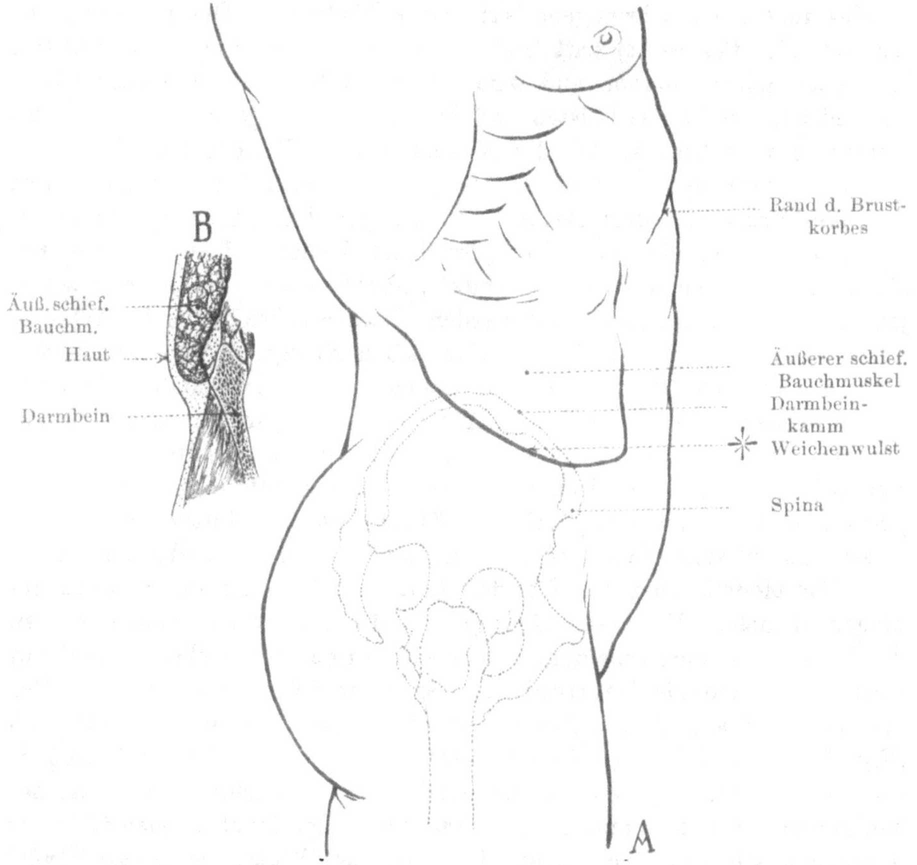

Fig. 173 A. Der Weichenwulst von der Seite und seine Beziehungen zu dem Stand des Darmbeinkammes mit Benutzung einer Figur von Richer.

Fig. 173 B. Durchschnitt durch den Ansatz des äußeren schiefen Bauchmuskels auf der Höhe des Darmbeinkammes.

Bauchmuskels (Rectus) und der Leistenlinie zieht die Bauchlinie herab, die mit dem unteren Ende des Rectus zusammenfällt (siehe den Abschnitt Haut). Bei dem jungen Manne (Figg. 23 u. 24 S. 47) verläuft in gleicher Richtung, zwischen Bauch- und Leistenlinie ein Strang herab (Fig. 24 S. 47), der vom Samenstrang und den zunächst liegenden Abschnitten der übrigen Bauchmuskeln herrührt. An dem borghesischen Fechter und anderen Statuen ist diese Form wohl erkennbar, wenn auch nicht so deutlich geprägt wie in Figur 24.

Drei Centimeter von der Schamfuge entfernt befindet sich in der Aponeurose des äußeren schiefen Bauchmuskels eine dreieckige schräge nach außen und oben geschlitzte Öffnung, der Leistenring. Er ist die äußere Öffnung eines Kanales, der die ganze Dicke der Bauchwand schief durchsetzt, um nach einem Verlaufe von 4 cm in die Bauchhöhle einzumünden. Durch den Leistenkanal tritt bei den Männern der Samenstrang, bei den Weibern das runde Gebärmutterband aus der Bauchhöhle hervor. — Zwischen der achten (untersten) Zacke des äußeren schiefen Bauchmuskels und dem breitesten Rückenmuskel, in dem Raum zwischen der letzten Rippe und dem Hüftbeinkamm, zeigt sich eine kleine Lücke, an welcher man nach der Wegnahme der Haut sofort auf eine tiefere Schichte der Bauchwand gelangt, welche von dem inneren schiefen Bauchmuskel gebildet wird. Diese Lücke ist länglich und verschieden groß; sie hilft zur Modellierung der Lendengegend, welche später besprochen werden soll, denn die Spalte zwischen den beiden Muskeln bedingt eine leichte Einsenkung der Haut.

Der innere schiefe Bauchmuskel (*M. obliquus abdominis internus*, Fig. 172 Nr. 15) ist von dem äußeren schiefen Bauchmuskel vollständig bedeckt. Das Interesse der plastischen Anatomie ist deshalb an diesem tiefliegenden Muskel nicht sehr groß, dennoch verdienen einige Thatsachen Erwähnung. Der Ursprung findet von dem vorderen oberen Darmbeinstachel und der zunächst liegenden Partie des Leistenbandes statt, und ferner von der mittleren Lefze des Hüftbeinkammes (Fig. 172). Der Verlauf der ansehnlichen Muskelplatte ist in ihrem hinteren Abschnitt direkt nach aufwärts gegen den Brustkorb gerichtet; die Muskelbündel des mittleren Abschnittes ziehen fächerförmig nach innen und oben zur vorderen Bauchwand, die untersten, welche von dem Leistenband entspringen, senken sich gegen den Leistenring hin. Der Ansatz erfolgt, entsprechend dem radienförmig sich ausbreitenden Verlauf, an verschiedenen Stellen: 1) an den drei letzten Rippen, 2) im Bereich der weißen Bauchlinie und zwar dadurch, daß die noch übrige Muskelplatte in eine breite Sehne übergeht, noch ehe sie den äußeren Rand des geraden Bauchmuskels erreicht. Diese breite Sehne oder Aponeurose zieht mit dem größten Teil ihrer Fasern über die Vorderfläche des geraden Bauchmuskels hinweg und verwebt sich in der weißen Bauchlinie mit der Sehne der gegenüberliegenden Körperseite.

Bei diesem Verlauf erreicht die Sehne auch das vordere Ende des Brustkorbes, und wo dieses der Fall ist, verwachsen ihre Fasern mit dem Überzug der Rippenknorpel. Diejenigen Abteilungen der Sehne, welche dicht an dem Leistenband verlaufen, verweben ihre Fasern mit denjenigen dieses Bandes. Von den dort herabziehenden Muskelbündeln brechen einige aus der den übrigen angewiesenen Bahn aus und folgen dem Samenstrang, schlingenförmig denselben samt dem Hoden umgreifend. Diese Muskelschlingen gelangen, eng dem Samenstrang anliegend, bis in den Hodensack, und stellen in ihrer Gesamtheit den Hebemuskel des Hodens (*Musculus cremaster*) dar. Durch die Zusammenziehung dieses Hebemuskels, die regelmäßig unter dem Einfluß der Kälte (z. B. beim Baden) erfolgt, wird der Hode bis an das Leistenband in die Höhe gehoben. — Aus der Figur 172 ist ersichtlich, daß die Fleischbündel des inneren schiefen Bauchmuskels nicht alle gleich weit gegen die Mittellinie des Körpers vordringen. Diejenigen, welche von dem vorderen oberen

Darmbeinstachel entspringen, sind die kürzesten, die übrigen länger, steigen allmählich höher herab und höher hinauf, doch bleiben die Fleischbündel von dem geraden Bauchmuskel stets etwas entfernt und lassen für die Entstehung der breiten Sehne dadurch freieu Spielraum.

Die Beckenlinie des Mannes findet sich nur in sehr abgeschwächter Form bei der Frau. Selbst die antiken Darstellungen haben sie nur angedeutet. Der Grund liegt in der geringen Entwickelung der Muskeln, in der größeren Menge des Fettes und der geringeren Steilheit und in der Niedrigkeit der Darmbeinschaufeln.

Der quere Bauchmuskel *(M. transversus abdominis)* ist der hinterste dieser dreifach übereinander liegenden Schichte. Er entspringt von der inneren Fläche der Knorpel der sechs unteren Rippen, von den Querfortsätzen der Lendenwirbel und von dem inneren Rand des Darmbeinkammes. Seine Fasern haben eine horizontale Richtung und die aus ihnen hervorgehende breite platte Sehne trifft, indem sie hinter dem geraden Bauchmuskel zur weißen Linie zieht, mit derjenigen des queren Bauchmuskels der anderen Seite zusammen.

Gerade Bauchmuskeln.

Die geraden Bauchmuskeln *(Mm. recti abdominis)* sind zwei kräftige Muskeln, welche dicht nebeneinander zu beiden Seiten der weißen Linie sich befinden. An der Figur 172 Nr. 12 ist der rechte noch bedeckt von der Sehne des äußeren schiefen Bauchmuskels dargestellt, an dem linken ist diese Sehne abgetragen so, daß sein ganzer Verlauf zu übersehen ist. Jeder Muskel entspringt mit drei gesonderten fleischigen Zacken von der vorderen Fläche des fünften, sechsten und siebenten Rippenknorpels. Seichte Furchen am Anfang des Muskels deuten den getrennten Ursprung an (Fig. 172 Nr. 16 und Fig. 28).

Der Muskelbauch wird vom Ursprung bis zum Rand des Brustkorbes etwas schmäler, steigt dann bis zum Nabel wenig verschmälert herab, und nimmt von da an gegen den Ansatz an dem Becken wieder an Breite ab, doch an Dicke zu, um in eine verhältnismäßig schmale Sehne sich fortzusetzen (Fig. 172 Nr. 16). Diese Sehne geht drei Centimeter oberhalb des Beckens platt aus dem Muskel hervor und setzt sich, vom Schambeinhöcker bis gegen die Schamfuge hin, am Knochen fest. Die innersten Sehnenfasern der beiden Muskeln gehen dort auch kreuzweise ineinander über.

Was die Erscheinung dieser Muskeln am Lebenden schwer verständlich macht, ist der Umstand, daß sie keine Fasern besitzen, welche ununterbrochen bis zum Ende des Muskels entlang verlaufen; jeder derselben wird vielmehr durch drei Zwischensehnen, Inskriptionen, in vier Abschnitte geschieden. Der erste dieser querliegenden Sehnenstreifen findet sich längs dem Rande des Brustkorbes, der dritte in der Höhe des Nabels und der zweite ungefähr in der Mitte zwischen diesen beiden. Durch die Eigentümlichkeit im Bau der beiden Muskeln entstehen vom Nabel an nach aufwärts sechs nahezu vierseitige, erhabene Felder, welche bei muskulösen Männern zwar schon während der Ruhe etwas hervortreten, während der Zusammenziehung jedoch genauer zu verfolgen sind.

Die Antike hat an einzelnen Figuren mit großer Meisterschaft diese Form des Muskels ausgedrückt (Borghesischer Fechter). Der Verlauf des obersten Sehnen-

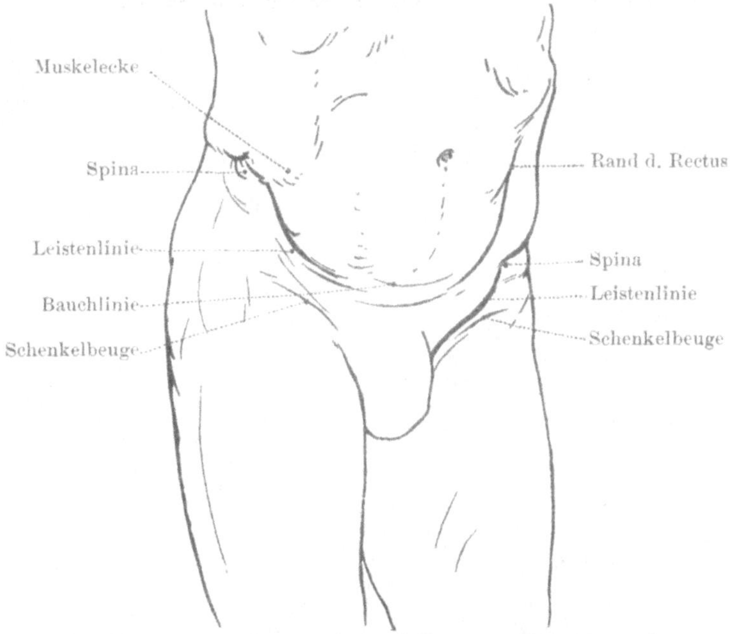

Fig. 174. Nach einer Photographie von Koch & Rieth in „Der Akt." (Internat. Kunstverlag Bauer & Cie., Blatt No. 73.) Mann von etwa 40 Jahren. Am Unterleib die Trennungslinie zwischen Bauch und Schamberg durch Fettanhäufung besonders deutlich. Das linke Bein ist etwas vorgesetzt, dadurch ist die Leistenlinie links stärker als rechts, wo sie nur durch feine Schatten angedeutet ist. Die rechte Beckenhälfte steht höher als die linke (vergleiche die Stellung der beiden Spinae).

streifens, der sich zum großen Teil doch nicht vollständig dem Verlauf des siebenten Rippenknorpels anschließt, ward freilich auch der Antike niemals völlig klar, und dort macht sich auch stets eine gewisse Unsicherheit bemerkbar. Es ist selbst für den Geübten schwer, Muskelzacken, Sehnenstreifen, Rippenknorpel und den Einfluß des Schwertknorpelfortsatzes vollständig auseinanderzuhalten. Nur dadurch, daß man die Muskeln während ihrer vollen Wirkung mit dem Aussehen in der Ruhe vergleicht, werden die Einzelnheiten verständlich.

Besondere Merkmale der Zwischensehnen: Ihr Verlauf ist zickzackförmig auf- und absteigend. Der oberste Streifen beginnt am unteren Rand des Schwertknorpelfortsatzes (Fig. 172 Nr. 18), steigt etwas in die Höhe, folgt dann eine Strecke weit dem Verlauf der siebenten Rippe, um dann wieder gegen den Zwischenraum der sechsten zur siebenten in die Höhe zu steigen. Durch diesen Verlauf entsteht zwischen dem seitlichen Rand des Schwertknorpels und dem Rand des Brustkorbes eine seichte dreieckige Vertiefung, die auf der rechten Seite der Figur 172, an dem mit der Aponeurose bedeckten Muskel deutlich sichtbar ist. Die Zahl dieser Inskriptionen kann wechseln. So kommt bisweilen in der zwischen Nabel und Schamberg verlaufenden Strecke noch eine vierte Inskription vor, seltener ist das Fehlen einer oder eines Paares der Inskriptionen. Die oben als dritte Inskription beschriebene kann die in der Figur 172 gegebene Stelle einnehmen, oder etwas oberhalb des Nabels den Muskel durchsetzen, wie in den Figuren 28 und 176. Nach den von mir gewonnenen Erfahrungen ist die in Figur 172 abgebildete Anordnung die häufigste. Sollte das Auge es angenehmer empfinden, daß die letzte Inskription oberhalb des Nabels bemerkbar sei, wie in den Figuren 28 und 176, so ließe sich anatomisch

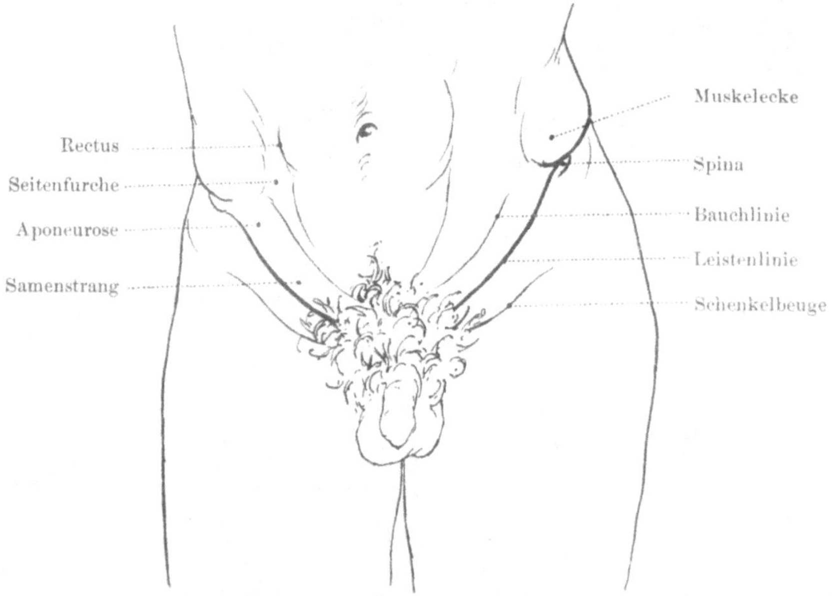

Fig. 175. Ansatz der Bauchmuskeln am Becken, oben der Weichenwulst, unten gegen die Scham hin die Leistenlinie. Auf beiden Seiten verschieden, bedingt durch das Standbein und durch das Spielbein. Die linke Beckenhälfte steht höher als die rechte, denn das rechte Bein ist Standbein. Vergleiche die Figur 24, nach der diese Konturzeichnung hergestellt ist.

eine solche Versetzung wohl rechtfertigen. — Zwischen den beiden geraden Bauchmuskeln, und zwar eingeschlossen in ihrer Scheide, liegt oft dicht an der Schamfuge ein kleiner nur 8—10 cm langer, dreieckiger Muskel (*M. pyramidalis*). Er entspringt vor der Insertion des geraden Bauchmuskels und verläuft neben der weißen Bauchlinie aufwärts, unter Verschmälerung seines, an und für sich schon unansehnlichen Bauches. Er fehlt nicht selten, und dann nimmt die Insertion des geraden Bauchmuskels eine größere Fläche ein.

Die geraden Bauchmuskeln sind von einer Scheide umschlossen, welche von den platten Sehnen, den Aponeurosen, der breiten Bauchmuskeln, gebildet wird. Damit diese Aponeurosen ihren Vereinigungspunkt erreichen, müssen sie vor und hinter den geraden Bauchmuskeln vorbeilaufen. An der Stelle der Zwischensehnen ist die Scheide fest mit den geraden Bauchmuskeln verwachsen und kann nur schwer mit dem Messer gelöst werden. Diese Muskeln sind an dem anatomischen Präparat wie an dem Lebenden seitlich durch eine breite, vertiefte Rinne von der Fleischmasse der breiten Bauchmuskeln getrennt. Nach unten gegen das Leistenband läuft die Rinne in eine breite Fläche aus, welche sich nach der Schamgegend hin erstreckt; diese Rinne führt die Bezeichnung Seitenfurche (*Sulcus lateralis,* Figg. 175 und 176).

Die Wirkung der Bauchmuskeln. Die Bauchmuskeln verengern die Bauchhöhle und beugen den Rumpf. Werden nur die breiten Bauchmuskeln einer Seite in Zusammenziehung versetzt, so wird mit der Verengerung der betreffenden Seite gleichzeitig eine Drehung des Rumpfes herbeigeführt. Von diesen komplizierten Wirkungsarten läßt sich folgendes Bild entwerfen. Die Muskeln der Bauchwand sind imstande, durch ihre Zusammenziehung auf die Eingeweide einen Druck auszuüben. Sie schnüren mit oder ohne Beihilfe des Zwerchfells den Inhalt der Unterleibshöhle zusammen. Man bezeichnet diesen Druck als „Bauchpresse". Die für die Gestalt des Körpers nächste Folge einer solchen Zusammenziehung der Bauchmuskeln besteht in einer Abflachung des Leibes. Dabei wird die Breite des Körpers in der Richtung der Weichen größer, denn der Druck auf die verschiebbaren Gedärme wirkt wesentlich von vorn nach hinten; sie werden nach der Seite gedrängt und verursachen die Breitenzunahme des Rumpfes in dieser Gegend. Während dieses Druckes senkt sich die Oberbauchgegend, welche während der Ruhe mehr gewölbt war, schief einwärts gegen den Nabel hin. Unter dem Nabel flacht sich der Bauchmuskel etwas ab, ohne daß er sich gerade einwärts zöge. An dem Brustkorb markiert sich dabei der Rippenbogen, an dem Unterleib die Seitenfurche zwischen den geraden und den schiefen Bauchmuskeln (Fig. 175). Die weiße Linie verliert dagegen ihre Vertiefung. — Eine andere Wirkung der Bauchmuskeln, namentlich der geraden Bauchmuskeln besteht in dem Herbeiführen der Rumpfbeuge. Wenn die Muskeln beider Körperhälften zusammenwirken, so wird die Wirbelsäule nach vorn gebeugt und die einzelnen Muskeln tragen um so mehr dazu bei, je näher sie der weißen Bauchlinie liegen. Die Bauchmuskeln sind also die Antagonisten der Rückenstrecker, und die geraden Bauchmuskeln unter ihnen die stärksten. Am deutlichsten läßt sich dies konstatieren bei dem Versuch, aus der Rückenlage ohne Hilfe der Hände und bei gestreckten Füßen sich zu erheben. Da spannen sich die beiden geraden Bauchmuskeln auf das Äußerste, um den Brustkorb zu erheben, und ziehen als zwei breite vorspringende Bänder zum Schambein herab. Man bemerkt die einzelnen Ursprungszacken am fünften, sechsten und siebenten Rippenknorpel sowie sämtliche Zwischensehnen, welche bei der bedeutenden Verkürzung des

Muskels sich freilich sehr genähert sind. Je resistenter der Inhalt der Bauchhöhle, um so mehr kommt die Zusammenziehung der Bauchmuskeln den Bewegungen des Hebens zu gute. Deshalb füllt man instinktmäßig vor jeder Anstrengung durch eine tiefe Inspiration die Lungen mit Luft. Der Moment der höchsten Anstrengung der geraden Bauchmuskeln während des erwähnten Hebens aus der Strecklage in die Sitzlage ist auch

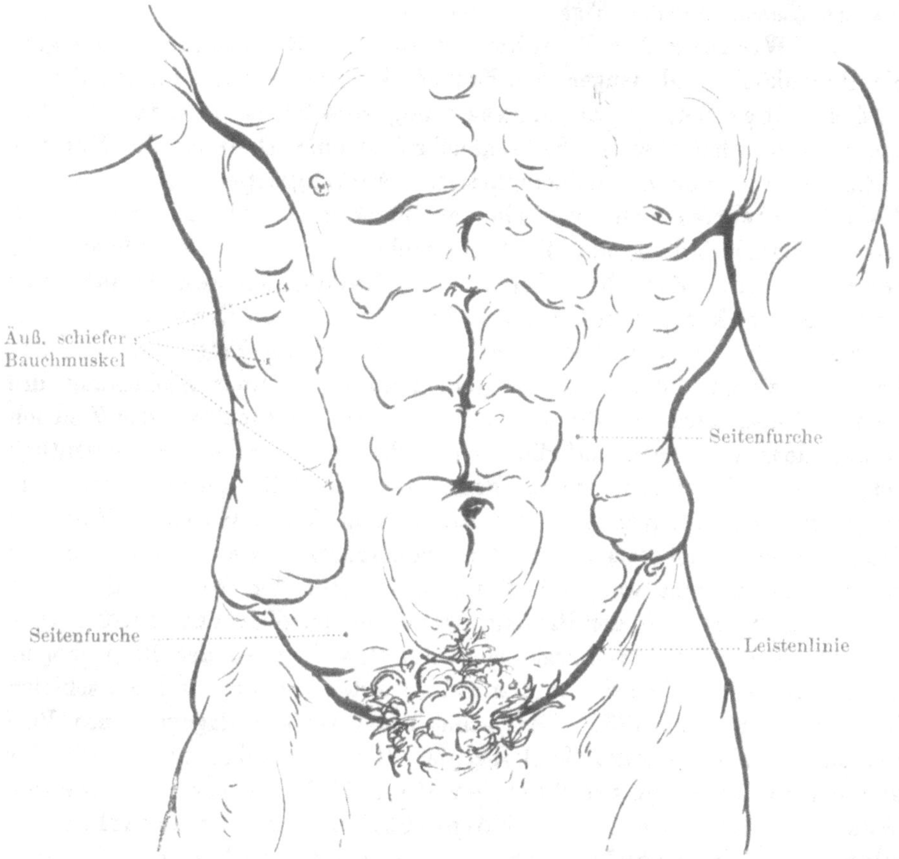

Fig. 176. Die Muskulatur des Bauches am Lebenden. Konturzeichnung zu Figur 28.

der Zeitpunkt, um die durch die Inskriptionen entstandenen Muskelvierecke zu studieren. Dann lassen sich leicht die einzelnen Formen in ruhigeren Stellungen verstehen. Einzelne Figuren der Antike, wie z. B. der Farnesische Herkules, der Torso des Belvedere zeigen die Gliederung der geraden Bauchmuskeln in einem hohen Grade von Übertreibung, namentlich die erste der beiden Genannten; bei dem borghesischen Fechter und bei dem Laokoon ist Maß gehalten. Bei den ruhigen Figuren der spät griechischen und römischen Epoche zeigt sich schon eine sehr schematische Behandlung dieser Muskelpartien.

Die Bauchmuskeln unterstützen u. a. auch in sehr kräftiger Weise die Drehung des Rumpfes, sobald sie nicht gleichzeitig wirken, sondern nur die Muskeln der einen Seite in Thätigkeit sind, während die der anderen in der Ruhe verharren. Sie unterstützen unter solchen Umständen jene an der Wirbelsäule angebrachten Kräfte, wodurch nicht allein von der Seite, sondern auch vom Rücken her die Bewegung vollzogen wird. Liegt man auf dem Rücken und sucht sich mit dem Oberkörper ohne Hilfe der Hände nach irgend einer der Seiten hinüberzuwenden, so zeigen die schiefen Bauchmuskeln der entgegengesetzten Seite die Einzelheiten ihrer Formen auf das vollkommenste. Bei demselben Versuch läßt sich auch leicht erkennen, welchen Anteil die einzelnen Bauchmuskeln während dieser Bewegung haben. Die obersten Zacken des äußeren schiefen Bauchmuskels, deren wir sonst so selten an-

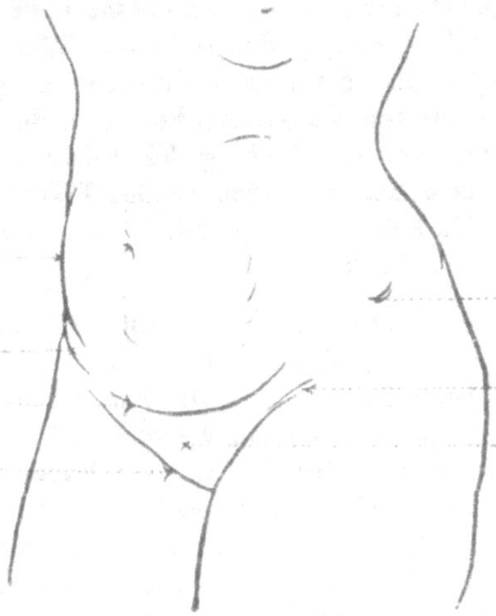

Fig. 177. Rumpfende eines stehenden Mädchens, an eine Säule gelehnt. Nach einer Photographie von A. Calavas. Das rechte Bein Standbein, das linke etwas gekreuzt. Rechts sind Leisten- und Schenkelbeuge vereinigt, links getrennt, weil dort Spielbein.

sichtig werden, treten deutlich hervor, so daß seine ganze Anatomie am Lebenden verständlich wird.

Bei den Mädchen und Frauen sind aus dem schon auf Seite 352 angeführten Grunde sowohl die Linien am Becken als an der Bauchwand verschieden von derjenigen des Mannes. Von der weißen Bauchlinie ist ober- und unterhalb des Nabels etwas zu bemerken. — Die äußere Grenze der geraden Bauchmuskeln ist sehr schwach, dagegen die Bauchlinie als Grenze des Unterleibes und des Schamberges deutlich. Die Leistenlinie ist rechts nur oben an der Spina ausgeprägt, dann unterbrochen, am linken Bein ist sie in der Mitte ihres Verlaufes nur eine kurze Strecke bemerkbar. Es fehlt wenig, und die Leistenlinie wäre wie rechts mit der Schenkelbeuge vereinigt worden. Der Unterschied zwischen Links und Rechts rührt von der verschiedenen Spannung der Haut her, welche an dem Standbein links stärker ist als an dem Spielbein rechts. Die Schenkelbeuge bildet mit der Bauchlinie die sichersten Grenzen bei dem weiblichen Geschlecht in dieser Region; sie grenzen den Schamberg ab. Durch die Schenkelbeuge wird die Grenze des Oberschenkels nach innen zu besonders deutlich. Das Auge ergänzt die übrige Strecke bis zur Spina hin; freilich ist stets eine leichte Modellierung vorhanden, welche das Auge leitet. Wie bei dem Mann so bedingen auch bei der Frau die individuellen Verschiedenheiten manchen Wechsel in dem Auftreten der erwähnten Formen (vergl. das Kapitel Haut, S. 37). So ist der Anfang der Leistenlinie vorhanden, sie geht aber dann in die Bauchlinie über, wodurch eine Form entsteht, die sich der männlichen etwas nähert (Venus von Milo, capitolinische und medicaeische Venus). In anderen Fällen, wenn die Darmbeine steil aufgerichtet sind, wie bei dem Manne, entsteht ein Verlauf der ganzen Beckenlinie, welche fast männliche Formen zeigt: es ist ein leichter Weichenwulst vorhanden und die Leistenlinie zieht von der Spina zu der Spitze des Schamberges. — Alle Varianten müssen beurteilt werden nach der An- oder Abwesenheit der drei Linien: Bauch- und Leistenlinie und Schenkelbeuge. Fällt die Leistenlinie mit der Schenkelbeuge zusammen, dann entsteht ein steiler weicher Verlauf; fällt aber die Leistenlinie ganz oder teilweise mit der Bauchlinie zusammen, dann macht die Form einen mehr kräftigen Eindruck. Übrigens ist wohl zu beachten, daß die Art, wie diese Linien auftreten, von der jeweiligen Stellung in so hohem Maße abhängt, daß man die beiden Formen in einem und demselben Körper finden kann. Wie Brücke hervorhebt, ist es aber nicht die Stellung allein; denn zwei Personen in gleicher Stellung zeigen Unterschiede, welche abhängen von Verschiedenheiten in der Fettablage der Gestalt, der Neigung des Beckens und von der Stellung des Halses des Oberschenkelknochens. Das Altertum und die Renaissancezeit haben schöne Figuren hinterlassen, wo bald die Leistenlinie und bald die Schenkelbeuge fehlt, also nur eine einzige Linie die Grenze zwischen Rumpf und Schenkel darstellt.

Bei einem am Kreuz hängenden Christus ist die Wirbelsäule gestreckt, die eingesunkene Bauchwand ist eine Folge des Todes; die Luft ist aus dem Brustkorb entwichen, es ist also falsch, beim Gekreuzigten die Zacken des *Obliquus abdominis* in jener krampfhaften Kontraktion darzustellen, die nur zu häufig beliebt wird. Dieser Muskel wurde stets mit Unrecht in der Aktion vorgeführt. Bei gestreckter Wirbelsäule und gestreckten Beinen verhält er sich passiv. — Die Bauchmuskeln vermögen die Rumpfbeuge nicht allein dadurch zu erzwingen, daß sie den Oberkörper durch Zug an dem Brustkorb in die Höhe heben, sondern auch auf die entgegengesetzte Art, dadurch, daß sie bei festruhendem Brustkorb das Becken und mit ihm die Beine gegen den Oberkörper heraufziehen. Wenn der Jongleur auf dem Rücken liegend, mit den Beinen eine Stange balanciert, so muß das Becken soweit gedreht werden, daß die Beine in die Luft ragen können. Diese Drehung des Beckens bringen die Bauchmuskeln dadurch zustande, daß sie bei dieser Aufgabe ihren Angriffspunkt *(Punctum mobile)* an dem Schambein und an dem Hüftbeinkamm haben, daß also jetzt umgekehrt wie in dem vorhergehenden Falle der sonst bewegliche Brustkorb fixiert ist (das *Punctum fixum* darstellt) und das früher stabile Becken nunmehr zur Bewegung gezwungen wird. — Die dreifach geschichtete Bauchmuskulatur bildet mit ihren Aponeurosen einen kräftigen Verschluß der Bauchhöhle. Obwohl nach innen noch zwei derbe Membranen folgen, die quere Bauchfascie *(Fascia transversa)* und das Bauchfell *(Peritoneum)*, so sind damit doch nicht alle Gefahren beseitigt, welche das heftige Anpressen der Eingeweide gegen die Bauchwand mit sich bringt; es können teilweise Zerreißungen der Muskel- und Sehnenschichten vorkommen. Die Stelle der früheren Vereinigung zwischen Mutter und Kind ist der Nabel. Hier traten während der Entwickelungsperiode Blutgefäße ein und aus, in welchen der ernährende Saft von der Mutter zu dem Kinde strömte, und umgekehrt. Nicht immer verwächst sogleich diese Pforte vollständig fest und so kann es geschehen, daß durch das Schreien des Kindes die Nabelpforte von innen her wieder auseinander gezerrt wird, und eine Darmschlinge sich den Weg bis unter die Haut bahnt. Der „Nabelbruch“ macht sich dann als rundliche Geschwulst bemerkbar.

Ein ähnlicher Vorgang kann bei dem Manne dort stattfinden, wo die beiden Samenstränge die Bauchwandung durchsetzen. — Die Formen des Hodensackes sind abhängig von den in ihm befindlichen eiförmigen Drüsen und dem Zustande seiner Kontraktion. Unter der dünnen fettlosen Haut sitzt eine Schichte von Muskelfasern, die sich unter dem Einfluß der Kälte und anderer Reize zusammenzieht, so daß die Haut die Drüsen fest umschließt. Bei Hitze, Furcht oder Krankheiten tritt Erschlaffung des Hodensackes ein. Die Antike hat bei ihren Darstellungen, soweit ich sie kenne, den Hodensack zusammengezogen darstellt; abgesehen von dem Zeichen physischer Kraft, das in dieser Zusammenziehung liegt, ist es auch edler, diesen Anhang unserer tierischen Natur so reduziert als möglich darzustellen.

2) Hintere Bauchmuskeln.

Von diesen sei hier genannt: Der vierseitige Lendenmuskel *(M. quadratus lumborum)*, der den Raum zwischen der letzten Rippe und dem Darmbeinkamme zur Seite der Lendenwirbelsäule einnimmt. Er entspringt am hinteren Abschnitt des Darmbeinkammes und inseriert sich mit sehnigen Zacken an den Querfortsätzen der vier oberen Lendenwirbel und mit einer breiten Sehne am unteren Rande der zwölften Rippe. Der Muskel ist nur von der Bauchhöhle her zu sehen. Von hinten ist er durch die ganze Dicke der Streckmuskeln der Wirbelsäule bedeckt.

IV. Die Muskeln des Rückens.

Die Rückenfläche des Körpers wird im täglichen Sprachgebrauch wie in der Sprache der Anatomie in den Nacken (hintere Halsgegend), den eigentlichen Rücken (hintere Thoraxwand), die Lenden (hintere Bauchwand) und das Kreuz (hintere Beckenwand) abgeteilt. Die Nackengegend ist von oben nach unten leicht konkav, und unten durch den Vorsprung des siebenten Halswirbels vom Rücken abgegrenzt. In dem Bereich der eigentlichen Rückengegend liegen die beweglichen Schulterblätter. Die hintere Thoraxwand ist dabei gewölbt, während die Lenden eingebogen sind. Eine vertikale Rinne entspricht in der Mittellinie des Rückens den Dornfortsätzen der Lendenwirbel, welche zwischen die fleischigen Bäuche der langen Rückenstrecker versenkt sind (Fig. 178). Die gewölbte Kreuzgegend wird am wenigsten von Weichteilen bedeckt, und deshalb sind ihre Knochenformen leicht durch die Haut hindurch zu erkennen. Der Rücken wird von Muskelmassen bedeckt, welche in zwei verschiedene Gruppen getrennt werden müssen, in eine oberflächliche und eine tiefliegende. Die oberflächliche Muskelgruppe wird aus flächenhaft ausgebreiteten Muskeln gebildet, welche sämtlich für die Bewegung des Schulterblattes und des Armes verwendet werden. Die tiefliegende Muskelgruppe besteht zumeist aus längsgerichteten, rundlichen Muskelsträngen, welche von dem Kreuzbein bis zu dem Hinterhaupt sich erstrecken. Sie liegen in den zwei Furchen eingebettet, welche zwischen den Dornfortsätzen sämtlicher Wirbel und dem Rippenwinkel zu ihrer Aufnahme bereitgehalten sind. Sie sind Strecker und Dreher der Wirbelsäule, und in dem ersteren Falle die Antagonisten der Bauchmuskeln.

Die Haut des Rückens zeichnet sich durch ihre Dicke und Derbheit aus. Sie nimmt sehr leicht Fett auf, und bildet dann bei der Streckung des Rumpfes starke Falten, deren Formen schon weiter oben berücksichtigt wurden. Unter der Fettschichte liegt eine derbe Fascie, die vom Nacken her in die Halsfascie, an der Schulter in jene des Oberarmes, und unten in die Brust- und Bauchfascie übergeht. Für die Schönheit des Rückens sind hauptsächlich drei Dinge maßgebend: die Biegung der Wirbelsäule, das Anliegen der Schulterblätter und die Gestalt des Brustkastens. Die größten Veränderungen zeigen sich im Bereich des Brustkastens während der Atmung und bei den Bewegungen der Schulterblätter.

a) Oberflächliche Muskelgruppe, welche die Gliedmaſsenmuskeln des Rückens umfaſst.

Der Trapezmuskel (*M. trapezius*, Fig. 178 Nr. 1—5) nimmt den größten Teil des Rückens bis zur Lendengegend herab ein. Er entspringt von der oberen Nackenlinie des Hinterhauptbeines, von dem Nackenband, den Dornfortsätzen aller Hals- und Brustwirbel, sowie von den zwischen den Dornfortsätzen ausgespannten Bändern. Von diesem ausgedehnten Ursprung ziehen die starken Fleischbündel zur Schulterblattgräte und dem naheliegenden Schlüsselbeinende. Wirkung: die Gesamtverkürzung des Trapezius ruft am Schultergürtel folgende Bewegungen hervor: 1) Drehung des Schulterblattes nach hinten, wobei auch eine Drehung im akromialen Gelenk stattfindet; 2) Erhebung des Schlüsselbeines bis zu 4 cm und gleichzeitig eine starke Längsdrehung desselben im sternalen Gelenk, wobei sein vorderer Rand mehr nach oben rückt. Eine wichtige Rolle spielt der Trapezius ferner bei der seitlichen Erhebung des Armes bis zur Horizontalebene. Der vom dritten Brustwirbel abwärts gelegene Abschnitt des Muskels bringt nämlich das akromiale Gelenk nach hinten und steigert dadurch den drehenden Einfluß des unteren Sägemuskels auf das Schulterblatt. Bei der Lähmung des Trapezius sinkt das Schlüsselbein unter dem Einfluß der antagonistischen Kräfte, des Sägemuskels, des großen Brustmuskels und unter dem Einfluß der Schwere des Armes herab. Dieses Verhalten ist lehrreich, denn es zeigt, daß der Trapezius den Schultergürtel in seiner normalen Stellung samt dem Arm tragen hilft.

Durch die wechselnde Länge der Sehnenbündel entsteht sowohl an der ausgedehnten Ursprungslinie, als an den Ansatzstellen folgende, für die Formen bedeutungsvolle Anordnung: an dem Schädel, dem Nackenband und an den oberen Halswirbeln ist die Ursprungssehne kurz, kaum erkennbar. Schon am fünften Halswirbel wird sie jedoch länger, namentlich im Bereich des siebenten Halswirbels und des ersten Brustwirbels, um an dem vierten Brustwirbel wieder kurz zu werden. Durch diese wechselnde Länge der Ursprungssehne entsteht in der Umgebung des am meisten vorspringenden siebenten Halswirbels eine lindenblattähnliche Sehnenraute mit der Spitze nach aufwärts gerichtet (Fig. 178 bei Nr. 2). — Ein dreieckiges Sehnenfeld kehrt an dem unteren Ende des Muskels wieder, wo er langsehnig von den Dornfortsätzen des elften und zwölften Brustwirbels (Fig. 178 Nr. 3) entspringt. Diese Sehnenfelder erscheinen am Lebenden kleiner als an dem anatomischen Präparat, wegen der darüber hinziehenden Haut. Sie erscheinen ferner als Vertiefungen und zwar um so bestimmter, je kräftiger der Muskel und je stärker die Zusammenziehung seiner Bündel ist. Für den mit dem Unterschied zwischen Muskel und Sehne nicht vertrauten Beobachter scheint es bei der Betrachtung des Lebenden, als ob der Muskel an dieser Stelle aufhöre, so bedeutend ist der Niveauunterschied zwischen der Fläche der Fleischmasse und derjenigen der Sehne.

Der Muskel zeigt die Eigentümlichkeit, daß sich der Ansatz auf beide Knochen des Schultergürtels erstreckt. Die von dem Hinterhaupt und den oberen Halswirbeln herabkommenden Fleischbündel verlassen dabei die Nackengegend, und biegen in die seitliche Halsgegend um (Fig. 178 Nr. 1), wo sie sich an dem Akromialende des Schlüsselbeines befestigen. Die abgerundete Kante dieser Umbiegungsstelle bildet die Konturlinie des Nackens (Fig. 178 bei Nr. 6). Was von dem Muskel vor dieser Linie liegt, verläuft in dem Gebiet der seitlichen Halsgegend. (Vergleiche die Beschreibung und Abbildung der seitlichen Halsgegend Seite 328 und die Figuren 159 u. 164.) Diejenigen Fleischbündel, welche von den unteren Hals- und oberen Brustwirbeln kommen, setzen sich an dem oberen Rand der Schultergräte (Fig. 178 Nr. 5) und an dem Akromion mit kurzer Sehne fest. Die von den unteren Brustwirbeln kommenden inserieren sich mit einer dreieckigen Sehne an dem Ursprung der Schultergräte (Fig. 178 Nr. 4). Dieses letzterwähnte dreieckige Sehnenfeld erscheint durch die Haut hindurch als kleines Grübchen. (Siehe Fig. 27 Seite 50.)

Die Konvergenz der Fleischbündel eines Trapezmuskels gegen den Schultergürtel hin bedingt eine dreieckige Gestalt. Beide Trapezmuskeln bilden zusammen ein ungleichseitiges Viereck. Der lange, untere Abschnitt dieses Vierecks überlagert den gleich zu erwähnenden breiten Rückenmuskel. Der Trapezmuskel endigt nicht selten am elften, zehnten oder einem noch höher gelegenen Brustwirbeldorn, zuweilen beiderseits verschieden. Der Ursprung an dem Hinterhaupt bietet gleichfalls Varianten, aber sie sind für die Form des Nackens bedeutungslos.

Der Muskel kann die äußere Hälfte der Schultergräte, das Akromion und das Schlüsselbein heben. Dabei dreht sich das Schulterblatt um einen Punkt, der in der Gegend des oberen inneren Schulterblattwinkels liegt.

Bei dieser Drehung geht der untere Schulterblattwinkel nach außen, der Körper des Schulterblattes, welcher die Gelenkpfanne trägt, nach oben, und der innere Schulterblattrand stellt sich schief (vergl. die Fig. 178, an

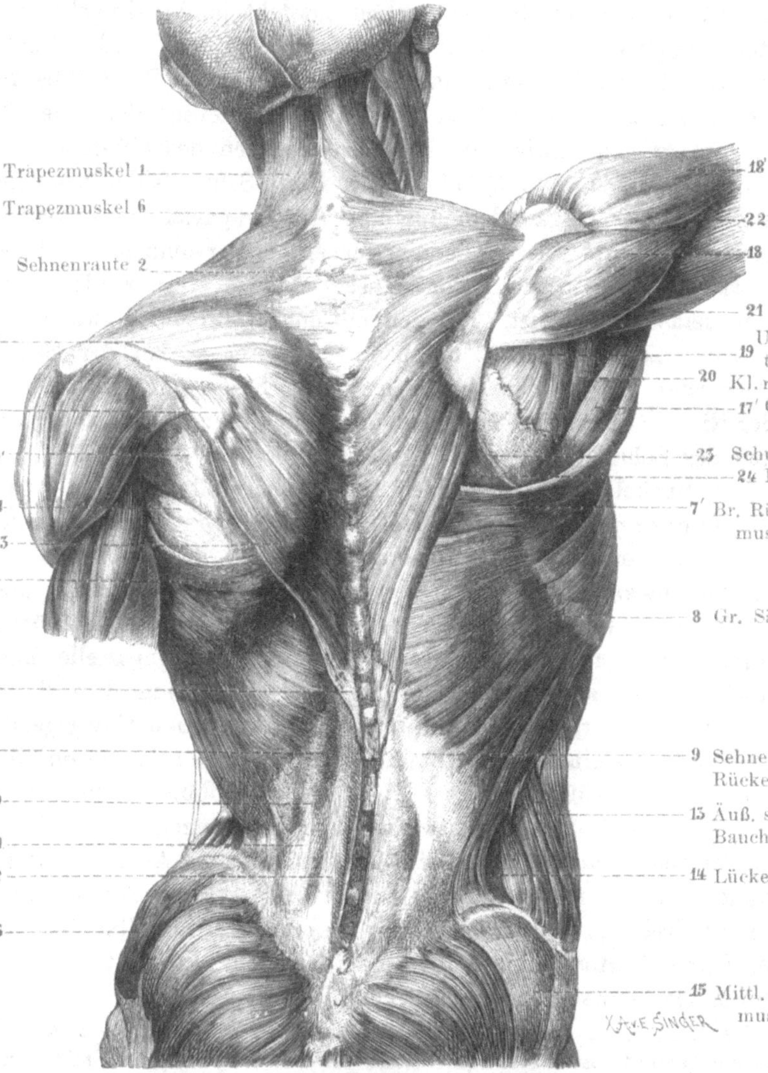

Fig. 178. Rückenmuskulatur des Stammes.

welcher der eine Arm gehoben und die Drehung des Schulterblattes erkennbar ist). Die Trapezmuskeln ziehen, wie schon erwähnt, auch die Arme nach rückwärts, dadurch daß sie die beiden Schulterblätter der hinteren Mittellinie des Rumpfes nähern. Je mehr die Schulterblätter nach rückwärts gehen, um so dicker werden die Trapezmuskeln (Fig. 179),

so daß ihre Fleischmasse, schließlich hoch emporgewölbt, die Dornfortsätze in einer tiefen Furche begräbt.

Die an dem anatomischen Präparat so leicht verständlichen Formen des Trapezmuskels werden durch das Zurückziehen der Schulterblätter fast bis zur Unkenntlichkeit entstellt. Sind sie sich soweit genähert, als es durch den Muskelzug geschehen kann, dann existiert zwischen den inneren Schulterblatträndern nur ein schmaler Spalt, der ebenso lang als diese Ränder und tief eingesenkt ist. Die beiden Trapezmuskeln bilden im Bereich der Schulterblätter nunmehr rundliche Wülste, die nach oben auseinanderweichen (Fig. 181); das ist leicht erklärlich, sie befinden sich in dem äußersten Grad der Verkürzung, weil die Ursprungs- und Ansatzpunkte sich ganz naheliegen. Die lindenblattähnliche Sehnenraute in der Umgebung des

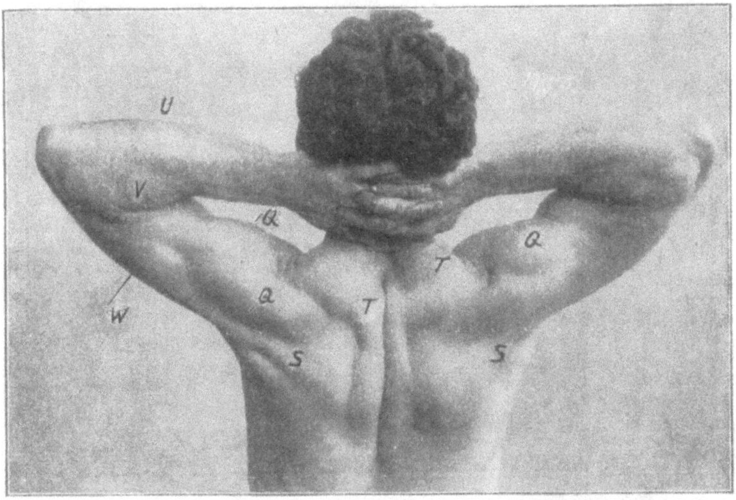

Fig. 179. Die Schulterblätter sind nach rückwärts gezogen. Die Trapezmuskeln treten zwischen den inneren Schulterblatträndern als hochliegende Wülste hervor, die Dornfortsätze sind in einer tiefen Furche versteckt.

S Schulterblatt; *Q* Deltamuskel; *T* Trapezmuskel; *U* Ulnaris internus; *V* Streckmuskeln; *W* Strecker des Vorderarms.

siebenten Halswirbels liegt dann tief zwischen den angeschwollenen Muskelbündeln, deren Grenzen schon bei mäßiger Anstrengung bemerkbar werden (Fig. 75 S. 141).

Wirkt nur ein Trapezmuskel auf das Schulterblatt und den Arm, wie z. B. bei dem borghesischen Fechter, während der andere Arm nach vorn gestreckt und damit auch das Schulterblatt von seiner gewöhnlichen Stellung mehr an die Seitenfläche des Rumpfes gerückt ist, dann kommt in die Fläche des Rückens ein sehr großer Formenwechsel. Die veränderte Stellung der Schultern ist so charakteristisch und tritt durch den Mechanismus des Armgelenkes und der Muskeln mit solcher Naturnotwendigkeit ein, daß man von der Stellung der Schulterblätter an einer Statue auf die Stellung der fehlenden Arme schließen kann. Ein Anatom hat jüngst von diesem Gesichtspunkt aus die Venus von Milo einer erneuten Untersuchung unterworfen.[1]

[1] C. Hasse, Die Venus von Milo. Eine Untersuchung auf dem Gebiete der Plastik und ein Versuch zur Wiederherstellung der Statue. Mit 4 Lichtdruck- und 4 lith. Tafeln. Jena. 1882.

Der **breiteste Rückenmuskel** (*M. latissimus dorsi,* Fig. 178 Nr. 7—12) hat unter allen Muskeln die größte Flächenausdehnung, denn er nimmt den ganzen unteren Teil der Rückenfläche ein und erstreckt sich durch

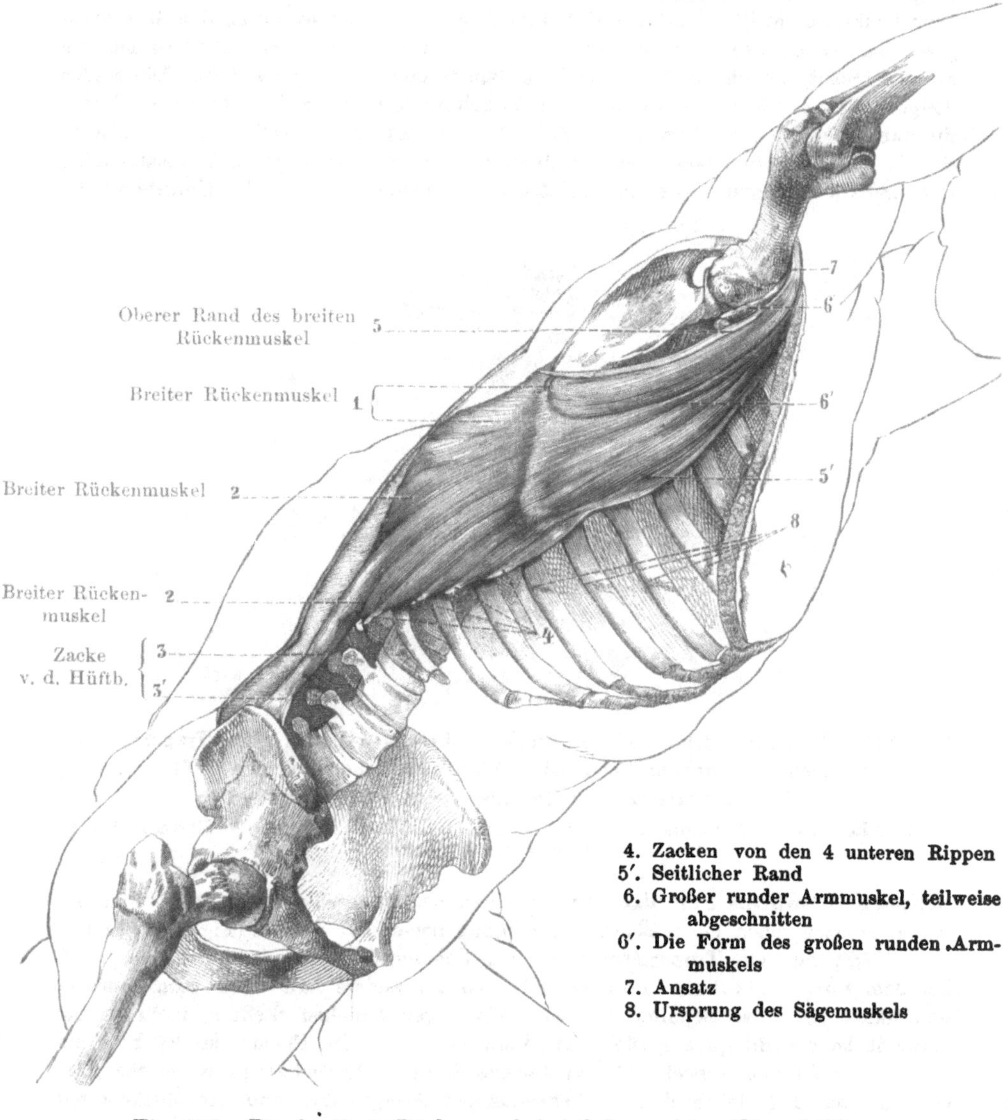

Fig. 180. Der breiteste Rückenmuskel auf der rechten Körperhälfte, bei erhobenem Arm.

die seitliche Rumpfgegend bis zu dem Oberarm. Er entspringt mit dünner Sehne von den Dornfortsätzen der sechs bis sieben unteren Brustwirbel. Dieser Teil seines Ursprunges ist von dem Kapuzenmuskel bedeckt. Er entspringt ferner von den Dornfortsätzen aller Lenden- und Kreuzwirbel.

An den Lenden wird die Ursprungssehne um so breiter, je näher der Ursprung an das Kreuzbein hinabrückt. Von dem Kreuzbein setzt sich der Ursprung auf den hinteren Teil des Darmbeinkammes fort. Zu diesem Ursprung gesellen sich noch fleischige, von den letzten vier Rippen kommende Zacken (Fig. 180 Nr. 4), welche mit Ursprungszacken des äußeren schiefen Bauchmuskels abwechseln. Sämtliche Fasern des Muskels konvergieren gegen den Oberarm und setzen sich mit platter Endsehne gemeinsam mit dem großen runden Armmuskel an derjenigen Knochenleiste fest, welche von dem kleinen Höcker des Oberarmkopfes ausgeht (siehe Figur 69 Nr. 18′ auf Seite 132). Wirkung: Bewegt den Arm nach hinten.

Der oberste Teil des Muskels, der unter dem Trapezmuskel hervorkommt, deckt bei dem Verlauf nach dem Arm hin den unteren Winkel des Schulterblattes (Fig. 178 Nr. 7). Der obere Muskelrand ist so dick, daß er bei kräftigen Männern durch die Haut hindurch erkennbar ist (bei dem borghesischen Fechter Figur 180 Nr. 1). Die Muskelbündel der unteren Abteilung haben einen steilen Verlauf und bedecken auf ihrem Weg über die seitliche Rumpfwand zu einem großen Teil den Sägemuskel. An der Stelle, wo der Rückenmuskel über den Sägemuskel hinwegzieht, entsteht eine Verdickung. Sie läßt deutlich die Richtung erkennen, welche die unteren Bündel des Sägemuskels gegen den Schulterblattwinkel hin nehmen (Fig. 178 Nr. 8, auch auf Fig. 180 angedeutet). Indem der breiteste Rückenmuskel sich dem Arm nähert, zieht er dem äußeren Rand des Schulterblattes entlang und hilft die hintere Wand der Achselhöhle bilden. Obwohl gerade dort durch das Zusammendrängen der Muskelbündel die Fleischschichte beträchtlich an Dicke zunimmt, so ist doch noch die Form des darunterliegenden breiten runden Armmuskels erkennbar (Fig. 180 bei Nr. 6). Nachdem der Muskel selbst dort, an der Stelle seiner größten Dichtigkeit, die tieferliegenden Teile noch erkennen läßt, kann es kaum überraschen, wenn in dem Bereich seiner breiten Ursprungssehne, in der Lendengegend, die Muskelmassen der Rückenstrecker (Fig. 178 Nr. 9, 10, 11 u. 12) mit voller Deutlichkeit erkennbar werden. Die Ursprungssehne des linken und rechten Muskels bildet die größte Sehnenraute des menschlichen Körpers (Fig. 63 ○). Sie erstreckt sich vom 12. Brustwirbel bis auf das Kreuzbein (Fig. 178 u. 181). Beiderseits wird sie begrenzt durch den Übergang in die Muskelbündel. Die seitlichen Ecken dieser Sehnenraute liegen an dem Ursprung des Rückenstreckers vom Darmbeinkamm, etwas oberhalb des Darmbeingrübchens. Die seitlichen Ecken der Sehnenraute können als Grübchen hervortreten. Sie sollen die Streckergrübchen heißen (Richer a. a. O. Waldeyer nennt sie *Fossae lumbales laterales superiores*. Siehe dessen Werk: Das Becken. Bonn 1899. Mit 153 Abbildungen, ferner Stratz). Ist das Streckergrübchen vorhanden, dann fehlt das Darmbeingrübchen.

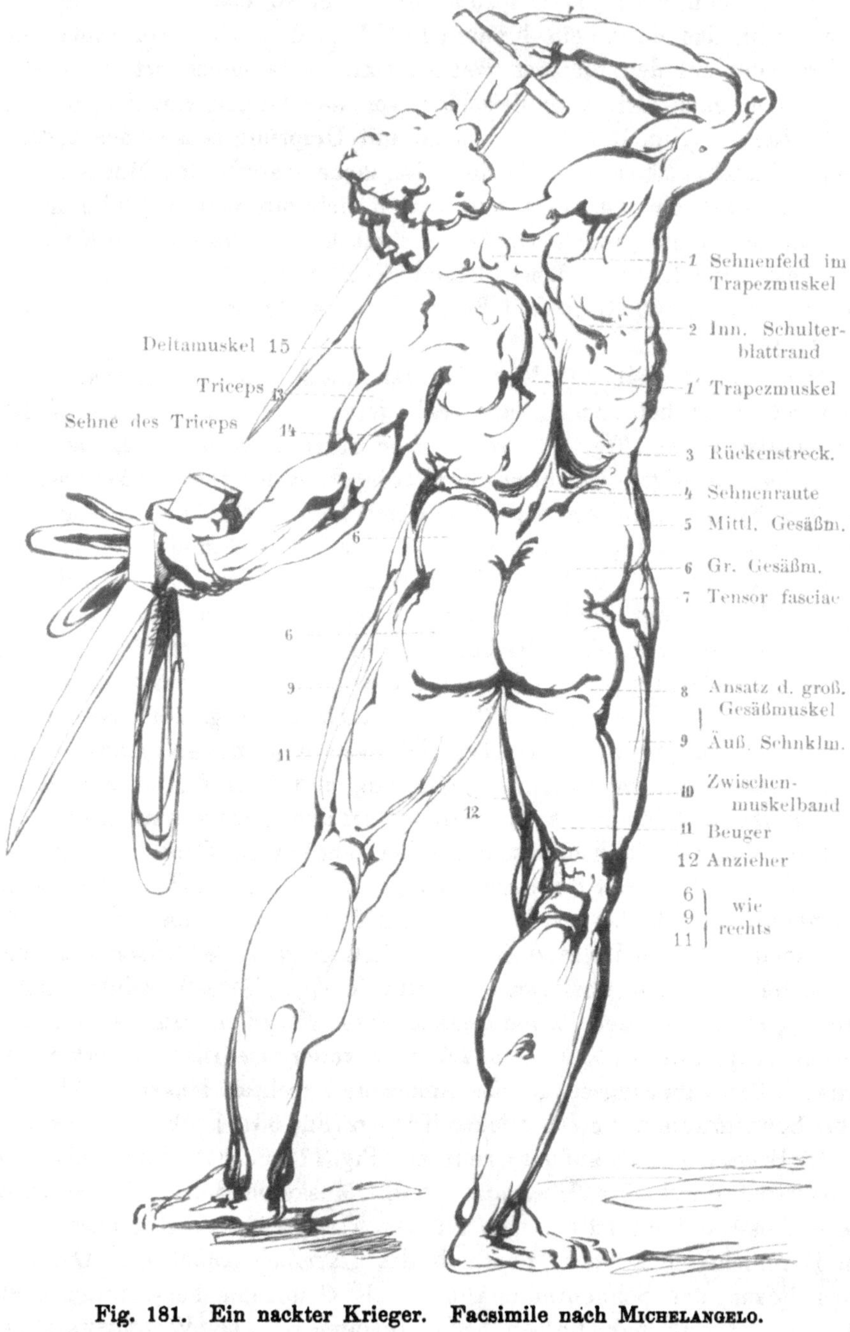

Fig. 181. Ein nackter Krieger. Facsimile nach MICHELANGELO.

Die Endsehne des Muskels besteht in einem fünf Centimeter breiten glänzenden Streifen, der sich gleichmässig aus dem Fleischbauch entwickelt und mit der Sehne des großen runden Armmuskels (Fig. 180 Nr. 6) vereinigt, an dem Knochen befestigt

ist. An dem Übergang in die Sehne verdünnt sich der Muskel, und der dadurch gewonnene Raum kommt der Achselhöhle zu gut. — Die Wirkung des breitesten Rückenmuskels gestaltet sich ebenso mannigfaltig wie jene des Brustmuskels, und hängt von der Stellung des Armes ab. Den aufgehobenen Arm hilft er gemeinschaftlich mit dem Brustmuskel herabziehen, den herabhängenden Arm zieht er nach rückwärts. Sein Verlauf läßt sich am leichtesten erkennen, wenn der bis zu einem rechten Winkel erhobene und gestreckte Arm einen Stab faßt und ihn gegen die Diele drückt, als sollte sie durchbohrt werden. — Die Figur 180 stellt den Muskel an dem aufgehobenen Arm des borghesischen Fechters dar. Die Ansatzsehne bei Nr. 7 ist um den Oberarmknochen in einer halben Tour herumgewunden; denn durch die Drehung des Armes ist die Ansatzstelle soweit nach oben gewendet, daß sie bei der Betrachtung des Rumpfes von der Seite und von unten unsichtbar ist. Wird unter solchen Umständen der Arm herabgezogen, so muß er gleichzeitig eine Rotation nach innen ausführen.

Nach Entfernung des Trapezmuskels und des breitesten Rückenmuskels erscheint:

Der rautenförmige Muskel *(M. rhomboides)*. Er entspringt von den Dornfortsätzen der zwei unteren Halswirbel und der vier oberen Brustwirbel und läuft schräg nach abwärts, um an dem inneren Rande des Schulterblattes zu endigen. Die Fleischbündel stellen eine rautenförmige Platte dar. Wirkung: Bewegt das Schulterblatt aufwärts gegen die Wirbelsäule, wobei sich der untere Winkel der Wirbelsäule nähert (Maximum 5 Centimeter) und nach oben rückt (Maximum $4\,^1/_2$ Centimeter). Die Gelenkfläche des Schulterblattes wird dabei aus der Ruhestellung mehr nach außen und unten gedreht. Unterdessen führt das Schlüsselbein im sternalen Gelenk nur geringe Drehungen aus, während in dem akromialen Gelenk die Bewegung sehr ansehnlich ist. So wirkt also der Rautenmuskel nicht blos, wie sein Name vermuten läßt, auf das Schulterblatt, sondern auch auf das Schlüsselbein, also den ganzen Schultergürtel. Werden die Arme seitlich an den Rumpf angepreßt, so zeigt sich die Wirkung des Rautenmuskels besonders klar. Zieht man mit gesteiftem Arm an einem Seil, das über eine Rolle läuft und ein Gewicht trägt, so wird ebenfalls die Zusammenziehung des Muskels besonders deutlich, während der große Brust- und der breiteste Rückenmuskel das Schulterblatt fixiert haben. Von diesem Muskel wird bei dem Hochheben des Armes die untere Ecke sichtbar, welche vertieft zwischen dem inneren Schulterblattrand, dem äußeren Rand des Trapezmuskels und dem oberen Rand des breitesten Rückenmuskels (Fig. 178 Nr. 24 und Fig. 75 links) liegt.

Der Aufheber des Schulterblattes *(M. levator scapulae* Fig. 168 Nr. 5) entspringt mit vier Köpfen von den hinteren Zacken der Querfortsätze der vier oberen Halswirbel. Die vom Atlas entspringende Portion ist die mächtigste. Die einzelnen Köpfe vereinigen sich zu einem ungefähr zwei Finger breiten Muskelbauch, der hinter den Rippenhaltern zu dem oberen Winkel des Schulterblattes herabsteigt, um sich mit kurzer

Sehne an ihm zu befestigen. Er hebt den Schultergürtel, wobei auch das akromiale Ende des Schlüsselbeines in die Höhe steigt (2 Centimeter) und mit dem Schulterblatt nach vorn gezogen wird ($2^1/_2$ Centimeter). Das Schlüsselbein dreht sich überdies derart, daß der vordere Rand stark nach abwärts gewendet wird. Die ganze Erhebung des Schulterblattes beträgt 5 Centimeter, aber es rückt dabei gleichzeitig mit seinem unteren Winkel gegen die Mittellinie des Rückens. Man sieht, auch dieser Muskel wirkt wie der Trapezius und der Sägemuskel nicht nur auf das Schulterblatt, an dem er sich befestigt, sondern auf den ganzen Schultergürtel in einer mannigfachen Weise. Er hat mit dem Aufheben des Schulterblattes direkt nichts zu thun (Henke, Mollier).

Die Figur eines nackten Kriegers, der im Begriffe steht, sein Schwert in die Scheide zu stecken, zeigt viele Linien, welche das Verständnis lebendiger und bewegter Formen erleichtern. Die beiden Schulterblätter mit ihren Muskeln treten stark hervor, das linke Schulterblatt ist tiefer gestellt, weil der Körper sich nach links wendet und sich etwas seitwärts beugt; rechts ist das Schulterblatt höher gestellt, weil auch der Arm erhoben ist. Die Krümmung der hinteren Mittellinie des Körpers zeigt den Grad der seitlichen Rumpfbeuge an; sie läuft auf das Kreuzbein aus. Die linke Thoraxhälfte ist bei solcher Stellung verkürzt, die rechte ist dagegen verlängert, die Wölbung des Brustkorbes gesteigert. Von dem Trapezmuskel ist die Sehnenraute in der Umgebung des siebenten Halswirbels (Fig. 181 Nr. 1) deutlich gekennzeichnet, ferner seine unmittelbare nach beiden Seiten sich anschließenden, starken Muskelbündel, welche nach dem Akromion hinziehen, endlich ist der äußere Rand desselben Muskels und zwar auf der linken Seite (Fig. 181 Nr. 1) mit sicherer Linie angedeutet.

b) Tiefliegende Muskelgruppe.

Nach Entfernung der hochliegenden Gruppe findet sich zunächst:

Der hintere, obere sägeförmige Muskel *(M. serratus posticus superior)*, ein platter, dünner Muskel, der von dem rautenförmigen bedeckt ist.

Er entspringt mit breiter dünner Sehne vom unteren Teile des Nackenbandes und den Dornen des siebenten Hals- und der zwei oder drei oberen Brustwirbel. Ansatz mit vier fleischigen Zacken an die zweite bis fünfte Rippe seitlich vom Rippenwinkel. Wirkung: hebt die oberen Rippen. Weit entfernt von ihm liegt:

Der hintere, untere sägeförmige Muskel *(M. serratus posticus inferior)*. Er ist gleichfalls sehr dünn und wird von dem breitesten Rückenmuskel vollständig bedeckt.

Mittels einer dünnen Ursprungssehne kommt der Muskel von den Dornen der zwei unteren Brustwirbel und der oberen Lendenwirbel her. Diese Sehne, deren Ursprung mit der Rückenfascie sehr innig verwachsen ist, läuft in vier fleischige Zacken aus, welche schräg nach außen und oben ziehen, um sich an den vier letzten

Rippen zu befestigen. Wirkung: Zieht die vier letzten Rippen herab. Diese beiden Muskeln sind wegen ihrer mangelhaften Entwickelung von geringem Einfluß auf die Formen des Rückens. Es ist festgestellt, daß sie bei dem Menschen verkümmerte und getrennte Reste einer bei den Nagern (Kaninchen) noch in voller Ausdehnung erhaltenen Muskellage darstellen.

Die folgende Muskelschichte erstreckt sich von dem Kreuzbein bis zum Schädel.

Nach Ursprung und Ansatz, sowie auch nach Verlauf der Bündel lassen sich mehrere übereinander liegende Abschnitte unterscheiden, von denen sogar einzelne zu selbständigen Muskeln werden und verschiedene Wirkung ausüben. Wo wir dieser Muskelmasse begegnen, sei es im Lenden-, Rücken- oder Halsteil, überall sind aber ihre Bündel dennoch Teile eines und desselben Systemes, das der leichteren Übersicht halber in einzelne Muskeln zerlegt wird. Wir werden sie nach ihrem Werte für die Plastik der Reihe nach aufführen. Diese Reihe entspricht, der Hauptsache nach, auch der anatomischen Gliederung.

Der gemeinschaftliche Rückenstrecker (*M. extensor dorsi communis*, Fig. 182 Nr. 1—6) entspringt von der hinteren Fläche des Kreuzbeines (bei Nr. 1), von den Dornfortsätzen der Lendenwirbel (bei Nr. 2) und dem hintersten Teile des Hüftbeines (bei Nr. 3). Dieser Ursprung ist in der Tiefe fleischig, aber an der Oberfläche von einer starken Sehne bedeckt, die sich kopfwärts bis zu dem zehnten Brustwirbel allmählich verjüngt, während seitlich der Muskelbauch (bei Nr. 4), von keiner Sehne eingeengt, voll bemerkbar wird. An der Figur 182 ist auf der linken Seite der gemeinschaftliche Rückenstrecker so dargestellt, wie er nach Wegnahme der Haut und der ihn bedeckenden Muskelschichten bei einem Fechter in der Stellung des borghesischen zum Vorschein kommen würde, rechts sind die Konturen der Muskeln angegeben, welche durch die Haut hindurch erkennbar sind, und zwar bei Nr. IV der ebenerwähnte sehnenfreie Muskelbauch des Rückenstreckers, bei Nr. III eine äußere Portion, bei Nr. II eine innere Portion seines Ursprunges an dem hinteren Ende der Rippen (Fig. 182 Nr. 5) und an der hinteren Fläche der Querfortsätze der Wirbel. Wirkung: streckt den gekrümmten Rücken und, auf einer Seite wirkend, biegt dieser Muskel die Wirbelsäule nach der Seite (Rumpfbeuge nach rechts oder links). In der auf der Figur 182 abgebildeten Stellung des Körpers verhindert der Muskel durch seinen Zug, daß der Rumpf noch mehr nach vorn sinke. Durch den Muskelbauch des Rückenstreckers (Fig. 182 Nr. 4 u. IV) entsteht in der obenerwähnten Sehnenraute des breitesten Rückenmuskels eine kleinere Raute, welche nach oben zugespitzt nur bis zum 2. Lendenwirbel reicht. Am deutlichsten ist diese kleine Raute von Michelangelo wiedergegeben worden (Fig. 181 Nr. 4). Sie ist ferner zu erkennen Figur 63 S. 107 links.

Der gemeinschaftliche Rückenstrecker zeigt sowohl an seinem Ursprung, als in seinem Verlauf eine Längsspaltung. Die beschreibende Anatomie belegt die beiden Teilstücke mit verschiedenen Namen. Die seitlich liegende Muskelportion heißt der Darmbein-Rippenmuskel, die am nächsten der Mittellinie liegende Portion der längste Rückenmuskel. Diese beiden Abteilungen haben, wie die Erfahrung lehrt, keine vollkommen übereinstimmende Wirkungsart, das geht sowohl aus ihrem Verlauf als aus ihrem Verhalten bei der Bewegung des Rumpfes hervor. Bei dem ruhigen Vorwärtsschreiten ziehen sie sich nicht gleichmäßig zusammen, sondern abwechselnd, und so kommt es, daß diese beiden Hauptabteilungen ebenso durch die Haut des Lebenden hindurch erkennbar sind, wie sie sich an der Leiche mit dem Messer nachweisen lassen. In Figur 178 bezeichnet Nr. 11 den Darmbein-Rippenmuskel, und Nr. 12 den längsten Rückenmuskel.

Der Darmbein-Rippenmuskel (*M. ileo-costalis*, Fig. 182 Nr. 4–5) besteht aus derjenigen Portion des gemeinschaftlichen Rückenstreckers, welche vom hinteren Teile des Darmbeinkammes entspringt, und sich längs der Rippen aufwärts bis zu dem unteren Teil der Halswirbelsäule erstreckt. Die an den untersten Rippen befestigten Zacken sind breit und fleischig, die oberen werden nach und nach dünner und setzen sich mit deutlichen, glänzenden Sehnen an den Rippenwinkeln und an den Spitzen der Querfortsätze fest, hören jedoch am dritten, bisweilen schon am vierten Halswirbel auf. Der Muskel würde trotz seiner anfänglichen Stärke nicht ausreichen, um allen Rippen und allen Querfortsätzen, an denen er vorbeizieht, eine Zacke, im Ganzen mehr als 30 Fleischbündel abzugeben. Dies wird nur dadurch möglich, daß neue Ursprünge, sog. accessorische Bündel, von den fünf bis sieben unteren Rippen hinzukommen, und den Verlust von der inneren Seite her teilweise wieder ausgleichen, der durch Abgabe der Bündel an der äußeren Seite erfolgt. Dennoch erschöpft sich nach und nach die Fleischmasse, und am dritten, oft schon am vierten Halswirbel findet der Muskel sein Ende.

Der längste Rückenmuskel (*M. longissimus dorsi* in Fig. 178 bei Nr. 12 durch die Sehne des breitesten Rückenmuskels hindurch erkennbar und Fig. 182 Nr. 1–3) hat einen ähnlichen Bau, wie der mit ihm durch Ursprung und Verlauf verwandte Nachbar. Der Fleischbauch des längsten Rückenmuskels wird hauptsächlich durch die vom Kreuzbein kommende Fleischmasse vorgestellt. Dazu kommen starke, von den Dornfortsätzen der Lendenwirbel kommende Ursprungssehnen. Am Lenden- und Brustteil des Rückens besitzt der Muskel doppelte Ansätze, solche die an die Querfortsätze, und andere, welche an die Rippen treten. Er gelangt bis zu dem zweiten Halswirbel und bis zu dem Warzenfortsatz des Schädels in die Höhe, aber nur dadurch, daß auch ihm accessorische Fleischbündel zugeführt werden, welche mit langen Sehnen von den Querfortsätzen der Wirbel herkommen.

Zu dem System des gemeinschaftlichen Rückenstreckers gehört noch eine Reihe von Muskeln, die kurz genannt werden sollen:

Der Bauschmuskel (*M. splenius*) bildet eine der oberen Brustregion und dem Nacken zukommende Muskelschichte, von dem Trapezmuskel, dem rautenförmigen Muskel, und dem hinteren oberen Sägemuskel bedeckt. Der Bauschmuskel entspringt von den Dornfortsätzen der oberen sechs Brustwirbel und der anstoßenden Halswirbel; der platte Muskelbauch steigt schräg nach aufwärts und spaltet sich in zwei Portionen, von denen die eine sich an das Hinterhauptsbein befestigt und zwar an der oberen Nackenlinie gegen das Ohr zu. während die andere an dem hinteren Rande des

Warzenfortsatzes ihren Ansatzpunkt findet. Wirkung: Die beiden Bauschmuskeln strecken den Kopf mit der Halswirbelsäule. Bei einseitiger Aktion wirkt der Bauschmuskel auf die Drehbewegung des Kopfes.

Entfernt man den gemeinschaftlichen Rückenstrecker und den Bauschmuskel,

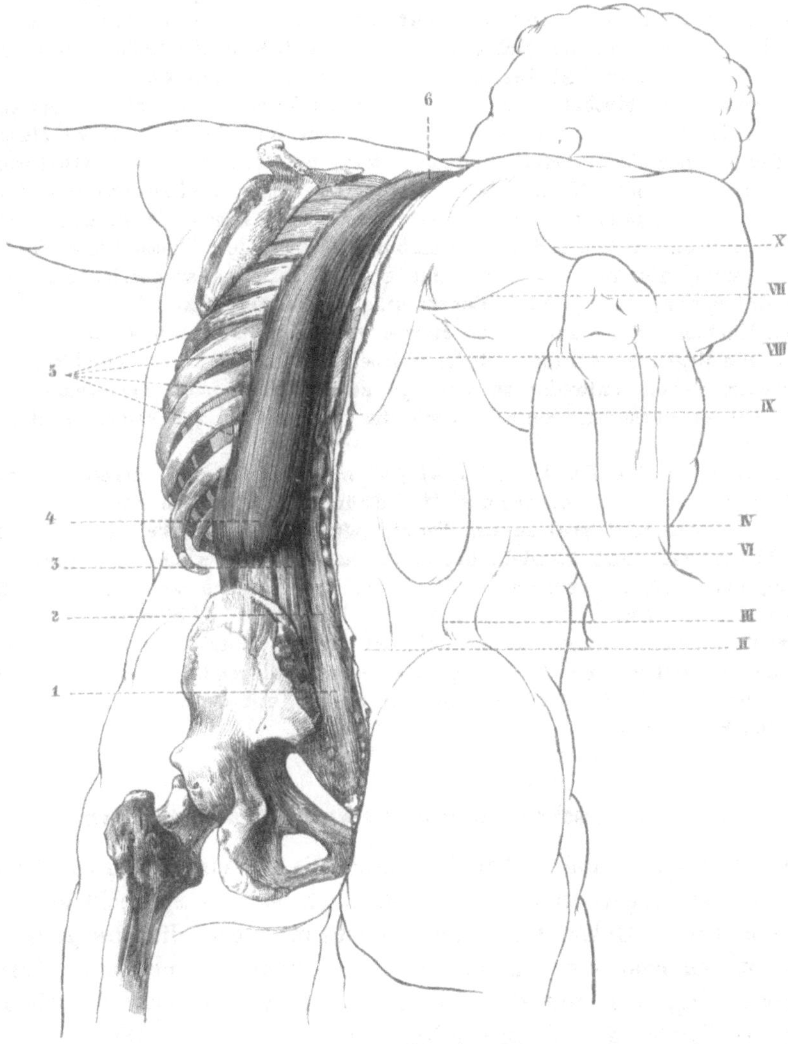

Fig. 182. Der **borghesische Fechter**, links der gemeinschaftliche Rückenstrecker dargestellt, rechts die Konturen der Rückenmuskeln.

1. Ursprung des grossen Rückenstreckers an dem Kreuzbein.
1, 2, 3. Längster Rückenmuskel.
4. Darmbein-Rippenmuskel.
5. Ansatzzacken an den Rippenwinkeln.
6. Fortsetzung zum Nacken und Hinterhaupt.

II. Längster Rückenmuskel.
III. Darmbein-Rippenmuskel.
IV. Muskelbauch.
VI. Unt. Rand des breitesten Rückenmuskels.
VII. Ob. Rand des breitesten Rückenmuskels.
VIII. Trapezmuskel.
IX. Sägemuskel.
X. Hinterer Rand des Deltamuskels.

dann erscheinen Fleischbündel, die von Wirbeldornen entspringen, und an solche sich inserieren, mit Überspringen mindestens eines Wirbels. Solche Bündel bilden einen zur Seite der Dornfortsätze verlaufenden Muskelbauch, aus welchem nach und nach die Ansatzbündel sich ablösen. Am Brustteile der Wirbelsäule entsteht so der Dornmuskel des Rückens (*M. spinalis dorsi*). Eine ganz ähnliche Anordnung von Fleischbündeln kommt nach Ursprung und Verlauf an den Dornen der obersten Brustwirbel und der Halswirbel vor. Die betreffende Reihe von Fleischbündeln heißt: Dornmuskel des Nackens (*M. spinalis cervicis*).

Während diese Muskeln von Wirbeldornen zu Wirbeldornen ziehen, verlaufen andere von den Querfortsätzen entspringend zu den Wirbeldornen. Diese Muskeln ziehen der ganzen Wirbelsäule entlang. Man unterscheidet einen Halbdornmuskel des Rückens (*M. semispinalis dorsi*) und einen Halbdornmuskel des Nackens (*M. semispinalis cervicis*). Der letztere setzt sich bis zu dem Hinterhaupt fort, und befestigt sich dort unterhalb der Nackenlinie. Dieser letzte dicht am Schädel liegende Abschnitt ist durch eine Sehneninskription ausgezeichnet, welche mit den Inskriptionen des geraden Bauchmuskels viele Ähnlichkeit hat.

Den Nachtrab dieses zahlreichen Heeres von langen Rückenmuskeln bilden die kurzen. Sie liegen unmittelbar auf den Wirbeln, und bilden kurze, fleischig sehnige Muskelkörper, welche entweder zwischen je zwei Wirbeln sich wiederholen, oder einen Wirbel überspringen. Sie ziehen wie die vorerwähnten von den Querfortsätzen zu den Dornfortsätzen.

Der vielgeteilte Rückenmuskel (*M. multifidus spinae*) besteht in einer Reihenfolge vieler kurzer und schiefer Muskelbündel, welche von den Gelenk- und Querfortsätzen unterer Wirbel zu den Dornfortsätzen oberer Wirbel hinziehen. Die letzte Schichte von Muskelbündeln hat einen fast queren Verlauf. Sie ziehen von ihren Ursprungspunkten, vom oberen Rand der Querfortsätze zur Basis der höher gelegenen Dornfortsätze, und werden als Drehmuskeln (*Rotatores*) bezeichnet. Je mehr die Richtung eines Bündels sich der queren nähert, desto leichter wird seine Zusammenziehung eine Drehung des darüber liegenden Wirbels auf dem darunterliegenden bewirken. Abgesehen von einigen unbedeutenden Muskeln verdienen noch Erwähnung:

c) Die Muskeln zwischen Hinterhaupt und den ersten Halswirbeln.

Eine Gruppe kleiner, aber im Verhältnis zu ihrer geringen Länge starker Muskeln lagert in der Tiefe des Nackens, und erstreckt sich von den beiden ersten Halswirbeln zum Hinterhaupt. Für die Bewegung des Kopfes auf den beiden ersten Halswirbeln ist nämlich eine eigene Muskulatur notwendig, weil nur sehr wenige der Rückenmuskeln für die Bewegung des Kopfes direkt verwendbar sind.

Der große gerade Kopfmuskel (*M. rectus capitis major*), fünf Centimeter lang, entspringt vom Dorn des zweiten Halswirbels, überschreitet den Bogen des Atlas, wird im Aufsteigen breiter, und setzt sich an der unteren Nackenlinie fest. Wirkt beim Strecken des Kopfes.

Der kleine gerade Kopfmuskel (*M. rectus capitis minor*) geht von dem hinteren Umfang des Atlas zu derselben Ansatzstelle wie der große, er unterstützt ihn auch in seiner Wirkung.

Der seitliche gerade Kopfmuskel (*M. rectus capitis lateralis*) entspringt von dem Querfortsatz des Atlas, und läuft gerade empor zum Hinterhauptsbein.

Der obere schiefe Kopfmuskel *(M. obliquus capitis superior)* entspringt von dem Querfortsatz des Atlas, und endigt schräge nach oben laufend an der unteren Nackenlinie des Hinterhauptes nahe der Mittellinie. Auch er ist ein Strecker des Kopfes.

Der untere schiefe Kopfmuskel *(M. obliquus capitis inferior)* begiebt sich vom Dornfortsatz des zweiten Halswirbels nach oben zum Querfortsatz des Atlas. Dreht den Atlas, und somit auch den Kopf, welcher vom Atlas getragen wird.

Die tiefe Schichte der Rückenmuskeln springt in der Lendengegend jederseits als praller Strang so stark hervor, daß die Dornfortsätze der Wirbel dadurch in eine vertiefte Linie versenkt erscheinen. (Vergl. die Fig. 178.) Bei der Rumpfbeuge wandelt sich die Mittelfurche des Rückens in einen Kamm um, dessen einzelne Zähne die im Relief vorspringenden Dornfortsätze bilden. Die Entfernung der Dornfortsätze der Lendenwirbel voneinander steigert sich dabei ganz besonders, ebenso rücken die Dornfortsätze der oberen zwei Brustwirbel und der unteren Halswirbel beträchtlich auseinander. Weniger auffallend ist die Erscheinung in dem übrigen Teil der Brustwirbelsäule wegen des dachziegelförmigen Übereinanderliegens der Dornfortsätze. Bei abgemagerten Menschen fehlt auch bei gestrecktem Rücken, wegen des Schwundes der Muskeln die Rinne, an deren Stelle vielmehr die Reihe der Dornfortsätze vorspringt. Auf der Kreuzbeinfläche kommen dann die rudimentären Dorn- und Querfortsätze zum Vorschein, und bei der gespannten Haut erscheint auch die Grenze zwischen Wirbelsäule und Kreuzbein in Form eines leicht einspringenden Winkels. — Die prallen Stränge des gemeinschaftlichen Rückenstreckers werden, auf dem Weg gegen den Kopf hinauf dünner, wegen der Abgabe zahlreicher Insertionen an die Dorn- und Querfortsätze der Wirbel. Die Abnahme ihres Umfanges ist jedoch nicht so bedeutend, daß sie sich nicht doch durch die Fleischschichte des Trapezmuskels hindurch erkennen ließen. Das Studium der Natur ist hier vor allem lehrreich; als Vorbereitung hierfür mögen die Figuren 178 und 181 dienen. MICHELANGELO's Skizze ist dabei wertvoll, weil die einzelnen Formen wie mit Frakturschrift geschrieben sind. Figur 181 Nr. 3 zeigt den Muskelbauch des gemeinschaftlichen Rückenstreckers mit fester Linie an, und ebenso seinen Verlauf nach aufwärts, der trotz des Trapezmuskels, bei Nr. 1′, dennoch erkennbar bleibt.

Die aufgeführten Rückenmuskeln stellen sich am lebenden Manne in folgender Weise dar. Auch bei der ruhigen Haltung, welche in den Figuren 29 und 183 wiedergegeben ist, zeigt der Trapezius die Sehnenraute im Bereich des siebenten Halswirbels; links ist der Muskel stärker zusammengezogen, weil sich die Hand in die Seite stemmt, und zu diesem Zweck sich das Schulterblatt der Wirbelsäule nähert. Der Muskel hat die Form eines länglichen Wulstes. Dicht bei dem Zeichen † und zwar links davon ist das Schulterblattgrübchen, bedingt durch die Ansatzsehne des Trapezius; nach unten verschmälert er sich. Auf der rechten Seite ist der Trapezmuskel breiter, weil der Arm von dem Körper absteht. Überdies ist der obere Rand der Schultergräte, an den sich der Trapezius festsetzt, als dunkle Linie sichtbar (vergl. die Figg. 29 und 183). Von dem breitesten Rückenmuskel ist der obere Rand, der den Schulterblattwinkel bedeckt, etwas sichtbar; der lange Rückenstrecker ist dagegen an manchen Stellen zu erkennen, unten an seinem Ursprung Figur 29 * in Form

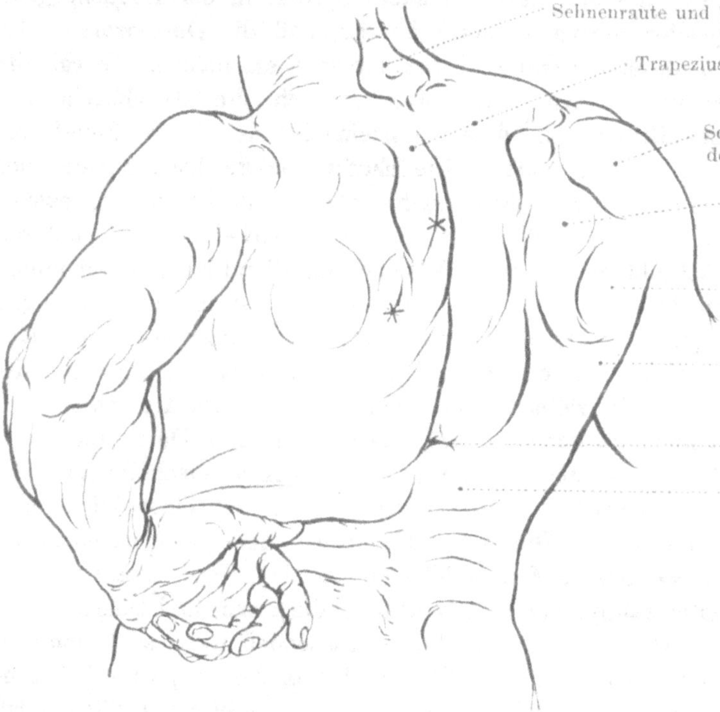

Fig. 183. Rücken eines kräftigen Mannes, etwas von der Seite gesehen, bei vollständiger Ruhe, den Kopf etwas gesenkt. Der linke Arm in die Seite gestemmt, wodurch das linke Schulterblatt sich der Wirbelsäule nähert. Konturzeichnung zu Figur 29.

× Rand des Schulterblattes. * Unterer Schulterblattwinkel.

eines senkrecht emporsteigenden Stranges, weiter oben als ein derber Wulst, der sich verschmälert und unter dem Trapezius in die Tiefe geht.

Die Wirkung des gemeinschaftlichen Rückenstreckers wurde schon kurz betont. Nachdem jetzt der komplizierte Verlauf seiner hoch- und tiefliegenden Schichten bekannt ist, soll noch auf folgendes aufmerksam gemacht werden. Während des Stehens und Gehens haben seine verschiedenen Portionen die Balance des Körpers herzustellen. Es ist dies eine schwierige Aufgabe, denn an der aus beweglichen Stücken zusammengesetzten Wirbelsäule hängt das ganze Gewicht der Bauch- und

Brusteingeweide und überdies dasjenige der beiden Arme. Welchen Aufwand von Kraft und Übung schon das Stehen erfordert, tritt bei den ersten Versuchen des Kindes deutlich vor Augen. Kaum ist es frei hingestellt, so beginnen die Schwankungen und besonders nach vorwärts, weil die Eingeweide nach vorn von der Wirbelsäule liegen. Durch die Thätigkeit der Rückenstrecker wird der Zug des Gewichtes nach vorn zwar einige Zeit überwunden, aber sehr bald tritt Ermüdung der noch wenig geübten Rückenstrecker ein und das Kind stürzt nach vorn auf die Händchen, welche im Gefühl der Unsicherheit schon längst ausgestreckt wurden. Bei den ersten Gehversuchen kehrt dieselbe Erscheinung wieder. Bei jedem Schritt droht der Körper des Kindes nach vorn überzukippen und nur eine kräftige Zusammenziehung der Rückenstrecker vermag den drohenden Fall zu beseitigen. Erst nach vielen vergeblichen Anstrengungen ist jenes Maß von Übung und Kraft erreicht, der Schwerlinie des Rumpfes ihren Unterstützungspunkt zu geben und dadurch das Gleichgewicht herzustellen. — Ähnliche Erscheinungen kehren bei dem trunkenen Zecher wieder. Der Alkohol hebt die Herrschaft des Willens über die Muskeln teilweise auf, sie ziehen sich entweder verspätet oder zu stark zusammen, oder der Willensimpuls springt auf andere Muskelgruppen über, deren Zusammenziehung zwecklose Bewegungen hervorruft. Auch die Rückenstrecker, welche den einmal gelernten Dienst sonst mit großer Sicherheit und unbewußt vollbringen, künden den Gehorsam. Der Körper verliert das Gleichgewicht und droht nach vorn zu fallen. Dann beginnt jener seltsame Wettlauf, um den nach vorn stürzenden Oberkörper wieder mit Hilfe der Rückenstrecker in die Gleichgewichtslage zurückzubringen. Gelingt dies nicht schon nach einigen Schritten, dann ist der endliche Fall unausbleiblich, wenn nicht eine rettende Planke den weit vorgestreckten Armen sich darbietet.

Bei der Seitwärtsbiegung des Rumpfes ist nicht allein der gemeinschaftliche Rückenstrecker, sondern es sind auch die Bauchmuskeln der betreffenden Seite beteiligt. Schulter und Hüfte rücken sich näher, während sie sich auf der entgegengesetzten Seite entfernen. Auf der eingeknickten Seite verkleinern sich auch die Zwischenrippenräume, die letzten drei Rippen schieben sich sogar unter den Hüftbeinkamm hinein und die Haut staut sich auf, wie dies schon in einem früheren Abschnitt (S. 37 u. ff.) erwähnt wurde. Auf der entgegengesetzten Seite findet in jeder Hinsicht das Gegenteil statt. Hier besteht Spannung der Haut, die Seite ist gewölbt, es markieren sich alle Teile des Skeletes, auch die Muskelmassen des Rückenstreckers, besonders deren äußerer Rand, denn der Rückenstrecker hat die Aufgabe, die Rumpfbeuge zu überwachen, damit der Körper nicht zusammenknicke. Er befindet sich also, obwohl verlängert, dennoch in einem bestimmten Zustand der Kontraktion. Bei kräftigem Bau modelliert sich seine ganze untere Partie. Wo unterer

Rand des Brustkorbes und oberer des Beckens sich von einander entfernen, entsteht ferner, als seitliche Begrenzung der Weichen, eine schwach nach innen konkave Linie. Der größte Teil dieser ebenerwähnten Zeichen ist in der Figur 181 zu erkennen, soweit sie überhaupt äußerlich bemerkbar sind. Die Verschiebungen der Rippen kann man an dem eigenen Körper durch Zufühlen kontrollieren, und wer sich für das Verhalten der inneren Organe interessiert, den wird die einfache Überlegung lehren, daß auf der gebeugten Seite die Lunge sich etwas entleeren und die Eingeweide des Unterleibes sich beträchtlich verschieben müssen.

Der gemeinschaftliche Rückenstrecker ist, wenn er einseitig wirkt, in hohem Grade bei der Drehung des Rumpfes beteiligt. Seine tiefen Schichten, welche als Halbdornmuskeln, als vielgeteilter Muskel und als kurze Dreher in drei übereinanderliegenden Schichten von den Querfortsätzen zu den Dornfortsätzen höher gelegener Wirbel hinziehen, bewirken die Torsion der Wirbelsäule. Sie beträgt, wie weiter oben (S. 112) schon ausgeführt wurde, 47°, wobei nur die Rotierbarkeit zwischen dem dritten Hals- bis zu dem letzten Lendenwirbel gerechnet ist, denn die Bewegungen des Kopfes und die Drehung im Becken müssen abgerechnet werden, wenn es sich um die Wirkung des gemeinschaftlichen Rückenstreckers und seiner tiefen Portionen handelt. Der Hauptangriffspunkt derselben ist namentlich im Bereich der untersten Brustwirbel; dort zwischen dem achten und zwölften findet allein schon eine Rotation um 28 Grade statt. Der Rest mit 19 Graden verteilt sich auf die übrigen Gelenke bis zu dem zweiten Hals- und letzten Lendenwirbel. Nach einer Torsion der Wirbelsäule rückt die Mittellinie des Brustbeines um 10 cm nach der Seite, während der Nabel keine Ortsveränderung zeigt. Auch die vordere Halsgrube verschiebt sich um die halbe Halsbreite in gleichem Sinne wie das Brustbein. Auf der Seite der Drehung überschneidet der äußere Kontur des großen Brustmuskels die Armlinie, die sonst geschweifte Linie der Weichen wird fast gerade, das untere Ende des Brustkorbes wird undeutlich, während auf der entgegengesetzten Seite das Ende deutlich hervortritt. Vom Rücken her zeigt sich auf der Seite der Drehung eine leichte Senkung des Schulterblattes, während der untere Winkel gleichzeitig etwas absteht. Auf der entgegengesetzten Seite geht das Schulterblatt allmählich in die Höhe.

Die Figur 165 Seite 332 zeigt einen Mann, der über ein Hindernis hinwegsteigt und sich dabei gleichzeitig nach rechts wendet. Die Mittellinie der Brust, die Hautfalten, die Stellung des Nabels und der äußere Rand des Brustkorbes (Fig. 165 Nr. 10) zeigen die bei der Torsion der Wirbelsäule mit Notwendigkeit eintretenden Verschiebungen an der vorderen Rumpffläche. —

An dem Modell Figur 184 sind viele Formen des Trapezmuskels und des breitesten Rückenmuskels mit großer Deutlichkeit zu sehen. Die

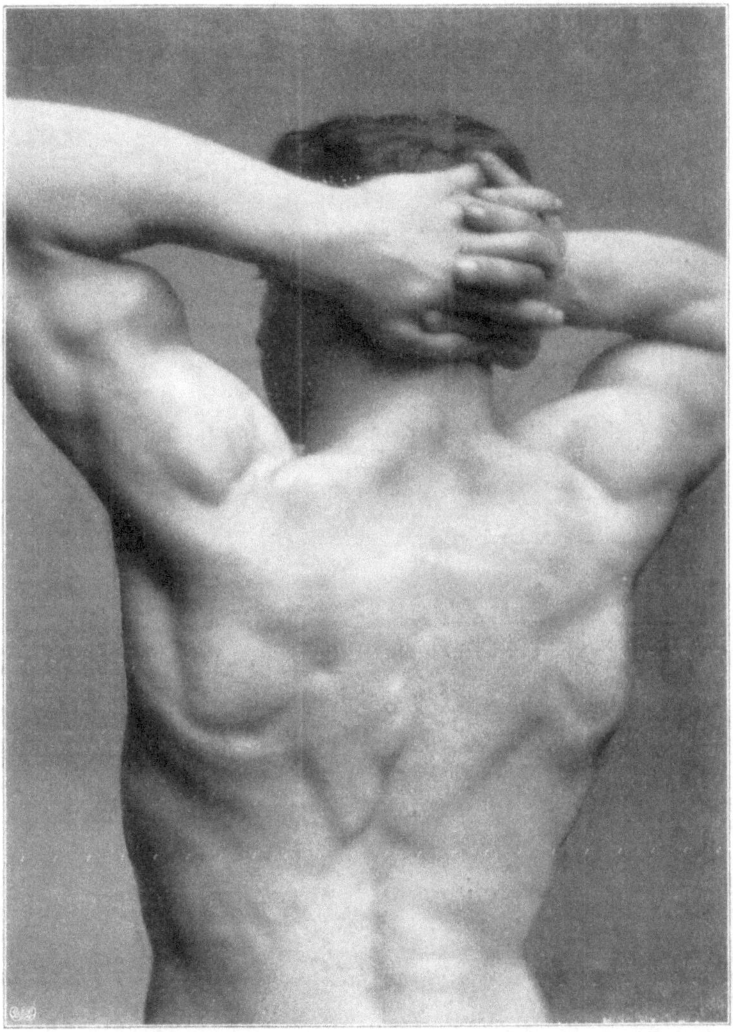

Fig. 184. Rücken eines kräftigen Mannes bei erhobenen Armen.

obere Sehnenraute (Fig. 185 ⁜) ist breit und zu ihren Seiten zieht die Kopf- und Oberhalsportion des **Trapezius** herab, um sich am Akromion zu befestigen (namentlich links deutlich), wo das Akromion als heller Streifen freiliegt. Der Ansatz des Trapezius an dem oberen Rand der Schultergräte wird bei der Vergleichung mit der Konturzeichnung (Fig. 185)

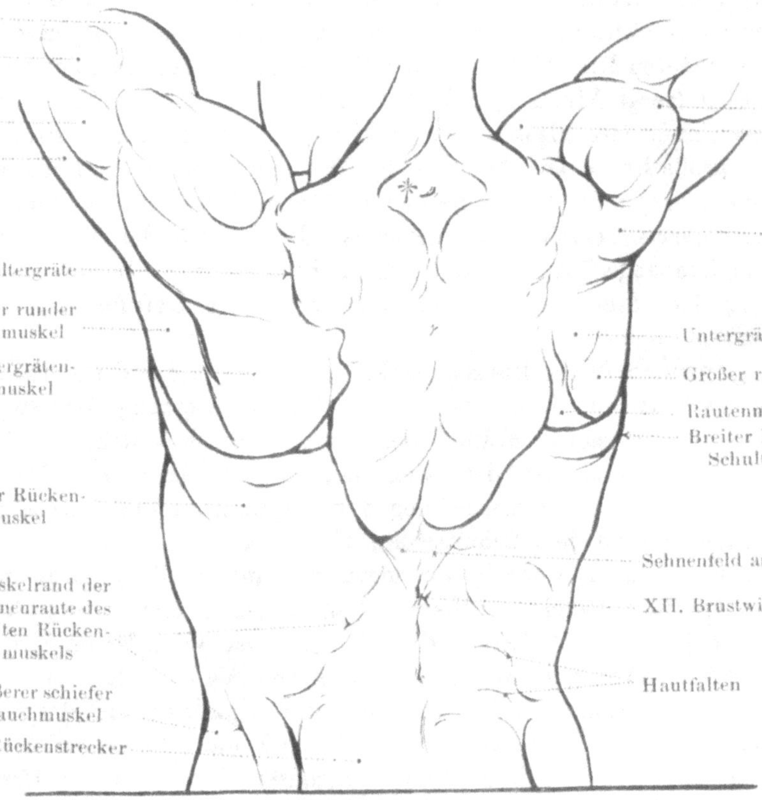

Fig. 185. Rücken eines kräftigen Mannes bei erhobenen Armen. Konturzeichnung zu der Figur 184. Der Rumpf befindet sich dabei in einem geringen Grad von Überstreckung. Die Haut ist dünner, als bei dem Mann von Figur 29 und deshalb sind auch manche Einzelnheiten besonders deutlich, die nur selten bemerkbar sind. Auf der Konturzeichnung sind die Hände und die Vorderarme weggelassen.
⁜ Sehnenraute des Trapezmuskels.

verständlich; das Schulterblattgrübchen tritt besonders klar heraus und von dort zieht sich der Kontur herab gegen den zwölften Brustwirbeldorn, wobei das Ende der Muskelbündel eine Spitze darstellt, von der aus sich die Sehne fortsetzt (vergl. die Fig. 178 Nr. 3), um die **untere Sehnenraute** des Trapezius zu bilden. Die obere und untere Sehnenraute und das Sehnendreieck am Schulterblatt, das mit dem Schulterblattgrübchen in Verbindung steht, gliedern die große Fläche des Trapezius und unterbrechen die Einförmigkeit seines Verlaufes.

Der breiteste Rückenmuskel zeigt den oberen Rand auf beiden Seiten, sowie den Verlauf gegen die Achselhöhle, wobei der Rand den Schulterblattwinkel bedeckt und dem großen runden Armmuskel entlang zieht. (Vergl. Fig. 185.) Der muskulöse Anfang des breitesten Rückenmuskels an der Lendenrückenfascie (vergl. die Figg. 75 u. 185) ist sichtbar. Das große Rautenfeld der Rückenfascie selbst wird dadurch begrenzt; es ist 20 Centimeter breit (am vierten Lendenwirbel), verjüngt sich gegen den zwölften Brustwirbel auf die Hälfte und verliert sich unter dem Trapezmuskel (vergl. Fig. 178). Zu beiden Seiten der Rückenlinie treten die längsverlaufenden Massen des gemeinschaftlichen Rückenstreckers durch das große Rautenfeld hervor (Fig. 185) und weiter nach links wird der Darmbeinursprung des breitesten Rückenmuskels deutlich und ein Stück des äußeren schiefen Bauchmuskels. Im Verlauf der Rückenlinie sind in der Lendengegend drei helle, rundliche Flecken zu bemerken: die Befestigung der Haut und der Rückenfascie an den Dornfortsätzen der Lendenwirbel.

Der gemeinschaftliche Rückenstrecker ist auch bei der Rumpfbeuge nach rückwärts beteiligt, welche in einer Fortsetzung der Streckbewegung über die gerade Haltung des Körpers hinaus besteht. Deshalb bezeichnet man diese Art der Rumpfbeuge auch kurz als „Überstreckung“. Die Zusammenziehung der langen Muskelmasse zeigt sich als Verdickung bis zu dem Schulterblatt hinauf; allein das Bild des verdickten Muskels wird verschleiert durch die gleichzeitige Zusammenschiebung der Haut, und in höheren Graden der Überstreckung durch die Entstehung von Hautfalten. Die Streckung der Wirbelsäule ruft bekanntlich eine Mitbewegung in den Gliedmaßenmuskeln des Rückens nach sich; die Schulterblätter werden nach rückwärts gezogen und durch die Einwärtsbewegung der ganzen Wirbelsäule und das Dickerwerden des Rückenstreckers von der Thoraxfläche weggedrängt, so daß die Furche zwischen den Schulterblättern sich vertieft.

Für die Schönheit des Rückens ist das Anliegen der Schulterblätter unerläßlich; abstehende Schulterblätter, wie sie namentlich bei schlaff herabhängenden Armen zu finden sind, machen eine häßliche Form. Bei Turnern, die sich übermäßig an Reck und Barren üben, werden die Gliedmaßenmuskeln am Rücken zu gewaltig und verunstalten den Körper.

Für die Schönheit des Rückens kommt auch die Gestalt des Brustkorbes in Betracht. Er muß gut entwickelt sein, damit er gleichsam ein Gegengewicht darstelle. Das Alles gilt vorzugsweise für den Rücken der Männer. — Der Rücken der Frauen wird durch den Schnürleib verunstaltet, sobald er zu früh getragen wird. Den verschnürten Körper erkennt man in seiner Rückenansicht leicht an dem Abfall, der sich in der unteren Thoraxgegend zu beiden Seiten der Wirbelsäule zeigt. Dadurch wird eine Verschmächtigung bewirkt, die sich dann, wenn man weiter nach abwärts geht, kraß gegen die durch das knöcherne Beckengerüst in ihrer Lage erhaltenen Hüften absetzt.

Die Haut des Rückens ist bisweilen mit einem starken Haarwuchs bedeckt, der besonders auf der Oberfläche der Schulterblätter beträchtlichen Umfang gewinnt. Allein es ist keine Stelle des Rückens vor übermäßigem Haarwuchs gänzlich sicher. Sind doch in der neuesten Zeit viele Fälle von ungewöhnlicher Behaarung in der Kreuzbeingegend sowohl aus unseren Breiten, als auch aus Griechenland bekannt geworden. Daß Fälle solcher Behaarung in der Phantasie der Alten sich zu Bildern geschwänzter Satyre gestalteten, ist naheliegend.

Neunter Abschnitt.

Muskeln der Gliedmaßen.

Wie die oberen Gliedmaßen in dem Bau des Skeletes manche wichtige Übereinstimmung mit den unteren aufweisen, so auch in der Muskulatur. Die Unterschiede der Funktion zwischen den Armen und Beinen sind zwar bei dem Menschen am höchsten entwickelt: der Arm ist ausschließlich zu einem Greiforgan geworden und die ganze Muskulatur ist diesem Zweck angepaßt, das Bein dient dagegen lediglich der Fortbewegung als „Gehwerkzeug", wie der klassisch gewordene Ausdruck lautet, und ist deshalb sowohl in den Knochen wie in den Muskeln stärker — dennoch erkennt man zwischen beiden Gliedmaßen einen tiefen Grad der Verwandtschaft, den auch die Beobachtung der bewegenden Kräfte überall erkennen läßt. Dort wie hier finden sich Beuger und Strecker, Aufheber und ihre Antagonisten, und Muskeln, welche in Übereinstimmung mit der Konstruktion der Gelenke im Stande sind, als Rotatoren die Gliedmaßen zu drehen. Obwohl der Fuß eine große Verschiedenheit gegenüber der Hand besitzt, so sind doch viele Teile seines muskulösen Baues von bemerkenswerter Übereinstimmung. Die Zehenstrecker und die Zehenbeuger, die Muskeln für die große und für die kleine Zehe, endlich die Motoren für die Grundphalangen (die Zwischenknochenmuskeln) sind, was ihre anatomische Anordnung wie ihre physiologische Wirkung betrifft, so nahe verwandt mit den Beugern und Streckern der Finger, mit den bewegenden Kräften des Daumens u. s. w., daß die Leistungen der „Fußkünstler" sich daraus begreifen lassen.

Die Maler Kittfl und Ducornet haben, weil ohne Arme geboren, den Pinsel mit den Zehen geführt. In der neuesten Zeit ist ein Fußkünstler bekannt geworden, den angeborener Mangel der Arme dazu veranlaßt hat, die Geschicklichkeit seiner Beine zu entwickeln. Er versuchte von selbst dasjenige, was er andere mit den

Händen thun sah, mit den Füßen zu machen, bildete sich im Violinspiel aus, und lernte außerdem noch Cornet à piston. Für die Vergleichung der oberen Gliedmaßen mit den unteren sind solche Menschen, deren Hände durch eine grausame Laune der Natur verkümmert sind oder gänzlich fehlen, von dem allerhöchsten Interesse. Denn erst unter solchen Umständen gelingt es, den durch unsere Kulturverhältnisse zu unnatürlicher Ruhe verdammten Apparat ausgebildet und wirksam zu sehen. Einen Bericht über den Beinkünstler Unthan siehe bei Hans Virchow, Beiträge zur Kenntnis der Bewegungen des Menschen. Sitzungsbericht der phys.-med. Gesellschaft zu Würzburg 1883.

I. Die Muskeln der oberen Gliedmaßen.

Ein Teil der die oberen Gliedmaßen bewegenden Muskeln bedeckt die Brust- und Rückenfläche des Stammes, und wurde bei der Beschreibung jener Gegenden abgehandelt. Ein anderer Teil entspringt vom Schultergürtel und setzt sich zum Arm fort, es sind dies die Muskeln der Schulter. Zu dieser Gruppe gehören alle jene Muskeln, welche vom Schulterblatt und vom Schlüsselbein entspringen und sich zu dem Oberarm begeben. Wieder andere Muskeln gehören dem freien Arm an, und man unterscheidet solche, welche am Oberarm, am Vorderarm und an der Hand ihre Lage haben.

A. Die Muskeln der Schulter.

Diese bedecken das Schultergelenk und das Schulterblatt derart, daß nur die Schultergräte mit dem Akromion von ihnen frei bleibt. Eine Fascie setzt sich von der Brust, wie von dem Rücken her auf die Schulter und ihre Muskeln fort und bildet eine Schichte, welche den ganzen Arm überzieht, an den Rändern des großen Brustmuskels und des breitesten Rückenmuskels in die Achselhöhle eintritt und dort einerseits mit der Haut, andererseits mit den Gefäßen und Nerven und Lymphdrüsen in Verbindung tritt.

Der Deltamuskel (*M. deltoides*, Fig. 186), bei kräftigen Männern herkulisch geformt, entspringt vom unteren Rand der Schultergräte als scapulare, von dem äußeren Rand des Akromion als akromiale, und vom unteren Rand des Schlüsselbeines als claviculare Portion, leicht unterscheidbar (Figg. 28 u. 156). Diese drei verschiedenen Ursprungsmassen markieren sich so deutlich im ganzen Bau des Muskels, daß man sagen kann, er bestehe aus drei Abteilungen (auf den Figg. 183 u. 184 bei aufgehobenem Armen von hinten zu sehen). Starke Sehnenblätter gehen von der hinteren Ecke des Akromion und von der Stelle des Schulterblatt-Schlüsselbeingelenkes in die Tiefe der Muskelmasse und bedingen einschneidende Furchen. Bei starken Männern treten schon bei mäßiger Anstrengung die starken, sich durcheinanderdrängenden Muskelbündel

hervor, welche den Deltamuskel vor vielen anderen auszeichnen. Die Bündel konvergieren abwärts und setzen sich an die dreieckige rauhe Fläche in der Mitte des Oberarmes an. Wirkung: der Muskel hebt den Oberarm; aber jede der einzelnen Abteilungen kann auch für sich andere

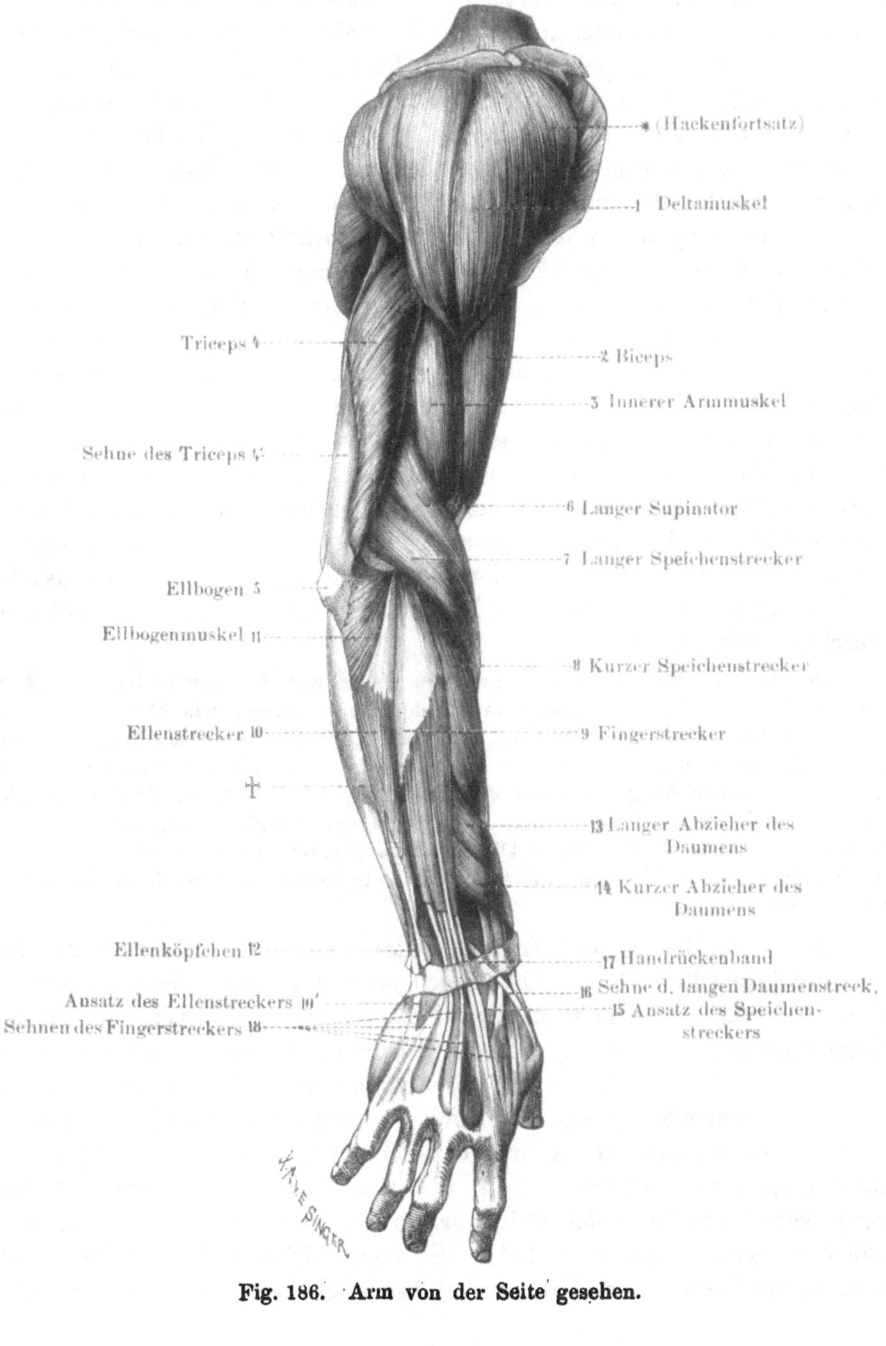

Fig. 186. Arm von der Seite gesehen.

Muskeln in ihrer Arbeit unterstützen. Die vordere oder Schlüsselbeinportion kann den Arm nach vorn, die Akromialportion nach außen, die spinale Portion, welche von der Schultergräte kommt, den Arm nach hinten bewegen. Überdies kann der Deltamuskel den Arm rollen, denn wenn er durch die spinale Portion nach außen gerollt wurde, vermag ihn die claviculare nach innen zu führen. Es giebt also von der Ruhelage aus gar keine Bewegung, bei der sich nicht einzelne seiner Portionen beteiligten. Allein er ist nicht im Stande, für sich allein die Erhebung des Armes auszuführen. Stets hat er Helfer (Synergisten) hierfür nötig. So spielt bei dem Erheben des Armes nach vorn bis zur Horizontalen neben dem Deltamuskel der untere Teil des Serratus die wichtigste Rolle, denn er hebt den Arm durch eine Drehung des Schulterblattes um 36° und bringt ihn gleichzeitig um 12° weiter nach innen, als dies die claviculare Portion des Deltamuskels zu thun vermag. Soll dabei der Arm so gerichtet sein, daß der Daumen nach aufwärts, und der kleine Finger nach abwärts gerichtet ist, dann muß sogar die Schlüsselbeinportion des großen Brustmuskels ebenso wie die untere und mittlere Portion des Trapezmuskels mitwirken. Das Schlüsselbein dreht sich dabei gleichzeitig um 6°. Die Einzelnheiten lassen sich an dem Modell deutlich verfolgen, wozu auch die Entfernung des inneren Schulterblattrandes von der Rückenlinie gehört. — Bei dem seitlichen Abheben des Armes bis zu einem Winkel von 90° arbeitet vor allem der akromiale Teil des Deltamuskels in Verbindung mit der unteren Portion des Serratus und dem unteren Abschnitt des Trapezius.

Bei dem Erheben des Armes nach vorn bis zu der Horizontalen (90°) verkürzt sich nicht allein die Schlüsselbeinportion des Deltamuskels, wie oben angegeben wurde, sondern auch noch ein Teil der naheliegenden akromialen Portion; dabei dreht sich das Schulterblatt, wodurch der untere Winkel nach vorn-außen rückt. — Wenn bei ruhigem Hang des Armes die Entfernung des unteren Schulterblattwinkels von den Wirbeldornen 8 cm beträgt, so steigert sich die Entfernung nach erfolgter Hebung auf 13—14 Centimeter. — Die maximale Erhebung (= 180°) wird vom Deltamuskel bis zu einer Höhe von 112° ausgeführt, wie dies schon früher in der Knochenlehre erwähnt wurde.

Von dem Brustmuskel ist der Deltamuskel durch eine tiefe Furche getrennt (Fig. 165 Nr. 2), die nach oben gegen das Schlüsselbein zu breiter wird. Obwohl sie am Lebenden von Fett erfüllt ist, ist doch eine leichte Vertiefung selbst bei wohlgenährten Individuen zu sehen, besonders noch deswegen, weil diese Furche mit der Krümmung des Schlüsselbeines nach hinten zusammenfällt (vergl. Fig. 156). — Diejenigen Bündel des Deltamuskels, welche von dem Anfang der Schultergräte kommen, entspringen langsehnig, eine Eigentümlichkeit, die sich dadurch markiert; daß der sonst gewulstete Rand des Deltamuskels kurz vor der Schultergräte aufzuhören scheint (Figg. 184 u. 185). Die starke Wölbung der Schulter rührt nicht ausschließlich vom Deltamuskel her, auch der darunterliegende Ge-

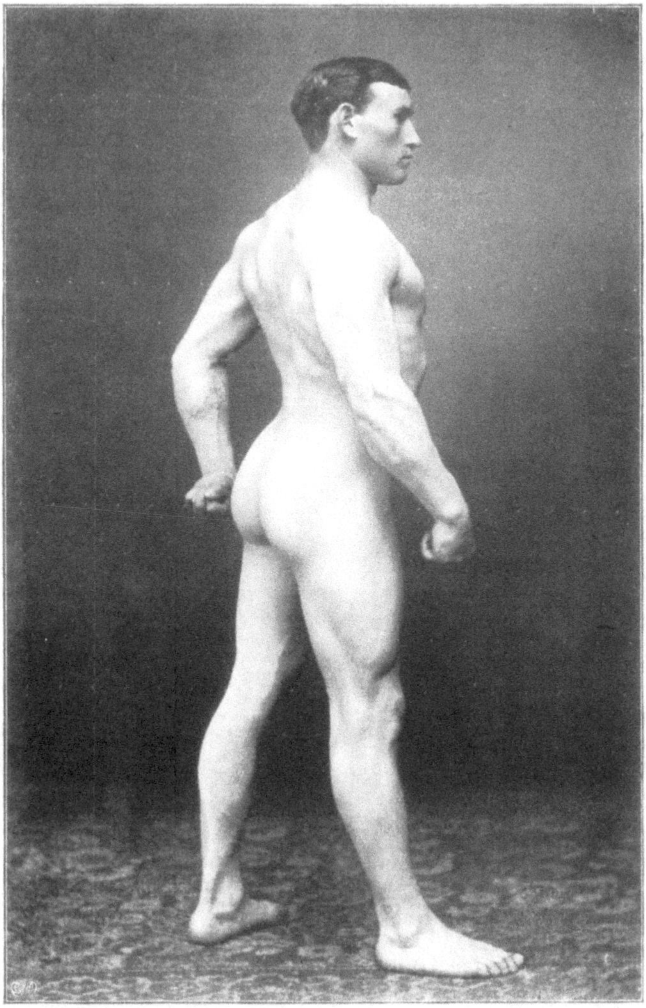

Fig. 187. Junger Mann von 19 Jahren, von der Seite und etwas von hinten gesehen. Der Rücken ist von großer Schönheit, die Schulterblätter liegen dicht an dem Rippenkorb, die Biegung der Wirbelsäule ist tadellos, und der kräftig entwickelte Oberkörper ruht auf einem schmalen Becken, mit steil aufgerichteten Hüftbeinen.

lenkkopf des Oberarmknochens hat seinen Teil daran. Bei schwächlicher Muskulatur und im hohen Alter kann man wegen Muskelschwund die

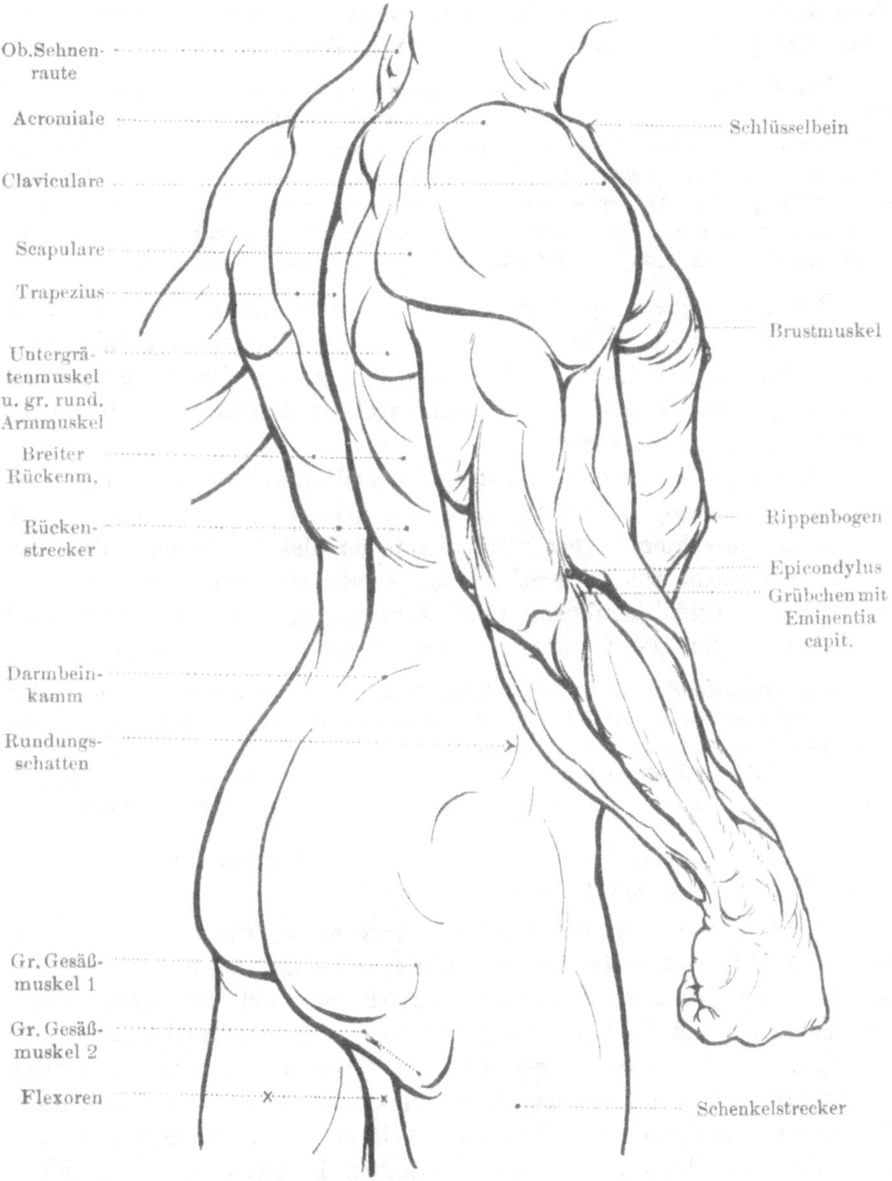

Fig. 188. Konturzeichnung zu Figur 187.

ganze Form des Oberarmkopfes erkennen. Die scharfe Ecke an dem vorderen Umfang des Deltamuskels (Fig. 186 u. Fig. 188 bei Claviculare) rührt von der Spitze des darunterliegenden Hackenfortsatzes her.

Die hintere Fläche des Schulterblattes giebt drei Muskeln den Ursprung, von denen zwei: der Untergrätengrubenmuskel und der große runde Armmuskel, auf die Formen von Einfluß sind. Die Muskeln sind stark und äußerst wirksam, jedoch in großer Ausdehnung, ja einer, der Obergrätengrubenmuskel, sogar ganz von Muskeln bedeckt.

Der Obergrätengrubenmuskel *(M. supraspinatus)* entspringt in der Obergrätengrube, ist dieser Vertiefung entsprechend geformt und geht in eine rundliche Sehne über, welche unter dem Akromion hinweg zum großen Höcker dicht am Gelenkkopf des Oberarmes zieht. Dieser Muskel ist vom Trapezmuskel bedeckt, seine Anschwellung beim Aufheben des Armes wird also nicht direkt bemerkt werden können, sondern nur indirekt dadurch, daß sich der Trapezmuskel etwas verdickt. Wirkung: Hebt den Arm und unterstützt die Wirkung des Deltamuskels.

Der Untergrätengrubenmuskel *(M. infraspinatus*, Fig. 178 Nr. 19) füllt die Untergrätengrube aus, doch bedeckt er nicht vollständig den unteren Winkel; der Muskel zieht schief nach aus- und aufwärts, um sich an dem großen Höcker des Oberarmknochens festzusetzen. Wirkung: rollt den Arm nach auswärts.

Ein Vergleich der beiden Untergrätengrubenmuskeln rechts und links auf Figur 178 zeigt, daß bei aufgehobenem Arm ein größerer Teil sichtbar ist als bei gesenktem. Dies rührt davon her, daß die hintere Abteilung des Deltamuskels beim Aufheben des Armes sich verkürzt und höher hinaufrückt, beim herabhängenden Arm dagegen heruntergleitet und einen großen Teil des Untergrätengrubenmuskels wieder verdeckt.

Die systematische Anatomie unterscheidet an dem Untergrätengrubenmuskel einen rundlichen Strang als kleinen runden Armmuskel *(Teres minor)*. An Figur 178 Nr. 20 ist dieser kleine Muskel zu erkennen. Er setzt sich an einer besonderen Stelle des großen Oberarmhöckers fest. Nur bei sehr forcierten Anstrengungen wird er sichtbar, und es mag also diese vorübergehende Erwähnung genügen.

Von der äußeren Fläche des unteren Schulterblattwinkels und von einem Teil des äußeren Randes entspringt der

Große runde Armmuskel *(M. teres major*, Fig. 178 Nr. 17 u. 17′ und Fig. 196 Nr. 3), ein im Verhältnis zu seiner Länge sehr dicker Muskelstrang, der zum Oberarm hinaufzieht und sich mit einer flachen breiten Sehne und in Verbindung mit dem breitesten Rückenmuskel an der *Spina tuberculi minoris* festsetzt. Der Ursprung des großen runden Armmuskels ist, wie der untere Schulterblattwinkel, von dem oberen Rand des breiten Rückenmuskels bedeckt. Wirkung: Niederziehen und Einwärtsrollen des Armes. Folgendes Verhalten ist von großer Wichtigkeit für das Verständnis der Formen: der Untergrätengrubenmuskel zieht zum Oberarmkopf in die Höhe, der große runde Armmuskel nach unten an die Grenze zwischen dem ersten und zweiten Drittel des Oberarmknochens. Diese beiden Muskeln divergieren also von ihrem Ursprungspunkt aus. Dadurch muß notwendig ein gegen den Oberarm hin sich erweiternder

Spalt entstehen (Fig. 178 zwischen Nr. 17′ u. 19). Aus der Tiefe dieses Spaltes kommt der lange Kopf des Vorderarmstreckers hervor (Fig. 178 Nr. 21). Läßt man bei ausgestrecktem Arm einen $1^1/_2$ Meter hohen Stab kräftig gegen die Erde drücken, so treten der Spalt und der Verlauf des Vorderarmstreckers, des Untergrätengrubenmuskels, der obere Rand des breitesten Rückenmuskels und der hintere Rand des Deltamuskels deutlich hervor.

Dieselben Formen sind in den Figuren 75 und 191 ferner 196 am Rücken und rechten Arm des **Borghesischen Fechters** gut zu sehen. Nr. 3 Figur 196 bezeichnet den großen runden Armmuskel, über ihm bei Nr. 2 befindet sich der Untergrätengrubenmuskel, zwischen Nr. 2 u. 3 der Spalt, aus welchem der lange Kopf des Streckmuskels Nr. 8 hervorkommt. Der hintere Rand des Deltamuskels Nr. 1 deckt den Verlauf von Nr. 2 u. 3 gegen den Oberarmknochen hin, und der große runde Armmuskel selbst wird seinerseits teilweise bedeckt von dem oberen Rande des breitesten Rückenmuskels Nr. 4.

Die eben beschriebenen Muskeln bedecken die hintere Fläche des Schulterblattes. Auch die vordere Fläche ist von einem Muskel bedeckt, dem **Unterschulterblattmuskel** *(M. subscapularis)*. Dieser kräftige Muskel nimmt die vertiefte Schulterblattfläche ein, von der er bis auf je eine schmale, den unteren und oberen Winkel abgrenzende Strecke entspringt. Er setzt sich an dem kleinen Höcker des Oberarmknochens fest. Wirkung: rollt den Arm einwärts. Durch die Zunahme seiner Dicke bei der Kontraktion wird das Schulterblatt und namentlich der untere Winkel desselben von der Rückenfläche weggedrängt. Bei Turnern, welche Reck und Barren bevorzugen, wird die Muskulatur der oberen Gliedmaße besonders stark. Die Schultermuskeln erreichen oft eine monströse Entwickelung und durch die Zunahme des Untergrätengrubenmuskels hebt sich das Schulterblatt ungewöhnlich ab. Diese einseitige Zunahme ist unschön.

B. Die Muskeln des Oberarmes.

Bei dem Manne ist der Oberarm ein plattgedrückter Cylinder, so daß außen und innen Flächen entstehen, während er vorn und hinten mehr gerundet ist. Auf der inneren Seite zieht eine **Furche** herab, die Fortsetzung der Achselhöhle. Sie verläuft dem **inneren** Rand des Biceps entlang, und heißt die **innere Bicepsfurche** (Fig. 193). Schon bei einem leichten Druck machen sich in ihr einzelne Stränge, die Armnerven, und die pulsierende Armschlagader bemerkbar. In einer von der Fascie gebildeten Röhre ziehen nämlich die Nerven und Schlagadern herab und die Venen hinauf. Auf der **äußeren** Armseite ist eine ähnliche aber kürzere Furche, die **äußere Bicepsfurche**, welche an der Anheftungsstelle des Deltamuskels beginnt, um wie die andere in der Ellenbeuge auszulaufen. Diese beiden Furchen verdanken, ebenso wie die platte Gestalt des Oberarmes, ihre Entstehung der kräftigen Entwickelung der Muskulatur und dem Verhalten der Armfascie. Die letztere umschließt nicht allein die Muskeln, sondern setzt sich im Bereich dieser Furchen bis auf den Knochen fort, um mit dessen Beinhaut zu verwachsen. So entstehen zwei Fascien-

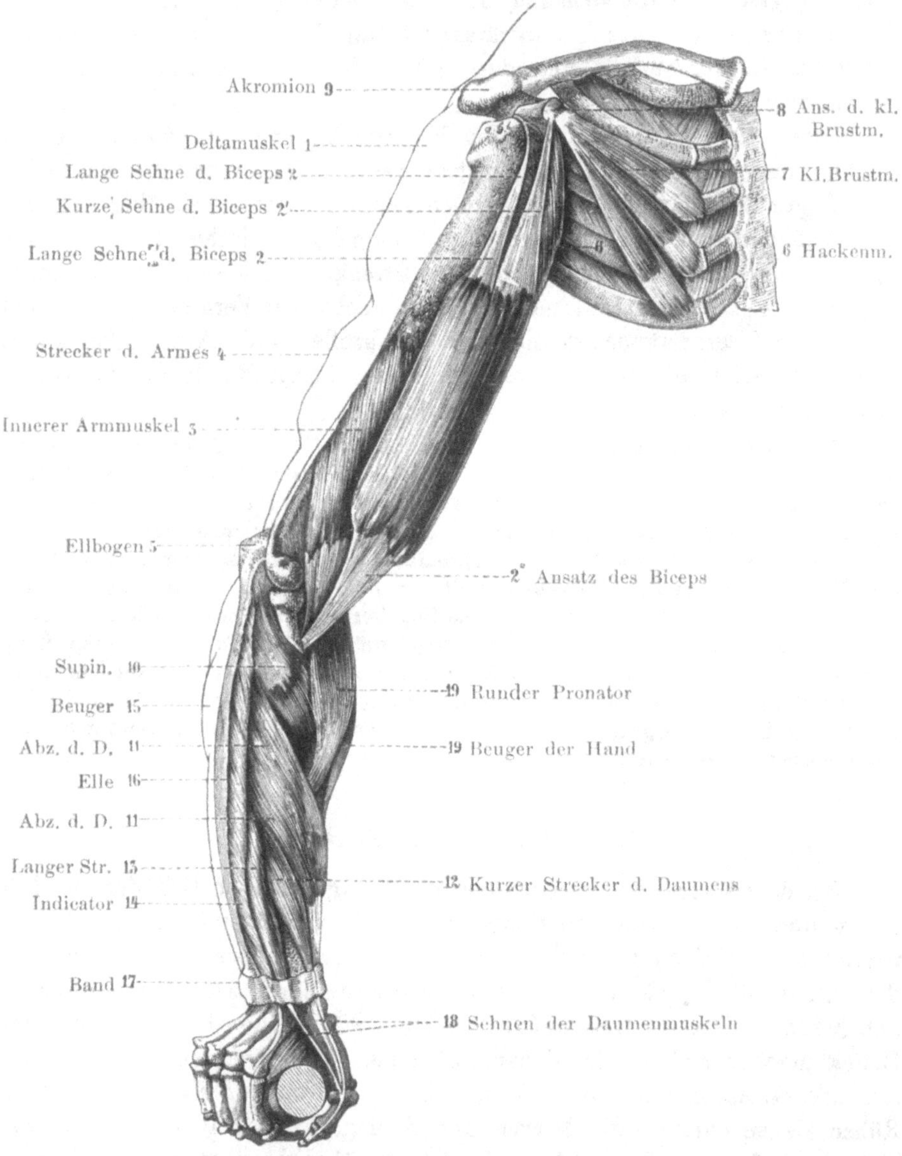

Fig. 189. Der rechte Arm des borghesischen Fechters. Einzelne Muskeln sind nicht ausgeführt, doch ist ihre Hautlinie angegeben.

scheiden, welche die Gruppe der Beuger und die Gruppe der Strecker voneinander trennen. Beide Gruppen werden in ihrem obersten Abschnitt von dem großen Brustmuskel und dem Deltamuskel bedeckt. Die starken bandähnlichen Blätter der Fascienscheiden, welche bis auf den Knochen eindringen, werden als inneres und äußeres Zwischenmuskelband (*Ligamentum intermusculare internum* und *externum*) bezeichnet. Sie dienen auch zum Ursprung einiger Muskelbündel.

1) Vordere Muskeln des Oberarmes, Beuger, Flexoren.

Der zweiköpfige Armmuskel (*M. biceps brachii*, auch kurz Biceps genannt, Fig. 186 Nr. 2) hat zwei Ursprungsköpfe. Der innere und kürzere kommt vom Hackenfortsatz am Schulterblatt, er ist anfangs noch mit seinem Nachbar, dem Hackenmuskel, verwachsen; der andere lange Kopf entspringt von dem oberen Rand der Gelenkpfanne. Die beiden Köpfe bilden einen länglichen Muskelbauch, der oberhalb der Ellenbeuge an Umfang abnimmt und in eine rundliche Sehne übergeht, die sich an dem Höcker des Radius festsetzt (Fig. 189 Nr. 2). - Vermöge des Ansatzes an dem beweglichen Radius kann der Muskel nicht allein den Arm beugen, sondern vermag auch als Auswärtsdreher der Hand, als Supinator zu wirken (siehe S. 144). Von dem inneren Rand der Ansatzsehne geht, bevor sie in die Ellenbeuge tritt, ein breites Sehnenband ab, das in die Kategorie der sehnig gewordenen Muskelabschnitte gehört. Dieser Fascikel (*Lacertus fibrosus*) wendet sich schräg nach innen (Fig. 190 Nr. 15), um die Fascie des Vorderarmes zu verstärken. Im Zustand der Zusammenziehung bildet der Biceps einen prallen Vorsprung, an dessen Rändern die Bicepsfurche herabläuft.

Während der Zusammenziehung lassen sich an dem Biceps einige bemerkenswerte Eigentümlichkeiten beobachten. Schon bei einem mäßigen Grad der Anstrengung kann man die Trennungslinie zwischen beiden Ursprungsköpfen deutlich erkennen. Bei gesteigerter Anstrengung tritt im Bereich des kurzen Kopfes dort, wo er unter dem Pectoralis hervorkommt, eine Abplattung auf. Sie rührt davon her, daß die Sehne fächerförmig sich über den Muskelbauch fortsetzt. An dem unteren Ende des Muskels kehrt dieselbe Erscheinung wieder, weil die Sehne sich fächerförmig auch von der Oberfläche des Muskels her entwickelt.

Im Anfang einer starken Beugung wird an der inneren Seite des Vorderarmes der fingerbreite Sehnenfascikel bemerkbar. Bei kräftig entwickelten Vorderarmmuskeln bringt er auf dem runden Pronator eine rinnenartige Vertiefung hervor. Sie ist um so tiefer, je kräftiger die Muskulatur und je stärker der Zug.

Der Hackenmuskel (*M. coracobrachialis* Fig. 190 Nr. 13) entspringt gemeinschaftlich mit dem kurzen Kopf des Biceps vom Hackenfortsatz, bildet einen schlanken, dem Biceps nach innen dicht angelagerten Bauch, der sich an dem inneren Rand des Oberarmknochens, in der Mitte der Länge desselben festsetzt. Wirkung: hilft den Arm heben, ist deshalb bei erhobenem Arm gespannt, und springt als schmaler Strang an dem oberen Ende der Bicepsfurche hervor (Fig. 194 Nr. 3. Vergl. auch die Figg. 192 u. 193). Unter dem Biceps liegt:

Der innere Armmuskel (*M. brachialis internus*, Fig. 186 u. 189 Nr. 3). Mit seinem Ursprung umfaßt er gabelförmig den Ansatz des Deltamuskels,

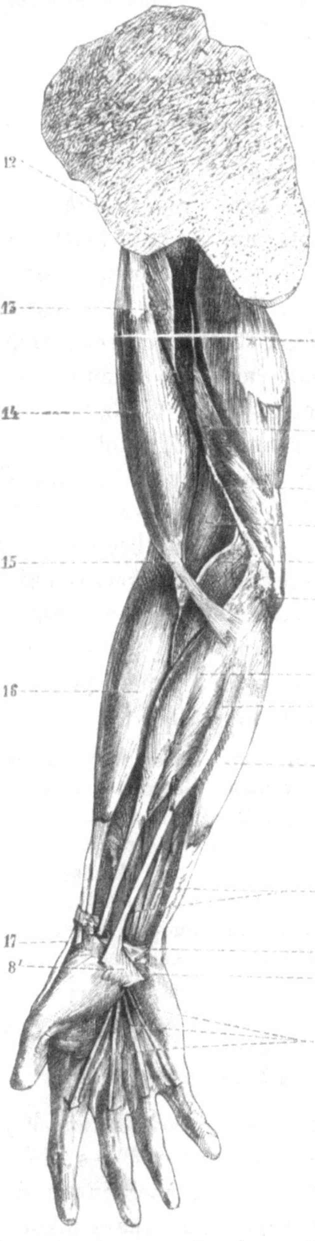

Fig. 190. Arm von innen gesehen.

verstärkt sich auf seinem Zuge nach abwärts durch Muskelbündel sowohl von dem äußeren als inneren Zwischenmuskelband und geht über das

Ellbogengelenk hinweg zur Rauhigkeit der Ulna. Dieser Muskel überragt zu beiden Seiten den Biceps, und zwar wird der äußere Rand am Lebenden unmittelbar unter dem Ansatz des Deltamuskels sichtbar, aber nur in einer Länge von ungefähr 10 Centimeter, denn der nach außen, in dem unteren Drittel des Vorderarmes entspringende Armspeichenmuskel (*M. brachioradialis*, Fig. 186 Nr. 6) verdeckt den übrigen Teil; der innere Muskelrand tritt als ein schief nach der Ellenbeuge zustrebender, 2 Centimeter breiter und 10 Centimeter langer Wulst bei starker Beugung hervor (vergl. Fig. 190 Nr. 4, Fig. 156 linker Oberarm und Fig. 196).

2) Hintere Muskeln des Oberarmes.

Der dreiköpfige Vorderarmstrecker (*M. triceps brachii*, kurz als Triceps bezeichnet, Fig. 186 Nr. 4 u. 4') setzt sich, wie schon der Name andeutet, aus drei Köpfen zusammen, die sich am unteren Drittel des Oberarmes vereinigen, um sich mit einer starken breiten Sehne am Ellbogen zu befestigen (Fig. 186 u. 191). Der lange Kopf kommt vom äußeren Rand des Schulterblattes dicht an der Gelenkpfanne mit einer 5 Centimeter langen Sehne, aus der sich rasch der beträchtliche Muskelstrang entwickelt. Schon oben wurde erwähnt, wie dieser Muskelkopf aus dem Spalt zwischen Untergrätengrubenmuskel und dem großen runden Armmuskel hervorkomme. Die Sehne erstreckt sich in einer dünnen Schichte über die Oberfläche dieses Kopfes herab (Fig. 190 Nr. 1). Der äußere Kopf (Fig. 186 Nr. 4 u. 4') entspringt längs einer Linie, welche von der Ansatzstelle des Untergrätengrubenmuskels bis gegen das untere Drittel des Oberarmes reicht. Die Bündel laufen schräg herab, um die gemeinschaftliche Ansatzsehne zu erreichen (Fig. 191). Der innere Kopf, der kleinste, beginnt unter der Ansatzstelle des breitesten Rückenmuskels. Auch seine Bündel (Fig. 190 Nr. 2) haben einen schrägen Verlauf, und steuern auf die gemeinschaftliche Ansatzsehne zu. Diese stellt ein in die Länge gezogenes Fünfeck dar, dessen Spitze nach oben ragt (Fig. 186). Bei dünner Haut wird diese Sehne, namentlich während der Zusammenziehung des Muskels, als eine vertiefte Fläche wahrgenommen. Sie wird noch besonders dadurch deutlich, daß Fleischbündel des Triceps sie auf der inneren und äußeren Seite bis zu dem Ellbogen herab begleiten (vergl. die Figg. 186, 187, 188 u. 191). Während die anatomische Zergliederung über das wahre Verhalten der drei Köpfe und über ihren Ansatz keinen Zweifel aufkommen läßt, scheint es bei der Betrachtung der Haut, als ob nur zwei Köpfe vorhanden wären, die auseinander weichend sich gegen die Ellbeuge wenden, während sie in Wirklichkeit nach dem Ellbogen, durch Vermittelung der Sehne hinziehen.

Zum Studium der schwerverständlichen Form des Triceps empfiehlt sich, als ein lehrreiches Modell, auch der borghesische Fechter. Die Figuren 195 und 196 stellen den rechten Arm von hinten gesehen dar, und zwar zeigt Figur 195 die äußeren Konturen und das Skelet, die Figur 196 die Muskeln. An der Figur 196 ist vorzugsweise der lange und der äußere Kopf zu sehen, von dem inneren nur jenes Muskelbündel, das die Ansatzsehne bis zu dem Ellbogen herabbegleitet. Berücksichtigt man den Umstand, daß der äußere Kopf ebenfalls starke Muskelbündel, dem äußeren Rand der Sehne entlang, herabsendet, so erklärt sich jener seltsame Kontur

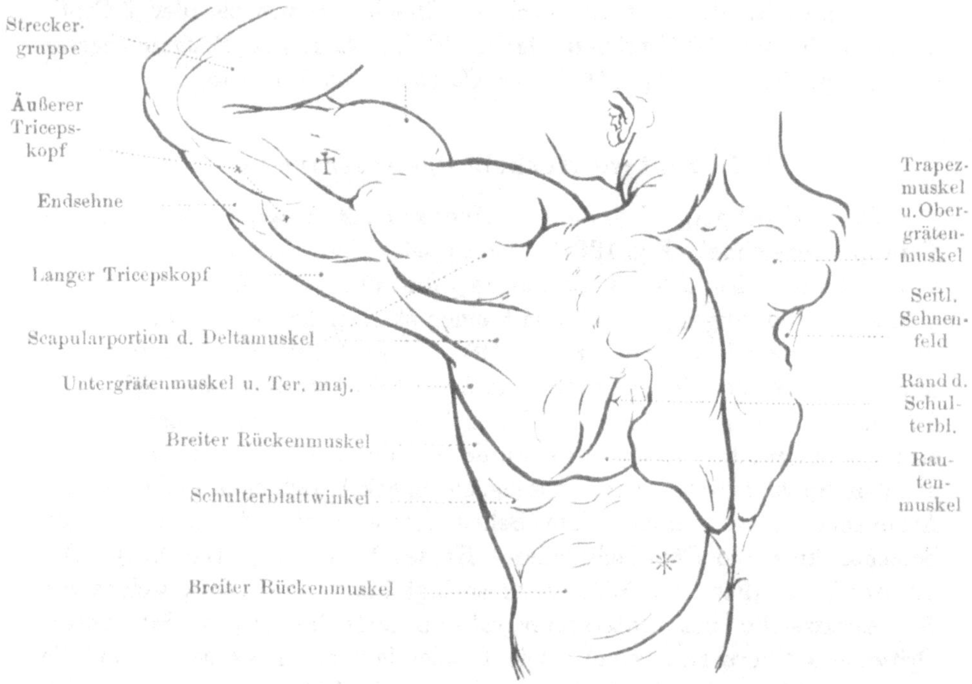

Fig. 191. Konturzeichnung zu der Figur 184. Linke Oberkörperhälfte von hinten bei erhobenem und gebeugtem Arm um die Verbindung des Oberarmes mit dem Rumpf und den Oberarm von außen zu zeigen. Das Schulterblatt ist stark nach außen gedreht. † Innerer Armmuskel zwischen Biceps und Triceps. * Der breiteste Rückenmuskel und darunter der Rückenstrecker. Durch die Beugung ist der Biceps verdickt. An ihm liegt dicht der innere Armmuskel. Der Deltamuskel ist stark verkürzt, seine Scapularportion bildet ein schmales Dreieck mit der Spitze gegen die Ellbeuge gerichtet. Der lange und der äußere Kopf des Triceps sind bis zum Ellbogen hin sichtbar. Die Grenze zwischen Ober- und Vorderarm schneidet tief ein bei der Beugung, die nahen Muskeln quellen als dicker, bogenförmiger Wulst hervor. Bei dem Aufheben des Armes ist der Trapezius beteiligt, wie das Hervorquellen der Nackenbündel und die Umgebung der Sehnenraute beweist.

in Figur 195 Nr. 8 im Bereich des Triceps. Die gabelig auseinanderweichenden Linien bezeichnen den Beginn der Ansatzsehne und ihren Verlauf. (Vergleiche auch die Skizze Michelangelo's, Fig. 181 Nr. 13 u. 14.)

Mit dem Triceps steht noch ein Muskel sowohl äußerlich als auch bezüglich der Wirkung in innigstem Zusammenhang, obwohl er bereits an dem Vorderarm liegt. Es ist dies der Ellbogenmuskel (*Anconaeus parvus*, Fig. 186 Nr. 11). Er entspringt von dem äußeren Knorren mit einer kurzen sich auch auf die Oberfläche des Muskels fortsetzenden Sehne und endigt fächerförmig ausgebreitet an dem Seitenrand des Ellbogens. Er ist stets deutlich durch die Haut hindurch zu sehen. Die Wirkung des Ellbogenmuskels besteht, wie diejenige des Triceps, in einer Streckung des Vorderarmes.

3) Die Achselhöhle (*Axilla*).

Die Achselhöhle stellt eine Vertiefung dar, deren vordere Wand durch den großen und kleinen Brustmuskel, deren hintere Wand durch den vereinigten breitesten Rücken- und runden Armmuskel gebildet wird; die innere Wand besteht aus dem von dem großen Sägemuskel bedeckten Rumpf, und die äußere aus dem Oberarm, der an dieser Stelle den Biceps, den Hackenmuskel und den Triceps aufweist. Bei herabhängendem Arm berühren sich die Wände, und nur eine scharfgezeichnete Furche zeigt auf der vorderen und hinteren Seite die Stelle an, wo der Oberarm den Rumpf verläßt, um zum freien Glied zu werden. Die Achselhöhle entsteht bei dem Aufheben, weil die Haut wie überall durch innige Verbindung den Muskeln folgt.

Tiefe und Gestalt der Achselhöhle sind nicht bei jeder Armstellung gleich. Bei einer Erhebung des Armes bis 60 Grad zeigt sich folgendes: die hintere Wand ist größer als die vordere und zeigt abgesehen von den schon erwähnten Muskeln auch ihre Ansatzsehnen, hinter denen man auf das Fleisch des Untergrätengrubenmuskels stößt. Die vordere Wand läßt sich mit den Fingern umfassen und von der Rumpfwand abheben. Folgt man ihrem Rand, so trifft man auf die scharfkantige Ansatzsehne des großen Brustmuskels. Bei kräftigen Männern gehen die vorderen und hinteren Ränder allmählich in die Achselhöhle über, bei mageren Menschen ist der Rand des großen Brustmuskels scharf gezeichnet. Die Höhle ist dann auch tiefer, wegen des Fettmangels. Aus ihr kommt hervor der Biceps und der Hackenmuskel, und die Achselhöhle setzt sich direkt in die schmale innere Bicepsfurche fort (Figg. 192 u. 193). Wird der Arm bis zu dem Kopf emporgehoben, so flacht sich die Höhle ab, denn der Oberarmkopf füllt den Raum zu einem großen Teile aus.

Achsel heißt die Wölbung der Schulter, Achselhöhle die unter dieser Wölbung befindliche Hohlpyramide. Bei dem Reichtum der deutschen Sprache wird es niemand sonderbar finden, daß man Achselbänder, Achselzucken, Achselträger hat, über die Achsel sieht, und etwas auf die leichte Achsel nimmt.

C. Die Muskeln des Vorderarmes.

Die reiche Gliederung der Muskulatur des Vorderarmes ist durch die Funktion der Hand bedingt. Die einen Muskeln dienen zur Beugung der Hand, der Finger, und zur Pronation, die anderen zur Streckung und zur Supination. Scharf getrennt wie die Wirkung der Muskeln ist auch ihr Ursprung und ihr Verlauf. Die Beuger und die Pronatoren liegen in der Nähe des inneren Oberarmknorrens. Die ersteren bilden auf diese Weise den inneren und hinteren Umfang des Vorderarmes (Fig. 194 Nr. 7, 8 u. 9), die letzteren bilden die auf der äußeren Seite des Vorderarmes liegende Fleischmasse (Fig. 194 Nr. 10—12). Die Grenze der beiden Gruppen ist vorn in der Ellenbeuge; die Grenze auf der Rückseite folgt der hinteren Kante der Elle, welche ihrer ganzen Länge nach durch die Haut hindurch zu fühlen ist und als eine Furche bemerkbar wird, die mit sanfter Biegung von dem Ellbogen gegen die Hand herabzieht. Die Muskeln bedecken den äußeren Oberarmknorren so, daß nur seine hintere Fläche frei bleibt und überdies wegen der angehäuften Muskelmassen vertieft liegt (Fig. 186). Bei Frauen und Kindern wird diese Vertiefung in ein rundes Grübchen umgewandelt. Der an derselben Stelle prüfende Finger bemerkt sowohl den Gelenkspalt zwischen Speichenköpfchen und Oberarm, als auch den rundlichen Umfang des Radiusköpfchens während der Drehbewegungen der Speiche. Der innere Oberarmknorren ist nach innen und hinten nur von der Haut bedeckt und selbst durch die Kleider zu fühlen.

Die Form des Armes am Handgelenk rührt davon her, daß nahezu alle in der Nähe des Oberarmes entspringenden Muskeln ihr Fleisch verlieren und statt dessen lange, strangförmige Sehnen zu den Ansatzpunkten am Handgelenk oder den Fingern senden. Diese Sehnen gehen unter sehr starken Bändern hindurch zu ihrem Bestimmungsort und zwar die Beuger der Finger unter dem Hohlhandband, die Strecker unter dem Rückenband (Fig. 186 Nr. 17).

1) Die Muskeln an der Beugefläche des Vorderarmes.

Sie sind in zwei übereinanderfolgenden Abteilungen angeordnet, von denen die oberflächliche unsere ganze Aufmerksamkeit verdient, während die tiefere, wenn auch für die Mechanik der Bewegungen von grosser Wichtigkeit, für die Formen doch nur als Masse wirkt. Die einzelnen Muskeln der oberflächlichen Schichte sind nicht allein wegen ihrer oberflächlichen Lage deutlich zu sehen, sondern auch wegen der Fascie (Fig. 123 S. 235), die jeden Muskel in ein besonderes Fach einschließt. Sie ist an allen folgenden Abbildungen der Armmuskulatur weggelassen.

Die oberflächliche Schichte.

Zählt man die Muskeln von der Ellenbeuge ausgehend der Reihe nach auf, wie sie sich nach dem inneren Knorren zu folgen, so ist der erste:

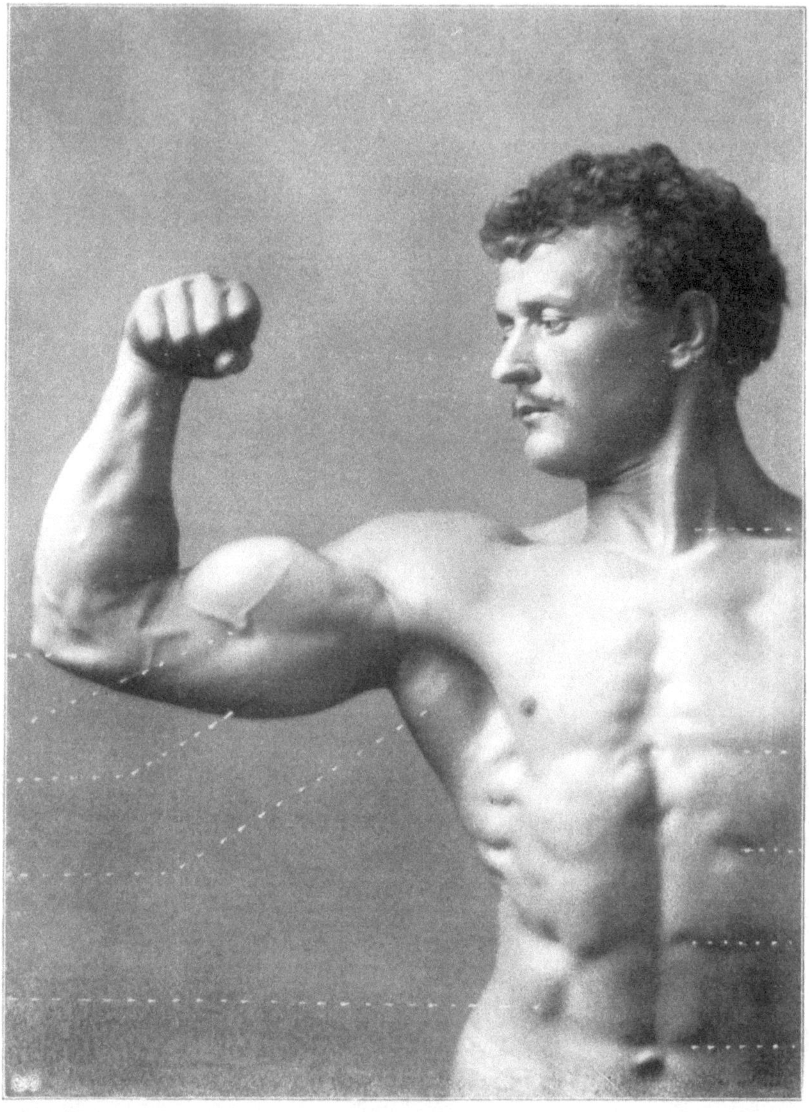

Fig. 192. Die Achselhöhle von vorn. Bei dem Erheben des Armes wird der große Brustmuskel gedehnt und dadurch dünner, als er bei herabhängendem Arm ist; er zeigt zwei Flächen, getrennt durch eine seichte Vertiefung, welche durch die Kegelform des Brustkorbes bedingt ist. Die hintere Wand der Achselhöhle ist wegen der Drehung des Schulterblattes in großer Ausdehnung sichtbar.

der runde Pronator (*M. pronator teres*, Fig. 190 Nr. 5). Er kommt vom inneren Knorren herab, geht schief nach außen und endigt mit einer Sehne, welche sich um die Speiche herumschlägt und an einer Rauhigkeit in ihrer Mitte feststeht. Wirkung: dreht die Speiche und wendet die Hohlhand nach abwärts (proniert). Nebenwirkung: Beugung des Vorderarmes.

Der Speichenbeuger (*M. flexor carpi radialis*, Fig. 190 Nr. 7) kommt

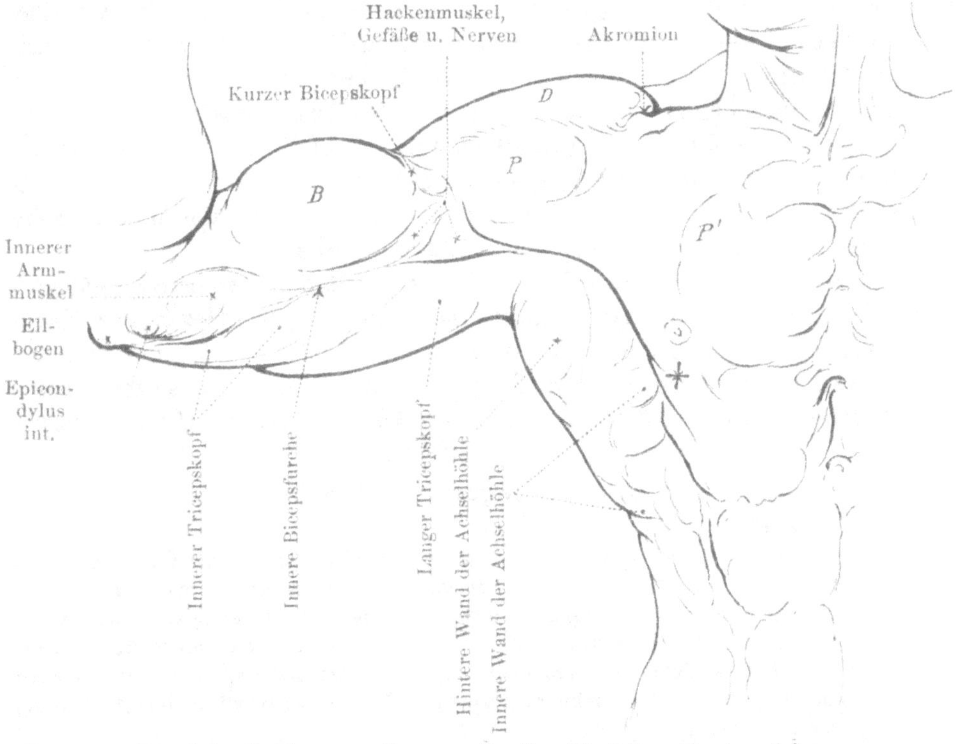

Fig. 193. Die Achselhöhle samt den umgebenden Muskeln. Konturzeichnung zu Figur 192.

B = Biceps; D = Deltamuskel; P u. P' = großer Brustmuskel und vordere Wand der Achselhöhle; ⁜ = Ursprung des großen Brustmuskels von der Scheide des Rectus.

von demselben Knochenpunkt und wächst zu einem spindelförmigen Muskelbauch aus, der etwas über der Mitte des Vorderarmes in eine platt cylindrische Sehne übergeht. Ansatz: an der Vorderfläche des zweiten Mittelhandknochens. Er geht durch einen besonderen Sehnenkanal (Fig. 201 unterhalb Nr. 5), tief unter dem queren Band der Hohlhand zu seinem Bestimmungsort. Wirkung: beugt die Hand nach der Speichenseite hin.

Der lange Hohlhandmuskel (*M. palmaris longus*, Figg. 190 u. 194 Nr. 8 u. 8'), ein schlanker Muskelbauch, der an derselben Stelle wie die ebengenannten entspringt, dann aber bald in eine lange dünne Sehne übergeht, welche in die Hohlhandbinde ausläuft. Es ist jene Sehne, die in der Mitte des Vorderarmes so auffallend vorspringt, sobald die Hand gebeugt wird. (Siehe auch Fig. 201 Nr. 7.) Dieser Muskel zeigt zahlreiche Abweichungen der Form, von denen nur das Vorkommen eines zweiten Muskelbauches in der Nähe des Handgelenkes erwähnt werden soll; er fehlt oft auf einer Seite, bisweilen sogar auf beiden.

Der Ellenbeuger (*M. flexor carpi ulnaris*, Fig. 190 u. 194 Nr. 9) entspringt gemeinschaftlich mit den übrigen am inneren Knorren, ferner an der Innenseite des Ellbogens und an den oberen drei Vierteln der Elle. Die Sehne, welche sich aus seinem vorderen Rande entwickelt, setzt sich am Erbsenbein fest. (Siehe auch Fig. 201 Nr. 19 u. 22). Dieser Muskel ist nicht so fleischreich, wie man auf den ersten Augenblick vermuten sollte. Ausgebreitet stellt er eine verhältnismäßig dünne Schicht dar, welche die starke Fleischmasse der Fingerbeuger bedeckt, denn diese sind es hauptsächlich, welche die Verbreiterung des Armes oben, an der inneren Seite bedingen. Nach Entfernung dieses Muskels erscheint:

der oberflächliche Fingerbeuger (*M. flexor digitorum sublimis*), er hat gemeinschaftlichen Ursprung mit den vorigen. Gegen das Handgelenk spaltet er sich in vier starke Sehnen, welche sich am Mittelglied der vier inneren Finger, vom Zeiger bis zum Kleinen, ansetzen. Seine Sehnen werden oberhalb des Handgelenkes teilweise sichtbar (Fig. 201 Nr. 20).

Die tiefliegende Schichte.

Sie besteht aus dem

tiefliegenden Fingerbeuger (*M. flexor digitorum profundus*), ein ebenso ansehnlicher Muskel wie der vorige, der von der inneren und vorderen Fläche der Elle und von dem Zwischenknochenbande entspringt. Auch er spaltet sich in vier Sehnen. An dem ersten oder Grundglied tritt jede Sehne durch einen Spalt in der Sehne des oberflächlichen Fingerbeugers hindurch, um das Nagelglied zu erreichen. Während also der oberflächliche Fingerbeuger das zweite Glied zu beugen vermag, beugt der tiefe das Nagelglied.

Der lange Daumenbeuger (*M. flexor pollicis longus*) kommt von der vorderen Speichenfläche und dem Zwischenknochenbande; seine starke runde Sehne geht bis zum Nagelglied des Daumens. Die Sehne dieses Muskels, sowie die Sehnen aller Fingerbeuger gehen sämtlich unter dem starken Hohlhandbande (Fig. 201 Nr. 23) hindurch. Während dieses Verlaufes liegen sie dicht gedrängt aneinander, jenseits divergieren sie. An der unteren Fläche der Fingerknochen finden sich Sehnenscheiden (Fig. 201 Nr. 18), in welchen die Sehnen sicher hin- und hergleiten.

Ganz in der Tiefe in der Nähe des Handgelenkes liegt dicht am Knochen

der viereckige Pronator (*M. pronator quadratus*). Er kommt von der Elle und setzt sich an der Speiche fest.

2) Muskeln an der Streckfläche des Vorderarmes.

Sie sind Strecker der Hand oder der Finger und Auswärtsdreher. Sie bilden an dem äußeren Knorren eine starke Muskelmasse, die wesentlich dazu beiträgt, dem Vorderarm an dieser Stelle seine auffallende Breite zu geben. (Vergleiche Fig. 194, an welcher die mit Nr. 10 u. 11 bezeichnete Erhebung von der ebenerwähnten Muskelmasse herrührt.) Sie entspringen oberhalb, auf dem äußeren Knorren des Oberarmes und unterhalb desselben am Vorderarm. Die fleischigen Stränge bedecken die Speiche, ebenso das Zwischenknochenband und die Elle, überschreiten jedoch nicht die hintere Kante derselben, welche im Gegenteil der ganzen Länge nach zu sehen ist und zwar bei mageren Armen als eine Kante, bei starken Armen als eine Furche. Diese Kante ist auch in Figur 196

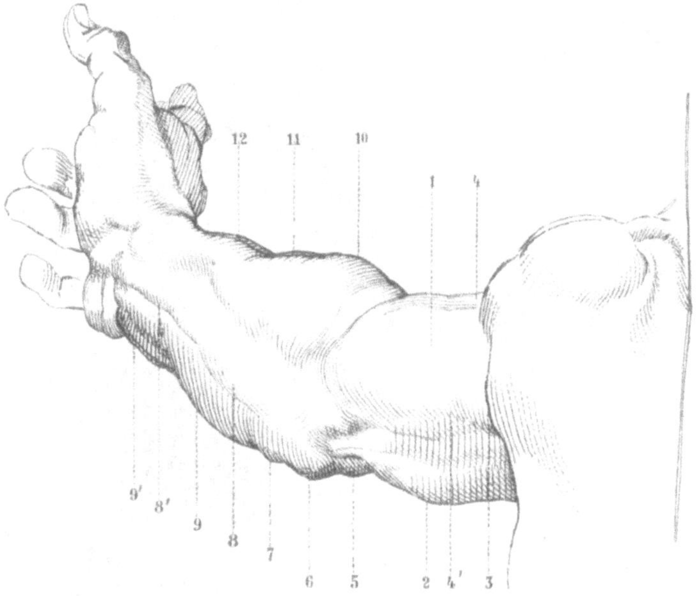

Fig. 194. Copie nach Michelangelo, um die Muskelgruppen des Vorderarmes zu zeigen.

1. Biceps. 5. Tricepssehne. 8'. Dessen Sehne.
2. Triceps. 6. Innerer Knorren. 9. Ellenbeuger.
3. Hackenmuskel. 7. Fingerbeuger. 10 u. 11. Strecker.
4. Innerer Armmuskel. 8. Hohlhandmuskel. 12. L. Daumenmuskeln.

zu sehen. Die schlanken Endsehnen verlaufen größtenteils zum Handrücken, wobei das quere Band des Handrückens (Fig. 186 Nr. 17), das aus einer Verstärkung der Fascie hervorgeht, jeder Sehne Lage und Richtung anweist. Es existieren sechs Fächer, welche den Sehnen zum Durchaß dienen. Auch unter den Muskeln an der Streckfläche des Vorderarmes giebt es eine oberflächliche und eine tiefe Schichte.

Die oberflächliche Schichte.

Von der Ellenbeuge nach außen und hinten fortschreitend, folgen sich der Reihe nach:

der **Arm-Speichenmuskel** (*M. brachioradialis,* Fig. 190 Nr. 16); er kommt von der Knochenkante über dem äußeren Knorren. Sein glatter Fleischbauch geht in der Mitte des Vorderarmes in eine dünne und flache Sehne über, welche sich an dem äußeren Rand der Speiche dicht an dem Griffelfortsatz festsetzt (siehe auch Figg. 186 u. 196 Nr. 9).

Ist die Speiche nach einwärts gedreht, die Hand also proniert, so erscheint der Muskel in einer halben Spiraltour um den Knochen herumgelegt, wie das durch die

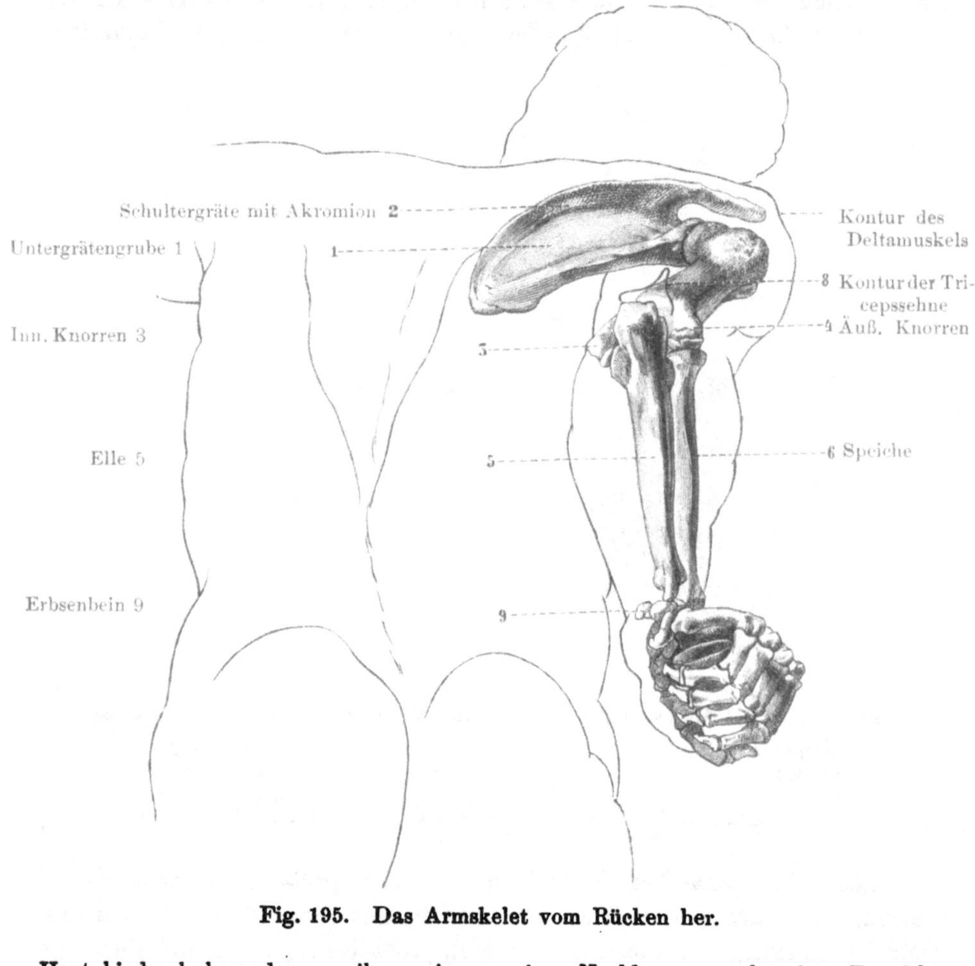

Fig. 195. Das Armskelet vom Rücken her.

Haut hindurch besonders an ihm, wie an seinen Nachbarn zu sehen ist. Er wirkt von dieser Stellung aus als kräftiger Auswärtsdreher der Hand. Indem hierbei der Handteller nach oben gerichtet wird, wie bei dem Handaufhalten der Bettler, führte der Muskel von alters her den nicht unpassenden Namen *Musculus pauperum s. mendicantium* d. h. Bettlermuskel. Beugt den Arm.

Der **lange Speichenstrecker der Handwurzel** (*M. extensor carpi radialis longus,* Fig. 186 Nr. 7). Er entspringt unter dem vorigen vom Oberarmknochen; zwischen oberem und mittlerem Drittel des Vorderarmes geht er in eine flache Sehne über, die auf der hinteren Fläche der Speiche zur Hand herabläuft, um sich am zweiten Mittelhandknochen und zwar an der Basis desselben festzusetzen. Wirkung: Streckung und Überstreckung (Dorsalflexion) der Hand (siehe auch Fig. 202 Nr. 21).

Der kurze Speichenstrecker der Handwurzel (*M. extensor carpi radialis brevis*, Fig. 186 Nr. 8) entspringt vom äußeren Knorren und geht im unteren Drittel des Vorderarmes in eine platte Sehne über, die sich

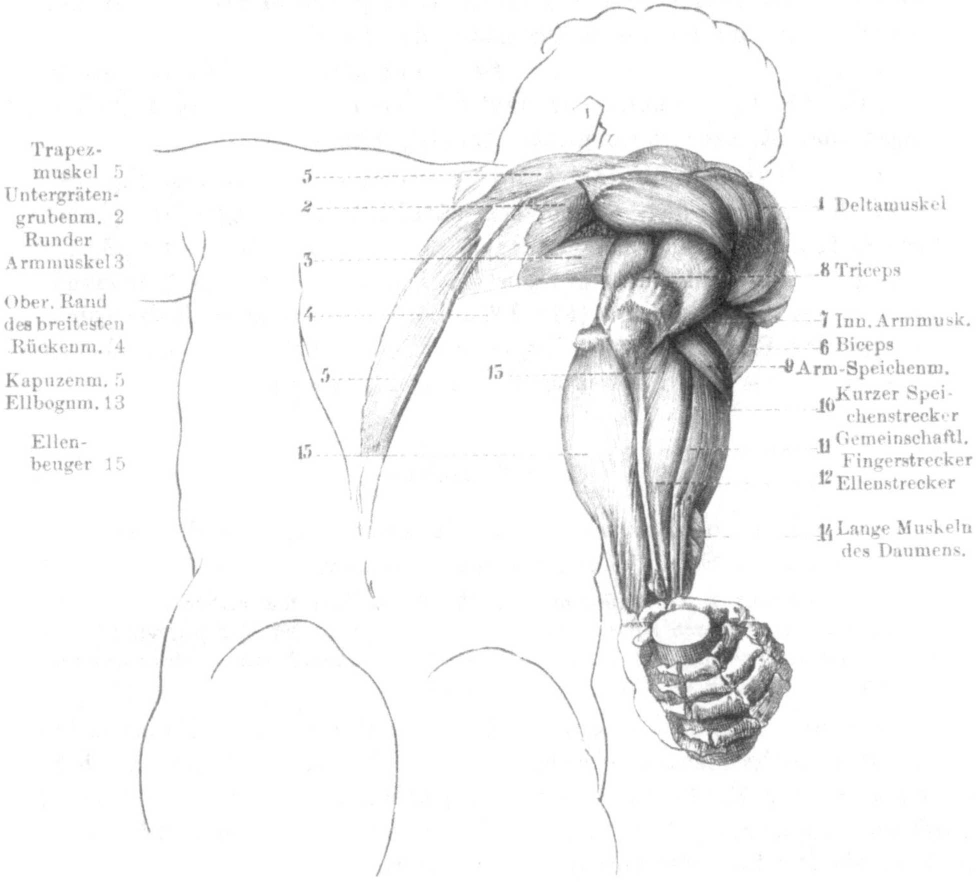

Fig. 196. Muskeln des Armes von rückwärts gesehen.

am Mittelhandknochen des Mittelfingers festsetzt. Wirkung: Streckung und Überstreckung der Hand. (Siehe auch Fig. 202 Nr. 16.) Die drei eben beschriebenen Muskeln bilden bei gestrecktem Arm jene Muskelmasse, deren äußerer Rand an den gemeinschaftlichen Fingerstrecker (Fig. 186 Nr. 9) grenzt und deren innerer Rand die Ellenbogengrube abschließt. Bei starker Beugung des Vorderarmes hebt der innere, von dem *M. brachioradialis* gebildete Rand (Fig. 190 Nr. 16) die Haut in einer scharfen Falte in die Höhe.

Seitlich von diesen Muskeln kommt unter dem äußeren Knorren ein allmählich anschwellender Strang hervor:

der gemeinschaftliche Fingerstrecker *(M. extensor digitorum communis*, Fig. 186 Nr. 9). Er entspringt vom äußeren Knorren; in der Mitte des Vorderarmes entwickeln sich aus dem Fleisch in der Regel fünf Sehnen, die unter dem Rückenband der Hand hindurchtreten, am Handrücken auseinanderweichen und sich an die vier Finger verbreiten, so daß der kleine Finger zwei Sehnen erhält (Fig. 186 Nr. 18). Die Sehnen erstrecken sich bis auf die Rückenfläche des Nagelgliedes.

Den Raum von dem äußeren Rand des gemeinschaftlichen Fingerstreckers, bis zu der unter der Haut fühlbaren Kante der Ulna, welche Beuger und Strecker von einander scheidet, nimmt ein:

der Ellenstrecker der Hand *(M. extensor carpi ulnaris*, Fig. 197 Nr. 6). Er hat mit dem vorigen den nämlichen Ursprung; der spindelförmige Muskel schickt seine Sehne am inneren Rand des Ellenköpfchens entlang durch ein besonderes Fach des Rückenbandes zum Mittelhandknochen des kleinen Fingers (Fig. 202 Nr. 11). Hoch oben stößt der Ellenstrecker der Hand an den Ellbogenmuskel (Fig. 197 Nr. 5), der als ein Teil des Triceps schon weiter oben beschrieben wurde.

Tiefe Schichte.

Die nun zu beschreibenden Muskeln entspringen von der Elle und der benachbarten Strecke der Zwischenknochenhaut.

Der Supinator *(M. supinator*, Fig. 189 Nr. 10) liegt tief verborgen. Er entspringt von dem äußeren Knorren und von dem Ringband der Speiche, umfaßt den oberen Teil der Speiche, und befestigt sich an ihrer inneren Fläche. Wirkung: Dreht die Speiche und damit die Hand in die Supination.

Die drei folgenden Muskeln sind für die Bewegung des Daumens bestimmt, durchbrechen die oberflächliche Schichte zwischen den Speichenstreckern (Fig. 186 Nr. 7 u. 8) und dem gemeinschaftlichen Fingerstrecker (dieselbe Figur Nr. 9). Sie drängen sich aus der Tiefe hervor und kreuzen dann die Richtung der oberflächlichen Schichte.

Der lange Abzieher des Daumens *(M. abductor pollicis longus*, Fig. 186 Nr. 13) entspringt von der äußeren Fläche der Elle, von dem Zwischenknochenband und von der Speiche unterhalb des Ansatzes des Supinator. Seine Sehne zieht dicht an derjenigen des kurzen Daumenstreckers, schief zum Daumen und befestigt sich an der Basis seines Mittelhandknochens (vergl. auch Fig. 202 Nr. 18). Wirkung: entfernt den Daumen von den übrigen Fingern.

Der kurze Strecker des Daumens *(M. extensor pollicis brevis*, Fig. 186 Nr. 14) liegt an der äußeren Seite (Ellenseite) des vorigen, mit welchem er gleichen Ursprung und Verlauf hat, seine Sehne geht jedoch bis zur Rückenfläche des Nagelgliedes. Bei sehr kräftigen, sowie bei sehr abgezehrten Armen lebender Menschen sieht man, während die Finger gespreizt werden, den schiefen Verlauf der dicht aneinanderliegenden Sehnen beider Muskeln am unteren Ende der Speichenseite des Vorderarmes deutlich durch die Haut hindurch markiert.

Der lange Strecker des Daumens *(M. extensor pollicis longus,* Fig. 189 Nr. 13) nimmt seinen Ursprung neben dem vorigen von dem Zwischenknochenband und von der Elle. Er wird bis in die Nähe des Handgelenkes von dem gemeinschaftlichen Fingerstrecker bedeckt, geht durch das dritte Fach des queren Handwurzelbandes (die beiden ersten gingen durch das erste Fach), kreuzt die Sehnen der beiden Speichen-

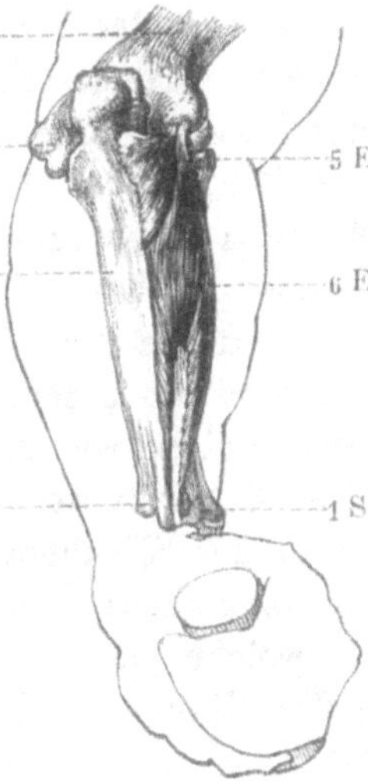

Fig. 197. Der Vorderarm von hinten.

strecker wie seine Nachbarn, und verschmilzt auf der Rückenseite des Mittelhandknochens mit der Sehne des kurzen Streckers. Streckt und spreizt man den Daumen, so sieht man zwischen der Sehne des langen Daumenstreckers und den Sehnen seiner beiden Nebenmänner einen Spalt, der sich nach oben etwas erweitert. Die drei Sehnen erscheinen durch die Haut hindurch nur als zwei Sehnenstränge.

Der eigene Strecker des Zeigefingers *(M. indicator)* liegt an der Ellenseite des vorigen und bedeckt ihn zum Teil, entspringt von der Elle und verschmilzt am Handrücken mit der vom gemeinschaftlichen Fingerstrecker abgegebenen Strecksehne des Zeigefingers.

3) Die Ellenbeuge.

Der Oberarm wird gegen den Ellbogen zu breiter und flacher. Die Muskeln, die dort auftreten, sind im rechten Winkel zu der senkrechten

Durchschnittsebene des Oberarmes geordnet (Fig. 194). Der Grund liegt in der Gegenwart zweier Vorderarmknochen, welche für ihre Gelenkverbindung weitausgelegte Gelenkknorren brauchen. Damit erhält die reiche Muskulatur des Vorderarmes Ursprungspunkte, welche in einer anderen Richtung zu der Achse des Armes gestellt sind. Zu der Abflachung trägt ferner das Sehnigwerden der Beuger und Strecker des Oberarmes in der Nähe des Ellbogengelenkes bei. Aus all diesen Umständen ergiebt sich an der Beugefläche des Vorderarmes eine dreieckige Grube, welche allseitig von Muskeln begrenzt ist. Die Grube ist seicht, ja bei forcierter Streckung flacht sie sich so ab, daß nur eine leichte Andeutung von ihr zu bemerken ist; nach Entfernung der Haut, des Fettes und der Fascie erscheint sie durch Muskelzüge in voller Deutlichkeit begrenzt (Fig. 190).

In die Mitte der Ellenbeuge ragt der vom Oberarm herabkommende Muskelbauch des Biceps. Seitwärts wird die Ellenbeuge begrenzt von den gegen die Hand konvergierenden Muskelmassen, welche die Beuger (Fig. 194 Nr. 7—9) und die Strecker (Fig. 194 Nr. 10—12) enthalten. In die seichte Vertiefung zwischen diesen Muskelgruppen mündet die äußere und innere Bicepsfurche. Durch die Ellenbeuge ziehen Venen, die seit Alters zur Aderlässe verwendet wurden; die dünne Haut der Ellenbeuge läßt sie mit voller Deutlichkeit erkennen. Bis zu der halben Höhe der inneren Bicepsfurche zieht die Vena basilica, welche wie die übrigen die Stärke eines Bleistiftes hat. Sie bringt das Blut von der Kleinfingerseite des Handrückens herauf. In sie mündet in der Ellenbeuge, über den Sehnenfaszikel des Biceps (Fig. 190 Nr. 15) hinweglaufend, eine in der Regel kurze aber weite Vene, die Medianvene, welche als Verbindungsast der Kopfvene von der äußeren Begrenzung der Ellenbeuge herkommt.

Der Oberarm ist bei Männern abgeplattet, an der Figur 187 zu sehen, wie an den Figuren 186 und 198. Bei dem gesenkten Arm laufen die Linien des Biceps und des inneren Armmuskels parallel, sie kommen wie der Triceps unter dem Deltamuskel hervor; die Beuger- wie die Streckergruppe ist getrennt durch die äußere Bicepsfurche (Fig. 186 und 156 links). An dem Triceps ist bei dieser Haltung der äußere und der lange Kopf besonders deutlich, ebenso die Ansatzsehne, die oben in eine Spitze ausläuft (Vergl. Fig. 186, 198 und 156 links). Bei dem gebeugten Arm (Fig. 156 und 200) zeigt die Ansatzsehne eine seichte Rinne, weil die Sehne in die Ellbogengrube und die Mulde des Oberarmknochens hineingepreßt wird. — Für die Orientierung am Vorderarm ist es wichtig den Verlauf der Elle zu kennen, die vom Ellbogen sicht- und fühlbar bis zum Handgelenk herabzieht; bei kräftiger Muskulatur, wie sie die Figuren 186 und 198 zeigen, liegt die Elle wie in einer Rinne, welche durch den Ellbogenmuskel und den Ellenstrecker einerseits und den Ellenbeuger andererseits hergestellt ist (Fig. 198). Nach vorn von der Elle liegen nur Strecker: der gemeinschaftliche Fingerstrecker, der eine deutliche Rinne zeigt, dann die Speichenstrecker und der Arm-Speichenmuskel

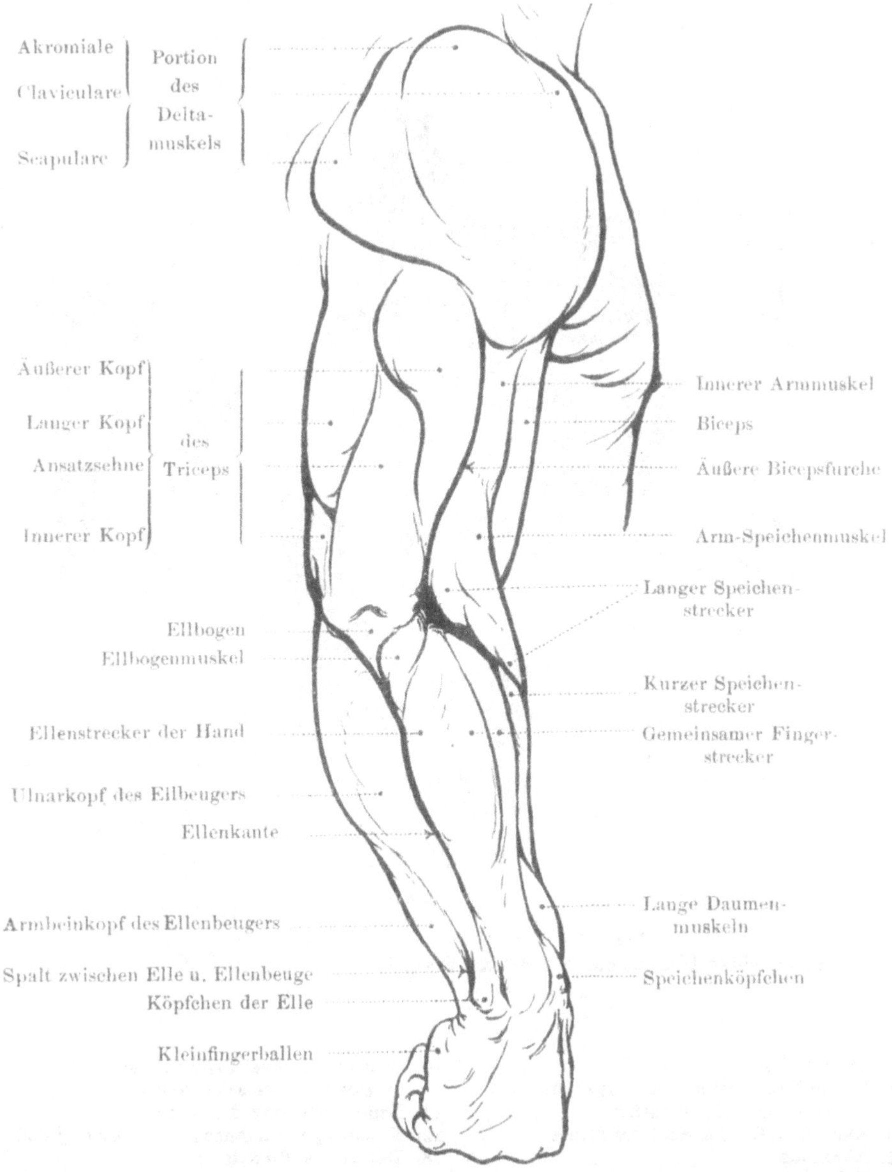

Fig. 198. Konturzeichnung zu dem rechten Arm von Figur 187. Der Arm ist von außen und hinten gesehen, die Hand leicht gebeugt, läßt nur den Handrücken frei. Die Grenze gegen den Vorderarm hin durch das Speichen- und Ellenköpfchen gebildet.

(Brachioradialis) oben, und die langen Daumenmuskeln unten. — Hinter der Ellenkante (medial gegen den Körper zu liegend) findet sich der

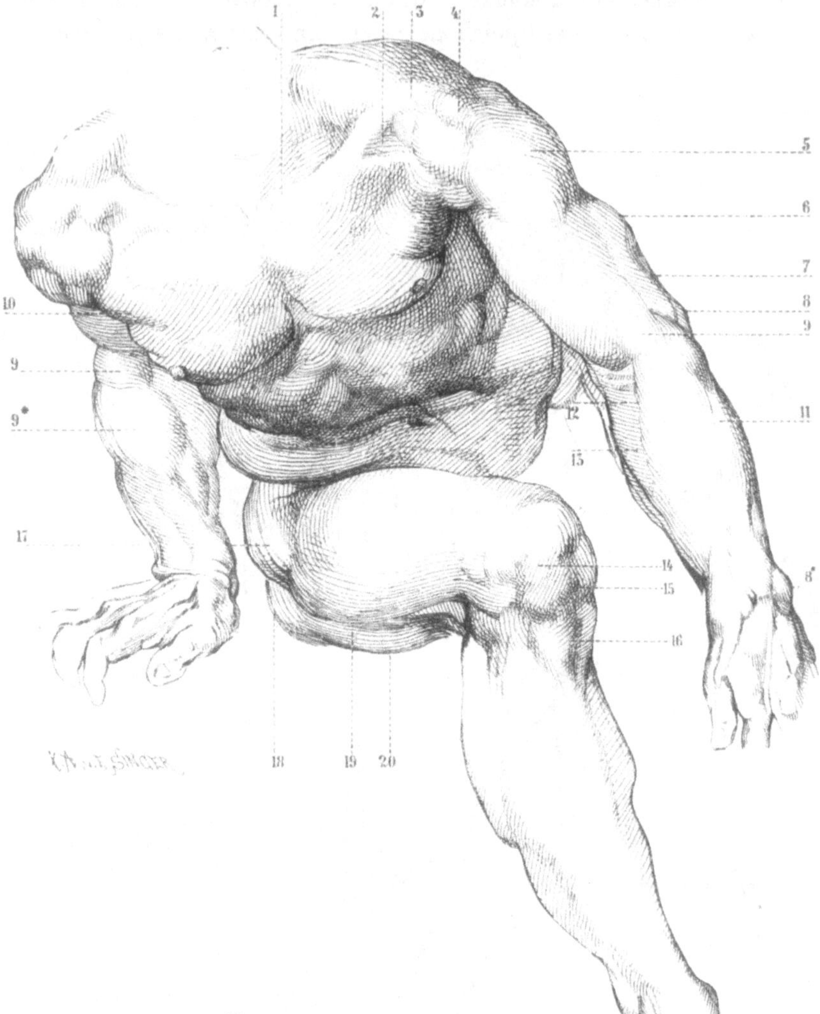

Fig. 199.
Kopie einer Handzeichnung MICHELANGELO's.

1. Schlüsselbein
2. Unterschlüsselbeingrube. Spalt zwischen Delta- und Brustmuskel
3. Akromialende des Schlüsselbeines
4. Akromion
5. Deltamuskel
6. Strecker des Oberarmes
7. Sehnenfeld des Streckers
8. Ellbogen
8*. Köpfchen der Elle
9. Armspeichenmuskel, am linken und rechten Arm.
9*. Speichenstrecker der Hand
10. Schwellung des Brustmuskels vor dem Übergang in seine Sehne
11. Langer Strecker der Finger
12. Ellenbeuge vom langen Aufheber begrenzt
13. Der runde Pronator
14. Streckersehne
15. Kniescheibe
16. Kniescheibenband
17. Tensor Fasciae.
18. Großer Gesäßmuskel
19. Furche zwischen der Strecker- und Beugergruppe
20. Beugergruppe

Ellenbeuger, bei dieser Haltung des Armes allein sichtbar; er umfaßt freilich wie mit einer Halbrinne die ganze Masse der Fingerbeuger. Seine beiden Ursprungsköpfe sind in der Figur 196 wie in Figur 198 ausgeprägt: Der Ulnarkopf, platt, membranös, der an der Ellenkante entspringt, und der Armbeinkopf, der fleischig ist und vom Oberarm herabkommt (Fig. 196).

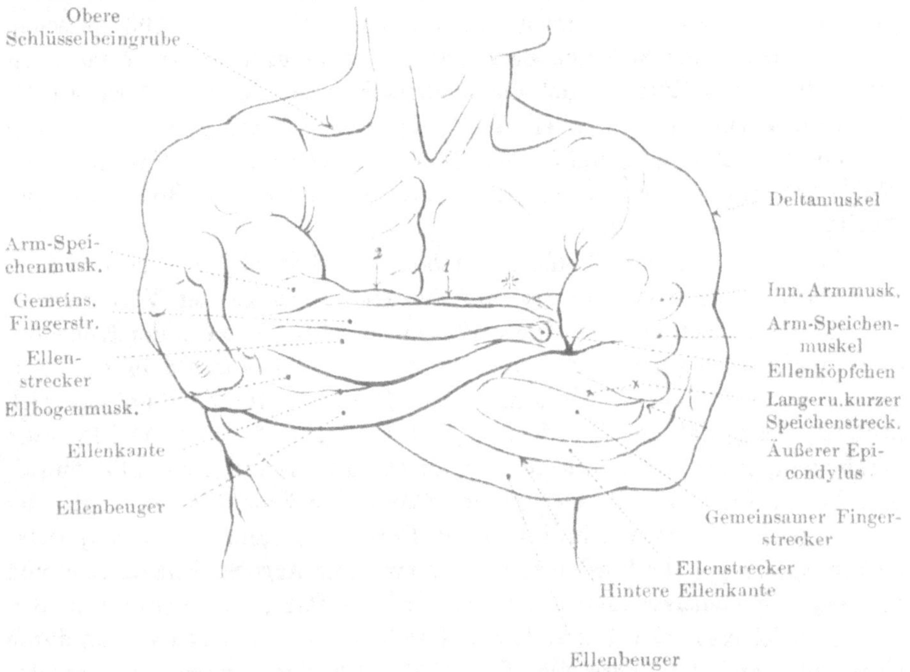

Fig. 200. Konturzeichnung zu Figur 156. Die Arme über der Brust gekreuzt. Die obere Schlüsselbeingrube ist tief eingesunken auf beiden Seiten, die claviculare Portion des Deltamuskels bei gekreuzten Armen stark kontrahiert, wie auch die Brustmuskeln. Die akromiale Portion des Deltamuskels hat ihre Rundung von dem in der Tiefe liegenden Oberarmkopf. Der Biceps ist in deutlicher Schwellung hervortretend, am linken Arm die Bicepsfurche, als Grenze zwischen Beugern und Streckern gut zu sehen. Am rechten Arm springt der Arm-Speichenmuskel stärker hervor als am linken, weil der rechte Arm stärker gebeugt ist. Folgende wichtige Linien treten am oberen Rand des Vorderarmes hervor: 1) die langen Daumenmuskeln; 2) der kurze Speichenstrecker; * das Köpfchen der Speiche, an der Grenze zwischen Vorderarm und Handwurzel.

Bei forcierter Beugung des Armes bis zu einem Winkel von 70—80° wechselt die Ellenbeuge ihr Aussehen in folgender Weise: die Bicepssehne erhebt sich aus ihr und bildet einen rundlichen Strang, den man mit Daumen und Zeigefinger umgreifen kann. Der Rand des Arm-Speichenmuskels springt hoch über die Beugergruppe hervor, und zeigt dabei seine Nebenwirkung als Armbeuger. Die Beugergruppe (Fig. 190

Nr. 7—9) zeigt an ihrem oberen Ende die Wirkung des Sehnenfaszikels des Biceps (Fig. 190 Nr. 15), der bei der Beugung des Armes angespannt wird, und in den runden Pronator und den Speichenmuskel eine muldenförmige Rinne drückt, die von der Ellenbeuge schräg nach der Elle hinüber zieht. Die Ellenbeuge geht in eine seichte Rinne über, welche auf den Vorderarm herabläuft. Sie stellt die Grenze zwischen der Gruppe der Beuger und Strecker dar; die Rinne reicht bis in die Nähe der Hand, und läßt an Deutlichkeit nichts zu wünschen übrig (Fig. 190 zwischen dem Speichenbeuger Nr. 7 und dem Arm-Speichenmuskel Nr. 16; siehe auch Fig. 199). Diese Rinne bildet die unüberschreitbare Grenze, über welche kein Beuger und kein Strecker des Vorderarmes hinübergreifen kann, aus mechanischen Ursachen, welche ihre Wirkung beherrschen. Nur die oberflächlichen Hautvenen ziehen über diese Rinne in die Höhe, um die Medianvene zu erreichen.

Auf die Form der Ellenbeuge haben Pronation und Supination einen ebenso bedeutenden Einfluß, wie auf die Gestalt des ganzen Vorderarmes. Die veränderte Stellung der Elle und Speiche wurde schon in der Knochenlehre ausführlich geschildert. Die Verschiebung der Muskeln in der Haut besteht nun an einem Vorderarm, dessen Hand in Pronationsstellung sich befindet, darin, daß der Arm-Speichenmuskel Figur 190 Nr. 16 nicht gerade herab zieht, sondern wie in Figur 199 zwischen Nr. 11—13, eine halbe Spiraltour beschreibt, deren Größe von der Stärke der Pronation abhängt. Ist der rechte Vorderarm, wie in Fig. 200 in Pronation, dann wird vorzugsweise die Streckergruppe des Vorderarmes sichtbar. Der Arm-Speichenmuskel und der lange Speichenstrecker überschneiden den Rand des Biceps und den kurzen Speichenstrecker Fig. 200 Nr. 2. Der lange ist gegen den kurzen durch einen Schlagschatten getrennt (Fig. 156). An dem linken Arm ist das Aussehen der eben erwähnten Muskeln ganz anders. Rechts vom Biceps springt der innere Armmuskel hervor (Figg. 156 und 200); dann folgt die Schwellung des Arm-Speichenmuskels *(Brachioradialis)*, dann treten als ein mächtiger Strang der lange und kurze Speichenstrecker hervor, am Ursprung vereinigt, im weiteren Verlauf getrennt (Figg. 156 und 200). An dem linken Arm folgt eine Rinne, in ihr liegt der Strecker der Finger, der auf dem rechten Arm, strangartig vorspringend, zum Handgelenk herabzieht. An diesen Muskel schließt sich der Ellenstrecker an, der an der Elle entlang läuft und ihre hintere Kante frei läßt. Am rechten Arm zeigt der Ellenstrecker einen verschmälerten Ursprung, wird dann breit und endigt spitz. Am Handgelenk wird seine Sehne sichtbar, die auf das Ellenköpfchen übertritt. Am linken Arm hat derselbe Muskel eine regelmäßigere Form, die spindelförmig der hinteren Kante der Ulna folgt. — Der Ellbogenmuskel, Anconaeus IV, ist an dem rechten Arm leicht zu sehen in seinem kurzen, fächerförmigen Verlauf von dem *Epicondylus lateralis* zu dem oberen Ende der Ulna. An dem linken Arm sieht der nämliche Muskel aus wie eine direkte Fortsetzung des äußeren Kopfes des Triceps, zu dem er ja direkt gehört. Die Reihe der ebengenannten Muskeln schließt mit der hinteren Kante der Ulna ab. An dem unteren Rand der Vorderarme wird die Grenzlinie hergestellt von dem Ellenbeuger *(Flexor carpi ulnaris)*, der den gemeinschaftlichen Fingerbeuger umschließt. An der Figur 156, und zwar an dem linken Arm ist auf der Masse des Ellenbeugers ein schwacher Lichtstreifen, der parallel zur Ellenkante verläuft; er deutet auf die beiden Portionen des Muskels, die sich als Ulnarkopf und als Oberarm-*(Humerus-)*kopf unterscheiden. An dem rechten Arm bildet der Ellenbeuger einen rundlichen Strang, der durch den linken Arm etwas herausgedrückt wird.

D. Die Muskeln der Hand.

Zu der reichen Muskulatur, mit der der Vorderarm die Hand versorgt, kommt noch diejenige des Handtellers hinzu. Die Hand besitzt auf ihr entspringende und endigende Muskeln, welche die Leistungsfähigkeit des Greiforganes wesentlich erhöhen und die Formen mit bestimmen. So besteht der Daumenballen aus Muskeln, welche den Umfang des polsterförmigen Vorsprunges bedingen, und der Kleinfingerballen hat eine ähnliche reiche Unterlage. Die dazwischen liegende Fläche, die eigentliche Hohlhand gestaltet sich dadurch zu einer Vertiefung, in der die Sehnen der Beuger zu ihren Ansatzpunkten ziehen. In der Hohlhand finden sich ebenfalls Muskeln, welche für die Bewegung der Finger in Anspruch genommen werden. An dem Handrücken sind die Formen weniger mannigfaltig, weil die für die Greifbewegung notwendige Muskulatur in den Handteller verlegt ist. (Vergl. über die Hand die „Allgemeinen Bemerkungen“ in der Knochenlehre. S. 167 u. ff.)

Unter der Haut dehnt sich die Fascie aus. Auf dem Handrücken beteiligt sie sich an der Bildung des queren Rückenbandes und geht dann in eine dünne Schichte über, welche sich bis auf die Fingerrücken fortsetzt. Die unter ihr liegenden Sehnen der Fingerstrecker sind deshalb mit aller Schärfe zu sehen. Die Fascie der Hohlhand ist viel stärker, sie nimmt die Sehne des langen Hohlhandmuskels in sich auf (Fig. 201 Nr. 7) und schickt starke bandartige Fortsetzungen bis zu den Fingern. Andere Teile der Fascie umhüllen die Muskeln; selbst die vorborgensten unter ihnen entgehen nicht der Umhüllung, ebensowenig wie die vorbeiziehenden Sehnen.

Auf dieser Hohlhandfascie entspringt ein Hautmuskel, der kurze Hohlhandmuskel (*M. palmaris brevis*, Fig. 201 Nr. 24). Er besteht aus einer Anzahl paralleler Bündel, welche quer zur Längsrichtung der Hand liegen. Sein Ursprung liegt dicht an der Grenze des Daumenballens. Seine Endigung ist in der Haut des Kleinfingerballens. Wirkung: er wölbt durch Einziehen der Haut den Kleinfingerballen. Bei energischem Beugen der Finger wird der Einfluß des Muskels auf die Haut dadurch sichtbar, daß eine Reihe kleiner Grübchen seine Einwirkung auf die Haut bezeichnen.

1) Muskeln des Daumenballens.

Der kurze Abzieher des Daumens *(M. abductor pollicis brevis,* Fig. 201 Nr. 11) entspringt vom queren Handwurzelband und vom Vorsprung des Radiale und bildet einen ansehnlichen Muskelbauch, der mit einer kurzen Endsehne zu dem Seitenrand der Grundphalange geht. Wirkung: zieht den Daumen ab.

Der kurze Beuger *(M. flexor pollicis brevis)* liegt dem kurzen Abzieher gegen die Hohlhand hin dicht an. Er besteht aus zwei Portionen, zwischen denen die Sehne des langen Beugers (Fig. 201 Nr. 13) zu dem Nagelglied vordringt.

Die eine der Portionen des kurzen Beugers entspringt vom queren Handwurzelband, die andere kommt aus der Tiefe der Hohlhand. Ihr Ansatz findet an den beiden Sesambeinchen des ersten Daumengelenkes statt. Der Muskel ist vielen Schwankungen seiner Größe unterworfen.

Der Gegensteller des Daumens *(M. opponens pollicis,* Fig. 201 Nr. 10) wird von den beiden vorerwähnten bedeckt. Ursprung am queren Handwurzelband und am Carpale I, Ansatz an der ganzen Länge des seitlichen Randes des Mittelhandknochens des Daumens. Wirkung: bewegt den Daumen gegen die Hohlhand und bringt ihn in Gegenstellung zu den übrigen Fingern.

Der Zuzieher des Daumens *(M. abductor pollicis,* Fig. 201 Nr. 12) liegt tief im Grunde der Hohlhand, an seinem Ursprung bedeckt von den Sehnen der Fingerbeuger. Er entspringt breit vom Mittelhandknochen des Mittelfingers und von Bändern der Handwurzel. Seine Bündel drängen sich auf ihrem Verlauf zu dem Daumen mehr und mehr zusammen und endigen schließlich zugespitzt an dem inneren Sesambein des ersten Daumengelenkes. Der freie Rand jener Hautfalte, welche sich spannt, wenn der Daumen stark abgezogen wird, schließt den Rand dieses dreieckigen Muskels ein. Wirkung: er zieht den Daumen an.

2) Muskeln des Kleinfingerballens.

Der Abzieher des kleinen Fingers *(M. abductor digiti quinti,* Fig. 201 Nr. 25) entspringt von dem Erbsenbein Nr. 22 und geht zur Ellenfläche des ersten Gliedes des kleinen Fingers und teilweise auch zum Rücken desselben. Wirkung: zieht den kleinen Finger ab.

Der kurze Beuger *(M. flexor digiti brevis)* liegt weiter gegen die Hohlhand zu, entspringt größtenteils vom queren Handwurzelband und geht wie der vorige an dieselbe Stelle des Kleinfingers. Beugt den kleinen Finger.

Der Gegensteller des kleinen Fingers *(M. opponens digiti quinti)* entspringt, bedeckt von dem kurzen Beuger, mehr gegen die Mitte des Handtellers zu und ebenfalls mit dem überwiegenden Teil seiner Bündel von dem queren Handwurzelband. Er zieht schräg zum Mittelhandknochen des kleinen Fingers, an dessen

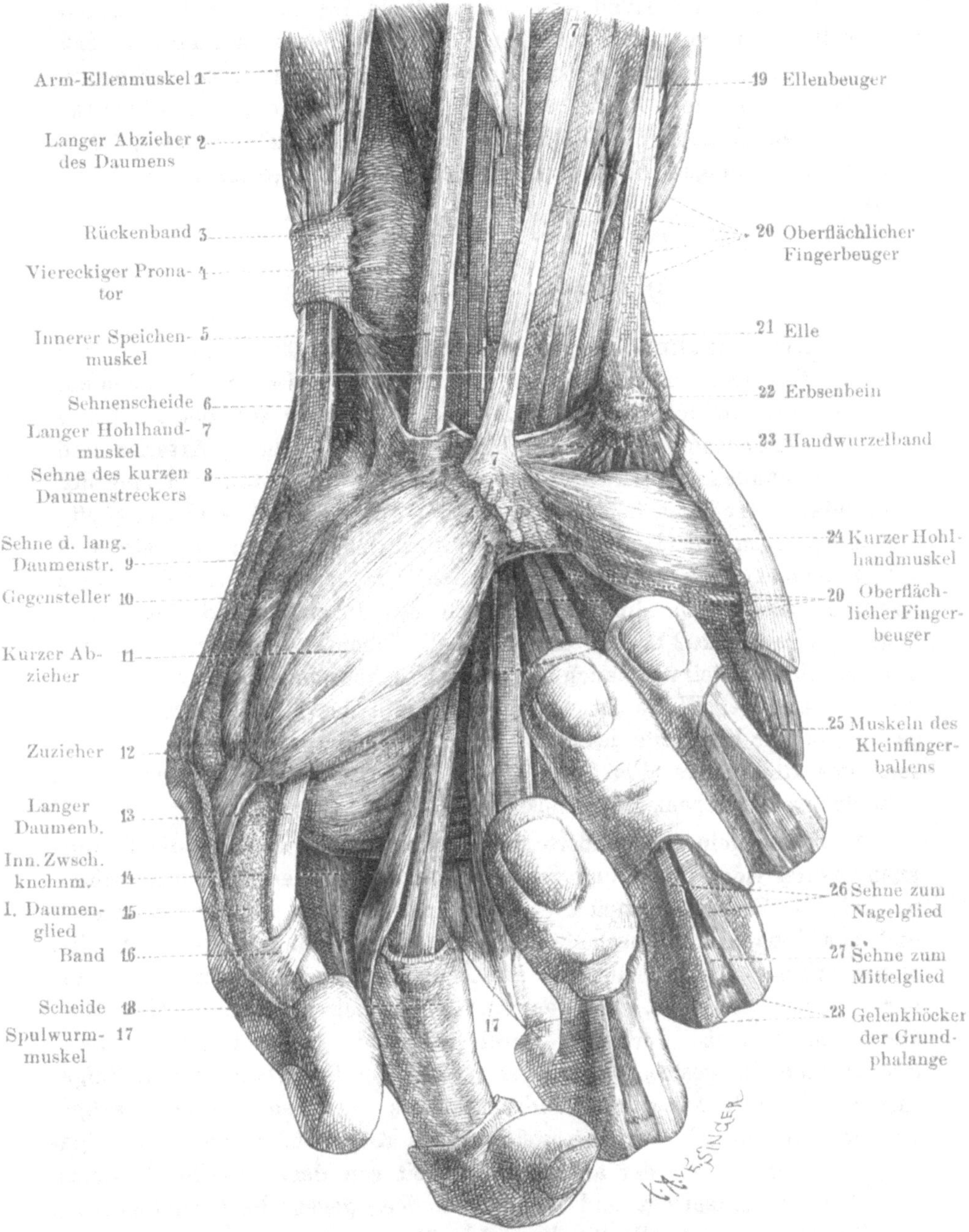

Fig. 201. Innenfläche der Hand. (Geometrische Zeichnung.)

Ellenrand er sich der ganzen Länge nach festsetzt, in derselben Art, wie der Gegensteller des Daumens. Bei dem Spreizen der Finger hebt sich, vom Rücken her betrachtet, der Abzieher des kleinen Fingers durch die Verkürzung seiner Fasern deutlich ab und läßt den Rand des Mittelhandknochens wohl erkennen.

Schließt sich die Hand oder umgreift sie irgend einen Gegenstand mit Kraft, dann werden diese kleinen Muskeln herausgedrängt, so daß sich der Kleinfingerrand stärker vorwölbt als bei gestreckten Fingern. Dasselbe ist bei dem Anstemmen der Hand auf eine platte Unterlage der Fall, wobei auch die Wölbung schwindet, welche der Handrücken während der ruhigen Haltung und noch mehr bei geschlossener Hand aufweist.

3) Muskeln der Hohlhand.

Die Zwischenknochenmuskeln füllen die Räume zwischen den Mittelhandknochen aus und liegen in zwei dichten Lagen übereinander. Die inneren Zwischenknochenmuskeln sind nur von der Hohlhand aus, nach Entfernung der darüber hinwegziehenden Sehnen, Arterien und Venen aufzufinden. Die äußeren Zwischenknochenmuskeln, von der Rückenfläche der Hand her sichtbar (Fig. 202 Nr. 14 u. 14'), sind zweiköpfig und entspringen von den gegeneinandergekehrten Rändern je zweier Mittelhandknochen. Der erste ist der mächtigste, er befindet sich in dem Raum zwischen dem Mittelhandknochen des Daumens und des Zeigefingers (siehe Fig. 202 Nr. 14'); er geht zur Speichenseite der Grundphalange des Zeigefingers, teilweise auch zu dessen Rückensehne; der zweite setzt sich in ähnlicher Weise an der Speichenseite des Mittelfingers an, der dritte an der Ellenseite desselben Fingers und der vierte an der Ellenseite des Ringfingers (Fig. 202 Nr. 14). Der Mittelfinger empfängt somit zwei äußere Zwischenknochenmuskeln.

Diese Muskeln (vier äußere und drei innere) wirken auf die Grundphalange der vier Finger, und zwar so, daß die äußeren Zwischenknochenmuskeln die Finger spreizen, die inneren dagegen als Antagonisten wirken und den Fingerschluß herbeiführen. Dabei hat jede Gruppe noch eine Nebenwirkung: die vier äußeren strecken gleichzeitig die Finger, die inneren beugen dieselben. Am deutlichsten von den vier äußeren Zwischenknochenmuskeln ist der erste durch die Haut hindurch zu erkennen. Spreizt man die gestreckten Finger und namentlich Daumen und Zeigefinger, so erscheinen vom Handrücken aus die beiden Ursprungsköpfe vollkommen deutlich, der eine, welcher dem Mittelhandknochen des Zeigefingers entlang läuft, der andere, der breit von dem Mittelhandknochen des Daumens entspringt und auf seinem Weg gegen die Grundphalange des Zeigefingers sich allmählich verschmälert.

Die Spulwurmmuskeln (*Mm. lumbricales*, Fig. 201 Nr. 17) heißen so wegen ihrer langen drehrunden Form, die sie mit Eingeweidewürmern gemein haben. Sie entspringen in der Hohlhand von den Sehnen des tiefen Fingerbeugers. An der Speichenseite jedes der vier Finger treten sie zu der Rückensehne der Finger. Sie beugen die Finger an der Grundphalange.

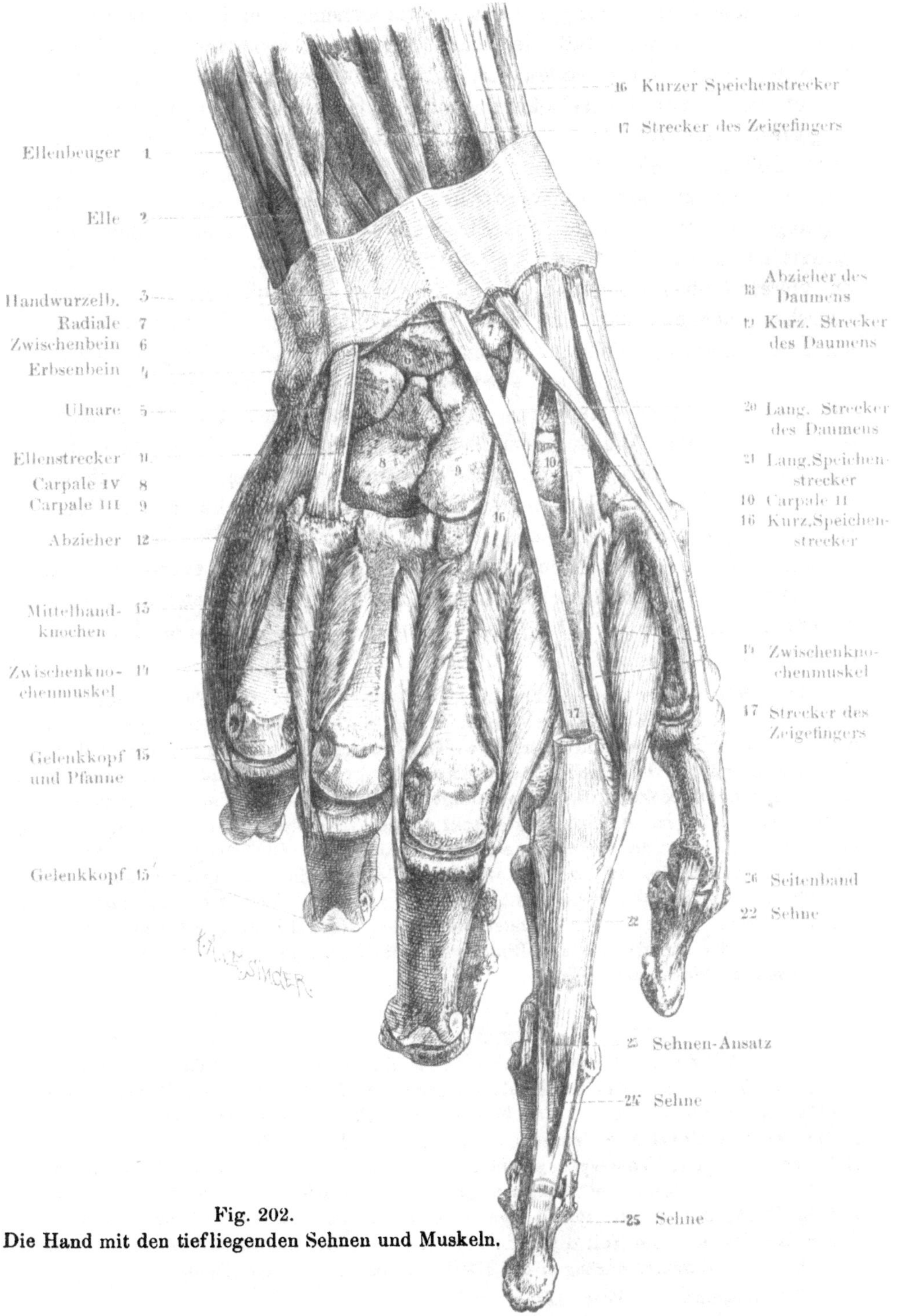

Fig. 202.
Die Hand mit den tiefliegenden Sehnen und Muskeln.

Aus der Beschreibung der Zwischenknochen — und der Spulwurmmuskeln geht hervor, daß die Sehne auf der Rückenfläche der Finger einen sehr zusammengesetzten Bau erhält, denn sie wird aus dem Zufluß der ebengenannten Muskelsehnen und den Sehnen des langen Streckers hergestellt, der von dem Vorderarm herabkommt. Der Zeigefinger auf Figur 202 giebt ein Bild der Rückensehne der Finger überhaupt. Bei Nr. 17 kommt von dem Vorderarm die Strecksehne des Zeigefingers; diejenige des gemeinschaftlichen Streckers, welche für diesen Finger bestimmt ist, wurde abgetragen und bei Nr. 17 sieht man ihren Querschnitt. Zu diesen beiden Sehnen stoßen die Sehnen des äußeren und inneren Zwischenknochenmuskels und eines Spulwurmmuskels. Dadurch entsteht ein dreieckiges Sehnenblatt, aus dem im weiteren Verlauf für jedes Glied die Ansatzbündel so geliefert werden, daß die Sehne dennoch ansehnlich stark das Nagelglied erreicht. — Man sollte erwarten, daß die Rückensehnen der Finger, die auf dem höchsten Punkt des Knöchels liegen, bei der Beugung von diesen rundlichen Vorsprüngen abgleiten. Dies geschieht jedoch nicht, weil die Sehnen der kleinen Muskeln, welche in der Hohlhand liegen, heraufkommen und mit der Rückensehne verwachsen. Eine geringe seitliche Verschiebung wird jedoch nicht gänzlich ausgeschlossen, wie man beim Ballen der Faust besonders an der Strecksehne des Zeigefingers sehen kann, welche 3—4 Millimeter weit nach der Daumenseite rückt.

Eine interessante Beweglichkeitsbeschränkung des vierten Fingers findet in Folgendem ihre Erklärung. Wenn man eine Faust macht, so kann jeder Finger einzeln wieder vollkommen gerade ausgestreckt werden, während die übrigen gebogen bleiben. Nur der Ringfinger läßt sich nicht vollkommen gegen den Handrücken strecken. Die vollständige Streckung desselben gelingt erst, wenn seine beiden Nachbarn, der Mittel- und Ohrfinger, zugleich ausgestreckt werden. Die Strecksehne des Ringfingers hängt nämlich mit den Strecksehnen des Mittel- und Ohrfingers durch fibröse Zwischenbänder zusammen, welche, wenn Mittel- und Ohrfinger gebeugt sind, die Strecksehne des Ringfingers so festhalten, daß nur die halbe Streckung zustandekommen kann. Diese Zwischenbänder fehlen nie. Ihre Richtung ist keine quere, sondern von der Strecksehne des Ringfingers schief nach ab- und seitwärts, zu den Nachbarsehnen hingehend.

Die Hohlhand enthält zum Schutz der in ihr verlaufenden Gefäße und Nerven ein derbes Fettpolster, das die Hohlhandfascie bedeckt. Werden die Finger ausgestreckt, so springen zwischen den Zügen dieser Fascie dicht vor dem Anfang der Finger kleine Fetthügel hervor, welche in der Chiromantie einst eine wichtige Rolle spielten. Die Wahrsager glaubten in diesen Hügeln und in den Furchen der Hohlhand die Schicksale des Menschen geschrieben zu sehen. Sie stützten sich dabei auf die Worte der Schrift: et erit signum in manu tua, „und es wird ein Zeichen in deiner Hand sein“. Ein Teil dieser Linien hängt mit Gelenken zusammen, ein anderer entsteht durch Zusammendrängen der Haut bei dem Schluß der Hand.

Die konstantesten dieser Linien sind:

1) Die Monatslinie *(Linea mensalis)*, sie fängt in der Nähe des kleinen Fingers an, verläuft durch den Handteller mit oberer Konvexität und endigt zwischen Zeige- und Mittelfinger. Sie entspricht den Gelenken zwischen den Köpfchen der letzten drei Mittelhandknochen und den ersten Fingergliedern.

2) Die Kopflinie *(Linea cephalica)* geht quer durch die Flachhand. Sie beginnt oberhalb des Zeigefingers, erreicht jedoch den Kleinfingerrand der Hand nicht immer. Nur an ihrem Ursprung liegt sie mit einem Gelenk, mit dem Mittelhandfingergelenk, in gleicher Höhe, wie man bei der Beugung des Zeigefingers gut sehen kann.

3) Die Lebenslinie *(Linea vitalis)* umgreift das Dickfleich des Daumens und fällt mit der Ursprungsgrenze des Anziehers des Daumens zusammen.

Die Oberhaut der Hohlhand zeichnet sich, wie an allen Beugeseiten der Gliedmaßen durch ihre Zartheit aus, besonders an geschonten Händen. Sie kann sich aber, wie die hornigen Fäuste gewisser Handwerker beweisen, bis auf zwei Linien verdicken.

Die Gestalt der Hand richtet sich überhaupt viel nach ihrem Gebrauche, welcher an ihr, sowie an den Finger bleibende Spuren zurückläßt. So wird die Hand breit, steif und zugleich schwielig bei allen schwer arbeitenden Handwerksleuten. Eine permanente Beugung der Finger findet sich infolge der Verhärtung des subkutanen Bindegewebes bei Holzhauern und Zimmerleuten. Die zerstochene Oberhaut am Daumen und Zeigefinger der linken Hand macht den Schneider kenntlich, und die schwielenartige Verdickung am ersten Glied des Zeigefingers und am Daumen zeichnet den Tischler und rührt vom Gebrauche des Hobels her.

Über die Muskeln des Schultergürtels siehe die schon in der Knochenlehre Seite 170 angeführten Autoren.

E. Die Venen des Armes.

Die hochliegenden oder Hautvenen *(Venae subcutaneae)* scheinen als blaue Stränge durch die Haut des Armes hindurch. Diese Venen springen je nach der Blutfülle stärker oder schwächer über die Fläche hervor. Sie liegen zwischen Haut und Fascie in der Fettschichte, und ihre Deutlichkeit hängt also auch von dem Fettreichtum ab. Bei Kindern und fettleibigen Personen ist deshalb wenig von ihnen zu sehen, dagegen werden sie um so deutlicher, je geringer das Fettpolster wird. Die Venen hängen in ihren gröberen Verzweigungen vielfach untereinander zusammen und bilden auf diese Weise Venennetze.

Neben den hochliegenden Venen giebt es auch tiefliegende Venen des Armes, welche sich genau an den Verlauf der Armschlagader halten, und zwar in der Weise, daß sie von zwei Venen begleitet wird. Auch diese bilden untereinander Netze und hängen durch Verbindungsäste mit den oberflächlichen Hautvenen zusammen. Das Blut kann demnach durch zwei verschiedene Bahnen nach dem Herzen zurückkehren, oder wenn innerhalb des oberflächlichen Röhrensystems ein Hindernis für den Rückfluß besteht, durch das tiefe seinen Weg nehmen oder umgekehrt. Von dieser Möglichkeit wird denn auch der ausgiebigste Gebrauch gemacht. So oft sich die Muskeln, sei es des Armes oder des Beines, zusammenziehen, drücken sie die dünnwandigen Venen zusammen und verhindern so den Rückfluß durch die tiefen Abzugsröhren. An dem Arm füllen sich dann die Hautvenen strotzend, sobald durch das Schließen der Hand zur Faust die Muskulatur des Vorderarmes sich verkürzt. Die bei der Bewegung des Körpers stattfindenden Zusammenziehungen der Muskeln werden, wie daraus hervorgeht, ein wichtiges Hilfsmittel für die Bewegung des Blutes, namentlich in den Gliedmaßen; denn in ihnen muß das Blut, den allmächtigen Gesetzen der Schwere entgegen, von unten nach aufwärts strömen und bedarf dringend der helfenden Wirkung der Muskeln. Um den Rückfluß des Blutes noch mehr zu unterstützen, sind im Innern der, nach dem Herzen aufsteigenden Venen, Klappen (Taschenventile) angebracht, welche sich in der Richtung des Stromes öffnen, dagegen einen Rückfluß des Blutes verhindern.

Die Länge des Blutstromes und seine der Schwere entgegengesetzte Richtung machen die Venen zu einem häufigen Sitz der Erkrankung. Die rankenförmigen Krümmungen, welche der Verlauf der Hautvenen so oft am Bein aufweist, unter dem Namen der Krampfadern bekannt, erklären sich aus statischen Verhältnissen. Ist der Rückfluß des Blutes, wie in den letzten Monaten der Schwangerschaft gehemmt, so entstehen durch den Blutdruck Ausbuchtungen und Erweiterungen des Venenrohres; diese bedingen, wenn die erweiterten Stellen zahlreicher sind, den Anschein schlangenförmiger Krümmungen und führen bei längerer Dauer der Krankheit eine Verdickung des Gefäßrohres herbei. Durch die Verdickung der Wände erscheinen die Krampfadern wie harte, tiefblaue Stränge über die Haut hervorquellend. Diese Krampfadern sind jedoch keine ausschließliche Plage der Frauen, sie kommen auch bei Männern vor; so bei Handwerkern, welche bei ihrer Arbeit in aufrechter Körperstellung während des ganzen Tages verharren.

Die Wurzeln der Armvenen liegen in der Hand, von denen hauptsächlich jene des Handrückens in Betracht kommen, denn der Hohlhand fehlen die sichtbaren oberflächlichen Venen. Die Venen des Handrückens nehmen ihren Anfang von der Fingerspitze aus zwei Ästen, welche die Nagelwurzel umgreifen (Fig. 203 Nr. 1). Das aus der Vereinigung entstandene Stämmchen steigt am Finger in die Höhe, nimmt aber sofort neue Zuflüsse auf, welche teilweise von der Hohlhandfläche der Finger heraufkommen.

Schon am mittleren Fingergelenk sind die Venen stark vermehrt. Durch die Beugungen und Streckungen gezwungen, wenden sie sich zu den Rändern des Gelenkes, dorthin, wo die geringste Spannung eintritt, um oberhalb des Gelenkes sich wieder durch ein Verbindungsrohr zu vereinigen. So kann es kommen, daß unmittelbar um das Gelenk zwischen dem Grund- und Mittelglied ein venöser Kreis, allerdings von keineswegs regelmäßiger Form entsteht.

Die Venenschlingen um das Gelenk zwischen dem Mittelglied und der Grundphalange fehlen auch bisweilen, dann ziehen die Stämmchen gleichmäßig über das Gelenk hinauf. Immer ist dabei eine Abweichung seitlich, um das Gelenk herum, nachzuweisen, so daß bei starker Biegung die Blutströme auch den günstigen Seitenweg benutzen können.

Die umfangreicher gewordenen Venenströme ziehen dann gegen den Knöchel fort, seitlich je einer oder zwei, also wechselnd an Zahl, sich teilend und wieder vereinigend, um gegen das Ende des obersten Fingergliedes sich in einen Venenbogen der Finger *(Arcus digitalis venosus,* Fig. 203 Nr. 2) zu ergießen. Dieser Venenbogen stellt ein Hauptstromgebiet des nach dem Vorderarm rücklaufenden Blutes dar; denn in diesen Bogen ergießen sich nicht nur die Venen des Fingerrückens, sondern münden auch stets jene Venenröhren, die von der Hohlhandfläche kommen, Zwischenknöchelvenen *(Venae intercapitularis,* Fig. 203 Nr. 3) genannt. Aus all diesen Venenbahnen zusammengenommen entstehen endlich die Mittelhandvenen *(Venae metacarpeae,* Fig. 203 Nr. 4), jene oberflächlichen dicken Venenstämme des Handrückens, welche vorzüglich zwei Hauptrichtungen nehmen: die eine nach der Kleinfingerseite hin ist die *Vena salvatella* (Fig. 203 Nr. 4), die andere nach der Daumenseite zu, ist die Vene des Daumens *(Vena cephalica pollicis,* Fig. 203 Nr. 5). Mit dieser Schilderung ist nur die Hauptrichtung der Ströme auf dem Handrücken angedeutet, weil es sich um diese zunächst handelt. Für das Verständnis der zahlreichen Variationen ist folgendes zu beachten.

An der Hand des Neugeborenen kommt von jedem Zwischenknochenraum eine Mittelhandvene. Zu diesen vier Stämmen der Zwischenknochenräume kommen noch zwei Randvenen von der Speichen- und Ellenseite der Hand. Von den letzteren, welche unbedeutend sind, wird hier nicht weiter die Rede sein, dagegen verdienen die ersteren eine eingehende Betrachtung. Diese vier Stämme sind zuerst von gleicher Stärke und laufen nebeneinander an dem Handrücken in die Höhe. Durch Verbindungsröhren sind sie ebenfalls schon von der allerfrühesten Zeit der Entstehung her miteinander in Zusammenhang. Der Handrücken ist also bedeckt von einem reichen Venennetz. Aber schon während der nächsten Jahre treten einige dieser Bahnen zurück, während andere sich vergrößern. Das Endresultat gleicht in der Regel der Figur 203. Die Hauptmasse des Blutes aus der Kleinfingerseite ergießt sich dann in ein weites Rohr, die *Vena salvatella,* Figur 203 Nr. 4, das im Bogen über das Handgelenk zum Vorderarm zieht. Die anderen jetzt nahezu nutzlos gewordenen Venennetze sinken zu dünnen und unbedeutenden Röhren herab. Die Blutmenge, welche aus dem Daumen und dem Zeigefinger zurückkehrt, bildet einen besonderen Strom, die Vene des Daumens *(Vena cephalica pollicis,* Fig. 203 Nr. 5), die auf der Daumenseite der Hand in die Höhe strebt.

Die Verschiedenheit der Richtung erscheint vollkommen zweckmäßig, wenn man erwägt, daß für die an der Daumenseite liegenden Venenquellen der Weg bis zur Kleinfingerseite auf zu viele Widerstände stoßen und es deshalb geringere mechanische Schwierigkeiten verursachen würde, das Blut direkt über den Handrücken durch Röhren hinaufzuheben.

Die Stelle, wo die *Vena cephalica* des Vorderarmes aus der Vereinigung der Zeigefingervene (Fig. 203 Nr. 3 links) und der Daumenvene entsteht, ist in der Mitte zwischen dem Griffelfortsatz der Speiche und dem Hand-

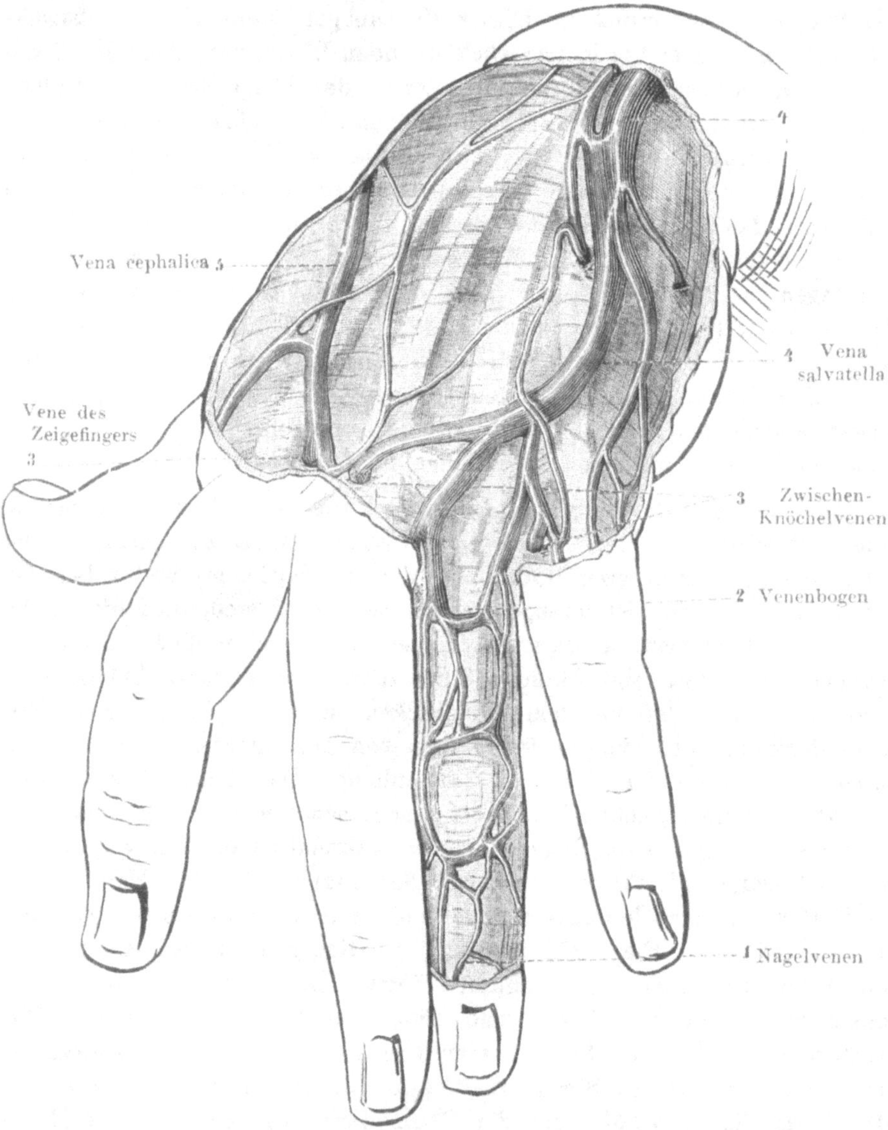

Fig. 203. Die Hautvenen des Handrückens.

wurzel-Daumengelenk auf den Sehnen des langen Abziehers. Von diesem Punkt aus steigt die Vene weiter in die Höhe und vereinigt sich 10 cm über dem Handgelenk mit der von der Kleinfingerseite herkommenden *Vena salvatella.*

Bei der Untersuchung dieser Vene am Lebenden darf man nicht übersehen, daß hier nur von den Hauptbahnen die Rede ist, und daß nebenbei noch kleinere Zweigröhren, alle miteinander durch Seitenäste verbunden, an dem Daumenrand in die Höhe streben. Einige dieser Seitenströme sieht man unter der durchsichtigen Haut von der Hohlhandfläche des Daumenballens herkommen, verstärkt durch Zuzug von dem Handteller aus.

Es wurde schon oben erwähnt, daß die Natur sich nicht immer dieselben Röhren aus dem vorhandenen Netz aussucht, durch die sie hauptsächlich das Blut nach oben leitet, sondern bald diese, bald jene bevorzugt. Der individuellen Gestaltung ist auch darin ein weiter Spielraum gegeben. Ist doch oft die Form dieses Venennetzes bei einem und demselben Individuum verschieden.[1]

An dem Arm unterscheidet man folgende Hautvenen:

1) Die *Vena cephalica* führt das von dem Daumen und Zeigefinger kommende Blut an dem Vorder- und Oberarm in die Höhe, steigt am Seitenrand der Ellbeuge hinauf, erreicht die äußere Bicepsfurche und gelangt so in den tiefen Spalt zwischen dem großen Brustmuskel und dem Deltamuskel, wo diese Vene Gelegenheit findet, sich in die große Achselvene zu entleeren. Auf dem Wege dorthin nimmt sie, namentlich in dem Bereich des Vorderarmes, zahlreiche kleinere und größere Stämmchen auf.

2) Die *Vena basilica* (ein deutscher Name fehlt für diese Vene, und bei dem Ausdruck innere Armvene liegt die Gefahr eines Mißverständnisses allzu nahe) ist die Fortsetzung der Vena salvatella, welche von der Kleinfingerseite des Handrückens aufsteigt. An der Ellenseite erhält sie Äste von dem Rücken des Vorderarmes und erreicht, beträchtlich an Umfang, die innere Bicepsfurche, in der sie vier fingerbreit über dem inneren Knorren die Fascie durchbricht, um in die tiefe Armvene einzumünden. Die Vena basilica hat also einen weit kürzeren Verlauf als die Kopfvene, welche bis an das Schlüsselbein hinaufgelangt.

Zwischen den beiden größeren Venenstämmen des Vorderarmes verlaufen noch kleinere Längsstämmchen, welche sich bald in die Vena basilica, bald in die Cephalica ergießen, und zwar geschieht dies vorzugsweise in der Nähe der Ellenbeuge unter doppelter Form:

1) entweder zieht ein Verbindungsast schräg durch die Ellenbeuge von der Vena cephalica nach der Vena basilica hinüber. Dieser einfache und kurze Venenstamm wird *Vena mediana* genannt, oder

2) eine lange Hautvene der inneren Vorderarmseite teilt sich etwas unterhalb der Ellenbeuge in zwei Zweige, deren einer zu der Vena cephalica hinüberzieht, deren anderer in die Vena basilica mündet.

---

[1] Braune und Trübiger, Die Venen der menschlichen Hand. Mit 4 Tafeln in photogr. Lichtdruck. Leipzig 1873. Imp. 4°. Das Werk enthält die neuesten Ergebnisse anatomischer Forschung über dieses Kapitel.

Für die Vornahme der Aderlässe pflegt man stets die Vena mediana zu wählen. Ist die von dem Vorderarm herkommende Hautvene in zwei Zweige gespalten, so wählt man den zu der Vena basilica ziehenden, weil er voluminöser ist und oberflächlicher liegt.

II. Die Muskeln der unteren Gliedmaßen.

Die Muskeln der unteren Gliedmaßen lassen vier Hauptabteilungen unterscheiden, welche den Abteilungen des Skeletes entsprechen: Muskeln der Hüfte, des Ober-, des Unterschenkels und des Fußes. Diese ganze Muskulatur ist wie diejenige des Armes von einer Fascie bedeckt, welche eine geschlossene Scheide bildet.

Die Haut ist auf der Vorder- und Innenseite des Beines dünn, auf der äußeren und hinteren derb und mit Haaren besetzt, das Unterhautfettgewebe bei normalen Männern so mäßig, daß die Muskellinien deutlich erkennbar sind, nur am Gesäß wird es reichlich, um die Umgebung des Sitzbeines zu polstern. In dem Unterhautfettgewebe verlaufen wie an dem Arm die oberflächlichen oder Hautvenen, die ihre Wurzeln in den Venen des Fußes besitzen.

a. Die Muskeln der Hüfte.

Es gehören zu den Hüftmuskeln nur jene, welche die äußere und innere Fläche des Hüftbeines einnehmen und an dem oberen Ende des Schenkels endigen. Viele der vom Hüftbein entspringenden Muskeln gehen weiter am Schenkel herab, überspringen sogar das Kniegelenk, um an dem Unterschenkel anzugreifen. Sie werden aus diesem Grunde nicht zu den Hüftmuskeln gezählt, sondern bei den Muskeln des Oberschenkels beschrieben werden.

1) Äußere Muskeln der Hüfte. — Sie liegen in mehreren Schichten übereinander. Von rückwärts nach vorwärts gezählt sind in der oberflächlichen Schichte folgende:

Der große Gesäßmuskel (*Glutaeus magnus* von gloutós Hinterbacke Fig. 204 Nr. 3) ist ein mächtiger, aus groben Bündeln zusammengesetzter Muskel, die bei der Zusammenziehung wie daumenbreite Stränge unter der Haut vorspringen. Er ist die Grundlage der Hinterbacke. Ursprung: kurzsehnig von einer kleinen Fläche des Darmbeines dicht über dem hinteren oberen Darmbeinstachel, dann von dem Kreuz- und Steißbein und von dem Sitzknorren — Kreuzbeinband. Verlauf: gegen den großen Rollhügel hinab, wobei diejenigen Bündel, welche vom Kreuzbein und den tiefer liegenden Ursprungspunkten herabkommen, sich an der rauhen Linie des Oberschenkelknochens befestigen (Fig. 204 Nr. 15'); diejenigen Bündel aber, welche von dem Darmbein herabkommen, gehen, bevor sie den großen Rollhügel erreichen, in eine starke, bis 2 Millimeter dicke Sehne über (Fig. 204 Nr. 15), welche unterhalb des Rollhügels in die Schenkelfascie übergeht. Der Muskel setzt sich also nur zur Hälfte am Knochen fest, die andere Hälfte strahlt in die Fascie aus, welche die äußere Schenkelfläche bedeckt. Bei der Beurteilung seiner Wirkung ist dies wohl zu beachten. Er hebt das Bein nach hinten, eine kräftige Nebenwirkung liegt in dem Beinspreizen. Wie alle Muskeln, welche ein Gelenk umgeben, hilft er ferner zur Versteifung des Hüftgelenkes. So sieht man ihn denn an dem Standbein in kräftiger Zusammenziehung, wobei seine Sehne, welche in weitem Bogen den oberen Rand des Rollhügels umzieht, vertieft liegt, während seine Muskelfasern im Vergleich zu der Lage, die sie während der Ruhe besitzen, hoch erhoben sind. Dieser Unterschied in der Form des Muskels läßt sich vergleichen mit dem Aussehen des Deltamuskels während der Ruhe und während der Bewegung, mit dem er sonst in mancher Hinsicht übereinstimmt. Die Formen des Gesäßmuskels werden durch die Haut und das Fett, sowohl während der Ruhe als während der Bewegung wesentlich alteriert. Das Fett füllt die Afterfurche so, daß sie bei gesunden Menschen während des Stehens niemals klaffend offen steht, wie bei den Tieren, sondern geschlossen, den After vollkommen verdeckt. Es füllt ferner den Raum zwischen dem unteren Rand des Muskels aus, so daß der Rand der Hinterbacke nicht wie in dem anatomischen Präparat (Fig. 204) schief gegen den Oberschenkelknochen herabläuft, sondern durch die Glutaealfalte sich quer von der hinteren Schenkelfläche absetzt (Fig. 206).

Die Veränderung der Form durch die Zusammenziehung zeigt die Figur 205 und die Skizze MICHELANGELO's (Fig. 206 Nr. 6): die obere Muskelhälfte, die vertieft in der Trochantergrube liegende Sehne, welche namentlich links die Wölbung des großen Rollhügels um so deutlicher hervortreten läßt, die konvexe Glutaealfalte und der Ansatz der unteren Hälfte des Glutaeus an der rauhen Linie des Schenkelknochens (Fig. 206 Nr. 8), all das ist mit starken Zügen, mit vollem Verständnis der anatomischen Grundlage hingeworfen. Auch der Borghesische Fechter eignet sich vortrefflich zum Vergleich, um dann am lebenden Modell die Formen klar zu erkennen.

Bei aufrechter Stellung decken die unteren Bündel des großen Gesäßmuskels den Sitzknorren. Beim Niedersitzen gleiten sie auf die Seite und dann ruht die Last des Körpers direkt auf dem Knochen und dem Fettpolster. Der vordere Rand des großen Gesäßmuskels ist während der Ruhe nicht leicht zu sehen, weil dort seine Bündel schmäler werden und auf die Fascie des mittleren Gesäßmuskels übergreifen; denn wie an dem ganzen Bein die Fascie sehr stark ist, so ist sie es auch auf den vom Hüft- und Kreuzbein entspringenden Muskeln, bei kraftvoller Zusammenziehung ist dagegen der vordere Rand wenigstens teilweise zu sehen, Figur 205. Unter

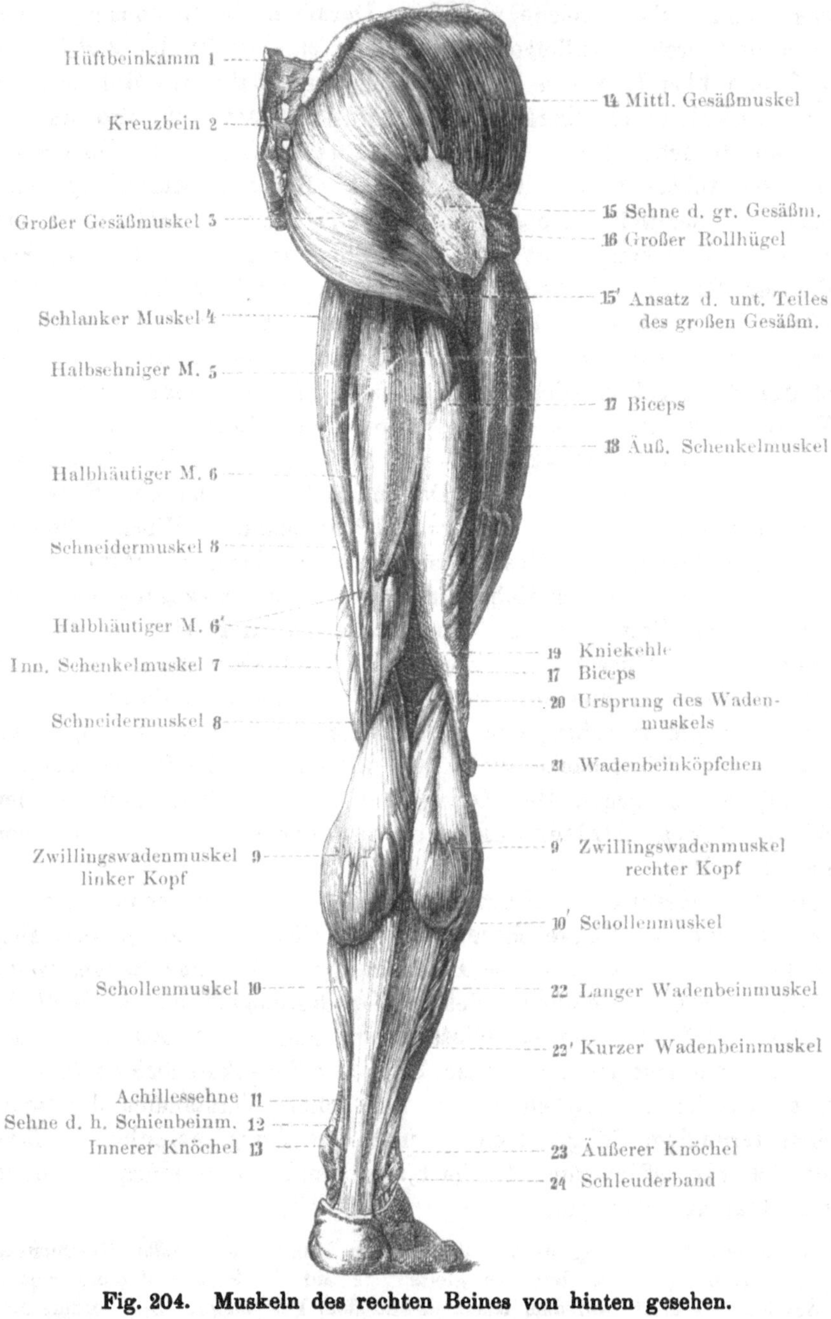

Fig. 204. Muskeln des rechten Beines von hinten gesehen.

der Sehne des großen Gesäßmuskels, die über den Rollhügel hinwegzieht, liegt ein Schleimbeutel, der die sich berührenden Flächen der Sehne und des Knochens glättet, damit jeder Kraftverlust durch die Reibung während der Zusammenziehung des Muskels und der damit verbundenen Verschiebung vermieden werde (vergl. Fig. 211).

Der mittlere Gesäßmuskel (*M. glutaeus medius,* Fig. 204 Nr. 14) entspringt von der äußeren Fläche des Darmbeines bis zu dem vorderen Darmbeinstachel und reicht bis an den oberen Rand des Knochens in die Höhe. Eine Portion seines hinteren Umfanges wird von dem großen Gesäßmuskel bedeckt und über seine ganze freie Fläche zieht eine derbe Fascie hinweg, von deren Innenfläche ebenfalls Muskelbündel auf ihn übergehen. Der Ansatz erfolgt mittels einer platten Sehne, welche den oberen Rand des großen Rollhügels (Trochanter) umfaßt und auf dessen vorderem Rande sich fortsetzt. Es bleibt also die äußere Fläche des großen Rollhügels von Muskelbündeln unbedeckt, nur die Sehne des großen Gesäßmuskels geht über ihn hinweg. Das erklärt die Deutlichkeit des Trochanters, welche freilich verschiedene Grade aufweist. Bei abgemagerten Individuen ragt er wie ein breiter Hügel hervor, bei kräftigen Männern ist er zwischen die umgebenden Muskelmassen versenkt, bei den Frauen deutet nur eine leichte Schwellung seine Nähe an, und selbst dieses schwache Zeichen geht oft in dem Fett unter oder verwandelt sich gar in eine seichte Mulde. Wirkung: der Muskel spreizt das Bein. Seine Form ist erkennbar in den Figuren 205 und 206 Nr. 5. Nach vorn grenzt der mittlere Gesäßmuskel an den

Spanner der Schenkelfascie, in den Figuren der Kürze halber mit seinem lateinischen Namen *Tensor fasciae* bezeichnet (Fig. 207 Nr. 2); er entspringt mit einer 2 Centimeter langen Sehne von dem vorderen oberen Darmbeinstachel. Schon nach kurzem Verlauf nimmt er bedeutend an Umfang zu und entwickelt einen ansehnlichen Bauch, der im ruhenden Zustand eine Länge von 20 Centimeter und eine Breite von 6—8 Centimeter besitzt. Sein Verlauf geht schräg nach außen, sein Ansatz geschieht durch Übergang aller seiner Sehnenfasern in die Fascie. Zieht er sich zusammen, so wird die Schenkelfascie gespannt; nach dieser Wirkung erhielt er seinen Namen. Dieser Muskel führt der Schenkelfascie eine ansehnliche Menge von Sehnenfasern zu, welche sich eine große Strecke weit noch deutlich nachweisen lassen, sowohl an der Leiche wie an dem Lebenden. Bei forcierter Streckstellung spannt sich ein fingerbreiter Strang herab bis zu dem äußeren Knorren des Schienbeines. In der Anatomie wird dieser gespannte Strang als Hüftschienbeinband (*Tractus ileo-tibialis*) bezeichnet, und der an der Insertionsstelle mehr als fingerdicke Wulst ist schon von Agasias an seinem Fechter scharf dargestellt (vergl. die Fig. 102 S. 190). Auf der Figur 206 Nr. 7 ist der hintere Rand des *Tensor fasciae* kenntlich (siehe auch Fig. 208); in der Stärke, wie ihn Michelangelo angegeben, ist er oft zu finden.

Der schmale Ursprung des *Tensor fasciae* erklärt sich bei der Betrachtung seiner Vorderseite, dort befindet sich eine derbe platte Sehne, die den Ursprung von dem Knochen vermittelt. Bei dem Heben des Beines nach vorwärts verkürzt sich der Muskel sehr stark, sein Muskelbauch wird dabei breit und legt sich über den vorderen Rand des mittleren Gesäßmuskels. — Die Betrachtung der eben beschriebenen Region des Hüftbeines muß zuerst an einem mageren Menschen angestellt werden, dessen schwache Muskeln den großen Rollhügel wie eine breite Geschwulst hervortreten lassen. Je kräftiger die Muskulatur entwickelt ist, desto schwieriger ist für den Anfänger die Orientierung, weil der Knochenvorsprung tiefer liegt als die ihn umgebenden Fleischmassen. Die oberflächliche Muskellage deckt noch eine Reihe anderer Muskeln, welche von dem Hüftbein kommen und an dem Rollhügel oder seiner nächsten Umgebung sich befestigen:

Der kleinste Gesäßmuskel (*Glutaeus minimus*, Fig. 210 Nr. 1); er hilft das Bein spreizen.

An ihn reiht sich der birnförmige Muskel (*M. pyriformis*, Fig. 210 Nr. 3), der das große Hüftbeinloch ausfüllt.

Der innere Hüftlochmuskel (*M. obturator internus*), der das Hüftbeinloch von innen her bedeckt, samt seinen zwei kleinen Nebenköpfen.

Der viereckige Schenkelmuskel (*M. quadratus femoris*, Fig. 210 Nr. 6), der breit und kurz zwischen der äußeren Fläche des Sitzknorrens und der rauhen Linie dicht am Rollhügel ausgespannt ist. Alle diese Muskeln bilden die tiefe Schichte der äußeren Hüftbeinmuskeln. Die drei zuletzt erwähnten sind mit dem äußeren Hüftlochmuskel (*M. obturator externus*) Auswärtsroller des Beines.

Die Gesäßgegend und ihre Formen bedingt durch Stand- und Spielbein. Die Gesäßgegend hat eine ziemlich deutliche Abgrenzung. Am bestimmtesten ist dieselbe nach der hinteren Schenkelfläche hin durch die überhängende Glutaealfalte, die zwischen den Schenkeln beginnt, und quer, in leicht gewölbtem Bogen nach außen zieht, um an der äußeren Grenze der Beugergruppe allmählich auszulaufen (Fig. 205). Die obere Grenze wurde schon in dem Kapitel „Haut" eingehend besprochen, sie fällt mit den Grenzen des Sacraldreieckes zusammen und folgt dann dem oberen Rand des Hüftbeinkammes. In der Mitte wird sie durch die Afterfurche in zwei Hälften getrennt. Die oben erwähnten Grenzen sind sicher festzustellen, dagegen ist eine seitliche Abgrenzung schwierig, denn die Gegend geht allmählich in die Seitenfläche des Oberschenkels über. Während der Ruhe herrscht auf beiden Körperhälften vollständige Symmetrie, aber sie hört mit der veränderten Stellung der Beine auf. Der Unterschied dieser Gegend auf der Seite des Stand- und auf der Seite des Spielbeines soll genauer erörtert werden. Das Standbein trägt die Körperlast, die Muskeln machen dabei die Extremität zu einer festen Säule und dazu hilft auch der große Gesäßmuskel, er wird prall, seine derben Muskelbündel springen hervor, denn er wird durch Verkürzung stärker gewölbt und seine Sehne wird so an die tiefliegenden Schichten angedrückt, daß eine flache, ansehnliche Grube, die Trochantergrube, entsteht (Fig. 205). Dabei spannt er auch die Schenkelfascie auf der äußeren Seite bis hinab zum Schienbein. Ganz anders ist die Form des Gesäßes an dem Spielbein, das den Körper nicht stützt. Der Muskel ist dabei erschlafft; er und das in der Nähe befindliche Fett sinken der Schwere folgend hinab, die Glutaealfalte verläuft nicht mehr horizontal, sondern schräg nach außen und unten; sie verläuft, weil die Zusammenziehung des Muskels fehlt, flach und in weitem Bogen. — Mit einer Haltung des Körpers, wobei die Last auf einem Bein ruht, ist auch die Stellung des Beckens geändert: auf der Seite des Standbeines steht der obere Rand des Hüftbeinkammes höher, als auf der Seite des Spielbeines, (Fig. 205); damit hängt auch die Richtung der Wirbelsäule und die Richtung des Rumpfes zusammen, insofern die Last auf das Standbein verlegt wird. — Die in Figur 205 abgebildete Form des Gesäßes auf der Standbeinseite kann, wenn das Gleichgewicht balanciert ist, rasch vorübergehen und der Muskel dann ausruhen. — Im Alter hängt das Gesäß schlaff herab, in der Jugend ist es prall. Zwischen diesen beiden Formen

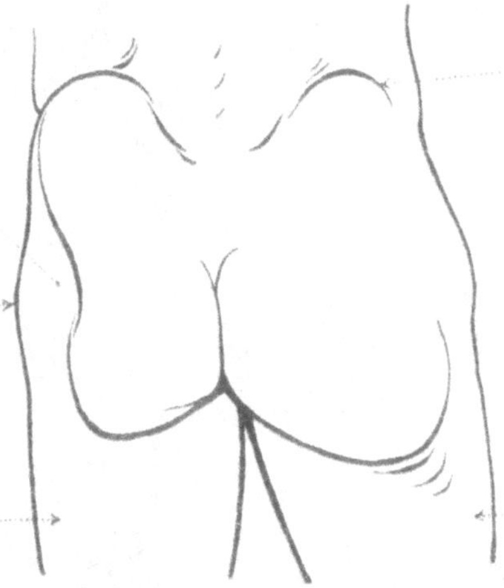

Fig. 205. Die Formen des großen Gesäßmuskels an dem Standbein (links) und an dem Spielbein (rechts). An dem Standbein ist der Muskel zusammengezogen und die Glutaealfalte querverlaufend, rechts ist an dem Spielbein der Muskel erschlafft, hängt, seinem eigenen Gewicht folgend, herab und die Gesäßfalte verläuft schief.

kommen viele Verschiedenheiten vor, welche auch von der Stellung des Beines im Gelenk abhängen.

Die innere, schaufelförmige Fläche des Hüftbeines ist ebenfalls, wie die äußere, von kräftigen Muskeln bedeckt, welche dadurch auf die Formen des freistehenden Beines von Einfluß werden, daß sie die Leibeshöhle verlassen. Unter dem Leistenband, zwischen dem vorderen, oberen Darmbeinstachel und dem Anfang des horizontalen Schambeinastes verlassen sie ihre, nur nach Eröffnung der Bauchhöhle sichtbare Bahn, um sich mit einer gemeinschaftlichen Sehne an dem kleinen Rollhügel zu befestigen. Es ist ein ansehnlicher Muskelbauch, der sich unter dem Leistenband hindurchschiebt (Fig. 207 Nr. 17) und so jene Fülle bedingt, welche den vorderen Rand des Hüftbeines bedeckt. Das Leistenband wird, je nach dem Umfang des Muskelbauches, entweder mehr gewölbt

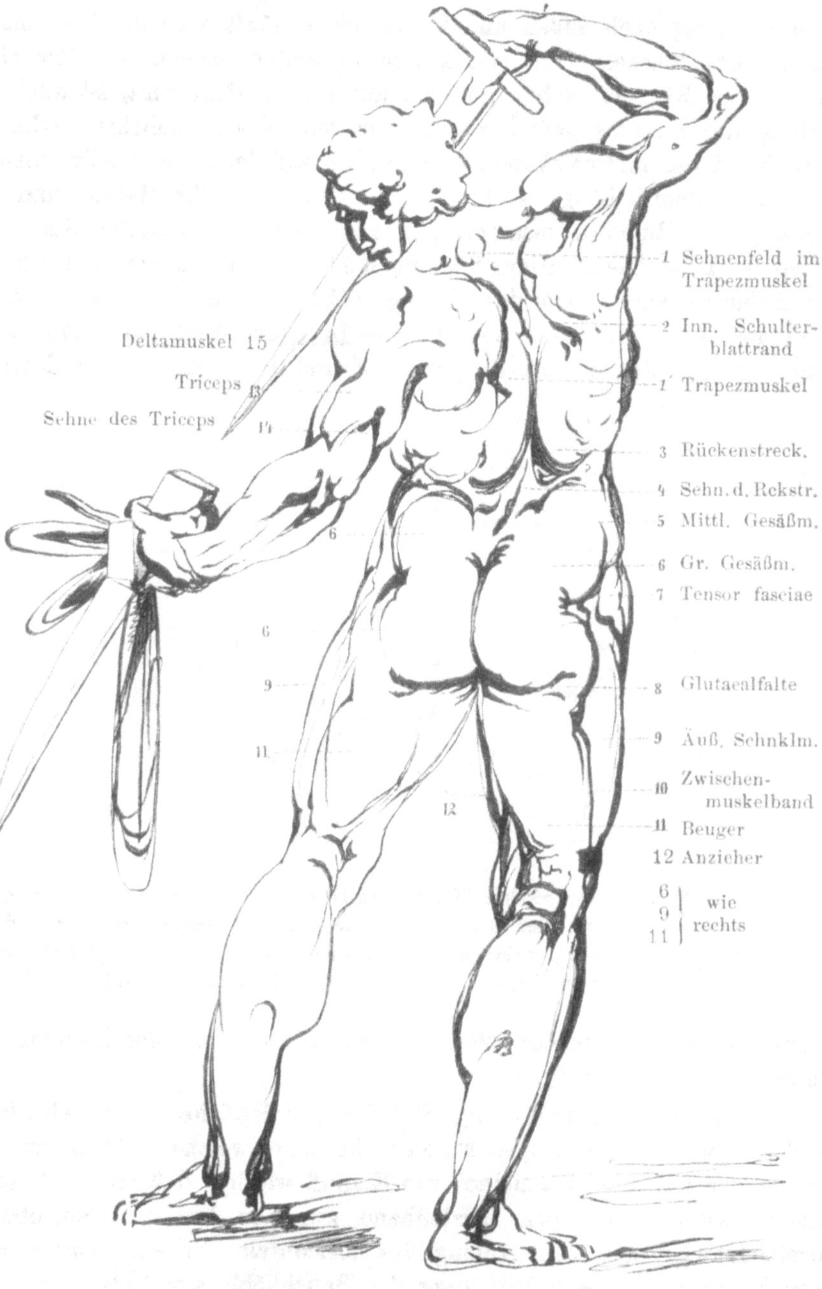

Fig. 206. Nackter Krieger von Michelangelo. Faksimile.

oder mehr gesenkt, gegen die vordere Schenkelfläche zu dem Schambein hinüberziehen.

Der große Lendenmuskel *(M. psoas)* entspringt von den vier oberen Lendenwirbeln und dem zwölften Brustwirbel dort, wo diese in die Bauchhöhle hereinragen. Der Darmbeinmuskel (*M. iliacus*) nimmt die schalenförmig vertiefte innere Fläche des Darmbeines ein, von der er entspringt. Gegen das Leistenband hin schieben sich seine Bündel mehr und mehr zusammen, legen sich an diejenigen des Lendenmuskels, um mit ihm die Bauchhöhle zu verlassen (Fig. 207 Nr. 17) und, wie schon erwähnt, an dem kleinen Rollhügel sich zu befestigen. Beinheben ist ihre Hauptwirkung. Ist das Bein fixiert, so beugen sie den Rumpf in Verbindung mit den geraden Bauchmuskeln; überdies sind sie imstande, das Bein nach auswärts zu rollen.

b. Die Muskeln des Oberschenkels.

Diese starken Muskeln umhüllen den Schenkelknochen oben vollständig; unten bekommen seine Knorren eine oberflächliche Lage und sind durch die Haut hindurch erkennbar. Die Muskeln dienen teils der Bewegung des Oberschenkels und endigen also dann an ihm, teils erstrecken sie sich, über das Kniegelenk hinwegziehend, an den Unterschenkel, um als Beuger und Strecker zu wirken. Die Muskeln lassen sich in drei Gruppen sondern: in eine vordere, hintere und innere oder mediale.

1) Vordere Muskeln des Oberschenkels. Die innere Begrenzung dieser kraftvollen und umfangreichen Muskelmasse bildet der Schneidermuskel (*M. sartorius*, Fig. 207 Nr. 19, Fig. 209 Nr. 3). Ursprung: vom Darmbein dicht unter dem vorderen oberen Darmbeinstachel. Während der Tensor fasciae sich schräg auswärts wendet (Fig. 207 Nr. 2), läuft der Schneidermuskel schräg über den vorderen Umfang des Schenkels nach unten an die Innenseite des Kniegelenkes und setzt sich mit einer platten Sehne am oberen Ende der freiliegenden Schienbeinfläche an. Er hat eine Länge von mehr als 60 Centimeter und eine Breite von 4 Centimeter in der Strecklage. Wirkung: hilft bei der Beugung des Unterschenkels. Sein Verlauf, der deutlich erkennbar ist, sobald man bei gebeugtem Unterschenkel das Bein nach vorn hebt und etwas nach außen wendet, stellt zugleich die Grenzlinie dar zwischen den Streckern des Unterschenkels und den Zuziehern; die einen liegen nach außen von ihm, die anderen nach innen. Die tiefe Furche, welche an der vorderen Seite des Schenkels durch die vom Scham- und Sitzbein kommenden starken Zuzieher (Fig. 207 Nr. 18, 20 u. 21) entsteht, füllt der Sartorius teilweise aus.

Die irrige Vorstellung, daß dieser lange dünne Muskel die schwere Last des einen Beines über das andere lege, wie die Schneider bei der Arbeit zu thun pflegen, verleitete einen alten Anatomen (Spigelius) demselben den allgemein und ausschließlich gebrauchten Namen Schneidermuskel beizulegen.

Der vierköpfige Unterschenkelstrecker (*Extensor cruris quadriceps*, Fig. 207 Nr. 4, 5 u. 20') besteht aus vier großen, selbständigen Portionen, von denen jedoch nur drei nach Entfernung von Haut und Schenkelfascie sichtbar werden. Von diesen drei Köpfen läuft der gerade

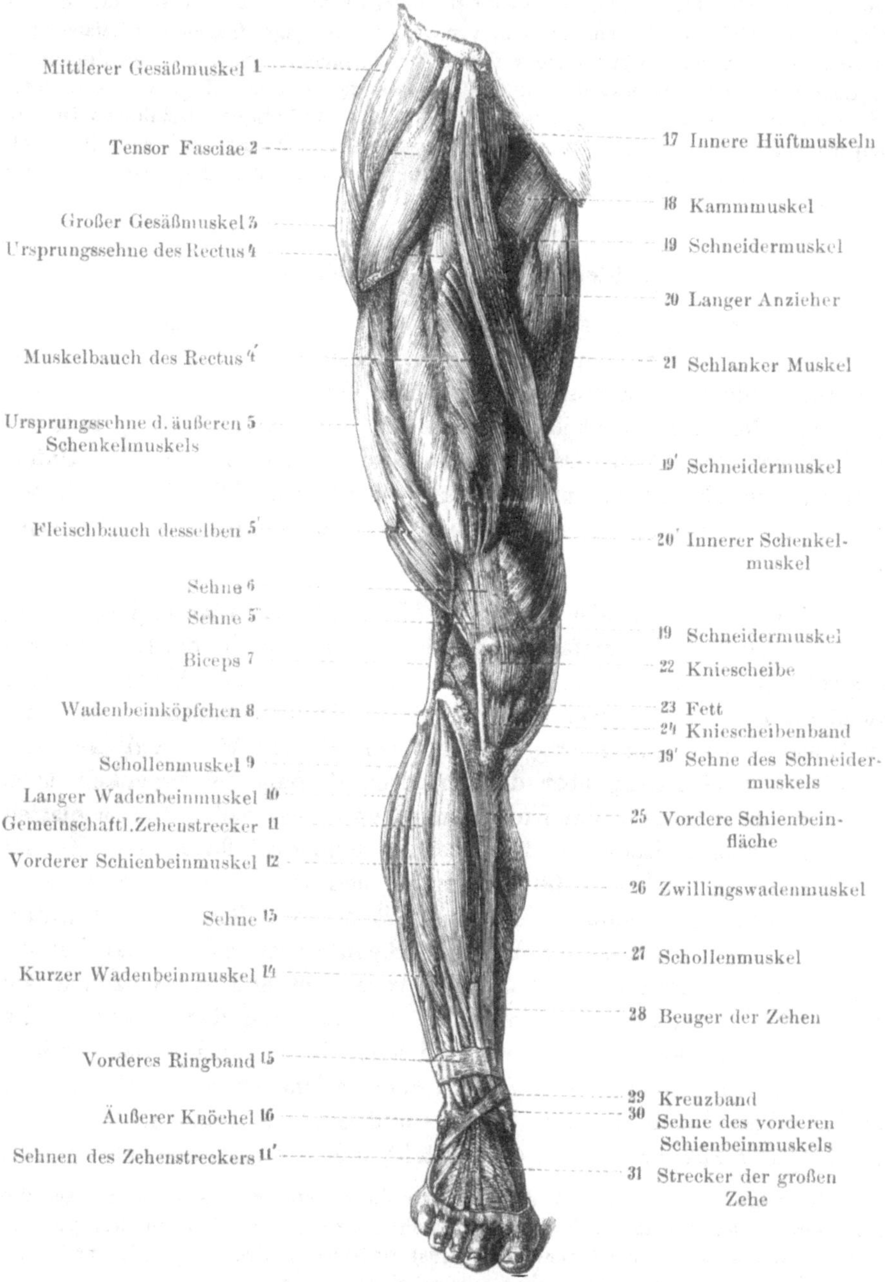

Fig. 207. Muskulatur der unteren Gliedmaßen von vorn.

Schenkelmuskel *(M. rectus femoris,* auch kurz *Rectus* genannt) als ein ca. 6 Centimeter breiter Strang auf der Mitte des Schenkels zum Knie herab (Fig. 207 Nr. 4 u. 4'). Er entspringt von dem vorderen unteren

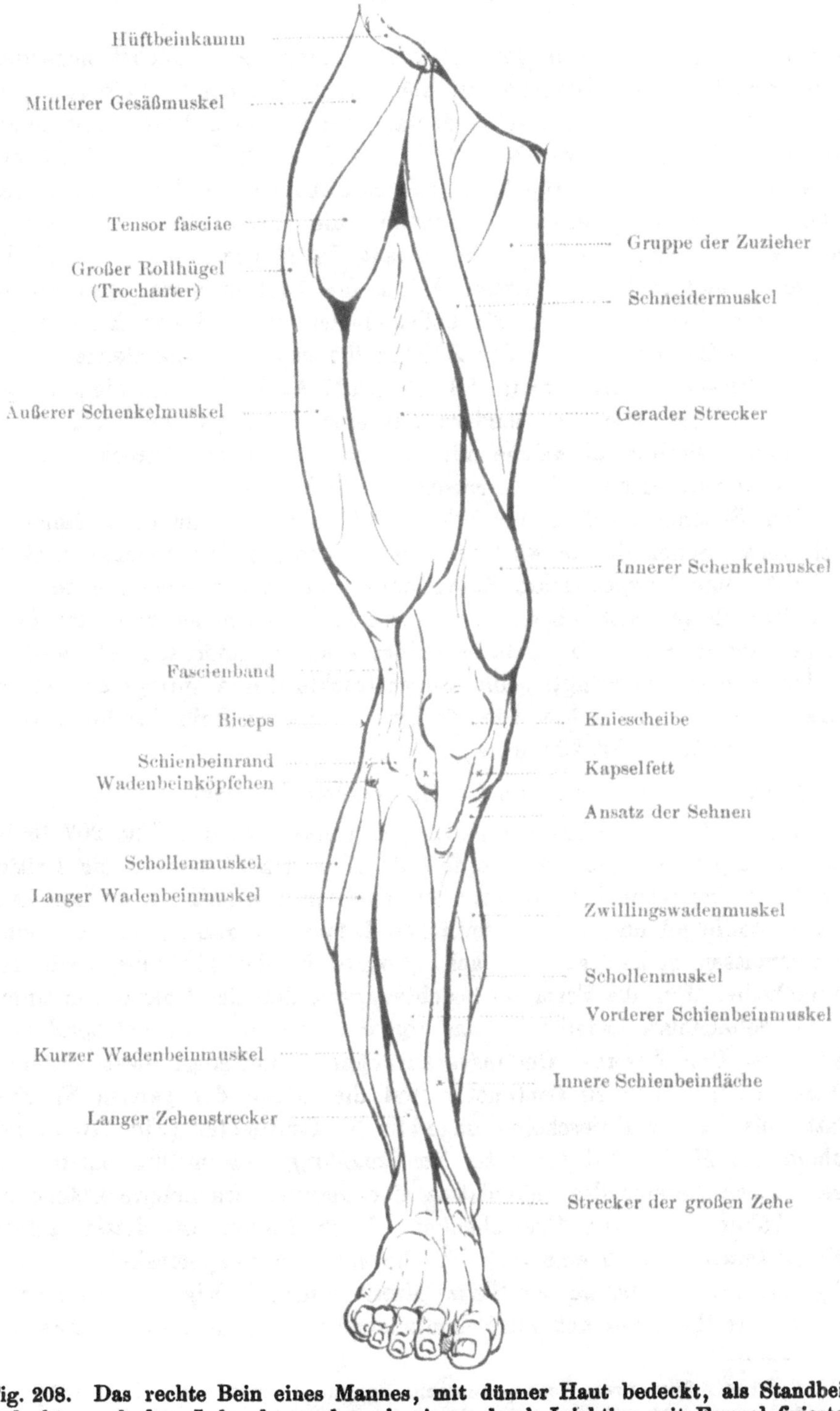

Fig. 208. Das rechte Bein eines Mannes, mit dünner Haut bedeckt, als Standbein gedacht; nach dem Lebenden und nach einem durch Injektion mit Formol fixierten Präparat. Vergl. die ganze Figur 28 (S. 52).

Darmbeinstachel und von dem oberen Umfang des zunächst liegenden Pfannenrandes. Sein Ursprung ist aber durch den des Schneidermuskels und des *Tensor fasciae* (Fig. 207) verdeckt. Erst nachdem diese auseinandergewichen, wird sein oberes Ende frei. An dieser Stelle befindet sich am Lebenden ein kleines Grübchen, das Schenkelgrübchen[1] (siehe das linke Bein des Borghesischen Fechters, die beiden Beine des Merkur und des tanzenden Faunes). Der Anfang des Muskelbauches ist bedeckt von einer blattähnlich geformten Sehne, die 10 Centimeter weit herabreicht (Fig. 207 Nr. 4). Der Muskelbauch ist während der Ruhe abgeplattet; 10 Centimeter über der Kniescheibe beginnt seine starke Sehne, die geradenweges nach abwärts zieht (Fig. 207 Nr. 6). Er liegt nicht direkt auf dem Schenkelknochen, sondern auf einer kräftigen und mit Sehne bedeckten Fleischplatte, welche mit zu dem Unterschenkelstrecker gehört und als Schenkelmuskel *(M. cruralis)* bezeichnet wird.

Der Schenkelknochen hat bekanntlich eine ansehnliche Krümmung nach vorn. Schon darum wird der Kontur des geraden Schenkelmuskels im Profil eine langgestreckte Kurve aufweisen. Dazu kommt noch, daß zwei Muskellagen sich übereinander befinden. — Sobald man das Bein bei gebeugtem Knie hebt, zieht der Rectus mit besonderer Kraft, weil er an dem Becken entspringt; seine langgestreckte Kurve springt dann noch stärker hervor. (Siehe Fig. 165, ferner das rechte Bein des borghesischen Fechters Fig. 209 Nr. 4.)

Nach außen von dem geraden Schenkelmuskel liegt:

der äußere Schenkelmuskel *(M. vastus externus,* Fig. 207 Nr. 5), der umfangreichste der vier Köpfe,[2] denn er macht nahezu ein Drittel der Oberschenkelmuskulatur aus; er entspringt sehnig, dicht an dem großen Rollhügel und an der seitlichen Lippe der rauhen Linie. Seine Fleischmassen ziehen schräg nach abwärts in der Richtung nach der Kniescheibe. Für die Form ist beachtenswert, daß der Muskel von einem derben Sehnenblatt bedeckt ist, das von dem großen Rollhügel herab sich über zwei Drittel seines Umfanges ausdehnt. Die Länge dieses Sehnenfeldes beträgt über 20 Centimeter und die Länge der ganzen Fleischplatte bis zu der Kniescheibe ungefähr 35 Centimeter (Fig. 210 Nr. 19). Sobald der Muskel bei forcierter Streckstellung sich spannt, entsteht in dem ganzen Bereich des Sehnblattes eine deutlich erkennbare Fläche an dem früher gewölbten Oberschenkel. Nach hinten ist dieser äußere Schenkelmuskel durch eine tiefe Furche von den Beugemuskeln getrennt (Fig. 204 Nr. 17 u. 18, an der Skizze Michelangelo's Fig. 206 bei Nr. 10); der vordere Rand des äußeren Schenkelmuskels liegt dem Rectus dicht an.

---

[1] *Fossette fémoraire.* Gerdy, Anatomie des formes extérieurs. Paris 1829.

[2] Diese vier Muskeln werden auch als *Vasti* bezeichnet, von *vastus*, ungeheuer. Der *Vastus externus* ist eine gewaltige Fleischmasse.

Der innere Schenkelmuskel (*M. vastus internus* oder *medialis*, Fig. 207 Nr. 20′ und Fig. 209 Nr. 5) kommt von der inneren Lippe der rauhen Linie und zieht um den inneren Umfang des Schenkelknochens gegen die Kniescheibe hin, an die er näher heranrückt, als der äußere. Gleichzeitig nimmt sein Umfang nach unten mehr und mehr zu, was aber nicht auf einer Vermehrung seiner Muskelbündel beruht, sondern auf dem Dickerwerden des Knochens. Der Schneidermuskel verdeckt seinen Ursprung.

Die Endsehnen aller vier Köpfe vereinigen sich an der Kniescheibe und umfassen ihre vordere Fläche, ihren oberen und seitlichen Rand. Von der Kniescheibe aus setzen sie sich fort, um zum größten Teil an dem Schienbeinstachel ihren Ansatz zu finden (Fig. 207 Nr. 24). Bei den Zusammenziehungen dieses vierfachen Muskels folgt das Schienbein der Bewegung der Kniescheibe und der Unterschenkel wird gerade ausgestreckt.

Das untere Ende des inneren Kopfes des Schenkelmuskels weist bisweilen eine seichte Einschnürung auf, welche 4 Centimeter über seinem unteren Rand und parallel mit demselben von dem Schneidermuskel her gegen den oberen Rand der Kniescheibe zieht. Sie zeigt sich nur bei forcierter Streckstellung und fehlt in der Ruhe. Ein starker Faserzug in der Schenkelfascie ist die Ursache. — Der innere Kopf läßt ferner bei forcierter Streckstellung deutlich zwei Flächen erkennen, eine mediale, die unter dem Schneidermuskel verschwindet, und jene, welche nach vorn gewendet in der Figur 207 Nr. 20 hauptsächlich sichtbar ist. Die Herkunft der medial gestellten Fläche erklärt sich aus der Untersuchung des Muskels. Die von der inneren Lippe der rauhen Linie entspringenden Fleischmassen sind nämlich von einer glänzenden Sehne bedeckt, welche hinter dem Schneidermuskel aufsteigt und sich dann allmählich verliert, wobei jedoch durch eine scharfe Grenzlinie der Beginn der vorderen von sehnenfreien Muskelbündeln gebildeten Portion bezeichnet wird. Diese Linie folgt ca. 2 Centimeter entfernt dem vorderen Rande des Schneidermuskels.

Bei forcierten Bewegungen, u. a. auch bei der Sitzhocke, kommt es auf der äußeren Schenkelfläche zur Bildung einer Längsrinne, welche von dem großen Rollhügel über mehr als die Hälfte des äußeren Schenkelmuskels herabläuft. Diese Furche rührt von derjenigen Sehne des großen Gesäßmuskels her, welche in die Schenkelsfascie übergeht.

2) Die Muskeln an der inneren Fläche des Oberschenkels erstrecken sich von der Schambeingegend zu dem Oberschenkelknochen und füllen den Raum, der an dem Skelet zwischen diesen Knochenpunkten übrig bleibt, so vollständig aus, daß bei geschlossenen Schenkeln keine Lücke bleibt. Diese Muskelgruppe vollzieht als Hauptwirkung den Schluß der Beine, das heißt, sie nähert die gespreizten Schenkel. Die Muskeln sind also auch imstande, das Festhalten an dem zwischen den Schenkeln befindlichen Pferdesattel zu unterstützen, und daher führen sie den Namen Zuzieher und „Reitermuskeln“ (Fig. 207 Nr. 20 u. 21 und Fig. 208).

Der schlanke Muskel (*M. gracilis*, Fig. 209, Nr. 18) ist der oberflächlichste und wie schon sein Name richtig andeutet, nicht dick, dafür aber lang. Er entspringt an der Schamfuge, dicht neben der Rute, läuft an der inneren Schenkelfläche herab und setzt sich, gemeinschaftlich mit dem Schneidermuskel, an der freien Fläche des Schienbeines fest, gelangt also über das Kniegelenk hinab bis zum Unterschenkel.

Von vorn ist nur die obere Hälfte seines Verlaufes sichtbar; denn er kommt hinter dem Schneidermuskel zu liegen, sobald sich die beiden Muskeln auf ihrem Wege zu dem gemeinschaftlichem Ansatzpunkte begegnen. Auch seine lange Endsehne liegt hinter derjenigen des Schneidermuskels. Sein Ursprung ist plattsehnig, vollkommen sagittal gestellt, und dieselbe Richtung behält auch der Fleischbauch. Deshalb erscheint er von vorn bei forciertem Zuziehen des Beines nur als ein schmaler Streifen.

Der lange Zuzieher *(Adductor longus,* Fig. 212 Nr. 6) entspringt dicht neben dem vorigen gegen den oberen Rand des Schambeines hin mit einer starken runden Sehne, nimmt im Herabsteigen an Breite zu und heftet sich an das mittlere Drittel des Oberschenkels.

Die Figur 212 läßt die Ursprungsstelle, die Zunahme nach abwärts, den Ort des Ansatzes und die Thatsache deutlich werden, daß nur sein vorderer Rand direkt nach der vorderen Schenkelfläche gewendet ist, daß er allein auf das Relief der Formen einen hervorragenden Einfluß üben kann. Seine äußere Fläche ist schief gestellt, wie die Schattierung erkennen läßt, und folglich sein hinterer Rand gegen die Hinterfläche des Schenkels gewendet. Dieselbe Richtung besitzen auch die folgenden Muskeln und daher rührt jene Rinne, in der die großen Gefäße und der Schneidermuskel Platz finden.

Der kurze Zuzieher *(Adductor brevis,* Fig. 212 Nr. 4) entspringt tiefer als der vorige, nämlich vom Beginn des absteigenden Schambeinastes und geht an das obere Ende des Schenkelknochens.

Der Kammmuskel *(M. pectineus,* Fig. 207 Nr. 18), entspringt von dem Schambeinkamm, ist länglich viereckig, stark, deckt die obere Hälfte des vorigen und setzt sich mit einem breiten Sehnenrand unterhalb des kleinen Rollhügels fest.

Der große Zuzieher *(Adductor magnus,* Fig. 212 Nr. 3 u. 3') liegt hinter den letztgenannten und besteht der Hauptsache nach aus einer dreieckigen Fleischplatte, welche zwischen dem Becken und dem Schenkelbein ausgespannt ist. Er entspringt breit vom absteigenden Schambein und läuft demselben entlang weiterschreitend bis zum Sitzbeinhöcker hin. Er befestigt sich dann mit einem langen sehnigen Rand, von dem kleinen Rollhügel an, bis zum inneren Schenkelknorren herab. Nicht allein an Ausdehnung, auch an Masse übertrifft er alle zusammengenommen; dennoch wird von ihm nur sein innerer Rand in der oberen Schenkelhälfte sichtbar und auch dieser nur teilweise; denn vom Schambein abwärts liegen vor ihm der schlanke Muskel und der innere Schenkelmuskel und weiter unten deckt ihn der Schneidermuskel (Fig. 208).

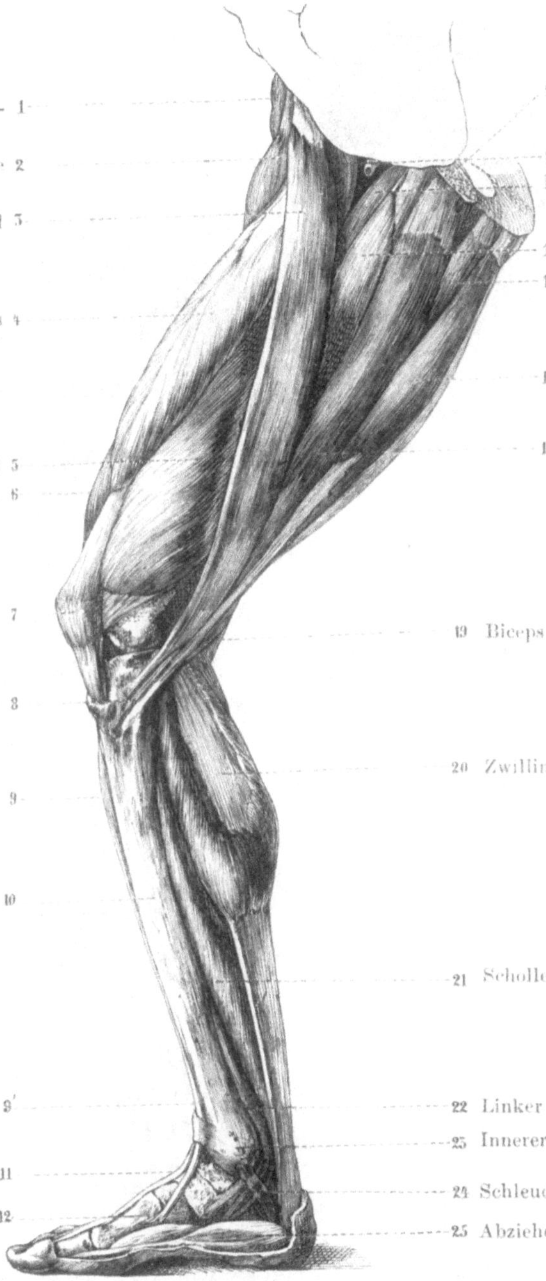

Fig. 209. Rechtes Bein von innen gesehen.

Das linke Bein des borghesischen Fechters ist im Hüftgelenk nach auswärts gedreht, folglich kommt in der Abbildung desselben (Figur 212) ein Teil der inneren Fläche des großen Zuziehers zum Vor-

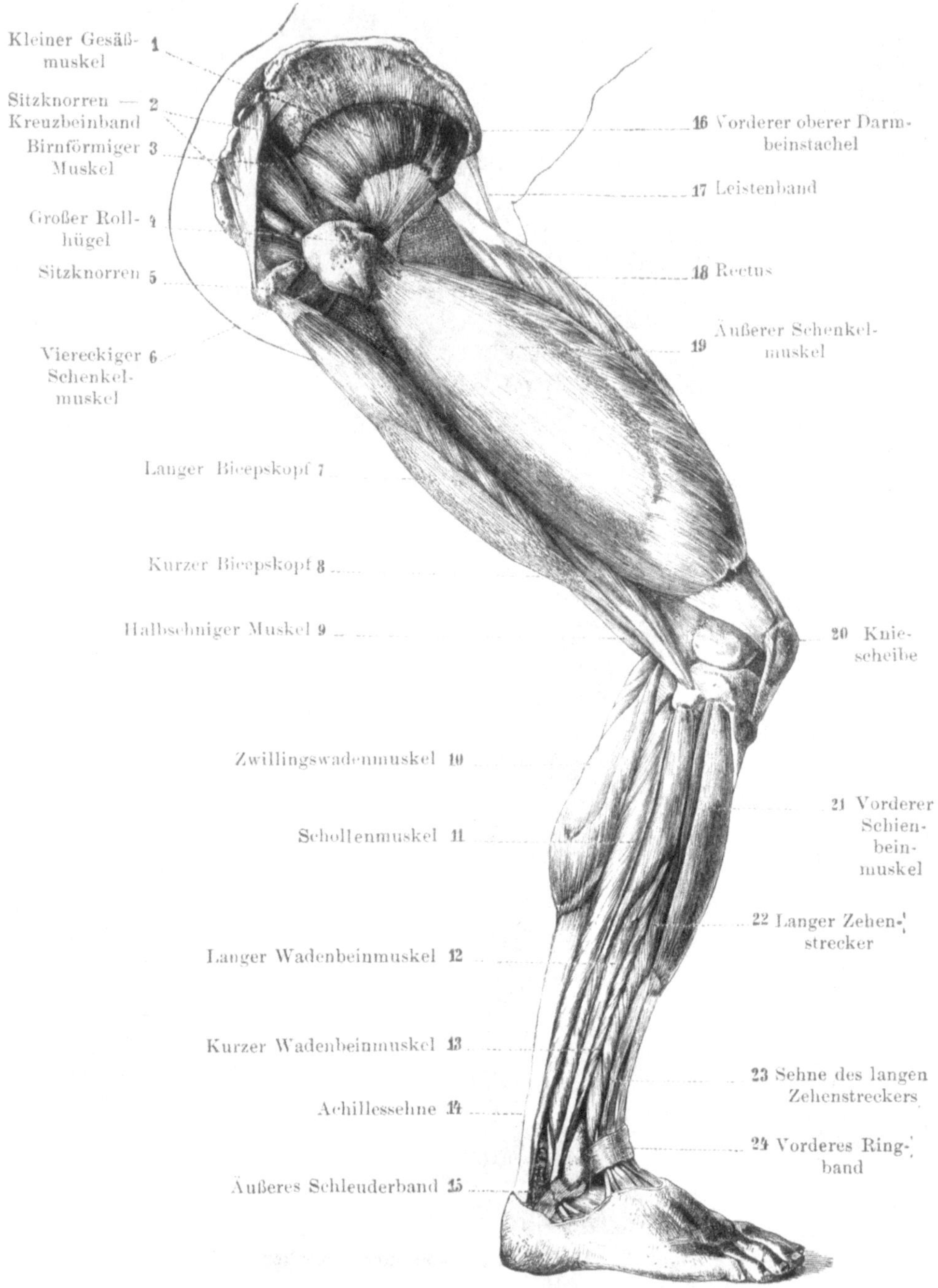

Fig. 210. Muskeln des Beines von außen gesehen.

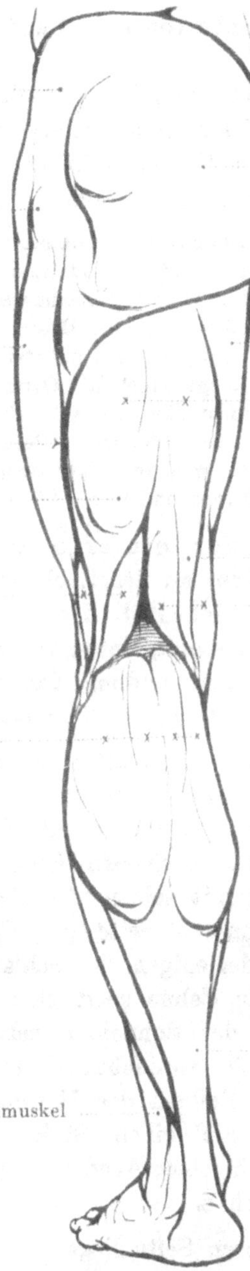

Fig. 217. Das linke Bein eines Mannes, mit dünner Haut bedeckt, von hinten, etwas gebeugt, wodurch die Kniekehle tiefer ist als gewöhnlich. Vergl. die ganze Figur (Fig. 75), dann Figur 204 Seite 418. Das linke Bein der Figur 75 wurde mit Hilfe des photographischen Apparates vergrößert und dann die Konturen ausgeführt. Lebendes Modell und mit Formol fixierte Beine lieferten weitere Grundlagen.

schein und die Figur zeigt mehr von dem Rand, als sonst von vorn bemerkbar wird.

In der Ruhe ist von einzelnen Reitermuskeln nichts zu bemerken, sie erscheinen stets als eine Masse an der inneren Schenkelfläche (Figg. 208 und 213 Nr. 3). Bei forciertem Zuziehen ist dagegen leicht der schlanke Muskel und der lange Zuzieher zu erkennen.

Da die Reitermuskeln die kräftige Annäherung der Beine, wie bei dem Schenkelschluß des Reiters, vollziehen, so muß bei dem Studium ihrer Formen am Lebenden das Bein erst gespreizt und dann der Versuch gemacht werden, es wieder zu schließen, während gleichzeitig der innere Fußrand an dem Boden Widerstand findet. Ebenso übersichtlich werden die Einzelnheiten, wenn man stehend das eine Bein über das andere schlägt, aber auf halbem Wege innehält. Denn dann entfalten die Reitermuskeln gleichzeitig eine ihrer Nebenwirkungen, sie heben das Bein nach vorwärts und ziehen es dann über das andere hinüber. Diese Bewegung ist um so belehrender, sobald der Unterschenkel dabei in halber Beugung ist, denn dann springt gleichzeitig der Schneidermuskel hervor und trennt Strecker und Zuzieher.

3) Die Muskeln an der hinteren Peripherie des Oberschenkels gehen sämtlich, drei an der Zahl, von dem hinteren Umfang des Sitzhöckers zu dem Unterschenkel, den sie beugen. Sie sind oben zu einem armsdicken Strang vereinigt, unten weichen sie auseinander, um die Seitenränder der Kniekehle zu bilden. Die Form der Beugergruppe am Lebenden ist in Figur 206 Nr. 11 und in Figur 211 dargestellt.

Der halbsehnige Muskel (*M. semitendinosus*, Figg. 204 Nr. 5 u. 211). Seine Länge beträgt mehr als 40 Centimeter, wovon die Hälfte der strangförmigen Sehne angehört, die aus dem oberflächlich liegenden Muskelbauch hervorgeht, daher kommt auch sein Name. Der Muskel entspringt mit einer kurzen Sehne und mit seinem Nachbar verwachsen von dem Sitzhöcker, steigt an der inneren Seite der Beugergruppe herab und schickt seine Sehne hinter derjenigen des schlanken Muskels zur freien Fläche des Schienbeines. Die Sehne setzt sich, verwebt mit den Endsehnen des schlanken und des Schneidermuskels unter dem inneren Knorren fest, wobei sie noch Sehnenbündel in die Fascie des Unterschenkels abgiebt. Bei dem Beugen des Unterschenkels, also auch bei dem Aufstellen des Beines auf einen Stuhl, springt die Sehne am schärfsten hervor und bildet in einer Ausdehnung von 14 Centimeter den inneren Rand der Kniekehle.

Gegenüber, auf der äußeren Seite liegt

der zweiköpfige Schenkelmuskel (*M. biceps femoris*, auch kurz *Biceps* genannt, Figg. 204 Nr. 17 und 211). An seinem Ursprung mit dem vorigen verwachsen, trennt sich die Fleischmasse des Biceps bald von derjenigen des Nachbars, nimmt schnell an Umfang zu und schwillt zu einem beträchtlichen Muskelbauch an, der im Herabsteigen von der rauhen Linie neuen Zuwachs erhält durch den kurzen Kopf des Biceps.

Die Sehne befestigt sich an dem Wadenbeinköpfchen. Durch diesen Ansatz wird der äußere Rand der Kniekehle hergestellt.

Die Zusammensetzung des Muskels aus zwei nach ihrem Ursprung getrennten und in der Form verschiedenen Abteilungen verändert das geläufige Bild eines Muskelansatzes. Der lange vom Sitzknorren herabkommende Kopf geht ca. 14 cm über dem Wadenbeinköpfchen in eine starke Sehne über, an die, von der rauhen Linie her, der kurze Kopf sich befestigt; die Muskelbündel steigen zu beiden Seiten der Sehne tief herab, ja die letzten erreichen sogar noch das Wadenbeinköpfchen. Der Ansatz des Biceps wird deshalb in der Streckstellung einen breiten mit einer Hohlkehle versehenen Strang darstellen, der bei forcierter Zusammenziehung der Muskulatur die eben erwähnten Einzelnheiten genau erkennen läßt. Bei der Beugung ändert sich das Bild; bei der Annäherung des Wadenbeinköpfchens an den Sitzknorren hebt sich nämlich der Muskel von seiner Unterlage ab, der hinterste Rand springt vor und bildet einen von der Haut bedeckten Grat, der breiter und kürzer als der des gegenüberliegenden halbsehnigen Muskels die Kniekehle begrenzt.

Der halbhäutige Muskel (*M. semimembranosus*, Figg. 204 Nr. 6 u. 6′ und 211) liegt zum größten Teil bedeckt von den beiden vorigen, zwischen dem halbsehnigen, dem schlanken Muskel und dem großen Anzieher. Nur seine Ränder sind sichtbar. Ursprung am Sitzknorren, Ansatz an dem inneren Schienbeinhöcker, bedeckt von dem Ursprung des Wadenmuskels. Der Muskelbauch bildet einen Halbkanal, in welchem der Halbsehnige liegt. Da die breite Ursprungssehne an der äußeren Seite bis zur Mitte des Oberschenkels herabreicht, gelangt auch das Fleisch bis in die Kniekehle herab und bildet eine rundliche Verdickung, welche plötzlich mit einem scharfen Absatz, wie abgeschnitten, aufhört, weil sich die Muskelbündel nach innen wenden, um die Insertionssehne zu erreichen. Diese Verdickung bedingt eine charakteristische, nach abwärts konvexe Linie in der Kniekehle, die sowohl in der Streckung als in der Beugung zu sehen ist (Fig. 218 Nr. 5), in der letzteren Haltung freilich viel deutlicher (auch an dem Borghesischen Fechter und bei dem Krieger von Michelangelo rechts unter der Nr. 11 Fig. 206).

Die ganze Gruppe der Beuger des Unterschenkels ist auf der äußeren Seite durch eine tiefe Furche von derjenigen der Strecker getrennt, auf welche schon öfter, namentlich bei der Anatomie des äußeren Schenkelmuskels, hingewiesen wurde (siehe überdies Fig. 206 Nr. 10 und Fig. 210). An der inneren Schenkelfläche ist die Grenze zwischen den Beugern und den Reitermuskeln nur bei mäßiger Beugung mit kräftiger Anspannung aufzufinden (Fig. 206 Nr. 12). — Bei der Beurteilung der Wirkung der Beuger ist wohl zu beachten, daß sie nicht allein den Unterschenkel beugen, sondern umgekehrt den Sitzknorren auch herabziehen können;

ist nämlich der Rumpf nach vorn übergebeugt, so richtet ihr Zug das Becken und damit den Körper auf.

Die Kniekehle ist bei gestrecktem Bein eine gewölbte Fläche und nur während der Beugung eine Grube, welche den Namen Kniekehle verdient. Die Muskeln, welche ihre Seitenwände bilden, spannen sich während der Zusammenziehung an

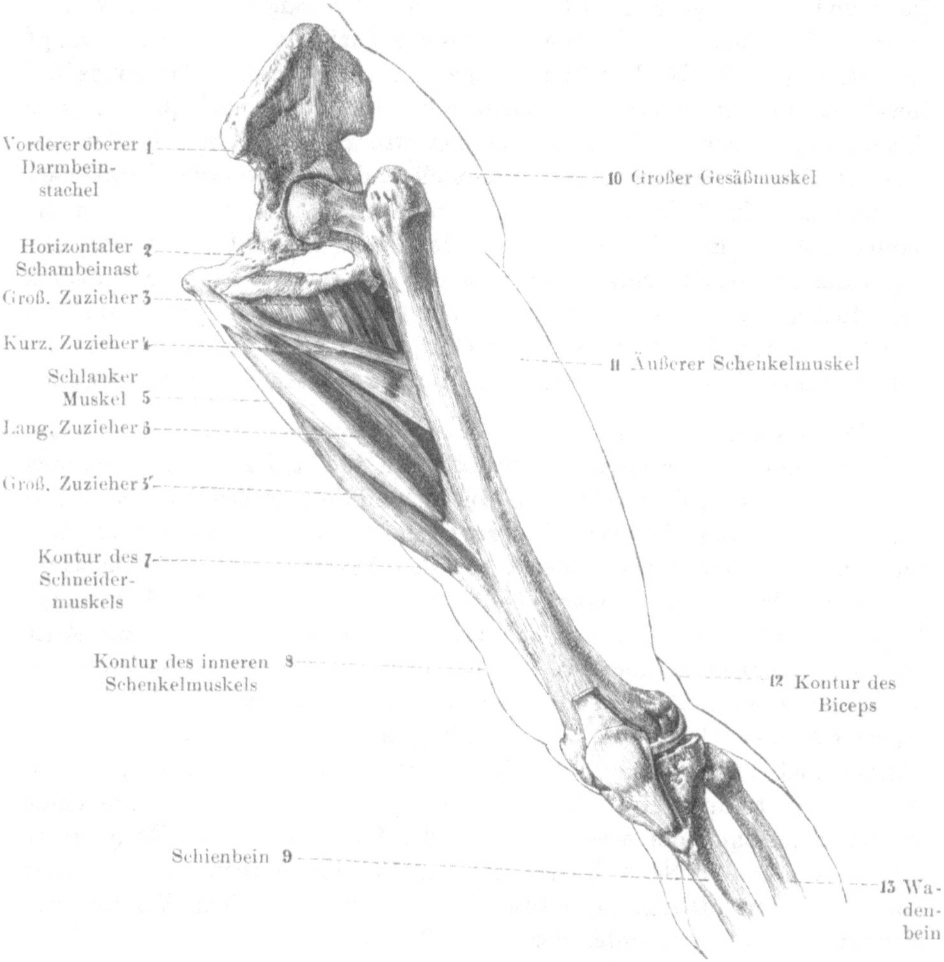

Fig. 212. Die Zuzieher des Oberschenkels (Reitermuskeln), der Kammmuskel ist weggelassen.

und erheben sich von den Knochen. Deshalb hat sie bei halb gebeugtem Bein die Form eines tiefen unregelmäßigen Dreiecks, dessen Spitze nach oben gerichtet ist.

Die Haut der Kniekehle ist dünn, die Haut des (vorderen Umfanges des) Kniees dagegen dick und die Oberhaut oft schwielig. Die Verdickung kann sich dabei leicht bis zur Verunstaltung der Form steigern. In anderen Fällen ist die Haut faltig, weil durch die anhaltende Zerrung bei dem Kniebeugen die Elastizität verloren geht und die Haut bei aufrechter Stellung nun in Querfalten zusammengeschoben ist.

c. Die Muskeln des Unterschenkels.

Die Muskeln des Unterschenkels sind im Beginn von starkem Umfang, die Fleischmassen liegen wie bei dem Vorderarm am Ursprung; der Ansatz ist dagegen verschmälert, weil lange Sehnen aus den Muskelbäuchen hervorgehen; diese Sehnen bedingen die, gegen das Sprunggelenk zu, sich verjüngende Gestalt des Unterschenkels. Die an der Hinterfläche mächtiger entwickelten Muskelmassen bezeichnet man als Wade. Die Muskulatur des Unterschenkels ist durch eine geringere Anzahl von Muskeln hergestellt im Vergleich mit dem Vorderarm, was der geminderten Mannigfaltigkeit der Bewegungen des Fußes entspricht. Die Muskeln zerfallen in drei Gruppen, in vordere, seitliche und hintere Muskeln.

1) Die vorderen Muskeln des Unterschenkels sind sämtlich lange Muskeln, welche die innere Fläche des Schienbeines, die vordere Schienbeinkante, ferner den inneren und äußeren Knöchel und die anstoßende Partie des Wadenbeines unbedeckt lassen. Keiner dieser Muskeln entspringt am Oberschenkel, alle kommen sie vielmehr von den Knochen des Unterschenkels her, deshalb ist das Kniegelenk von vorn in allen Teilen dem Blicke zugänglich. Sie setzen über das Sprunggelenk hinweg und schicken ihre Sehnen teils zu den Mittelfußknochen, teils zu den Zehen. Zwischen der vorderen Schienbeinkante und dem Wadenbein liegen oben nur zwei Muskeln. Von innen nach außen gehend findet sich zunächst

der vordere Schienbeinmuskel *(M. tibialis anticus,* Fig. 207 Nr. 12); er ist der stärkste von den beiden, entspringt von dem äußeren Knorren, der äußeren Fläche des Schienbeines und dem Zwischenknochenbande. In dem unteren Drittel des Unterschenkels verwandelt er sich in eine starke Sehne, die über das untere Ende des Schienbeines und über das Sprunggelenk weg schräg nach innen läuft, um am ersten Keilbein *(Os tarsale I)* und an dem Mittelfußknochen der großen Zehe zu endigen. Die Form des Muskelbauches ist spindelförmig, sein innerer Rand steigt über die vordere Kante des Schienbeines hinüber, der entgegengesetzte drängt den benachbarten Zehenstrecker hart an das Wadenbein. Das Schienbein zeigt deutlich die Spuren des vorderen Schienbeinmuskels; denn die Schienbeinkante ist lediglich durch seine Gewalt von ihrer geraden Richtung abgelenkt. Wirkung: er hebt die Fußspitze (Dorsalflexion) und den inneren Fußrand, eine Bewegung, die als Supination bezeichnet wird, weil dabei die Fußsohle nach oben gekehrt wird.

Der lange Strecker der Zehen *(M. extensor digitorum longus,* Fig. 207 Nr. 11) entspringt wie der vorige von dem äußeren Schienbeinknorren, dem Zwischenknochenband, dazu aber noch weiter von dem Köpfchen und der vorderen Kante des Wadenbeines. Er kommt nur mit

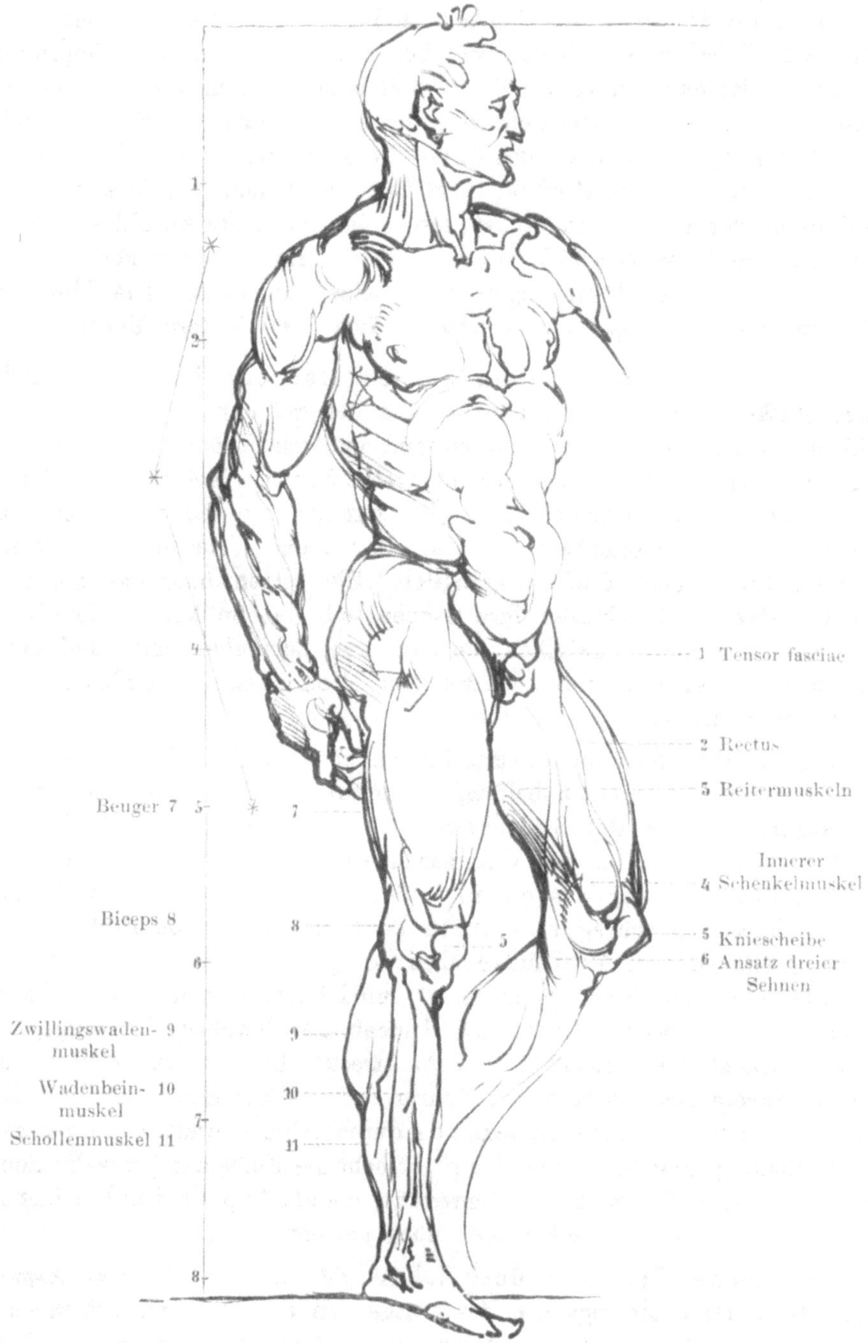

Fig. 213. Stehender Mann von Michelangelo. Faksimile.

einem schmalen Streifen seines Muskelbauches in der oberen Hälfte des Unterschenkels zum Vorschein, seine Hauptmasse steckt in der Tiefe, vergraben unter dem starken Nachbar zur Linken. Je weiter herab, desto mehr wird von ihm sichtbar, weil der vordere Schienbeinmuskel sich verschmälert. Die an seinem medialen Rande befindliche Sehne teilt sich schon über dem Sprunggelenk in fünf platte Sehnenschnüre, die, vier an der Zahl, nach den vier äußeren Zehen ziehen (Fig. 207 Nr. 11'), während eine auf der Rückenfläche des fünften Mittelfußknochens zurückbleibt (vergleiche auch Fig. 219 Nr. 13) und als dritter Wadenbeinmuskel *(Peronaeus tertius)* bezeichnet wird.

An der Figur 208 ist der vordere Schienbeinmuskel so stark, daß der lange Zehenstrecker nur mit einem schwachen Streifen die Oberfläche erreicht und die Wadenmuskeln in dem oberen Drittel beinahe direkt an den Rand des Schienbeinmuskels heranrücken. In der Figur 207 ist dagegen der lange Zehenstrecker kräftig entwickelt und stellt einen 2 Centimeter breiten Streifen dar, der sich unten verbreitert, wie dies stets der Fall ist. Zwischen diesen Extremen bestehen zahlreiche Übergänge.

Unmittelbar über dem Sprunggelenk wird zwischen den beiden erwähnten Muskeln

der lange Strecker der großen Zehe *(M. extensor hallucis longus,* Fig. 207 Nr. 31) sichtbar, der zwischen dem vorderen Schienbeinmuskel und dem gemeinschaftlichen Zehenstrecker entspringt, oben jedoch völlig von ihnen verdeckt wird; erst über dem Sprunggelenk kommt die starke Sehne zum Vorschein, welche zu dem zweiten Glied der großen Zehe geht (vergleiche Fig. 219 Nr. 4 und 11).

2) Seitliche Muskeln des Unterschenkels. Sie bedecken das Wadenbein, von dem sie entspringen, doch so, daß das untere Viertel des Knochens frei bleibt. Durch die Haut hindurch erscheinen sie als eine einzige Muskelmasse, welche der Längsrichtung des Wadenbeines folgt.

Der lange Wadenbeinmuskel *(M. peronaeus longus,* Figg. 210 Nr. 13, 213 und 215) entspringt von dem Wadenbeinköpfchen und dem Wadenbein entlang bis zum letzten Viertel des Knochens. Die platte aber dicke Sehne gleitet auf die hintere Fläche des Wadenbeines und dann in der Furche an dem hinteren Rande des Knöchels zu dem Fersenbein; hinter dem Höcker des Würfelbeines gelangt sie dann auf die Fußsohle, kommt bis an den inneren Fußrand und endigt am ersten Keilbein und an dem ersten und zweiten Mittelfußknochen. Wirkung: hebt den äußeren Fußrand und bewirkt die als Pronation bezeichnete Bewegung des Fußes.

Der kurze Wadenbeinmuskel *(M. peronaeus brevis,* Figg. 210 Nr. 13 und 214) entspringt von der unteren Hälfte des Wadenbeines, wobei nur

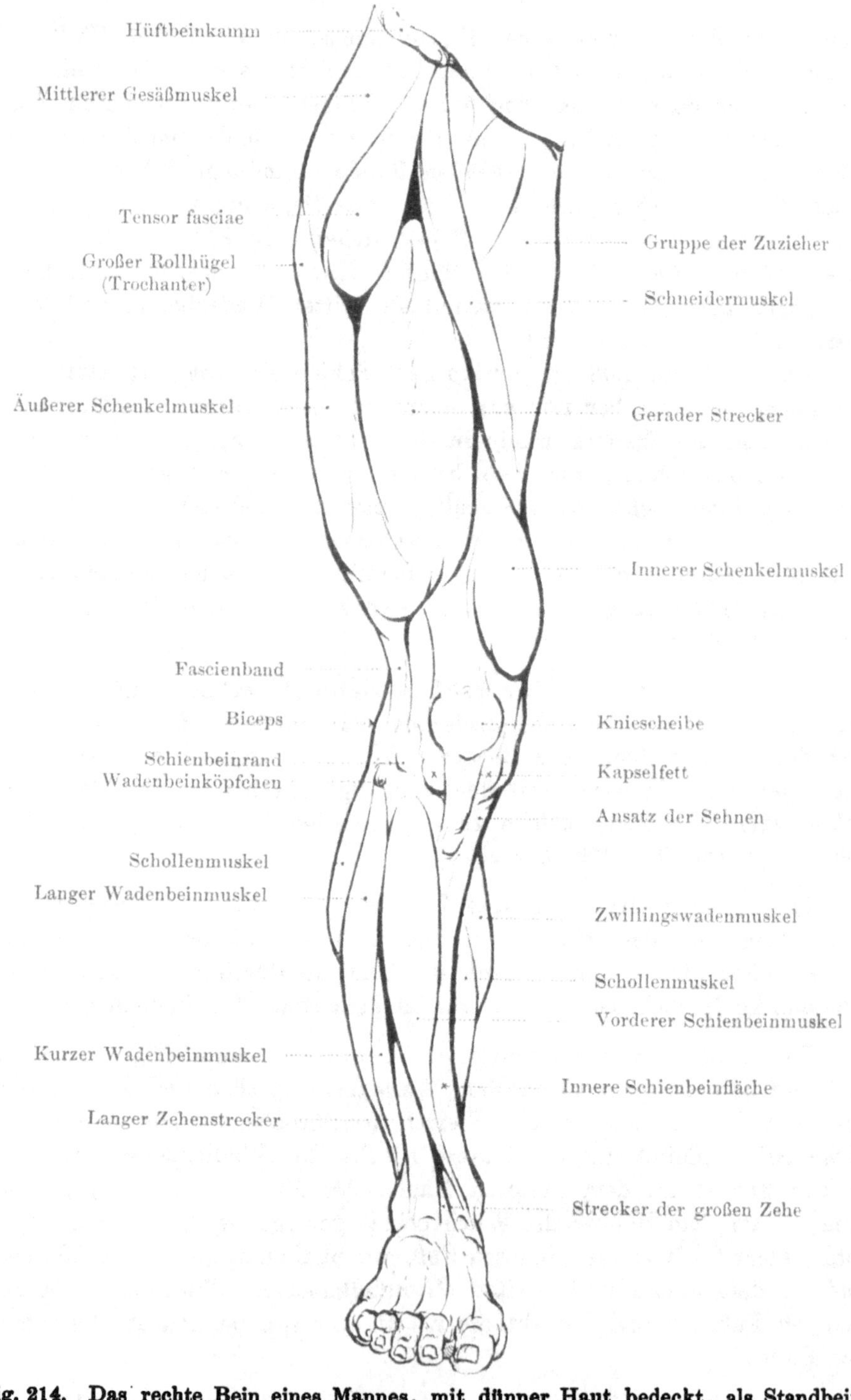

Fig. 214. Das rechte Bein eines Mannes, mit dünner Haut bedeckt, als Standbein gedacht; nach dem Lebenden und nach einem durch Injektion mit Formol fixierten Präparat. Vergl. die ganze Figur 28 (S. 52).

die vordere Längsreihe seiner Muskelbündel unbedeckt zum Vorschein kommt. Wie sein stärkerer Vormann wendet auch er sich an derselben Stelle auf den hinteren Rand des äußeren Knöchels, seine Sehne nimmt dieselbe Richtung, befestigt sich aber an dem rauhen Vorsprung des fünften Mittelfußknochens. Wirkung: derjenigen des langen Wadenbeinmuskels ähnlich.

Die eben geschilderten Muskeln prägen sich in sehr verschiedener Weise aus, je nach der Höhe, in der wir sie untersuchen. Hebt ein kräftiger Mann den äußeren Fußrand, so hat man oben, in der Nähe des Kniees, von der freien Schienbeinfläche nach außen gehend, zuerst den spindelförmigen Muskelbauch des vorderen Schienbeinmuskels, dann folgt ein, nur 1 cm breiter Strang, durch eine Furche von dem Nachbar getrennt. Dieser Strang rührt von der schmalen vorderen Fläche des gemeinschaftlichen Zehenstreckers her. Unmittelbar daran erscheint der obere fleischige Teil des langen Wadenmuskels. — Von der Mitte des Unterschenkels bis zu dem Sprunggelenk herab folgen sich, nach demselben Verfahren aufgezählt: 1) der schmale Teil des vorderen Schienbeinmuskels, 2) der jetzt breite Zehenstrecker, an dem sich bei Bewegung der Zehen schon das Spiel der einzelnen Fleischportionen und der dazu gehörigen Sehnenstränge erkennen läßt, 3) zwischen den beiden ebenerwähnten die Strecksehne der großen Zehe, 4) anstoßend an den langen Zehenstrecker die beiden Wadenbeinmuskeln als ein längsgeteilter Strang; die Sehne des langen Wadenbeinmuskels liegt nämlich zwischen zwei Fleischwülsten, von denen der hintere dem langen, der vordere dem kurzen Wadenbeinmuskel angehört. Von Knochen wird unter der Haut die freie Schienbeinfläche sichtbar, je nach der Stärke der Muskulatur vertieft liegend; von dem Wadenbein ist unmittelbar über dem äußeren Knöchel eine schmale Knochenfläche von 10 cm Länge sicht- und fühlbar, welche nach oben verschmälert zwischen dem langen Zehenstrecker und dem langen Wadenbeinmuskel frei wird.

3) Die Muskeln an der hinteren Seite des Unterschenkels zerfallen durch ein, zwischen sie eingeschobenes starkes Blatt der Unterschenkelfascie in eine hochliegende und eine tiefliegende Schichte. Die oberflächliche Schichte bildet den Bauch der Wade.

Der Zwillingswadenmuskel (*M. gemellus surae*, Fig. 216 Nr. 9 u. 9′ entspringt mit zwei Köpfen, welche aus der Tiefe der Kniekehle hervorkommen, denn sie nehmen unmittelbar über den beiden Knorren des Oberschenkels ihren Anfang. Daher rührt auch der die beiden Köpfe trennende Spalt, der jedoch bald verschwindet, weil sie rasch an Umfang zunehmen, um die bekannten Fleischmassen der Wade zu bilden. Der äußere Kopf ist schwächer und reicht nicht so weit herab wie der innere. Beide Köpfe sind an der freien Fläche mit einer schimmernden Fortsetzung ihrer Ursprungssehne bedeckt, welche auf jedem Kopf fächerartig nach unten an Umfang zunimmt (siehe auch die Fig. 209 u. 210). Die unter diesem Sehnenblatt hervorkommenden Muskelbündel sitzen durch einen halbmondförmigen, nach unten konvexen Fleischwulst auf der Ansatzsehne auf. Es ist für die Form beachtenswert, daß die Ursprungssehne jene Bündel des Zwillingsmuskels unbedeckt läßt, welche aus der Tiefe der Kniekehle aufsteigen. Sie sind bei dem Zehenstand leicht

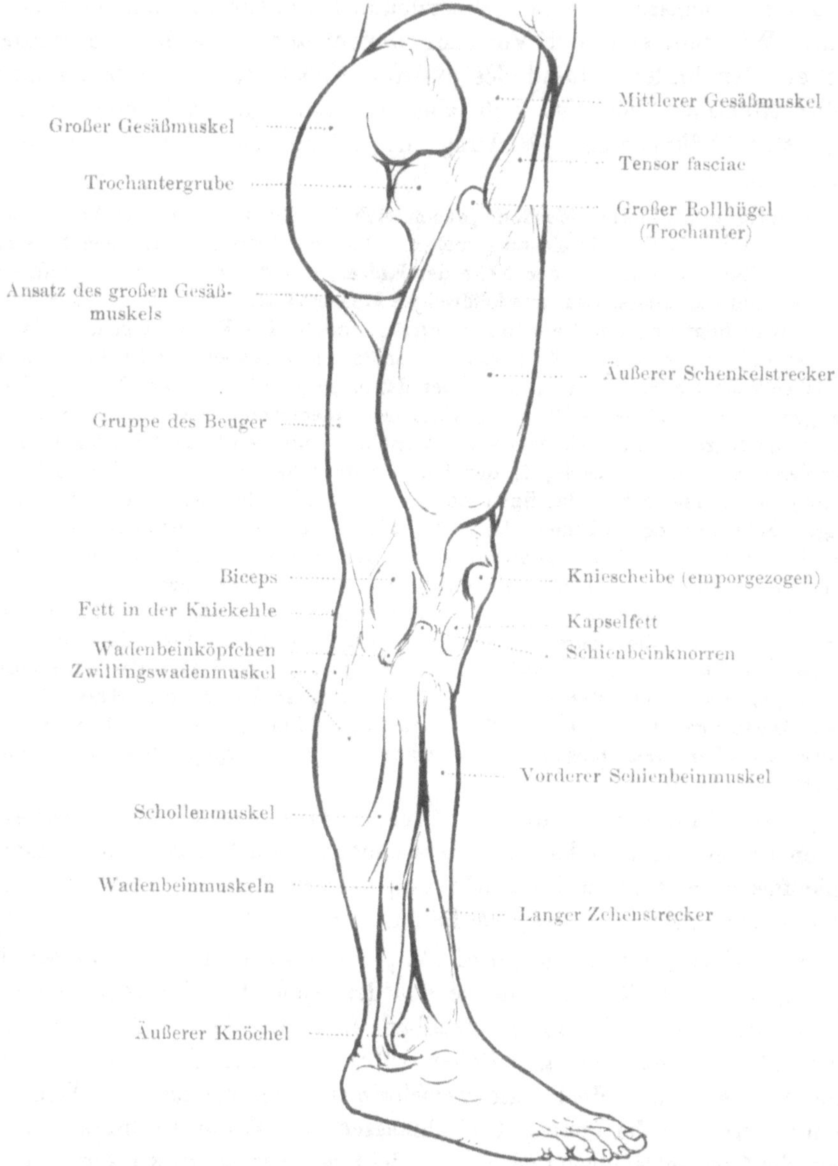

Fig. 215. Das rechte Bein eines Mannes, mit dünner Haut bedeckt, als Standbein gedacht, nach dem Lebenden oder nach einem durch Injektion mit Formol fixiertem Bein. Vergl. die ganze Figur 187 S. 383, an der viele Formen in derselben Weise wiederzufinden sind. Desgleichen in Figur 213.

wieder zu finden, wie denn überhaupt während der Bewegung die erwähnten Eigenschaften des Muskels unverkennbar sind (vergleiche den Ursprung des Muskels in Fig. 210).

Der Schollenmuskel[1] *(M. soleus)* hilft durch seine Masse das dicke Wadenfleisch bilden; er kommt vom hinteren Umfang des Wadenbeinköpfchens und der oberen Hälfte des Wadenbeines, dem Schienbein, dann noch von der Kniekehlenlinie *(Linea poplitea)* und der hinteren Kante des Schienbeines bis herab zur halben Höhe. Die Fleischmasse des Muskels erstreckt sich also von dem Wadenbein bis zu dem Schienbein und überragt dabei die beiden Köpfe des Zwillingsmuskels (Fig. 216 Nr. 10 Schienbeinursprung, Nr. 10′ Wadenbeinursprung, Fig. 209 Nr. 21 Schienbeinursprung, Fig. 210 Nr. 11 Wadenbeinursprung, Fig. 211 Ansicht des Muskels von hinten). Die starke breite Sehne, in welche diese Muskelbündel übergehen, vereinigt sich mit derjenigen der Zwillingswadenmuskeln, und so bilden beide miteinander die Achillessehne, welche am Höcker des Fersenbeines, am sog. Hacken ihr Ende findet (Fig. 217).

Diese beiden Muskeln zusammengenommen stellen also dasjenige dar, was man die Wade nennt, grundverschieden während der Ruhe und während der Bewegung. Es giebt wenig Körperstellen, an welchen dieser Gegensatz so auf den ersten Blick deutlich ist, und sich der Einfluß der Sehne auf die Form des Muskels für das Verständnis so belehrend darlegen läßt. In der Ruhe ist die Wade gerundet, in der Bewegung treten Flächen, Kanten und Winkel von einer außerordentlichen Schärfe der Linien hervor, die sich namentlich beim Zehenstand an jeder Wade erkennen lassen (einige der ebenerwähnten Formen in Figur 75 Seite 141). Unterhalb der Wade verjüngt sich die hintere Fläche des Unterschenkels plötzlich und erhält die Form eines Dreieckes, das seine Spitze an der Ferse hat und dessen Seitenränder dem Schollenmuskel angehören.

Der lange Wadenmuskel *(M. plantaris)*, der noch mit zu dieser Schichte gehört, ist ein kraftloser Hilfsmuskel der beiden vorausgegangenen, zu denen er sich beiläufig wie der Bindfaden zum Ankertau verhält. Nur beim Tiger und Leopard kommt er dem Zwillingsmuskel an Stärke gleich und verhilft diesen Tieren zu der außerordentlichen Kraft des Sprunges.

Die tiefliegende Schichte enthält vier Muskeln, die unter den vorher erwähnten an der inneren Seite des Unterschenkels zum Vorschein kommen und, umschlossen von einem Blatt der Unterschenkelfascie, durch die Haut hindurch wie ein einziger Muskel erscheinen. Sie wirken als Antagonisten der an der vorderen Seite liegenden Strecker. Ihre Sehnen gehen um den hinteren Rand des inneren Knöchels zum Hohlfuß.

Der hintere Schienbeinmuskel *(M. tibialis posticus)* liegt dicht an dem langen Beuger der Zehen *(M. flexor digitorum longus)*, der an der hinteren Fläche des Schienbeines entspringt (Fig. 209 Nr. 22). Die Sehnen der beiden Muskeln decken sich; sie wenden sich dann an der inneren Seite des Sprungbeines zur Fuß-

---

[1] Der Schollenmuskel entlehnt seinen Namen der Zoologie, indem seine länglich ovale Form an jene der Scholle, eines in den europäischen Meeren häufigen Fisches *(Pleuronectes solea* LINNÉ), erinnert.

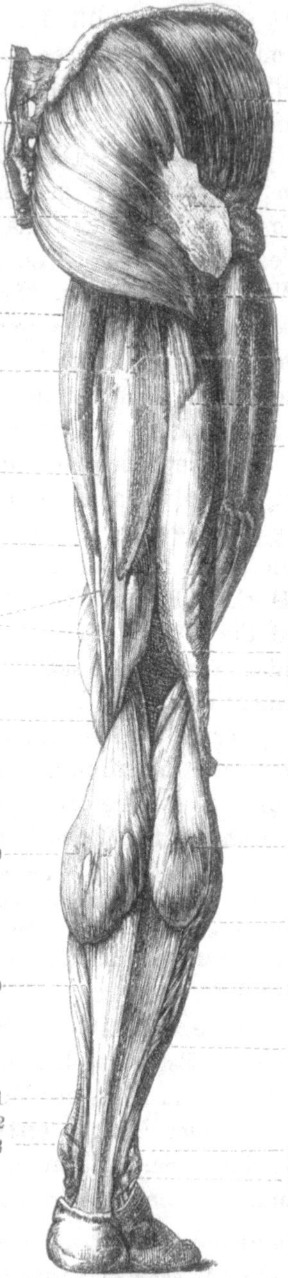

Fig. 216. Muskeln des Beines von hinten gesehen.

sohle. Zwischen dem Knöchel und dem Abzieher der großen Zehe sind sie eine kurze Strecke zu sehen (vergleiche die Fig. 219 Nr. 1 u. 7), um sich dann für den übrigen Verlauf dem Blick zu entziehen. Der hintere Schienbeinmuskel setzt sich vorzugsweise an die Knochen des inneren Fußrandes (Kahnbein, die Fußwurzel-

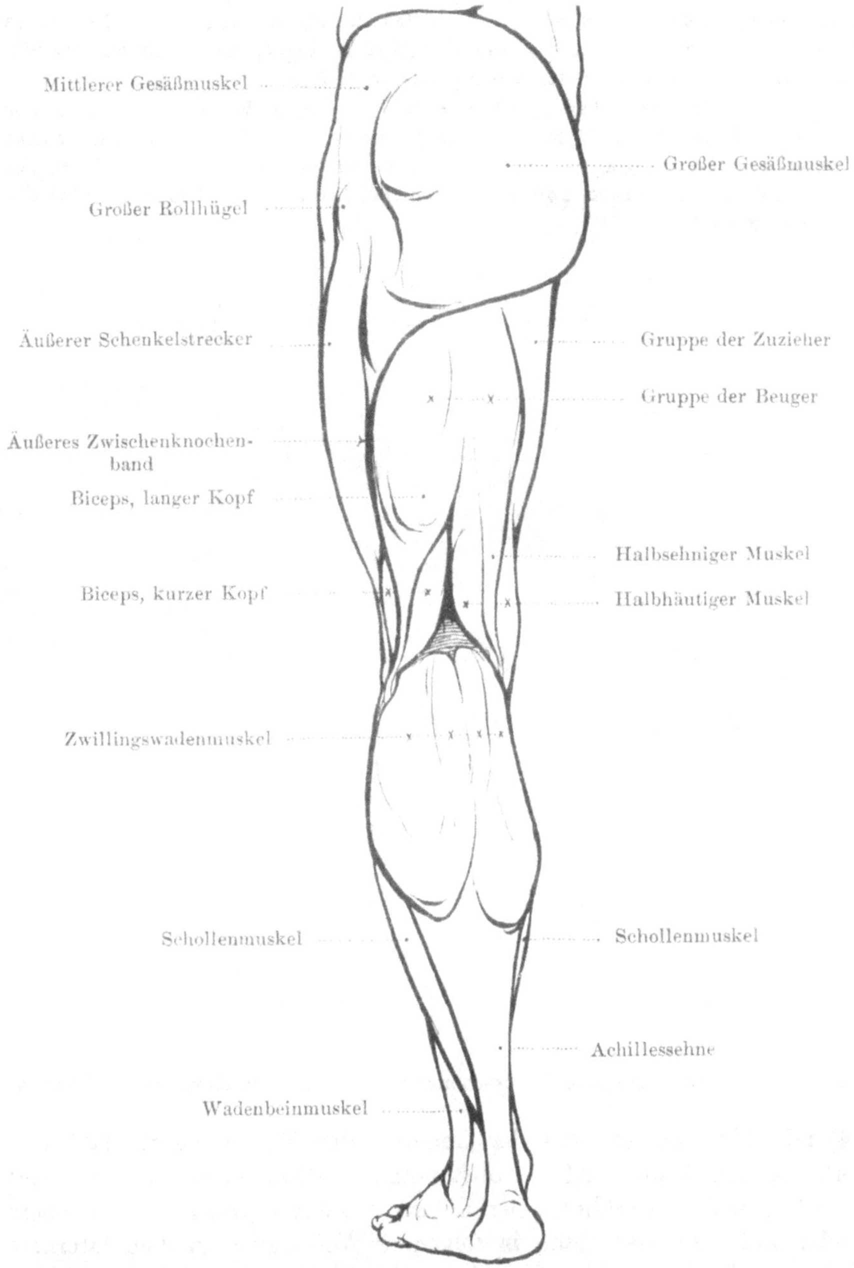

Fig. 217. Das linke Bein eines Mannes, mit dünner Haut bedeckt, von hinten, etwas gebeugt, wodurch die Kniekehle tiefer ist als gewöhnlich. Vergl. die ganze Figur (Fig. 75), dann Figur 204 Seite 418. Das linke Bein der Figur 75 wurde mit Hilfe des photographischen Apparates vergrößert und dann die Konturen ausgeführt. Lebendes Modell und mit Formol fixierte Beine lieferten weitere Grundlagen.

knochen I—IV, ferner den zweiten und dritten Mittelfußknochen) an. Der lange Beuger der Zehen verhält sich wie der Beuger der Finger, geht also zu den vier äußeren Zehen, um an dem letzten Zehengliede zu endigen.

Der lange Beuger der großen Zehe (*M. flexor hallucis longus*) ist der stärkste der tiefliegenden Schichte. Er entspringt von dem Wadenbein und schickt seine Sehne, wie die übrigen, um die innere Seite des Sprungbeines in die Tiefe des Hohlfußes, wo sie, verborgen zwischen kurzen Muskeln, bis zu dem Nagelglied der großen Zehe gelangt.

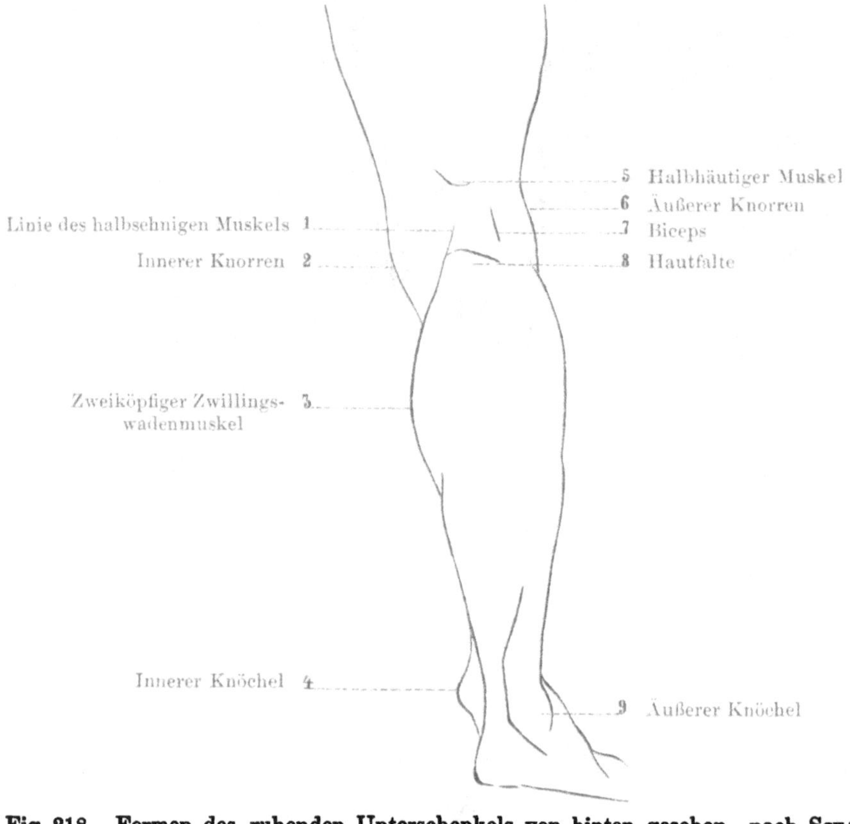

Fig. 218. Formen des ruhenden Unterschenkels von hinten gesehen, nach Schadow.

4) Die Kniekehle. Mit der Kenntnis der Wadenmuskeln läßt sich das Bild der Kniekehle jetzt vervollständigen; früher wurde nur der obere Abschnitt derselben erwähnt. Der untere Abschnitt prägt sich an einem stehenden Bein, auf der Haut, in folgender Weise aus: an dem lateralen Rand kommt der Biceps zum Vorschein (Fig. 218 Nr. 7); auf dem medialen Rand die Sehne des halbsehnigen Muskels (Fig. 218 Nr. 1), welche unmittelbar an dem inneren Ursprungskopfe des Zwillingswadenmuskels liegt. Der dicke Strang, der zwischen Nr. 1 u. 2 der Figur 218 liegt, besteht aus dem Ende des Schneidermuskels und den Sehnen des schlanken Muskels, des Halbhäutigen und des großen Zuziehers. Sie haben den

inneren Knorren des Oberschenkelknochens und den inneren Knorren des Schienbeines als feste Grundlage. Die untere Grenze der Kniekehle wird durch eine schwache gebogene Hautfalte hergestellt (Fig. 218 Nr. 8), welche auf derjenigen Stelle liegt, wo die Köpfe der Zwillingswadenmuskeln aus der Tiefe der Kniekehle hervortreten. Der Raum, der nach anatomischer Präparation, nach Entfernung der Haut und der Fascie als „Kniekehle" zum Vorschein kommt, ist rhombisch (siehe Fig. 216). Er schließt, in viel Fett versenkt, die großen Gefäße und Nerven ein, welche zu dem Unterschenkel und dem Fuße ziehen. Oberflächlich unter der Haut liegt das Endstück der kleinen Rosenader, dann folgt die Kniekehlenfascie, eine Fortsetzung der Schenkelfascie, und unter ihr der Hauptnervenstamm (Fortsetzung des ischiadischen Nerven), dann die große Kniekehlenvene und endlich auf der Gelenkkapsel, also im Hintergrund der Höhle, die Kniekehlenschlagader, die Fortsetzung der Schenkelschlagader. Trotz dieser tiefen Lage der Kniekehlenschlagader kann man doch an sich selbst die Kraft der in ihr eingeschlossenen Blutwelle beobachten. Wenn man die Beine übereinander schlägt, beginnt die Spitze des freischwebenden Fußes isochronisch mit den Pulsschlägen zu hüpfen, sobald der Druck der Kniescheibe die Kniekehlenarterie trifft.

Die Wade läuft in einen rundlichen, gegen die Knöchel allmählich sich verjüngenden Strang aus, der unter der Haut deutlich bemerkbar ist, weil zu beiden Seiten eine seichte Vertiefung herabläuft. In der inneren Furche ist die Haut besonders dünn und zart, die durchscheinenden Blutadern sind ein unverkennbares Zeichen hierfür. Dieser rundliche Strang tritt stärker hervor, sobald der Körper auf die Zehen gestellt wird; er ist die Fortsetzung des Wadenmuskels, die unter dem Namen der Achillessehne bekannt ist. Für die Formen der Wade während der Bewegung siehe Figur 217. Die Einzelnheiten treten für das Studium am besten hervor, wenn sich das Modell auf die Zehen erhebt.

Während des Gehens wird die Last des Körpers abwechselnd von einem Fuß auf den anderen übertragen. Jeder derselben hat während des Schreitens abwechselnd das ganze Gewicht zu tragen, woraus sich der dem Menschen zukommende ansehnliche Umfang der Wadenmuskeln erklärt. Die Affenwade ist deshalb gering, weil die Tiere vorzugsweise auf allen Vieren gehen.

Auch bei den Menschen ist die Stärke der Wade bekanntlich sehr verschieden und ihre Schwäche bei dem Neger sprichwörtlich. Man hat darin einen Hinweis auf besonders nahe Verwandtschaft mit dem Affen erkennen wollen. Offenbar mit Unrecht: denn es kommen schlechte Waden auch bei Europäern vor und zwar auch bei solchen, deren Gesicht edle Formen aufweist. Es ist also die Mangelhaftigkeit der Wade durchaus kein ausschließliches Rassenmerkmal der Völker Central- und Südafrikas. Schon wiederholt haben Reisende in den letzten Jahren berichtet, daß mitten in dem dunkeln Kontinent männliche Körper von einer Schönheit zu finden seien, die als Modelle zu einem schwarzen Antinous dienen könnten, und von den

Uloveweibern (Senegambien) wird mitgeteilt,[1] sie würden den schönsten Frauen der kaukasischen Rasse gleichen, wenn sie nicht schwarz wären und keine Wollhaare hätten. Die gerade Nase, die senkrecht im Kiefer steckenden Zähne, der kleine Mund, das zierliche Ohr, eine tadellose Büste und selbstverständlich auch gutgeformte Waden schmücken diese hochgewachsenen Gestalten. Das Alles ist ein guter Beweis für den obigen Satz, weil diese schwarzen Schönheiten aus jenem Teil Afrikas stammen, der sonst ausschließlich die klassische Negerrasse mit dem erschreckenden Prognatismus beherbergen soll.

d. Die Muskeln des Fußes.

Die Muskulatur des Fußes ist ausschließlich für die Bewegung der Zehen bestimmt, wobei in allen wesentlichen Punkten eine Übereinstimmung mit den Muskeln der Hand erkennbar ist. — Die Muskeln scheiden sich in Muskeln des Fußrückens und in Muskeln der Sohlenfläche. Die ersteren stellen eine einzige dünne Schichte dar, welche durch die von dem Unterschenkel herabkommenden Sehnen gekreuzt wird, und über die eine Fortsetzung der Schenkelfascie hinwegzieht. Die letzteren sind in bedeutender Anzahl vorhanden und zugleich in ähnlicher Weise wie diejenigen der Hand angeordnet, insofern als sie mit aller Schärfe in Muskeln der großen Zehe, in Muskeln der kleinen Zehe und in Muskeln der Sohlenmitte gesondert sind. Unter ihnen wird der Fuß von einer derben Fascie *(Fascia plantaris)* bedeckt, welche am Fersenbein beginnt und sich durch den Hohlfuß bis zu den Zehen erstreckt. Sie nimmt vorzugsweise die Mitte der Sohlenfläche ein, zu beiden Seiten treten die von einer dünnen Fascie bedeckten Muskelmassen des äußeren und inneren Fußrandes hervor. Zwischen Haut und Fascie liegt eine Fettschichte, die den Druck der Körperlast gegen die harte Unterlage so gleichmäßig über die Sohlenfläche verteilt, daß unter normalen Umständen die zahlreichen Nerven vor schmerzlicher Empfindung gesichert sind.

Die Fascie des Unterschenkels erhält in der Höhe des Sprunggelenkes bedeutende Verstärkungen. Es treten in ihr zunächst quere Züge auf, welche von der Schienbeinkante zu der Wadenbeinkante ziehen (Fig. 207 Nr. 15) und als vorderes Ringband *(Ligamentum annulare anterius)* bezeichnet werden. Etwas tiefer treten neue Bündel auf, die kreuzweise übereinander wegziehen, sich durchflechten und mit den darunter liegenden Knochen in Verbindung treten. Auf diese Weise entsteht ein festes Band, das, künstlich abgegrenzt, die in Figur 219 Nr. 5 dargestellte Form eines schief liegenden Kreuzes besitzt und als Kreuzband *(Ligamentum cruciatum)* benannt ist. Unter ihm ziehen die Sehnen der vorderen Unterschenkelmuskeln zu ihren Endpunkten, jede in einen besonderen Kanal eingeschlossen. Von innen nach außen gehend folgen sich:

[1] de Rochebrune, Etudes morphologiques, physiologiques et pathologiques sur la femme et l'enfant dans la race Oulove. Revue d'Anthropologie T. IV (1881) S. 260. Mit einer Tafel, das Uloveweib in ganzer Figur.

1) Die Sehne des vorderen Schienbeinmuskels (Figg. 219 Nr. 3 u. 3′ und 220 S. 449, ferner Fig. 105 S. 194).

2) Die Sehne des langen Großzehenstreckers (Figg. 219 Nr. 4 und 220).

3) Die Sehne des langen Zehenstreckers (Figg. 219 Nr. 13 und 220).

Durch dieses Band werden die Sehnen auf dem Rücken des Fußes zurückgehalten.[1] Während der Ruhe ist ihr Verlauf kaum bemerkbar, nur die Sehne des vorderen Schienbeinmuskels bildet eine scharfe Grenze zwischen der inneren und oberen Fläche des Fußes. Hebt sich aber der Fuß und bewegen sich die Zehen, dann tritt eine Sehne nach der anderen deutlich hervor. Obwohl das Kreuzband eine außerordentliche Stärke besitzt, so hebt sich doch bei jeder Anspannung die der Sehne entsprechende Abteilung des Bandes etwas von der knöcheren Unterlage empor und so erscheint der ganze Weg erkennbar, den die Sehnen zurücklegen. Man sieht leicht ein, wie sehr die darstellende Kunst es in der Gewalt hat, Ruhe oder Bewegung durch solch kleine Umstände unverkennbar auszudrücken. Ein schwebender Fuß zeigt keinerlei Unruhe in diesen Strängen des Fußrückens, während ein stehender durch die verschiedenen Grade der Anspannung eine ganze Stufenreihe von Kraftanstrengungen anzudeuten vermag. Von ganz besonderer Wirkung kann dabei das Verhalten

des langen Zehenstreckers werden. Dieser Muskel spaltet sich schon am Unterschenkel in fünf Sehnen. In ein einziges Bündel vereinigt (Fig. 219 Nr. 13) ziehen sie dann durch die für sie bestimmte Sehnenscheide, um fächerartig auf dem Fußrücken auseinanderzufahren (Fig. 219 Nr. 13′ u. 13″). Vier Stränge gehen zu den vier äußeren Zehen, einer wendet sich zu dem Kleinzehenrand des Fußes, um auf dem Höcker des entsprechenden Mittelfußknochens zu endigen. Dieser Sehnenstrang wird als Peronaeus III, als dritter Wadenbeinmuskel bezeichnet (Fig. 122 ⁜).

Diese Sehnen sind bei dem Heben der Zehen sichtbar.

1) Muskeln des Fußrückens. Der kurze Strecker der Zehen *(M. extensor digitorum brevis)* läuft auf dem Fußrücken von hinten nach vorn, aber zugleich gegen die große Zehe gerichtet, und ist dabei größtenteils von den Sehnen des langen Zehenstreckers bedeckt (Figg. 219 Nr. 14, 221 u. 222). Er entspringt von der oberen Fläche des Fersenbeines dicht hinter dem Würfelbein, ist dort am schmalsten aber auch am dicksten und an jedem männlichen Fuß leicht zu finden als eine flache Erhebung, welche die Haut hervorwölbt. Bei dem Borghesischen Fechter ist der Muskelbauch tadellos dargestellt, dagegen an manchen neueren Werken mehr als Geschwulst behandelt. Das charakteristische der Form liegt darin, daß der Muskelbauch unmittelbar an seinem Beginn am höchsten ist und sich verjüngend nach vorn, aber gleichzeitig

[1] Über das Kreuzband als Bandrolle siehe die Einleitung in die Muskellehre S. 228.

auch nach innen, unter die Sehnen des langen Streckers schiebt. Er spaltet sich dabei in vier kleine platte Muskelbäuche, aus denen ebensoviele Sehnen hervorgehen. Der am meisten nach oben liegende Bauch ist der stärkste, schickt seine Sehne zu der **großen Zehe** und wird deshalb auch als **kurzer Großzehenstrecker** bezeichnet. Die drei übrigen Muskelbäuche gehen zu der zweiten, dritten und vierten Zehe, die kleine geht leer aus. Die Sehnen des kurzen Streckers kreuzen unter solchen

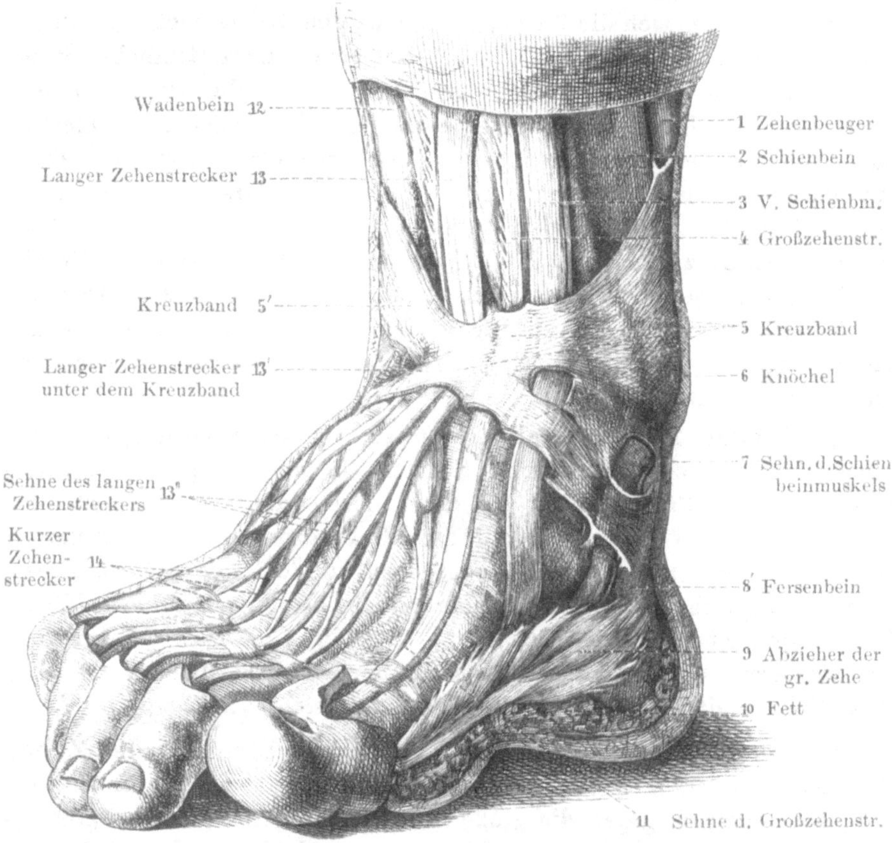

Fig. 219. Der Fuß nach Entfernung der Haut und Fascie des Fußrückens.

Umständen diejenigen des langen und legen sich in der Nähe des vorderen Endes der Mittelfußknochen an den seitlichen Rand der anderen an (Fig. 219 Nr. 11 u. 14). Alle die erwähnten Einzelnheiten sind durch die Haut hindurch bei Bewegungen der Zehen zu sehen.

Die **äußeren Zwischenknochenmuskeln** (*Mm. interossei externi*, Fig. 111 Nr. 16), nach Abnahme der sie bedeckenden Fascie dargestellt, füllen die Spalten zwischen den Mittelfußknochen aus und entspringen von den gegeneinander gerichteten Flächen. Die Muskeln verhalten sich wie jene an der Hand, nur mit dem Unterschied, daß nicht die Mittelzehe, sowie der Mittelfinger die Richtung der Muskeln bestimmt hat, sondern die zweite Zehe. Sie erhält demnach zwei äußere Zwischenknochenmuskeln, dann folgt die dritte und vierte Zehe mit je einem. Sie spreizen die Zehen. In der Tiefe des Hohlfußes verlaufen die drei

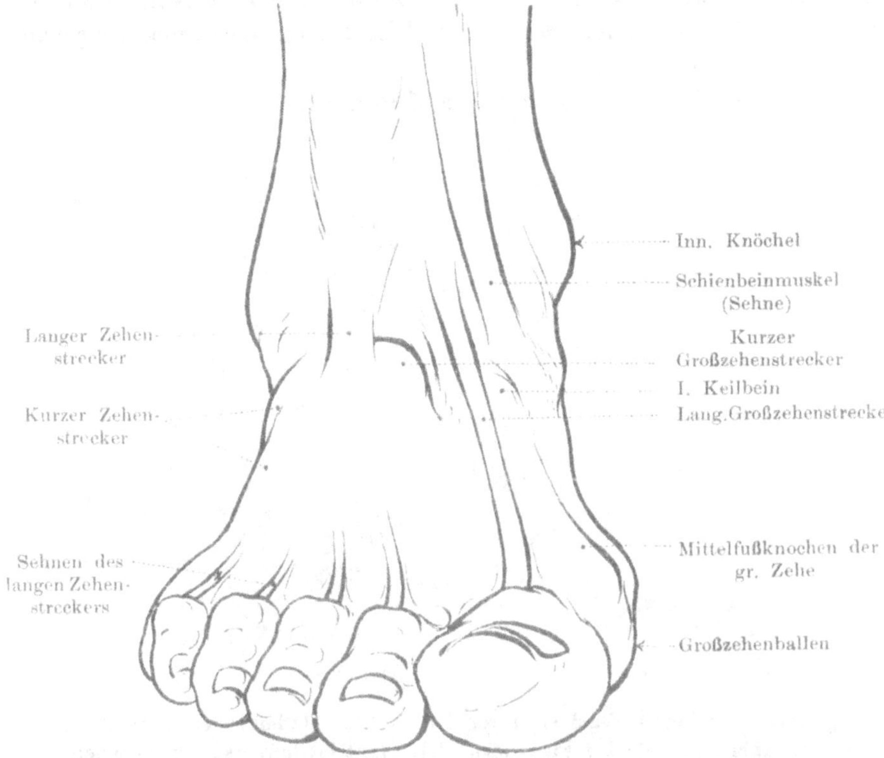

Fig. 220. Fuß eines kräftigen Mannes mit den Sehnen auf dem Fußrücken. Nach Fixierung mit Formol wurde zunächst eine kleine photographische Aufnahme hergestellt, um Verzerrungen durch den optischen Apparat zu vermeiden, dann mit Hilfe eines photographischen Apparates das Negativ vergrößert. Die Lage des äußeren und inneren Knöchels genau nach der Natur. Die Sehnen treten in dieser Form hervor, sobald der Körper, wie bei dem Beginn eines Schrittes, nach vorn geneigt wird.

inneren Zwischenknochenmuskeln, welche wie jene der Hand die Annäherung der gespreizten Zehen an die zweite besorgen.

2) Muskeln an der Sohlenfläche des Fußes. Längs des inneren Fußrandes finden sich die für die Bewegung der großen Zehe bestimmten Muskeln. Am meisten macht sich unter ihnen bemerkbar:

der Abzieher der großen Zehe (*M. abductor hallucis longus*, Fig. 219 Nr. 9); er entspringt mit einem kräftigen Muskelbauch von der inneren Fläche des Fersenbeines, vom Kahnbein, dem ersten Keilbein und dem

Mittelfußknochen der großen Zehe selbst, also von einer Reihe von festen Punkten. Die Fascie giebt ebenfalls Muskelbündeln den Ursprung. Alle setzen sich an einer starken Sehne fest, welche bis in die Mitte des Muskelbauches hineinreicht (Fig. 219) und an dem ersten Gliede der großen Zehe endigt. Während dieser Abzieher der großen Zehe dem ganzen Innenrande des Fußes entlang zieht, liegen verborgen an der Fußsohle noch zwei andere Muskeln, welche für die Bewegung der großen Zehe verwendet sind, nämlich:

der kurze Beuger der großen Zehe, und

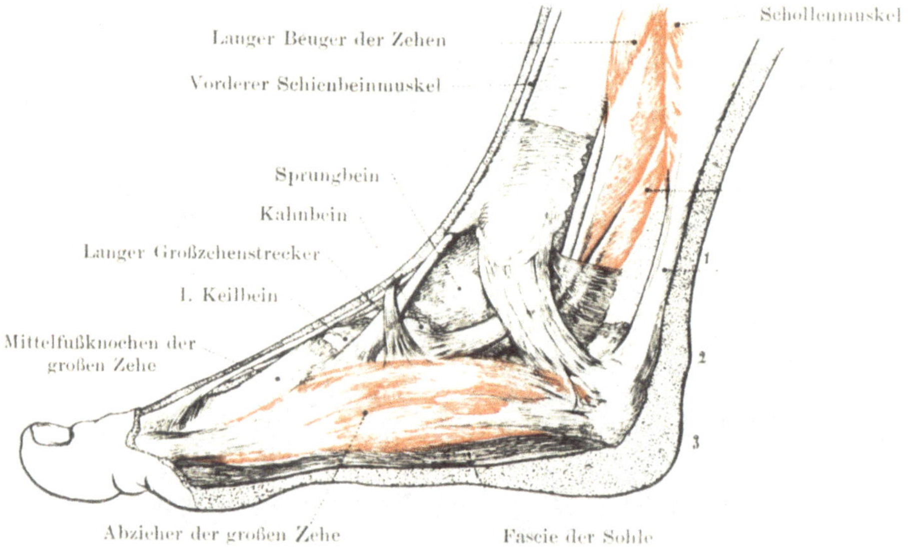

Fig. 221. Der innere Rand eines rechten Fußes. Methode der Herstellung dieser Abbildung wie bei Figur 220. Die Haut ist teilweise abgenommen.
1. Achillessehne. 2. Ansatz der Achillessehne. 3. Fettpolster hinter dem Fersenbein.

der Zuzieher der großen Zehe. Wegen ihrer verborgenen Lage können wir auf eine Beschreibung ihres Verlaufes verzichten.

Längs des äußeren Fußrandes lagert die Muskulatur der kleinen Zehe und dort findet sich auch die Hauptform des kurzen Zehenstreckers (Fig. 222).

Der Abzieher der kleinen Zehe, plattrundlich; seine Anwesenheit ist durchaus nicht gleichgültig für die Form. Er besteht aus einer hinteren Abteilung, welche von dem Fersenbein kommt und aus einer vorderen, welche von dem Höcker des fünften Mittelfußknochens an beträchtlich anschwillt. Diese letztere ist von bestimmendem Einfluß auf den Kontur des Vorderfußes, der eine konvexe Linie lediglich durch ihn erhält. (Siehe Fig. 222.) Der Beuger der kleinen Zehe ist ein kleiner und unbedeutender Muskel.

Jede der Muskelgruppen für die große und kleine Zehe wird durch eine besondere Umhüllung der Fascie begrenzt, die in ihrer ganzen Deutlichkeit freilich erst nach Entfernung der Haut und des Fettes hervortritt, von der man jedoch auch an dem lebenden Fuß wenigstens schwache Andeutungen in Form von zwei seichten Furchen wahrnimmt, welche von dem Hohlfuß aus divergierend nach vorn ziehen. Diese Furchen heißen in der beschreibenden Anatomie innere und äußere Sohlenfurche *(Sulcus plantaris internus et externus)*. Zwischen den kurzen Muskeln der großen und kleinen Zehe findet sich der kurze Zehenbeuger *(Flexor digitorum brevis)*.

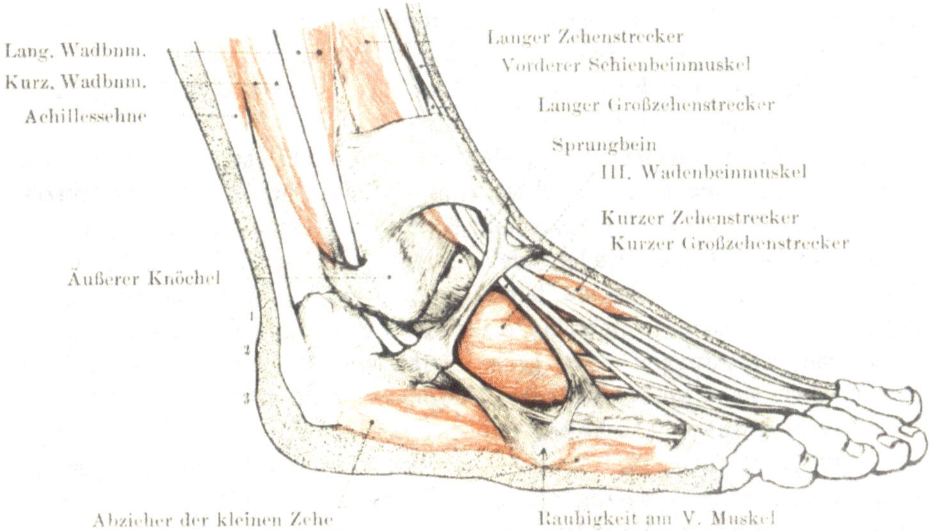

Fig. 222. Rechter Fuß eines jungen Mannes von außen gesehen, die Haut ist teilweise abgenommen. Methode der Herstellung der Abbildung wie bei Figur 220. Von Knochen sind sichtbar: das untere Ende des Wadenbeines mit dem äußeren Knöchel, der Vorsprung des Fersenbeines und die Rauhigkeit des Mittelfußknochens der kleinen Zehe. Von Muskeln und Sehnen: die Achillessehne, die Wadenbeinmuskeln. Vor dem äußeren Knöchel der Ursprungsbauch des kurzen Zehenstreckers und derjenige des kurzen Streckers der großen Zehe. Der Muskelbauch des kurzen Zehenstreckers ist von einer Sehne, die zu der Rauhigkeit des Mittelfußknochens geht, wie abgeschnitten. Zu den Zehen ziehen die Sehnen des langen und kurzen Zehenstreckers, sich kreuzend.

1. Vertiefung oberhalb des Ansatzes der Achillessehne. 2. Ansatz der Achillessehne. 3. Fettpolster hinter dem Fersenbein.

Er entspringt von dem Fersenbein und teilt sich für die dreigliederigen Zehen in vier fleischige, später sehnige Portionen, die sich ähnlich verhalten wie der oberflächliche Fingerbeuger an der Hand. Auf dem kurzen Zehenbeuger verläuft die Sehne des langen Zehenbeugers und liegen noch einige andere Muskeln, wie die Spulwurmmuskeln, die schon erwähnten inneren Zwischenknochenmuskeln, endlich ein zweiter muskulöser Kopf des langen Zehenbeugers, von deren Beschreibung wir hier Abstand nehmen können.

An dem Oberschenkel und an dem Unterschenkel werden durch die Muskelgruppen ganz bestimmte Flächen hergestellt, welche gegeneinander gerichtet sind. Auf der vorderen Seite des Oberschenkels ist es die Gruppe der Zuzieher, die von dem Schambein herabkommend eine dreieckige Fläche darstellt, deren längste Seite dem Schneidermuskel folgt. Die obere Grenze dieser Fläche wird durch das Leistenband, die innere durch den gerundeten Kontur der inneren Schenkelfläche gegeben (Fig. 207). Gegen diese ausgedehnte Fläche ist jene der Unterschenkelstrecker gestellt, soweit sie der vorderen Schenkelfläche angehört. Um diese Flächen in ihrer vollen Deutlichkeit zu sehen, ist es am besten, den Oberschenkel bei gebeugtem Bein nach vorn zu heben. An dem gestreckten Bein des borghesischen Fechters, an dem Torso vom Belvedere, am Laokoon und in Figur 213 Nr. 2 u. 5 und Figur 214 sind diese ebenerwähnten Muskelflächen gut dargestellt.

Die äußere Fläche des großen Gesäßmuskels ist gegen jene des äußeren Schenkelmuskels gerichtet, wie das die Skizze Michelangelo's (Fig. 206 zwischen 6 u. 9) erkennen läßt. Bei verschiedenen Stellungen werden diese Flächen größer oder kleiner, sie verschieben sich, da ja Muskeln es sind, welche sie bilden. Dabei zeigen sich aus demselben Grunde die stärksten Unterschiede zwischen Ruhe und Bewegung in allen denkbaren Abstufungen. Sie geben Anhaltspunkte für die Beurteilung sowohl des Kunstwerkes als der Fragmente und gestatten in letzterer Hinsicht wertvolle Rückschlüsse auf das innere Wesen der Darstellung.[1]

Betrachtet man den Oberschenkel bei kräftigen Männern, so ist es erlaubt, von einer vierseitig prismatischen Form desselben zu sprechen. Seine vordere Kante zieht dem gespannten Rectus entlang; an sie schließt sich die vordere und äußere Fläche an und hinten ist es die Beugergruppe, welche die von innen und außen kommenden steilen Flächen vereinigt. Das für die hintere Fläche gesagte gilt natürlich nur von der Gesäßfalte angefangen bis zu dem Anfang der Kniekehle.

Die Reitermuskeln und die Strecker begrenzen mit dem Leistenband eine dreiseitige Grube, die untere Leistengrube *(Fossa subinguinalis)*. Der Raum dieses Dreieckes vertieft sich gegen den kleinen Rollhügel zu; er wird von viel Fett und von den Leistendrüsen ausgefüllt, deren Anschwellungen die mit Recht gefürchteten Bubonen heißen. Die Leistengrube schließt die großen Gefäße und Nerven ein, die Schenkelschlagader und die Schenkelvene, welche unter dem Leistenband aus der Leibeshöhle heraus oder in die Leibeshöhle hineinziehen. Man kann von dieser Grube aus die Hand in die Bauchhöhle einführen, wenn das Fett und die Gefäße entfernt sind.

Wie wohlthätig anatomische Kenntnisse auch dem Nichtarzte sein können, beweist folgender Fall. Ein Prager Student schnitt sich auf einem Spaziergange einen

---

[1] C. Hasse. Wiederherstellung antiker Bildwerke. Ilioneus. Torso vom Belvedere. Jena 1887.

Weidenstock zu. Einer seiner Gefährten stieß ihn an, das Messer fuhr in den Schenkel, schnitt die Schenkelschlagader durch, und bevor Hilfe kam, war er eine verblutete Leiche. Ein Fingerdruck auf den horizontalen Schambeinast hätte ihn gerettet.

Am Unterschenkel ist schon während der Ruhe, aber noch mehr während der Bewegung eine dreiseitige prismatische Gestaltung unverkennbar. In der Schienbeinkante treffen sich zwei Flächen, die äußere und innere; sie schließen sich durch die Fläche der Wadenmuskeln. Die vordere Kante dieser prismatischen Säule ist als Schienbeinkante jedem bekannt. Hier sei unter Hinweis auf ihre besondere Beschreibung und Darstellung in der Knochenlehre nur folgendes bemerkt: ihr Anfang unmittelbar unter dem Schienbeinstachel ist zwar durch den vorderen Schienbeinmuskel verdeckt, dafür springt aber dessen medialer Rand hervor. Dieser Rand und der übrige Teil der Schienbeinkante bedingen mit der Sehne des ebengenannten Muskels die S-förmige Biegung, welche an der Vorderfläche des Unterschenkels die geschwungene Linie hervorruft; unter dem Fettpolster der weiblichen Formen verschwindet sie freilich nahezu vollkommen. Die schmalste Stelle des Unterschenkels liegt unmittelbar über den Knöcheln, welche den Beginn des Fußes bezeichnen.

Die Fascia lata, die Muskelbinde des Beines.

Die Muskelbinde des Beines *(Fascia lata)* ist längs der ganzen Fläche des Oberschenkels stark entwickelt, oben an dem Hüftbeinkamm befestigt, vorn aber mit dem Leistenband verbunden. An der inneren Seite des Beines ist sie weniger stark, am Kniegelenk setzt sie sich teilweise in die Kapsel fort und steht mit den Seitenbändern im Zusammenhang. Das ist wichtig für den Einfluß der Fascie auf die Streckung des Beines. — Der leichteren Übersicht wegen wird eine Muskelbinde des Ober-, des Unterschenkels und des Fußes unterschieden. Jede sendet Fortsetzungen zwischen die Muskeln, liefert dadurch einzelne Muskelscheiden, welche für den Verlauf und die Wirkung bestimmend wirken, giebt Muskelbündeln den Ursprung und nimmt den Ansatz von solchen in sich auf. Das ist besonders in großer Ausdehnung auf der äußeren Fläche der Hüfte und des Oberschenkels der Fall. Muskelbündel und Fascie durchdringen sich an vielen Stellen auf das innigste, wodurch die Fascie bedeutend verstärkt und von einem ansehnlichen Einfluß wird auf die äußeren Formen des Beines. Dieser Einfluß wird noch erhöht durch die Zwischenmuskelbänder *(Ligamenta intermuscularia)*, welche zwischen einzelnen Muskelgruppen bis tief auf die Knochen dringen und mit der Beinhaut verwachsen. Solche Stellen werden oft als Grenzen von Muskelmassen von Bedeutung. Ähnlich wie an dem Arm, entstehen aus der Fascie Ringbänder *(Ligamenta annularia)*, Kreuzbänder *(Ligamenta cruciata)* und derbe Schichten, wie an dem Fußrücken und an der Fußsohle, unter

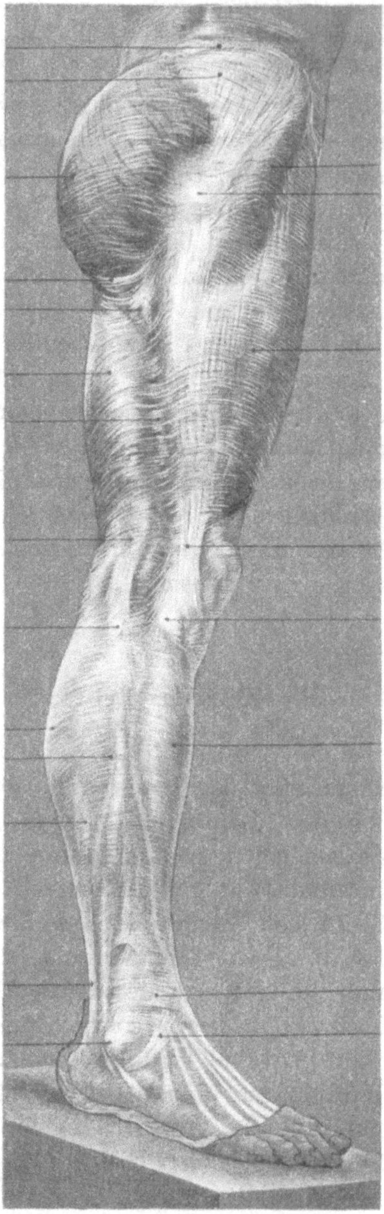

Fig. 223. Die Fascia lata, die Muskelbinde des Beines. Das rechte Bein der Figur 187 vergrößert und die Fascie nach einem in Formol fixierten Präparat aufgezeichnet.

welchen Muskeln und Sehnen hinwegziehen. Folgende Einrichtungen sind für die Formen des Beines von besonderer Bedeutung.

An dem Oberschenkel geht der *Tensor fasciae*, der Spanner der Schenkelbinde (Fig. 223), nach kurzem Verlauf direkt in die Fascie über.

Von dem vorderen oberen Darmbeinstachel entspringend, wendet er sich nach der Seite und seine Sehne setzt sich direkt in die Fascie fort. Die Formveränderung, welche dieser Muskel durch seine Zusammenziehung hervorbringt, betrifft dadurch nicht bloß seinen eigenen Muskelbauch, sondern er spannt gleichzeitig einen breiten Strang der Oberschenkelfascie, der sich in seiner Verlängerung befindet. Dieser Strang hat eine Breite von 5 Centimeter und mehr. Die Anspannung desselben setzt sich bis unter das Kniegelenk hinab, wo er als ein derber, daumenbreiter Strang das Schienbein erreicht und sich zu einem ansehnlichen Teil an dem äußeren Knorren befestigt. Dieser Strang ist seit lange bekannt, er ist ein Teil des Hüft-Schienbeinbandes *(Tractus ileo-tibialis)*. Er zeigt den Weg an, auf welchem der Spanner der Schenkelbinde auf das Kniegelenk wirkt,

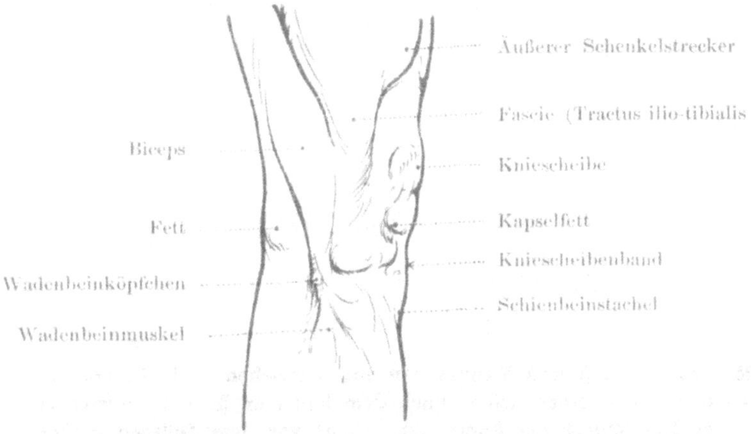

Fig. 224. **Rechtes Kniegelenk eines Mannes in starker Streckung mit dem Strang des Hüft-Schienbeinbandes** *(Ligamentum ileo-tibiale)*. **Vergl. auch Figur 100 S. 190.**

um dessen gestreckte Lage zu erhalten. Der Verlauf dieses Bandes täuscht bei der Streckung des Beines (z. B. auch bei dem Standbein) einen Ansatz des äußeren Schenkelmuskels am seitlichen Knorren des Schienbeines vor (siehe Fig. 100, an der dieses Band kräftig hervortritt). Die Skizze (Figur 224) zeigt dasselbe mit den umgebenden Teilen, sie ist nach dem Bein Figur 223 entworfen; daraus wird ersichtlich, daß das Band mit dem Ansatz des äußeren Schenkelmuskels nichts zu thun hat, der sich an der Seitenwand der Kniescheibe befestigt. (Vergl. Fig. 207 auf Seite 424.) Zu diesem ebenerwähnten, mit dem Tensor fasciae zusammenhängenden Strang gehört noch jene Fortsetzung der Muskelbinde, welche vom Hüftbeinkamm gegen den großen Rollhügel herabkommt, um sich dort sowohl mit der Fascie des Oberschenkels, als auch mit der Sehne des großen Gesäßmuskels zu verbinden. Dieser vom Hüftbeinkamm entspringende Faserzug liegt auf dem mittleren Gesäßmuskel, in der Nähe des Tensor fasciae. Auch dieser Faserzug hilft für Festigkeit des gestreckten Beines einerseits und des ganzen Beckens andererseits. Bei kräftiger Anspannung schneidet er in den mittleren Gesäßmuskel eine ansehnliche Vertiefung, die sich auf dem äußeren Schenkelmuskel *(Vastus externus)* wiederholt. Auf der Figur 211 ist eine Andeutung davon vorhanden; MICHELANGELO hat die Rinne schon gekannt und dargestellt.

Große Mengen von Sehnenfasern sendet der große Gesäßmuskel in die Muskelbinde in der Nähe des großen Rollhügels (Fig. 223 Trochanter).

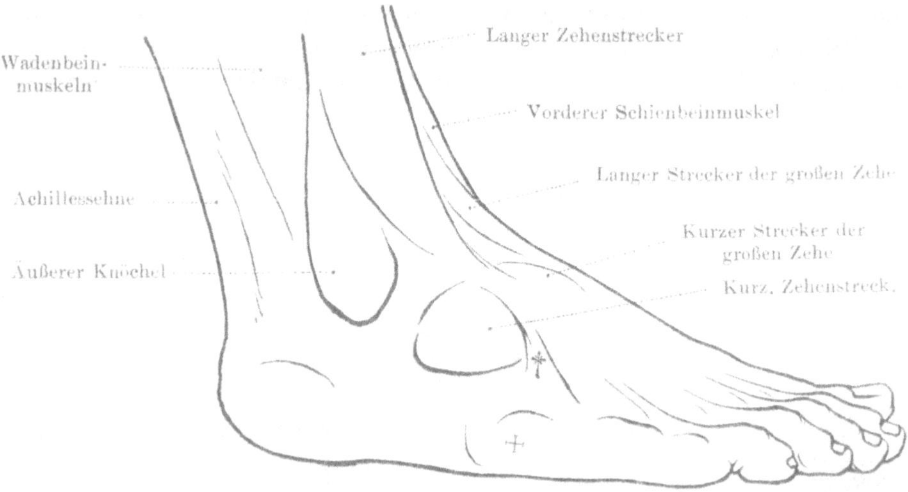

Fig. 225. Fuß eines jungen Mannes von außen gesehen. Die Formen in das durch Formol fixierte Bein einer Leiche nach dem lebenden Modell eingetragen. Methode wie bei der Herstellung der Figur 220. Dicht vor dem äußeren Knöchel tritt der Muskelbauch des äußeren Zehenstreckers. Die Richtung seiner Masse nach der Großzehenseite hin ist unverkennbar. Auf der Figur 222 ist die Form nicht tadellos, dagegen wohl gelungen auf der Abbildung: Venen des Fußrückens (Fig. 226). Die größte Erhebung des Muskels liegt gegen den äußeren Knöchel gerichtet, nach den Zehen zu wird der Muskel dünner. Am Kleinzehenrand des Fußes wölbt sich die Haut und steigt empor, von † nach vorn, und macht sich in Form von rundlichen Massen bemerkbar. ‡ Sehne, die sich von dem Großzehenstrecker abzweigt und als III. Wadenbeinmuskel *(Peronaeus tertius)* bezeichnet wird.

Es entsteht dadurch, wie schon bei der Beschreibung dieses Muskels erwähnt wurde, an dem Standbein, überhaupt bei der forcierten Streckung die Trochantergrube (Fig. 205, 206 und 211).

Für die Form des Oberschenkels kommen noch folgende Einrichtungen der Fascie in Betracht: starke Bogenfasern, welche den unteren Rand des großen Gesäßmuskels umgreifen (Fig. 223) und bei forcierter Streckung, also auch an dem Standbein den horizontalen Verlauf der Gesäßfalte (Figur 206) bedingen, während sie sonst eine absteigende Richtung hat. Ferner kommen in Betracht die Zwischenmuskelbänder, von denen das äußere zwischen der Beuger- und Streckergruppe sich zum Oberschenkelknochen begiebt (Fig. 223), während das innere zwischen den Streckern und den Zuziehern sich in die Tiefe senkt. Das äußere Zwischenmuskelband verursacht bei forcierter Streckung des Beines eine tiefe Rinne, welche vor dem Ansatz des großen Gesäßmuskels beginnt und bis oberhalb des Wadenbeinköpfchens herabzieht, auf der Figur 223 als Bicepsfurche *(Sulcus bicipitis)* bezeichnet. (Vergl. die Figg. 75, 100, 187, 206, 211 u. ff.) Bei Frauen ist nur eine schwache Andeutung davon zu sehen.

Am Unterschenkel bildet die Fascie ebenfalls Muskelscheiden und hat ebenfalls Verbindungen mit den Knochen. Unter diesen sind bemerkenswert die Verbindungen mit dem Wadenbein, wodurch die Wadenbeinmuskeln einerseits von der Gruppe der Strecker, andererseits von der Gruppe der Beuger getrennt werden; dann die Verwachsung mit dem Schienbein, wodurch die innere Fläche desselben stets von Muskeln frei bleibt. In der Nähe des Sprunggelenkes entwickeln sich circuläre Fasern, die unter dem Namen des Ringbandes *(Ligamentum annulare)* bekannt sind. Es hält mit dem tieferliegenden Kreuzband, das ebenfalls von der Fascie stammt, die Strecksehnen auf dem Rücken des Fußes zurück (Fig. 219), so daß sie sich bei der Bewegung nur wenig von der Unterlage entfernen können; am meisten der Tibialis anticus (siehe Fig. 220 S. 449 u. Fig. 225).[1] Über die Fascie am Fuß siehe weitere Angaben auf S. 451.

Am Schluß der Abschnitte über die Muskeln und Knochen sei auf eine Erscheinung in der Kunst der Renaissance hingewiesen, an der auch die Anatomie einen Anteil hat. Unter den Errungenschaften des 16. Jahrhunderts wird mit Recht die völlige Befreiung der körperlichen Bewegung hervorgehoben gegenüber dem Quattrocento, dessen Schöpfungen eine gewisse Armut und Leere anhaftet, insofern von den Gelenken doch nur ein beschränkter Gebrauch gemacht ist und die Möglichkeiten der Wendungen und Biegungen des Körpers nur bis zu einem gewissen Grade ausgebeutet zu sein pflegen. Das 16. Jahrhundert setzt dagegen mit einer Entfaltung des Körpers, mit einer Bereicherung der Erscheinung selbst bei dem ruhigen Gebilde ein, sodaß man sich an den Anfang einer ganz neuen Epoche gestellt sieht.[2] Wenn das Bild eines Sitzenden, Stehenden oder Lehnenden erscheint, dann treten Wendungskontraste zwischen Ober- und Unterkörper, zwischen Kopf und Brust auf; andere Kontraste zeigen sich durch Hochstellen eines Fußes, durch Über-

---

[1] Bardeleben, Über Fascien und Fascienspanner. Sitzungsberichte der Jenaischen Gesellschaft für Medizin und Naturwissenschaften 1878, S. 94. Ausführlicher ebenda Bd. XV. — Hans Virchow, Archiv f. Anat. u. Phys. 1888. Physiol. Abth. S. 390.

[2] H. Wölfflin, Die klassische Kunst. Eine Einführung in die italienische Renaissance. München 1899. Mit 110 Abbildungen im Text.

greifen eines Armes oder Verschieben einer Schulter. Diese Freiheit, solche Kontraste auszudrücken, ist offenbar nur mit Hilfe der Kenntnis vom inneren Bau des menschlichen Körpers errungen worden. Es genügt nicht die äußeren Formen sehen und betasten zu können, man muß den Grund und die Ursache verstehen, um jene Ausdrucksfähigkeit der Gedanken zu erreichen, welche die Antike und die Renaissance auszeichnet. Die Wiedergeburt des natürlich stehenden und gehenden Menschen in der Kunst der Renaissance ist nur mit Hilfe der Anatomie erreicht worden, das lehren die Studien MICHELANGELO's und vielleicht noch mehr jene LIONARDO's, seit die letzteren in ihrem vollen Umfang veröffentlicht sind und die Tiefe der Arbeit und das unermüdliche Ringen nach Einsicht verbrieft, schwarz auf weiß, vor uns liegen. Wenn MICHELANGELO zuerst für die Muskelfunktionen denselben Ausdruck wiederfindet, der den Beschauer zwingt, den Vorgang mit zu erleben, wie dies den Griechen bei dem borghesischen Fechter, dem Laokoon, dem Torso vom Belvedere und vielen anderen Gestalten gelungen ist, so ist ihm dies nur mit Hilfe des anatomischen Studiums geglückt. Und so den Anderen auch. Wenn diese Fähigkeit wieder verloren ging, so konnte dies nur geschehen, weil der Einblick nicht mehr gesucht wurde. So keck der Ausdruck erscheinen mag, richtig ist unzweifelhaft, wenn ein Kunsthistoriker das Schlagwort hinwirft „Schönheit ist Klarheit der Charniere". Sie erwächst nur auf dem Boden der Anatomie, die für die darstellende Kunst denselben Wert hat, wie das Wort für den denkenden Menschen. Es macht ihn noch nicht zum Dichter, aber es ist sein unentbehrlichstes Werkzeug.

Die Venen des Fußrückens und des Beines.

Von den Venen des Beines verdienen diejenigen des Fußrückens die nächste Aufmerksamkeit; denn sie enthalten die ersten sichtbaren Ströme des zurückkehrenden Blutes. Diese müssen also auch der Ausgangspunkt der Erörterung sein. Nebenbei sei bemerkt, daß freilich damit nur der in die Augen fallende Teil dieser Bahnen berücksichtigt wird, nämlich die oberflächlichen oder Hautvenen; die tiefliegenden bieten für die plastische Anatomie kein Interesse.

Die Hautvenen liegen auf der Fascie (Fig. 226) und verlaufen in dem Fett und den lockeren Fasern, welche die Verbindung mit der Lederhaut herstellen. Sie führen das Blut von den Zehenspitzen aus der Haut und dem Fett zurück. Ihr Verhalten an den Zehen ist ähnlich demjenigen an den Fingern. Sie nehmen ihren Anfang an der Zehenspitze; an den Gelenken entstehen Venenschlingen, und dann gelangen die kleinen Venenströme gegen das oberste Zehenglied. Diese Gefäße (Fig. 226 Nr. 8) nehmen dann Venen auf, die von der unteren Fläche der

Zehen aufsteigen. Aus ihrem Zusammenfluß entsteht eine starke Bogenvene mit einer nach den Zehen gerichteten Konvexität. Sie enthält den Ursprung der beiden Hauptstämme:

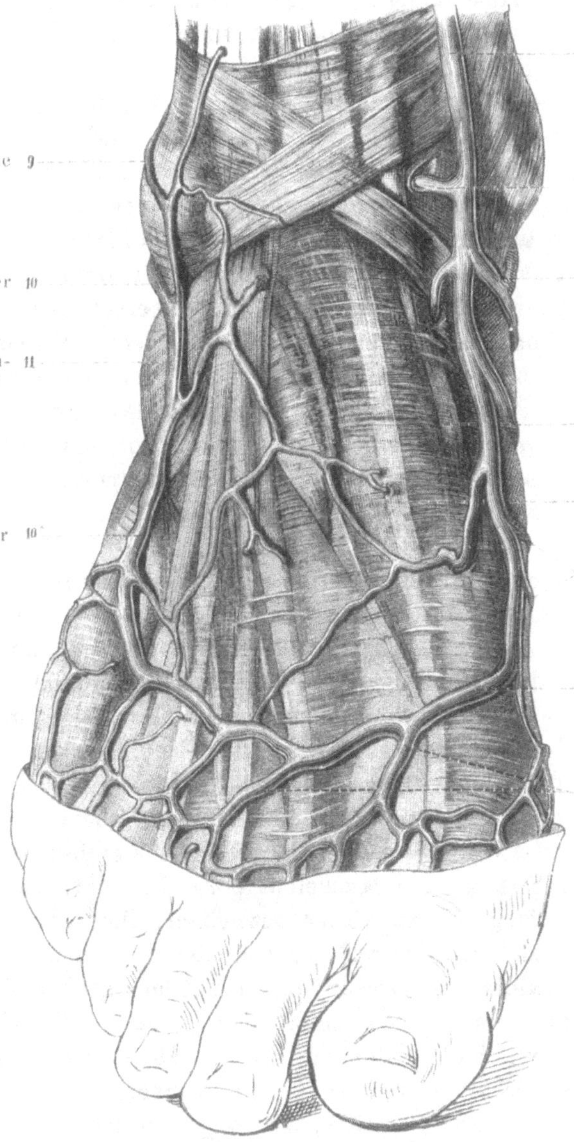

Fig. 226. Die Venen des Fußrückens.

der großen Rosenader, *Vena saphena magna*, und
der kleinen Rosenader, *Vena saphena parva*.

Die große Rosenader (Fig. 226 Nr. 1), an ihrer Bildungsstätte bereits 5 Millimeter dick, steigt dem inneren Fußrand folgend gegen den

Knöchel in die Höhe, nimmt die Randvenen der großen Zehe sowie Hautvenen von der Fußsohle (Fig. 226 Nr. 6) auf und kurz vor der Berührung mit dem Kreuzband starke Röhren, welche von der inneren Fläche der Ferse zu ihr in die Höhe steigen (Fig. 226 Nr. 3); desgleichen Verbindungsäste zwischen den tiefen Rückenvenen (Nr. 2). Die große Rosenader nimmt dann ihren Weg hinauf zum Unterschenkel, wendet sich über die freie Fläche des Schienbeines allmählich schief ansteigend zu dem inneren Knorren des Oberschenkels, folgt dem Schneidermuskel bis dicht unter das Leistenband und dringt in dem von dem Schneidermuskel und dem langen Zuzieher begrenzten Winkel durch ein besonderes Loch der Schenkelfascie zu der tiefen Schenkelblutader *(Vena cruralis)*.

Auf diesem Weg erhält die große Rosenader Zuflüsse, die auf der vorderen und inneren Seite des Unter- und Oberschenkels weite Netze bildeten. Kurz vor der Einmündungsstelle an dem Leistenbug münden noch kleinere Venen von der Schamgegend und der benachbarten Bauchfläche in sie ein, namentlich eine größere oberflächliche Bauchvene *(Vena epigastrica superficialis)*, die an dem Laokoon und dem borghesischen Fechter dargestellt ist. An der Einmündungsstelle in die Schenkelvene hat die große Rosenader bei mäßiger Füllung eine Dicke von 8 Millimeter.

Die kleine Rosenader, 5 Millimeter dick, entspringt ebenfalls aus der starken Bogenvene des Fußrückens (Fig. 226 Nr. 10*), sie strebt aber dem Kleinzehenrand entlang, dem äußeren Knöchel zu und geht hinter ihm an den Rand der Achillessehne. Steil ansteigend folgt sie ihr eine Strecke von 10—15 Centimeter, lenkt dann in die Mitte der Wade, läuft durch die Furche zwischen den Köpfen des Zwillingsmuskels bis zu der Kniekehle, um dort in die Kniekehlenvene einzumünden. Das Ende der kleinen Rosenader ist nicht immer deutlich am Lebenden zu verfolgen, weil die Rinne zwischen den beiden Köpfen des Zwillingsmuskels zu tief wird und derbe Stränge der Muskelbinde sie bisweilen bedecken. Dagegen ist ihr Anfang um so klarer gezeichnet: ihre Zuflüsse von dem äußeren Knöchel und von der äußeren Seite des Fersenbeines her. Leicht sind ferner die zahlreichen Verbindungen mit der großen Rosenader zu verfolgen, die an dem inneren Rande der Wade in die Höhe steigen, oder die Ströme, welche von dem äußeren Rande herkommen. Auch die kleine Rosenader erhält herabsteigende Venen. Eine von ihnen ist besonders groß *(Vena femoro-poplitea)*, sie steigt auf den Beugern des Oberschenkels herab.

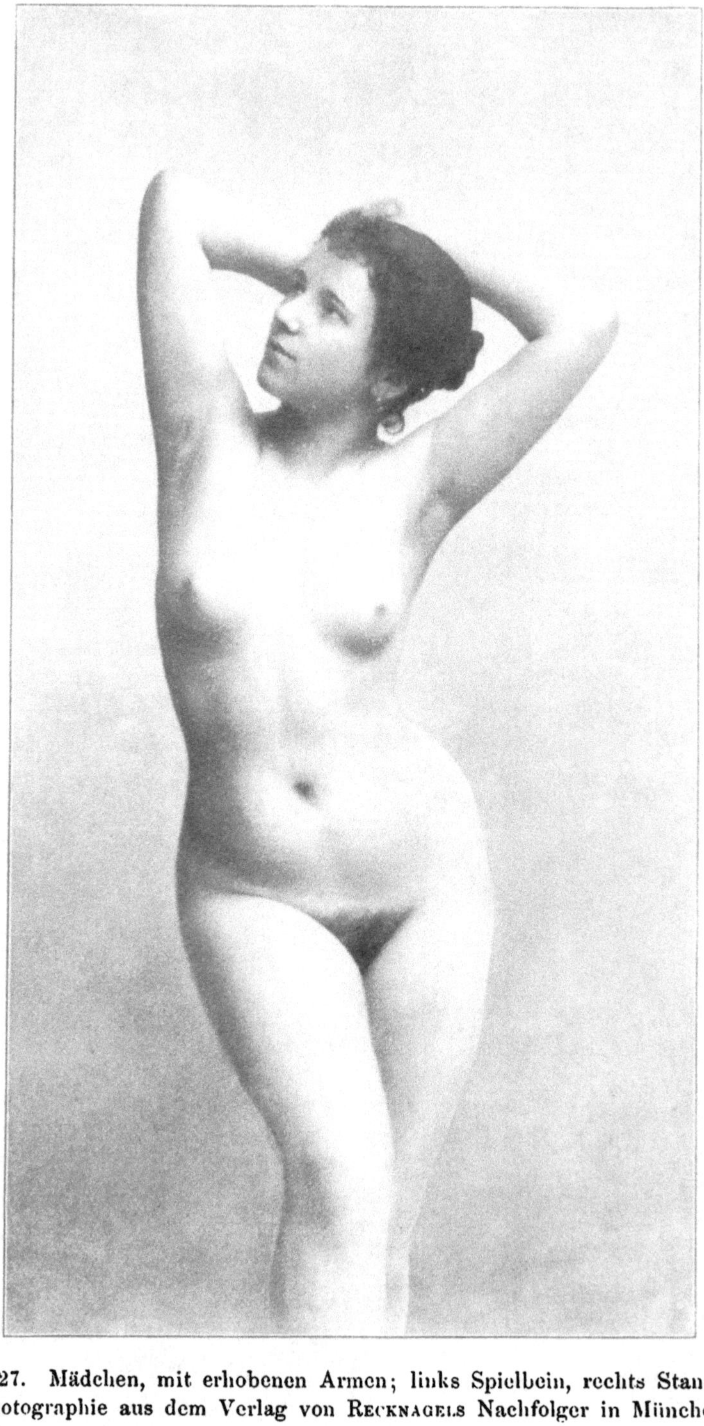

Fig. 227. Mädchen, mit erhobenen Armen; links Spielbein, rechts Standbein. Photographie aus dem Verlag von RECKNAGELS Nachfolger in München.

Zweiter Teil.

Erster Abschnitt.

Anatomie des Weibes.

Die Anatomie des Weibes beschreibt die unterscheidenden Merkmale im Vergleich zu denen des Mannes. Die physiologische Rolle, welche dem Weibe von der Schöpfung zugewiesen ist, bedingt die Änderung einzelner Organe; dadurch erhält nicht nur die ganze Gestalt ein charakteristisches Gepräge, auch die geistige Sphäre wird beeinflußt. — Vieler körperlicher Unterschiede ist schon gedacht worden; ich beschränke mich auf eine kurze Charakteristik, die nur die wichtigsten Merkmale hervorhebt. Die nachfolgenden Figuren sollen nicht die schönste Europäerin verkörpern, sondern gutgeformte, jugendliche Wesen vor Augen führen, um die Unterschiede zwischen Mann und Frau besser zu illustrieren, als Worte es vermögen. Es giebt wohl kein Weib, das in seinem Körper alle Schönheiten ihres Geschlechtes vereinigte, das sagen alle seit den ältesten Zeiten. Wird doch berichtet, daß Zeuxis zur Darstellung der Helena die verschiedenen Reize der schönsten Mädchen von Croton vereinigt habe. Jedem Künstler von heute würde es wohl noch ebenso ergehen, wenn er eine Venus oder eine Helena der Neuzeit darstellen sollte. Was folgt, sind nicht Jungfrauen, die eben erst aufblühen, sondern voll entfaltete Wesen, die eine mit manchem edlen Zug in der Gestalt, die andere in den Figuren 228 und 229 nicht ohne Anmut in Form und Bewegung.

Die Frau ist kleiner, zarter, aber auch weicher, schwungvoller in den Formen und zwar an allen Teilen des Körpers: an Brüsten, Hüften, Schenkeln und Waden. Keine Linie verläuft bei ihr kurz, scharf, eckig; alle schwellen oder wölben sich in weichen Bogen. Der Hals kann dabei wegen des geringeren Umfanges länger und schlanker als der des Mannes erscheinen. Der Hals und die gerundeten Schultern sind in geschwungenen Linien miteinander verbunden, während bei dem Mann der Hals mehr viereckig an den Schultern sitzt. Der schlankere, schmälere Oberkörper erscheint durch die ernährenden Brüste reich und weich. Die Mitte des Körpers, das Becken, ist breit entwickelt; die Sitzteile wie ein Gegengewicht gegen den befruchtenden Leib sind umfangreich ausgestaltet. Der Schwerpunkt wird dadurch mehr nach unten verlegt. Die Beine sind kürzer als beim Mann, namentlich vom Knie abwärts. Durch die Schwellung der vollen Schenkel zu den breiten Hüften, und durch die Stellung des Gelenkkopfes zu der Achse des Schenkelknochens ist die Richtung der Oberschenkel nach der Mittellinie stärker konvergent (Fig. 227); sie machen dadurch nicht den geraden, festen Eindruck. Das Haar ist weicher, die Haut zarter, durchscheinender. Alle Formen sind mehr durch die Fettbildung überkleidet und zueinander vermittelt, wodurch der weiche Schwung der Linien entsteht, während Muskeln, Sehnen, Adern, Knochen beim Manne unverhüllter zu Tage treten.

An diese allgemeinen Bemerkungen reihen sich die Angaben über

1) Merkmale des weiblichen Skeletes.

Alle Knochen sind schwächer, mit weniger vorspringenden Ecken und Fortsätzen. Auch die Bänder sind entsprechend dünner. Dabei ist jedoch stets zu erwägen, daß alle Formen vorhanden sind, und nichts Wesentliches fehlt, nur jene Merkmale sind gemindert, welche durch vermehrte Muskelstärke und Muskelarbeit an den Knochen des Mannes bedingt werden. Tritt die Frau aus dem, bei den europäischen Völkern gewohnten Kreis von mäßiger Muskelarbeit heraus, wird sie Lastträgerin, oder vollbringt sie, wie bei manchen Naturvölkern die schwere Feldarbeit, während der Mann sich um Jagd und Handel kümmert, dann erhalten die Knochen Vorsprünge und Kanten, wie bei Männern. Die Verschiedenheit der Lebensweise prägt sich also auch an dem Knochen deutlich aus. Der Unterschied kann so groß werden wie zwischen den Knochen wilder und zahmer (domestizierter) Tier-Rassen und die Entscheidung, ob man in einem bestimmten Falle den Schädel eines Mannes oder eines Weibes vor sich habe, in hohem Grade erschweren. In der Mehrzahl der Fälle ist freilich der Unterschied unverkennbar.

Die feinere Modellierung des weiblichen Skeletes geht jedoch niemals bis zur Unterdrückung der Rassenmerkmale, namentlich nicht an dem Schädel. Es wurde schon wiederholt erwähnt, daß wir in Europa die Abkömmlinge mehrerer Menschenvarietäten besitzen, die im Gesicht durch zwei extreme Formen charakterisiert sind. Die eine dieser Varietäten besitzt ein schmales, langes Gesicht, mit hoher gerader Nase und eng anliegenden Jochbogen, die andere ein kurzes und breites Gesicht mit eingedrücktem Nasenrücken und weit ausgelegten Jochbogen. Diese beiden Gegensätze treten mit voller Klarheit auch an dem weiblichen Schädel hervor, und keine der sonst so einflußreichen Lebensbedingungen ist im-

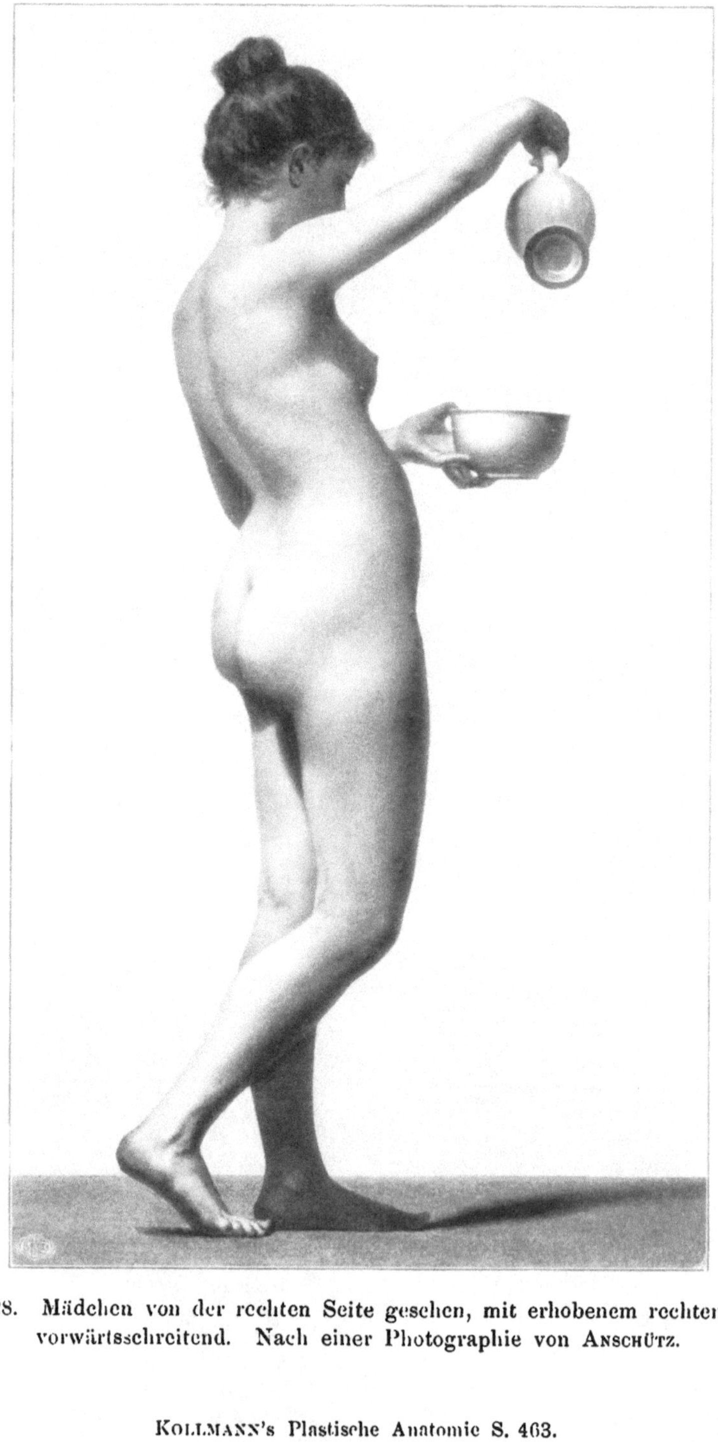

Fig. 228. Mädchen von der rechten Seite gesehen, mit erhobenem rechten Arm, vorwärtsschreitend. Nach einer Photographie von ANSCHÜTZ.

stande, daran etwas zu ändern. Durch Fett können die Merkmale verschleiert, aber nie ganz unterdrückt werden. Das Stumpfnäschen und die hohen Wangenhöcker sind unverkennbare Merkmale, ebenso ererbt von den Vorfahren, wie die gerade Nase und die anliegenden Wangenbeine. Die Kreuzung, die seit Jahrtausenden sich vollzieht, rüttelt diese Merkzeichen sehr oft durcheinander. Eine kurze Nase kann dadurch in ein langes Gesicht, oder umgekehrt eine lange Nase in ein kurzes Gesicht kommen, aber niemals schwächt die zartere Entwickelung des weiblichen Organismus die Formen so ab, daß bei Abkömmlingen der lang- und schmalgesichtigen Rasse die weibliche Form des Antlitzes ein Stumpfnäschen erhielte, wie dies schon behauptet worden ist. Wenn also nachstehend die Unterschiede des weiblichen Körpers im allgemeinen besprochen werden, so gilt doch als oberster Grundsatz, daß die Rassenmerkmale von der sexuellen Variabilität verschont bleiben.[1]

Im einzelnen finden sich an dem Schädel folgende Verschiedenheiten: Der **weibliche Schädel** ist leichter und von geringerem Kubikinhalt als der männliche, wie die folgende Übersicht zeigt:

	Schädelinhalt in Kubikcentimetern.		
	Mittel:	Minimum:	Maximum:
100 männliche Schädel einer Landbevölkerung:[2]	1503	1260	1780
100 weibliche Schädel ebendaher	1335	1100	1683
Differenz	168	160	97

Diese Verschiedenheit des Kubikinhaltes des Hirnschädels ist äußerlich von einzelnen Merkmalen begleitet, welche die Stirn und den Scheitel betreffen. Die Stirn ist beim Weibe schmaler und niedriger, steigt jedoch im Vergleich zu der Stirn des Mannes mehr senkrecht auf. Die Biegung, mit der sie sich, von der Profillinie aus gesehen, zu dem Scheitel wendet, ist stärker als bei dem Manne, dagegen verläuft der ganze Scheitel flacher. Dieses Verhalten tritt namentlich in der Profilansicht charakteristisch hervor, allein auch von vorn ist dieser Gegensatz zwischen männlicher und weiblicher Stirn- und Scheitelform, namentlich an dem Übergang beider, wohl zu erkennen. Der Gesichtschädel (von der Nasenwurzel bis zu dem Kinn gerechnet) ist in Übereinstimmung mit den gracileren Formen absolut und relativ kleiner als derjenige des Mannes. Trotz der Größe der männlichen Hirnkapsel erscheint doch jene der Frau im Verhältnis zu dem Antlitz umfangreicher, weil der Mann einen stärkeren Kauapparat hat, der mehr in die Augen springt

[1] Die oberste Regel ist ohne Ausnahme und wird selbst nicht durchbrochen durch jene seltsamen Frauen, die schon die Römer mit dem Namen *virago* bezeichnet haben, zu deutsch ein „männliches Frauenzimmer“, „Mannweib“. So heißen jene Weiber, welche sowohl in ihrem Äußeren als in ihrer Denkart den Männern ähneln.

[2] J. Ranke, Die Schädel der altbayerischen Landbevölkerung in: Beiträge zur Anthropologie und Urgeschichte Bayerns. München 1878.

(vgl. die Figuren 229 und 230), was mit seinem stärkeren Begehren übereinstimmt. Die Frauen sind auch genügsamer in Speise und Trank; beim Gastmahl über Gebühr zu essen und zu trinken, ist männliche Tugend. Bei der Frau ist die Nasen- und Mundhöhle im Verhältnis kleiner als die gleichen Räume des Mannes, was wir begreiflich finden. Die überraschende Behauptung, die Augenhöhleneingänge seien im Verhältnis bei den Frauen größer als bei dem Manne, scheint noch weiterer Bestätigung bedürftig. Dagegen ist die Thatsache unbestreitbar, daß ein mäßiger Grad von Prognathie bei Frauen häufiger vorkommt, als bei Männern.

Der **Brustkorb** ist bei der Frau kürzer und enger und das Brustbein kleiner als dasjenige des Mannes. Der Brustkorb ist nur am Skelet genau bestimmbar, am Lebenden nur bei großer Magerkeit; sobald die Muskeln gut entwickelt sind oder das Fett, wie bei der Frau, die osteologischen Formen zudeckt, ist es dem Auge unmöglich, die einzelnen Linien festzustellen.

Bezüglich des Brustbeines haben Messungen ergeben, daß das weibliche Brustbein um rund 2 Centimeter kürzer ist als das männliche und daß diese Zahl fast vollständig auf den Körper entfällt, während der Handgriff in beiden Geschlechtern gleich lang ist. Die Länge von Handgriff und Körper zusammengenommen beträgt rund 14 Centimeter bei Frauen, bei Männern rund 16 Centimeter. Diese Verschiedenheit der Länge geht auch aus den Figuren 229 und 230 hervor, ebenso eine größere Breite des Handgriffes. Das sind Merkmale, die mit genügender Sicherheit festgestellt sind. Im übrigen bestehen gerade über die Form dieses Knochens viele Meinungsverschiedenheiten. Was den Brustkorb im ganzen betrifft, so handelt es sich um folgende Zahlen, welche die Unterschiede ausdrücken. Männer von 24 Jahren verglichen mit gleichaltrigen Frauen ergaben nach Wintrich:

Brustumfang	oben	Männer	89·5	Centimeter,	Weiber	81·9	Centimeter,
„	mitten	„	86·6	„	„	81·0	„
„	unten	„	81·8	„	„	78·0	„

Man sieht daraus, daß der weibliche Brustkorb oben gegenüber dem unteren Umfang nur um 3 Centimeter weiter ist, der männliche Brustkorb um nahezu 8 Centimeter. Dieses Maß reicht hin, um bei einer Betrachtung der Geschlechter den Brustkorb der Frau weiter zu finden; er verjüngt sich nach oben viel weniger als der des Mannes. Die Rippen sind kürzer, dünner und nicht so stark gekrümmt, ihre Richtung ist schiefer nach abwärts, es müssen also die schrägen Rippen sich mehr heben, sie müssen beim Atmen einen größeren Bogen beschreiben, um das nötige Quantum Luft aufzunehmen. Der Brustkorb der Frau ist also im oberen Abschnitte etwas weiter als der männliche; die oberen Rippen des Weibes zeigen auch stärkere Atmungsbewegungen als die des Mannes, weil die oberen Lungenlappen bei ihnen stärker entwickelt sind und mehr Luft in sich aufnehmen, als die des Mannes. Deshalb erscheinen die Atmungsbewegungen beim Weibe stärker und der weibliche Busen wogt selbst bei geringen Anstrengungen. Sie ertragen leichter eine Schnürbrust, welche die untere Thoraxpartie einengt, als die Männer, die gerade jenen Teil des Brustkorbes beim stärkeren Atmen zumeist ausdehnen, sie empfinden weniger Atemnot bei Geschwülsten im Unterleib oder der Bauchwassersucht, weil durch die größere Entwickelung der oberen Lungenlappen schon dafür gesorgt wurde, daß während der Schwangerschaft die an und für sich beschwerliche Vergrößerung und Füllung des Unterleibes nicht noch durch Atemnot unerträglich werde. Ungleichheit beider Thoraxhälften ist etwas Gewöhnliches, sie ist nicht immer krankhaft. Die Mehrzahl der Männer, die rechtshändig sind, haben rechts zwischen $^1/_2$—2 Centimeter mehr Umfang als links. Bei Linkshändigen ist es umgekehrt oder es sind beide Seiten gleich. Bei Frauen ist der Unterschied wegen der geringeren Entwickelung des rechten Armes wohl ebenfalls geringer, doch ist hierüber nichts bekannt.

Die Frau besitzt einen etwas längeren **Unterleib** als der Mann. Das wird von allen Beobachtern angegeben, auch die Darstellungen der Antike stimmen damit überein, und alle folgenden Figuren sind ein deutlicher Beleg hierfür, allein die Thatsache hängt offenbar von sehr verschiedenen Umständen ab. Das untere Ende des Brustbeines liegt bei dem Weib höher, und damit auch die Magengrube; dann kommt die geringe Höhe des Beckens in Betracht und endlich der Umstand, daß die unteren Rippen bei der Frau kleinere Bogensegmente beschreiben und mehr gesenkt sind, als jene des Mannes und in den Bauchmuskeln und dem Fett sich dem Blick völlig entziehen. So kommt es, daß schließlich bei der gleichzeitig starken Ausladung des Beckens das Ende des Brustkorbes bei der Frau nicht durch die Haut bemerkbar ist, und daß wegen der hohen Lage der Herzgrube der Leib länger erscheint, als dies in Wirklichkeit der Fall ist. Umgekehrt ist das Thoraxende des Mannes wegen der großen Weite besonders deutlich, und dem hohen und schmalen Becken gerade von vorn betrachtet mehr genähert. Vergleiche die Figuren 24 S. 47, 28 S. 52 und die Figuren der Mädchen.

Das **Becken** bietet die auffallendsten sexuellen Merkmale. Es ist bei der Frau in allen seinen Teilen weit, namentlich sind die schaufelartigen Darmbeine weit ausgelegt. Daher rührt die bedeutendere Wölbung der Hüfte, welche so stark sein kann, daß der Beckengürtel den Schultergürtel an Breite übertrifft. An dem größeren Umfang des weiblichen Beckens beteiligt sich auch das Kreuzbein, das breiter und kürzer und mehr nach hinten gerichtet ist. Die Sitzbeine sind weiter von

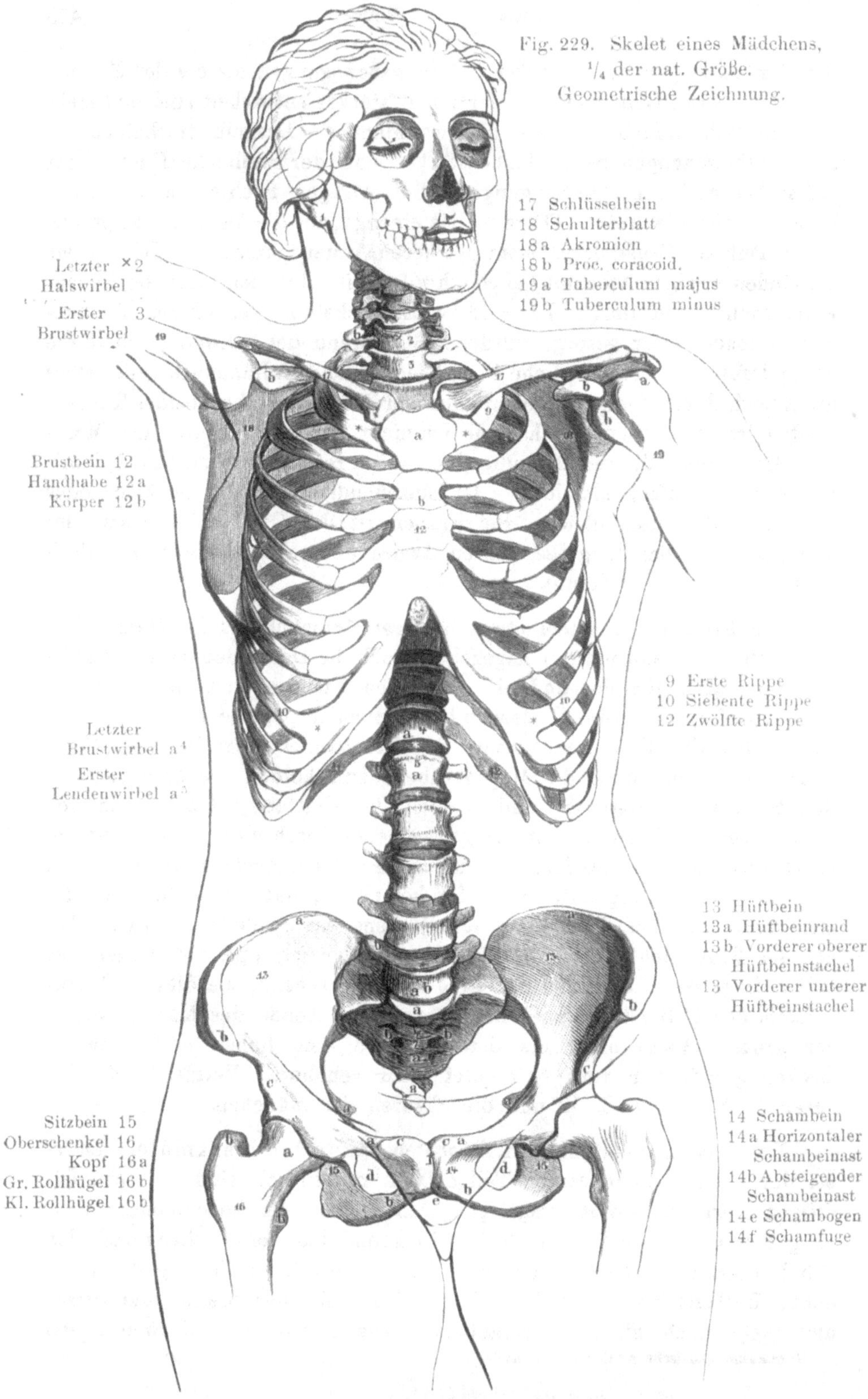

Fig. 229. Skelet eines Mädchens,
1/4 der nat. Größe.
Geometrische Zeichnung.

Fig. 230.

Skelet eines jungen Mannes, $^1/_4$ der nat. Größe, von vorn.

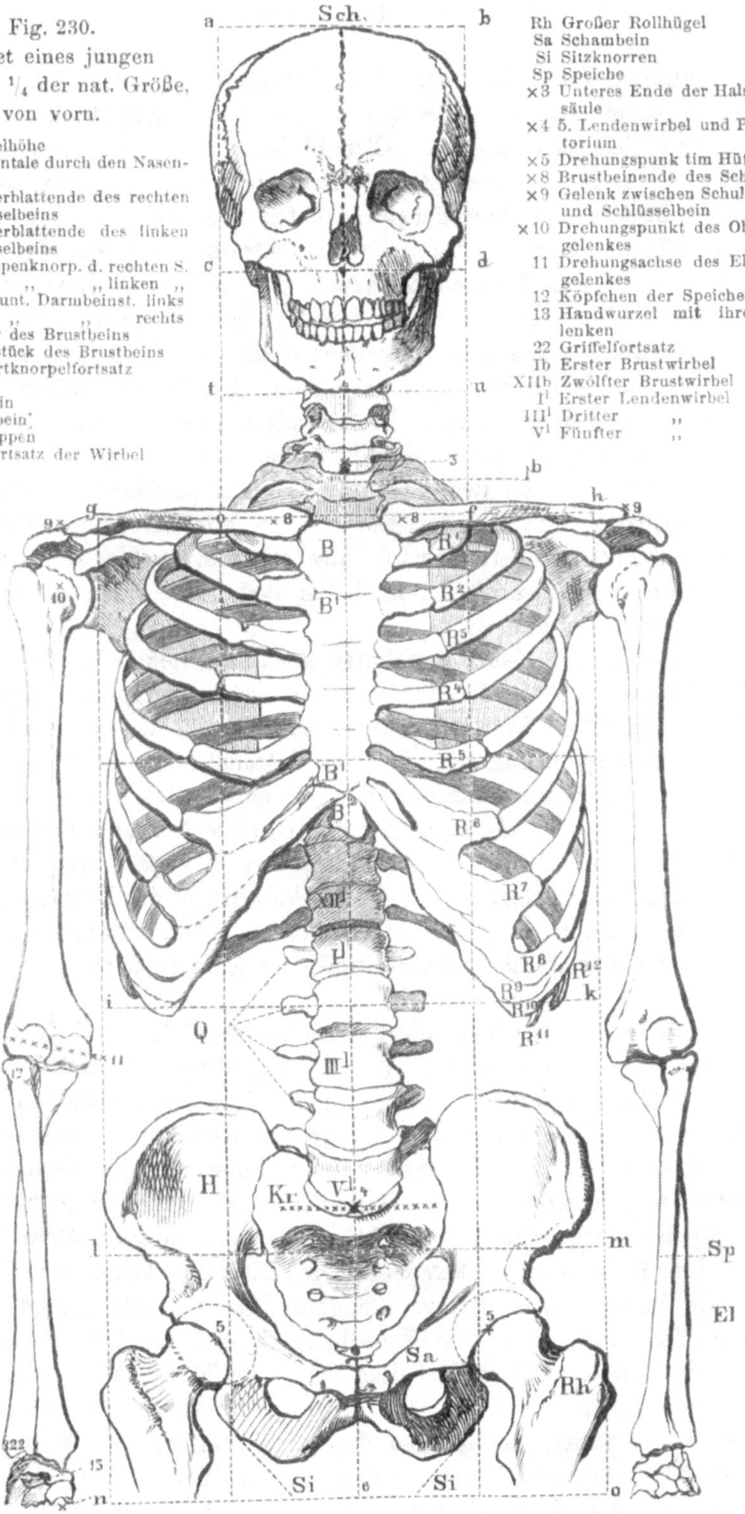

a b Scheitelhöhe
c d Horizontale durch den Nasenstachel
g Schulterblattende des rechten Schlüsselbeins
h Schulterblattende des linken Schlüsselbeins
i 10. Rippenknorp. d. rechten S.
k 10. „ „ linken „
l Vord. unt. Darmbeinst. links
m „ „ „ rechts
B Körper des Brustbeins
B¹ Mittelstück des Brustbeins
B² Schwertknorpelfortsatz
El Elle
H Hüftbein
Kr Kreuzbein
R—R¹² Rippen
Q Querfortsatz der Wirbel
Rh Großer Rollhügel
Sa Schambein
Si Sitzknorren
Sp Speiche
×3 Unteres Ende der Halswirbelsäule
×4 5. Lendenwirbel und Promontorium
×5 Drehungspunk tim Hüftgelenk
×8 Brustbeinende des Schlüsselb.
×9 Gelenk zwischen Schulterhöhe und Schlüsselbein
×10 Drehungspunkt des Oberarmgelenkes
11 Drehungsachse des Ellbogengelenkes
12 Köpfchen der Speiche
13 Handwurzel mit ihren Gelenken
22 Griffelfortsatz
Ib Erster Brustwirbel
XIIb Zwölfter Brustwirbel
I¹ Erster Lendenwirbel
III¹ Dritter „
V¹ Fünfter „

einander entfernt und laden sich aus. Dadurch wird der Schambogen *(Arcus ossium pubis,* Fig. 229 e) weit, während er bei dem Mann (Fig. 230 Nr. 6), im Vergleich dazu eng ist. Allzu breite Hüften sind unschön, und man sollte sie z. B. bei Evagestalten nicht zu stark ausladen, um die Aufgabe der Mutter des Menschengeschlechtes zum Gebären dadurch anzudeuten. Eine mittlere Hüftbreite genügt für jede Art von Fruchtbarkeit, denn der quere Beckendurchmesser ist nicht das Entscheidende, sondern ein Durchmesser, der vom Schambein nach rückwärts gegen das Kreuzbein gezogen werden muss. Frauengestalten mit sehr starken Hüften sehen stets etwas hetärenhaft aus. Die Figur 227 ist gut geformt, ohne doch zu breite Hüften zu haben. Die Form des anschließenden Schenkels ist sowohl an dem Spiel- als an dem Standbein um deswillen schön, weil die Linie gewölbt ist. An dem Spielbein ist dies stärker bemerkbar, als an dem Standbein, auf dem der Körper ausschließlich ruht. Geht der äußere Schenkelkontur gerade nach abwärts vom großen Rollhügel bis zum Kniegelenk, wie dies oft bei Modellen vorkommt, dann entsteht dadurch eine häßliche Linie.

Um den Grad der bisher erwähnten Merkmale beurteilen zu können, sind die Figuren 229—232 so einander gegenübergestellt, daß die Ansicht des weiblichen Skeletes mit der des männlichen direkt von vorn und von hinten vergleichbar ist. Bei der Betrachtung von vorn wird die Verschiedenheit der Stirnbildung, die geringere Größe des Gesichtsschädels, die durchaus andere Gestalt des Brustkorbes und des Beckens sehr gut ersichtlich. Bei der Betrachtung von rückwärts sind zwar nur die charakteristischen Merkmale des Brustkorbes und des Beckens der Beurteilung zugänglich, aber gerade hier treten die oben erwähnten Formen, die als sexuelle Variabilität bekannt sind, mit größter Schärfe hervor.

Die **unteren Gliedmafsen** zeigen eine andere Richtung der Achsen bei der Frau als bei dem Mann. Wegen der größeren Breite des Beckens stehen die Hüftgelenkpfannen weiter auseinander. Eine natürliche Folge davon ist eine stärkere Ausladung der großen Rollhügel. Auch dies bestätigt sich bei der Betrachtung unserer Figuren. Um dennoch die Schwankungen des Körpers beim Gehen, welche eine so beträchtliche Entfernung der Stützpunkte mit sich bringt, zu vermindern, ist der Winkel zwischen dem Hals und dem Mittelstück des Oberschenkelknochens kleiner als bei dem Mann. Eine geringe Abnahme des Winkels genügt schon, um die größere Konvergenz der Oberschenkel gegen das Knie hin bei der Frau herbeizuführen. Dieses Verhalten ist an der Figur 227 deutlich ausgeprägt. Bei dem Spielbein ist die Konvergenz des Oberschenkels gegen das Knie viel stärker, als sie bei derselben Stellung des Mannes auftreten würde. Bei der Frau stellt sich das Knie infolge des obenerwähnten Winkels eben stärker nach innen, wie dies auch von der medicäischen Venus her bekannt ist. Aber auch bei dem Standbein der Figur 227 tritt die Konvergenz hervor.

Als letzter Punkt, den die Knochenlehre mit genügender Sicherheit festgestellt hat, ist die Kürze des Unterschenkels zu nennen, die bis zu 5 cm Unterschied betragen kann.

Die folgende Tabelle giebt die Vergleichung einiger Teile des Skeletes. Sie gründet sich auf Mittelzahlen in Centimetern, an mehreren wohlgebildeten Skeleten gewonnen, von welchen die männlichen eine Höhe von 162—172, die weiblichen eine Höhe von 151—162 cm hatten.[1]

Länge der Skeletteile.	Männlich.	Weiblich.
Höhe des Kopfes	14	13
Länge der Wirbelsäule	70	68
„ des Brustbeins	18	16
„ „ Oberarmknochens	32	30
„ der Elle	26	23
„ „ Speiche	24	22
„ des Oberschenkelknochens	55	43
„ „ Schienbeines	39	34

Aus diesen Unterschieden des Skeletes erklären sich manche der Hauptformen der Frau. Bei mustergiltigen Modellen sind die Unterschiede leicht durch absolute Zahlen nachzuweisen, aber Mittelzahlen verwischen diese Unterschiede. Zu ihnen gehören auch die Verschiedenheiten des Fettpolsters.

2) Das Fettpolster.

Viele Einzelnheiten wurden schon in dem Abschnitt über die Haut erwähnt. Hier sei nur auf die beträchtliche Anhäufung von Fett hingewiesen, das in der Umgebung des Beckens alle scharfen Knochenformen verhüllt, und sich eine beträchtliche Strecke an dem Unterleib hinauf und an dem Oberschenkel hinab erstreckt. Der äußere Kontur des Schenkels beschreibt eine konvexe Linie, die nur bei forcierter Streckstellung an dem großen Rollhügel endigt. Bei ruhiger Haltung erstreckt sich der Kontur mit geringer Unterbrechung hinauf bis zu der Lendengegend. (Vergleiche die vortrefflichen Konturzeichnungen in Albrecht Dürer's Proportionslehre, die Figur 227 und die folgenden Figuren.)

Wie in der Umgebung des Beckens, so sind auch an dem übrigen Körper alle Teile durch das Fett überkleidet, welche bei dem Manne scharfe und eckige Formen aufweisen. Auch auf das Knie erstreckt sich das Fett, die Kniescheibe bildet nur eine rundliche Erhabenheit. Die Fettpolster im Innern des Kniegelenkes sind so stark, daß sie in der ruhigen Streckstellung das Kniescheibenband verdecken. Nur in der

[1] W. Krause, Handbuch der menschlichen Anatomie. Hannover 1879.

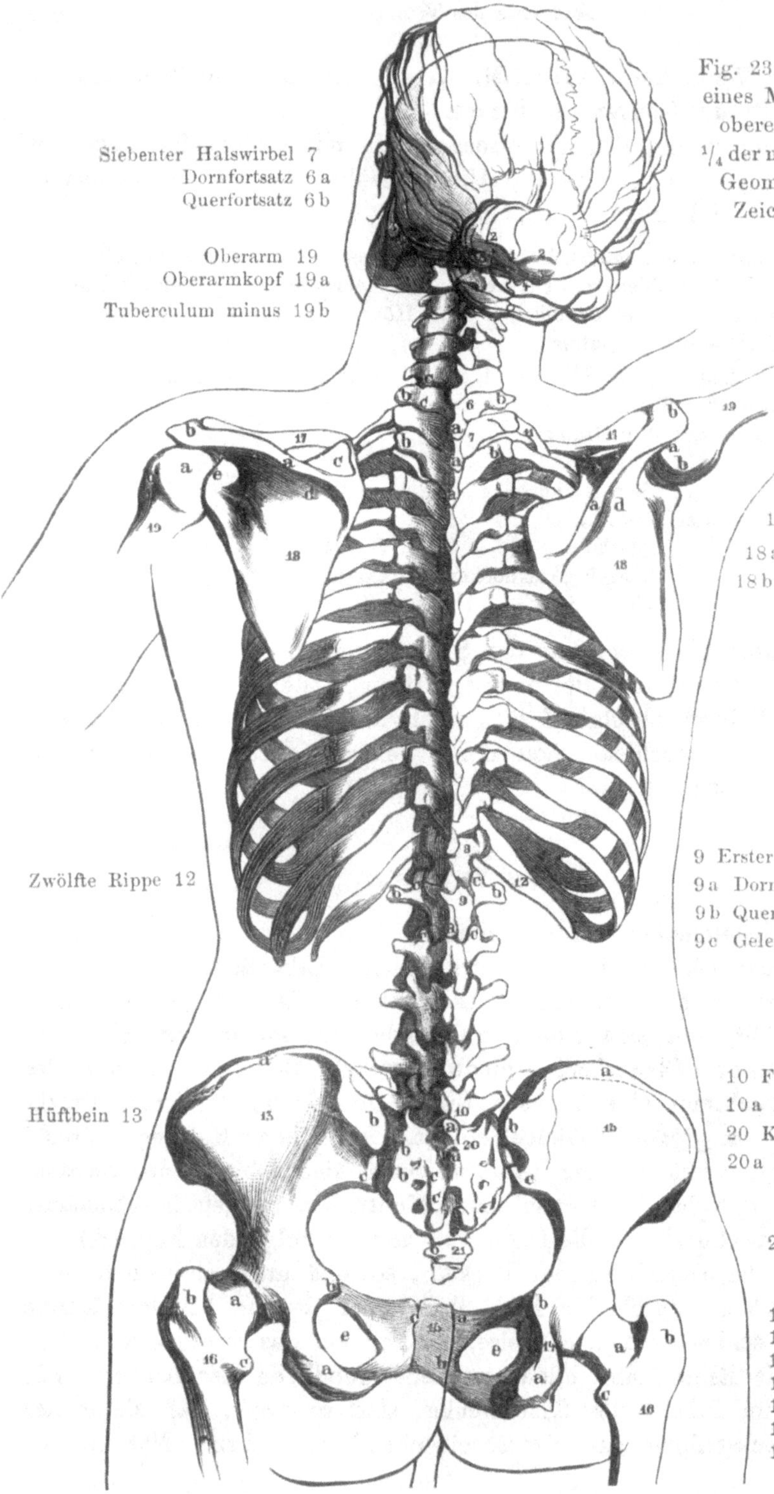

Fig. 231. Skelet eines Mädchens, obere Hälfte. 1/4 der nat. Größe. Geometrische Zeichnung.

Fig. 232.
Skelet eines jungen Mannes, $^1/_4$ der nat. Größe, von hinten.

- a b Scheitelhöhe
- c d Horizontale durch die Ebene der Hinterhauptsöffnung
- e f Linie zwischen d. oberen Schulterblattwinkeln
- g h Entfernung der beiden Schlüsselbeinenden
- i k Horizontale durch den 10. Rippenknorpel
- l m Horizontale durch den vorderen unteren Darmbeinstachel
- n o Horizontale etwas unterhalb der 4. Kopfhöhe

- t u, ab Kopfhöhe bis zu dem Unterkieferrand
- El Elle
- H Hüftbein
- K Kreuzbein
- O Ellbogen
- Q Querfortsatz des Lendenwirbels
- R Rippen
- Rh Großer Rollhügel
- Sa × Schambein
- Sch Scheitellinie
- Si Sitzbein
- Sp Speiche
- 10 Drehungspunkt des Oberarmkopfes
- I b Erster Brustwirbel
- XII Zwölfter Brustwirbel
- I Erster Lendenwirbel
- III Lendenwirbel
- V Lendenwirbel

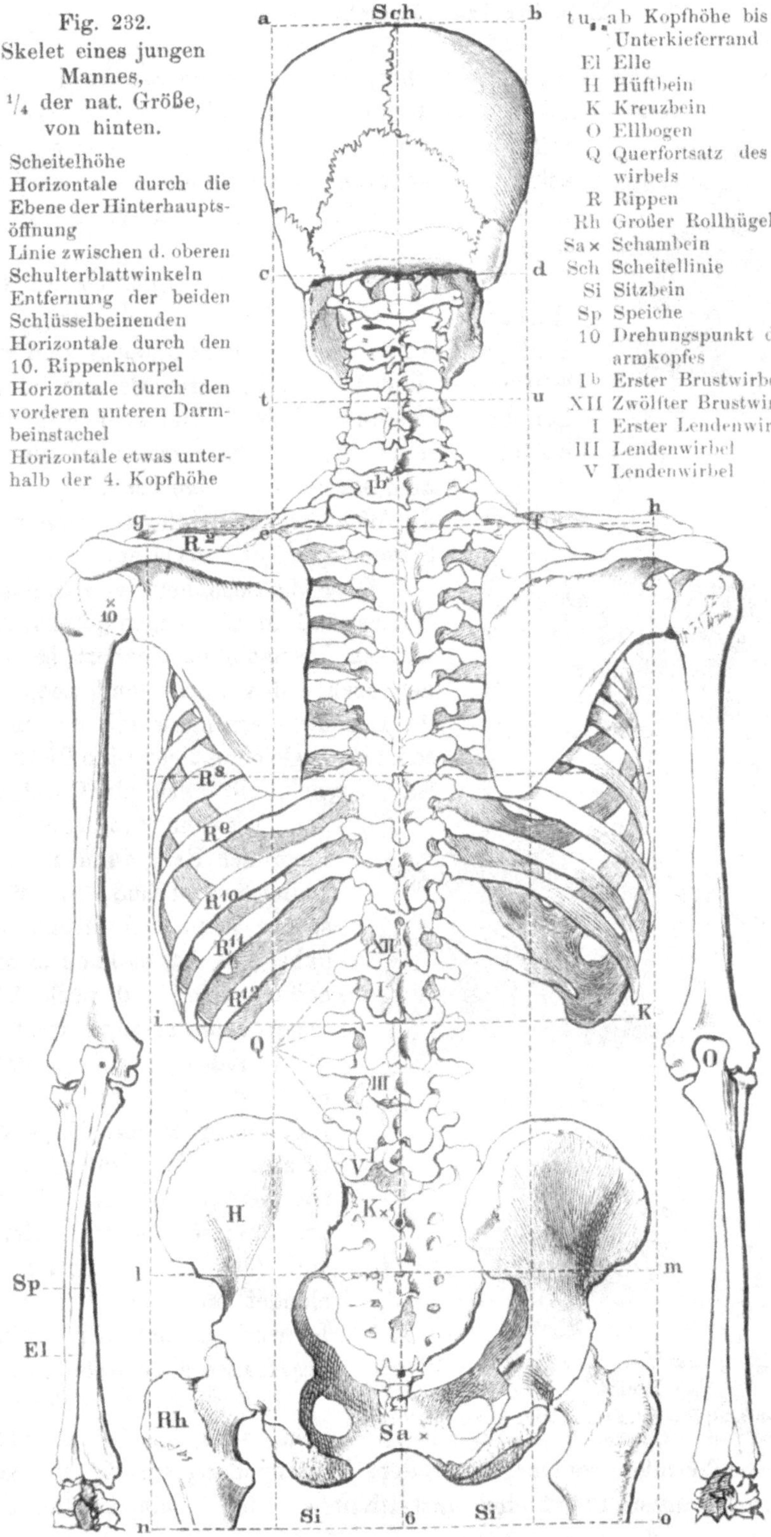

Beugung werden einige Teile deutlicher, weil die Fettpolster dann in der Tiefe des Gelenkes versinken. Auch am Unterschenkel ist die Haut so mit Fett gepolstert, daß man kaum mehr als eine schwache Andeutung der bei dem Manne so deutlichen vorderen Schienbeinfläche und ihrer Formen wiederfinden wird.

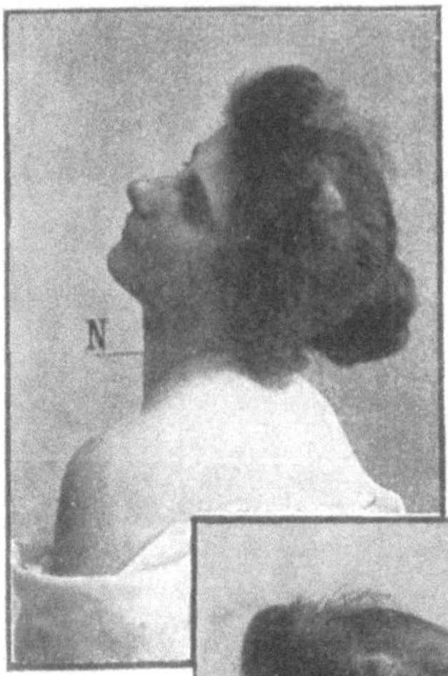

Fig. 233.

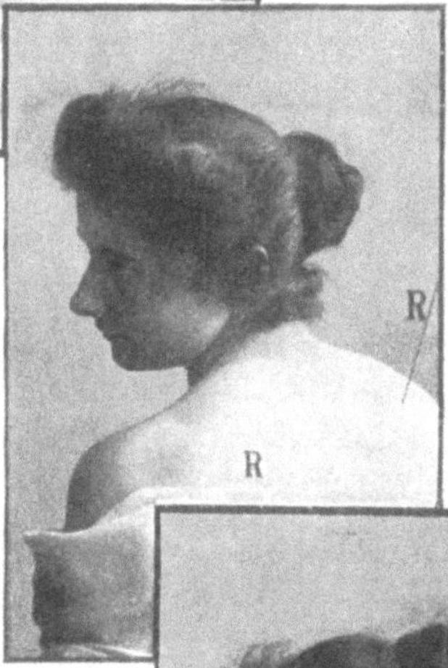

Fig. 234.

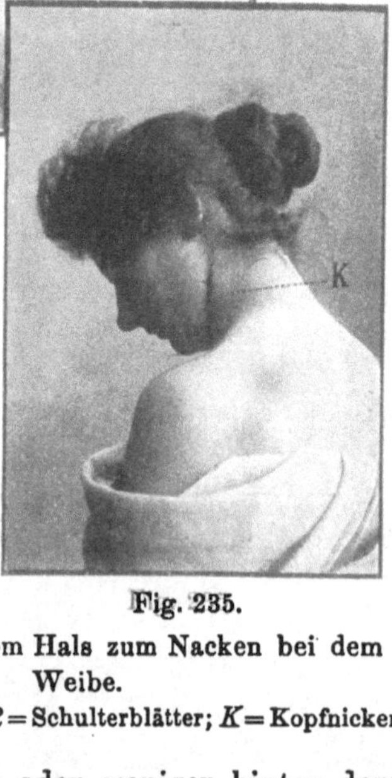

Fig. 235.
Der Übergang vom Hals zum Nacken bei dem Weibe.
N = Nackenfalte; *R* = Schulterblätter; *K* = Kopfnicker.

An dem Hals und an der Brust wie an dem Rücken wiederholt sich dieselbe Erscheinung. Die kantigen Formen des männlichen Halses sind verschwunden, und der Kehlkopf nur als eine leichte Erhöhung bemerkbar. Er ist viel kleiner als der männliche, auch die Luftröhre ist enger als bei dem Manne, zwei Eigenschaften, welche die Weichheit und Höhe der weiblichen Stimme genügend erklären.

Über die Schönheit des weiblichen Halses sind die Meinungen geteilt. Bei antiken Frauenbildern nähert er sich der drehrunden Form, und auch für die Lebenden von heute gilt er um so schöner, je gleichmäßiger seine Rundung ist. Deshalb gilt auch als Regel bei der Auswahl von Modellen: wenn der Hals dünn ist und zugleich drehrund, so ist er schön; wenn er drehrund und dabei dick ist, so kann er sehr häßlich sein, und noch häßlicher kann er sein, wenn er dünn und dabei nicht drehrund ist, denn im letzteren Fall ist er mager, Magerkeit ist aber häßlich, denn sie rührt von Krankheit oder Hunger her, oder von beiden zugleich, und der Gedanke daran beelendet auch den Beschauer. Es wird gelehrt, der Umfang des Halses solle dem größten Umfang der Wade gleichkommen, aber dies ist unrichtig, er bleibt mehr oder weniger hinter dem Wadenumfang zurück (Brücke). Daß es unter allen Umständen unstatthaft sei, den Kopfnicker an dem weiblichen Hals zu zeigen, der doch dem männlichen zur offenbaren Zierde gereicht, ist kaum berechtigt. Vergleiche den Hals des Mannes Figur 156 mit dem Frauenhals, der in verschiedenen Stellungen von Figur 160—163 abgebildet ist; man wird zugeben müssen, daß manche dieser Frauenhälse schön sind, obwohl der Kopfnicker hervortritt.

Vorn grenzt sich der Hals nach unten zu durch die Schlüsselbeine ab, die nur ganz schwach sichtbar sein dürfen. Hinten dacht er sich ab in die Konturen, welche vom Nacken zu den Schultern führen und die dem Trapezmuskel angehören (Fig. 29 S. 53 Mann von hinten und Fig. 28 S. 52 Mann von vorn). Dieser Kontur darf nicht schräg abfallend sein, weder bei dem Mann noch bei der Frau, denn dies giebt eine unschöne Form. Dieser Übergang ist gut in der Figur 227—235 und den folgenden. Aber dies gilt nur bei bestimmten Haltungen. Auch dieser Kontur ist in hohem Grade von der Aktion abhängig. Sobald sich die Arme erheben (Fig. 227) wird die Grenze von Hals und Schulter verschärft, sinkt dagegen der Arm herab, wie dies bei der Figur 236 links der Fall ist, und sinkt der Körper gleichzeitig etwas nach derselben Seite, dann wird der Kontur schief abfallend. Dort ist er aber eine Folge der Aktion und wird dennoch für schön genommen, weil er nicht von mangelhafter körperlicher Gestaltung herrührt. Abfallende Schultern hängen mit einem mangelhaften Bau des Thorax zusammen, er ist oben nicht breit genug ausgelegt und bietet deshalb der Schulter nicht genügenden Halt. — Die Frage, ob der „Schwanenhals“, d. h. der lange Hals, schön sei, darf man wohl verneinen. Die Vorliebe für lange schlanke Hälse zeigt sich nicht in der Antike, sondern erst im späteren Mittelalter und in der Frührenaissance und hängt mit der Vorliebe für schlanke Gestalten überhaupt zusammen.

An manchen Frauenhälsen sieht man ein oder zwei ringförmig verlaufende Linien, Spuren von Falten, welche einst im Kindesalter vorhanden waren, als noch der Fetthals des kleinen Kindes existierte. Die Falten finden sich in der vorderen Halsregion, können sich aber auch auf die Seitenfläche des Halses fortsetzen. Sie sind schon von Bildhauern des Altertums bemerkt und wiedergegeben worden und kommen an mehreren antiken Venusgestalten vor. Wo sie sich am lebenden Modell finden, sind sie sorgfältig nachzubilden, denn sie sind eine Zierde, insofern sie ein Zeichen der Jugend sind und wohl nur bei frischer und auf ihren Unterlagen wohlbefestigter Haut vorkommen. Sie haben nichts zu thun mit Falten, die sich bei Bewegungen des Halses leicht in einer schlaffen Haut bilden.

Um die beträchtliche Änderung der Formen sich zu vergegenwärtigen, welche lediglich der Überzug von Fett, der sich über die Muskeln hinweglegt, herbeiführt, genügt ein Blick auf die Abbildungen, welche die eckigen und starken Formen des Mannes an Brust und Armen wiedergeben, die wir an ihm bewundern, während sie uns an der Frau abstoßend erscheinen würden. Vergleicht man damit die Linien an den Gliedern der Frau (Figur 227 und 228), so wird der Grad des sexuellen Unterschiedes vollkommen deutlich. Die Anordnung, der Bau und deshalb die Mechanik der Muskeln und Gelenke ist dieselbe, das Fett aber erhält die Bedeutung eines sexuellen Merkmales, das alle harten Formen mit seinem weichen Schleier überzieht, der mehr ahnen als sehen läßt.

Auf einen wichtigen sexuellen Unterschied, auf den schiefen Ansatz des Armes wurde in der Knochenlehre (S. 152) hingewiesen, er ist an der Figur 236, und zwar am rechten Arm, deutlich vorhanden, aber in keinem allzustarken Grade entwickelt und überdies durch die ganze Haltung gemäßigt, der Arm ist nämlich wenig pronirt, und damit der schiefe Ansatz etwas verschleiert. — Der Oberarm ist bei der Frau nicht so stark abgeplattet wie bei dem Mann, aber er ist keineswegs drehrund, wie ihn die Antike dargestellt hat. In der Renaissance wurde die natürliche Form etwas mehr berücksichtigt. Auch wurde die Breite des Unterarmes zum deutlicheren Ausdruck gebracht. Die Meister der Renaissance waren eben viel stärkere Naturalisten als man nach den hergebrachten Lehren anzunehmen gewohnt ist. — Knaben haben mehr abgeflachte Oberarme als Mädchen, es entwickelt sich aber schon frühe — mit dem 12—14. Jahre die Annäherung an die männlichen Eigenschaften. Spätere Meister der Renaissance haben ihren Engeln bei sonst vorherrschendem männlichen Typus Weiberarme gemalt, während Andrea del Sarto den seinigen mit Vorliebe Knabenarme malte. Die Engel denkt man sich durchweg männlichen Geschlechtes, wenn also Palma der Jüngere seinen Engeln sehr ausgesprochene, schöne Mädchenarme malte (Brücke) und auch im übrigen der weibliche Charakter bei ihnen vorherrscht, so hat er sich eben von der Tradition befreit. Man darf übrigens nicht vergessen, daß es sehr schöne und für die künstlerische Verwendung sehr brauchbare Frauenarme giebt, bei denen vermöge einer kräftiger entwickelten Muskulatur der Deltamuskel und auch die Beuger und Strecker des Armes sich mehr oder weniger bemerklich machen. Dennoch erscheint ein solcher Arm nicht männlich, wenn ein mäßiges Fettpolster die Formen weich erhält. Solche Arme eignen sich für Karyatidengestalten, um etwas Kraft zum Ausdruck bringen zu können. — Es ist ein im Publikum viel verbreitetes Vorurteil, daß körperliche Übung (Turnen) an dem Arm der Mädchen männliche Form hervorrufe. Eben jetzt zieht durch die Städte Europas eine Schar von Mädchen, welche die erstaunlichsten Kraftleistungen vollführen, und doch besitzen ihre Arme und Beine nicht männliche, sondern weibliche Formen. Bekannt ist wohl noch vielen die Trapezturnerin Leona Dare, welche als Begleiterin des Zirkus Renz die Schönheit ihrer weiblichen Arme in allen großen Städten der Welt zur Schau gestellt hat. Bei Frauen, welche sich in der sogenannten zweiten Blüte befinden, kommen oft sehr schöne Arme zur Entwickelung, nicht durch Zunahme der Muskulatur, sondern durch Zunahme des Fettes. Es kommt dadurch eine größere Übereinstimmung mit dem übrigen Körper zu stande, denn man wird zugestehen, daß die Arme des Mädchens (Figg. 227, 228) etwas zu schwach sind im Vergleich mit dem übrigen Körper. Die stärkere Ablagerung von Fett im Bereich der Arme vollzieht sich bei den Frauen erst nach dem 30. Jahre und später (zweite Blüte). —

Die **Brüste** liegen auf dem großen Brustmuskel und sind mit ihm durch derbes Gewebe verbunden. Eine wohlgeformte, pralle weibliche Brust reicht mit ihrer Basis von der dritten bis zur sechsten Rippe. Tiefer stehende Brüste sind keine Zierde. Sie dürfen nach unten durch keine Falte begrenzt sein, auch dann nicht, wenn das Modell aufrecht steht und die Arme herabhängen. Jungfräuliche Brüste sind schief aufgesetzt, die Warzen stehen nicht gerade, sondern seitwärts. „Die Brüste müssen in Feindschaft miteinander leben; während die eine nach rechts sieht, muß die linke nach links sehen," ist eine Regel, welche die Bildhauer aufstellen. Die ernährenden Schlagadern treten von hinten her in die Drüse ein und stammen zu einem großen Teil aus dem Innern des Brustraumes, die Venen dagegen sammeln sich sowohl in der Tiefe der Drüse als auch an ihrer Oberfläche. Auch die Brüste haben also Hautvenen, die namentlich während des Stillens erkennbar sind, weil zu dieser Zeit mehr Blut das Organ durchströmt. Die Befestigung auf dem großen Brustmuskel zwingt die Brüste, seinen Bewegungen zu folgen. Nähern sich die Arme, so nähern sich auch die Brüste, hebt sich der Arm, wobei der Muskel, lang und gedehnt, sich über einen großen Raum ausbreitet, so hebt sich die Brust mit ihm (Fig. 228), umgekehrt senkt sie sich mit dem Arm, und entfernt sich von der Mittellinie, wenn sich derselbe nach rückwärts wendet. Die Verschiebungen sind nicht sehr bedeutend, weil die Brüste auf dem Ursprungsgebiet des Muskels liegen, aber doch groß genug, um beachtet zu werden. Bei der verwundeten Amazone auf dem Kapitol ist auf der Seite des erhobenen Armes der Höhenunterschied in der Lage der Brüste sehr wohl berücksichtigt. Bei der milesischen Venus steht die linke Brust höher, was auf eine hohe Haltung des fehlenden Armes hinweist.

Die Brüste stellen anatomisch betrachtet einen Drüsenhaufen dar, dessen Ausführungsgänge auf der Brustwarze *(Papilla mammae)* ausmünden, die von einem Hofe *(Areola mammae)* sich erhebt. Die Brustwarze ist samt dem Warzenhof von der umgebenden Haut durch unebene Oberfläche und dunklere Färbung verschieden. Der Warzenhof mißt bei dem Weibe 3—5 Centimeter, bei dem Mann nur 2—3 Centimeter. In dem Warzenhof sind Muskelzellen einer besonderen Art verbreitet, welche gegen die Warze in die Höhe steigen und sich dort netzförmig verbinden.

Sie umgeben die Milchgänge, welche zur Spitze der Papille emporsteigen. Talgdrüsen sind sowohl über den Warzenhof als auch über die Warze verbreitet. Sie bedingen die Unebenheit des Warzenhofes. Bei Brünetten ist der Warzenhof und die Warze stark pigmentiert, bei Blondinen schwach; doch kann die Pigmentierung auch vollständig fehlen. Das Pigment vermehrt sich bei eintretender Schwangerschaft, der Warzenhof vergrößert sich bedeutend, verkleinert sich aber wieder nach Beendigung des Stillens.

Die Brüste der weißen Rassen sind im jungfräulichen Zustande halbkugelig, bei den farbigen Rassen ist dies nicht immer der Fall. Die zahlreichen Photographien von Mädchen und Frauen aus Afrika und den Inseln des indischen Ozeans zeigen nicht immer, aber doch oft genug Brüste, welche mehr in die Länge gezogen und zugespitzt sind. Es ragt dann der ganze Warzenhof stark über die übrige Brust hervor und die Papille ist wenig von ihm abgesetzt, während dies sonst deutlich der Fall ist. Die alten wie die neuen Bewohnerinnen des Nillandes scheinen in weitaus überwiegender Menge, ebenso wie diejenigen Indiens die halbkugeligen Brüste zu besitzen, denn weder die Darstellungen der Sphynxe und anderer himmlischer Wesen, noch die Darstellungen irdischer Schönheiten lassen spitze Brüste erkennen.

An der Figur 227 ist die Brust nicht mehr ganz jungfräulich, sie ist bereits etwas welk, aber durch die emporgehobenen Arme doch noch in eine so günstige Lage gebracht, um nicht störend zu wirken. Die Brust macht den Eindruck zu großer Rundung, während doch die edlere Form mehr kegelförmig ist, wie in der Figur 228. Solche gutgeformte Brust kommt bei Frauen, die geboren haben, niemals vor; sie kann nicht vorkommen, weil während der Schwangerschaft in der Brust Veränderungen vorgehen, welche für alle späteren Zeiten ihre Konsistenz beeinträchtigen, auch wenn sie nicht gesäugt haben. Von der jungfräulichen Brust wird verlangt, daß sie der Schwere fast gar nichts nachgebe, wie dies auf der Figur 228 der Fall ist. Eine leichte Wirkung der Schwere läßt sich freilich erkennen; die untere Hälfte des Kegels ist etwas stärker gewölbt als die obere. Diese Form findet sich bei den meisten Venusgestalten des Altertumes, so bei der medicäischen und bei der Venus von Milo. Ein Schritt weiter führt zur Brust der kapitolinischen Venus. Sie ist größer und schwerer. Sie zeigt wohl die Grenze, über welche man bei nackten Idealgestalten nicht hinausgehen soll. — Die Figuren MICHELANGELO's zeigen Brüste, welche wesentlich von den oben geschilderten abweichen. Er hat offenbar Frauenbrüste dargestellt, welche mehr der Schwere folgen als jene der Jungfrauen, ja es deuten manche Zeichen darauf hin, daß teilweise die Brüste toter Frauen als Modell gedient haben.

Die Zwischenräume zwischen den Brüsten sind verschieden, in der

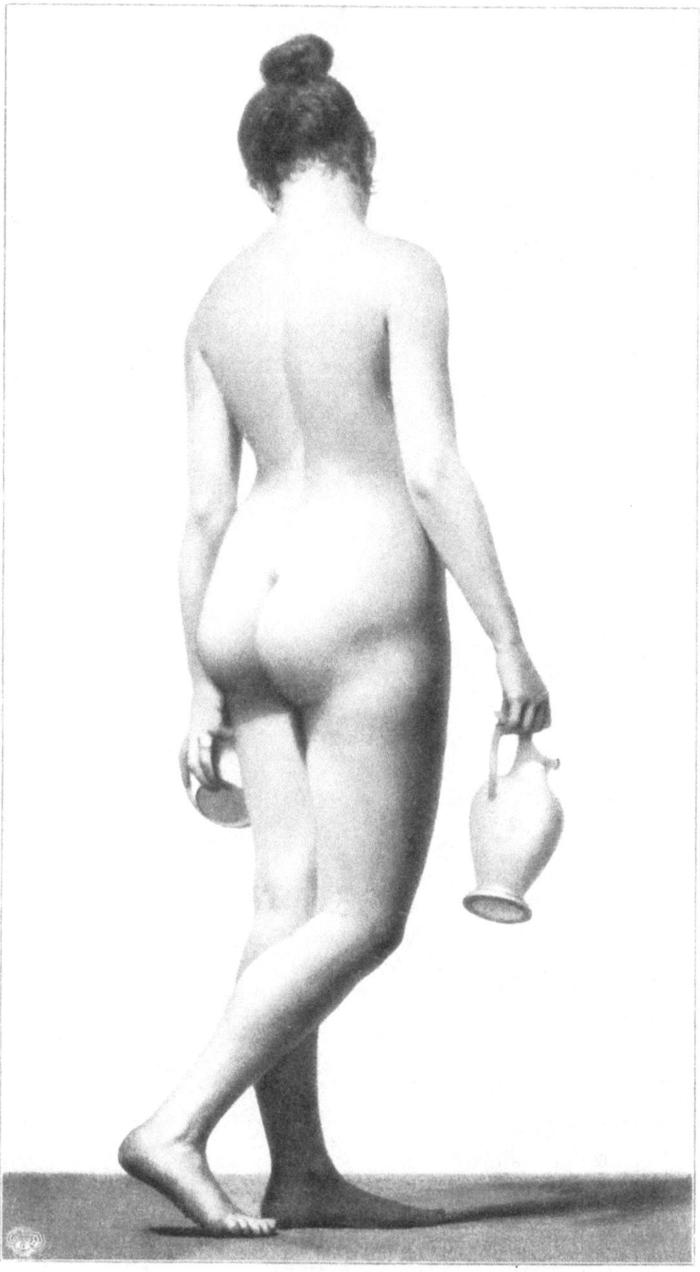

Fig. 236. Mädchen von rückwärts und der Seite gesehen, während langsamen Schrittes. Das rechte Bein im Begriff, den Boden zu verlassen. Nach einer Photographie von Anschütz.

Figur 227 ist er groß. Auch bei den Antiken kommen solche weit auseinanderstehende Brüste vor, wie bei der barberinischen Juno, während sie bei der kapitolinischen Venus einander nahegerückt sind. BRÜCKE meint, die Form des Brustkorbes sei der Grund dieser Verschiedenheiten, und zwar bedinge flacher Thorax weitabstehende Brüste. — Für ihr Studium ist noch beachtenswert, daß die Warze mit dem Warzenhof tief liegen oder erhöht sein kann. In der Brustwarze und um dieselbe herum liegt ein Lager von sich sehr langsam bewegenden Muskelfasern. Wenn sie sich zusammenziehen, so erhebt sich die Warze, wenn sie erschlaffen, so verschwindet sie fast und der Kontur der Warze geht wie bei den Antiken allmählich in den Kontur der Brust über, wie an der „Nacht“ von MICHELANGELO oder an manchen neueren Kunstwerken. Es werden hier zwei verschiedene Zustände der Brustwarze zur Darstellung gebracht, die Warze im aufgerichteten und die Warze im erschlafften Zustande. — Tiefer Ansatz der Brüste hängt mit einer mangelhaften Form des Brustkorbes zusammen, bei dem die Rippen in der Mittellage zu stark nach abwärts gerichtet sind.

Die Fläche zwischen dem Schlüsselbein, den Brüsten und den Schultern ist bei den Frauen leicht gewölbt, aber sonst ohne auffallende Hervorragungen und Vertiefungen. Die Übergänge zu den Schultern sind weich. Die Halsgrube darf nur leicht eingedrückt sein, ebenso die obere und untere Schlüsselbeingrube und das Schlüsselbein soll nicht hervortreten (Fig. 17 u. 18). Mit dem Heben und Senken des Kopfes treten manche Veränderungen auf, die aber nicht so bedeutend sind, wie jene, welche durch das Heben und Senken der Arme hervorgerufen werden. Wie beträchtlich die Veränderungen bei dem Heben der Arme sind, zeigt die Figur 227. Das Schlüsselbein hat eine aufsteigende Richtung und die Haut und der Brustmuskel bilden am unteren Rand des Schlüsselbeines eine tiefe Falte, die nach vorn gegen die Brust allmählich ausläuft.

Zwischen der Brust und der Schulter liegt als Bestandteil der vorderen Wand der Achselhöhle eine Hervorragung, welche an zahlreichen Antiken und namentlich an der Venus von Milo sehr schön ausgeprägt ist. Am lebenden Modell hängt sie ab von der kräftigen Entwickelung des Brustmuskels (Fig. 192 von dem Manne) und von einer mäßigen, nicht zu starken und auch nicht zu schwachen, Fettdecke. Sie bewirkt den schön geschwungenen Übergang zu dem Arm.

Die Schultern sollen gut gewölbt sein, wie in den Figuren 228 und 236. Sie sollen nicht zu hoch und nicht zu tief stehen. Ein häufiger Fehler ist die mangelhafte Entwickelung des Deltamuskels, die wohl auf zu wenig Übung beruht. Dieser Muskel hebt den Arm hoch, wie beim Pflücken der Früchte von einem Baum und dergleichen. Bei jungen Mädchen höherer Stände beengt die Kleidung den Gebrauch des Armes, und führt so allmählich eine Verkümmerung herbei. Fettablagerung kann zwar die Form etwas verbessern, aber nicht vollkommen ersetzen. Wie sehr das Fett die Formen abändert bei Mann und Frau, lehrt die Vergleichung der männlichen und weiblichen Schultern. Sie zeigen insofern einen beträchtlichen Unterschied, als alle Muskeln weicher und durch mehr Fett verhüllt sind, Unterschiede, die auch bei dem Betasten bemerkbar werden.

Der Unterleib der Jungfrau zeigt nur die allgemeinen Linien derjenigen Gliederung, die bei dem Mann so stark hervortritt und besonders an den geraden Bauchmuskeln, der seitlichen Grenzfurche und den Rändern des äußeren schiefen Bauchmuskels zu bemerken ist; der größere Fettreichtum mildert alle diese Formen. Ein kleiner Bauch ist offenbar ein Attribut jungfräulicher Schönheit und jede stärkere Wölbung wirkt unschön. Nur zu oft ist er durch größere Mengen von Nahrungsmitteln und Gasen ausgedehnt. An der Figur 227 ist dies wahrscheinlich der Fall gewesen, denn das Licht unterhalb des Nabels deutet auf eine größere Fülle, als man bei den übrigen Formen des Körpers erwarten sollte. Diese kann aber nur von dem erwähnten Inhalt oder von einer allzufrühen Schwellung durch Fettablagerung herrühren. Ein noch stärker gewölbter Bauch galt einmal für schön zur Zeit Lukas Cranach's. Damals war er oft hervorgerufen durch die Schnürleiber, die nicht so weit nach abwärts reichten wie heutzutage, dafür aber die Brust um so mehr abplatteten.[1] Bei dem Umstand, daß die Arme der Figur 227 emporgehoben sind, ist die Dicke des Unterleibes noch auffallender, denn bei solcher Haltung sollte er viel weniger hervortreten, als dies der Fall ist. Dieser Tadel trifft die Figur 228 nicht, obwohl der Unterleib trotz des emporgehobenen Armes ebenfalls in kräftiger Wölbung hervortritt. Denn hier ist dieselbe bedingt durch die Geräte, welche in den Händen getragen werden. Obgleich dieselben nicht schwer sind, zwingen sie doch den Oberkörper zu stärkerem Rückwärtsbiegen, die Lendengegend wird vertieft, d. h. das Kreuz wird hohl gemacht, wie es populär ausgedrückt wird, und dadurch ist der Unterleib so hervorgewölbt, wie dies in der Figur 236 zu bemerken ist.

Der Nabel wird allgemein als vertieft dargestellt, denn ein hervorragender Nabel beruht auf mangelhaftem Verschluß während der ersten Lebenstage. Dagegen wird bei den Frauen und Jungfrauen die Umgebung des Nabels durch Fettablagerung hervorgehoben, jedoch immer in der Weise, daß der Verlauf der mittleren Bauchlinie nicht völlig verdeckt wird. In der Figur 227 ist diese Wölbung ansehnlich und der Nabel bildet eine etwas zu tiefe und zu große Grube. — Die jungfräuliche

---

[1] Über die verschiedene Auffassung weiblicher Schönheit im Quattrocento und im Cinquecento siehe H. Wölfflin, Die klassische Kunst. Mit 110 Abbildungen. München 1899.

Konfiguration des Bauches wird verwischt durch Schwangerschaft und Geburten. Nach der Ausdehnung, welche die Haut und das darunter liegende Bindegewebe während der Schwangerschaft erlitten haben, erlangen sie selten ihre frühere straffe Beschaffenheit wieder.

Die Linie der Weichen, zwischen Brustkorbende und dem Seitenrande des Hüftbeinkammes, ist bei schönem Körperbau gut gewölbt, wie in den Figuren 227 und 228. Die Linie von der Figur 228 ist tadellos und nicht durch frühzeitigen Gebrauch des Mieders, des Schnürleibes, entstellt. Dies geht daraus hervor, daß weder in dieser noch in den folgenden Figuren die unteren Teile des Brustkorbes eingeschnürt sind und daß sich die Linie ohne Unterbrechung in die zum Rollhügel hinabsteigende Hüftlinie fortsetzt. Nur links ist die Einsenkung am Brustkorb etwas stark, wie dies eben durch die Stellung bedingt ist. Der Brustkorb sinkt wegen der Biegung der Wirbelsäule ein und gleitet an dem Hüftbein nach innen, während dieses in die Höhe getrieben wird. Dadurch markiert sich die ganze Hüftlinie stärker und setzt sich deutlicher von dem Trochanter ab, als dies rechts der Fall ist. Bei der Weichenlinie muß also das Ende des Brustkorbes bemerkbar sein, oder es muß sich vielmehr in einer leichten Einsenkung ahnen lassen. In der Figur 227 ist die Stelle deutlich zu erkennen, in den folgenden Figuren nicht mit gleicher Deutlichkeit. Die Figuren 228 und 236, namentlich die letztere ist lehrreich, weil die Weichenlinie und die darüberliegende durch das Brustkorbende bedingte Einsenkung als normal bezeichnet werden können und eine schöne Linie zeigen. Aber diese Linien sind nicht bei allen Ansichten des Körpers tadellos. Die Figuren 228 und 236 stammen von derselben reifen und voll entwickelten Jungfrau und sind durch Momentaufnahmen gewonnen, allein die Ansicht von hinten (Fig. 237) ist von der Lendengegend an bis gegen die Mitte des Oberschenkels unschön. Das Gesäß wirkt bei dieser Ansicht zu stark, während dies bei den Figuren 228 und 236 durchaus nicht der Fall ist. Die Beckengegend ist zu stark gegenüber der Schulterbreite und die Arme sind etwas zu schwach. Dazu kommt, daß an dem Standbein links, durch den Zug des *Lig. ileo-tibiale* (Hüftschienbeinband) der Kontur der äußeren Schenkelfläche nicht mehr gewölbt, wie an den Figuren 228 und 236, verläuft, sondern vertieft von dem Rollhügel zu dem Knie herabzieht. Obwohl hier offenbar ein normales Verhalten vorliegt, und zwar eines sonst gut geformten Körpers, sind diese Linien doch keineswegs schön, wenigstens unserem Auge so ungewohnt, daß ihre Wiedergabe Bedenken erregen würde.

Alle die bisher geschilderten Formen betreffen die aufrechte Körperhaltung, wie diejenige der Figuren 228—236. Andere Stellungen rufen, wie bei dem Manne, auch neue Erscheinungen auf der Oberfläche des Körpers hervor. Beugen des Körpers nach vorn bedingt in den Bauchdecken oberhalb des Nabels einen querverlaufenden Knick, wie an der

Danaide des Vatikans. Er entsteht auch beim Sitzen mit vorgebeugtem Körper und zwar dadurch, daß der unterste Teil des Brustkorbes sich nach rückwärts bewegt und die Bauchdecken nach sich zieht. Unterhalb des Knickes wölbt sich der Bauch hervor. Der Knick kann sich zu einer Falte vertiefen bei Anwesenheit von viel Fett oder bei schlaffer Haut und gleicht dann einer mit Bindfaden tief eingeschnittenen Furche und ist unschön. Wenn aber die Vertiefung rein und offen daliegt, dann ist sie sicher als eine wesentliche Schönheit zu betrachten und auch schon oft von namhaften Künstlern als solche gewürdigt worden. Das Ebengesagte gilt nur von jugendlichen und gut geformten Modellen. Bei Frauen, die schon geboren haben, oder die einen fetten Unterleib besitzen, können oberhalb des Nabels und unterhalb des Nabels je zwei Falten vorkommen. Der Künstler darf sich nicht verführen lassen, solch faltige Bäuche zu kopieren. MICHELANGELO's „Nacht" hat diese vier Querfalten. Furchen, Rillen oder gar Falten, die sonst zwischen Nabel und Schamberg verlaufen, gehören nicht der normalen Entwickelung des Körpers an, sondern sind Folgen unzweckmäßiger Kleidung, namentlich des Mieders und dürfen nicht reproduziert werden. Selbst Mädchen vom Lande bieten keine unbedingte Sicherheit, daß der Unterleib normal sei. Bei ihnen sind es oft die Bänder der Röcke und Schürzen, welche tief einschneiden, so daß selbst die tiefliegende Leber und der Magen dadurch schwer geschädigt werden (Schnürfurche der Leber).

Der Rücken eines schönen Modelles muß die Biegung der Wirbelsäule erkennen lassen, wie in den Figuren 228 und 236. Sie bildet zwischen den Schultern beginnend eine Linie (Rückgratslinie), welche, in der Kreuzbeingegend angelangt, undeutlich wird. Die Hervorwölbungen, welche unterhalb der Schulterblätter die Linie begrenzen, rühren von der untersten Partie der Rückenmuskeln und dem darüber gelagerten Fett her. Die Schulterblätter müssen dem Körper anliegen, rundliche durch Fett wohlgeformte Flächen zeigen, die nicht durch scharfe Knochenleisten oder derbe Muskelmassen unterbrochen werden. Am ruhigsten sind diese Einzelnheiten in der Figur 236 ausgeprägt. Muskeln treten in der für Idealfiguren erlaubten Deutlichkeit in der Figur 228 auf, welche den Arm emporgehoben hat, der ein gefülltes Gefäß trägt. Die Schwere desselben, gesteigert durch die Entfernung von dem Körper bedingt eine Anstrengung in den Hebern des Armes. Daher kommt es denn, daß der untere Rand des Deltamuskels bemerkbar wird. Im Anschluß daran deutet eine breite dreieckige Fläche mit der Spitze nach der Achselhöhle gerichtet auf die Ausdehnung des Muskels der Untergrätengrube; diese Fläche wird gegen die Achselhöhle durch den breitesten Rückenmuskel begrenzt. Unter dieser Fläche folgt eine andere ebenfalls dreieckige Fläche, deren Spitze nach dem unteren Winkel des Schulterblattes, deren Basis gegen die Brust gerichtet ist und nur wenig von der Seitenfläche des Rumpfes sich abhebt. Diese dreieckige Fläche rührt von dem großen Sägemuskel her. Das Akromion ist in Form einer deutlichen Einsenkung zwischen Deltamuskel und Hals sichtbar, der mediale Rand des Schulterblattes ist etwas von seiner Grundlage abgehoben; der obere und untere Winkel sind angedeutet, wie alle Hauptformen des Schulterblattes und seiner Muskeln; sie lassen die Einzelnheiten mit Hilfe der Figuren 29 und 184 Schulter des Mannes, der Figur 32 Schulter der Frau, durch Abstufung zutreffend deuten. In dem Raum zwischen dem unteren Winkel des Schulterblattes und dem Kreuzbein zieht der Rückenstrecker nach abwärts (vergl. die Figg. 178 und 182), der unterhalb des Schulterblattes die Rückenlinie durch seine Wölbung begrenzt. Durch den mit dem Krug belasteten, erhobenen Arm sind alle die erwähnten Einzelnheiten sichtbar, während in der Figur 236 nur die Wölbung des Schulterblattes und der Rückenstrecker in ihren Hauptformen erkennbar sind.

Die Biegung der Wirbelsäule entspricht in Figur 236 derjenigen Tiefe, die sie bei ruhigem Gang besitzt; in der Figur 228 ist der Schwung in der Biegung der Wirbelsäule stärker, weil der eine Arm mit dem Gesäß emporgehoben wurde. Um diese Last zu balancieren, muß sich der Oberkörper zurücklegen, wodurch die Biegung der Wirbelsäule vermehrt wird. Neben dieser Biegung in der Längsachse der Wirbelsäule hat jeder Mensch auch die Fähigkeit gleichzeitig die Wirbelsäule zu drehen oder sie seitlich zu biegen. Diese beiden Bewegungen können gleichzeitig oder nacheinander ausgeführt werden. In der Figur 22 ist die Drehung (Torsion) gut ausgeprägt und wurde schon bei der Schilderung der vorderen Mittellinie erwähnt (S. 52). Die seitliche Beweglichkeit wird am häufigsten sichtbar bei dem Heben und Senken der Schultern, z. B. bei dem Hinaufreichen des rechten Armes nach einem hochgelegenen Gegenstande, einer Frucht, während der linke Arm herabhängend eine mäßige Last trägt, z. B. einen Korb, der schon teilweise mit Früchten gefüllt ist. Die seitliche Beweglichkeit der Wirbelsäule drückt sich durch die geschwungene Linie des Rückgrates aus. Einen mäßigen Grad dieser seitlichen Beweglichkeit hat die Momentaufnahme in der Figur 236 fixiert. Der Kopf ist etwas nach links gewendet und dabei geneigt, der linke Arm, der die Schale trägt, steht tiefer als der rechte (vergl. die Höhe der Handgelenke), der Querdurchmesser der Schultern liegt nicht in der gleichen Ebene wie der Querdurchmesser des Beckens, dies rührt aber davon her, daß die Wirbelsäule, abgesehen von einer leichten Drehung links, im Gebiet des Thorax, gebogen ist. Die Rippen nähern sich dann auf der entsprechenden Seite und der ganze Brustkorb nähert sich auf der linken Seite dem Hüftbeinkamm, während er sich rechts entfernt. (Trotz der perspektivischen Verkürzung ist die Biegung der Wirbelsäule an der Figur 236 dennoch kenntlich.)

Die Beine. Man nimmt an, daß bei einem aufrecht und mit geschlossenen Beinen und Füßen stehenden Menschen beide Beine sich viermal berühren sollen, und zwar 1) in der oberen Partie der Oberschenkel, 2) zwischen den inneren Knorren des Kniegelenkes, 3) mit den stärksten Ausladungen der Waden nach innen, 4) mit den inneren Knöcheln. Diese Regel gilt jedenfalls für den weiblichen Körper. Bei kräftigen und fettreichen Schenkeln sollten sich sogar die Oberschenkel der ganzen Länge nach berühren können, ohne daß dies als ein Fehler anzusehen ist. Bei weiblichen Modellen soll es häufig vorkommen, daß bei aneinandergelegten Knöcheln die Knie nicht vollständig gestreckt werden können. Das rührt oftmals davon her, daß geringe Grade von sogenannten x-Beinen bestehen. Man darf sich dadurch nicht irre machen lassen. Wenn an einzelnen berühmten weiblichen Figuren das Knie nach innen gestellt ist (medicäische Venus), so rührt dies von der Haltung des, im Knie etwas gebeugten Spielbeines her, ähnlich wie in Figur 227. Die gegenteilige Abweichung von der Norm, bei der sich die Knie des weiblichen Modelles gar nicht berühren, weil ein geringer Grad der Säbelbeine existiert, ist häßlich.

Die Knie sind oft zu dick bei Frauen und Männern. Die Ursache ist zunächst ein grober Knochenbau und damit die größere Dicke der Gelenkenden. Dann kann auch Fettablagerung den Umfang des Kniees vergrößern; endlich verdirbt häufiges und anhaltendes Knieen auf hartem Boden die Form des Kniees durch Verdickung der Haut, des Unterhautzellgewebes und in höherem Grade durch Entzündung der Schleimbeutel. Ein wohlgeformtes Knie besitzt die Figur 22. Die Kniescheibe ist nicht zu groß und eben erkennbar, sie ragt also nicht hervor und macht auch kein spitzes Knie. Im Profil ist sie auf Figur 236 ebenfalls zu sehen. Von ihr zieht (Fig. 22) das Kniescheibenband herab zu dem Schienbeinstachel. Die leichte Biegung reicht hin, um das Patellarfett in der Tiefe des Gelenkes verschwinden zu lassen, während es an dem Standbein hervortritt. Am Unterschenkel ist, von vorn gesehen, die Schienbeinlinie bei weiblichen Modellen kaum sichtbar, während bei dem Mann der vordere Schienbeinmuskel *(M. tibialis anticus)* oben allein die Führung der Linie übernimmt, was in der Nähe des Fußgelenkes durch die Sehne des ebengenannten Muskels und durch die Sehne des langen Streckers der großen Zehe geschieht. Der Schienbeinmuskel wird bei dem Weibe nur bei der Beugung des Fußes (Dorsalflexion) sichtbar. Dagegen läßt sich selbst in der Ruhe der Verlauf der vorderen Schienbeinfläche erkennen. Bei der weiblichen Wade muß man, wie bei derjenigen des Mannes, den Zustand der Ruhe von dem der Bewegung wohl unterscheiden. In der Ruhe sind die Muskeln durch das Fett bedeckt und es kommt nur die Ausladung durch die Fleischmasse der Zwillingsmuskeln zum Ausdruck, welche der größten Dicke der Wade entspricht. Der größte Umfang der weiblichen

Wade soll nach Brücke mindestens dem Hals derselben Figur gleichkommen, denselben aber auch ohne Schaden übertreffen können. Bei gut entwickelter Muskulatur der Unterschenkel und einem fehlerfreien Halse soll dies die Regel sein. — Während der Bewegung lassen sich drei Abteilungen unterscheiden, die flächenhaft wirken: 1) Die Bäuche der Zwillingswadenmuskeln *(M. gastrocnemii)*, 2) deren platte Sehne mit dem darunter liegenden großen Schollenmuskel *(Musculus soleus)* und 3) die Achillessehne mit ihrem Ansatz am Fersenbein. Diese Gliederung ist in der Figur 237 aus folgendem Grunde zu erkennen: Wenn ein Bein mit dem Fuße nur auf dem Zehenballen aufruht, während die Ferse gehoben ist, und dieses Bein doch dabei dem Körper wesentlich mit zur Stütze dient, und wie hier in der Bewegung zu einem neuen Schritt gegen den Boden gedrückt wird, dann ziehen sich die Wadenmuskeln zusammen und die Formen treten hervor. Ist aber die Phase des Schrittes noch nicht bis zu jenem Punkte gelangt, bei dem dieser Druck ausgeübt werden muß, dann fehlt die Gliederung in den Formen der Wade, wie in der Figur 236. Die Figuren 228 und 236 geben diese feinen Abstufungen der Muskelthätigkeit während eines Schrittes in unverkennbarer Weise. Es giebt weibliche Unterschenkel, die bei starken Muskelbäuchen der Zwillingswadenmuskeln auch eine ansehnliche Dicke der Achillessehne und ihres Ansatzes aufweisen. Das ist eine unschöne Form; die Figuren 228 und 236 sind in dieser Hinsicht regelmäßig gebaut, nur dürfte vielleicht die Wade im Durchmesser von vorn nach hinten etwas ansehnlicher sein. Unter dieser dicken Achillessehne und des in ihrer Nähe angehäuften Fettes verschwindet die Schmalheit des Sprunggelenkes und es entsteht eine gemeine, plumpe Form.

Der Fuß der Frau darf nicht zu klein sein im Verhältnis zur Figur, wenn er nicht kindlich und verkümmert oder was ebenso schlimm, genrehaft wirken soll. Die Füße der Figuren 228 und 236 sind nicht zu groß und dabei gut geformt. Im gewöhnlichen Leben gilt ein hoher Rist für eine Schönheit. Bei den Antiken ist diese Schönheit nicht in hervorragender Weise ausgeprägt. Man braucht in dieser Beziehung nicht über das Maß hinauszugehen, das der Rist in der Figur 228 besitzt; der Fuß des Standbeines erscheint etwas flach, aber das rührt davon her, daß die ganze Körperlast auf ihm ruht, wodurch die Wölbung und damit auch der Rist abgeflacht wird. Bei den Füßen muß der Rist nach oben gewendet sein, nicht schräg nach oben und innen, wie dies bei den sogenannten Plattfüßen, den nach innen getretenen Füßen, der Fall ist. Ein häufiger und namentlich bei niedrigem Rist vorkommender Fehler des Fußes ist eine zu lange Ferse. Der Fuß ist über das Maß nach rückwärts verlängert und die Profillinie, welche dem unteren Verlauf der Achillessehne folgt, ist über das Maß konkav. Dieser Fehler giebt dem Fuße ein gemeines Aussehen.

Über die Länge der ersten und zweiten Zehe sind die Meinungen verschieden. Einige behaupten, daß die erste, andere, daß die zweite Zehe am meisten nach vorn hervorrage. Es ist bekannt, daß an den Antiken die zweite Zehe länger zu sein pflegt. Die größere Länge der zweiten Zehe am Lebenden beträgt nur 2—4 Millimeter, allein dies genügt, um den deutlichen Unterschied zwischen den benachbarten Zehen hervortreten zu lassen. Die zweite Zehe noch länger zu machen, würde unschön wirken. Die Untersuchungen haben ergeben, daß die zweite Zehe bald länger ist als die erste, bald kürzer. Von der Fußbekleidung hängt die Verkürzung entschieden nicht ab, das zeigen die Füße der Naturvölker, die niemals von Schuhwerk geplagt werden. Wenn die Antike die zweite Zehe ausnahmslos länger darstellte, so geschah es wahrscheinlich deshalb, weil die gebrochene Linie des vorderen Fußrandes dadurch abwechselnder wird. Zu den Fehlern, welche durch das Schuhwerk hervorgerufen werden, gehört die Ablenkung der großen Zehe gegen die Mittellinie des Fußes und das damit zusammenhängende knorrige Hervorragen des Gelenkes, welches die große Zehe mit dem Mittelfuße verbindet; ferner Zusammendrängung der Zehen überhaupt und Verkrümmung der letzten, bisweilen auch der vorletzten Zehe. Überhaupt sind die Füße vielen mechanischen und krankhaften Insulten ausgesetzt und es wird behauptet, daß für keinen Körperteil so wenig gute Modelle gefunden werden, als für den Fuß.

Die Größe der Brüste unterliegt zahllosen Verschiedenheiten. Klein, prall und halbkugelig um den Eintritt der Geschlechtsreife, beginnen sie bei Schwangeren zu strotzen und werden hängend durch die Schwere. Bei alten Frauen werden sie nach dem Verlust des Fettes schlaff, knotig und faltig. Durch ihr eigenes Gewicht und durch absichtliches Ziehen können sie so lang werden, daß die Weiber der Indianer sie über oder unter der Schulter ihren Säuglingen reichen können, welche sie auf dem Rücken tragen. Bei den Römern galten große Brüste für keine Schönheit. Unter den europäischen Frauen sollen die Portugiesinnen die größten, die Castilianerinnen die kleinsten Brüste haben. Nach Rubens nackten, weiblichen Figuren zu schließen, dürften die Niederländerinnen im Luxus der Brüste mit den Portugiesinnen wetteifern. Was den Brüsten ihre Größe und Rundung verleibt, ist nicht allein das drüsige Organ, sondern auch das Fett, das die Drüse bedeckt und zwischen die Hauptlappen der Drüse eindringt. Das Fett ist es, das der aus mehreren Lappen bestehenden und deshalb unebenen Brustdrüse die glatte Halbkugelform giebt. An der Warze und ihrem Hof findet sich niemals Fett.

Litteratur. Stratz a. a. O. — Über die Rassenverschiedenheiten der Frau siehe Ploss u. Bartels, Das Weib. 6. Aufl. Leipzig 1899. — P. Mantegazza, Die Hygiene der Schönheit. Königsberg. — Über die Geschlechtsverschiedenheiten des Brustbeines: Th. Dwight, Journal of Anatomy and Phys. 1890. Vol. XXIV. — Petermöller, Dissertation, Kiel 1890. Siehe daselbst auch Litteratur. — W. Pfitzner, Das menschliche Extremitäten-Skelet in: Morphologische Arbeiten, herausgegeben von G. Schwalbe, Bd. 1. Jena 1891. Im Elsaß ist die große Zehe bei dem männlichen Geschlecht in der Regel länger als die zweite.

Zweiter Abschnitt.

Anatomie des Kindes.

Der Ausdruck Kind hat im gewöhnlichen Leben, wie in der Kunst einen etwas weiten Sinn, man versteht darunter das Kindesalter, von der Geburt bis etwa zum achten Jahre; dann beginnt das Knabenalter, das bis zur Pubertät reicht. Darauf folgt das Jünglingsalter, das hinüberleitet zu dem Mann. Diesen Perioden der Entwickelung entsprechen bei dem weiblichen Geschlecht das Kindes-, das Mädchenalter, die Jungfrau und das Weib.

Die folgenden Angaben beziehen sich auf neugeborene Kinder und solche bis zu einem Jahr. Man darf diesen für die Entwickelung sonst so wichtigen Zeitabschnitt in der Entwickelung in Bezug auf die Proportionen in eine einzige Wachstumsperiode zusammenfassen, denn wenn auch der Säugling größer und stärker wird, das Verhältnis der einzelnen Teile ändert sich wenig. Kopf und Rumpf bleiben in ihren Proportionen zu der Gesamthöhe und zu der Länge der Arme und Beine nahezu gleich. Dazu kommt, daß die Variabilität sehr groß ist. Schon im ersten Jahr sind die Menschen sehr verschieden, wie Messungen ergeben haben:

Die mittlere Länge beträgt im ersten Jahr	62	Centimeter,
Die geringste Länge (Minimum) im ersten Jahr . . .	44	„
Die größte Länge (Maximum) „ „ „ . . .	77	„
Schon im ersten Jahr kann der Unterschied also über in der Körperlänge betragen.	30	„

Diese wichtige Thatsache muß bei allen folgenden Maßangaben berücksichtigt werden. Sie sind für ein bestimmtes Mittel wichtig, jedoch für den einzelnen Fall nicht immer in allen Einzelnheiten zutreffend, weil die Proportionen innerhalb einer gewissen Grenze schwanken, wie die Körperlänge selbst, auf welche sich in erster Linie alle Angaben über Proportionen beziehen. Das erste Lebensjahr wurde als eine einzige Periode zusammengefaßt, weil wohl in den meisten Fällen der Künstler erst gegen das Ende hin die Kinder für Studien brauchbar finden wird. Da beginnen die Kinder zu stehen, sie fixieren mit dem Blick andauernder als in den ersten Wochen, und der Körper ist einer längeren Betrachtung mehr zugänglich als früher.

Die Körperlänge wird stets = 100 angenommen. Die Länge der Kinder wurde dann in 100 Teile geteilt, sowie die Körperlänge des Knaben in Figur 238 und das Verhältnis der einzelnen Teile darauf berechnet.

Körpermaße von Kindern im Alter zwischen einem und zwölf Monaten.	A. Dürer	Neugeborenes No. 1 (Basel)	Neugeborenes No. 2 (Basel)	Mittel aus 60 Kindern von 1—12 Monaten
Körperlänge = 100 angenommen	100	100	100	100
Kopf und Rumpf bis zum Damm (sog. Sitzhöhe)[1]	69	68	72	**66**
Länge der Beine	30	32	28	**34**
Länge der Arme	44	46	46	**42·0**

Aus diesen Zahlen geht hervor, daß die Beine der Kinder sehr kurz sind und im Mittel nur 35 Teile messen, während Kopf und Rumpf beinahe 68 Teile lang sind. Mit anderen Worten, die Beine sind kaum ein Drittel so lang, als Kopf und Rumpf. Bei manchen Neugeborenen ist das Verhältnis noch ungünstiger, wie die Kolumnen 2 und 3 zeigen, welche zwei einzelne Kinder betreffen. Die Beine dürfen also nur ein Drittel der ganzen Köperlänge betragen, wenn die Proportionen richtig sein sollen. Beinlänge bedeutet bei diesen und den folgenden Zahlenangaben stets die Länge des frei aus dem Rumpf hervortretenden Beines und zwar von dem Damm bis zur Fußsohle. Der Damm oder das Mittelfleisch befindet sich zwischen den Beinen vom After nach vorwärts gerechnet. Von dieser Stelle aus wird die Beinlänge auch als „Schrittlänge“ neuestens mit Recht gemessen. Von hier aus rechnet auch der unbefangene Beschauer stets die Länge des Beines; all das, was darüber sich befindet, gehört noch zu dem Rumpf.

Von den **Beinen** sei ferner hervorgehoben:

Der Unterschenkel ist länger als der Oberschenkel, denn der Oberschenkel gemessen von dem Damm oder dem Mittelfleisch bis zur Mitte der Kniescheibe hat nur	13 Teile
Der Unterschenkel von der Mitte der Kniescheibe bis zur Gelenkrinne an dem Sprunggelenk	17 „
Höhe von der Fußsohle bis zu der Gelenkrinne	5 „

Diese Proportionen sind schon von A. Dürer genau erkannt worden, wie die nach seinen Angaben umgerechneten Zahlen beweisen, die ich, dem Meister der Proportionen zu Ehren in die erste Reihe gestellt habe. Die fettgedruckten Zahlen der letzten Reihe stellen das Mittel von mehr als 60 Messungen dar, die mit einer unbedeutenden Abänderung aus Pfitzner's Arbeit stammen, welche weiter unten citiert ist.

[1] Unter Sitzhöhe versteht man die Länge des Stammes, d. h. Rumpf und Kopf gemessen vom Scheitel zum Sitzknorren. Diese Sitzhöhe ist gleich mit der Höhe vom Scheitel zum Damm. Ist die Sitzhöhe wie oben angegeben = 66, dann beträgt die Länge der Beine, die Körperhöhe = 100 gesetzt, 34 Teile. Ist die eine Zahl bekannt, so läßt sich die andere nach einfacher Addition bis zur Zahl Hundert herausfinden.

Kopf und **Rumpf** der Kinder in den ersten zwölf Monaten. Diese beiden Teile, Kopf und Rumpf, haben eine große Länge gegenüber den Beinen. Sie beträgt im Mittel 66 Teile. Wenn aber gesagt wurde, die Beine der Neugeborenen müßten durch die Künstler ansehnlich kurz gemacht werden, so darf hier die andere Hälfte der Mahnung Platz finden, Kopf und Rumpf müßten bei Wickelkindern lang sein. Die Brust ist, obwohl stark gewölbt, doch kurz im Vergleich mit dem Unterleib, der weit vorgebaucht und umfangreich ist.

Der Gegensatz der kindlichen Formen zu denen des Erwachsenen spiegelt sich auch in der Lage der Körpermitte. Bei den Wickelkindern, wie die Kinder zwischen dem 1—12 Monat heißen können, liegt die Körpermitte dicht unterhalb des Nabels nur 1—2 Teile entfernt. Bei vielen Kindern dieses Alters trifft sie sogar direkt auf den Nabel.[1]

Der Nabel ist also ein wertvoller Orientierungspunkt für den Körper des Kindes. Vom Scheitel zum Nabel rechnet man 50 Teile
Vom Nabel zur Fußsohle ebenfalls . . . . 50 „
die Körperhöhe gleich 100 Teile gesetzt.

Wenn dies nicht immer der Fall ist, so rührt es davon her, daß diese Stelle eben auch höher oder tiefer liegen kann. Bei dem Erwachsenen liegt die Körpermitte im Bereich der Schamgegend. Dieser Unterschied beim Kind in der Lage der Körpermitte darf als Gesamtausdruck der kindlichen Proportionen angesehen werden. — Der **Rücken** des Säuglings war in der Gebärmutter stark gekrümmt, wie denn überhaupt das Kind in dem Mutterleibe stark zusammengebogen ist, ein Zustand, der nur allmählich verschwindet. So ist denn der Rücken der Wickelkinder noch längere Zeit gekrümmt, wenn auch nicht in so hohem Grade, wie vor der Geburt. Die Schultern stehen hoch und der Rücken ist breit und flach, weil die Arme im Anfang immer noch gebeugt und auf die Brust gelegt sind. Dadurch treten die Schulterblätter nach außen und machen den Rücken breit und flach. (Vergl. auch die Fig. 241.) Bei dem Eintritt in die Welt und noch während der ersten Monate sind die Arme und die Beine in Winkelstellung zu dem Rumpf. Die Beine sind an den Rumpf hinaufgezogen und im Knie gebeugt, die Arme an die Brust gezogen und im Ellbogen gebeugt, die Hand geschlossen. Wenn beim Säugling der Versuch gemacht wird, die Beine so zu strecken, wie es der Erwachsene thun kann, so stößt man auf Widerstand, ebenso wie bei der Streckung der Arme. Die Beuger sind noch nicht hinreichend lang, so wie sie es später nach und nach werden, sie sind an die Dehnung beim

---

[1] Es kommen auch Wickelkinder vor, bei denen die Körpermitte oberhalb des Nabels liegt. Es ist durch Messungen nachweisbar, daß, die ganze Höhe = 100 angenommen, dann die Höhe vom Scheitel bis zum Nabel nur 48 Teile beträgt. Solche Lage giebt eine gute Form. Ein tiefliegender Nabel ist nicht schön, weder bei dem Erwachsenen noch bei dem Kind.

Strecken der Glieder noch nicht gewöhnt. Erst langsam gewöhnen sie sich an die gestreckte Stellung; es ist also falsch, diese Streckung schon in den ersten Wochen gewaltsam herbeizuführen, wie dies noch häufig geschieht, oder die Arme und Beine gestreckt darzustellen wie bei Soldaten in Reih und Glied.

Der **Kopf** ist bei den Kindern auffallend groß, weil das Gehirn sehr entwickelt ist. Für die Messung wird die Kopfhöhe bevorzugt, welche vom Scheitel bis zum Kinn reicht, es ist dies die sogenannte gerade Höhe, projiciert auf eine Linie wie in Figur 238.[1] Sie heißt kurz: Kopfhöhe.

Wird die Länge eines Wickelkindes gleich 100 gesetzt, dann beträgt die Kopfhöhe	24 Teile
schwankt also im Mittel um $^1/_4$ der ganzen Länge des Kindes. Man hat dies auch so ausgedrückt: Die Länge des Neugeborenen beträgt 4 Kopfhöhen. Der Kopf ist nicht nur der Länge, sondern auch der Breite nach bedeutend entwickelt. Die Breite beträgt im Mittel, die Körperhöhe stets gleich 100 Teile angenommen	18 „
Der Kopf ist bei gut entwickelten Kindern nahezu ebenso breit, wie der Querdurchmesser des Beckens; die Länge des Kopfes, gemessen von der Stirn bis zu dem vorragendsten Punkte des Hinterhauptes beträgt, die Körperhöhe gleich 100 angenommen, im Mittel bei Kindern zwischen dem 1. und dem 12 Monat	24 „
Die Gesichtshöhe, gerechnet von der Nasenwurzel bis zum Kinn, beträgt im Mittel	10 „
Oberhalb des Gesichtes erhebt sich also der Gehirnteil des Kopfes noch 10—14 Teile hoch.	

Der **Hals** besteht an der vorderen Seite im Anfang nur aus einer tief eingeschnittenen Rinne, die oben und unten von einem schmalen Hautstreifen begleitet ist. Der Hals ist wegen der unvollkommenen Entwickelung des Stimmorganes und wegen der gesenkten Haltung des Kopfes so kurz, daß das Kinn nahezu das Brustbein berührt. Von vorn ist bei natürlicher Haltung des Kopfes, wobei der Blick gerade aus gerichtet ist, ein Hals überhaupt nicht zu sehen. In der Kürze des Halses liegt ein charakteristisches Merkmal des Wickelkindes; es darf dieses Merkmal nicht willkürlich abgeändert werden, ohne die Wirkung abzuschwächen, welche die Formen des übrigen Körpers auf den Beschauer machen. — Die hintere oder Nackenfläche des Halses hat eine etwas größere Ausdehnung; dies rührt aber teilweise davon her, daß die Abgrenzung nach oben und unten fehlt, weil der Übergang in den Rücken und den Hinterkopf nicht so scharf abgesetzt ist wie vorn durch Unterkiefer und Schlüsselbein.

---

[1] Für die Abnahme dieses Maßes eignet sich am besten der Schiebezirkel von R. Virchow konstruiert, nach demselben Prinzip wie der sog. Kaliber geformt. Der eine Schenkel des Kalibers wird an dem Scheitel angelegt, die andere an das Kinn. Die Hauptstange muß zur Grundfläche senkrecht gerichtet sein.

Die Arme sind bei dem Kind (von 1—12 Monaten) besser entwickelt als die Beine; die Armlänge gemessen von dem Akromion (Schulterhöhe) bis zur Spitze des Mittelfingers beträgt 42 Teile

Die Länge des Oberarmes von der Schulterhöhe bis zur Ellbeuge 18 „

Die Länge des Vorderarmes von der Ellbeuge bis zur Gelenkfalte am Handgelenk . . . . 14 „

Die Länge der Hand von der Gelenkfalte am Handgelenk bis zur Spitze des Mittelfingers . . . . 9 „

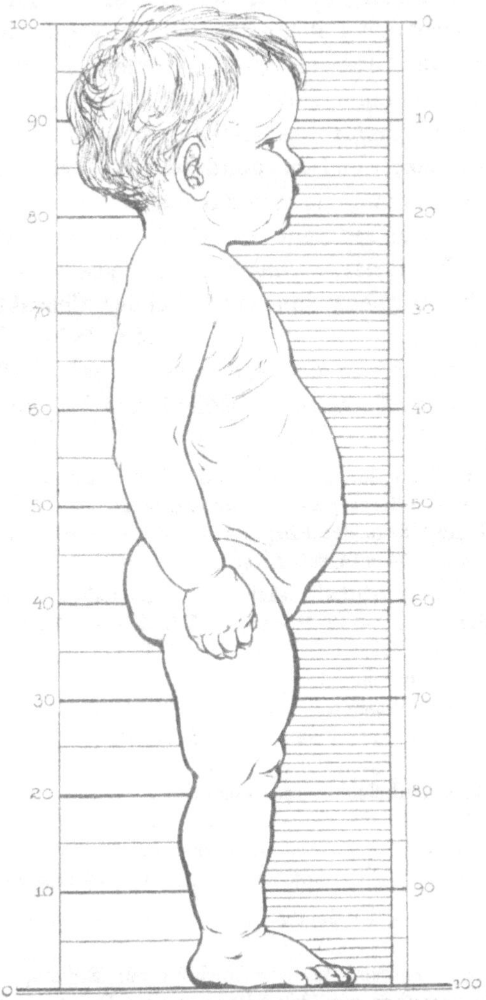

Fig. 238. Die Proportionen des Kindes von $2^1/_2$ Jahren.

Wie schon erwähnt, sind die Arme und die Finger in den ersten Monaten des Lebens stets gebeugt. Die freiwillige Streckung des Armes, die Fähigkeit sie wagrecht hinaus zu heben, tritt ungefähr im fünften Monat auf. Damit beginnt die früher hohe Brust breiter und flacher zu werden. Die Arme können dann mehr und mehr nach außen rotiert werden, wobei die Daumenseite der Hand im rechten Winkel nach außen gerichtet ist, hinweg von der Mittellinie des Körpers. Diese Umstände sind bei dem Studium des Kindes und bei seiner Darstellung zu beachten. Die Bewegungen der Finger wie der Arme und der Beine haben im Anfang und noch lange, bis zum 4. und 5. Jahre, etwas unvollkommenes. Aber das Linkische in den Bewegungen, glücklich dargestellt, giebt dem kindlichen Körper seine Anmut, worüber manche Fehler der Proportionen gar nicht zur Wahrnehmung kommen. Die unvergleichlichen Medaillons mit Wickelkindern von ANDREA DELLA ROBBIA an dem Findelhaus in Florenz, die man nie ohne Bewunderung vor diesem unerschöpflichen Schatz der heitersten Anmut betrachten kann,[1] sind keine Wickelkinder den Proportionen nach, sondern mindestens 2 Jahre alte Knaben und Mädchen. Allein nur wenige mögen darüber nachdenken, weil die übrigen Eigenschaften kindlichen Wesens so glücklich wiedergegeben sind. In TIZIAN's Altarbild: Maria Himmelfahrt, findet sich oben, in dem jubelnden Reigen von Engeln mancher von entzückender Charakteristik des kindlichen Körpers. Dasselbe gilt von den RUBENS'schen Kindern, namentlich einer Federzeichnung in der Albertina in Wien. (Siehe KNACKFUSS, Künstler-Monographien: RUBENS. Bielefeld und Leipzig. 1897. 4. Aufl. Mit 122 Abbildungen.)

Das neugeborene Kind ist $3^1/_3$—$3^1/_2$ mal kleiner als der Erwachsene, große, kräftige Kinder von 50 Centimeter Länge vorausgesetzt. Schon vor Ablauf des dritten Jahres hat das Kind die Hälfte der Körperlänge, die es dereinst erreichen soll, erlangt nämlich eine Länge von 80—90 Centimeter.

Die folgende Tabelle enthält eine Zusammenstellung der Proportionen des Wickelkindes im Alter von 1—12 Monaten. Die Körperlänge = 100 angenommen.

Körperlänge =	100	Teile
Vom Scheitel bis zum Nabel	50	„
Vom Nabel bis zur Fußsohle	50	„
Kopf und Rumpf bis zum Damm (sog. Sitzhöhe)	66	„
Länge der Beine „ „ „	34	„
Länge des Oberschenkels bis zum Damm	13	„
Länge des Unterschenkels	17	„
Höhe von der Fußsohle bis zur Gelenkrinne	5	„
Länge des Fußes von der Ferse zur Spitze der zweiten Zehe	17	„
Länge des Armes von der Schulterhöhe zur Spitze des Mittelfingers	42	„
Länge des Oberarmes von der Schulterhöhe zur Ellbeuge	19	„
Länge des Vorderarmes von der Ellbeuge zum Handgelenk	14	„
Länge der Hand vom Handgelenk zur Spitze des Mittelfingers	9	„
Kopfhöhe vom Scheitel zum unteren Rand des Kinns	24	„
Kopfbreite an der breitesten Stelle	18	„

[1] JAKOB BURCKHARDT, Der Cicerone. 2. Aufl., bearbeitet von ZAHN. Leipzig, 1869. II. Bd. S. 591.

Kopflänge von der Stirn zum Hinterhaupt	24 Teile
Querdurchmesser des Beckens gleich Kopfbreite	18 „
Gesichtshöhe gerechnet von der Nasenwurzel bis zum Kinn	10 „

Bezüglich der letzten beiden Maße sei ebenso, wie bei manchen der oben angeführten ausdrücklich bemerkt, daß auch hier große Schwankungen vorkommen:

Das Minimum der Kopfbreite beträgt unter 66 Kindern . .	13 Teile
Das Maximum „ „ „ „ 66 „ . .	22 „
Das Minimum der Gesichtshöhe „ „ 66 „ . .	7 „
Das Maximum „ „ „ „ 66 „ . .	12 „

Der Reiz des kindlichen Körpers liegt in den weichen gerundeten Formen und in der unvollkommenen Entwickelung der Glieder, die zu kurz, im Mißverhältnis stehen zu dem großen Rumpf, an dem der Kopf überwiegt. Der Kopf ist so bedeutend ausgebildet, daß im Anfang die Muskeln noch nicht stark genug sind, die schwere Last zu tragen. An dem Kopf selbst ist es wieder der Hirnschädel, der das Maß überschreitet. Die Menge des Gehirns bedingt eine gewölbte, vorragende Stirn, der aber noch die Augenbrauenbogen und die Stirnglatze des Erwachsenen fehlen; nur die Stirnhöcker sind deutlich und zeigen die Mittelpunkte des fortschreitenden Wachstums. Unterhalb der Stirn sitzt das kleine, unentwickelte Gesicht mit der kleinen Nase und dem kleinen Mund, der bei dem Fehlen aller Zähne noch nicht imstande ist, feste Nahrung aufzunehmen. Von den Sinnesorganen ist das Auge allen anderen in der Entwickelung vorausgeeilt. Während das Tastvermögen, das Gehör, der Geruch und der Geschmack erst im Empfangen von Eindrücken thätig sind, wirkt schon das Auge in die Ferne. Groß und vertrauensvoll leuchtet es aus den weitgeöffneten Lidern, begierig nach Licht und Liebe.

Das Kind von 2—4 Jahren.

Die Proportionen des Kindes von 2—4 Jahren und die Eigenschaften seines Körpers sollen an der Hand der folgenden Abbildungen geschildert werden, die einen gut gebauten Knaben von $2^1/_2$ Jahren darstellen, der in aufrechter Haltung in den drei Hauptansichten, von vorn, von der Seite und von rückwärts photographiert wurde. Von kräftigen, gesunden und wohlproportionierten Eltern abstammend, ist das Kind als Typus eines europäischen Knaben anzusehen, der eben anfängt mit einiger Sicherheit zu gehen. Noch wurden die Beinchen nicht geschlossen, sondern gespreizt auf die Erde gestellt und in der nämlichen Haltung auch die kleinen Schritte ausgeführt. Die ganze Haltung des Körpers ist noch durchaus kindlich.

Wird die Körperhöhe in 100 Teile geteilt, dann beträgt die Höhe des Kopfes 22 Teile oder nahezu ein Viertel der ganzen Körperhöhe. Im Vergleich zum Wickelkind hat sich diese Proportion noch wenig verschoben. Die Zunahme der Proportion des Körpers fällt ziemlich gleichmäßig auf den Kopf, den Rumpf und die Glieder. Der Kopf ist höher geworden durch die Entwickelung des Gebisses. Mit 2 Jahren ist das Milchgebiß, aus 20 Zähnen bestehend, vollständig vorhanden, dadurch wird das kindliche Gesicht gegenüber demjenigen des Neugeborenen länger und breiter.

Etwas größer ist die Verschiedenheit der Proportionen gegenüber dem Neugeborenen, dessen Totallänge auf rund vier Kopfhöhen angegeben wird, die aber oft nur 3·6—3·8 Kopfhöhen beträgt.

Der **Rumpf** bildet von vorn betrachtet ein längliches und zugespitztes Oval, dessen breiter Teil nach oben, dessen schmaler Teil nach unten

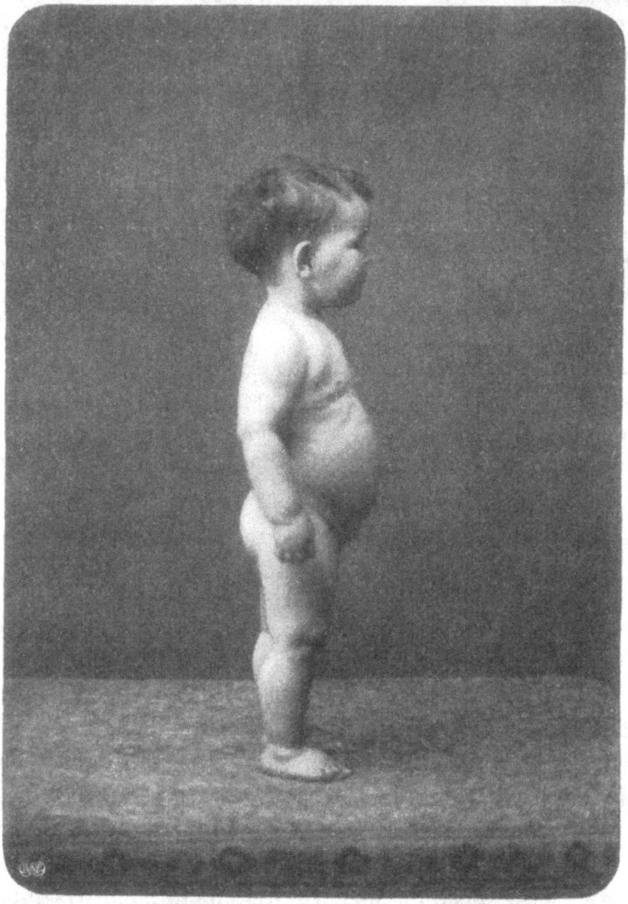

Fig. 239. Knabe von $2^1/_2$ Jahren, von der rechten Seite gesehen.

gerichtet ist. Die Brust bildet gegenüber dem Bauch das kleinere Segment (Fig. 240).

An dem **Hals** tritt eine ringförmige Furche auf, die tief einschneidet. Etwas tiefer an der Grenze zwischen Hals und Rumpf liegt eine zweite, wodurch sich der cylindrische Hals von dem Rumpf absetzt. Beide Linien sind bedingt durch das unter der Haut liegende Fett (dem Fetthals des Kindes). An manchen Frauenhälsen sind diese Spuren des Kindesalters bisweilen noch zu finden. Sie gehen an Kindern von $2—2^1/_2$ Jahren nicht um den ganzen Hals herum, sondern hören an dem hinteren Rand des Kopfnickers auf. — Die Wölbung des **Brustkorbes** ist stärker als bei dem Erwachsenen (vergl. Fig. 239 von der Seite), aber der Brustkorb ist kürzer und im Bereich des Brustbeines flach. Der **Unterleib** des Kindes ist sehr groß, weil eben der Brustkorb noch kurz ist. Später findet die

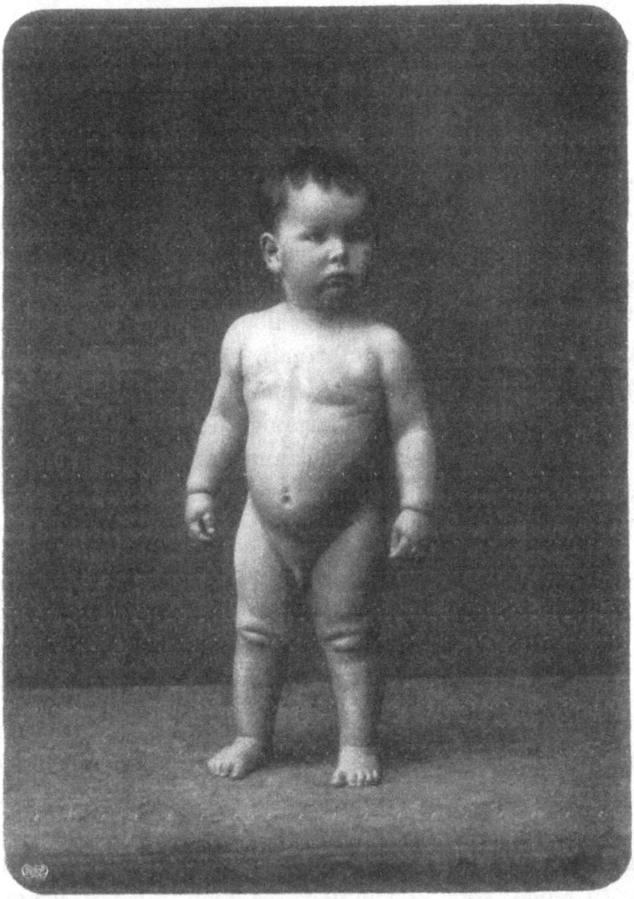

Fig. 240. Knabe von $2\,{}^1/_2$ Jahren von vorn.

Leber und ein Teil der oberen Abschnitte des Darmes unter der Kuppe des Zwerchfelles ausreichend Platz und der Unterleib sinkt zusammen. Die Größe des Unterleibes ist in dieser Form eine charakteristische Eigenschaft des kindlichen Körpers, wobei die Profillinie nicht einen einfachen Bogen darstellt, sondern im Gebiet des Nabels eine deutliche Abflachung aufweist (Fig. 239). Der Unterleib senkt sich zwischen die Beine hinein, weil das Becken noch klein und niedrig ist und der Schamberg stark von Fett überdeckt wird. Doch ist die Bauchlinie angedeutet, welche gleichzeitig den Schamberg und den Unterleib begrenzt. Die Abgrenzung gegen die Beine ist scharf durch die tief eingeschnittene Schenkelbeuge, die aber dann hinaufsteigt, um sich nach außen zu wenden. Vom Hüftbein herab kommt die Beckenlinie, die in eine, nach kurzem Verlauf endigende Leistenlinie übergeht.

Die Arme besitzen, die Körperlänge = 100 angenommen, von dem Akromion bis zur Spitze des Mittelfingers	42·4 Teile
Die Länge des Oberarmes bis zur Ellbeuge	19 „
Die Länge des Vorderarmes von der Ellbeuge bis zur Gelenkfalte an der Hand	13 „
Länge der Hand bis zur Spitze des Mittelfingers	10 „

Die **Arme** sehen kräftig aus, der Deltamuskel ist schon in den Hauptformen zu erkennen und setzt die breite Nackenlinie fort, welche den Oberkörper des Kindes abschließt, auch der Biceps grenzt sich deutlich ab und die Stelle des Ellbogens ist unverkennbar. Der Vorderarm ist von dem des Erwachsenen sehr verschieden, denn die Verschmälerung über dem Handgelenk fehlt fast vollständig (vergl. die Figg. 239 und 240). All das, was über die Formen des Handgelenkes des Erwachsenen mitgeteilt wurde (Seite 158) findet auf dasjenige des Kindes keine Anwendung. Die Grenze zwischen Vorderarm und Hand wird lediglich durch tief eingeschnittene Gelenkfurchen dargestellt. Jene der Speichenseite ist besonders stark. Sie umgreift nicht das ganze Handgelenk; von der Speichenseite kommt ihr eine andere weniger tief eingeschnittene Gelenkfurche entgegen (Fig. 239), die allmählich auf dem Handrücken ausläuft. Die Linie des Vorderarmes schwillt über diesen beiden Gelenkfurchen etwas an, bedingt durch die Verdickung der Speiche und des Köpfchens der Elle. Bei rachitischen Kindern, deren Verknöcherung nicht regelmäßig abläuft, sind die Gelenkenden abnorm verdickt, während Fett und Muskeln spärlich entwickelt sind. Die **Hand** erstreckt sich von den Gelenkfurchen des Handgelenkes bis zu den Fingerspitzen, zeigt also nur eine Gliederung in zwei Abteilungen: Mittelhand und Finger. Auf dem Handrücken ist die Grenze durch eine Hautfalte gegeben, die sich quer über das erste Glied vom Zeigefinger bis zum kleinen Finger erstreckt (Figg. 239 und 240). Dann folgt die Unterbrechung durch die Spalte zwischen Daumen und Zeigefinger und am ersten Glied des Daumens tritt die Fortsetzung der Falte hervor (Fig. 240) und begrenzt oft durch einen tiefen Einschnitt den Beginn dieses Fingers. Alle diese Falten und Furchen rühren bei dem Kinde von der Verbindung der Haut mit den darunterliegenden Schichten her, zumeist mit der Fascie, wie dies schon im Kapitel „Haut“ bei Gelegenheit der Beschreibung der Grübchen erwähnt wurde. Auch an der Hand des Kindes kommen aus dem nämlichen Grunde Hautgrübchen vor, die sich unmittelbar an die erwähnte Falte anschließen oder bei weniger stark entwickeltem Fettpolster sie ersetzen. Die Finger eines wohlgenährten Kindes sind nicht cylindrisch, wie bei dem Erwachsenen, sondern ausgesprochen kegelförmig. Das Kind von 2 Jahren streckt die Finger noch nicht so vollständig wie der Soldat in Reih und Glied (vergl. die Figuren 239 und 240). Das Übergewicht der Beuger über die Strecker beherrscht noch immer die Haltung der Glieder wie bei dem Säugling.

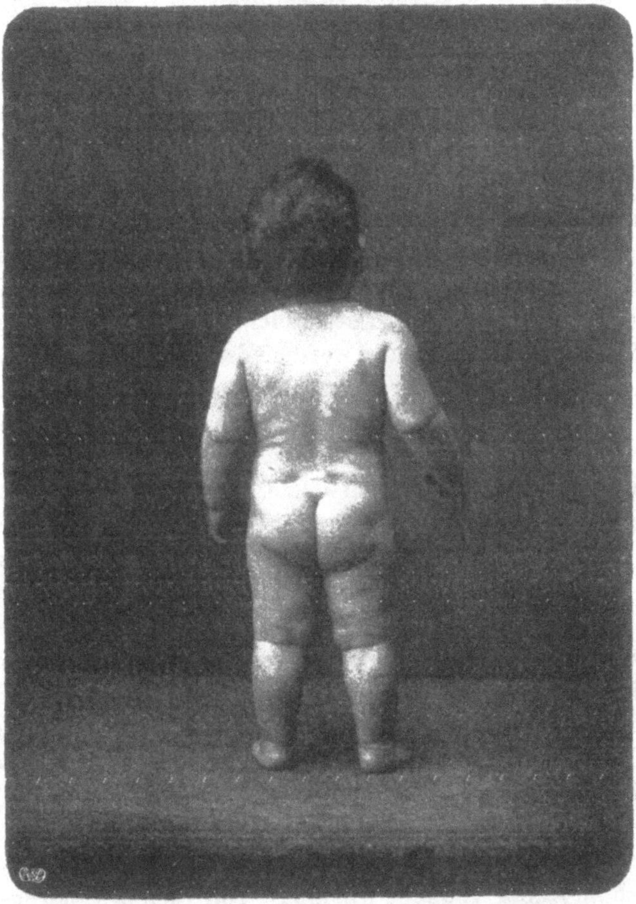

Fig. 241. Knabe von $2\frac{1}{2}$ Jahren, von hinten gesehen.

Die **Beine** des Kindes fallen vor allem durch die Kürze auf. Die Beine sind viel kürzer als der Rumpf. Wird gar noch der Stamm, also Kopf und Rumpf vereinigt mit der Beinlänge verglichen (Figg. 238 und 241), dann tritt der Unterschied zwischen dem Kind und dem Erwachsenen (Figg. 239 und 187) unverkennbar jedem Beschauer entgegen, namentlich bei der Betrachtung von vorn und von hinten, weil dort die Abgrenzung des freien, aus dem Rumpf hervorkommenden Beines von dem Becken scharf hervortritt. Von der Seite betrachtet ist der Unterschied nicht so vollkommen ausgeprägt, weil der Schenkel gegen das Becken nicht deutlich abgesetzt ist. Die Kürze der Beine ist übrigens auch durch Zahlen nachweisbar.

Beträgt die ganze Höhe eines Kindes	100 Teile
dann messen Kopf und Rumpf zusammengenommen bis zum Damm	61 „ [1]
Die Schrittlänge von dem Damm bis zur Sohle	39 „
Die Länge des Oberschenkels von dem Damm bis zur Kniescheibe	16 „
Die Länge des Unterschenkels	19 „ [2]
Die Höhe des Fußes des Neugeborenen beträgt etwa . . .	4 „

Ganz allmählich werden die Beine länger. Zwischen dem vierten bis zehnten Jahre erreichen sie allmählich die Länge der Arme. (Pfitzner.) Andere bemerkenswerte Eigentümlichkeiten des kindlichen Beines sind von vorn: Der gerade Verlauf des Kontur innen im Gegensatz zu dem des Mannes, und das starke Vorspringen des äußeren Schenkelmuskels. Der hervorragendste Punkt im Verlauf des äußeren Konturs ist der große Rollhügel (Figg. 240 und 241). Ganz verschieden vom Erwachsenen ist die Form des Knies. In der Streckstellung des Beines ist bei dem kräftigen Knaben weder eine Kniescheibe sichtbar, noch das längslaufende Patellarband oder die längsgestellten Wülste des Patellarfettes (Fig. 240), sondern nur querverlaufende Hautwülste. Es staut sich die Haut zu unterst an der Stelle des Schienbeinstachels, dann am oberen Rand der Kniescheibe und endlich noch höher am Oberschenkel in etwas abgeschwächtem Grade. Am meisten wird jene Hautfalte hervorgetrieben, in deren Tiefe die Kniescheibe sitzt. Keine dieser Hautfalten überschreitet die Seitenfläche des Knies, sie endigen bald, weil sie nicht einfach quer ziehen, sondern oval geformt sind. So kommt es, daß die beiden Hauptfalten oberhalb und unterhalb der Kniescheibe sich treffen (vergl. die Fig. 240). Der Fuß ist von dem Unterschenkel scharf durch eine ziemlich tiefe Rinne abgesetzt, die über den Knöcheln verläuft (vergl. die Figg. 240 u. 241).

Von dem **Rücken** wurden manche kindlichen Merkmale des Neugeborenen schon früher erwähnt (S. 480). Von dem $2^1/_2$jährigen Knaben sei besonders der flache Rücken hervorgehoben, der teilweise dadurch hervorgerufen wird, daß die kleinen Schulterblätter noch weit auseinanderstehen. Das Sakraldreieck ist kurz und breit, die Sakralgrübchen gut ausgeprägt, liegen weit auseinander, denn das Kreuzbein ist zwar breit aber kurz. Die Analspalte steigt hoch hinauf, an ihrem oberen Ende tritt in einer Bogenlinie der Ursprung des großen Gesäßmuskels

[1] Gleich mit der Sitzhöhe.

[2] Gemessen zu der Gelenkfalte.

deutlich hervor. Die quere Gesäßfalte ist sehr tief, die rechte von der linken etwas verschieden, sobald die Stellung der Beine nicht genau die nämliche ist.

Zusammenstellung der Proportionen des Kindes im Alter von 2—4 Jahren, die Körperlänge = 100 angenommen:

Körperlänge =	100	Teile
Vom Scheitel bis zum Nabel	54	„
Vom Nabel bis zur Fußsohle	46	„
Kopf und Rumpf bis zum Damm (sog. Sitzhöhe)	61	„
Länge der Beine	39	„
Länge des Oberschenkels	16	„
Länge des Unterschenkels	19	„
Höhe des Fußes	4	„
Länge des Armes von dem Akromion bis zur Spitze des Mittelfingers	42	„
Länge des Oberarmes bis zur Ellbeuge	19	„
Länge des Vorderarmes von der Ellbeuge bis zur Gelenkfalte an der Hand	13	„
Länge der Hand bis zur Spitze des Mittelfingers	10	„
Kopfhöhe vom Scheitel bis zum unteren Rand des Kinns	22	„
Kopfbreite an der breitesten Stelle	15	„
Köpflänge von der Stirn zum Hinterhaupt	17	„
Querdurchmesser des Beckens gleich Kopfbreite	15	„
Gesichtshöhe gerechnet von der Nasenwurzel zum Kinn	10	„

Bei der Angabe dieser Maße wurde vorzugsweise die Proportion des kräftigen $2^1/_2$ jährigen Knaben berücksichtigt. Auch in diesem Alter ist die Variabilität sehr ansehnlich und kann die Gesichtshöhe, obwohl das kindliche Gebiß vollendet ist, zwischen 9 und 15 schwanken.

W. Pfitzner, Sozial-anthropologische Studien. Zeitschrift für Morphologie und Anthropologie, I. 1899.

Besondere Merkmale der einzelnen Körperabschnitte. Der Kopf des Neugeborenen zeigt eine auffallende Verkümmerung des Gesichtsschädels zwischen Nasenwurzel und Kinn. Es rührt dies von dem Fehlen der Zähne her; das Kind hat in der Regel bei seiner Geburt keine Zähne; die Keime stecken noch in der Tiefe der Zahnsäckchen und werden erst nach und nach mit den Kronen hervorgeschoben. Ein Blick auf die Figuren 243 und 244 zeigt den bedeutenden Unterschied in der Konfiguration der Gesichtsknochen des Kindes und des Erwachsenen. Die beiden Schädel sind mit dem Orthoskop gezeichnet, stellen also geometrische Aufnahmen dar; sie sind ferner in der Horizontalen aufgestellt, welche den unteren Augenhöhlenrand mit dem oberen Rand des Gehörorganes verbindet. Beide Schädel sind in gleicher Höhe orientiert mittelst einer Linie, welche quer durch die Spitze der Augenhöhlenpyramide zieht. So wird es deutlich, wie unfertig bei dem Kinde Ober- und Unterkiefer sind, und wie sie trotz der bedeutenden Größe des kindlichen Kopfes dennoch die am meisten zurückgebliebenen Teile darstellen. Der kleine, von oben nach unten zusammengepreßte Gesichtschädel verliert zwar dieses Aussehen etwas an dem lebenden Kinde, weil die Weichteile an den Seiten der Wange und am Kinn das Antlitz verlängern, denn sowohl der Kontur der Wange als jener des Kinns treten beträchtlich über die Knochengrenze des Unterkiefers herab; dennoch bleibt die Kleinheit des Gesichtes im Vergleich zu der Höhe der Hirnkapsel auffallend (Figg. 242 und 243), und nichts vermag den Charakter des kindlichen Antlitzes zu zerstören. Die Figur 244 zeigt die Gestalt der vollentwickelten Gesichtsknochen, die nur der Zähne wegen solchen Umfang erreichen. Der Körper des Oberkiefers, die Nase und die Zahnfortsätze sind stark vergrößert und der Unterkiefer des Erwachsenen ist im Vergleich zu demjenigen des Kindes, in der Höhe, der Zähne wegen, vervierfacht. Sind die Zähne ausgefallen, so sinkt im Greisenalter das Gesicht wieder zu kindlichen Formen herab siehe die Figuren Seite 96 und 49). Mit der Kleinheit des kindlichen

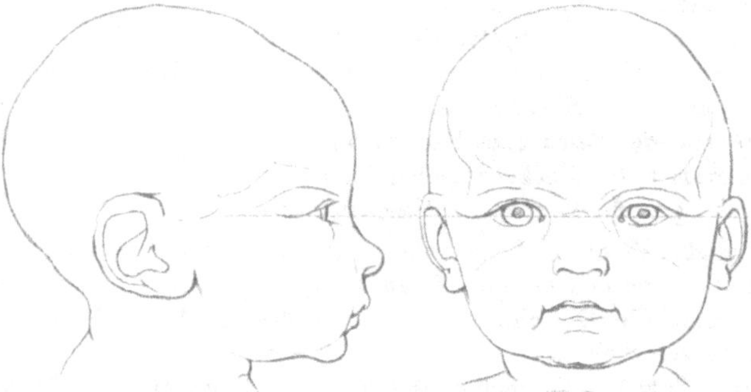

Fig. 242. Kopf eines achtmonatlichen Kindes, nach SCHADOW.

Oberkiefers stehen die Nasenbeine und die kleine Nase, die einen eingebogenen Rücken besitzt, im Einklang.

Die Augen sind für das kleine Gesicht des Kindes verhältnismäßig groß, und die Lidspalte ist im Vergleich zu derjenigen des Erwachsenen weiter geöffnet. Das Kind fixiert die Gegenstände, welche seine Aufmerksamkeit fesseln, lange und sie werden nicht so schnell verlassen. Das volle runde Antlitz ist glatt und leidenschaftslos, es hat den Mangel markierter Züge mit dem Gesicht der Knaben und der Mädchen gemein, deshalb ist das „Treffen“ mit Schwierigkeiten verbunden.

Der Rumpf ist vor allem unten bedeutender entwickelt, eine Erscheinung, welche ganz im Gegensatz zu der Rumpfform des Mannes steht, bei dem gerade die Brust die Hauptmasse und der Unterleib den untergeordneten Nachbar darstellt. Der Bauch des Kindes besitzt einen großen Umfang, ist beträchtlich nach vorn gewölbt und tief herabgesenkt, so daß sich oberhalb der Scham eine deutliche Falte bildet (Fig. 240), die Brust ist kurz. Wegen der unvollkommenen Entwickelung der unteren Gliedmaßen ist das Becken noch wenig ausgebildet, die Schaufeln der Hüftbeine sind noch nicht ausgelegt, sondern steigen steil in die Höhe.

Haut, Muskeln und Skelet des Kindes. Von der Haut des Kindes verdient hier vor allem Erwähnung die Durchsichtigkeit. Die tiefen Gefäße scheinen hindurch und das Kolorit erhält durch die Reinheit der in der Tiefe strömenden Säfte eine Wärme, die nur die Jugend besitzt, und die sich bei Mädchen länger erhält als bei Knaben. Die Elastizität ist der Haut des Kindes im höchsten Grade eigen; sie wird freilich unterstützt durch das überall reichlich angesammelte Fett. So kommt es, daß

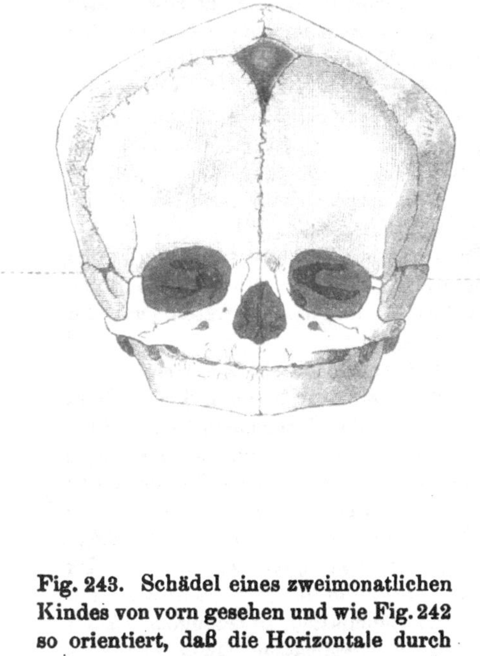

Fig. 243. Schädel eines zweimonatlichen Kindes von vorn gesehen und wie Fig. 242 so orientiert, daß die Horizontale durch das Sehloch gezogen ist.

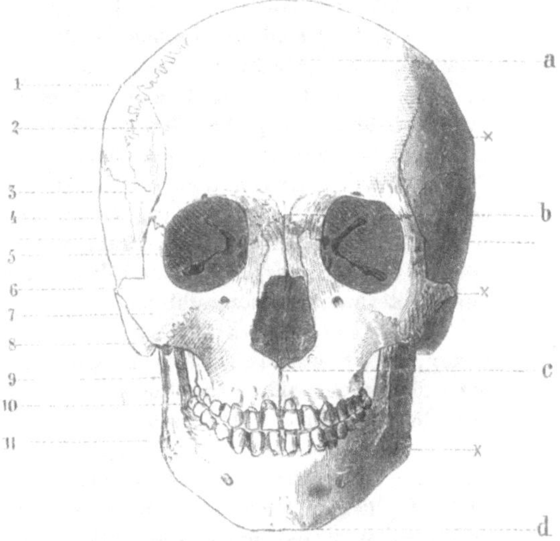

Fig. 244. Schädel eines erwachsenen Mannes. Die Orientierungslinie geht durch die punktierte Gerade zwischen den Nummern 4 und 5 links, und den Buchstaben b und c rechts.

Falten spurlos wieder verstreichen. Magert das Kind ab, dann schwindet mit dem Fett der hohe Grad von Elastizität, und selbst Kinder bekommen dann ein faltenreiches Gesicht. Wie bei dem Erwachsenen, so lassen die körperlichen Schmerzen auch bei dem Kinde sofort die Spuren in dem Antlitz bemerken, auch bei ihm kommt die Blässe der Entbehrung und die Röte des Wohlbehagens sehr schnell zum Ausdrucke, und die Augen und ihre Umgebung zeigen zuerst die eingetretenen Veränderungen. Sie werden glänzend, oder matt, und die ganze Umgebung ist entweder gefüllt oder tief eingesunken. Beim abgezehrten Kinde werden ebenfalls die Augenhöhlenränder und die Wangenhöcker und die scharfen Winkel des Unterkiefers bemerkbar. Die Hautfalten an den Gelenken, die oft der

Art sind, daß sie von einem eingeschnürten Faden herzurühren scheinen, werden durch das Unterhautfettgewebe bedingt (Figg. 239—241). An den Fingern kann die Fettanhäufung oft so stark werden, daß sie das Beugen erschwert.

Die Muskeln sind bei dem Neugeborenen alle vorhanden, allein noch unvollkommen der Herrschaft des Willens unterworfen. Nur einige folgen schon dem äußern Reiz, so der Ringmuskel des Auges; bei dem Eindringen des Lichtes schließen sich die Lider. — Bei der Berührung der Mutterbrust machen die Lippen und die Zunge sofort die komplizierten Saugbewegungen, und ebenso sind Beuger und Strecker des Rumpfes und der Glieder schon lange vor der Geburt der Zusammenziehung fähig; allein die Entwickelung des übrigen Muskelsystems ist noch so weit zurück, daß Monate vergehen, bis das Kind die ersten Gehversuche zu machen imstande ist. Dabei ziehen sich die Muskeln sehr unvollkommen, bald zu stark, bald zu schwach zusammen und die Thätigkeit einer jeden Muskelgruppe ist von vielen unzweckmäßigen Mitbewegungen begleitet. In der Abbildung des Kindes von rückwärts (Fig. 241) sind die großen Gesäßmuskeln bei dem einfachen Stehen in voller Thätigkeit; bei dem Erwachsenen, der es gelernt hat, seinen Körper im Gleichgewicht zu tragen, geschieht das Stehen mit einer geringeren Muskelarbeit, und eine Zusammenziehung der großen Gesäßmuskeln tritt nur ganz vorübergehend auf. In voller Leistungsfähigkeit sind dagegen schon sehr früh jene Muskeln des Kindes, welche im Gebiet des Kreislaufes und der Ernährungsorgane thätig sind. Das Herz schlägt schon seit den frühesten Tagen der Entwickelung regelmäßig und voll; die gesamte Muskulatur des Darmes übernimmt nach der Geburt die ihr zukommende Rolle, ebenso wie die Respirationsmuskeln, welche sofort ihren Dienst antreten, um ihn ohne Unterbrechung fortzuführen.

Das Skelet des kindlichen Körpers hat, mit Ausnahme desjenigen des Kopfes, wenig Einfluß auf die äußeren Formen. Es enthält zwar alle einzelnen Teile, allein viele sind noch vollkommen knorpelig und andere erst in der Verknöcherung begriffen. Die Röhrenknochen geben, wie bei dem Erwachsenen, Ursprungs- und Ansatzpunkte für die Muskeln, aber die vorspringenden und scharf gezeichneten Muskelleisten fehlen noch und im Innern bestehen die langen Knochen aus drei durch Knorpel getrennten Stücken. Erst mit der vollen Reife des Individuums verwachsen diese einzelnen Abteilungen fest und untrennbar miteinander. Bei dem geringen Durchmesser der Knochen reicht oft schon die Schwere des Körpers hin, um sie bei den ersten Gehversuchen zu krümmen und einen mäßigen Grad von Säbelbeinen zu erzeugen. Leidet vollends die Ernährung der Kinder, dann wird der regelmäßige Gang der Verknöcherung gestört und führt jene Verkrümmungen der Beine herbei, die aus geraden Säulen für die Stütze des kindlichen Körpers vielmehr zu bogenförmigen Spangen geworden sind, die nur einen wackelnden Gang gestatten. Doch besitzt die Natur manche geheimnisvoll aus dem Innern des Organismus wirkende Kraft, und so verschwinden oft in späteren Tagen durch bessere Ernährung diese Zeichen früherer Schwäche.

Schadow, a. a. O. weiter unten. — H. Welcker, Untersuchungen über Wachstum und Bau des menschlichen Schädels. Leipzig 1862. 4°. — Fr. Liharžik, Die Gesetze des Wachstumes und der Bau des Menschen. Die Proportionslehre aller menschlichen Körperteile für jedes Alter und für beide Geschlechter. Mit 8 Tabellen und 9 lith. Tafeln. Wien 1862. Folio. — Henning, Henke und Vierordt, Anatomie und Physiologie des Kindesalters. 2. Aufl. Mit 68 Holzschnitten. Tübingen 1881 in dem Handbuch für Kinderkrankheiten; auch separat erschienen. — Max Peiser, Der Kinderakt. Das Kind als Modell. 50 Blatt Modellstudien. Internationaler Kunstverlag R. Bauer & Cie., Berlin S. 53. Enthält Kinderakte vom ersten Lebensjahr bis zu der Pubertätszeit.

Dritter Abschnitt.

Mechanik der Stellungen und der Ortsbewegung.

a. Der Schwerpunkt und das Stehen. Bei der Mechanik unserer Bewegungen gilt vor allem der Satz, daß es sich um die Leistung einer Arbeit handelt, wobei der Mensch nicht fremde Massen bewegt, sondern seine eigene. Selbst zu der aufrechten Stellung bedarf es schon einer gewissen Muskelthätigkeit. Handelt es sich doch bei dem Stehen darum, das Gewicht des Körpers von 70—75 kg im Gleichgewicht zu erhalten. Es ist dabei notwendig, daß der Schwerpunkt des Körpers unterstützt sei, daß heißt, daß die sogenannte Schwerlinie, die Senkrechte, welche durch den Schwerpunkt des Körpers geht, in den Bereich seiner Unterstützungsfläche falle. Gleichzeitig ist es aber auch nötig, daß der Körper durch Muskelaktion aufrecht erhalten werde; denn eine Leiche, wenn man sie auch so aufstellt, daß ihr Schwerpunkt unterstützt ist, fällt zusammen, weil ihre Gelenke nachgeben. Die Gelenke, welche zunächst in Betracht kommen, sind das Sprunggelenk, das Kniegelenk, das Hüftgelenk; dann müssen aber auch der Kopf und die Wirbelsäule durch Muskelaktion in ihrer Lage erhalten werden.

Auf diesen leichtbeweglichen und glatten Gelenken müssen wir also den Körper bei dem aufrechten Stehen derart durch Muskeln festhalten, daß beim Stehen auf den beiden Füßen die Schwerlinie zwischen die beiden Füße fällt, wie in der Figur 245. In dieser Figur ist das Skelet eines aufrecht stehenden Mannes gezeichnet; die Linie Sch entspricht der Schwerlinie. Sie geht durch die Scheitelfläche (Sagittalebene) des Körpers und trifft den Boden in der Mitte des Fußviereckes, an einer Stelle, die gleichweit von der Stützfläche der beiden Füße entfernt ist. Bei dem Kinde, das es eben so weit gebracht hat, einige Augenblicke zu stehen, muß die Schwerpunktlinie (Fig. 240) genau dieselbe Richtung haben wie bei der vorhererwähnten Figur. Unser Blick ist durch die eigenen Erfahrungen in dieser Hinsicht so geschärft, daß die geringste Ablenkung dieser Linie an irgend einem Körper sofort unsere Aufmerksamkeit erregt, und unsere Gedanken beschäftigt. Denn das Gesetz, daß ein Körper nur dann in der Gleichgewichtslage sich befinde, wenn seine Schwerlinie senkrecht steht, gilt nicht allein für den Menschen, sondern für alle Körper. Sobald eine Säule oder ein Turm nicht senkrecht zu der Schwerlinie aufgestellt ist, haben wir sofort das Urteil einer falschen Gleichgewichtslage fertig. Bei der aufrechten Haltung ist der Mensch gerade in die Höhe gerichtet, die Schulterblätter sind angezogen durch die Aufrichtung des Rückens, der Brustkorb wird dadurch frei, die Respiration freier als vorher, die Schambeinfuge rückt tiefer im Vergleich mit der schlaffen Haltung und jeder, der sich in dieser Weise streckt, hat gegenüber der nachlässigen Haltung das Gefühl der Anspannung seiner Muskeln und damit ein Gefühl seiner Kraft. Man kann es schließlich soweit bringen, daß diese aufrechte Haltung, die dem Mann etwas Sicheres und Vollkommenes giebt, zur Gewohnheit wird und mit einem geringen Aufwand von Kraft ausgeführt werden kann. Bei dieser im übrigen ungezwungenen Haltung hat der Mann vier Unterstützungspunkte: die Fersenballen und die Zehenballen. Die militärische Stellung im deutschen Heere ist eine durchaus andere Art der aufrechten Haltung; denn bei ihr hat der Körper streng genommen nur zwei Unterstützungspunkte, die beiden Zehenballen. Die Absätze der Stiefel sind allerdings mit dem Boden in Berührung, aber der Mann steht auf ihnen nicht fest auf, weil der Körper etwas vorn übergeneigt ist, um am schnellsten in den militärischen Schritt übergehen zu können. Der Schwerpunkt des Körpers liegt bei der militärischen Stellung nicht in der Mitte des Fußviereckes (siehe die Fig. 245 gh), sondern weiter vorn in der Mitte jener Linie, welche die beiden Zehenballen miteinander verbindet. Diese Stellung hat bestimmte Vorzüge für die Ausbildung der Soldaten, aber sie ist für sich betrachtet, unnatürlich. Dasselbe gilt von der Haltung des Knies bei der militärischen Stellung. Sie besteht in dem „Durchdrücken", wobei der vierköpfige Strecker des Unterschenkels so stark wirkt, daß die Linie des Beines nach vorn konkav wird, soweit dies das vordere Kreuzband gestattet.

Der Schwerpunkt des ungezwungen stehenden, menschlichen Körpers befindet sich zwischen dem ersten und zweiten Kreuzwirbel, in dem Durchkreuzungspunkt der Linie Sch und lm Figur 245. Selbst unter ungünstigen Umständen ergreifen wir die entsprechenden Mittel, diesen schwankenden Punkt zu unterstützen. Kein unbewußter Wille hat uns zum Erlernen dieser schwierigen Kunst getrieben, die Notwendigkeit, die harte Lehrmeisterin, zwang uns alle, mit Unverdrossenheit dieselben mühsamen Studien immer wieder zu beginnen, bis wir die genügende Fertigkeit erreicht. Freilich ist die Erinnerung an diese erste und schmerzliche Zeit des Lernens längst verschwunden. Nur dann, wenn wir ein Kind betrachten, das den schüchternen Versuch macht sich zu erheben, sehen wir, wie in einem Spiegelbild, wieder die eigenen Anstrengungen vor uns und erkennen die Schwierigkeit jener Aufgaben, die wir schon im zarten Alter lösen mußten. Welch' langer Übung bedarf es nicht, um auf einer ebenen Fläche einfach zu stehen! Welches Schwanken, das in jedem Augenblick die Gefahr nahe legt, nach vor- oder rückwärts zu stürzen. Und dieser Versuch wird doch erst dann gemacht, nachdem das Kind

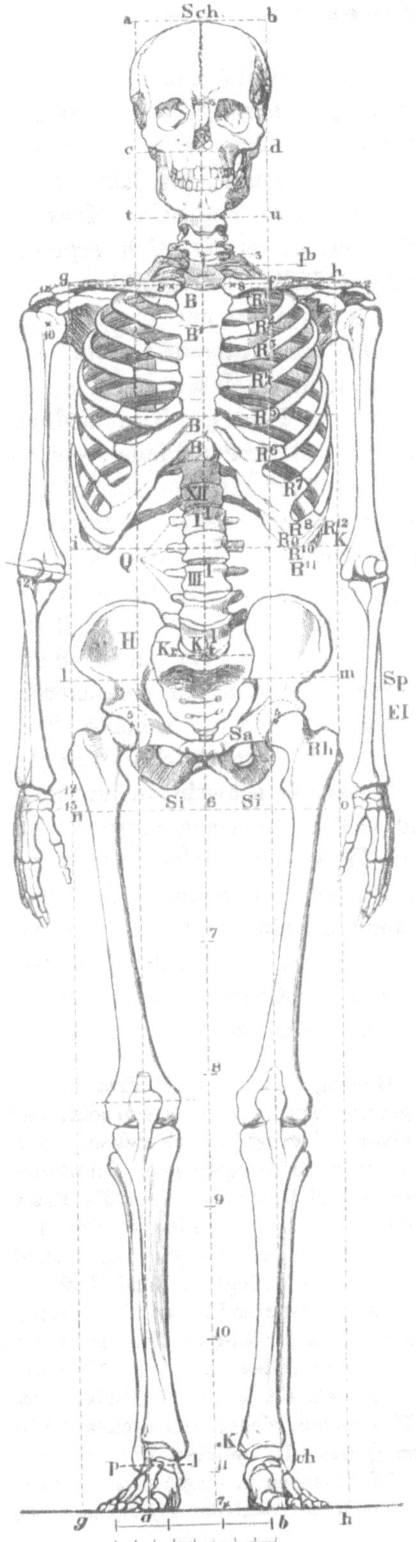

Fig. 245. Skelet eines jungen Mannes, $^1/_8$ nat. Größe. Geometrisches Bild mit beigefügtem Maßstab, a—b = neun Pariser Linien; darunter 0—16 Centimeter auf $^1/_8$ der Länge reduziert = 2 Centimeter.

abcd Schädelvierck, auf Grund der Kopfhöhe entworfen

abtu Schädelhöhe vom Scheitel zum Kinn

gh Größte Breite des Brustkorbes

lm Breite des Beckens zwischen den entferntesten Punkten der Hüftbeine

no Linie der frei aus dem Rumpf hervorragenden Beine

tu Linie durch den vierten Halswirbel

BB Brustbein

H Hüftbein

iK Größte Breite des Brustkorbes

Kr Kreuzbein

K$_4$ Knorpel zwischen 5. Lenden- und 1. Kreuzwirbel (Promontorium)

Q Querfortsätze der Lendenwirbel

R^1—R^{12} Erste bis zwölfte Rippe

Rh Großer Rollhügel

Sa Horizontaler Schambeinast

Sch—7× Schwerpunktlinie

Si Sitzknorren

×1—×2 Distanz zwischen den Schulterhöhen

3 Siebenter Halswirbel

5× Drehungspunkt des Oberschenkelkopfes

6 Ebene des Dammes

7× Schwerpunktlinie an der Grundfläche

×8 Schlüssel-Brustbeingelenk

10 Drehungspunkt des Oberarmkopfes

12 Handwurzelgelenk

13 Handwurzel-Mittelhandgelenk

I^b Erster Brustwirbel

XII Zwölfter Brustwirbel

I^1 Erster Lendenwirbel

III^1 Dritter Lendenwirbel

schon lange an Geräten sich geübt hatte, vom Stuhl zum Tisch und wieder zum Stuhl gewandert und oft mit dem Rücken gegen die Wand gestellt worden war. Die Gefahr des Falles tritt immer ein, sobald der Schwerpunkt nicht genügend unterstützt ist. Solange das Kind noch nicht gelernt hat, die Gelenke hinreichend zu steifen und seine Muskeln so zu beherrschen, daß der aus dem Gleichgewicht geratene Schwerpunkt schnell durch den Muskelzug an seine frühere Stelle zurückgeführt wird, oder durch eine andere Position der Beine auch in seiner neuen Lage balanciert werden kann, erfolgt nach dem allmächtigen Gesetz der Schwere der Fall zum Boden, die nicht unterstützte Masse des Körpers fällt zur Erde. Durch viele mißlungene Versuche lernt das Kind endlich die beiden, aus mehreren beweglichen Stücken bestehenden Pfeiler, welche die Last des kleinen Körpers stützen, genügend zu steifen. Es müssen alle zwischen dem Rumpf und den Zehen liegenden Gelenke hinreichend fixiert werden, um das Abgleiten der Gelenkflächen, das Zusammenknicken der Beine zu verhindern. Die Willensimpulse müssen erst einen hohen Grad von Sicherheit und Genauigkeit erreicht haben, um dieser Forderung zu genügen. Erst dann, wenn die Herrschaft über die Muskeln erreicht ist, vermag das Kind sicher seine Körperlast zu balancieren. Erwägt man die Beweglichkeit der Wirbelsäule und die leichte Verschiebbarkeit der Gelenke, erwägt man ferner, wie unzählige Versuche notwendig sind für das kleine unerfahrene Wesen, so schwebt vor unserem Geist ein, wenn auch unvollständiges Bild von der enormen Schwierigkeit dieser Aufgabe. Sie ist den vierfüßigen Tieren um vieles erleichtert; denn dort hängt ja die Last des Körpers an vier Säulen. Bei dem Menschen ist der Schwerpunkt am unsichersten unterstützt, und es besteht eine sehr geringe Bürgschaft für ein längeres Verbleiben in solcher Gleichgewichtslage. Man nennt deshalb diese leicht verschiebbare Gleichgewichtslage „labiles Gleichgewicht“ (von *labilis*, was leicht fällt).

Die Schwierigkeit des Verharrens in der Gleichgewichtslage bei dem Stehen kann sich auch der Erwachsene wieder vergegenwärtigen, sobald er versucht, auf einer nur etwas schwankenden Unterlage, z. B. einem Schwebebaum, zu stehen. Dann befinden sich alle, denen auf ebener Unterlage sich nicht die geringsten Schwierigkeiten bieten, in der größten Gefahr, jeden Augenblick die Herrschaft über die Masse ihres Körpers zu verlieren. Bei dem Stehen auf den zwei unmittelbar voreinandergesetzten Beinen nehmen wir auf dem Balken eine Stellung ein, die wir früher nicht geübt; wenn auch die hinreichende Steifung der Glieder gelingt, so sind doch die Muskeln nicht imstande, die Lageveränderungen des Schwerpunktes durch eine entsprechende Zugkraft völlig zu beherrschen. Sobald nun der Körper nicht mehr zur Achse des Schwebebalkens senkrecht steht, beginnt er zu fallen. Auf dem Wege der Erfahrung haben wir gelernt, noch mit anderen Mitteln als denen des Muskelzuges das Gleichgewicht des Körpers unter solchen Umständen wieder herzustellen. Wir haben unbewußt einen Schatz von Kenntnissen gesammelt, welchen wir praktisch verwerten, ohne jemals darüber nachzudenken. Wir machen in einem solchen Falle den entsprechenden Gebrauch von den Armen, wenn wir bald den einen, bald den anderen erheben, um dadurch den Schwerpunkt wieder in die Unterstützungslinie zurückzubringen; es erhebt sich immer der Arm gegenüber jener Seite, nach der das Gewicht der Masse zu fallen droht. Aus demselben Grunde benutzt der Seiltänzer die Balancierstange; nach demselben Gesetze ändert der menschliche Körper in allen Fällen, in denen er auf irgend einer Seite belastet wird, seine Haltung nach der unbelasteten Seite.

Wird z. B. eine Last in der linken Hand getragen, so neigt sich der Rumpf nach der entgegengesetzten Seite und wird gleichzeitig auch der Arm horizontal ausgestreckt; durch das Seitwärtsbeugen des Rumpfes wird die Schwerpunktslinie nach der entgegengesetzten Seite verlegt und damit ist das Gewicht balanciert. Hängt die Last vorn, so muß man sich verhältnismäßig zurückbeugen; liegt sie auf dem Rücken, so muß der Körper entsprechend vorgebeugt werden. Dabei hat beständig

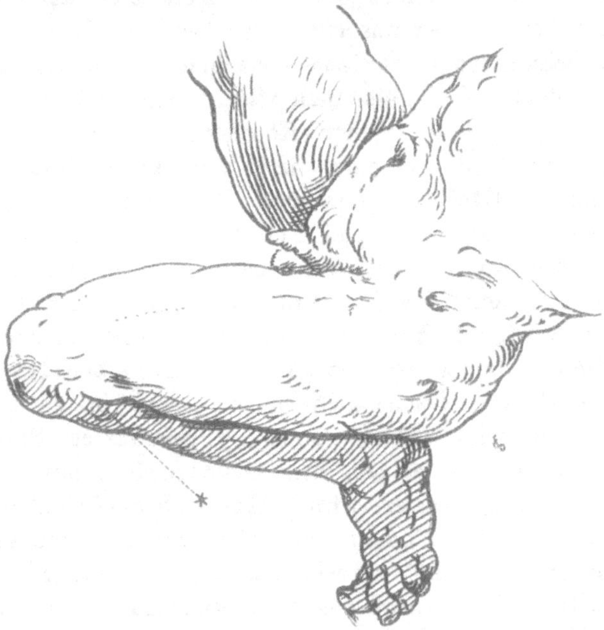

Fig. 246. Skizze eines stürzenden Titanen nach Guido Reni (nach einem Stich von B. Coriolan).

das eine Bein die Last zu unterstützen. Die gerade Haltung des Körpers ist dagegen nicht verändert, wenn eine Last auf dem Kopf getragen wird, also in der verlängerten Linie der Körperachse. Unsere Erfahrung, fälschlich „Gefühl“ genannt, hat das Urteil über die Richtigkeit und Notwendigkeit der Bewegungen, über die veränderte Lage des Schwerpunktes so vollkommen entwickelt, daß jeder Fehler der darstellenden Kunst von uns sofort erkannt wird. Die unerbittlichen Regeln eines fallenden Körpers zeigen uns in demselben Augenblick, wo der Schwerpunkt desselben nicht mehr unterstützt ist, schon das endliche Schicksal Strauchelt jemand, so kennen wir die drohende Gefahr, noch ehe der Sturz vollendet ist. Es sind dies Abstraktionen, gebaut auf unsere eigenen Erlebnisse. An der Skizze Figur 246 erkennt jeder sofort, daß es sich hier um einen Menschen handelt, der das Gleichgewicht verloren und rückwärts, unaufhaltsam zu Boden stürzt. Selbst das emporgestreckte Bein, das nach derselben Regel, wie die Balancierstange, der Last des Körpers noch das Gleichgewicht halten sollte, kann nichts mehr nützen, weil die Masse des Oberkörpers zu groß ist. — Dies sind jedoch sehr komplizierte Fälle, welche unsere Erfahrung zu beurteilen hat. Erinnern wir uns an einfache Bilder, z. B. an die verschiedenen Stellungen, welche eine Gruppe fröhlicher Genossen zeigt, die unter einem schattigen Baum gelagert ausruhen. Der eine sitzt an der Erde und hat sich gegen den Baumstamm gelehnt, der andere stützt den Oberkörper auf den wie eine Säule gestreckten Arm, und ein dritter benützt dieselbe Säule nur zur Hälfte und legt das Haupt in die Hohlhand. Die Absicht aller dieser Stellungen ist, den Schwerpunkt zu unterstützen. Dort hilft der Baumstamm das Gewicht des angelehnten Körpers tragen, und hier übernimmt es der Arm, den Rumpf vor dem Sinken zu bewahren. Betrachten wir die Darstellung einer solchen Gruppe auf einem Gemälde, so regt sich sofort der kritische Geist, wenn dem Künstler das Natürliche der Stellungen auch nur in einem Punkte mißlang.

Der Schwerpunkt erleidet bei jeder Änderung der Stellung eine Verschiebung. Wir können uns ein deutliches Bild dieser Lageveränderung an dem Schwanken eines Kahnes machen, sobald der darin Sitzende die Stellung ändert. Wer hätte sich nicht schon darüber gefreut, wenn der leichten Neigung des eigenen Körpers im Augenblick der ganze Nachen folgt und bald der eine, bald der andere Rand bis an den Spiegel der blauen Fläche niedertaucht. Das leicht bewegliche Element gestattet dieses ungefährliche Spiel, weil es doch wieder an allen Stellen den schwankenden Kahn stützt; aber bei der Bewegung des Menschen auf festem Boden, wenn hier der Schwerpunkt aus seiner Gleichgewichtslage gestoßen wird, so kann er nur durch eine rasche, zweckentsprechende Unterstützung vor dem gänzlichen Falle bewahrt werden. Bis zu welchem Grade von Geschicklichkeit wir es hierin schon als Knaben gebracht, zeigt die Schnelligkeit, womit der unerwartete Stoß, der plötzlich unseren ganzen Körper aus dem Gleichgewicht geschleudert hatte, durch ein paar Sprünge pariert wird. Aber es bedarf nicht des Hinweises auf solch außerordentliche Leistungen; üben wir doch die Verlegung des Schwerpunktes bei jedem Wechseln des Beines während des ruhigen Stehens! Stellen wir uns auf das eine, während das andere als sogenanntes Spielbein nur leicht auf dem Boden ruht, so zeigt sich deutlich, wie bei der Entlastung des Einen eine Korrektion in der Stellung des Rumpfes notwendig wird. Wir bewegen den Körper im Hüftgelenk und den Lendenwirbeln seitwärts und zwar ungefähr um 20 cm, gerade soviel als notwendig ist, um durch die Seitwärtsneigung den Schwerpunkt senkrecht über das unterstützende Fußgelenk zu bringen.

Dasjenige Bein, auf dem nunmehr der Körper steht, heißt Standbein. Die Figur 247 zeigt jene Stellung, wie zahllose andere aus der alten und neuen Zeit, bei denen der Mensch auf einem Bein steht, um das andere unterdessen ausruhen zu lassen. Die Seitwärtsneigung des Rumpfes und die Verschiebung im Hüftgelenk sind in dieser Skizze meisterhaft dargestellt. In solcher Stellung fällt also die Schwerlinie in die Sohle des Standbeines, während das andere, das Spielbein, nicht mehr zur Unterstützung des Körpers dient und frei ist für die Bewegung.

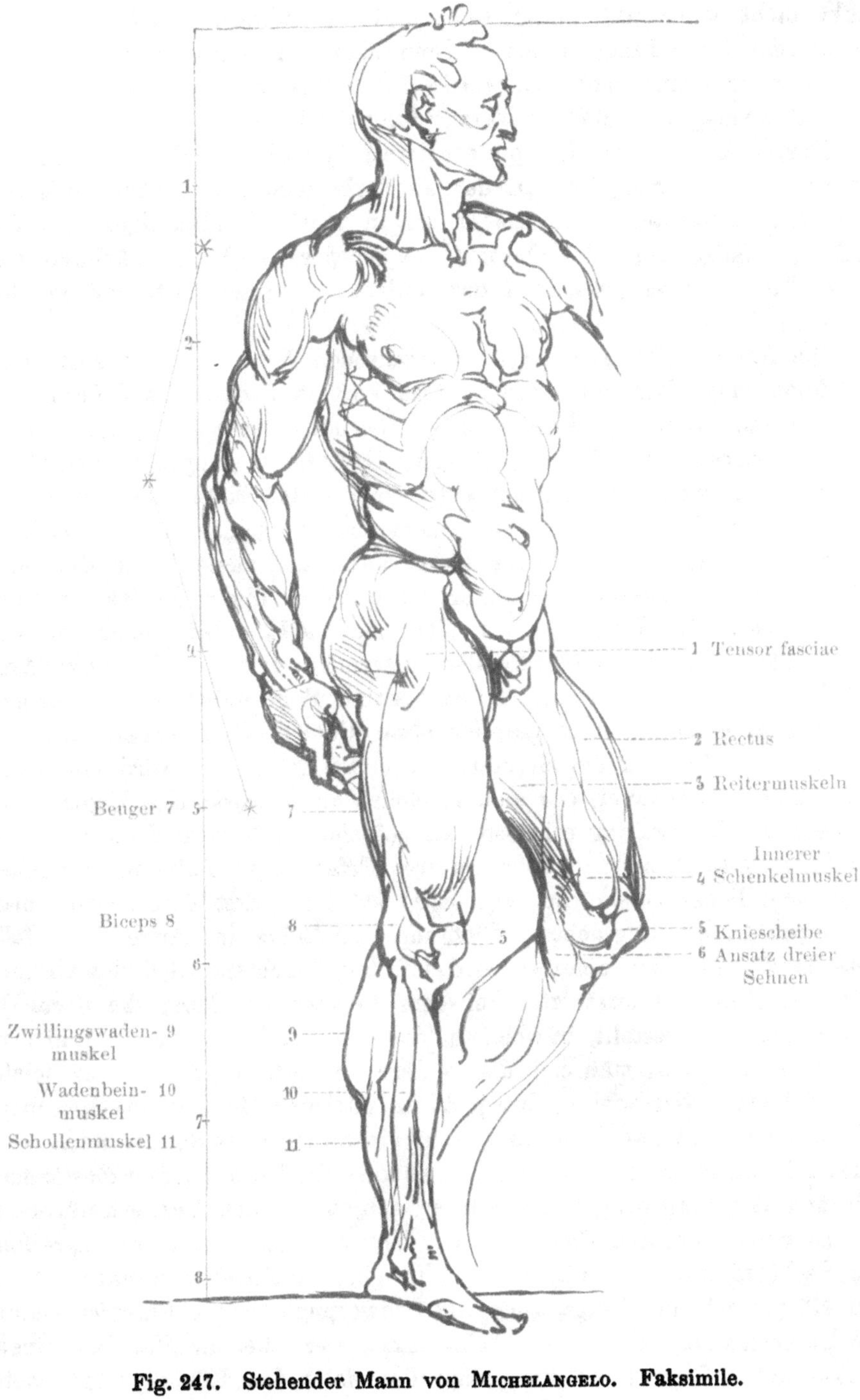

Fig. 247. Stehender Mann von MICHELANGELO. Faksimile.

Solange die Schwerlinie zwischen die beiden Füße fällt, kann man kein Bein vom Boden aufheben, denn sobald dies geschieht, würde der Schwerpunkt nicht mehr unterstützt sein, und der Mensch würde nach der betreffenden Seite hinüberfallen. Wenn aber der Körper soweit auf die eine Seite herübergebracht ist, wie in Figur 247, dann ist das eine Bein frei und vermag verschiedene Verwendung erfahren.

Das Gefällige jeder Körperstellung (die absichtlich für Ruhe bestimmte ausgenommen) liegt in der anscheinenden Leichtigkeit, mit der sie verändert werden kann. Daher ist in der stehenden Figur 247 die Stellung gefällig, denn das Gewicht des Körpers wird hauptsächlich von einem Fuße getragen, während der andere so gestellt ist, daß er das Standbein leicht ablösen kann.

Die Art der Stellung hat auch mimischen Wert. Die feste Stellung der Beine zeigt Mut oder Trotz. Das Vortreten deutet auf Verlangen oder Angriff. Das Zurückziehen zeigt Abscheu oder Furcht, das Knieen Demut, Unterwerfung. In den heftigsten Gemütsbewegungen rücken Hand und Fuß auf derselben oder der entgegengesetzten Seite, zusammen vor. Die Leidenschaften, die uns zum Gegenstande hinziehen, wie Liebe, Verlangen, Zorn, Rache, veranlassen dieses Vorrücken zugleich mit Kopf und Leib. Der borghesische Fechter ist auch in dieser Beziehung lehrreich, er zeigt das Vorrücken von Kopf und Leib, wobei jedoch die einander entgegengesetzten Gliedmaßen ausgreifen, nämlich der linke Arm und das rechte Bein. Dabei ist das rechte Bein unter die Schwerlinie des vorgestreckten Rumpfes gestellt; ohne diese Position erhielte der Beschauer den Eindruck des Stürzens. Bei der Figur 248 wird ein völlig unbefangener Beschauer, der sich zunächst an die bekannte Figur nicht erinnert, die Vorstellung erhalten, als sei eine nach vorn fallende Figur hier dargestellt. Denn nach allen unseren Erfahrungen muß ein, in solcher Lage befindlicher Oberkörper zur Erde stürzen. Erst dann, wenn man die durch Linien angegebene Richtung der Beine ins Auge faßt, fällt diese Vermutung fort, denn es wird sofort einleuchtend, daß das vordere Bein den Rumpf unterstützt. Bei dem Fechter ist dabei die Figur in dem Moment dargestellt, in welchem das Gewicht des Körpers von einem Bein getragen wird, während das andere so gestellt ist, daß es leicht ablösen kann. Wir wissen, daß jetzt im nächsten Moment das Standbein sich strecken und dann das andere zu einem weiteren Schritt nach vorwärts schwingen kann. Das macht uns den Eindruck leichter Beweglichkeit und der vorgebeugte Oberkörper denjenigen des Vorwärtsstürmens.

In einem direkten Gegensatz zu dem inneren Wesen des angreifenden Fechters steht die Figur 249, die eines fliehenden Mannes. Auch sein Körper ist vorgebeugt, auch der Schwerpunkt seines Rumpfes bedarf der Unterstützung, denn der rechte Arm, der offenbar Halt an einem breiten festen Gegenstand hat, kann den fallenden Körper nicht mehr

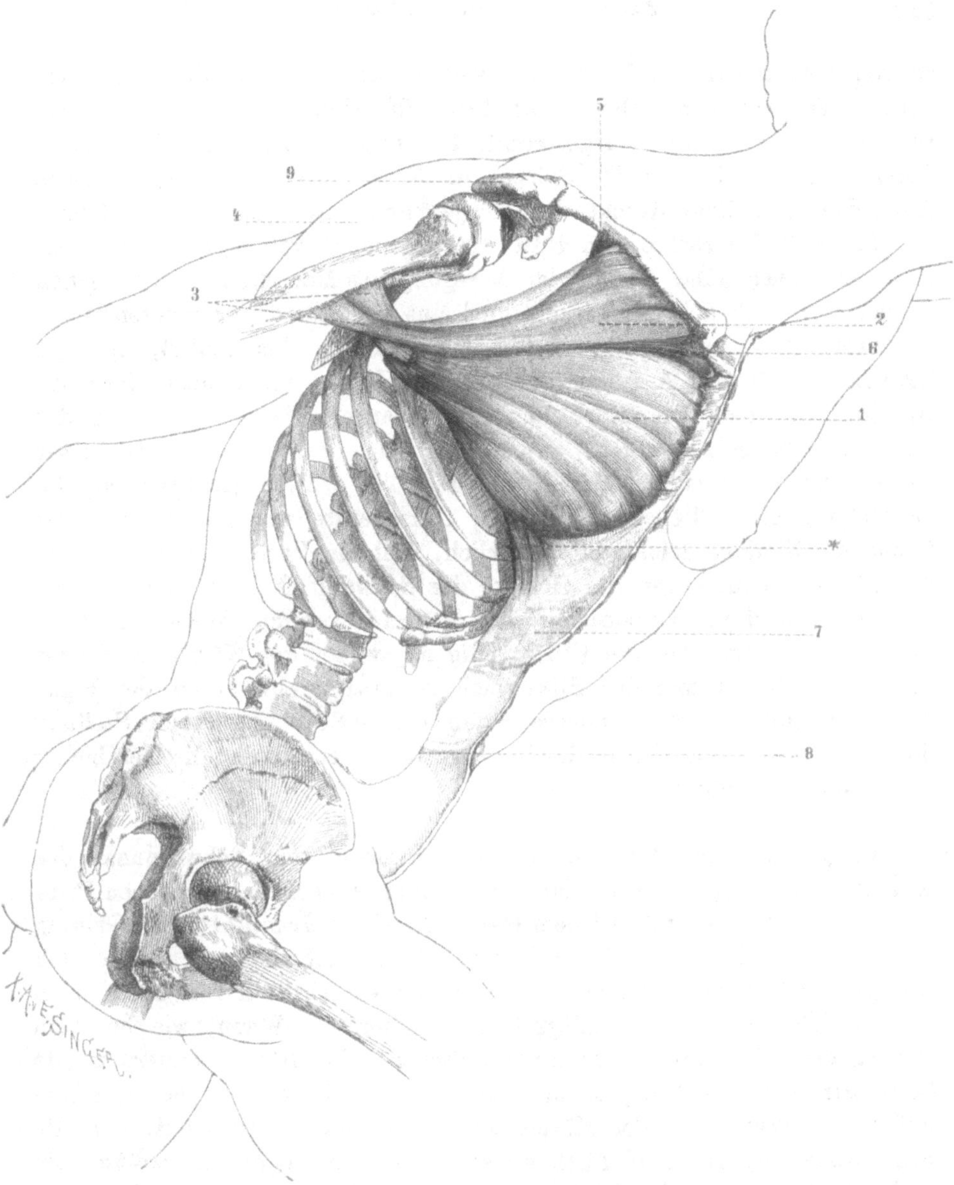

Fig. 248. Der große Brustmuskel auf dem Torso des borghesischen Fechters gezeichnet.

1. Brustbeinportion des Brustmuskels
2. Schlüsselbeinportion des Brustmuskels
3. Ansatzsehne
4. Deltamuskel
5. Unterschlüsselbeingrube
6. Spalt zw. Brustbein- und Schlüsselbeinport.
7. Gerader Bauchmuskel
8. Vordere Begrenzungslinie des äußeren schiefen Bauchmuskels

* Die von der Scheide des geraden Bauchmuskels entspringende Zacke des Brustmuskels

stützen, weil Hand und Vorderarm weit hinter der Schwerlinie des Oberkörpers sich befinden. Der rechte Arm hilft vielmehr den Körper nach vorn stoßen, der linke, ausgestreckt, hat noch keinen Halt, hilft sogar durch sein Gewicht, den Oberkörper in derselben Richtung fortzuziehen. Auch das linke Bein drückt den Körper fort, allein ehe es den Boden verläßt, muß das rechte den Unterstützungspunkt gefunden haben. Das setzen wir nach allen Regeln der Bewegung des Menschen voraus. Schon ist der Fuß nach abwärts gesenkt und aus der Stütze der rechten Hand, die durch den Druck verbreitert ist, ziehen wir den Schluß, daß die Grundfläche für das Aufsetzen des rechten Fußes nicht mehr fern ist. All das, was hier aus einer langen Erörterung über die Stellung der einzelnen Glieder hervorgeht, nimmt das Auge sofort wahr, und unser Geist verkündet uns das Urteil, daß hier ein schwieriges Problem, die Darstellung eines fliehenden Mannes, zufriedenstellend gelöst ist. Wir finden die Stellung leicht und natürlich, weil die Verteilung der Massen des Körpers nicht gegen die Gesetze der Schwerkraft verstößt und dabei ein hoher Grad von Leichtigkeit zum Ausdruck kommt. Wenn wir überdies sofort wissen, daß die Flucht eilig ist, wobei der Körper nach der Seite gewendet ist und der Blick nach rückwärts, obwohl an der Figur der Kopf fehlt, so ist es unsere Erfahrung, welche aus dieser Stellung des Körpers, d. i. aus der in der Stellung liegenden Mimik, die Geschichte des Vorganges abliest.

b. Gehen. Die Erkenntnis der Thatsache vom Schwerpunkt des menschlichen Körpers und seiner Unterstützung nach mechanischen Prinzipien läßt vermuten, daß bei dem Gehen dieselben Grundsätze ihre Geltung finden. Denn der natürliche Gang hat die Aufgabe zu erfüllen, den Rumpf, d. i. ein Gewicht, in einem bestimmten Abstand von dem Boden mit gleichförmiger Geschwindigkeit fortzubewegen. Wenn, wie bei dem Stehen, die Schwerlinie nicht mehr zwischen beide Füße, sondern in die Sohle eines Fußes fällt, in das Standbein, so kann man das Spielbein aufheben. Wenn nun der Körper sich soweit nach vorn neigt, daß die Schwerlinie vor den Fuß fällt, so wird sie nicht mehr unterstützt sein und man kommt in die Gefahr, vornüber zu fallen, wenn nicht das Spielbein in diesem Augenblicke vom Boden gelöst wird. Dabei wird es im Moment des Abhebens des Fußes vom Boden gebeugt. Ist dies geschehen, so schwingt es, da es im Hüftgelenke frei beweglich ist, nach vorwärts. Das Bein ist dabei nicht steif im Kniegelenk, sondern es wird im Anfang der Periode des Schwingens etwas gebeugt und zwar etwas mehr, als es im Moment des Abhebens des Fußes vom Boden der Fall war. Darauf wird es gestreckt, und zuletzt, kurz vor dem Aufsetzen des Beines wieder etwas gebeugt, so daß das Bein in etwas gebeugter Haltung auf den Boden auftritt. Sobald es dann den Boden erreicht hat, ist damit ein

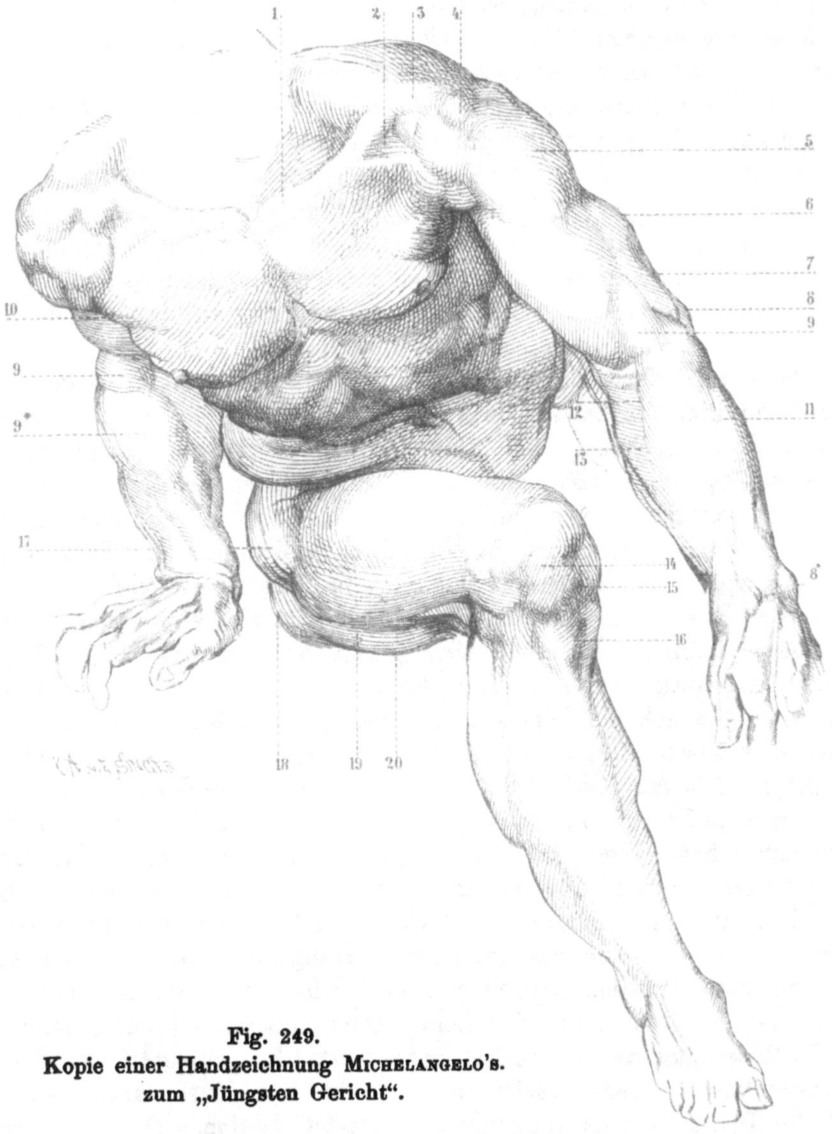

Fig. 249.
Kopie einer Handzeichnung Michelangelo's.
zum „Jüngsten Gericht".

1. Schlüsselbein
2. Unterschlüsselbeingrube. Spalt zwischen Delta- und Brustmuskel
3. Akromialende des Schlüsselbeines
4. Akromion
5. Deltamuskel
6. Strecker des Oberarmes
7. Sehnenfeld des Streckers
8. Ellbogen
8*. Köpfchen der Elle
9. Armspeichenmuskel, am linken und rechten Arm
9*. Speichenstrecker der Hand
10. Schwellung des Brustmuskels vor dem Übergang in seine Sehne
11. Langer Strecker der Finger
12. Ellenbeuge vom langen Aufheber begrenzt
13. Der runde Pronator
14. Streckersehne
15. Kniescheibe
16. Kniescheibenband
17. Tensor Fasciae
18. Großer Gesäßmuskel
19. Furche zwischen der Strecker- und Beugergruppe
20. Beugergruppe

neuer Stützpunkt gewonnen; man ist nach vorwärts gefallen, aber zum Glück auf die eigenen Füße oder vielmehr auf das neue Standbein. Jetzt macht man das Bein, welches früher Spielbein war, zum Standbein. Während dieser Phase ergiebt sich derselbe Wechsel der Bewegungen im Kniegelenk: anfangs wird es noch etwas mehr gebeugt, darauf gestreckt und zuletzt, bevor es den Boden verläßt, wieder gebeugt. Neigt man aufs neue den Körper nach vorn, und läßt das andere Bein nach vorwärts schwingen, setzt es dann auf, so ist ein neuer Stützpunkt gewonnen u. s. w. Das Gehen ist also gewissermaßen ein fortwährendes Fallen nach vorn, was immer dadurch verhindert wird, daß das vorwärts schwingende Bein einen neuen Stützpunkt herstellt.

Dabei wird der ganze Rumpf gleichzeitig auch in die Höhe gedrückt, er und mit ihm der Schwerpunkt beschreiben einen leichten Bogen nach oben, und zwar ebenso hoch als der Fuß durch seine Streckung die Körperlast emporgedrückt hatte; dann aber beginnt dieselbe wieder nach vorn hinabzusinken. Von jenem Augenblick an, in welchem die Erhebung geschah, übernimmt das Standbein gleichzeitig die Balance des ganzen Körpers. So wiederholt sich derselbe Vorgang während der ganzen Dauer der Bewegung. Die Arbeit der Beine ist also abwechselnd immer dieselbe. Während das eine sich gegen den unnachgiebigen Boden stemmt und unterstützt, schwingt das andere freihängend, um in dem rechten Augenblick die Last auf seine Schultern zu laden und sie wieder sicher eine kleine Strecke weiter zu befördern. Die Zergliederung des Vorganges läßt die Kraftleistung der Beine sehr bedeutend erscheinen, wenn man bedenkt, daß immer nur eines die Fortbewegung der Last auszuführen hat. Wenn trotzdem die Ermüdung beim natürlichen Gang erst sehr spät eintritt, und wir das Gehen lange Zeit hindurch ertragen, so erklärt sich dies einmal durch die Ruhe, welcher die Beine abwechselnd hingegeben sind, indem das jedesmal schwingende Glied von der Luft getragen, ohne Muskelanstrengung bewegt wird und dann aus dem Umstand, daß die Muskulatur der Beine ganz außerordentlich günstig für die Fortbewegung der Körperlast gebaut ist. Ein zweistündiges Stehen bei der Parade strengt mehr an, als ein doppelt so langer Marsch, weil die Beine niemals vollkommen entlastet werden. Das Kommando „rührt euch", wobei die Truppe sich bequem stellt und das eine Bein etwas von der Last befreit, gewährt keine so vollkommene Erholung, als jene Ruhe während des Gehens, welche durch die Teilung der Arbeit bedingt ist.

Alle, denen die Kontrolle dieser veränderten Richtung am Rumpfe während des eigenen Ganges schwer fällt, mögen sich errinnern, wie schwierig es ist, Arm in Arm zu gehen, wenn nicht dabei gleichzeitig Schritt gehalten wird. Denn dann begegnen sich stets die regelmäßigen Schwankungen des Rumpfes und die Schultern stoßen aneinander. Ganz anders, wenn im Tempo die gleichen Beine belastet werden, dann bewegt sich der Rumpf in beiden Körpern gleichzeitig nach rechts und nach links, je nachdem das rechte oder das linke Bein gerade in Thätigkeit ist. Am vollendetsten kann man sich von den einzelnen Tempi des Ganges, dem Erheben des Körpers und den abwechselnden Lageveränderungen des Schwerpunktes nach rechts und links, an einem vorbeimarschierenden Bataillon überzeugen. Bei dem gleichen Tempo und dem gleichen Schritt sieht man die Spitzen der Bajonette und der Helme der ganzen Schar abwechselnd nach rechts und links sich bewegen, je nachdem das rechte oder linke Bein in Thätigkeit ist.

Die gerade Haltung des Körpers ist bei dem ruhigen Gange nicht wesentlich verändert, aber sie wird sofort eine andere auf der schiefen Ebene, weil dadurch der Schwerpunkt verschoben wird. Denn ist der Boden geneigt, so steht der Schwerpunkt unter dem Einfluß zweier Kräfte. Die eine drückt ihn gegen die Erde, die andere sucht ihn längs jener Ebene herabzutreiben. Schreiten wir bergauf oder bergab, so müssen wir den Körper stark neigen, so daß die Schwerlinie vor oder hinter das stehende Bein fällt.

Die Treppe ist nur eine andere Form der schiefen Ebene, von Stufe zu Stufe durch eine horizontale Fläche unterbrochen. Steigt man Treppen rasch hinauf und herab, so muß der Körper in eine ähnliche Stellung gebracht werden, wie bei dem Gehen auf der schiefen Ebene eines Berges. Nur dann wird sich dieses Gesetz in der Erscheinung des Schreitenden nicht vollständig scharf ausprägen, wenn er langsam oder gravitätisch hinanschreitet. In diesem Falle hebt man bei jeder Stufe den Körper durch das Strecken des mit gebogenen Gelenken aufgestützten Beines. Ruht der Fuß auf der nächst höheren Stufe, so kann der Rumpf erst dann gehoben werden, wenn der Schwerpunkt senkrecht über den höhergestellten Fuß gebracht ist. Durch die Untersuchung des Ganges wurde festgestellt, daß das unbelastete Bein nach den Gesetzen eines freihängenden Pendels an dem emporgehobenen Rumpfe nach vorn schwingt. Durch das Erheben erhält das in der Hüftpfanne befestigte Bein Raum, die Pendelschwingung nach vorn auszuführen. Gleichzeitig wird die Länge desselben durch eine Beugung im Kniegelenke in geringem Maße verkürzt. Der Beweis nun, daß die Schwingungen des Beines in die Reihe der Pendelschwingungen gehören, liegt zunächst darin, daß die Schwingungszeit des lebenden und toten Beines genau übereinstimmt, und zwar gerade soviel beträgt, als die eines Pendels von der Länge desselben und der ihm zukommenden Massenverteilung. Die Länge des natürlichen Schrittes bei dem ruhigen Gange ist demnach nicht Sache der Willkür, sondern die Folge eines physikalischen Gesetzes, das die Größe einer Schwingung abhängig macht von der Pendellänge. Je kürzer die Beine, desto rascher die Schwingungen (siehe S. 180). Dies alles gilt jedoch nur für den ruhigen Gang. Sobald die Schwingungen des Fußpendels beschleunigt werden sollen, müssen sie durch Muskelkräfte unterstützt werden und daraus erklärt sich, warum schnelles Gehen mehr ermüdet als langsames.

Die Gangarten der Menschen sind bekanntlich individuellen Verschiedenheiten unterworfen. Sie wechseln nicht nur bezüglich des Tempo, sondern auch bezüglich der Haltung des Rumpfes und der Bewegungsart der Beine innerhalb bestimmter Grenzen. So hat z. B. bei sehr fetten Leuten der Gang etwas Schwankendes, andere geben ihm dadurch, daß sie die Beine möglichst wenig beugen und strecken und dabei doch weite Schritte machen, etwas Gravitätisches, wieder andere beugen die Knie sehr stark, wodurch der Gang nachlässig erscheint. Und was die Haltung des Rumpfes betrifft, so ist von Einfluß, ob dieser vor- oder rückwärts geneigt getragen wird, ob er unnötige Schwankungen in derselben Richtung oder nach den Seiten ausführt. Die Erscheinungen all dieser Verschiedenheiten prägt sich unserem Auge und der Schall der verschiedenen Tempi unserem Ohre ein und ebenso sicher, wie wir Freunde an dem Tone ihrer Stimme erkennen, vermögen wir es auch an dem Geräusch ihrer Gangart.

Zu dem Gehen ist das geringste Maß von Muskelanstrengung nötig, wenn man in seiner natürlichen, durch die Länge der Beine bedingten Schrittdauer geht. Das ist der Grund, warum man die Soldaten bei großen Märschen nicht in gleichem Tempo gehen läßt; sie würden sonst viel früher ermüden, weil sie größere Muskelanstrengungen brauchen. Wenn jeder nach seiner natürlichen Schrittdauer marschiert, so geht der Marsch mit geringer Muskelanstrengung, einfach nach den Pendelgesetzen von statten. Immerhin verzehrt diese Bewegung einen ansehnlichen Teil des in den Muskeln der Beine vorhandenen Kräftevorrates, und endlich tritt doch Ermüdung ein. Man begreift dies, wenn man die Last berücksichtigt, welche bei dem Gehen fortbewegt wird. Die bei einfachem Gehen auf horizontalem Wege vollbrachte Arbeit eines Menschen von 70 kg Körpergewicht beläuft sich für eine Stunde Weges auf 25 000 Kilogrammmeter, in acht Stunden werden somit 200 000 Kilogrammmeter durch die Beine bewältigt.

Der menschliche Organismus ist eine Bewegungs- und Kraftmaschine, die sich in betreff ihrer Leistungen z. B. im Fortbewegen und Heben von Lasten vollkommen mit den Maschinen unserer Mechanik, vor allem mit den Dampfmaschinen vergleichen läßt. Die kontraktile Substanz der Muskeln repräsentiert die Kraft, die Knochen mit ihren Gelenkverbindungen repräsentieren die Maschine, durch welche die Arbeit des Menschen geschieht. Die Arbeit eines Menschen wird ebenso bezeichnet, wie die irgend einer Maschine. Man hat als Einheit der Arbeitsgröße das Kilogrammmeter angenommen, d. h. diejenige Arbeit, welche 1 kg in einer Sekunde 1 m hoch zu heben vermag. Nimmt man eine Arbeit von acht Stunden an, eine Thätigkeit, welche das arbeitende Individuum ohne Nachteil für seine Gesundheit ertragen kann, so ergiebt sich, daß der Mensch von 70 kg Schwere eine Leistung am Göppel in runder Summe von 200 000 Kilogrammmeter zu vollbringen vermag. Es ist dies eine bedeutende Arbeit, die sich unter günstigen Umständen (z. B. am

Tretrad bei einer Steigung von 24°) auf 345 000 kg steigern läßt, d. h. in acht Stunden vermag also ein Mann ein Kilogramm auf eine Höhe von 345 000 m zu heben. Diese enorme Leistung im letzteren Falle ist besonders dadurch möglich, daß die menschlichen Beine für das Gehen ganz außerordentlich zweckmäßig eingerichtet sind, und die Vortrefflichkeit ihrer Konstruktion hilft in ganz hervorragender Weise, um ein solch' überraschendes Resultat zu erzielen. Um sich von der Größe der Arbeit während des Bergsteigens einen Begriff zu machen, wobei lediglich durch die Kontraktion der Muskeln, und zwar vorzugsweise derjenigen der Beine, ein Gewicht von 70 kg Körper einen Berg von 2000 m hinaufgetragen wird, so diene die Angabe, daß damit in sechs Stunden eine Leistung von 140 000 Kilogrammmeter erzielt wurde. Sie würde auf das Doppelte steigen, wenn eine Last, die dem Körpergewicht gleich wäre, auf dem Rücken emporgetragen würde.

In den letzten Jahren ist die Frage der Muskelbewegung des Menschen in ein neues Licht gestellt worden. Aus der Lehre von der Unzerstörbarkeit der Kraft wissen wir, daß bei mechanischer Leistung unserer Muskeln ein Verschwinden von Wärme aus dem Körper stattfinden muß. Helmholtz hat gezeigt, daß der menschliche Leib im Lichte einer, zur Verwandlung von Wärme bestimmten Maschine betrachtet, die beste je konstruierte Maschine weit übertrifft. Von der durch die Verbrennung der Nahrungsmittel abgegebenen Gesamtwärme kann ein Mensch in Form wirklicher Arbeit den fünften Teil nutzbar machen, während es noch niemals gelungen ist, eine Dampfmaschine zu konstruieren, die mehr als $^1/_9$ der Kraft des unter dem Kessel verbrannten Brennmaterials nutzbar machen konnte. Die Muskeln des menschlichen Körpers sind aber nicht nur Mittel für die äußere Arbeit. Der Leib hat beständig noch eine Masse innerer Arbeiten zu verrichten, um das Leben zu erhalten. So muß z. B. das Blut in Zirkulation erhalten und durch Lunge und Gefäße getrieben werden; Brust und Zwerchfell müssen sich heben zum Zwecke des Atmens; die Verdauung muß fortgeführt und der Leib aufrecht erhalten werden und alles dieses verbraucht Kraft. Man hat erkannt, daß das Herz in 24 Stunden eine Arbeit verrichtet, welche gleichkommt dem Heben eines Zentners Gewicht zu der Höhe von 1276 m. Die Arbeit des Atmens ist geschätzt worden als ungefähr gleich dem Heben des nämlichen Gewichtes zu der Höhe von 200 m. Die Summe der übrigen Arbeit innerhalb des menschlichen Körpers, welche jeden Tag, auch ohne das Zuthun unseres Willens vollzogen wird, hat man bis jetzt noch nicht geschätzt, allein, es ist ganz augenfällig, daß die Arbeitssumme selbst des Trägsten eine sehr ansehnliche ist.

c. Das Laufen. Bei dem Laufen wird der Körper vom Boden abgeschnellt durch einen Stoß, der von der plötzlichen Streckung des vorher gebeugten Beines herrührt. Der Körper wird aber auch gleichzeitig fortgetragen, denn das sich streckende Bein schnellt den Körper nicht allein in die Höhe, sondern wirft ihn auch nach vorn. Das abwechselnde Emporschnellen des Körpers und die forcierte durch Muskelaktion unterstützte Pendelbewegung durch die Beine geschieht mit solcher Geschwindigkeit, daß beim Laufen der Körper einen Moment in der Luft schwebt. Die Kunst wählt selten dieses Moment, um das Laufen zu charakterisieren, sondern jenes, in welchem das eine Bein mit dem Boden in Berührung ist, während das andere seine Schwingung beginnt, also hinter dem Rumpf in der Luft schwebt.

Die Schnelligkeit des Laufens wird bei der Darstellung dadurch angedeutet, daß der Abstand des Rumpfes vom Boden geringer ist als bei dem Gehen. Bei leichtem Trab befindet sich das springende wie das pendelnde Bein viel weniger in der Beugung, als bei schnellem Lauf, also wird in dem einen Fall der Körper weniger tief herabsinken als in dem anderen. Nicht allein die Schnelligkeit des Laufes ist aber verschieden, sondern auch die Art desselben. Diese hängt hauptsächlich davon ab, wie der Fuß aufgesetzt wird. Setzt man nur den Zehenballen auf (Zehenlauf), so wird der Lauf sehr leicht erscheinen; wird jedoch der ganze Fuß aufgesetzt, so erscheint die Bewegung schwerfälliger. Ferner ist der Eillauf von dem Sprunglauf zu unterscheiden. Bei dem einen ist die Schnelligkeit, bei dem anderen die Wurfbewegung größer.

d. Das Sitzen. Unter Sitzen versteht man jene Gleichgewichtslage, bei welcher der Körper auf den Sitzhöckern seine Unterstützung findet, auf denen eine nach allen Seiten wiegende Bewegung stattfinden kann. Es giebt vielerlei Arten des Sitzens; wir gehen zunächst von der mittleren Sitzlage aus, bei welcher der Körper gerade und frei sitzt, und die Beine im rechten Winkel gebeugt vor der Bank ruhen. Unter solchen Umständen fällt die Schwerlinie in eine Linie zwischen den beiden Sitzhöckern. Die Muskeln der unteren Gliedmaßen sind erschlafft, der gestreckte Rumpf wird durch Zusammenziehungen der an ihm befestigten Muskeln balanciert. Das Hintenüberfallen wird durch die inneren Hüftmuskeln und den geraden Schenkelmuskel verhütet, das Vornüberfallen durch den starken Rückenstrecker. Der große Gesäßmuskel gleitet beim Niedersitzen von den Sitzhöckern, die er beim Stehen bedeckt, seitlich ab, so daß die Last des Rumpfes auf den mit einem Fettpolster versehenen Sitzknorren ruht. Die Haut- und Fettmasse wird samt dem Gesäßmuskel seitlich herausgedrückt und die hintere Fläche des Oberschenkels wird breit. Ist die Unterlage hart, so entsteht nach einiger Zeit ein unbehagliches Gefühl in der Haut des Gesäßes, welche zwischen den Knochen und die harte Unterlage durch das Körpergewicht gepreßt wird. Also auch hier kommt das Körpergewicht in Betracht, ebenso wie sein Schwerpunkt, der sich jetzt dicht am neunten Brustwirbel befindet. Das Sitzen ist bekanntlich keine Ruhelage für den ganzen Körper, sondern nur vorzugsweise für die Beine, denn die Muskeln des Rumpfes befinden sich stets in einer gewissen Spannung, wenn sie auch nicht sehr groß ist. Nach längerem Sitzen ermüden darum auch die Muskeln an dem Rumpf, und wir suchen nach Erleichterung, nach einer anderen Art des Sitzens.

Die Aufgabe, den Körper beim Sitzen zu halten, ist keine so geringe, wenn man erwägt, daß die Wirbelsäule gegliedert ist, also einen hohen Grad von Beweglichkeit besitzt und daß das Becken mit einem Kugelgelenk von vortrefflichster Konstruktion auf dem Schenkelknochen ruht. An der Wirbelsäule zieht überdies das ganze Gewicht der Arme, ferner der Kopf und sämtliche in Brust und Bauchhöhle eingeschlossenen Eingeweide. Würde dieses Gewicht ungehindert wirken können, so sänke es so weit, bis das Maximum der Krümmung dieser beweglichen Säule erreicht wäre. Der nächste beste Versuch am eigenen Körper kann uns überzeugen, daß, sobald wir die Muskeln des Rückens abspannen, der Rumpf die gebückte Haltung annimmt. Zweifler, welche die kräftige Mitwirkung der Rumpfmuskeln für das aufrechte Sitzen leugnen, mögen sich an die Schwankungen erinnern, welche der Oberkörper eines Schlafenden, der auf einem Sitze ohne Rücklehne ruht, beständig zeigt. Die Herrschaft über die Muskeln ist im Schlafe herabgesetzt und mit dem Aufhören des Willens-Impulses sinkt die Masse bald nach vorn, bald nach der Seite; wenn der Schlaf tief geworden ist, stürzt sie endlich zur Erde,

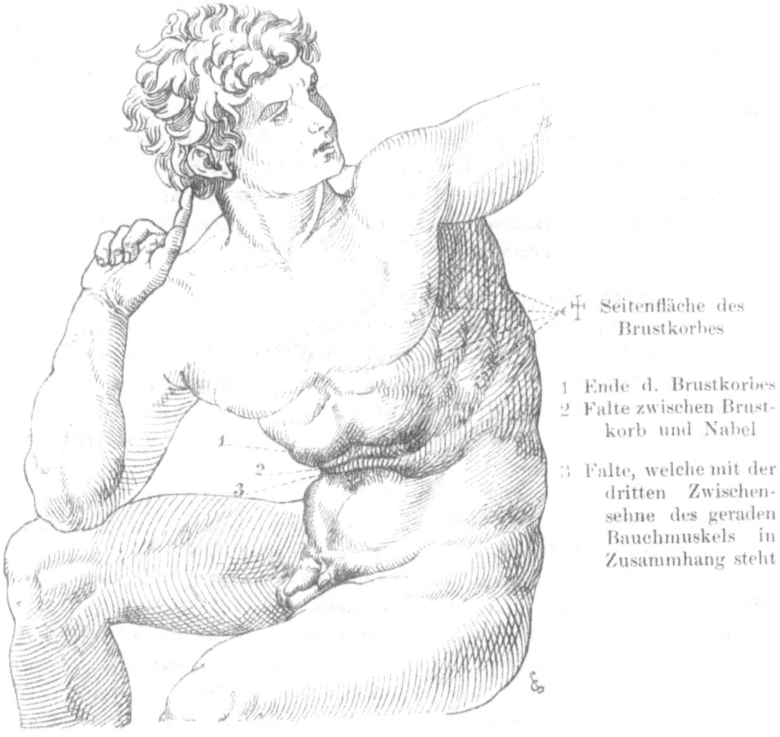

Fig. 250. Skizze nach einem Kupferstich von Marc Anton.

ist er weniger tief, dann entstehen im rechten Augenblick noch Reflexbewegungen, welche den Schwerpunkt in eine günstige Lage zurückführen. Kräftige Personen sitzen gerade, schwache und ermüdete stützen den Oberkörper auf die Arme und ein Zeichen höchster Kraftlosigkeit ist es, wenn der Sitzende in sich zusammensinkt.

Die vordere Sitzlage ist jene Art des Sitzens, bei der der Körper vorgebeugt ist, wobei er sich entweder mittelst der Arme auf einen Tisch stemmt oder wenn dies nicht möglich ist, sich auf einen Oberschenkel stützt. Dabei geht die Schwerlinie vor den Sitzknorren herab. Der Sitzende nimmt also noch die Arme zu Hilfe, um durch sie den Rumpf tragen zu lassen und die Muskeln zu entlasten. Wir sehen deshalb, daß der am Tisch Sitzende bald den einen, bald den andern Arm auflegt, sich mit der Brust anlehnt, mit den Händen den Rand des Sitzes faßt, um den Rückenmuskeln wenigstens für einige Zeit ihre Last abzunehmen. Bekannt ist jene

Haltung, bei welcher die Ellbogen auf den Tisch gestemmt und der Kopf in die hohle Hand gelegt wird. Kinder entdecken von selbst diese Stellung und sie ist bei ihnen so häufig zu sehen, daß sie geradezu charakteristisch ist. Auf dem berühmten Werke Raphael's, der Sixtinischen Madonna, stemmt einer jener Engel am Fuße des Bildes seine Hand gegen das Köpfchen und in den lieblichen Darstellungen von Kindern anderer Meister giebt es viele Varianten ein und derselben Erscheinung. Nicht Laune treibt das Kind dazu, Kopf und Rumpf zu stützen, sondern die Ermüdung der Rückenmuskeln, welche durch die Schwere des Rumpfes bedingt ist.

Eine andere Form der vorderen Sitzlage ist möglich durch Aufstemmen des Armes auf den Oberschenkel, wie es die Figur 250 darstellt. Der Rumpf ist in geringem Maß vornüber gebeugt, weil das rechte Bein so hoch gestellt ist, daß es den rechten Ellbogen leicht erreicht. Der Körper ist gleichzeitig nach rechts geneigt, weil eben der rechte Arm das rechte Bein zur Stütze sucht. Das linke Bein ist gestreckt, ihm ist weniger Last übertragen, die Hauptmasse des Gewichtes ruht vielmehr auf dem rechten Sitzhöcker.

Die hintere Sitzlage ist durch das Niedergehen der Schwerlinie hinter die Sitzhöcker charakterisiert. Das Hintenüberfallen wird verhindert durch Anlehnen. So liegt man in einem Armstuhl mit geneigter Rücklehne, die Beine gestreckt; sie stützen sich auf den Boden, um im Falle des Abrutschens zum Stemmen parat zu sein, oder sie sind übereinander gelegt.

Das Liegen. Es giebt verschiedene Erscheinungsformen des Liegens: der Schwerkranke im Zustand der Entkräftung liegt anders, als der Schlafende, auch wenn beide in derselben Lage sich befinden. Bei den Schwerkranken ist die Spannung der Muskeln fast vollständig aufgehoben, die Glieder folgen dem Gesetz der Schwere, bei dem Schlafenden besitzen dagegen die Muskeln einen beträchtlichen Grad von Spannung, wobei die Neigung zu Beugestellungen besonders hervortritt. Schon Borelli hat angegeben, daß während des Schlafes die Glieder eine Neigung zu leicht gebeugter Haltung haben, aber auch der Rücken und der Nacken haben diese Neigung. Man sieht Schlafende, die in der Seitenlage ganz in sich zusammengekrümmt, mit gebeugten Armen und an den Leib heraufgezogenen Beinen.

Die Bewegungen des menschlichen Körpers bieten einen reichen Wechsel und spielen sich vor unseren Augen in unendlichen Verschiedenheiten ab. Es sei nur an den Tanz erinnert, der bei den Europäern, wie so vieles, der Mode unterworfen ist. Im Beginn dieses Jahrhunderts liebte man die graziösen und gemessenen Schritte, jetzt wird ein lebhafteres Tempo beliebt und zahllos sind die Varianten bei den Naturvölkern. Bei dem Tanz bewegt sich der Körper frei. Es giebt aber noch eine sehr große Reihe von Bewegungen, wobei der Körper sich in einem Kampf mit mechanischen Widerständen befindet: wie das Tragen, das Heben, das Niederlassen, das Ziehen, das Drücken von Lasten. Dazu kommen Bewegungen, welche man mit dem Namen Hieb, Stoß und Wurf bezeichnet. Endlich hat sich die ideale Kunst noch eine Aufgabe gestellt, welche von der Natur nicht gelöst ist, nämlich fliegende und schwebende Gestalten zu bilden, auf welche, wenn man sie sich als existierend vorstellt, entweder die Schwere keine Kraft mehr ausübt, oder welchen ein Bewegungsapparat (Flügel) angedichtet ist. Wir müssen uns mit dieser Andeutung begnügen, und verweisen auf Harless und H. v. Meyer, welche diese Bewegungsarten und die dabei in Betracht kommenden Schwerpunktsfragen berücksichtigt haben, und auf einige neuere Schriften, welche den Weg zeigen, auf dem wir neue und unerwartete Aufschlüsse erlangen werden.

Harless a. a. O. III. Buch. — H. v. Meyer, die Statik und Mechanik des menschlichen Knochengerüstes. Mit 43 Figuren in Holzschnitt. Leipzig 1873. — L. Olivier, La photographie du mouvement. Revue scientifique 23 Dec. 1882. Nr. 26. Mit Photogravur-Bildern des Pferdes im Trab, im Schritt und im Sprung; eines Vogels (Möve); ferner, eines Mannes, der läuft, und eines andern, der über ein Hindernis hinwegspringt. — Marey, la machine animale. Bibliothèque scientif. internationale (G. Baillière et Cie.) 1873. — Développement de la méthode graphique par l'emploi de la photographie. Mit 35 Figuren im Text. Paris 1884. — J. D. B. Stillmann, The Horse in motion as shown by instantaneous photography with a study on animal Mechanics. Boston. James R. Osgood & Co. 1882. 127 Seiten mit 107 Tafeln. — Anschütz (Lissa) jetzt Berlin, Momentphotographien, den Gang, den Lauf, den Steinwurf und den Speerwurf darstellend. — Eadw. Muybridge, Animal Locomotion, New-York, 1887, mit 781 Tafeln in Lichtdruck. Es giebt auch noch eine Auswahl von nur 100 Tafeln. Darin ist auch der Gang des Mannes dargestellt. — Braune und Fischer, Der Gang des Menschen. Abhandlungen der mathematisch-physikalischen Klasse der Königl. Sächsischen Gesellschaft der Wissenschaften. Bd. XXI. 1895. Mit 14 Tafeln und 26 Textfiguren. — Braune und Fischer, Über den Schwerpunkt des menschlichen Körpers etc. ebenda. Bd. XV. 1889. Mit 17 Tafeln und 18 Figuren im Text. — Fischer, O., Die Hebelwirkung des Fußes, wenn man sich auf die Zehen erhebt. Archiv für Anatomie und Physiologie (Anatomische Abteilung). 1895.

Vierter Abschnitt.

Proportionslehre des menschlichen Körpers.

Das Wort Proportion bedeutet Ebenmaß, und die Lehre über den zahlenmäßigen Nachweis eines solchen Ebenmaßes heißt die Proportionslehre. Mit Hilfe eines Grundmaßes, des Modul[1], wird die Norm (d. h. die normale Länge und Breite) des menschlichen Körpers und seiner Teile festgestellt. Die Regel, welche man aus diesen Studien für den praktischen Gebrauch entwirft, hat man Kanon[2] genannt. Die Proportionslehre hat ein doppeltes Ziel. Sie sucht die relativen und absoluten Maße, welchen die ganze Gestalt und deren einzelne Glieder innerhalb verhältnismäßig enger Grenzen unterworfen sind, darzulegen. In diesem Sinne verfolgt sie ein wissenschaftliches Problem und bleibt nicht allein bei dem Menschen stehen, sondern erstreckt ihre forschende Thätigkeit auch auf die Tiere, die Pflanzen, selbst auf leblose Erscheinungen,

---

[1] *Modul* vom lateinischen *Modulus*, ein Maß, Maßstab; daher Model, in der Bedeutung als Gießform. Auch Modell kommt auf dem Umweg durch das italienische Wort *modello* von dem lateinischen Wort. Ebendaher modellieren, modeln.

[2] *Kanon*, griechisch *Kánon*, heißt die Regel, Richtschnur, Ordnungsvorschrift, auch Kirchengesetz und Verzeichnis der heiligen Schriften. Daher kanonische Bücher, kanonisches Recht, und Kanoniker, wie die Domherren bisweilen heißen.

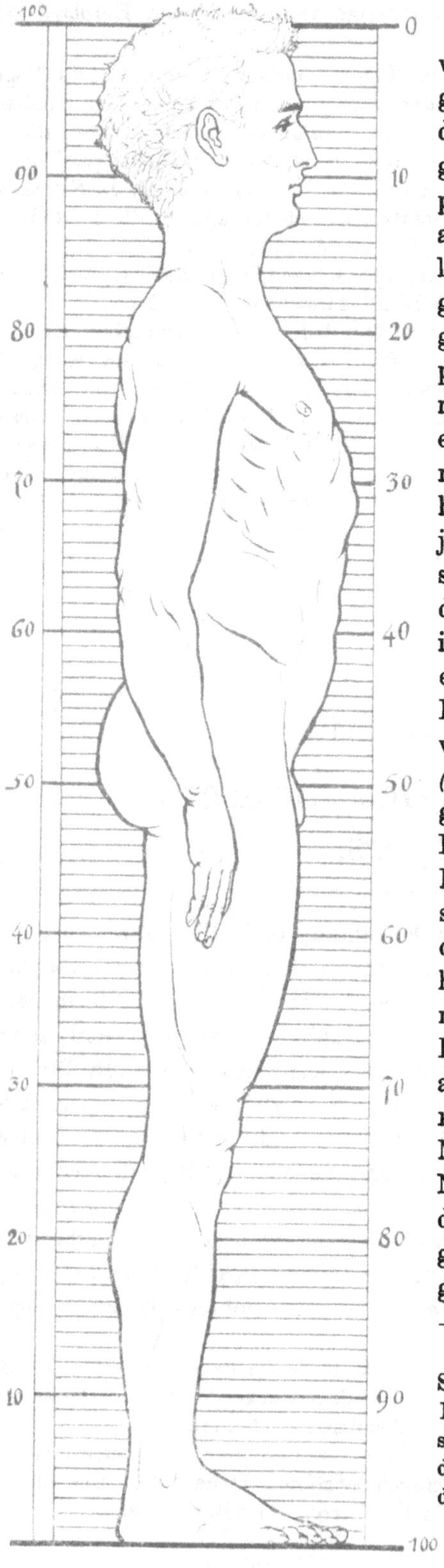

Fig. 251. Proportion eines gut gebauten Mannes von der Seite gesehen, die Länge des Körpers in 100 Teile geteilt.

wie den Kristall, oder die Schöpfungen der Architektur. Abgesehen von dieser streng wissenschaftlichen Aufgabe verfolgt sie aber auch das rein praktische Ziel, einfache Regeln all' denen darzubieten, welche menschliche oder andere Körper künstlerisch gestalten wollen. Die folgenden Angaben sind nur von diesem letzten praktischen Gesichtspunkt aus gemacht. Praktische Bedürfnisse waren es, welche die Proportionslehre des menschlichen Körpers geschaffen haben. Schon bei den Ägyptern, die ja das Nilland mit Statuen überschüttet haben, stellte sich das Bedürfnis heraus, für die Herstellung ihrer menschlichen Bildwerke nach einer bestimmten Regel zu arbeiten. Bei den Griechen hat Polÿklet[1] von Sykone den sog. Lanzenträger *(Doryphorus)* hergestellt, welcher den griechischen Künstlern zur Zeit des Perikles und noch lange später der Kanon für ihre Schöpfungen gewesen sein soll. Die Griechen nahmen an, daß der menschliche Körper achtmal höher sei als das Haupt, sie rechneten mit der Köpfhöhe. Andere Künstler haben eine andere Einheit angenommen, so Leonbatista Alberti die Fußlänge, Jombert die Nase, Carus die Rückgratslänge des Neugeborenen. Der Maßstab, mit dem man mißt, ist aber an sich völlig gleichgültig, denn es hat sich herausgestellt, daß mit jedem solchen Modu-

[1] Diesem Künstler zu Ehren gab Schadow, der kenntnisreiche Direktor der Berliner Akademie der bildenden Künste, seinem großen Werk: „Von den Maßen des Menschen nach Geschlecht und Alter" den Titel „*Polyklet*".

lus die Dimensionen aller Körperteile entworfen werden können. Man kann den gewählten Modulus wieder in kleinere, gleichheitliche Teile gliedern, und so den Kanon noch mehr verschärfen. Die Grundlage für die Darstellung der Proportionen auf den Figuren 251 u. 252 bildet die Einteilung der Körperhöhe in hundert Teile. Damit sind Vorteile gewonnen, die kaum durch eine andere Methode aufgewogen werden. Dazu kommt, daß die Anthropologie die Menschen nach derselben Methode mißt, und daß die nämliche Methode auch schon für die Bedürfnisse der Künstler Anwendung gefunden hat. Sie ist ferner gänzlich objektiv und verbürgt eine größere wissenschaftliche Schärfe. Die Figuren 251 und 252 sind nach dem Leben gezeichnet, aber mit Hilfe der Skeletfiguren 2 und 245. Auch an ihnen ist jede Vergrößerung und Messung gestattet, ohne

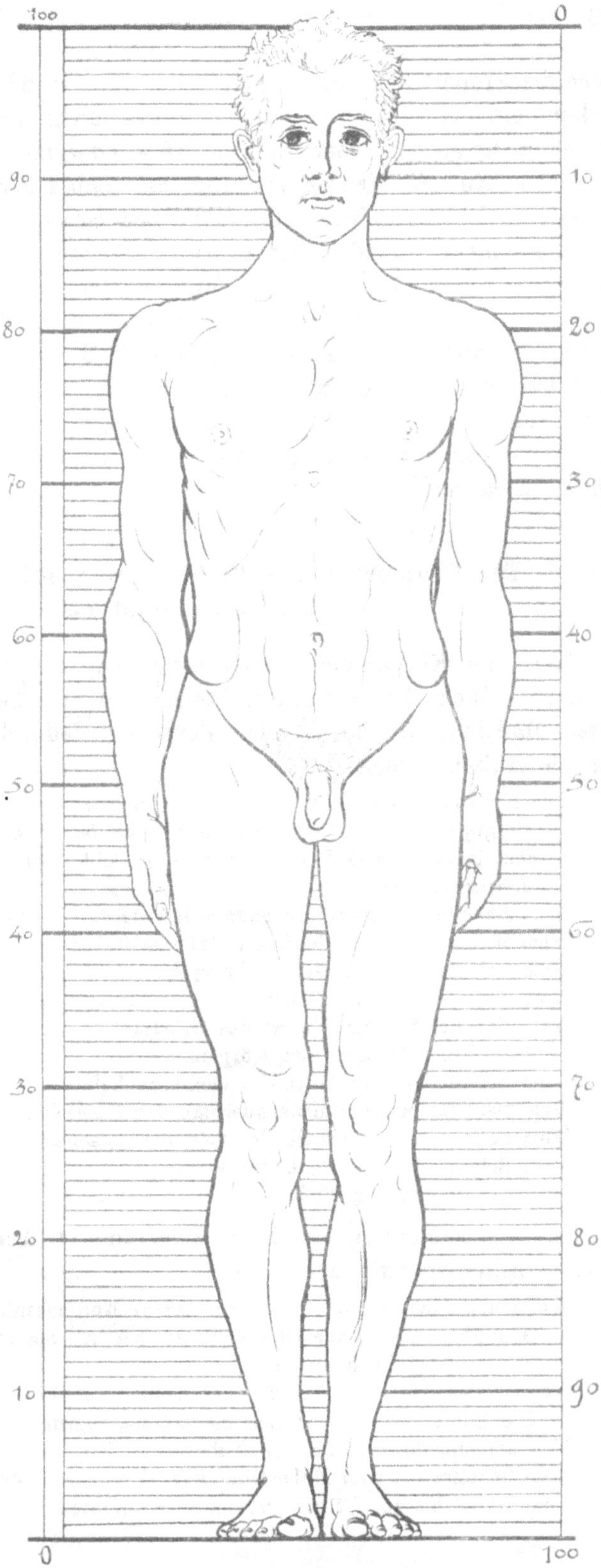

Fig. 252. Proportion eines gut gebauten Mannes von vorn, die Länge des Körpers in 100 Teile geteilt.

gegen die Proportionslehre zu verstoßen, denn es fehlt jede perspektivische Verkürzung. Die Figuren sind überdies nicht nach einer bestimmten Schablone hergestellt, sondern sind die Wiedergabe eines gut gewachsenen Menschen. An den Figuren 251 und 252 fehlen auch jene Verkürzungen, die an den Photographien nach optischen Gesetzen stets vorhanden sind und Messungen irgend welcher Art verbieten. Für das Studium der Proportionen des Körpers und für die Vergleichung der Proportionen während der verschiedenen Altersstufen ist es wertvoll, die Körperhöhe in mehrere Abschnitte zu zerlegen. Die Maße, welche am häufigsten gesucht werden, sind die Entfernung vom Scheitel zum Kinn, von dort zum oberen und unteren Ende des Brustbeines, zum Nabel, zum Sitzhöcker; dann jene vom Boden zum Knie, zum Mittelfleisch oder Damm, zum Schambein u. s. w.

Die Proportion des Erwachsenen bei Anwendung des Decimalsystems.

Wird der Körper eines ausgewachsenen, normal gebauten Menschen, Mann oder Weib, bei aufrechter Stellung in 100 Teile geteilt, so ergiebt dieser Maßstab, der für diesen Menschen dadurch entsteht (Fig. 251) folgende Anhaltspunkte:

Die Kopfhöhe vom Scheitel bis zum Unterkieferrand beträgt Vergleiche Figur 251. Diese Kopfhöhe ist nahezu achtmal in der ganzen Figur enthalten; es fehlen nur $^2/_{100}$ der Körperhöhe = $^1/_{50}$.	13	Teile
Vom Scheitel bis zum Nasenende = Kopfnasenhöhe . . .	10	„
Vom Scheitel bis zur Handhabe des Brustbeines	20	„
Vom Scheitel bis zum Schwertknorpel	30	„
Vom Scheitel bis zum Nabel	40	„
Vom Scheitel bis zur Wurzel des Gliedes . . . . Dort liegt die Mitte des Körpers.	50	„
Vom Scheitel bis zur Mitte des Oberschenkels	60	„
Vom Scheitel bis zum Knie oberhalb der Kniescheibe . . .	70	„
Vom Scheitel bis unterhalb des Schienbeinstachels	80	„
Vom Scheitel bis unterhalb der Wade	90	„
Vom Scheitel bis zur Fußsohle	100	„

Aus der Einteilung der Körperhöhe in 100 Teile ergeben sich noch folgende Anhaltspunkte und Regeln:

Kopf und Hals messen zusammen zwei Kopfnasenhöhen = (Fig. 251). Die Endmarke befindet sich am oberen Ende der Brustbeinhandhabe.	20	Teile
Kopf, Hals und Brust messen drei Kopfnasenhöhen = . . . Die Endmarke befindet sich an der Magengrube.	30	„
Von der Magengrube bis zum Nabel eine Kopfnasenhöhe =	10	„
Vom Scheitel bis zum Nabel sind vier Kopfnasenhöhen = .	40	„
Vom Nabel bis zur Gliedwurzel eine Kopfnasenhöhe = . .	10	„

Die auf die zweite Kopfnasenhöhe plus einem Teil gezogene Horizontale (Fig. 252) trifft den Ursprung des Deltamuskels an dem Akromion.

Von der Fußsohle bis zur Ausladung der Wade sind zwei Kopfnasenhöhen oder	20 Teile
Von der Fußsohle bis oberhalb der Kniescheibe sind drei Kopfnasenhöhen oder	30 „
Von der Fußsohle bis zur Mitte des Oberschenkels und den Fingerspitzen, wenn die Schultern angezogen und die Finger in natürlicher Weise leicht gebogen sind (Fig. 252) sind vier Kopfnasenhöhen oder	40 „
Von der Fußsohle bis zu den Brustwarzen (Fig. 252) . . . (Quetelet fand bei den belgischen Grenadieren im Mittel eine verwandte Zahl 74·2.)	73 „
Von der Fußsohle bis zu den Achselhöhlen . . . . Das ist die Stelle, an der bei herabhängendem Arm die freie Gliedmasse beginnt.	76·3 „
Von der Fußsohle bis zur Halsgrube	81·2 „
Von der Fußsohle bis zum Kehlkopf	85·0 „

Eine Stelle des Rumpfes, die vielfach zur Orientierung benutzt wird, ist der Nabel. Er ist vom Scheitel 40 Teile, von der Fußsohle 60 Teile entfernt, die Körperhöhe = 100 angenommen. Der Nabel hat also beim Erwachsenen mit der Körpermitte gar nichts zu thun; er liegt weit oberhalb derselben. Dabei ist zu beachten, daß die Höhe des Nabels an sich schon wechselnd ist, er kann 2—3 Einheiten höher oder tiefer sitzen, wie längst bekannt ist. Ein hochstehender Nabel ist von besserer Wirkung als ein tiefstehender. Von der Handhabe des Brustbeines (Figg. 251 und 252) ist der Nabel 20 Einheiten des Maßstabes entfernt, allein dies gilt nur bei der aufrecht stehenden Figur. Wenn der Rumpf nach vorn gebeugt wird, nähert sich das Brustbein dem Becken und die Entfernung von Nabel und Halsgrube wird verkürzt. — Für die Proportionslehre ist die Bestimmung der Körpermitte bei dem Erwachsenen eine Hauptaufgabe. Von dem Scheitel bis zur Körpermitte rechnen Künstler die Oberlänge, von der Körpermitte zur Fußsohle die Unterlänge. Die Künstler sagen: wenn eine männliche Statue oder ein männliches Modell den äußeren Ansatz des Gliedes in der halben Höhe der aufgerichteten Figur besitzt, dann ist „die Mitte richtig“. Vom Scheitel bis zur Gliedwurzel sind 50 Einheiten des 100teiligen Maßstabes, und ebenso viel von dort bis zur Fußsohle.

Wie bei dem Nabel, so ergeben sich aber auch hier Schwierigkeiten, weil die Gliedwurzel an der vorderen Fläche der Scham- oder Schoßfuge befestigt (Fig. 1 bei v) keinen fixen Punkt darstellt. Man hat deshalb um eine Stelle am Skelet zu bezeichnen, den oberen Rand der Schamfuge als Mitte des Körpers angenommen. Allein Messungen haben gezeigt, daß die Körpermitte nicht immer auf diesen Punkt fällt, bald trifft sie auf die Mitte und bald auf den unteren Rand. Eine Entscheidung läßt sich nicht erreichen wegen der Variabilität des menschlichen Körpers. Bald ist nämlich der Rumpf etwas länger als die Beine, bald sind die Beine länger als der Rumpf, und damit rückt die Körpermitte hinauf und hinab, Verschiedenheiten, die mit freiem Auge nicht immer sofort erkannt werden und auch in der Proportion einer Figur nicht störend wirken, wenn die übrigen Teile am richtigen Platz sind. An den Skeletfiguren 1 und 245, welche mit dem Orthographen hergestellt sind, liegt die Körpermitte im Bereich der Schamfuge (Fig. 232 z. B. bei Sa×). Die Angaben und Messungen von Liharžik aus der neuesten Zeit, die mit großer Sorgfalt durchgeführt sind, zeigen die Körpermitte auf dem oberen Rand des Schambeines. Die Körpermitte, welche die Künstler durch die Erfahrung gefunden haben, Wurzel des Gliedes, stimmt, wie man sieht, gut mit dem berechneten Mittel überein.

Die Unterlänge ist zusammengesetzt aus dem unteren Abschnitt des Beckens und den frei aus dem Rumpf hervortretenden Beinen, d. h. also aus allem, was z. B. an der Figur 251 unterhalb der Zahl 50 sich befindet. Dazu gehört von dem Rumpf der absteigende Ast des Schambeines, der aufsteigende Ast des Sitzbeines, die Sitzbeinhöcker (Figg. 230 und 232 Si) am Skelet, und am Lebenden jene Weichteile, welche als Damm *(Perinaeum)* bezeichnet, den Beckenausgang (Fig. 231 von hinten zu sehen) verschließen.

Rumpflänge heißt die Länge des Oberkörpers von dem Scheitel bis zum Damm oder dem Mittelfleisch *(Perinaeum)*. Der Damm verschließt den Beckenausgang (Fig. 232 bei Sa×) und bildet bei dem Lebenden eine schmale Brücke zwischen den Beinen, die sich vom After nach vorwärts erstreckt. Die Rumpflänge wird am sichersten als sogenannte Sitzhöhe gemessen, wobei die Länge des aufrecht Sitzenden vom Scheitel bis zum Sitzbrett bestimmt wird, denn dabei ruht die äußere Fläche des Dammes ebenfalls auf dem Sitzbrett.

Die Rumpflänge beträgt bei Männern 52 Teile (Figg. 251 und 252),
Die Rumpflänge beträgt bei Frauen 53 Teile.

Bei Frauen ist also die Rumpflänge etwas größer.

Die Bestimmung der Rumpflänge ist wichtig, weil damit für den Ausgangspunkt der Beine eine sichere Grenzmarke gegeben ist, denn am Bein muß zweierlei unterschieden werden: die frei aus dem Körper hervorragende Gliedmasse, und der im Rumpfende verborgene Teil des Hüftgelenkes. In dem Folgenden ist nur von der freien Gliedmasse im obigen Sinn die Rede (Fig. 252).

In der aufrechten Gestalt sind, wie schon oben angegeben wurde, bei hochgewachsenen Leuten, deren Körperbau mit den Figuren 251 und 252 übereinstimmt, an acht Kopfhöhen enthalten. Das ist eine alte Erfahrung. Die Griechen und Leonardo de Vinci und viele andere haben schon die Kopfhöhe als Modul verwendet und sind zu dem gleichen Ergebnis gekommen, die Kopfhöhe sei achtmal in der aufrechten Gestalt wiederzufinden. Allein dies gilt nur von ausgesuchten Leuten, zu denen auch die Quetelet'schen Grenadiere gehörten. Albrecht Dürer hat gezeigt, daß erwachsene Menschen zu finden seien mit nur $6^1/_2$ Kopfhöhen, und daß eine allmähliche Reihe hinaufführe bis zu Leuten mit acht Kopfhöhen und mehr. Es ist dies begreiflich bei der Thatsache, daß das neugeborene Kind nur vier Kopfhöhen mißt, und daß das Wachstum allmählich diese Art der Proportion umändert in eine ganz andere. Wenn der Kopf dann am Schluß der Wachstumsperiode auch in der Regel $^1/_8$ des Körpers beträgt, so wird dieser Zustand doch nicht immer erreicht, das Wachstum des Körpers und seiner einzelnen Abschnitte kann auf irgend einem Punkt stillstehen, der Oberkörper kann lang werden und die Beine kurz bleiben oder umgekehrt. Im Alter ändern sich die Proportionen des reifen Mannes aufs Neue. Ist der Kiefer zahnlos geworden, so wird die Kopfhöhe beträchtlich kleiner und damit der Modul und seine Beziehung zu der Gesamthöhe eine andere. Auf Grund dieser Unsicherheit wurde die Kopfhöhe als Maßstab für die menschliche Gestalt verlassen. Die Einteilung der Gestalt in 100, oder wenn man größere Genauigkeit wünscht, in 1000 Teile, ist entschieden vorzuziehen, weil sie für alle Alter und für alle Proportionen paßt. Aber es war noch ein anderer Grund, der den Wert des alten Modul abschwächte. Die Figuren mit acht Kopfhöhen entsprechen nicht immer dem Geschmack der Zeit und der Künstler. MICHELANGELO erschienen sie zu kurz, er machte den Rumpf um eine Nasenlänge höher und steigerte die Länge des Unterschenkels (Fig. 253), überdies ist der Kopf etwas niedrig, so daß die Körperhöhe der Figur 253 weit über acht Kopfhöhen beträgt. Wenn mit dem Zirkel die wahre Kopfhöhe mit Weglassung des emporstehenden Haarbüschels festgestellt wird, welche durch den Kontur der Stirn bezeichnet ist, dann ergeben sich mehr als neun Kopfhöhen, und dabei steht die Figur noch nicht einmal gerade. Wäre sie aufgerichtet, käme sie wohl auf zehn Kopfhöhen. Freilich hat sie dadurch etwas Gewaltiges und Hünenhaftes gewonnen (Fig. 253).

Ob der Künstler nun seinen Figuren acht oder neun Kopfhöhen geben will, dieser Modul ist immer bis zu einem gewissen Grade brauchbar und wird kaum jemals aus den Ateliers verschwinden. Er ist in der Gestalt enthalten, und kann überdies leicht noch in kleinere Maße zerlegt werden. Auf Grund der allgemeinen Erfahrung, daß das Gesicht drei gleiche Längen enthalte, ist die Nasenlänge z. B. schon oft benutzt worden, um noch ein kleineres Maß zu besitzen. Dieser Modul entspricht $3^1/_2$ bis 4 Teilen der in 100 Teile gegliederten Körperhöhe (Fig. 251).

Beinlänge heißt die Entfernung vom Damm bis zur Fußsohle, sie wird oft auch als „Schrittlänge“ bezeichnet. Für den Lebenden ist dies eine offenbar zutreffende Bezeichnung, denn die Beinlänge wird gemessen von dem Rumpfende, das, soweit es zwischen den Beinen liegt, auch als „im Schritt“ bezeichnet wird. Dort nimmt das frei aus dem Körper hervortretende Bein seinen Anfang. Nirgends sonst ist am Lebenden der Beginn des „freien Beines“ so sicher zu bestimmen, wie dort. Weder vorn, noch an der Seite besteht eine scharfe Grenze, nur rückwärts zieht

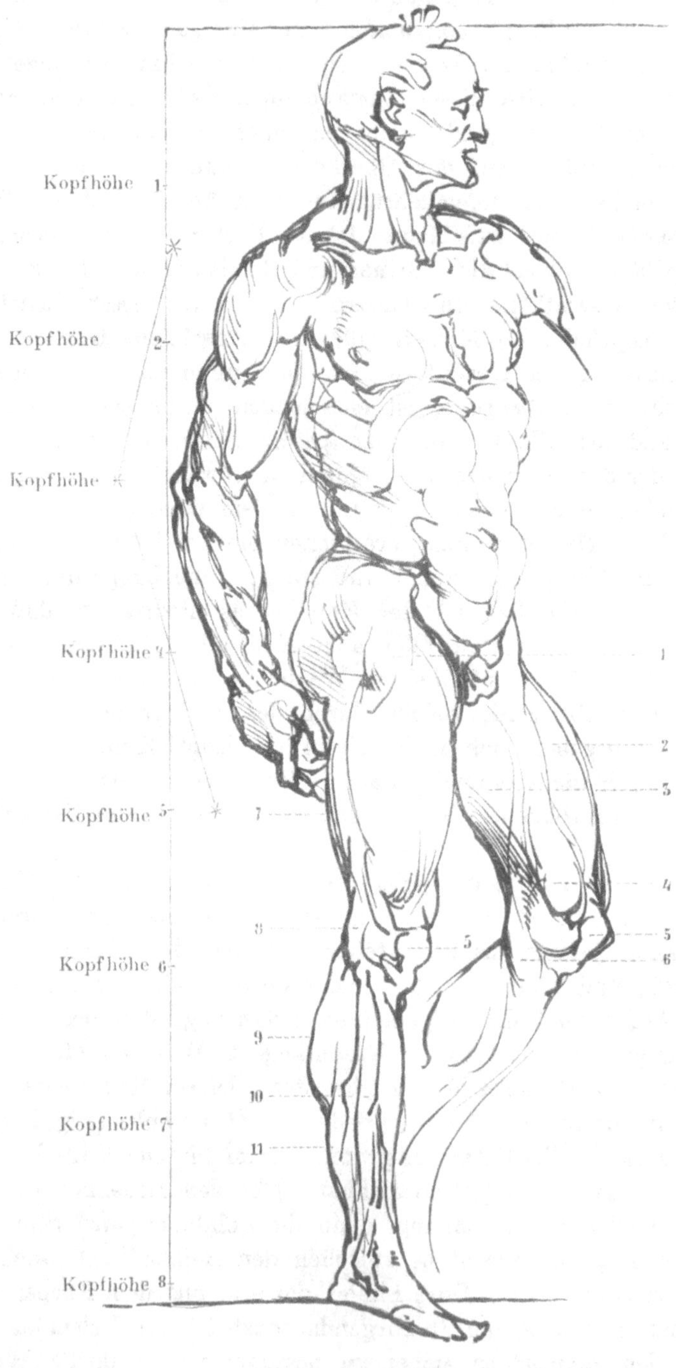

Fig. 253. MICHELANGELO's Kanon (mit der Kopfhöhe als Modul). Faksimile.

die Gesäß- oder Glutaealfalte wieder scharf die Grenze zwischen Rumpfende und dem freien Bein. Um auch vorn und seitlich das Bein scharf abzugrenzen wird eine Linie vom Damm nach auswärts horizontal weiter geführt; was oberhalb derselben liegt, gehört zu dem Rumpfende.

An dem Mann, Figuren 251 und 252, beträgt die Bein- oder Schrittlänge:

Vorn und seitlich	48 Teile der Körperhöhe,
Hinten nur	46·5 „ „ „
Bei Männern zwischen 20—60 Jahren .	47 „ „ „
Bei Frauen desselben Alters	47·5 „ „ „[1]

Der hundertteilige Maßstab trifft an dem Bein (Figg. 251 und 252) auf folgende Punkte, die für die Orientierung verwendbar sind:

Vom Trochanter (bei 50) bis oberhalb der Kniescheibe	20 Teile,
Von der Fußsohle bis ebendorthin	30 „
Von der Fußsohle bis zum äußeren Knöchel	4 „
Von der Fußsohle bis zum inneren Knöchel	5 „

Aus diesen Zahlen geht hervor, daß der Oberschenkel bei dieser Art der Messung kürzer ist als der Unterschenkel, aber nur bei dieser Art der Beurteilung der frei aus dem Rumpf hervorstehenden Gliedmasse, wie dies oben angegeben wurde. Nur unter dieser Bedingung ist der Unterschenkel länger als der Oberschenkel, auch nach Abzug der Höhe von der Fußsohle bis zum Knöchel, denn:

Der Unterschenkel mit dem Fuß mißt	20 Teile,
Der Unterschenkel bis zum inneren Knöchel mißt . .	25 „
Der Oberschenkel dagegen nur	21 „

Die an der Figur eines gut proportionierten jungen Mannes (Figg. 251 und 252) gefundenen Zahlen stimmen in hohem Grade mit den von Quetelet an der Antike und den belgischen Grenadieren überein. Quetelet fand:

Vom Damm bis zur Kniescheibe bei den Grenadieren	19·5 Teile,
Vom Damm bis zur Kniescheibe bei den Antiken . .	20·3 „
Von der Kniescheibe bis zur Erde (Grenadiere) . . .	28·0 „
Von der Kniescheibe bis zur Erde (Antiken)	27·9 „[2]

---

[1] Die beiden letzten Zahlen stammen aus einer Arbeit Pfitzner's (Zeitschrift für Morphologie und Anthropologie. Bd. 1. 1899), sie bieten besondere Sicherheit, weil die Länge der Beine in der oben angegebenen Weise, also vom Damm zur Sohle gemessen wurde, ebenso die Rumpflänge als Sitzhöhe vom Scheitel bis zum Sitzbrett; dadurch ist vielen Mißverständnissen vorgebeugt. Eine große Menge von Messungen Quetelet's an antiken Statuen und an belgischen Grenadieren von tadellosem Wuchs sind an sich noch immer wertvoll, und die Resultate stimmen in der Hauptsache mit denen Pfitzner's überein, namentlich die Länge der Beine, die ebenfalls 47·5 Teile der Körperhöhe gefunden wurde; allein die neueren angeführten Angaben beruhen auf einer exakteren Methode des Messens, als die aus dem Anfang des vorigen Jahrhunderts.

[2] Die Unterschiede sind nur bei der Unterschenkellänge etwas groß, allein bedenkt man, daß Quetelet das Mittel aus zahlreichen Messungen angiebt, während die Zahlen der Figuren 251 und 252 von einem einzelnen Individuum stammen, so ist

Ein häufiger Fehler der Beine, selbst solcher, die sonst wohlgestaltet und deren Oberschenkel von richtiger Länge sind, besteht darin, daß die Unterschenkel relativ zu den Oberschenkeln zu kurz sind. Es macht einen schlechten Eindruck, wenn ein Kunstwerk zu kurze Unterschenkel hat. LANGER bezeichnet die Unterschenkel des vatikanischen Apollo und der medicäischen Venus (in ihrer jetzigen Gestalt) geradezu als widernatürlich. Der Unterschenkel kann relativ zum Oberschenkel niemals zu lang sein. Das geht aus den Messungen zur Genüge hervor, denn die Unterschiede betragen, den Fuß mitgerechnet, neun bis zehn Teile am Lebenden. Am Skelet verhält sich die Sache umgekehrt, wie die Betrachtung der Skeletfiguren ergiebt. Die geometrischen Skeletfiguren 1 und 245 ergeben bei Anwendung des Meßzirkels, daß der Oberschenkel länger ist als der Unterschenkel, wenn die Länge des Oberschenkelknochens von dem Gelenkkopf bis nach unten, zur Gelenkspalte im Knie gemessen wird. Die Beurteilung dessen, was wir Bein nennen, ist eben an dem, mit den Weichteilen umhüllten Skelet eine andere, als an den macerierten Knochen. Am Lebenden sehen wir ein ansehnliches Stück des Oberschenkelknochens nicht, weil es in dem Rumpfende verborgen ist. Wir betrachten nur die freie Gliedmasse! Um die Übereinstimmung der Maße an dem Skelet ebenso zu finden, wie sie weiter oben von dem Lebenden angegeben wurden, muß das Skelet nach derselben Methode gemessen werden. Wird an der Skeletfigur 245 von dem vorspringendsten Punkt des großen Rollhügels bis zur Mitte der Kniescheibe, unterhalb von Nr. 8 gemessen, so hat man die nämliche Distanz, wie bei den Figuren 251 und 252; sie macht 21 Teile der Körperhöhe aus. Von dort, herab bis zu der Fußsohle ist dann die Strecke um neun Teile länger als der Oberschenkel und behält auch dann noch eine größere Ausdehnung, wenn man nur bis zum inneren Knöchel mißt. Nicht alle Verhältnisse des Skeletes lassen sich direkt mit denen des lebenden Menschen vergleichen, wenn nicht, wie in diesem Falle, der Begriff des Rumpfes auch auf das Skelet übertragen wird. Das obere Ende des Oberschenkelknochens darf nicht mit zu dem Rumpf gerechnet werden, im Gegensatz zu der systematisch-anatomischen Gliederung. Hier weicht die Anatomie der Künstler von derjenigen des Anatomen ab. Das geschieht freilich auch in anderen Beziehungen. Wenn die Künstler mehr hohe oder mehr gedrungene Gestalten darstellen wollen, machen sie die Beine länger oder

---

der Unterschied wohl erklärlich. Er wird ferner verständlich, wenn beachtet wird, daß QUETELET von der Schamfuge an Lebenden gemessen hat, die keinen so sicheren Meßpunkt bietet wie der Damm = der Sitzhöhe. Immerhin ist der Unterschied beachtenswert und darf bei dem Entwurf einer lebensgroßen oder überlebensgroßen Figur nicht als geringfügig angesehen werden. Der leichteren Vergleichbarkeit wegen steht oben bei der Vergleichung der Angaben QUETELET's „Damm“ statt Schamfuge. Die Teile liegen sich nahe; hier sei besonders auf diese Änderung der Angabe hingewiesen.

kürzer. Dies kann wohl geschehen, denn die Beine wechseln ansehnlich ihre Länge im Vergleich zu dem Körperstamm. Brücke behauptet ganz bestimmt, daß die Italiener und die Franzosen vorherrschend kurzbeinig sind im Vergleich mit den Engländern, Deutschen, Polen und Südslaven. Es ist aber richtiger zu sagen, daß die langen Männer auch lange Beine haben, die kurzen, gedrungenen Männer dagegen auch kurze Beine besitzen. Nachdem in Mittel- und Südfrankreich kurze Gestalten unter den Männern vorherrschen, ist die Bemerkung Brücke's in diesem Sinne zutreffend. Kurze, gedrungene Gestalten haben auch kürzere Arme, die ihnen zur Zierde gereichen. Wenn man einer solchen Figur relativ kurze Beine macht, muß man ihr kräftige Glieder geben. Dann entspricht sie wenigstens der normalen Wirklichkeit des gedrungenen Baues kräftiger Gestalten. Kurzbeinige Figuren auf schwachen Beinen machen einen schlechten Eindruck. Die für den Oberschenkel gegebenen Maße gelten nur für die aufrechte Stellung. In der Kniebeuge ist der Oberschenkel länger. Die Kniescheibe verläßt nämlich ihre Lage und rückt tiefer, wie dies in der Knochenlehre gezeigt wurde. Dadurch erscheint der Oberschenkel um 1—1·5 Teile länger, wie dies deutlich aus der Skizze eines stürzenden Titanen nach Guido Reni (Fig. 246) hervorgeht. Der Unterschenkel bleibt zwar auch in dieser Stellung noch immer länger als der Oberschenkel, denn wie die Figur zeigt, reicht der Unterschenkel weit über die Mitte des Gesäßes hinaus, allein der Schenkelknochen zeigt von seiner Länge eben ein Stück mehr, das früher die Kniescheibe verdeckt hatte. Wir beurteilen die Oberschenkellänge am Lebenden nach der Lage der Kniescheibe; sie ist der vorspringendste und deshalb auffallendste Punkt, an sie heftet sich das Urteil und nicht an die Gelenkspalte. Dadurch entstehen freilich manche Unsicherheiten, die sich aber nicht durch Messen überwinden lassen, sondern durch das Studium der Natur.

Zu diesen Schwierigkeiten der Bestimmung der Länge des Oberschenkels gehört auch der Umstand, daß die Kniescheibe in der aufrechten Haltung nicht immer die nämliche Stelle einnimmt. Sie kann tiefer stehen oder durch die Zusammenziehung des Unterschenkelstreckers um 1 Centimeter und mehr in die Höhe gezogen werden. Läßt der Zug nach, so kehrt sie an ihre frühere Stellung zurück. Es kann durch die höhere Stellung ein sehr fester Stand zum Ausdruck gebracht werden, wobei der Oberschenkel kürzer, der Unterschenkel länger als vorher erscheint, weil die Kniescheibe höher steht. — Die Verschiebungen der Kniescheibe verdienen bei der Beurteilung der Oberschenkellänge volle Aufmerksamkeit, aber die Thatsache bleibt unverändert, daß der Unterschenkel länger ist als der Oberschenkel, sobald der lebendige Mensch dargestellt werden soll und nicht das Skelet. —

Die Länge des Fußes. Für den Fuß kommen zwei Längenmaße in Betracht: 1) die Länge der Fußsohle, sie beträgt bei der Figur 251

15·5 Teile der Körperhöhe; das stimmt mit den Angaben QUETELET's überein, der bei seinen belgischen Grenadieren 15·4 und bei den Antiken 14·9 im Mittel gefunden hat.

Wie schon einmal erwähnt wurde, hat die Antike ihren Menschen keine kleinen Füße gemacht; das beweist neben dem Augenschein auch die obige Nebeneinanderstellung mit den Füßen der belgischen Grenadiere. Innerhalb der letzten 4000 Jahre hat sich also die Proportion der Fußlänge zu der Höhe des Körpers nicht geändert, das geht daraus deutlich hervor. — Die Fußlänge beträgt, wie andere Proportionslehren besagen, eine Kopflänge und eine Nasenlänge dazu, vorausgesetzt, daß die betreffende Nase nicht zu kurz ist.

2) Die Länge des Fußrückens, von der vorderen Gelenkfalte am Sprunggelenk, die bei dem Strecken des Fußes *(Dorsalflexion)* entsteht, bis zur Spitze des Fußes beträgt 10 Teile der Körperhöhe. Eine andere Art der Vergleichung hat richtig gefunden, daß diese Länge gleich sei mit derjenigen der gestreckten Hand, oder ebensoviel betrage, wie die Gesichtslänge (von der Haargrenze bis zum Kinn).

Der Umfang des Oberschenkels beträgt $1^1/_2$ mal den Umfang der Wade, der Umfang der Wade beträgt $1^1/_2$ mal den Umfang des Oberarmes.

Für Angaben über die Proportionen des Armes im Vergleich zu der Körperhöhe und über die Proportionen der einzelnen Abschnitte des Armes unter sich ist eine genaue Bestimmung dessen, was in der Proportionslehre als Arm bezeichnet wird, unerläßlich. Unter Arm und unter Armlänge versteht man die Gliedmaße von der Schulterhöhe *(Akromion)* bis zur Spitze des Mittelfingers. Für die Messungen an dem Arm giebt es keinen besseren Ausgangspunkt als die Schulterhöhe. Sie läßt sich sehen und fühlen; bei der aufrechten Haltung des Körpers sind die beweglichen Schultern durch die Muskeln in einer bestimmten Stellung fixiert, die bei allen Männern, ohne „hängende Schultern" infolge eines schlecht gebauten Brustkorbes, so ziemlich die nämliche ist. Bei Messungen am Lebenden sind stets die „angezogenen" Schultern zu verlangen, damit die Maße möglichst gleich ausfallen, denn bei schlechter Stellung sinkt selbstverständlich auch die Hand weiter herab, und der Arm ist im Vergleich zur Körperhöhe um 2—5 Centimeter tiefer herabgerückt und damit also länger geworden.

Die Länge des Armes beträgt bei der Figur 252, bei der die Stelle des Akromion genau zu erkennen ist	44 Teile
Nach den Messungen QUETELET's beträgt sie bei den Grenadieren	44·5 „

Man sieht, die Übereinstimmung ist eine fast vollkommene. Die Spitze des Mittelfingers erreicht dabei die Mitte des Oberschenkels:

Die Entfernung der Spitze vom Scheitel beträgt . .	61 Teile
Die Entfernung von der Fußsohle beträgt	39 „

Die Entfernung vom Scheitel bis zum Handgelenk . . 51 Teile
Die Entfernung vom Scheitel bis zum Ellbogengelenk 38 „ [1]

Die einzelnen Teile des Armes zeigen folgende Proportionen, die Körperhöhe = 100 gesetzt (Figg. 251 und 252):

Länge des Oberarmes von der Schulterhöhe bis zur Ellbeuge	20	Teile
Länge des Vorderarmes bis zum Handgelenk	14	„
Länge der Hand vom Handgelenk bis zur Spitze des Mittelfingers	10	„
Die Länge von dem Vorderarm und der gestreckten Hand zusammengenommen beträgt also	24	„

Vorderarm und Hand zusammengenommen sind also um 4 Teile länger als der Oberarm.

Kleinere Entfernungen von der Schulterhöhe oder andere Verhältnisse sind folgender Art:

Von der Schulterhöhe bis zu dem Ansatz des Deltamuskels 11 Teile.

Doch gilt dies nur für den herabhängenden Arm (Fig. 251). Sobald er emporgehoben wird, nähert sich der Ansatz dieses Muskels dem Akromion und die Distanz wird geringer um 2—2$^1/_2$ Centimeter, eine Verkürzung, die sehr deutlich bemerkbar ist.

Kleinere Distanzen zeigen folgende Maße:

Von der Schulterhöhe bis zum Ansatze des Deltamuskels . . 10 Teile
oder ebenso viel wie die Handlänge.

Von dem Ansatz des Deltamuskels bis zur Ellbeuge . . . . 10 „
oder ebenso viel wie die Handlänge, und nachdem die Handlänge im Ganzen mit der Gesichtslänge übereinstimmt, kann auch diese zum Vergleich herangezogen werden. Jedoch dürfen Hand und Gesicht nicht zu lang sein.

Der Arm bietet beträchtliche Schwierigkeiten für jeden Modul, sobald bewegte Stellungen zu bestimmen sind. Bei der Beugung des Armes erscheint die Vorderfläche des Oberarmes um so kürzer, je weiter die Beugung fortschreitet, weil die Haut des Vorderarmes jene des Oberarmes bedeckt, die Verkürzung beträgt bis zu 8 Centimeter. Auf der Rückseite ist das Verhalten entgegengesetzt: Der Oberarm erscheint länger, weil durch die Änderung in der Lage des Ellbogens ein Stück des Oberarmknochens in der Nähe des Gelenkes sichtbar wird. Diese Verlängerung des Abstandes des Ellbogens an dem Akromion bis zum Ellbogen kann 3—4 Centimeter betragen. Das sind Unterschiede, die wohl imstande sind, in die Augen zu fallen, wenn sie bei der Darstellung des Armes nicht berücksichtigt werden.

[1] Bei der Feststellung der Proportionen des Armes wurde schon oft der Gelenkkopf des Oberarmknochens als Ausgangspunkt genommen. Das ist für Messungen der Anatomen an dem Skelet ein sicherer Punkt, aber für die Künstler, welche das Verhalten der Teile am lebenden Körper beurteilen wollen, wenig brauchbar, weil sich die Höhe des Oberarmkopfes unter dem Deltamuskel nicht genau genug bestimmen läßt. Noch schwieriger gelingt dies mit dem Drehungspunkt des Oberarmknochens. Man kommt deshalb mehr und mehr dahin, das Akromion zum Ausgangspunkt zu wählen, wie das schon Quetelet gethan hat und es auch von den Anthropologen neuestens zu geschehen pflegt.

Die Proportion der Körperbreite.

Die Proportionen der Körperbreite ergeben durch Messungen mit dem Zirkel und dem Maßstab, der in der Figur 252 in der Form von 100 Teilstrichen enthalten ist, folgendes:

Die Breite des Oberkörpers beträgt zwischen den vorragenden Punkten des Deltamuskels . . . . 26 Teile

Dieses Maß hängt von der guten Entwickelung des Brustkorbes und der Deltamuskeln ab; das folgende Maß ebenfalls von der guten Entwickelung des Brustkorbes und der Rumpfmuskeln:

Die Breite des Brustkorbes in der Höhe der Brustwarze beträgt bei erhobenem Arm . . . . 20 Teile

Die größte Entfernung zwischen den beiden Hüftbeinkämmen beträgt . . . . 18 „
ist also geringer als diejenige des Brustkorbes in der Höhe der Brustwarzen. Das ist ein wichtiges Ergebnis der Proportionslehre. Bei vielen Frauen ist dieses Verhältnis umgekehrt, weil die Hüftbeine breiter ausgelegt, während sie bei dem Mann hoch aufgerichtet sind.

Die Entfernung zwischen den vorderen oberen Darmbeinstacheln beträgt . . . . 15 „

Zwischen dem Kanon von 100 Teilen und demjenigen von 8 Kopfhöhen der Künstler besteht ein ansehnlicher Grad von Übereinstimmung, wie die folgenden Vergleiche ergeben:

Die größte Breite zwischen den Deltamuskeln entspricht zwei Kopflängen; die Kopflänge unserer Figur 252 beträgt 13 Teile und also die größte Breite zwischen den Deltamuskeln 2 × 13 = ... 26 Teile
wie oben angegeben wurde.

Die Breite des Brustkorbes beträgt nach dem Kanon der Künstler zwei Gesichtshöhen oder zwei Handlängen = . 20 „

Die größte Entfernung zwischen den Hüftbeinkämmen beträgt nach dem Kanon der Künstler eine Kopflänge und eine Nasenlänge bei dem Mann, was mit der oben gegebenen Zahl . . . . 18 „
übereinstimmt; bei der Frau ist die Distanz um $^1/_2$ Nasenlänge größer.

Die Breite zwischen den vorderen Darmbeinstacheln beträgt eine Kopfhöhe = 13 Teile (siehe Fig. 251).

Die Breite des Oberschenkels beträgt in der Vorderansicht nach dem Kanon der Künstler eine Gesichtshöhe oder eine Handlänge, eine Proportion, die für kleine, derbe Gestalten gut paßt, aber für schlankere Figuren etwas zu viel ist, vergleiche die Figuren 251 und 252.

Die Dicke der Wade beträgt in der Vorderansicht zwei Nasenlängen oder eine Entfernung von der Nasenwurzel bis zum Kinn.

Die Breite des Fußes im Bereich des Zehenballens beträgt die Entfernung der Nasenwurzel bis zur Mundspalte oder 6 Teile der Körperhöhe (Fig. 252).

Die Proportion der Körpertiefe.

Die größte Länge des Kopfes von der Nasenwurzel bis zum Hinterhaupt, beträgt nach Abrechnung der Kopfhaare . .	12	Teile
(Figur 251.) Dieser Durchmesser ist vielen Schwankungen unterworfen und kann auf 9 Teile reduziert sein (vergl. S. 65).		
Die Tiefe des Halses	7	„
ist in Übereinstimmung mit dem Tiefendurchmesser der Wade, der gleichfalls 7 Teile beträgt. Daß der Umfang der Wade mit dem des Halses übereinstimmen soll, ist eine alte Regel der Ateliers; sie soll namentlich für Frauen zutreffen. (Siehe weiter oben S. 483.)		
Die Entfernung des Brustbeines von den Spitzen der Dornfortsätze beträgt bei mäßiger Einatmung in der Höhe des Ansatzes der fünften Rippe an dem Brustbein gemessen .	13	„
Die Entfernung vom vorderen Rand des Schambeines bis zum höchsten Punkt des Gesäßes	12	„
Die größte Tiefe des Oberschenkels (in der Höhe der Nr. 60 in der Figur 251) mißt	10	„
Die Tiefe des Knies	5½	„
Die Tiefe der Wade	7	„
in der Höhe unter Nr. 80 der Figur 251 gemessen.		

Die Proportion des Gesichtes.

Die Schwierigkeiten, welche die Darstellung eines proportionierten Kopfes von der Vorderansicht aus begleiten, haben schon seit lange dahin geführt, an dem Gesicht, das ja die kompliziertesten Formen besitzt, einzelne horizontal übereinanderliegende Regionen zu unterscheiden. Am bekanntesten ist die Einteilung in drei gleich hohe Zonen, wobei die Proportionslehre annimmt, daß die Höhe der Stirn, der Nase und des Untergesichtes einander gleich sind, wenn das Gesicht ebenmäßig gebaut ist. Es giebt nun in Wirklichkeit Menschen, an denen diese Voraussetzung vollkommen erfüllt ist, bei denen die Weichteile des Gesichtes ein solch' proportionales Verhältnis zu einander ergeben. Diese sogenannten Zonen sollen an dem normalen Schädel geschildert werden, sie enthalten ja die Grundlage für die Weichteile. Der Nachweis dieser Zonen an dem Schädel bietet noch manche andere Vorteile: Es steigert sich die Schärfe der Orientierung, durch die Kanten und Vorsprünge, und die Beurteilung der großen Unterschiede zwischen den Proportionen des kindlichen Gesichtes und denjenigen des Greisenantlitzes tritt erst dann klar hervor, wenn der Anteil der einzelnen Gesichtsknochen an den oben beschriebenen Zonen des Gesichtes deutlich erkannt ist.

Diese Gliederung des Gesichtes in drei gleich große Zonen für Stirn, Nase und Untergesicht trifft bei einem normalen Schädel, der so gestellt ist, als ob die in den Augenhöhlen sitzenden Augen den Blick horizontal richten würden (Fig. 254), auf folgende Teile:

Die oberste Zone oder die Stirnzone (Fig. 254 zwischen a und b) umfaßt die Gesichtsfläche des Stirnbeins (der Scheitelteil ist ausgeschlossen). Ihr Ende findet sie an der Grenze der Stirnnasennaht. Das ist eine sichere Linie, die bei den Schädelmessungen und in der Anatomie überhaupt, als die Begrenzung des Stirnbeines und zwar mit Recht betrachtet wird. Von dieser Linie aus wird sowohl beim lebenden Kopf, als bei dem Schädel der Beginn der Nase gerechnet; dort, an der Stirnnasennaht, ist die Nasenwurzel durch eine seichte Vertiefung markiert.

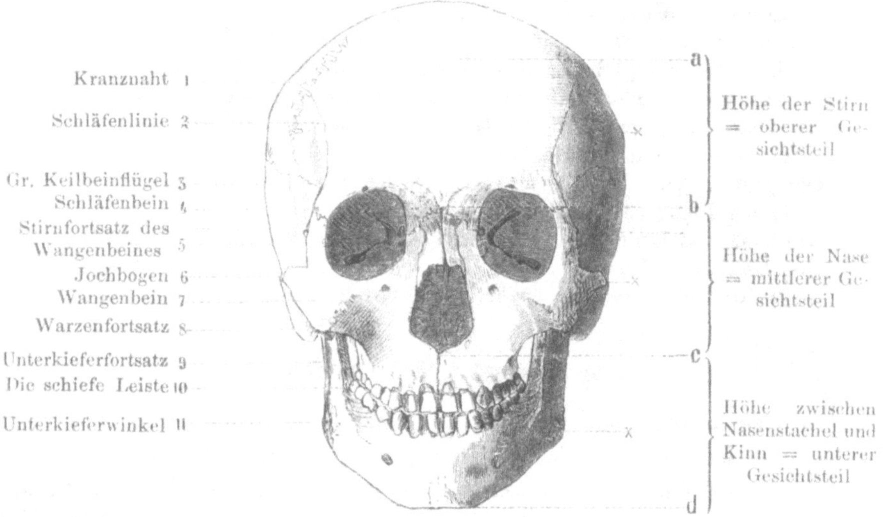

Fig. 254. Schädel eines Esthen von vorn, mit dem Orthographen gezeichnet.[1]

In der Stirnzone liegen noch die oberen Ränder der Augenhöhlen und die Brauenbogen und seitlich in gleicher Höhe mit der Stirnnasennaht auch die Stirn-Wangenbeinnaht.

In der zweiten Zone (Fig. 254 zwischen b u. c) liegt der größte Teil der Augenhöhle, das Wangenbein, der Jochbogen, die Nasenbeine und der Naseneingang. Die zwei letzteren Teile bilden zusammen am Schädel die Nasenlänge. Am Lebenden ist sie bei geraden Nasen etwas länger, wegen der Dicke der Haut und einer leichten Verlängerung der

---

[1] Die Figur 254 stellt die auf $^1/_3$ Größe reduzierte Abbildung eines männlichen Schädels dar, der von langem, schmalem Gesicht und hoher Nase, vollkommen richtig proportioniert war. Die Abbildung ist mit dem Orthoskop hergestellt, und wie die Abbildungen der Skelete in diesem Buch eine geometrisch richtige Nachbildung des Originales.

Nasenscheidewand und der Nasenspitze nach abwärts. Die untere Grenze dieser Zone (Fig. 254 Linie c) geht durch den Nasenstachel und durch die Unterkieferäste nahe dem Jochbogen.

Die unterste Zone erstreckt sich von dem Nasenstachel bis zu dem Kinnrand (Fig. 254 zwischen c und d), umfaßt den Zahnfortsatz des Oberkiefers, den Zahnfortsatz des Unterkiefers, die beiden Zahnreihen, dazwischen die Mundspalte und den Körper des Unterkiefers. Die Mundspalte liegt nicht in der Mitte der Zone, sondern höher, wegen der beträchtlichen Höhe des Unterkiefers in der Kinngegend.

Mit dem Verlust der Zähne im Greisenalter erfährt die unterste Zone sehr bedeutende Veränderungen, welche in der Knochenlehre S. 93 ausführlich geschildert wurden. Die Zone wird beträchtlich niedriger, und damit ist die eben geschilderte Proportion für das Greisenantlitz gestört.

Schädel von solcher Regelmäßigkeit, wie sie die Proportionslehre verlangt, sind nicht allzuhäufig in unseren anatomischen Sammlungen. Die Thatsache, daß bei der europäischen Bevölkerung die Vertreter zweier ganz verschiedener Gesichtsformen in denselben Gebieten miteinander leben, und sich miteinander kreuzen, bedingt den großen Wechsel der Gesichtsformen und der Proportionen der drei Hauptabschnitte. Infolge der Kreuzung kann die Stumpfnase, die zu der Rasse mit kurzem und breitem Gesicht gehört, in das Antlitz der schmalgesichtigen Rasse gelangen, oder umgekehrt und das kann mit jedem einzelnen Abschnitt geschehen, mit dem Unterkiefer, mit den Augen, mit der Stirn u. s. w. Das Resultat der Kreuzung zweier Formen ist nicht einer chemischen, sondern einer mechanischen Mischung vergleichbar. Unter solchen Umständen ist aber das Ebenmaß gestört, und es läßt sich begreifen, daß ein aus dem Leben herausgegriffener Fall sehr beträchtlich von dem Schema abweichen kann. Je nach Rasse oder Individualität tritt der eine oder andere Teil aus dem durch die Durchschnittsgröße gegebenen Rahmen heraus, vergrößert oder verkleinert sich. Oft schwankt die unterste Zone. Das hängt in der Regel mit der Bewaffnung der Kiefer zusammen, die Zahnkronen stehen z. B. nicht senkrecht, sondern schief, so daß die Lippen schon bei leichtem Öffnen die Zahnreihen in weiter Ausdehnung hervortreten lassen. Es entsteht so eine europäische Prognathie (vorstehendes Kiefergerüst). In anderen Fällen geht die Entwickelung mehr in die Breite. Die Zahnreihen des Unter- und Oberkiefers beschreiben einen weiten Bogen, die Knochen, welche dieselben tragen, sind stark entwickelt, und dadurch erhält der unterste Abschnitt des Gesichtes eine Wucht, welche zu der Entwickelung der übrigen Gesichtsknochen in einem Mißverhältnis steht. Doch auch der mittlere Abschnitt kann eine große Unabhängigkeit zeigen, wodurch die Höhe desselben entweder hinter dem normalen Maß zurückbleibt, oder dasselbe überschreitet; selbst die Stirn, die oberste Zone, ist individuellen und Rassenänderungen ausgesetzt. Bei der Niedrigkeit des Hirnschädels, der Chamaecephalie, ist die Stirn nieder, weil der Scheitel abgeflacht und wie von oben plattgedrückt ist. Diese eigenartige Schädelform ist von R. Virchow in ihrer ethnologischen Bedeutung erkannt worden. Sie kommt am häufigsten im Bereich der früheren friesischen Lande vor. Nachdem diese Form in hohem Grade charakteristisch ist, konnte sie auch den scharfbeobachtenden niederländischen Malern nicht entgehen. An Porträten begegnet man zuweilen niederen Stirnen und flachem Scheitel, welche aus dem Rahmen der oben angeführten Proportionen heraustreten. Solche Köpfe entsprechen nicht den idealen Proportionen, sind aber von eminenter Bedeutung für die Beurteilung der charakteristischen Formen eines Kopfes.[1]

Über Kanones, denen ein anderer Modul zu Grunde liegt.

Die nach dem griechischen Kanon (acht Kopfhöhen) entworfenen Figuren lehren, daß ihre Proportion eine ganz brauchbare ist, aber doch nicht mehr. Ein lebendiger Mensch dieser Art hätte etwas Plumpes, und man würde wünschen, daß er etwas länger und freier aussähe. Darin liegt der Unterschied zwischen einer mit Hilfe des Kanon konstruierten, und einer auf Grundlage des Kanon frei entworfenen und mit künstlerischer Kraft gestalteten Menschenfigur. Man hat offenbar gemeint, es ließe sich nicht allein ein Kanon entdecken, der einen guten Maßstab für die Kenntnis der menschlichen Figur abgäbe, sondern auch einen Kanon, der mehr leistete, der die Konstruktion eines Kunstwerkes gestattete. Die letztere Voraussetzung ist ein Irrtum; wo die praktische Brauchbarkeit irgend eines Kanon aufhört, hat die künstlerisch schöpferische Thätigkeit erst zu beginnen. Die Maße für eine richtig proportionierte Figur kann nach den obigen Regeln jeder auf das Papier oder die Leinwand werfen, eine künstlerisch vollendete Figur daraus zu machen, das wird nur dem Künstler gelingen. In Paris soll man aus einer Schlosserwerkstätte die Drahtgestelle beziehen, welche, nach einem bestimmten Kanon und in verschiedenen Größen hergestellt, in dem Modelliersaal der Pariser Akademie Verwendung finden. Ich weiß nicht, ob etwas Ähnliches auch schon anderwärts im Brauch ist, ich fände dieses Verfahren für Lehrer und Lernende gleich vorteilhaft, denn es ersparte Zeit und Mühe und verunglückte Proportionen.

Man hat sich, wie mir scheint, die Leistungsfähigkeit eines Kanon nicht immer mit vollkommener Offenheit eingestanden, und die Schwierigkeiten nur zu oft in dem Modul gesucht; daraus erklärt sich die Jagd nach immer neuen Grundmaßen, ohne daß damit für den Lehrzweck mehr erreicht worden wäre. Vor lauter Proportionsschlüsseln traute man keinem recht. Bei ruhiger Prüfung wird man jedoch zugestehen müssen, daß jeder Kanon vor groben Fehlern schützt. Wenn überhaupt nur gemessen wird, mit welchem der verschiedenen Proportionsschlüssel ist völlig gleichgültig. Hier kann man dem Geschmack und der Laune den freiesten Spielraum gestatten. Hat doch jeder bedeutende Künstler sich seinen eigenen Kanon bewußt oder unbewußt gemacht, und seit Albrecht Dürer sein berühmtes Werk von der menschlichen Proportion veröffentlicht hat, ist es sonnenklar, daß jeder Modul seine Berechtigung in einem besonderen Fall haben kann. Werden Menschen mit $6^1/_2$ Kopfhöhen konstruiert, so sind sie eben klein und gedrungen, solche von 8 und darüber sind groß und schlank, so wie sie es ja auch im Leben sind. Der griechische Kanon, wie jeder andere, ist eine durch Rechnung gefundene Abstraktion, die Menschen dagegen sind Individuen, groß und klein, dünn und dick, fett und mager aus der freien Werkstätte der Natur hervorgegangen. Dieser Wechsel ist ein großes Glück; wie einförmig wären Männer und Weiber, wenn alle nach dem Muster eines Kanon geformt wären. Um diese Freiheit innerhalb der Regel zu zeigen, ist eine Skizze Michelangelo's (Fig. 255) in den Text eingefügt.

Die Proportion des in den Körper eingeschlossenen Skeletes.

Die Proportion des Skeletes ist die nämliche wie jene des Lebenden, denn das Knochengerüste bildet die feste Grundlage der ganzen Gestalt, dennoch sind in den Text auch Skeletfiguren an dieser Stelle eingefügt,

[1] Der für das Gehirn notwendige Raum wird an Schädeln solcher Form durch eine größere Länge kompensiert.

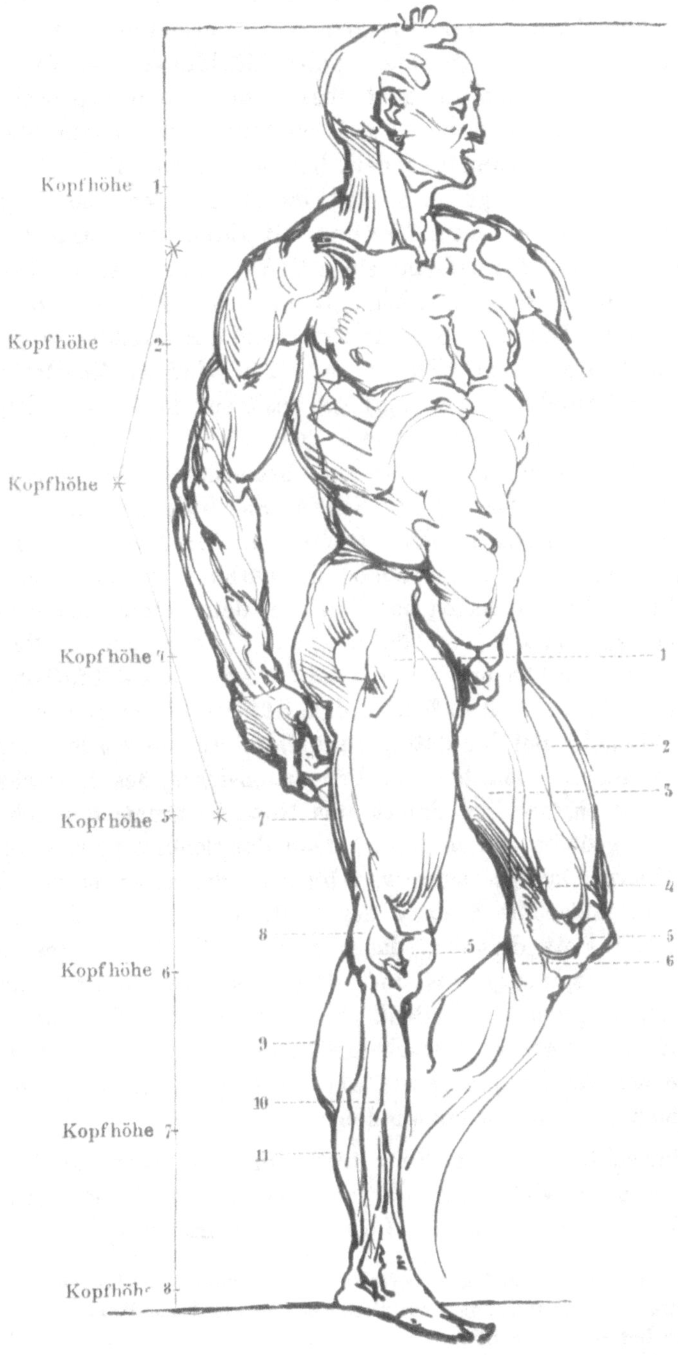

Fig. 255. Michelangelo's **Kanon (mit der Kopfhöhe als Modul). Faksimile.**

weil die brauchbaren Knochenpunkte für die Messung genau bekannt sein müssen und es deshalb wichtig ist, das Skelet auch von diesem Gesichtspunkt aus zu betrachten. Diese Figuren sind überdies mit dem Orthographen hergestellt, sind also geometrische Abbildungen des feuchten Skeletes eines jungen wohlgebauten Mannes. Die beiden Eigenschaften: Herstellung mit dem Orthographen und feuchter Zustand des Skeletes, als es gezeichnet wurde, seien besonders hervorgehoben. Denn durch die Herstellung mit dem Orthographen sind die Skelete zu geometrischen Kopien geworden; an ihnen kann Messung mit Zirkel und Maßstab ausgeführt werden; sie sind für jede beliebige Vergrößerung verwendbar und stellen das Skelet in $^1/_8$ der natürlichen Größe her. Für eine Kolossalfigur von jeder Höhe können die einzelnen Teile des Skeletes vergrößert werden wie das Ganze. Die Figuren 256—259 sind in Quadrate eingeteilt, welche als Grundmaß die Kopfhöhe besitzen, die in allen Figuren mit a b c d bezeichnet ist; dann ist die Scheitellinie d. i. die in allen Figuren gleichzeitig als Schwerpunktlinie zu betrachtende Gerade gezogen; sie ist mit dem Buchstaben Sch = Schwerpunktlinie bezeichnet. Abgesehen von den parallelen Linien, welche von der Breite des Kopfes hergenommen, neben der Schwerpunktslinie entlang ziehen, sind noch zwei andere Parallellinien angegeben, welche den Seiten des Rumpfes entlang verlaufen, gg und hh (Fig. 258 u. 259). Sie sind von den Parallellinien, Figuren 258 aa und bb und 259 bo¹ und an¹ eine halbe Kopfhöhe entfernt, gehen an dem Brustkorb vorbei, an dem Hüftbeinkamm und schneiden den großen Rollhügel. Bei der Betrachtung dieser Linien werden folgende Thatsachen, die schon oben bei der Proportionslehre des Erwachsenen hervorgehoben wurden, an dem Skelet aufs Neue bestätigt: die Schulterbreite besitzt den größten Durchmesser, denn das Schultergelenk und die Wölbung des Oberarmkopfes ragen weit hinaus. Schmäler ist der Brustkorb und noch schmäler die Distanz der Hüftknochen. Die Distanz der Hüftknochen bleibt stets dieselbe, dagegen kann die Breite des Brustkorbes durch die Respiration zu- und abnehmen. Die Konvergenz der unteren Gliedmaßen gegen die Bodenfläche (Figg. 258 und 259) ist unverkennbar, die Krümmung des Oberschenkelknochens nach vorn (Fig. 256) und die Länge des Armes und seiner Abschnitte zu dem Rumpf und der unteren Gliedmasse leicht wiederzufinden.

Bei der Betrachtung von der Seite treten folgende Einzelnheiten hervor: der Brustkorb ist viel tiefer als das Becken, wobei die Ausladung der Brust nach vorn liegt, jene des Beckens nach hinten.

Die Linie cd schneidet quer den Nasenstachel und geht unter den Wangenbeinen hindurch. Ihre Entfernung vom Scheitel bis zur Nasenlänge = Kopfnasenlänge beträgt etwas über . . . . 7 Teile
die ganze Höhe = 100 angenommen.
Die Linien abtu bezeichnen die ganze Kopfhöhe = ... 12·5 „

Vom Scheitel bis zur Handhabe des Brustbeines sind es (Fig. 258 oben) . 20 Teile
Dabei ist ersichtlich, daß der Ausdruck Handhabe nicht präzis genug ist für die Messung am Skelet, denn es ist notwendig zwischen oberem und unterem Rand der Handhabe zu unterscheiden (Figur 258 B und B1, in der Mitte).

Vom Scheitel bis zum Schwertknorpelende sind es . . . . 28·5 „
Auch hier muß beachtet werden, daß das Ende des Schwertknorpels gemeint ist. Am Lebenden ist dies nur bei genauer Bekanntschaft mit dem anatomischen Bau zu entscheiden.

Vom Scheitel bis zur Mitte der Schoßfuge sind es . . . . 50 „
Dort befindet sich also die Mitte der Skelethöhe oder die Mitte des Körpers. Was darüber ist, heißt Oberlänge, was darunter die Unterlänge. Zur Unterlänge gehört, wie auch an dem Skelet sichtbar ist, ein Teil des Beckens und die anschließenden Beine. Will man nun eine Übereinstimmung mit den Messungen am Lebenden erzielen, so muß folgendes beachtet werden: 1) daß ein Teil der Oberschenkelknochen, nämlich Kopf, Hals und großer Rollhügel noch in den Bereich des Beckens fallen, also in die Strecke oberhalb jener Ebene, welche die beiden Sitzhöcker (Figg. 258 und 259 Si) miteinander verbindet; 2) daß die Weichteile, welche die Sitzhöcker bedecken und den Damm oder das Mittelfleich herstellen, mit in Betracht gezogen werden müssen. Geschieht dies, dann steigert sich die Rumpflänge bei diesem Individuum auf . . . . 52 „
bei Männern und bei Frauen gemeinsam berechnet auf . . . . 53 „
wie oben bei der Proportionslehre des Lebenden angegeben wurde. (Vergl. mit den Skeletfiguren 256 und 258 die Figuren 251 und 252).

An dem Skelet ist die Grenze von Ober- und Unterschenkel, nämlich die Gelenkspalte, leicht erkennbar. Sie zieht zum Unterschied vom Lebenden zuerst die Aufmerksamkeit auf sich, während die Kniescheibe weniger in die Augen fällt. Wer genaue Messungen an dem Skelet machen will, wird also stets die Gelenkspalte als sicheren Meßpunkt wählen. Die Entfernung vom Scheitel beträgt in unserem Skelet . . . . 73 „
Daß am Lebenden die Kniescheibe ebenfalls einen guten Anhaltspunkt gewährt, wurde schon hervorgehoben, allein er darf doch nicht überschätzt werden, weil er beweglich ist; die Kniescheibe wandert bei der Beugung und Streckung auf und ab, und selbst während der Streckung kann sie einen hohen oder einen tiefen Stand einnehmen. Endlich ist noch kein Übereinkommen erzielt worden, ob man ihr oberes Ende oder die Mitte als Meßpunkt wählen soll.

Die Epikondylen, die Nebengelenkhöcker Figur 258 bei 8, welche sich höher als die Kondylen befinden, stellen gute Knochenpunkte dar. Die Achse des Kniegelenkes ist durch sie in Figur 258 hindurchgezogen als quere Linie (unterhalb 8 der Figur); die Gelenkachse schneidet die Kniescheibe. Allein auch hier sind anatomische Erfahrungen unerläßlich, um diese Stelle genau zu bestimmen. Die Schwierigkeiten sind gering bei abgemagerten Individuen, aber sobald kräftige Individuen zur Untersuchung herangezogen werden, wird die Brauchbarkeit dieser Epikondylen als Meßpunkte wesentlich eingeschränkt. Deshalb wurde eine leichter bestimmbare Stelle gewählt: nämlich der obere Rand der Kniescheibe (aufrechte Stellung), während die Streckmuskeln zusammengezogen und dadurch der höchste Stand der Kniescheibe erreicht ist. Diese Stelle ist von der Grundfläche entfernt (vergl. die Figg. 256 und 258). 27 „

Der Schienbeinstachel ist ein deutlich sicht- und fühlbarer Knochenpunkt und wichtig für die Formen des Kniegelenkes, denn an dem Schienbeinstachel setzt sich das Kniescheibenband fest (Figg. 256 und 258). Leider ist er wenig verwendbar für Messungen am Lebenden, wie ein Vergleich mit den Figuren 251 und 252 ergiebt. Der Schienbeinstachel ist . . . 22 Teile von der Grundfläche entfernt; in seine Nähe fällt die sechste Kopfhöhe vom Scheitel aus gemessen, allein der Schienbeinstachel ist nicht als Maß für die Länge des Unterschenkels zu verwenden, weil die Gelenkspalte höher liegt, und der Unterschenkel zu kurz werden würde, wenn der Schienbeinstachel als Meßpunkt benutzt würde. Immerhin ist der Schienbeinstachel ein wertvoller Anhaltspunkt.

Die Proportion des JUNKER'schen Skeletes.

Die Proportion des wohlgebauten Menschen darf nicht allein nach Schöpfungen der Kunst oder nach Mittelzahlen gelehrt werden, sondern muß sich auch direkt an dem einzelnen Individuum, das ja ein Repräsentant der Spezies ist, bewähren. Alle bisher erwähnten Kanones sind, wie schon einmal hervorgehoben, Abstraktionen, stellen gleichsam den Mittelmenschen dar, der alle schönen körperlichen Eigenschaften des menschlichen Geschöpfes in seiner Gestalt vereinigen soll. Allein nicht alle Menschen sind nach diesem Schema gebaut, die einzelnen Teile variieren innerhalb einer bestimmten Grenze, eine Eigenschaft, welche man als Variabilität bezeichnet hat.

Es giebt drei verschiedene Abstufungen dieser interessanten Eigenschaft des menschlichen Organismus:

1) die Variabilität der Individuen (individuelle Variabilität). Die Bewohner eines Landes herab bis zu denen einer Familie sind in den Hauptmerkmalen einander gleich, in untergeordneten Merkmalen verschieden.

2) die sexuelle Variabilität. Die Geschlechter unterscheiden sich in bestimmten Merkmalen, und daher rührt der Unterschied des Mannes von der Frau in Bezug auf viele Eigenschaften, bis auf die Muskeln und Knochen hinab.

3) Die Variabilität der Menschenrassen; sie ist der Grund der körperlichen Unterschiede zwischen den Weißen, Schwarzen und Kupferfarbenen und anderen Menschenrassen.

Die ersten zwei Sorten von Variabilität existieren auch in der Funktion der verborgensten Organe wie des Gehirns. Die Variabilität des Denkens und Wollens besteht zwischen den Individuen wie zwischen den Geschlechtern. Ob auch die Rassen in dieser Hinsicht anders organisiert sind, ist schon oft behauptet worden, doch noch keineswegs über allen Zweifel erhaben.

Den Ausgangspunkt für die Untersuchung der Proportionen bildet das Einzelwesen. Deshalb ist in den Text das von JUNKER geometrisch, also mit dem Orthoskop, gezeichnete Skelet eines jungen Mannes aufgenommen worden, das Messungen mit Zirkel und Maßstab gestattet, und für die Herstellung beliebiger Vergrößerungen brauchbar ist (Figg. 256—259). Es sind drei Ansichten, die eines Skeletes: von vorn, von der Seite und von hinten. Dieser, nach kompetentem Urteil wohlgebaute Mann besitzt nun nicht acht Kopfhöhen, sondern nur $7^6/_8$ und zwar ergiebt die Kontrolle, daß seine Beine etwas zu kurz sind. Um dem griechischen Kanon zu entsprechen, müßten die Beine um $^1/_{32}$ seiner Höhe länger sein. Um dem Kanon MICHELANGELO's und anderer neuerer Meister zu entsprechen, welche die Körpermitte auf den oberen Rand des Schambeines versetzen, müßte er Beine haben, die um $5^1/_2$ Centimeter länger sind. Die Kürze der Beine lehrt in diesem Fall, daß individuelle Variabilität einen, wenn auch für das Auge nicht sofort auffallenden, aber für die Messung wohl nachweisbaren Grad von Abwechselung in die menschlichen Formen bringt. — Die Figuren 256—259 sind durch senkrechte und horizontale Linien in Quadrate geteilt, welche mit dem Höhenmaß des Hirnschädels abcd, das ist mit der Kopfnasenhöhe (Fig. 258) entworfen sind. Diese Quadrate, welche LUCAE für die Bestimmung der Proportionen verwendet hat, sind zwar belassen, aber wir benutzen den griechischen Modul, d. h. die ganze Kopfhöhe abtu, die schon oben angegeben ist (Figg. 251 und 252) und die in der Figur 253 aufgetragen ist.

Das Quadrat Figur 258 und 259 a b c d, ist entstanden aus der Höhe des Hirnschädels oder der Schädelhöhe, gemessen von dem vorderen Umfang des Hinterhauptsloches bis zum höchsten Punkt des Scheitels (siehe auch Fig. 257).

Man nimmt sehr oft an, die Breite des Menschenschädels sei ebenso groß als seine Höhe, aber das trifft durchaus nicht immer zu, und auch nicht in dem vorliegenden Falle, denn das mit der Schädelhöhe konstruierte Quadrat schneidet, wie die Figuren zeigen, ein nicht unbeträchtliches Stück der Schädelbreite ab.

Die Knöchel lassen sich am Lebenden wie an dem Skelet gleich sicher erkennen. Die Entfernung von der Fußsohle sind bei gutgebauten Männern angegeben auf . . . . 5·1 Teile
Bei griechischen Statuen auf. . . . . 4·8 „

Es ist bei diesen Maßen stets der innere Knöchel gemeint und überdies nicht der untere Umfang desselben, sondern der höchste hervorragende Punkt (vergl. die Figuren 251, 252, 258 und 259). Die äußeren Knöchel sind weniger weit von der Fußsohle oder der Grundfläche entfernt; die Achse des Sprunggelenkes geht dicht am unteren Ende des Knöchels quer durch das Sprungbein (Fig. 258 p l).

Das **Armskelet** besteht aus dem Schultergürtel und der freien Gliedmasse. Der Schultergürtel in den Figuren 258 und 259, von allen Seiten sichtbar, ist am Lebenden mit seinen starken Muskeln unter der Haut des Rumpfes verborgen, die freie Gliedmasse erstreckt sich vom Oberarmkopf bis zur Spitze des Mittelfingers, wenn das Skelet betrachtet wird. Es wurde aber schon weiter oben dargethan, daß für die Messung das Akromion gewählt werden müsse, wenn am Lebenden die Länge des Armes bestimmt werden soll, weil der Drehungspunkt des Oberarmknochens zu wenig freiliegt.

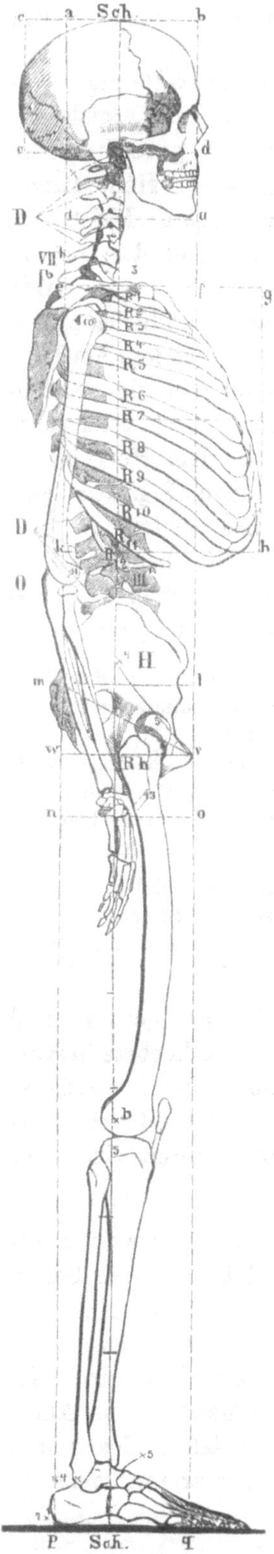

Fig. 256. Skelet eines jungen Mannes.
$^1/_8$ nat. Größe. Geometrisches Bild.

- **abcd** Viereck auf Grund der Schädelhöhe entworfen
- **cc** Schädelhöhe am Hinterhaupt = Kopfnasenhöhe
- **d** Nasenstachel
- **bu** Höhe des ganzen Kopfes
- **ut** Linie durch den 4. Halswirbel
- **D** Dornfortsätze der Halswirbel
- **Ḋ** Dornfortsätze der Lendenwirbel
- **H** Hüftbein
- **O** Olekranon, Ellbogen
- **Rh** Rollhügel
- **R^1—R^{12}** Rippen.
- **Sch** Schwerpunktlinie
- **×1** Drehungspunkt des Kopfes
- **×3** Unteres Ende der Halswirbelsäule
- **×4** Linie zu der Schambeinfuge, sie zeigt mit der Horizontalen
- **vw** den **Neigungswinkel** des Beckens an
- **×5** Drehungspunkt des Hüftgelenkes
- **×10** Drehungspunkt des Oberarmgelenkes
- **×11** Drehungspunkt des Ellbogengelenkes
- **13** Die Stelle des frei aus dem Rumpf hervorragenden Beines
- **I^b** Erster Brustwirbel
- **III^l** Dritter Lendenwirbel
- **VII^h** Siebenter Halswirbel

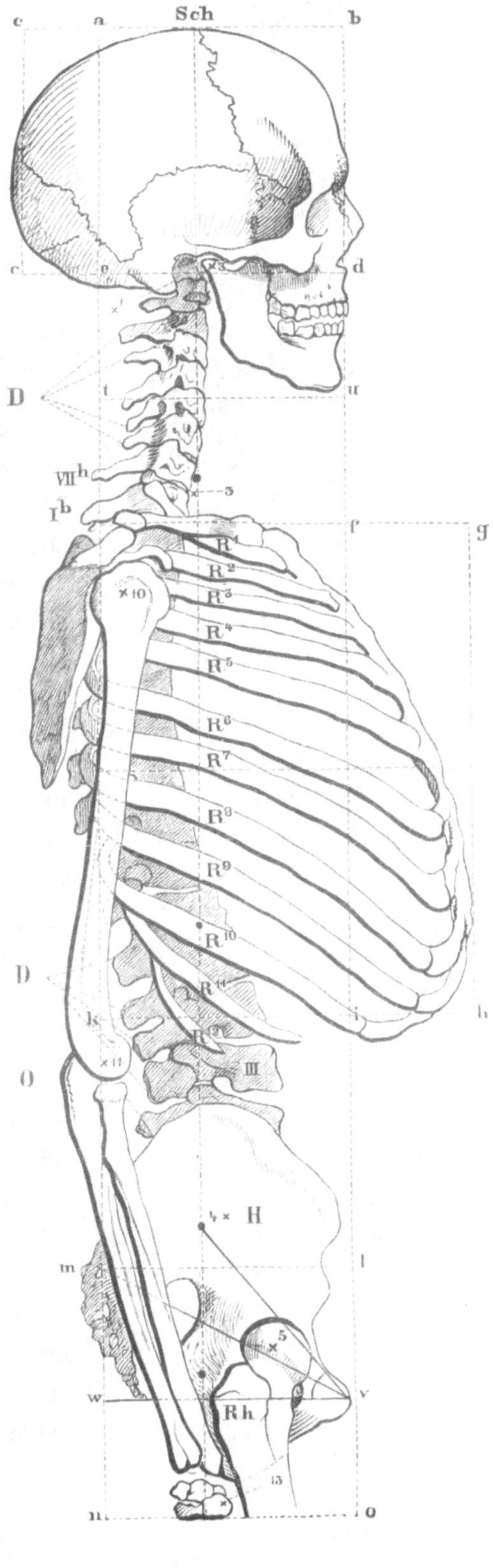

Fig. 257.

Obere Skelethälfte eines Mannes, von der Seite gesehen. $^1/_4$ der nat. Größe. Geometrisches Bild.

cb Scheitellinie

cd Ohr-Nasenstachel-Linie

ef Hinterhauptslinie

ik Linie durch den II. Lendenwirbel

lm Tiefe des Beckens unterhalb des vorderen Darmbeinstachels

vw Horizontallinie

v4× Beckenneigung

D Dornfortsätze der Lendenwirbel

H Hüftbein

O Ellbogen

R—R^{12} Die zwölf Rippen

Rh Großer Rollhügel

Sch Schwerpunktlinie

×1 Drehungspunkt des Kopfes

×3 Unterkiefergelenk

×3 Unteres Ende der Halswirbelsäule

×4v Linie zu der Schambeinfuge, sie zeigt mit der Horizontalen vw den Neigungswinkel des Beckens an

×5 Drehungspunkt des Hüftgelenkes

×10 Drehungspunkt des Oberarmgelenkes

×11 Drehungspunkt des Ellbogengelenkes

I^b Erster Brustwirbel

III Dritter Lendenwirbel

VII^h Siebenter Lendenwirbel

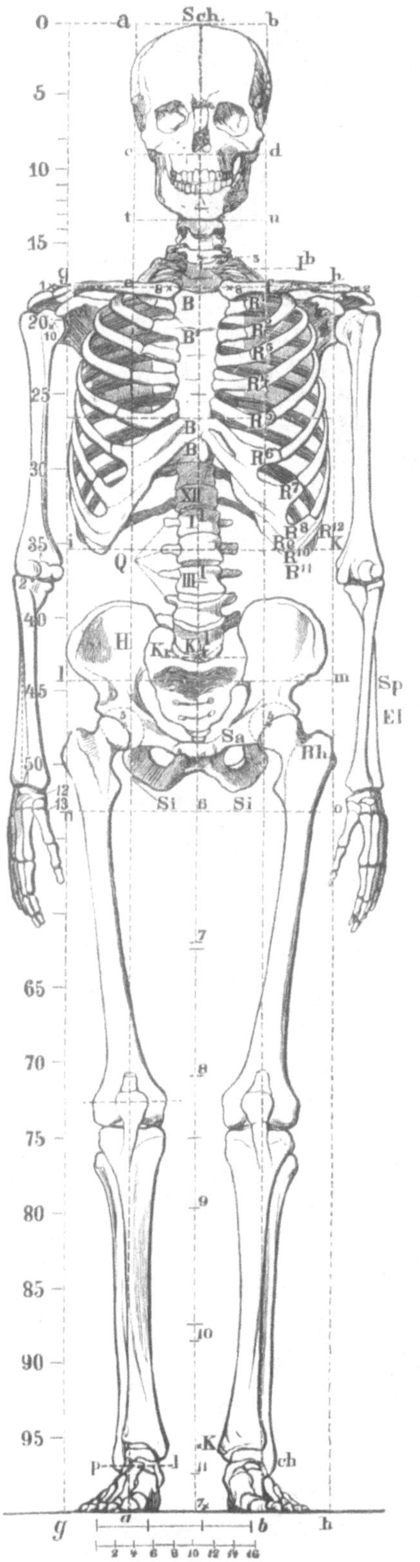

Fig. 258. Skelet eines jungen Mannes, $^1/_8$ nat. Größe. Geometrisches Bild, links mit beigefügtem Maßstab von 100 Teilen.

abcd Viereck, auf Grund der Kopfnasenhöhe entworfen

abtu Ganze Kopfhöhe vom Scheitel zum Kinn

gh Größte Breite des Brustkorbes

lm Breite des Beckens zwischen den entferntesten Punkten der Hüftbeine

no Linie der frei aus dem Rumpf hervorragenden Beine

tu Linie durch den vierten Halswirbel

BB Brustbein

H Hüftbein

iK Größte Breite des Brustkorbes

Kr Kreuzbein

K_4 Knorpel zwischen 5. Lenden- und 1. Kreuzwirbel (Promontorium)

Q Querfortsätze der Lendenwirbel

R^1—R^{12} Erste bis zwölfte Rippe

Rh Großer Rollhügel

Sa Horizontaler Schambeinast

Sch—7× Schwerpunktlinie

Si Sitzknorren

×1—×2 Distanz zwischen den Schulterhöhen

3 Siebenter Halswirbel

5× Drehungspunkt des Oberschenkelkopfes

6 Ebene des Dammes

7× Schwerpunktlinie an der Grundfläche

×8 Schlüssel-Brustbeingelenk

10 Drehungspunkt des Oberarmkopfes

12 Handwurzelgelenk

13 Handwurzel-Mittelhandgelenk

I^b Erster Brustwirbel

XII Zwölfter Brustwirbel

I^l Erster Lendenwirbel

III^l Dritter Lendenwirbel

Fig. 259. **Skelet eines jungen Mannes,**
1/8 nat. Größe.
Geometrisches Bild.

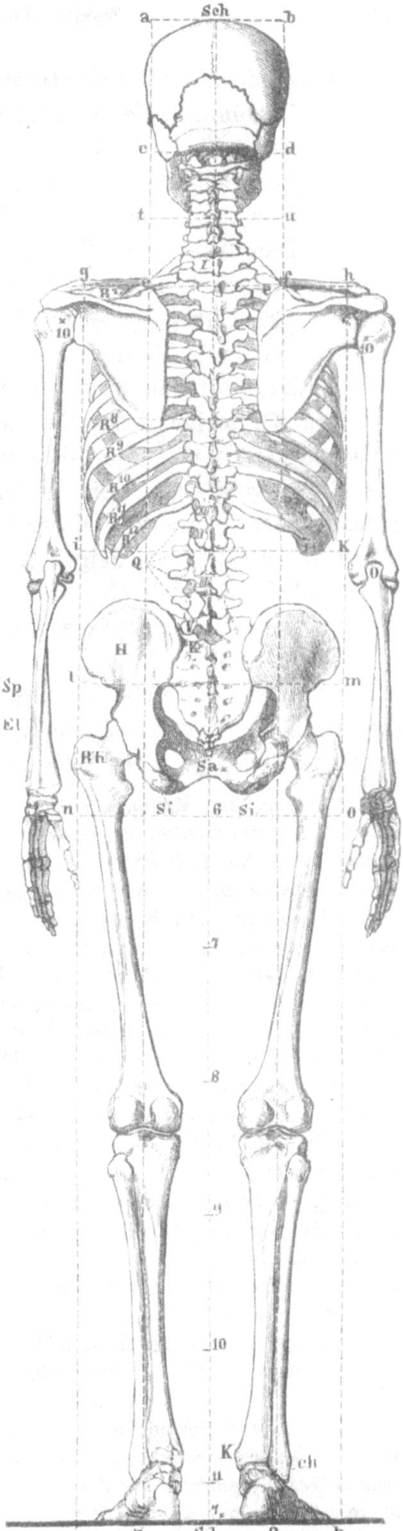

abcd **Schädelviereck auf Grund der Schädelhöhe = Kopfnasenhöhe entworfen**

abtu **Kopfhöhe vom Scheitel zum Kinn**

ch **Äußerer Knöchel**

gh **Größte Breite des Brustkorbes**

lm **Größte Breite des Beckens zwischen den entferntesten Punkten der Hüftbeine**

no **Linie der frei aus dem Rumpf hervorragenden Beine**

tu **Linie durch den 4. Halswirbel**

H **Hüftbein**

iK **Größte Breite des Brustkorbes**

K× **Erster Kreuzwirbel**

Q **Querfortsätze der Lendenwirbel**

K **Rippen**

R^2 **Zweite Rippe**

R^8—R^{12} **Rippen**

Rh **Großer Rollhügel**

Sa× **Schamfuge**

Sch—Sch **Schwerpunktlinie**

Si **Sitzknorren**

6 **Ebene des Dammes**

7—11 **Kopfnasenhöhen abcd in die Scheitellinie Sch—Sch eingetragen**

$7_×$ **Stelle, an der die Schwerpunktlinie die Grundfläche trifft**

10× **Drehungspunkt des Schultergelenkes**

I **Erster Brustwirbel**

XII **Zwölfter Brustwirbel**

I' **Erster Lendenwirbel**

III' **Dritter Lendenwirbel**

V' **Fünfter Lendenwirbel**

Folgende Knochenpunkte sind an den Figuren 256—259 wertvoll:

Verbindung des Schlüsselbeines mit der Handhabe des Brustbeines (Fig. 258 Nr. 8×).

Das Schlüsselbein (Fig. 258 e und f).

Das Akromialende des Schlüsselbeines (Fig. 258 g und h).

Das Akromion (Fig. 258 Nr. 1× und 2×).

Drehungspunkt des Oberarmkopfes (Fig. 258 u. 259 Nr. 10×).

Am Ellbogengelenk (Fig. 230) die Achse desselben bei Nr. 12.

Die erste Reihe der Handwurzelknochen (Fig. 258 Nr. 12).

Die Verbindung der Handwurzel mit der Mittelhand (Fig. 258 Nr. 13).

Die **Klafterlänge** besteht nach allgemeiner Annahme in der Distanz zwischen den Spitzen der Mittelfinger, bei ausgestreckten Armen quer über die Brust gemessen. Sie entspricht der ganzen aufrechten Höhe des menschlichen Körpers. Dieser Satz ist mit einer Einschränkung für Erwachsene richtig; es zeigen sich nämlich auch hier individuelle Verschiedenheiten, welche bis zu 6 Centimeter gehen können und zwar kann die Klafterlänge bedeutender sein als die Gesamthöhe, oder umgekehrt.[1]

Das Dezimalmaß hat den Vorzug einer besonders leichten Verwendbarkeit. Irgend welche Reduktion ist unnötig. Die Zahlen bleiben stets dieselben, ob es sich um die Herstellung eines nur spannhohen Figürchens oder um diejenige einer Kolossalstatue handelt.

[1] Die in den Maßangaben oft recht störenden Verschiedenheiten rühren, abgesehen von individuellen Schwankungen, auch noch von der Ungleichheit der Meßpunkte her. Am Lebenden ist keine absolute Genauigkeit zu erzielen und selbst an Toten giebt es noch genug Schwierigkeiten. Der Unterschied zwischen Rumpf- und freier Beinlänge kann bis 14 Centimeter betragen; denn große Leute besitzen einen verhältnismäßig kurzen Rumpf, aber lange Beine (Ammon). Der tüchtige Anatom Langer erklärt u. a. Oberarm und Unterarm — Oberschenkel und Unterschenkel seien gleich lang. Andere sagen anders, nicht deshalb, weil die Wiener andere Arme und andere Beine haben als die Berliner, sondern weil hier und dort andere Meßpunkte angenommen werden. Die Länge des Unterschenkels rechnet Langer nach dem unteren Rand des Wadenbeinknöchels, der tiefer liegt als das Gelenk. Den Unterarm rechnet er von der Achse des Ellbogengelenkes, die im Oberarmknochen liegt (Fig. 230 in den rechten Arm eingezeichnet oberhalb 12×), bis zur Mitte des Handgelenkes, wodurch der Unterarm auf Kosten vom Oberarm und von der Hand um einige Centimeter vergrößert wird. Wer andere Meßpunkte annimmt, die Gelenkspalte im Ellbogengelenk und die des Radio-carpalgelenkes (Fig. 258 Nr. 12) und andererseits den Punkt 10× derselben Figur, kommt zu dem Ergebnis, der Vorderarm sei kürzer als der Oberarm und dasselbe gilt vom Ober- und Unterschenkel. Größere Sicherheit wäre durch eine Verständigung über die Methode des Messens erreichbar, aber so lange diese fehlt, muß der praktische Kanon von dem theoretischen getrennt bleiben. Es ist eine Selbsttäuschung, wenn man glaubt, mit der Methode des Messens am Lebenden oder gar mit Messungen an Photographien (!) das Problem der theoretischen Proportionslehre lösen zu können. Für die Praxis ist damit genügende Schärfe erreichbar, wie oben gezeigt wurde, und dies ist von dem praktischen Gesichtspunkten aus dasjenige, was zunächst verlangt wird, aber darüber hinaus ist kein Erfolg mit solchen Mitteln zu hoffen.

Einige Beispiele über die Anwendung der Proportionslehre.

Mit Hilfe des oben für den erwachsenen Menschen gegebenen Kanon lassen sich nicht allein Entwürfe vor der endgiltigen Vollendung prüfen, sondern schon bei dem Entwurf können die angegebenen Regeln mit Erfolg angewendet werden.

Soll eine Kolossalfigur von 4 Meter hergestellt werden, dann beträgt die Oberlänge vom Scheitel bis zum Schambein (Mitte der Schoßfuge)	2	Meter.
Die Unterlänge von dort bis zur Fußsohle	2	„
Der Kopf erhält vom Scheitel bis zum Unterkieferrand	0·52	„
Die Entfernung vom Scheitel bis unterhalb der Brustwarzen beträgt	1·20	„
Die Entfernung vom Scheitel bis zum Nabel	1·60	„
Die Entfernung vom Scheitel bis zur Mitte des Oberschenkels	2·40	„
Die Entfernung vom Scheitel bis oberhalb des Knies	2·80	„
Die Entfernung vom Scheitel bis zur Wade (vergl. Fig. 251 und 252)	3·20	„
Die Entfernung vom Scheitel bis zum Knöchel	3·60	„
Die Entfernung von der Fußsohle bis zum Knöchel	0·20	„
Die Länge der Beine vom Damm zur Fußsohle vorn und seitlich	1·96	„
Die Länge der Beine hinten (von der Glutaealfalte zur Fußsohle)	1·86	„
Nach den von Pfitzner gegebenen Zahlen beträgt die Länge der Beine vorn und an der Seite nur	1·88	„
Die Länge des herabhängenden Armes vom Akromion bis zur Spitze des Mittelfingers	1·76	„
Die Länge des Oberarmes von der Schulterhöhe bis zur Ellbeuge	0·80	„
Die Länge des Vorderarmes bis zum Handgelenk	0·56	„
Die Länge der Hand	0·40	„

Diese Zahlen werden auf folgende Weise gewonnen: die Kolossalfigur von vier Metern in 100 Teile geteilt, ergiebt für die Distanz zwischen zwei Querlinien des 100-teiligen Maßstabes genau vier Centimeter. Denkt man sich jede der Figuren 251 und 252 100 Centimeter = 1 Meter hoch, so hat man die Entfernungen nur mit vier zu multiplizieren: z. B. bei der 1 Meter hohen Figur mißt nach dem Kanon die Höhe des Kopfes 13 Teile; bei einer metergroßen Figur also 13 Centimeter (siehe S. 522); bei einer viermal größeren Figur 4 × 13 Centimeter = 52 Centimeter u. s. w.

Noch einfacher geschieht die Berechnung auf rein mechanischem Wege. Es sei die Aufgabe, eine Figur von genau 1·90 Meter Höhe zu entwerfen, so wird eine Linie auf der Leinwand von der verlangten Höhe gezogen, in 100 Teile geteilt, wie die Figuren 251 und 252. Die Angaben von Seite 522 liefern dann die Längen der betreffenden Distanzen vom Scheitel z. B.:

die Kopfhöhe	13	Teile	
die Oberhöhe (Wurzel des Gliedes)	50	„	
die Länge des Rumpfes, wie Seite 524 angegeben	52	„	u. s. w.

Allgemeine Regel für die Anwendung des Kanon: Man teile die Körperhöhe, deren Zahl gleichviel ob in Metern, oder in Centimetern oder in Millimetern gegeben sei, in 100 gleiche Teile. Die Tabelle auf

Seite 522 und die folgenden Zeilen enthalten dann die Maße für die einzelnen Abschnitte.

Wem die oben gegebene Feinheit des Maßes = $^1/_{100}$ der Höhe nicht genügt, der kann die Höhe in 1000 Teile teilen, ein Verfahren, das für Kolossalfiguren empfehlenswert ist. Man braucht an die Zahlen von Seite 522 nur stets eine Null zu hängen, um die Distanz in Tausendstel der verlangten Höhe zu besitzen.

Mit Hilfe unseres, oder jedes anderen der zahlreichen empfohlenen Kanon läßt sich für jeden einzelnen Fall folgende Art der Vergrößerung bequem herstellen: auf der Wand des Ateliers oder auf einer Leinwand wird ein für allemal eine senkrechte Linie von 2—4 Meter Höhe gezogen und in 100 Teile geteilt. Von den einzelnen Linien zieht man gegen die in großer Entfernung auf der gleichen Wand aufgezeichneten Figuren 251 und 252 konvergierende Linien. Die Scheitellinie der Figuren muß parallel sein zu der großen Linie A u. B. Senkrechte Linien, welche zwischen den Figuren 251 und 252 und AB paralell gezogen werden, geben je nach der Distanz die Kanones für Figuren von $^1/_4$—4 Meter in beliebiger Größe. Dieses Verfahren ist längst bekannt und wegen seiner außerordentlichen Einfachheit überall anwendbar, aber dennoch wenig im Gebrauch. Bei der Herstellung des Thonmodelles für Statuen macht es nach diesen Angaben keine Schwierigkeiten, die Richtigkeit der Hauptproportionen schon im Beginn zu prüfen. Es ließen sich dadurch leicht die so häufigen „Mißverhältnisse“ der menschlichen Figuren in der Zukunft vermeiden.

Aus diesem Überblick über die Proportionslehre geht auf das klarste hervor, daß wir mehrere brauchbare Methoden besitzen, welche die praktische Anwendung irgend eines Kanon höchst empfehlenswert machen. Nach dem Beispiel der großen Künstler aller Zeiten gilt als Hauptregel: miß! miß Groß und Klein, miß oft!!, um das Auge zu üben.

Albrecht Dürer: Von der menschlichen Proportion. In Latein und in Hochdeutsch zu Nürnberg gedruckt im Jahr 1527. Das Werk wurde in alle Sprachen übersetzt. Die Holländische Ausgabe erschien 1622 in Arnheim. Im Jahr 1866 erschien in Wien eine neue und zeitgemäße Übersetzung ins Deutsche durch Trost, denn das Deutsch A. Dürers aus dem Anfang des 16. Jahrhunderts ist für uns schon schwer verständlich geworden. — Franz Liharžik: a. a. O. — Derselbe: 12 Gipsmodelle en miniature, männliche Individuen in verschiedenem Lebensalter vom mehrjährigen Knaben bis zum Erwachsenen darstellend. — Derselbe: 12 Gipsmodelle en miniature, weibliche Individuen in verschiedenem Lebensalter vom Neugeborenen bis zum erwachsenen Mädchen darstellend. — Gottfried Schadow: Polyklet oder von den Maßen des Menschen nach dem Geschlechte und Alter mit Angabe der wirklichen Naturgröße und Abhandlung von dem Unterschiede der Gesichtszüge und Kopfbildung der Völker des Erdbodens. Berlin 1834. 2 Teile. Text 4° und 2 Teile eines Atlas in fol. max. mit vielen lithographierten Tafeln. — C. Schmidt (Professor an der Kunstschule zu Stuttgart): Proportionslehre des menschlichen Körpers. Tübingen 1882. Schmidt nimmt als Maßstab die Fingerbreite und findet 83 Fingerbreiten. Er stimmt mit Michelangelo überein über die 28 Nasenlängen der menschlichen Gestalt und verfeinert nun den Maßstab. Eine Nasenhöhe entspräche also 3 Fingerbreiten, und er teilt dem Oberkörper 40, den Beinen 43 solcher Teile zu. — Dr. A. Zeising: Neue Lehre von den Proportionen des menschlichen Körpers. — Derselbe: Die Unterschiede in den Proportionen der Rassentypen. Vierordt's Archiv für physiologische Heilkunde. 1856. — Derselbe: Über die Metamorphosen in den Verhältnissen der menschlichen Gestalt von der Geburt bis zur Vollendung des Längenwachstums. Mit 10 Tabellen, 2 graphischen Darstellungen und 1 Tafel mit Zeichnungen von 9 menschlichen Figuren. Verhandlungen der kaiserl. Leopold-Carolinischen Akademie der Naturforscher. Vol. XXVI. p. II. — Pfitzner, W.: Zeitschrift für Morphologie und Anthropologie. Bd. I. 1899.

Fünfter Abschnitt.

Über Menschenrassen.

In diesem Abschnitte sollen die in Centraleuropa vorhandenen Menschenrassen[1] nach ihren Eigenschaften an dem Gesicht und an dem Schädel beschrieben werden. Das Gesicht ist sowohl für die Kunst, wie für die Wissenschaft von der Abstammung des Menschen und der Verwandtschaft der Rassen untereinander viel wichtiger als die Hirnkapsel. Auf die Beschreibung der europäischen Gesichtsformen ist aus diesem Grunde besonderer Nachdruck gelegt. Die Porträte von Menschen anderer Kontinente sind dem Text mit eingefügt worden, um die Merkmale der Europäer um so schärfer hervortreten zu lassen.

Die Rassenanatomie berücksichtigt alle Merkmale, sowohl diejenigen der Weichteile, als diejenigen der Knochen, und zwar sowohl an Kopf und Rumpf, als auch an den Gliedmaßen. Der widerstandsfähigste Apparat des Körpers, das Skelet, hat am meisten schon wegen seiner Dauerhaftigkeit die Aufmerksamkeit auf sich gezogen. Kann man die Vorfahren nicht mehr zur Stelle schaffen, so gelingt es wenigstens mit ihren Knochen. Unter allen Teilen des Skeletes ist es dann wieder der Schädel, der am meisten Rassenmerkmale von allen übrigen Knochen erkennen läßt, weil er am vollkommensten die Formen des Hauptes wiedergiebt, wie dies im einzelnen die Osteologie in den vorhergehenden Blättern gezeigt hat. Eine Vergleichung europäischer Schädel untereinander hat nun ergeben, daß die Hirnkapsel dreierlei Formen aufweist, sie ist lang, mittellang

[1] Die Kenntnis fremder Rassen ist in den letzten Jahren durch die zahlreichen Reisebeschreibungen wesentlich gefördert worden, besonders auch durch die Schaustellungen, welche Vertreter von Naturvölkern aller Art in Europa zur Beobachtung brachten.

oder kurz. Dies wurde mit Hilfe genauer Methoden nachgewiesen; die extremsten Formen sind aber auch mit freiem Auge zu unterscheiden.

Der Langschädel (*Dolichocephalus*, der Dolichocephale Fig. 260 a) ist gestreckt, die Hirnkapsel gleichsam walzenförmig, an der Schläfen- und der Scheitelgegend wenig gebaucht. Die vordere Begrenzungslinie entspricht der Stirn, über welche bei der horizontalen Aufstellung des Schädels nur die vorspringenden Nasenbeine etwas hinausragen. Die seitlichen Ecken an der Stirn rühren von dem scharfen und geknickten Übergang der Stirnfläche in die Schläfenfläche her. Das Hinterhaupt ist ausgezogen, und springt dadurch weit über die Nackenfläche des Halses hervor, was besonders dann deutlich wird, wenn man einen Menschen, der solche Schädelform besitzt, von der Seite betrachtet (Fig. 263).

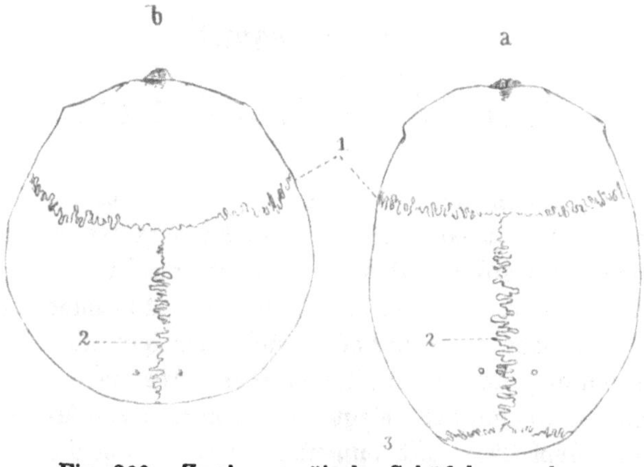

Fig. 260. Zwei europäische Schädel von oben.
a Langschädel, b Kurzschädel.
1. Kreuznaht. 2. Scheitelnaht. 3. Lambdanaht.

Der Kurzschädel (*Brachycephalus*, der Brachycephale Fig. 260 b) hat an Breite, was ihm an Länge abgeht. Die Breite beginnt unmittelbar hinter der Stirn, die Schläfen sind also schon gebaucht, die größte Breite liegt aber in der Gegend der Scheitelhöcker und des Warzenfortsatzes; das Hinterhaupt ist kurz und gerundet, und betrachtet man eine solche Form der Hirnkapsel am Lebenden, dann fällt das Hinterhaupt rasch ab, denn der Scheitel beschreibt nur eine kurze Linie und senkt sich sofort zu dem Nacken hinab. Die drei Figuren 261, 262, 263 sind geeignet, die außerordentliche Verschiedenheit der Schädelform am Lebenden zu beweisen. Der eine Kopf, Figur 261, ist kurz, der Scheitel steigt von der Stirn zu ansehnlicher Höhe empor, der höchste Punkt liegt etwas hinter der Ohröffnung. Von da an beschreibt der Scheitel eine kurze Strecke, auf der er sich allmählich nach abwärts senkt, um dann steil den Hinterkopf entlang bis zu dem Nacken herabzusteigen. An dem kurzgeschorenen Haupt zeigt eine leichte Einsenkung den Beginn der Hinterhauptschuppe an, und die überhängende Stirn verursacht eine tief eingesetzte Nase, wodurch die Grenze zwischen Gesicht- und Hirnschädel scharf zum Ausdruck kommt. Bei der Betrachtung des nämlichen Kopfes von vorn (Figur 262) steigt der Scheitel beträchtlich in die Höhe.

Die Figuren 261 und 262 stammen aus einer Abhandlung von Dr. LANGERHANS über die heutigen Bewohner Palästinas. Nach der Gruppierung der Völker auf Grund ihrer Sprache gehört der Grundstock der Bevölkerung Palästinas und der angrenzenden Länder zu dem semitischen Völkerkomplex. Ob wir die Semiten auf Grund ihrer rassenanatomischen Merkmale zu den Europäern oder zu den Asiaten rechnen

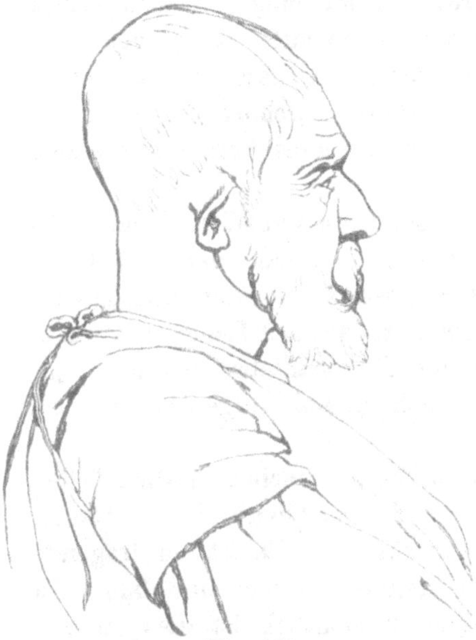

Fig. 261.
AHMED, Fellache (Bauer) aus Palästina, ein Brachycephale.

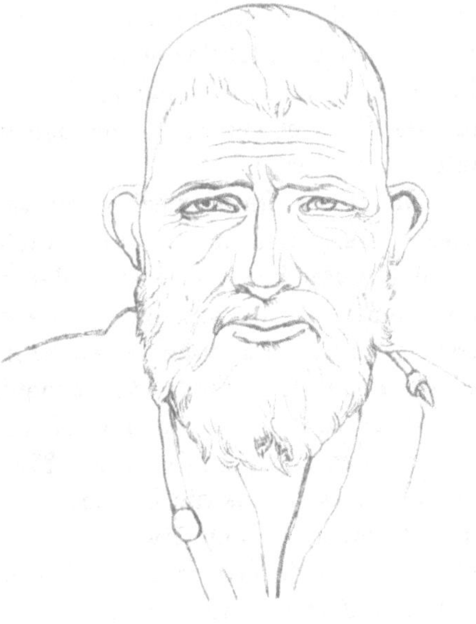

Fig. 262.
AHMED, Fellache (Bauer) aus Palästina, ein Brachycephale.

müssen, ist noch nicht entschieden. Gleichwohl wurde dieses Porträt hierher gesetzt, weil es der Anforderung einer rassenanatomischen Abbildung entspricht und als Beispiel eines Brachycephalen alle Zeichen der Schädelbildung, vortrefflich ausgeprägt, an sich trägt. Um den Anforderungen derjenigen Wissenschaft zu entsprechen, welche die Klassifikation des Menschengeschlechtes auf Grund der körperlichen Merkmale anstrebt, ist es, abgesehen von der Messung der Schädelform, auch notwendig, genaue Porträte en profil und en face zu besitzen, wobei der Kopf in der horizontalen Ebene getragen wird und der Blick in die Ferne gerichtet ist. Nur unter solchen Umständen lassen sich die beiden Ansichten gut vergleichen.

Der Sokrateskopf (Fig. 263) zeigt die Form eines Langschädels. Die aufsteigende Stirn biegt in einen langgezogenen Scheitel um, der, im Gegensatz zu der Form der Kurzschädel, in der Sprache der Kraniologie „gestreckt“ heißt (wie in Fig. 260 a). Das Hinterhaupt ist ausgezogen und überragt die Nackenlinie sehr beträchtlich. Es ist dies wegen der Haare an Figur 263 nicht mit jener Schärfe zu sehen, wie es wünschenswert wäre, allein der Unterschied zwischen dem Hinterkopf des Sokrates und dem des brachycephalen Mannes (Fig. 261) ist unverkennbar. Kurzköpfe, wie jene der Fellachen, oder Langköpfe, wie jener des Sokrates, sind heute noch unter den Lebenden zu finden; jedes anatomische Museum kann solche Exemplare aufweisen. Die Naturtreue des sokratischen Hirnschädels ist wohl kaum in Zweifel zu ziehen, denn der Künstler hat sicherlich nicht nur das Gesicht, sondern auch den Scheitel als charakteristisches Zeichen der Individualität kopiert. — Köpfe mit einer mittellangen Hirnkapsel lassen sich nur durch Vergleichung mit Lang- und Kurzschädeln bestimmen. Überdies bedarf es genauer Messungen, will man sie sicher klassifizieren. Da die Beschreibung dieses Verfahrens in das Gebiet der Kraniometrie, der Schädelmeßkunst, gehört, verweisen wir auf die Fachzeitschriften, von denen am Schluß dieses Abschnittes einige aufgeführt werden.

Zu diesen Rassenmerkmalen am Hirnschädel kommen die viel wichtigeren Rassenmerkmale des Gesichtsschädels. An jede der drei Hirnschädelformen kann sich entweder ein Breitgesicht oder ein Langgesicht anschließen. Die Rassenmerkmale an dem europäischen Lang- und Kurzgesicht wurden im allgemeinen schon in der Knochenlehre berührt, hier sollen sie in dem neuen Zusammenhang noch einmal aufgezählt werden, und zwar ausgehend von dem Knochen.

Bei den Langgesichtern (Figg. 261 u. 262) herrschen in allen Teilen des Gesichtsschädels die Höhendimensionen vor. Der Oberkieferknochen ist hoch geformt, seitlich etwas zusammengedrückt; der die Zähne tragende Abschnitt, sowie der zu der Stirn hinaufragende Fortsatz sind lang. In dem Zahnfortsatz stecken längliche Zähne, namentlich ist dies an den Schneidezähnen zu bemerken. Die Nasenbeine sind gerade und in einem spitzen Winkel gegeneinander gestellt. In derselben Neigung reihen sich auch die Stirnfortsätze des Oberkiefers an die Nasenbeine an, wodurch der Nasenrücken erst seine Höhe und Schmalheit erhält. Eine notwendige Folge der hohen Nase ist geringe Distanz der Augenhöhlen (Fig. 262) und damit der Augen selbst. Die Länge und die steile Stellung der Nasenfortsätze des Oberkiefers bringt es ferner mit sich, daß der Eingang der knöchernen Nase birnförmig erscheint (Fig. 264). Der Jochfortsatz des Oberkiefers ist kurz, das Wangenbein wendet nur einen sehr kleinen Teil seiner Fläche nach vorn zu, der größere Teil ist an die Seitenfläche des Gesichtes gestellt. Die Jochbogen sind angelegt und durch die Haut hindurch nur bei magerem Antlitz zu sehen; bei der gewöhnlichen Fülle läßt eine leicht erhabene Linie den in der Tiefe der Haut liegenden Jochbogen erraten. Die Form des Unterkiefers steht mit der Höhe und Schmalheit des Gesichtes im Einklang: damit die Zahnreihen sich treffen, muß der Bogen des Unterkiefer-Körpers enge sein. Zu diesen Merkmalen des langen Gesichtsschädels kommen runde, hoch aufgerissene Augenhöhleneingänge (Fig. 264). Auch sie folgen der allgemeinen Regel, nach welcher in dem Langgesicht die Höhendimensionen vorherrschen.

Die Figur 264 stellt den Schädel eines solchen Langgesichtes dar, an welchem die eben erwähnten Eigenschaften gut ausgeprägt sind. Auf einen Gesichtsschädel solcher Art legen sich Muskeln, Fett und Haut, ohne irgend eines der charakteristischen Merkmale zu verdecken. Niemals wird unter normalen Umständen diese, durch die Knochen gegebene Grundform, verwischt. Um ihre Merkmale zu studieren, darf man aber nur zu dem Schädel des Erwachsenen greifen, nicht zu demjenigen des Kindes und des Greises. Bei dem Greis tritt durch das Ausfallen der Zähne und durch den darauffolgenden Schwund der Zahnfortsätze des Ober- und Unterkiefers eine starke Verkürzung der Gesichtshöhe ein, und bei dem

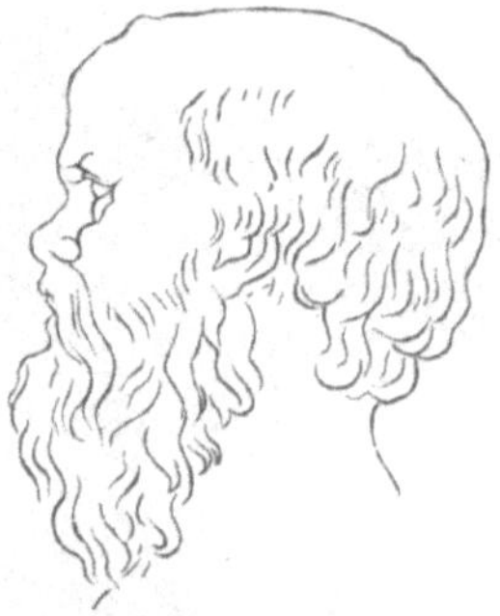

Fig. 263. Ein dolichocephaler Kopf (wahrscheinlich Sokrates). Kopie nach Schadow.

Kind ist die Proportion des Gesichtes aller Rassen kurz und breit aus den schon weiter oben erörterten Gründen, und überdies die Nase eingebogen. Von den die Knochen bedeckenden Weichteilen der langgesichtigen Europäer ist folgendes zu bemerken: Die Komplexion, so heißt die Gesamtheit der Merkmale an den Augen, den Haaren und der Haut, kommt in zwei Arten vor, nämlich als dunkle Komplexion, mit dunklen Augen, dunklen Haaren und dunkler Haut, und als helle Komplexion, mit hellen Augen, hellen Haaren und heller Haut. Man bezeichnet die eine als brünette, die andere als die blonde Unterrasse der Europäer. Obgleich es noch nicht möglich geworden ist, einen Unterschied an dem Skelet des Schädels zwischen diesen beiden Formen der europäischen Menschen nachzuweisen, so ist es doch zweifellos, daß die Verschiedenheit der Komplexion an ein sehr altes Erbstück erinnert. Die Regelmäßigkeit, mit der diese Eigenschaften schon bei Kindern hervortreten, und die Ausdauer mit der sie selbst bei der Kreuzung blonder und brünetter Individuen wieder zum Vorschein kommen, beweist, daß diese Merkmale von unseren Vorfahren schon seit uralter Zeit erworben worden sind.

Bei der wiederholten Kreuzung von Individuen verschiedener Komplexion werden diese Merkmale schließlich durcheinander gerüttelt, und man findet die Haut des brünetten mit hellen Augen zusammengestellt und umgekehrt; allein sobald sich zwei Individuen gleicher Komplexion zusammenfinden, kommt in der Regel die reine Komplexion wieder zum Vorschein.

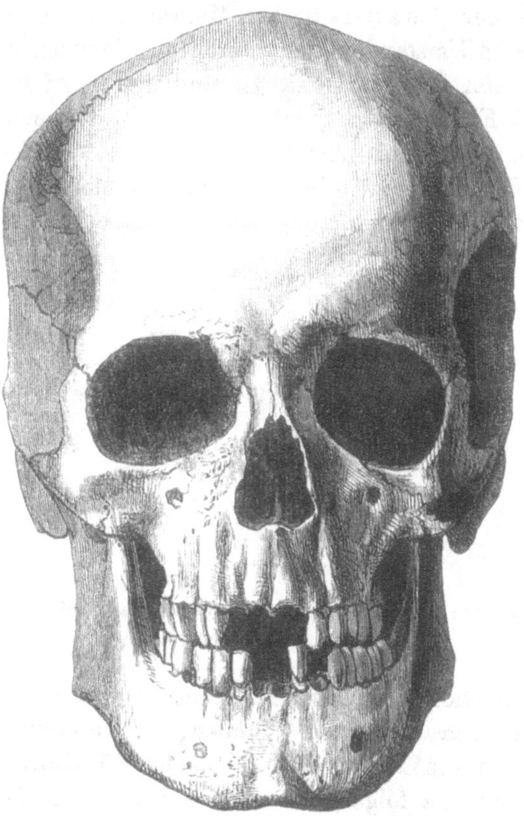

Fig. 264. Europäisches Langgesicht in $^1/_2$ nat. Größe. (Geometrisches Bild.)

Von anderen Organen des Gesichtschädels sei nur noch die Nase berücksichtigt. Sie variiert wie alle Organe des menschlichen Körpers innerhalb gewisser Grenzen. Es wurde die Nase bisher als gerade bezeichnet, womit nur die Grundform hervorgehoben werden sollte. Der Nasenrücken steigt von der etwas eingesetzten Nasenwurzel (wie bei Fig. 261) gerade oder leicht gewölbt herab, aber niemals eingebogen. Eine Wölbung des Nasenrückens kommt an der Stelle vor, wo die Nasenbeine an den Nasenknorpel stoßen (in einem geringen Grade bei Fig. 261). Ist diese Krümmung der Nase so stark, daß die Nasenspitze sich etwas nach abwärts senkt, dann sprechen wir von einer Adlernase (Fig. 269). Der Exzeß dieser an sich männlich schönen Form ist die krumme Nase, die hakenartig mit der Spitze stark nach abwärts gesenkt ist und ein Attribut derjenigen Gesichtsform ist, die wir als Bocksgesicht bezeichnen *(Mephisto)*.

Das Alter entstellt den Körper überhaupt, und entstellt auch die Nase, namentlich ist es die Haut der Nase, die sich seltsam verdickt und färbt. Der Mann, dessen Gesicht (in Fig. 266) von einer plumpen Nase entstellt ist, hat sie erst in späteren Jahren erhalten. Auch sein Antlitz war einst mit einer geraden, europäischen Nase versehen. Erst im Alter hat der untere Teil der Nase seine unförmliche Gestalt angenommen, wie ja der knorpelige Teil und seine Haut es sind, welche die mißlichen

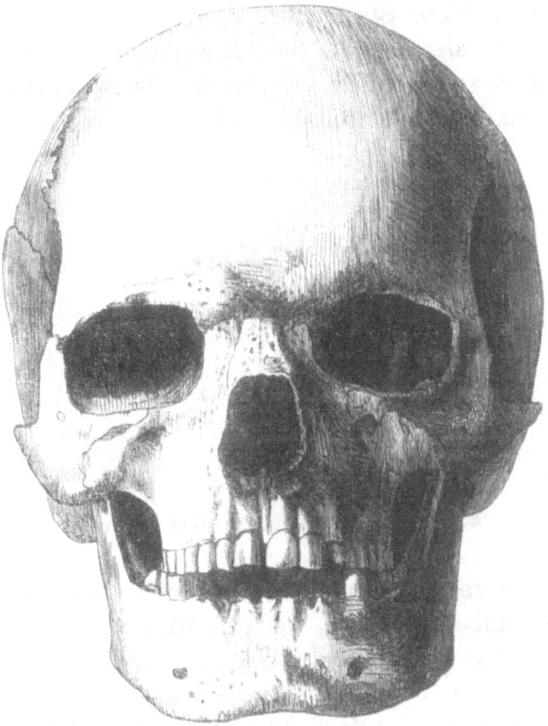

Fig. 265. Europäisches Kurzgesicht in 1/2 nat. Größe.
(Geometrisches Bild.)

Veränderungen erleiden. In diesem Fall, wie in allen ähnlichen Fällen, liegt also kein Rassenmerkmal vor, sondern ein Zeichen individueller Veränderung.

Bei den europäischen Menschenvarietäten mit kurzem, breitem Gesicht (Fig. 265) treten folgende Eigenschaften auf: Der Hauptknochen des Gesichtes, der Oberkiefer, ist kurz in allen seinen Teilen: der Nasenfortsatz, wie der Körper und wie der die Zähne tragende Zahnfortsatz. Was ihnen an Höhe abgeht, ersetzten sie durch Breite, denn der Jochfortsatz ragt seitlich weit hinaus, weiter als bei der Rasse der Langgesichter. Es ist jedoch nicht allein die Kürze des Oberkiefers, welche dabei in Betracht kommt, sondern auch die eigenartige Stellung der Flächen. Die Nasenfortsätze stehen nicht steil in das Stirnbein eingefügt, wie bei den Langgesichtern, sondern sie kehren ihre Fläche zu einem großen Teile nach vorn, die Nasenbeine müssen ihnen folgen und bilden also nur einen verhältnismäßig niedrigen Nasenrücken, der überdies eingebogen ist. Was den Nasenbeinen an Länge abgeht, ersetzen sie durch Breite, und so wird der Nasenrücken nicht nur eingebogen, sondern auch breit (Fig. 265). Damit ändert sich auch die Form des Naseneinganges; er wird weit und „viereckig". Die Nasenfortsätze des Oberkiefers und die Nasenbeine drängen durch ihre flache Lage, mit Hilfe des entsprechend breiten Ansatzes an dem Stirnbein, die Augenhöhlen beträchtlich auseinander, viel mehr als dies bei den Langgesichtern der Fall ist, die Augenachsen stehen also ebenfalls auseinander (Fig. 272). Die Wangenbeine rücken, gezwungen durch die größere Ausdehnung der Jochfortsätze, weiter

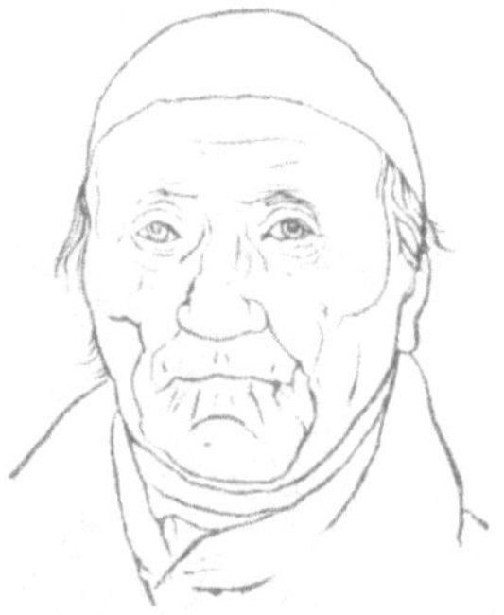

Fig. 266. Gesicht eines alten Mannes.

von der Mittellinie des Gesichtes ab, aber sie selbst haben auch eine Krümmung ihrer äußeren Fläche, wodurch oft die eine Hälfte nach dem Gesicht und die andere nach der Schläfenfläche des Kopfes gerichtet ist, entgegengesetzt zu der Form der Wangenbeine bei den Langgesichtern. Der Jochbogen ist stark ausgelegt, und setzt mit weitem Bogen über die Schläfengrube hinweg. In Übereinstimmung mit diesen Rassenmerkmalen ist die niedrige Form des Augenhöhleneinganges, der, länglich viereckig, in vollkommener Übereinstimmung zu der Form des Kurzgesichtes steht (Fig. 265). Der Unterkiefer hat sich ebenfalls dem gedrungenen Gesichtsskelet angepaßt, er ist niedrig, weit, selbst die Zähne stimmen mit der gedrungenen Gestalt aller Teile überein, denn die Kronen sind kurz und cylindrisch im Vergleich mit denen der Langgesichter. Besonders deutlich ist der Gegensatz an den Schneidezähnen. Die Weichteile, welche sich über die Knochen des Gesichtes hinweglegen, sind nur imstande, die Linien der Knochen zu mäßigen, nicht aber den Charakter des Kurzgesichtes zu unterdrücken. Der Nasenrücken bleibt eingebogen, und die knorpelige Nase ist wie die knöcherne kurz. Die Spitze ragt in die Höhe, so daß die Nasenlöcher und die Nasenscheidewand freier liegen, als bei den Langgesichtern (Fig. 271). Die abstehenden Wangenbeine bedingen ein mehr breites Gesicht, in welches die etwas erhöhten Wangenhöcker eine wohlthuende Abwechselung bringen.

Die Figur 263, Sokrateskopf von der Seite gesehen, zeigt ein Kurzgesicht unter einem Langschädel. Verhindern auch Bart und Profilzeichnung die volle Betrachtung aller Einzelnheiten, so ist doch ersichtlich, daß die Gesichtsform kurz ist, denn die Unterlippe, welche unter dem Schnurrbart zum Vorschein kommt, steht so hoch, daß die Vermutung, der Unterkiefer sei ebenfalls niedrig, gewiß berechtigt ist. Die Nase ist kurz, ihr Rücken eingebogen, die Spitze nach aufwärts gewendet, genug Zeichen, daß dieser gewaltige Ritter vom Geist, dessen philosophische Gedanken ihn Jahrtausende überlebt haben, das Antlitz eines Abkömmlinges einer europäischen Rasse besaß, die heute wie damals über ganz Europa verbreitet war. Ist es vom rassenanatomischen Standpunkte aus schon wichtig, eine Bestätigung dafür zu haben, daß es in Griechenland nicht lauter Leute mit griechischer Nasenform gab, so ist noch besonders beruhigend, daß die höchste Weisheit auch hinter einer Stirn thronen kann, die über einer Stumpfnase ihren Sitz aufgeschlagen hat. Die Thätigkeit des Gehirns ist übrigens nicht nur unabhängig von der Gestalt des Gesichtsschädels, sie ist auch unabhängig von der Form des Hirnschädels. Ob dolicho- oder meso- oder brachycephal, das Gehirn denkt mit gleicher Kraft, wenn es nur groß genug ist und hinreichenden Raum besitzt. Was bei den Kurzköpfen an Länge dem Hirnschädel abgeht, ersetzt er eben durch Breite und Höhe. — Dieselben Kurzgesichter, wie sie der Sokrateskopf aufweist, kommen unter der europäischen Menschheit ebenfalls mit zwei verschiedenen Komplexionen versehen vor, nämlich als Brünette und als Blonde.

Aus den obigen Mitteilungen ergiebt sich, daß über Europa die Abkömmlinge mehrerer Varietäten verbreitet sind, die wir nach ihren Merkmalen im Gesicht und am Schädel unterscheiden. In erster Linie helfen zu einer Klassifizierung die Rassenmerkmale des Knochens, in zweiter Linie diejenigen der Farbe der Augen, der Haare und der Haut. Es ist hier nicht die Aufgabe, eine solche Klassifikation durchzuführen, sondern lediglich daran zu erinnern, daß unter den Bewohnern aller Kulturstaaten, und zwar aller Orten, diese verschiedenen Formen zu finden sind. Die Angabe von dem Vorkommen mehrerer Varietäten in Europa mag wohl bei manchem Beobachter auf Widerspruch stoßen, denn man hat stets vorausgestzt, daß die Unterschiede zwischen Rassen viel tiefer greifen müßten, als dies bei dem „Kaukasier“ der Fall ist. Allein was früher als eine große, alles umfassende Einheit erschien, löst sich bei genauerem Zusehen doch in eine bestimmte Anzahl von Formen auf, die ihre Merkmale regelmäßig auf ihre Nachkommen vererben. In dieser Vererbungsfähigkeit gewisser Merkmale, die immer auftauchen, die selbst unter ungünstigen Umständen mit gleicher Zähigkeit immer wiederkehren, die der Zeit, dem Wechsel des Klimas, dem Wechsel der Nahrung widerstehen, liegt für die klassifizierende Anthropologie die Berechtigung, von Varietäten zu sprechen. Andere werden vielleicht andere Namen für die einzelnen Formen wünschen und an die Stelle setzen, allein damit werden nur die Begriffe eine Änderung erfahren, nicht aber die Merkmale, welche in den europäischen Abkömmlingen der Menschenspezies wie in denen anderer Kontinente unzerstörbar, stets aufs Neue sich verjüngen. Brünette und blonde Individuen mit langem und breitem Gesicht, und beide Formen sei es mit langem, mittellangem oder kurzem Hirnschädel verbunden, sind in ganz Europa verbreitet samt ihren zahlreichen Mischlingen. Es mag schwierig sein, in einem bestimmten Fall den Grad der Rassenreinheit des Individuums festzustellen, stets lassen sich aber wenigstens einige der oben angegebenen Merkmale nicht bloß in den Weichteilen, sondern auch im Skelet des Hauptes auffinden. Und diese sind es, welche nicht minder wie Farbe der Augen, der Haare und der Haut für den Künstler die Individualität kennzeichnen. — Wo wir hinkommen mit dem Spaten, da sind immer schon Lang- und Breitgesichter. Aus einer solchen zufällig zusammengetroffenen Gesellschaft haben sich allmählich die Horden, die Stämme, die Völker, kurz die großen und die kleinen ethnischen Einheiten entwickelt. Sie hatten Zeit dazu, denn es liegt eine unendlich lange Periode hinter uns. Es ist also kaum zu hoffen, daß irgendwo in Europa noch ein Volk existiere, das sich reiner Abstammung in der Weise rühmen könnte, daß sämtliche Glieder einer und der nämlichen Varietät angehören. Für Europa und Asien ist eine solche Hoffnung wohl ausgeschlossen. Wenn W o g u l e n und B a s c h k i r e n und M e s c h t s c h e r ä k e n schon aus verschiedenen Varietäten zusammengewürfelt sind, dann werden wohl auch die Thäler der Donau, des Rheins und die dazwischen liegenden Gebiete keine reinen, ungemischten Volksstämme mehr beherbergen. Daß in dem alten Europa selbst das letzte Dorf schon mit den Abkömmlingen von Blonden und Brünetten gefüllt ist, das hat die große Statistik über die Farbe der Augen, der Haare und der Haut an den Schulkindern gezeigt, welche auf die Anregung R. VIRCHOW's[1] in Deutschland, Belgien, Österreich und der Schweiz durchgeführt wurde. Über alle diese Gebiete breiten sich, wie diese Statistik gezeigt hat, die Abkömmlinge europäischer Varietäten aus, die sich in zwei große Gruppen, in die Blonden und Brünetten, gliedern. Dieses Ergebnis wird die Untersuchung an den Schädeln bestätigen. Überall finden wir Lang- und

---

[1] R. VIRCHOW, Gesamtbericht über die Farbe der Haut, der Haare und der Augen der Schulkinder in Deutschland. Archiv für Anthropologie, Braunschweig 1885.

Kurzschädel, Lang- und Breitgesichter, sowohl unter den Lebenden wie unter den seit Jahrhunderten und Jahrtausenden Verstorbenen. Die Menschenschädel der Pfahlbau-Bevölkerung oder der fränkisch-allemanischen Periode sind identisch mit denen von heute. Die centraleuropäischen Menschenvarietäten sind in der Form der Schädelkapsel und in derjenigen ihres Antlitzes immer schon fertig, wohlgeformt, wo immer wir sie finden, sie haben sich körperlich nicht geändert. Sprachen, Sitten und Staatsformen und Völkernamen haben gewechselt, die Rassen sind immer dieselben geblieben in Bezug auf die anatomischen Eigenschaften ihres Körpers.

Die Statistik der Schädelformen und der Farbe der Augen, der Haare und der Haut hat also bewiesen, daß die verschiedenen obengeschilderten Rassen über ganz Europa verbreitet sind, sie hat aber ferner noch gezeigt, daß ihre Verbreitung keine gleichmäßige ist, dort sind mehr von diesen, hier mehr von jenen Unter-Rassen vorhanden. So herrschen im Norden mehr die blonden Rassen mit ihren Mischlingen vor, im Süden mehr die brünetten.[1]

Für die Beurteilung der Rassenreinheit und der Rassenkreuzung giebt die schon erwähnte Statistik über die Augen-, Haar- und Hautfarbe ebenfalls wertvolle Aufklärung. Von dem rein blonden Typus existiert in Mitteleuropa $^1/_4$ %. Auf den brünetten Typus fallen etwas mehr als $^1/_6$ %. Mehr als die Hälfte aller Menschen sind also Mischlinge, entstanden aus der Kreuzung zwischen Blonden und Brünetten. Selbstverständlich steigen und fallen auch hier in den verschiedenen Gebieten mit der Ab- oder Zunahme der reinen Formen die Zahlen der Mischlinge. — Bei diesen statistischen Erhebungen wurde Reinheit oder Mischung eines Individuums nach Merkmalen bestimmt, welche in den Weichteilen liegen, es läßt sich aber zeigen, daß die Vermischung der europäischen Rassen auch die Rasseneigenschaften der Knochen durcheinanderrüttelt. Dann kommt eine lange Nase mit hohem Rücken in ein Kurzgesicht, oder umgekehrt in das Langgesicht eine kurze Nase. Die Wangenbeine treten vor und die Jochbogen stehen in einem Langgesicht weit ab, statt eng anzuliegen, oder das entgegengesetzte findet in einem Kurzgesicht statt, das Massenverhältnis der einzelnen Teile zu einander ist dann gestört, die Proportion ist durchbrochen, die ein Antlitz harmonisch macht. Bei farbigen Rassen ist die natürliche Proportion der einzelnen Abteilungen des Gesichtsschädels, oder die Proportion des Gesichtsschädels zu dem Hirnschädel an sich schon gestört. Darin liegt das Fremdartige der Er-

[1] Die Verteilung ist folgende:

	Blonde	Brünette	Mischlinge
In Deutschland	31·80	14·05	54·15
„ Österreich	19·79	23·17	68·04
„ der Schweiz	11·10	25·70	63·20

scheinung, das sich jedem geübten Beobachter auch dann aufdrängt, wenn er nur die gebleichten Schädel vor sich hat. Eine solche Verschiebung des Gleichgewichts zwischen Hirnschädel und Gesichtsschädel ist in einem auffallenden Grade bei der Prognathie zu beobachten. Ihr Wesen wurde, soweit dies bei dem heutigen Stande unserer Kenntnisse gestattet ist, mit Hilfe des CAMPER'schen Gesichtswinkels am Schädel bestimmt. (Siehe Seite 77.) Am Lebenden wirken die vorgeschobenen Kiefer noch weit stärker, weil die Weichteile das Vortreten der Kauwerkzeuge noch steigern. Bei dem Negergesicht ist dies wegen der kleinen Nase und den verdickten Lippen so auffallend, daß die Größe der Stirn und des Schädels dem Beschauer fast gar nicht mehr auffällt, und er nur große Kauwerkzeuge vor seinen Augen sieht. An Zeichnungen ist dies nicht in dem Grade auffallend, wie in der Natur, doch geben die Figuren 267 und 268 eine gute Vorstellung von dem Mißverhältnis der einzelnen Organe unter-

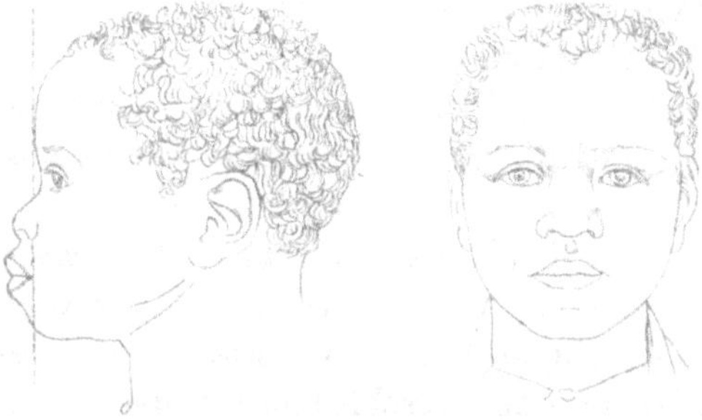

Fig. 267. Negerknabe aus Darfur, 15 Jahre alt, nach SCHADOW.

einander und mit denjenigen des Europäers. Bei dem Knaben aus Darfur zeigt die Profillinie, welche von der Stirn senkrecht nach abwärts zieht, die beträchtliche Prognathie, welche durch die gewulsteten Lippen noch gesteigert wird. Der Mittelpunkt der ganzen Prognathie, der vorgestreckte und gewulstete Mund, wirkt um so mächtiger, weil gleichzeitig die Nase so sehr verkümmert ist. Der Nasenrücken ist tief eingebogen und breit, erhebt sich aus der Ebene des Gesichtes nur sehr wenig, und das Nasenende ist nur schwach erhoben, dehnt sich dagegen in die Quere aus, so daß die Nasenöffnungen dieselbe Richtung einschlagen müssen. Was oben an der Nase fehlt, wird unten durch vermehrte Breite in durchaus unvorteilhafter Weise ersetzt, und dient nur dazu, den Eindruck der Prognathie zu vergrößern, statt ihn abzuschwächen. Bei dem Neger von Mozambique (Fig. 268) ist die Prognathie des Gesichtsskeletes ebenso stark wie bei dem Knaben aus Darfur, und doch wirkt sie etwas weniger, weil der Nasenrücken nicht so stark abgeplattet ist.

In Europa kommt ebenfalls Prognathie vor, sie ist nicht so selten, wie es den Anschein hat, und zwar erscheint sie sowohl bei Lang- als Kurzgesichtern. Bei den letzteren kann sie oft sehr ausgesprochene Eigenschaften erhalten, sobald wegen der schiefstehenden Zähne die Lippen etwas kurz sind und der Nasenrücken breit und niedrig ist. Bei den Langgesichtern erscheint sie wegen des hohen Nasenrückens sehr gemäßigt. Mag jedoch die Prognathie bei Europäern einen noch so bedeutenden Grad erreichen, und die Messung am Skelet CAMPER'sche Gesichtswinkel ergeben, welche selbst unter diejenigen der Australier hinabgehen, nie-

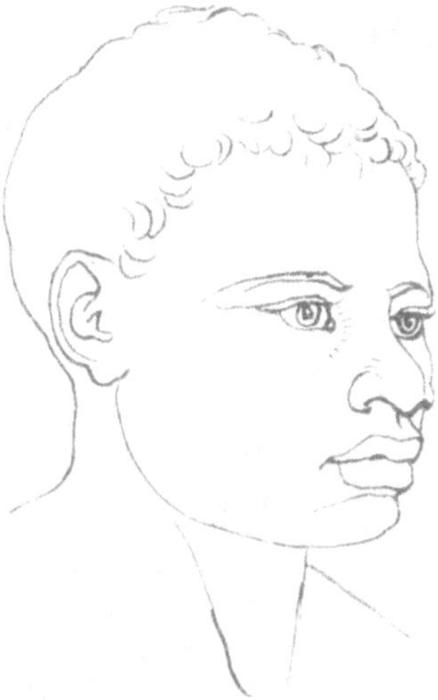

Fig. 268. Neger von Mozambique.

mals wird der Ausdruck der Prognathie am lebenden Europäer dieselbe Wirkung auf den Beschauer hervorbringen, wie die Prognathie bei Negern oder Malayen.[1] Es fehlt die Verkümmerung der Nase und die Schwellung der Lippen.

Unser Auge ist für die feinsten Unterschiede empfindlich, durch welche das Gleichgewicht der einzelnen Teile gestört wird. Die Figuren 269 und 270 stellen ein und denselben Mann[2] von vorn und von der Seite dar. Die ganze Form des Antlitzes von der Figur 269 ist markig und

[1] Es darf hier nicht unerwähnt bleiben, daß sowohl unter den Negern wie unter den Malayen Physiognomien mit geradem Profil, also ohne Prognathie, vorkommen, welche dann europäischen Menschen gleichen, freilich die Haut und die Haare des Negers besitzen.

[2] HAZA EL NIMR, Führer einer kleinen Reiterschar im Ostjordanlande. Aus Dr. P. LANGERHANS' Abhandlung über die heutigen Bewohner des heiligen Landes. Archiv für Anthropologie 1873. Bd. VI. S. 45 und 202. Die Porträts sind vom Maler LUTZ nach Photographien mit der Lupe auf Holz gezeichnet in $^1/_{10}$ natürl. Größe.

edel, und könnte für den Kopf eines Apostels kaum besser gefunden werden. Was noch mehr, die Silhouette macht den vollen Eindruck, als ob sie von einem europäischen Mann stamme. Bei der Betrachtung von vorn wird die Vermutung auf europäische Abstammung wesentlich modifiziert, denn der Mund hat etwas Fremdartiges, die verdickte, gewulstete Unterlippe deutet auf andere Heimat. Dieses im ganzen wenig hervortretende Zeichen hat hier den Wert eines sekundären Rassenmerkmales, das das Gleichgewicht der Teile, wie wir es von dem europäischen Antlitz her gewöhnt sind, etwas, wenn auch in geringem Grade abändert. Diesem Eindruck folgt der Schluß sofort nach, daß wir es mit einer fremden Rasse zu thun haben.

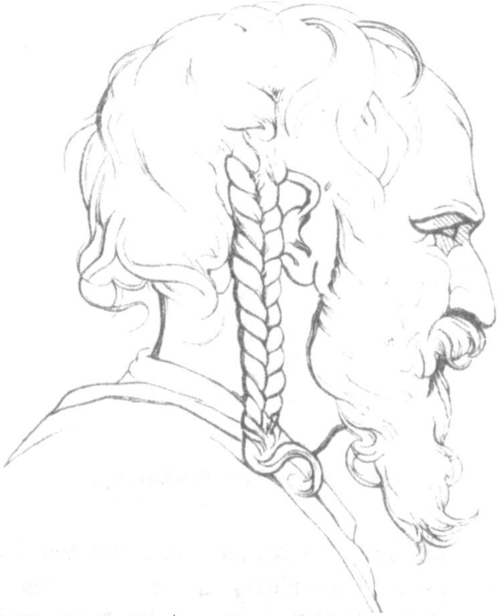

Fig. 269. Haza-el-Nimr, Beduine, Palästina.

Wie in Europa, so giebt es auch in Asien Lang- und Kurzgesichter, die an langen, mittellangen und kurzen Hirnkapseln sitzen. Dennoch sind die Rassen beider Kontinente wesentlich voneinander verschieden. Wenn auch von gleicher Abkunft, und übereinstimmend in den Hauptmerkmalen, die sie von dem gemeinsamen Stammvater ererbt haben, so sind sie doch jetzt durch sogenannte sekundäre Rassenzeichen wohl charakterisiert. Es sind also die nämlichen Grundformen hier wie dort, der Unterschied liegt aber darin, daß sowohl die Langgesichter als die Breitgesichter im Vergleich mit denen Europas eine exzessive Form erreichen. Was bei Europäern noch maßvoll ausgeprägt ist, wie z. B. ausgelegte Jochbogen, hervortretende Wangenbeine, eingedrückte Nase, breites Untergesicht, erscheint dort fast bis zum Übermaß gesteigert. Der Nasenrücken scheint zu fehlen, wenigstens ist äußerlich nichts von ihm zu bemerken als der Platz für die Nasenbeine. Die Wangenbeine springen kantig hervor und stellen die höchsten Punkte des Obergesichtes dar.

In den Figuren 271 und 272 sind zwei Porträts zu sehen, welche Asiaten mit Kurzgesichtern darstellen. Was uns, den Europäern, an diesen Asiaten auffällt, ist die Größe des Kauapparates, dem die Hirnkapsel untergeordnet scheint, obwohl dies bei genauerer Betrachtung nicht in jenem Grade und jedenfalls nicht in physiologischer Hinsicht, bezüglich des Inhaltes,[1] der Fall ist. Die beiden Figuren ergänzen sich, denn an der Figur 272 ist, durch die Wendung des Kopfes, die Seitenansicht der Wangen noch etwas mehr gestattet, als dies bei Figur 271 möglich ist.

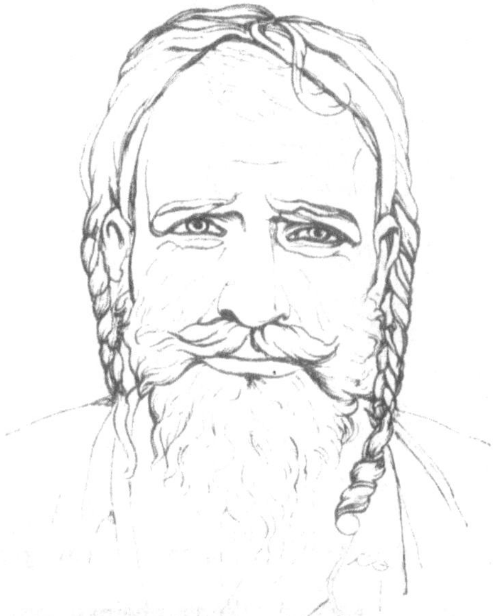

Fig. 270. Haza-el-Nimr, Beduine, Palästina.

Die große Masse des Kauapparates wird durch nichts in dem übrigen Gesicht gemäßigt. Der Nasenrücken fehlt ganz, das Ende der Nase mit den Nasenöffnungen ist klein, der Oberkiefer und namentlich der Unterkiefer samt den Muskeln mächtiger als bei Europäern und die Lippen dicker und größer als bei uns. Dazu kommt die kleine schiefgestellte Lidspalte; das Auge wird durch die Lider in einem weit höheren Grade zugedeckt, als bei uns, es verliert dadurch etwas von dem beherrschenden Ausdruck, den es bei der weißen Rasse besitzt. Um die Größe des Ge-

[1] Die Chinesen haben ein großes und reiches Staatswesen entwickelt, Dichter, Philosophen, Politiker ersten Ranges zeichnen dieses Volk aus; also die physiologische Thätigkeit des Gehirns bleibt auch hier von einer stärkeren Entwicklung des Kauapparates unberührt.

sichtes gegenüber dem Hirnschädel noch in unvorteilhafter Weise zu steigern, sind die Augenbrauen an die Stirn hinaufgerückt, während sie bei uns auf dem Augenhöhlenrand sitzen. Diese scharfe Linie bestimmt aber bei dem Beschauer das Urteil über die Größe des Antlitzes, denn von dort herab bis zum Kinn erscheint uns Alles als „Gesicht“, wenn auch nicht im anatomischen Sinn, aber in dem der Auffassung des täglichen Lebens.

In Asien kommen unter den nämlichen Völkern, die man in der Ethnologie gemeinhin unter dem Namen der Mongolen zusammenfaßt, auch Individuen mit langem Gesicht, also mit langer Nase, anliegenden

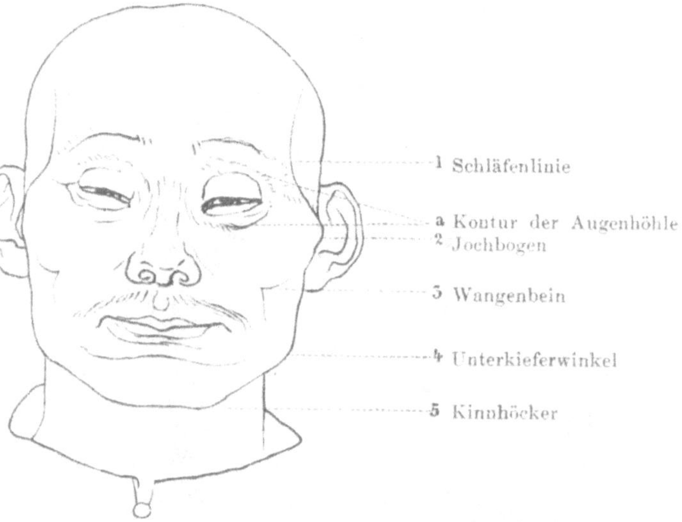

Fig. 271. Porträt eines Mongolen, von SCHADOW gezeichnet.

Jochbogen, mäßig vorspringenden Wangenbeinen und eng geformtem Unterkiefer vor. Diese Langgesichter unter den Chinesen sind bezüglich der Hauptmerkmale ebenfalls gleich denjenigen Europas geformt. Die Verschiedenheit in der Gesichts- und Schädelform, welche dennoch unverkennbar das mongolische Langgesicht vor dem europäischen auszeichnet, liegt in der Übertreibung der sekundären Rassenmerkmale. Ihre hohen und schmalen Adlernasen sind schnabelförmig nach abwärts gebogen, das Untergesicht ist schmäler und länger als bei uns, die Haut hat einen anderen gelben Ton als der unserer südlichen Brünetten ist, und die schwarzen Haare sind mähnenartig. So entsteht trotz der Übereinstimmung der Grundform dennoch eine Verschiedenheit durch die sekundären Rassenmerkmale.

Die Rassenanatomie kommt, sobald sie die einzelnen Individuen untersucht, und die Eigenschaften gewissenhaft registriert, in Europa und Asien zu dem gleichen Resultat, daß überall die Vertreter der Hauptgrundformen des Gesichtes und der

Schädel zu finden sind, und daß kein Volk nur aus einheitlichen Individuen besteht, wie man zumeist angenommen hat. Die Begriffe von Nation und Rasse sind leider verwischt worden, und so hielt man Franzosen, Italiener, Deutsche und Engländer, jedes dieser Völker für eine von den übrigen verschiedene Rasse oder Unterrasse, der nach und nach unter dem Einfluß des Klimas, des Bodens, der Nahrung und der Lebensgewohnheiten immer schärfere Merkmale angezüchtet worden wären, bis schließlich jedes dieser Völker ein körperlich apartes, nationales Gepräge erhalten hätte. Die statistische Behandlung der Rassenanatomie, welche mit großen Zahlen operiert und die Körperform wie diejenige des Schädels und des Gesichtes aus dem mittleren Durchschnitt herausrechnet, hat dieser irrigen Meinung auch ein wissenschaftliches Gewand gegeben. Sobald die Untersuchung jedoch die Individuen ins Auge faßt, und diese vergleichend nebeneinander stellt, ergiebt sich ein Resultat, das der ebenerwähnten Auffassung direkt widerspricht. Die Völker sind aus rassen-

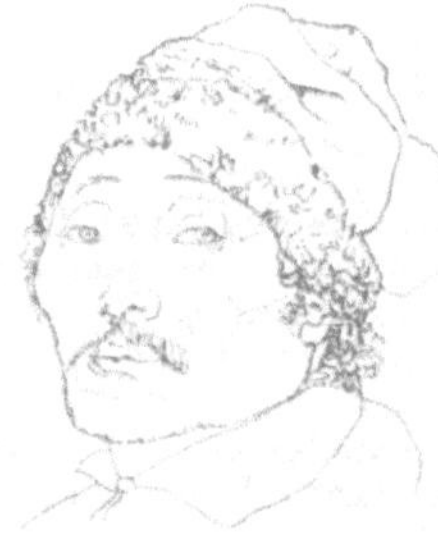

Fig. 272. Porträt des Kalmücken Feodor, der sich selbst gezeichnet hat, und unter den Kunstfreunden durch die in Kupfer gegebenen Zeichnungen von den Bronzethüren des Lorenzo Ghiberti sich einen guten Namen gemacht hat. Nach Schadow (Polyklet).

anatomisch verschiedenen Individuen zusammengesetzt, die wir, trotz jahrtausend langer Kreuzung, immer noch hier und dort rein auffinden. Ihre Merkmale sehen wir in der Nachbildung des Künstlers, der das Individuelle giebt, statt der Schablone, der bei seinen Schöpfungen sich daran erinnert, daß es nicht bloß Menschen in Europa mit Adlernasen, sondern auch solche mit kurzen, aufgestülpten Nasen giebt, und daß in Spanien auch blaue Augen und blonde Haare und helle Haut vorkommen, wie umgekehrt in Deutschland brünette Komplexionen mit südlicher Tiefe des Kolorites.

His und Rütimeyer, Crania helvetica. Basel und Genf 1864. 4°. — J. Kollmann, Beiträge zu einer Kraniologie der europäischen Völker. Archiv für Anthropologie. Bd. XIII und XIV. 1881 und 1882. Die Autochthonen Amerikas, Zeitschrift für Ethnologie. 1883. — J. Ranke, Die Schädel der altbayerischen Landbevölkerung. Beitr. z. Anthrop. u. Urgesch. Bayerns. Bd. V. 1883. — R. Virchow, Beiträge zur physischen Anthropologie der Deutschen mit besonderer Berücksichtigung der Friesen. Abhandl. der königl. Akad. der Wissensch. zu Berlin. 1876. — O. Ammon, Zur Anthropologie der Badener. Jena 1899. — G. Retzius, Crania suecica antiqua. Mit 92 Lichtdrucktafeln. Stockholm 1899. In allen angeführten Schriften sind zahlreiche Litteraturangaben zu finden.

Namenregister.

Sachregister.

H

I

K

L

M

N

T

U

V

Berichtigungen.

Seite 21 oben lies **Gesäfsmuskeln** statt Gefäßmuskeln.
„ 57 Fig. 33 rechts unten lies **Rauhigkeit** statt Staufigkeit.
„ 90 Zeile 4 von unten lies **coronoideus** statt coronvideus.
„ 101 „ 10 „ „ „ **Halswirbels** statt Halbwirbels.
„ 130 „ 17 „ „ „ **Schlüsselbein** statt Schüsselbein.
„ 138 lies **Ellbogengrube** statt Ellenbogengrube.
„ 155 Fig. 84 unten lies Langer **Abzieher** statt Strecker.
„ 165 letzte Zeile lies **Schüsselchens** statt Schlüsselchens.
„ 220 Zeile 5 von unten lies Musculi **cutanei** statt catanei.
„ 230 Fig. 121 unten, lies **V. Mittelfufsknochen** statt Muskel.
„ 247 Zeile 13 von oben lies **Muskelplatte** statt Muskelspalte.
„ 316 lies **Irradiation** statt Irradation.
„ 329 lies **Bauschmuskel** statt Bauchmuskel.
„ 343 Fig. 169 rechts lies **Teres major** statt Triceps.
„ 383 Fig. 188 oben links fehlt das Wort **Deltoideus**.
„ 406 Absatz 5 lies M. **adductor** statt abductor.
„ 451 Fig. 222 lies Rauhigkeit am V. **Metatarsale** statt V. Muskel.
„ 455 lies **Tractus ilio-tibialis** statt Ligamentum ileo-tibiale in der Erklärung der Figur 224.
„ 479 unten lies **Tractus ilio-tibialis** statt Ligamentum ileo-tibiale.
„ 485 Zeile 17 von unten „in“ streichen.

FSC
www.fsc.org
MIX
Papier | Fördert
gute Waldnutzung
FSC® C083411

Kolibri 360 GmbH
Ferdinand-Jühlke-Straße 7
99095 Erfurt, Deutschland
produktsicherheit@kolibri360.de